全国中医药行业高等教育"十四五"规划教材
全国高等中医药院校规划教材（第十一版）

中药药剂学

（新世纪第五版）

（供中药学、药学、中药制药等专业用）

主 编 杨 明

中国中医药出版社

·北 京·

图书在版编目（CIP）数据

中药药剂学 / 杨明主编 . —5 版 .—北京：中国中医药出版社，2021.6（2023.9重印）
全国中医药行业高等教育"十四五"规划教材
ISBN 978 – 7 – 5132 – 6897 – 4

Ⅰ . ①中⋯　Ⅱ . ①杨⋯　Ⅲ . ①中药制剂学—中医学院—教材
Ⅳ . ① R283

中国版本图书馆 CIP 数据核字（2021）第 053465 号

融合出版数字化资源服务说明

全国中医药行业高等教育"十四五"规划教材为融合教材，各教材相关数字化资源（电子教材、PPT 课件、视频、复习思考题等）在全国中医药行业教育云平台"医开讲"发布。

资源访问说明

扫描右方二维码下载"医开讲 APP"或到"医开讲网站"（网址：www.e-lesson.cn）注册登录，输入封底"序列号"进行账号绑定后即可访问相关数字化资源（注意：序列号只可绑定一个账号，为避免不必要的损失，请您刮开序列号立即进行账号绑定激活）。

资源下载说明

本书有配套 PPT 课件，供教师下载使用，请到"医开讲网站"（网址：www.e-lesson.cn）认证教师身份后，搜索书名进入具体图书页面实现下载。

中国中医药出版社出版

北京经济技术开发区科创十三街 31 号院二区 8 号楼
邮政编码　100176
传真　010-64405721
保定市西城胶印有限公司印刷
各地新华书店经销

开本 889 × 1194　1/16　印张 34.5　字数 919 千字
2021 年 6 月第 5 版　2023 年 9 月第 4 次印刷
书号　ISBN 978-7-5132-6897-4

定价　119.00 元
网址　www.cptcm.com

服务热线　010-64405510　　微信服务号　zgzyycbs
购书热线　010-89535836　　微商城网址　https://kdt.im/LIdUGr
维权打假　010-64405753　　天猫旗舰店网址　https://zgzyycbs.tmall.com

如有印装质量问题请与本社出版部联系（010-64405510）

全国中医药行业高等教育"十四五"规划教材
全国高等中医药院校规划教材（第十一版）

《中药药剂学》
编 委 会

《中药药剂学》
融合出版数字化资源编创委员会

全国中医药行业高等教育"十四五"规划教材
全国高等中医药院校规划教材（第十一版）

主 编

杨　明（江西中医药大学）

副主编（以姓氏笔画为序）

王艳宏（黑龙江中医药大学）　　　　刘　文（贵州医科大学）

刘中秋（广州中医药大学）　　　　　李学涛（辽宁中医药大学）

吴　清（北京中医药大学）　　　　　邱智东（长春中医药大学）

夏新华（湖南中医药大学）

编 委（以姓氏笔画为序）

马云淑（云南中医药大学）　　　　　王　森（遵义医科大学）

史亚军（陕西中医药大学）　　　　　兰　卫（新疆医科大学）

刘　强（南方医科大学）　　　　　　刘喜纲（承德医学院）

杨军宣（重庆医科大学）　　　　　　肖学凤（天津中医药大学）

时　军（广东药科大学）　　　　　　宋信莉（贵州中医药大学）

张　丹（西南医科大学）　　　　　　张　华（石河子大学）

陈卫卫（广西中医药大学）　　　　　陈新梅（山东中医药大学）

林　晓（上海中医药大学）　　　　　郑　琴（江西中医药大学）

胡慧玲（成都中医药大学）　　　　　桂双英（安徽中医药大学）

贾永艳（河南中医药大学）　　　　　龚慕辛（首都医科大学）

谢　辉（南京中医药大学）　　　　　谢兴亮（成都医学院）

魏颖慧（浙江中医药大学）

学术秘书

王　芳（江西中医药大学）

李灿东（福建中医药大学校长）

杨　柱（贵州中医药大学党委书记）

余曙光（成都中医药大学校长）

谷晓红（教育部高等学校中医学类专业教学指导委员会主任委员、北京中医药大学教授）

冷向阳（长春中医药大学校长）

宋春生（中国中医药出版社有限公司董事长）

陈　忠（浙江中医药大学校长）

季　光（上海中医药大学校长）

赵继荣（甘肃中医药大学校长）

郝慧琴（山西中医药大学党委书记）

胡　刚（南京中医药大学校长）

姚　春（广西中医药大学校长）

徐安龙（教育部高等学校中西医结合类专业教学指导委员会主任委员、北京中医药大学校长）

高秀梅（天津中医药大学校长）

高维娟（河北中医药大学校长）

郭宏伟（黑龙江中医药大学校长）

彭代银（安徽中医药大学校长）

戴爱国（湖南中医药大学党委书记）

秘书长（兼）

陆建伟（国家中医药管理局人事教育司司长）

宋春生（中国中医药出版社有限公司董事长）

办公室主任

周景玉（国家中医药管理局人事教育司副司长）

张峘宇（中国中医药出版社有限公司副总经理）

办公室成员

陈令轩（国家中医药管理局人事教育司综合协调处副处长）

李秀明（中国中医药出版社有限公司总编辑）

李占永（中国中医药出版社有限公司副总编辑）

芮立新（中国中医药出版社有限公司副总编辑）

沈承玲（中国中医药出版社有限公司教材中心主任）

全国中医药行业高等教育"十四五"规划教材
全国高等中医药院校规划教材（第十一版）

编审专家组

组　长

余艳红（国家卫生健康委员会党组成员，国家中医药管理局党组书记、局长）

副组长

张伯礼（天津中医药大学教授、中国工程院院士、国医大师）

秦怀金（国家中医药管理局党组成员、副局长）

组　员

陆建伟（国家中医药管理局人事教育司司长）

严世芸（上海中医药大学教授、国医大师）

吴勉华（南京中医药大学教授）

匡海学（黑龙江中医药大学教授）

刘红宁（江西中医药大学教授）

翟双庆（北京中医药大学教授）

胡鸿毅（上海中医药大学教授）

余曙光（成都中医药大学教授）

周桂桐（天津中医药大学教授）

石　岩（辽宁中医药大学教授）

黄必胜（湖北中医药大学教授）

前　言

为全面贯彻《中共中央 国务院关于促进中医药传承创新发展的意见》和全国中医药大会精神，落实《国务院办公厅关于加快医学教育创新发展的指导意见》《教育部 国家卫生健康委 国家中医药管理局关于深化医教协同进一步推动中医药教育改革与高质量发展的实施意见》，紧密对接新医科建设对中医药教育改革的新要求和中医药传承创新发展对人才培养的新需求，国家中医药管理局教材办公室（以下简称"教材办"）、中国中医药出版社在国家中医药管理局领导下，在教育部高等学校中医学类、中药学类、中西医结合类专业教学指导委员会及全国中医药行业高等教育规划教材专家指导委员会指导下，对全国中医药行业高等教育"十三五"规划教材进行综合评价，研究制定《全国中医药行业高等教育"十四五"规划教材建设方案》，并全面组织实施。鉴于全国中医药行业主管部门主持编写的全国高等中医药院校规划教材目前已出版十版，为体现其系统性和传承性，本套教材称为第十一版。

本套教材建设，坚持问题导向、目标导向、需求导向，结合"十三五"规划教材综合评价中发现的问题和收集的意见建议，对教材建设知识体系、结构安排等进行系统整体优化，进一步加强顶层设计和组织管理，坚持立德树人根本任务，力求构建适应中医药教育教学改革需求的教材体系，更好地服务院校人才培养和学科专业建设，促进中医药教育创新发展。

本套教材建设过程中，教材办聘请中医学、中药学、针灸推拿学三个专业的权威专家组成编审专家组，参与主编确定，提出指导意见，审查编写质量。特别是对核心示范教材建设加强了组织管理，成立了专门评价专家组，全程指导教材建设，确保教材质量。

本套教材具有以下特点：

1.坚持立德树人，融入课程思政内容

将党的二十大精神进教材，把立德树人贯穿教材建设全过程、各方面，体现课程思政建设新要求，发挥中医药文化育人优势，促进中医药人文教育与专业教育有机融合，指导学生树立正确世界观、人生观、价值观，帮助学生立大志、明大德、成大才、担大任，坚定信念信心，努力成为堪当民族复兴重任的时代新人。

2.优化知识结构，强化中医思维培养

在"十三五"规划教材知识架构基础上，进一步整合优化学科知识结构体系，减少不同学科教材间相同知识内容交叉重复，增强教材知识结构的系统性、完整性。强化中医思维培养，突出中医思维在教材编写中的主导作用，注重中医经典内容编写，在《内经》《伤寒论》等经典课程中更加突出重点，同时更加强化经典与临床的融合，增强中医经典的临床运用，帮助学生筑牢中医经典基础，逐步形成中医思维。

3.突出"三基五性"，注重内容严谨准确

坚持"以本为本"，更加突出教材的"三基五性"，即基本知识、基本理论、基本技能，思想性、科学性、先进性、启发性、适用性。注重名词术语统一，概念准确，表述科学严谨，知识点结合完备，内容精炼完整。教材编写综合考虑学科的分化、交叉，既充分体现不同学科自身特点，又注意各学科之间的有机衔接；注重理论与临床实践结合，与医师规范化培训、医师资格考试接轨。

4.强化精品意识，建设行业示范教材

遴选行业权威专家，吸纳一线优秀教师，组建经验丰富、专业精湛、治学严谨、作风扎实的高水平编写团队，将精品意识和质量意识贯穿教材建设始终，严格编审把关，确保教材编写质量。特别是对32门核心示范教材建设，更加强调知识体系架构建设，紧密结合国家精品课程、一流学科、一流专业建设，提高编写标准和要求，着力推出一批高质量的核心示范教材。

5.加强数字化建设，丰富拓展教材内容

为适应新型出版业态，充分借助现代信息技术，在纸质教材基础上，强化数字化教材开发建设，对全国中医药行业教育云平台"医开讲"进行了升级改造，融入了更多更实用的数字化教学素材，如精品视频、复习思考题、AR/VR等，对纸质教材内容进行拓展和延伸，更好地服务教师线上教学和学生线下自主学习，满足中医药教育教学需要。

本套教材的建设，凝聚了全国中医药行业高等教育工作者的集体智慧，体现了中医药行业齐心协力、求真务实、精益求精的工作作风，谨此向有关单位和个人致以衷心的感谢！

尽管所有组织者与编写者竭尽心智，精益求精，本套教材仍有进一步提升空间，敬请广大师生提出宝贵意见和建议，以便不断修订完善。

国家中医药管理局教材办公室
中国中医药出版社有限公司
2023 年 6 月

编写说明

　　本教材为全国中医药行业高等教育"十四五"规划教材，主要供高等中医药院校中药学、药学、制药工程等专业用，也可作为从事药物制剂开发与研制科研人员的参考书。

　　本教材紧密对接"新医科"建设对中医药教育改革的新要求和中医药传承创新发展对人才培养的新需求，在全国中医药行业高等教育"十三五"规划教材（第十版）《中药药剂学》的基础上，进一步整合优化学科知识结构体系，强化中医药思维和科学思维，突出"三基五性"，充分吸收行业及学科发展新成果，对上版教材进行了内容调整、充实与更新，兼顾科学性、实用性、时效性与创新性，主要体现在以下几个方面：

　　一、进一步突出中医药思维和科学思维的培养，强调中药药剂学传统理论、技术经验与现代科学技术的有机结合，强化理论知识与临床服务、生产实践紧密融合。在绪论"中药药剂学的基本内容"部分，增补了"调控－优化－整合"的中医科学思维及"临床－市场－生产"的三维导向思维等有关内容；在各论剂型概述部分中增补了剂型历史沿革、制药技术演变等相关介绍，尤其在丸剂、散剂等传统制剂章节中加强了相关传统制剂理论和技术的传承挖掘；各论剂型章节案例遴选以经典名方为重点，以"理法方药，质工剂效"为主线进行撰写。

　　二、及时反映行业与学科进展，如"各剂型概念和质量评价"均以《中国药典》（2020年版）为依据进行了修订；在"第二章中药调剂"中增补了"智慧药房"介绍；依据《药品生产质量管理规范》（GMP，2010年修订）的要求对"第三章制药卫生"内容进行了更新并增补了"药品医疗器械飞行检查"；在"第五章粉碎、筛析、混合"中增补了"中药粉体改性技术"；在"第二十章药物制剂新技术"中增补了"纳米乳与亚微乳的制备技术""纳米粒的制备技术"及"聚合物胶束的制备技术"等内容；参照《中华人民共和国药品管理法》（2019年修正）及现行《药品注册管理办法》的要求对"第二十五章中药新药研制"进行了更新。

　　三、融入课程思政内容，加强数字化教材建设。发挥中医药文化育人优势，将课程思政建设与数字教材有机融合，充分借助现代信息技术，在纸质教材基础上，以精品视频、知识拓展、复习思考题等形式，对纸质教材内容进行拓展和延伸，既可辅助课堂理论教学，又可强化感性认知，激发学习兴趣。

　　本教材编者都是多年从事中药药剂学教学与科研工作、具有丰富教学经验的老教授和中青年教授，付出了艰辛劳动，在此深表谢意。其中绪论由杨明与谢兴亮共同编写；中药调剂由张丹编写；制药卫生由刘喜纲编写；中药制剂的原辅料由王艳宏编写；粉碎、筛析、混合由李学涛编写；浸提、分离、精制、浓缩与干燥由胡慧玲编写；浸出制剂由谢辉编写；

液体制剂由桂双英编写；注射剂由肖学凤与贾永艳共同编写；外用膏剂由刘强与马云淑共同编写；栓剂由龚慕辛编写；胶剂由史亚军编写；散剂由刘文编写；丸剂由王森编写；颗粒剂由邱智东编写；胶囊剂由郑琴编写；片剂由林晓与宋信莉共同编写；气雾剂、喷雾剂与粉雾剂由张华编写；其他剂型由陈卫卫编写；药物制剂新技术由夏新华与时军共同编写；新型给药系统由吴清与魏颖慧共同编写；中药制剂的稳定性由陈新梅编写；生物药剂学与药物动力学由刘中秋编写；药物制剂的配伍变化由兰卫编写；中药新药研制由杨军宣编写。

国家中医药管理局与中国中医药出版社相关领导、编辑人员及各编委单位对本教材的编写给予高度重视及大力支持，在此表示衷心感谢。

为编写好本教材，编委会密切合作，力求发挥各自的特长，进行了合理分工。但限于编者水平所限，教材中若有不妥，希望广大读者提出宝贵见和建议，以便再版时修订完善。

《中药药剂学》编委会

2021 年 5 月

目　录

扫一扫，查阅
本书数字资源

第一章

绪　论

【学习要求】

1. 掌握中药药剂学的性质与任务；中药剂型选择的基本原则。

2. 熟悉中药药剂学常用术语的概念；中药剂型的分类方法；中药药剂学的基本内容、基本思维及法定依据。

3. 了解中药药剂学的发展简史；中药药剂学在中医药事业中的地位与作用。

第一节　概　述

一、中药药剂学的性质与任务

（一）中药药剂学的性质

中药药剂学是以中医药理论为指导，运用现代科学技术，研究中药药剂的配制理论、生产技术、质量控制与合理应用等内容的一门综合性应用技术学科。它不仅与中药专业的各门基础课、专业基础课和其他专业课有紧密联系，而且与中成药生产和中医临床紧密相关，是连接中医与中药的纽带，是中药类专业的主干课程。

中药药剂学融汇了中药专业各学科的知识和技能，重点探讨将中药原料加工制成适宜剂型的工艺技术和基础理论，并指导药物调剂人员根据医师处方合理调配药物，指导患者正确用药。因此，它不仅具有工艺学性质，即研究药物制剂的剂型、辅料、生产工艺及质量控制等，而且具有生物学性质，即研究制剂的体内过程及其与临床疗效、安全的相关性，用以指导中药制剂的设计、制备及评价，不断改进和提高制剂质量。

（二）中药药剂学的任务

中药药剂学的基本任务是研究将中药制成适宜的剂型，达到安全有效、稳定可控的质量要求，以满足临床医疗的需要。其具体任务概括如下：

1. 继承和整理中医药学中有关药剂学的理论、技术与经验　从散在的历代医药典籍中，发掘整理传统中成药的剂型、辅料、品种，及其制备与施用的理论、技术和经验等相关内容，使其系统化、科学化，为中药制剂的发展奠定基础。

2. 发展和创新中药药剂的剂型与制剂技术　合理吸收现代药学各学科的基础理论，应用制药新技术、新工艺、新设备和新辅料等研究成果，开发中药新剂型与新制剂，促进中药制药行业的发展。

3. 加强中药药剂学基本理论研究　研究中药或方剂药效物质的提取、精制、浓缩、干燥，以及制剂成型、质量控制、合理应用等环节的共性规律，形成与中药药剂特点相适宜的基本理论，逐步发展、创新本学科的理论体系，使中药药剂学成为一门既具中医药特色，又能汲取先进理论以不断发展的学科。

4. 继承和发扬传统制药的宗旨信念、职业道德和工匠精神　传承祖国传统制药业"一剂一丸，性命攸关"的宗旨信念，"修合无人见，存心有天知"的职业自律，以及精选原料、精细制造所体现的敬业精益、专注严谨、追求卓越的工匠精神，培养具备中医科学思维，掌握中药药剂基础理论、制剂技术与技能，热爱并致力于中药制药事业的现代中药药剂工作者。

二、中药药剂学在中医药事业中的地位与作用

中药药剂学是专门研究如何根据中医临床用药要求和中药物料的性质及生产、贮运、服用等方面的需要，将中药制成适宜剂型的基本理论、制备方法和质量控制技术，并指导合理使用的一门学科。中药材一般不能直接供患者使用，需通过适宜的剂型才能发挥疗效，古人云："病势深也，必用药剂以治之。"阐述了剂型对药物发挥疗效的重要性。中药药剂学是多学科交融的综合性学科，涉及数学、化学、物理学、生物化学、微生物学、药理学、物理化学、化工原理以及机械设备等。同时，中药制剂的质量水平与药材种植、饮片生产、制剂生产、质量标准控制、疗效和安全性评价等各个环节紧密相关，各环节技术水平的提高，也直接影响和推动中药药剂学的发展。因此，中药药剂学在一定程度上集中体现了现代科学技术和整个中医药行业的技术水平和发展概况，在医药工业和中医临床中占有极其重要的地位，是推进中医药事业向前发展的主干学科。

中药药剂学站在中药学各学科的前沿，将中药基础研究与产业化紧密结合，是联结中药研究、生产、医疗实践的关键环节。一方面，通过合理地设计剂型、给药途径、制备工艺，实现从实验室向工厂的产业转化；另一方面，不断依据生产实际情况，解决工艺、技术和质量中存在的问题。同时，密切联系临床医疗实践，根据临床需要，不断改进和提高制剂质量。

中药剂型与制剂现代化既是中药现代化的主要内容之一，更是实现中药现代化的重要途径。国家选择"中药科技产业"为切入点，开展"中药现代化科技产业行动计划"，这对振兴中医药事业具有重要的现实意义。只有充分运用现代科学技术，加强中药药剂学的基础研究，加强中药前处理、中药制剂和中药包装等方面的研究，才能逐步实现中药药剂的剂型、制剂现代化，质量控制标准化，生产技术工程产业化，从而提升我国制药工业的整体技术水平，加速具有自主知识产权、高技术含量、高附加值的现代中药产品现代化，增强我国中药在新的国际经济环境中的竞争力，扩大我国中药在国际药物市场中的份额，使我国传统医药产业成为国民经济新的增长点。

三、中药药剂学常用术语

1. 药物与药品　凡用于预防、治疗和诊断疾病的物质总称为药物，包括原料药与药品。药品一般是指将原料药物经过加工制成的可直接应用的成品。

2. 剂型　将原料药加工制成适合于医疗或预防应用的形式，称药物剂型，简称剂型。它是药物施用于机体前的最后形式。目前常用的中药剂型有汤剂、煎膏剂、散剂、丸剂、片剂、胶囊

剂、注射剂、气雾剂等40多种。

3. 制剂　根据《中华人民共和国药典》（以下简称《中国药典》）、《中华人民共和国卫生部药品标准》、《国家食品药品监督管理局药品标准》等标准规定的处方，将原料药物加工制成具有一定规格的药物制品称为制剂。例如玉屏风口服液、洋地黄片、注射用双黄连（冻干）等。

4. 调剂　调剂是指按照医师处方专为某一患者配制，注明用法用量的药剂调配操作。此操作一般在药房的调剂室中进行。研究药剂调配、服用等有关理论、原则和技术的学科称调剂学，属药剂学研究的范畴之一。

5. 中成药　为中药成药的简称，指以中药饮片为原料，在中医药理论指导下，按法定处方和制法大批量生产，具特有名称，并标明功能主治、用法用量和规格，实行批准文号管理的药品。

第二节　中药药剂学的基本内容

在传统中医药理论和现代医药理论的指导下，我国历代医药学家在长期大量的实践活动中，逐步构建形成了包括中药原辅料、剂型设计、制备工艺、质量控制与评价、临床施用等方面理论认识与技术方法的中药药剂学学科体系。

一、中药药剂学的基本理论

（一）传统中药药剂学理论

传统中药药剂学理论是古代医药学家在长期实践过程中形成的用以指导传统中药制剂设计与制造的规律性认识，也是指导当代中药制剂设计的宝贵财富与结晶，但多散于各种论著，鲜有专著论述，挖掘总结，主要涉及剂型、制药、施药等三方面。

1. 剂型理论　包括对传统剂型特点与选用的规律性认识。

（1）剂型特点　古人对汤剂、散剂、丸剂等传统剂型的特点有精辟论述。李东垣说："汤者荡也，去大病用之……散者散也，去急病用之……丸者缓也，舒缓而治之也。"沈括指出："欲速用汤，稍缓用散，甚缓用丸。"《圣济经》又云："散者取其渐渍而散解。"丹波元坚说："丸之为物，其体也结，势不外达，而以渐熔化，故其力最缓。"古人云："水丸取其易化，蜜丸取其缓化，糊丸取其迟化，蜡丸取其难化。"以上论述分别对传统剂型的适用病证、释药速度、药剂原理等进行了总结，形成了对传统剂型特点的理论认识。

（2）剂型选择　东汉《神农本草经》曰："药性有宜丸者，宜散者，宜水煎者，宜酒渍者，宜煎膏者，亦有一物兼宜者，亦有不可入汤酒者，并随药性，不得违越。"可见，不同药性的中药需要选择不同的剂型。《苏沈良方》则进一步指出了不同药性对应的剂型，指出："无毒者宜汤，小毒者宜散，大毒者宜用丸。"古人关于剂型选择的理论认识，总体归结为"方-证-剂"对应思想，其核心内容即为根据病证治疗需求与方药性质选择相应剂型。

"剂-证对应"是指根据病证特点选择相应的剂型，主要指剂型作用的定位、缓急、强弱等特点与病证病位（表里上下）、病势（缓急）、病情（轻重）等特征相对应。一般而言，大病宜汤，急病宜散，缓补宜丸，疮疡宜贴。不同剂型的作用趋势和定位不同。丸、散剂偏走里，多用于里证；而汤剂通达机体内外，表里病证皆可。如理中丸与人参汤，二方组成、用量完全相同，但因剂型不同，治疗疾病各有侧重，前者治中焦虚寒之脘腹疼痛，病位在中焦，后者治中上二焦虚寒之胸痹，病位扩展至上焦。不同剂型作用的缓急不同。汤剂吸收快，能迅速起效，多用于病势急迫之证；丸剂溶散缓慢，逐渐释放，作用持久，多用于病势缓慢之证。如阳明腑实证用大承气汤，脾虚停食证用健脾丸等。不同剂型作用的强弱不同，汤剂力峻，多用于危重病证，丸剂力缓效长，多用于邪气轻浅或正气虚弱之轻症。如抵当汤与抵当丸，两方基本相同，前者用汤剂，主治下焦蓄血之重症，后者用丸剂，主治下焦蓄血之轻症。

"方-剂对应"是指根据方中药味性质选择相应的剂型，以达到保护或增强药物性能，制约药物毒烈之性，矫正药物不良气味等目的。对由芳香开窍之品组成的处方，因煎煮可导致有效成分的散失，宜制成丸剂，有利于保护方中药物的药性，如安宫牛黄丸、苏合香丸等。对具有祛风散寒、活血祛瘀、温阳补虚等功效的处方，宜制成酒剂，可借助酒的活血通络、易于发散的特性，增强方剂作用，如风湿药酒、参茸药酒等。对含毒性或刺激性药物的处方，以米糊、面糊、曲糊等制丸，延缓吸收，可减弱毒性和不良反应，如黑锡丹、舟车丸等。对含有不良气味药物的处方，可以通过用蜂蜜制丸，加炼蜜制膏，加米粉、蔗糖制糕等方法掩盖药物的不良气味，提高患者顺应性，如六味地黄丸、鹿胎膏、八珍糕等。

2. 制药理论 制药系指将药物原料加工成适宜剂型的全过程，中药制药理论则是指在该过程中所总结的规律性认识，主要涉及制药技术和辅料两方面。

（1）制药技术 主要对制药技术的特点、要求及选择进行了总结。古人认为干燥方法可影响中药药性，熏干可制约药物的寒利之性，如茄叶熏干；而阴干则可使药物禀受阴凉之气而有助于醒酒解酒，如小豆花与叶用阴干；与之相反，鹿茸"阴干悉烂，火干且良"。粉碎技术方面，古人常将磨法用于黄麦、糯米等谷物类药材，而刮法则用于粉碎代赭石、鹿角等矿物、骨角类药材，而在"凡丸散药，亦先切细暴躁（燥）乃捣之"，"丸散须青石碾、石磨、石臼，其砂石者不良"，"并忌铁器"等论述中则对粉碎工序、器具及方法进行了明确规定。散剂、丸剂制备方面，"凡筛丸散，用重密绢，各筛毕，更合臼中，捣数百遍，色理和同，乃佳也"，对药材的粉碎、筛析、混合等进行了详细规定。汤剂煎制方面，《本草纲目》云："凡服汤药，虽品物专精，修治如法，而煎药者卤（鲁）莽造次，水火不良，火候失度，则药亦无功。"阐述了煎药用水、火候的重要性。此外，传统理论对煎药器具、加水量、浸泡时间、煎煮次数等技术细节也有详尽论述，针对药物性质的特殊性，拟定了先煎、后下、包煎、另煎、烊化等技术要求。

古人对制药与临床用药的紧密关系亦有论述，如眼用散，一般采用水飞法将药物粉碎成极细粉，以满足眼部用药的特殊要求。李东垣云："去下部之疾者，其丸极大而光且圆……稠面糊取其迟化，直至下焦……水调生面和丸，可治上焦之疾患。"即根据疾病病位上、下之不同，分别采用稠面糊和水面糊制丸，使丸剂的释药性能符合临床需求，药物疗效得以充分发挥。

（2）制剂辅料 与现代制剂要求辅料为化学、药理惰性材料及不影响主药药效不同，传统中药制剂中并不严格区分主药和辅料，一方面，处方中的主药可以承担赋形即辅料的功能；另一方面，在选择处方之外的以赋形为主要功能的辅料时，也往往希望其具有相适应的功效或能增强处方功能，可见以"药辅合一"的思想选择辅料是传统中药制剂辅料选择的核心思想。前者，如粉性强的白芷、葛根常在传统中药制剂中发挥稀释剂的作用。后者如二母宁嗽丸中蜂蜜，既是赋形剂，又是与方药有协同作用的物质。古人认为"其入药之功有五：清热也，补中也，解毒也，润燥也，止痛也"；又如，升药为剧毒之品，一般不单独使用，由于升药主要功效为拔毒、除腐，而煅石膏主要功效为收湿敛疮，故两者常配伍应用，即利用煅石膏可以收湿敛疮，与升药发挥协同治疗作用的功效特点，又利用煅石膏作为稀释剂以降低升药毒性，因此无论是九一丹、五五丹还是九转丹均是升药和煅石膏联合应用。故对传统辅料的认识，不仅要充分认识其赋形的性能，还应掌握其药性特征，以便准确地选用辅料。

3. 施药理论 施药是根据临床需要，将药物施于人体的过程，施药理论则是指在该过程中所总结的规律性认识，主要包括三个方面：

（1）给药途径 传统给药途径有口服、皮肤给药、五官给药、前后阴给药、穴位给药等。根据疾病的治疗需求，中医临床通过选择适宜给药途径，以达到高效发挥治疗作用，快速治愈疾病的目的，如阴囊阴冷肿痛，《备急千金要方》载，"以布裹蜀椒适量，热气大通，日再易之，以消为度"；耳卒聋闭，"以菖蒲根一寸，巴豆一粒去心，同捣作七丸，绵裹一丸，塞耳，日一换"；大便不通，以猪胆汁适量，自肛门纳入三寸灌之，立下；太阳穴主头晕头痛，针对头风热痛，"取决明子炒研，以茶调敷两太阳穴，干则易之，一夜即愈"。

（2）服药时间 主要根据疾病特征和药物性质选择相应的服药时间。古人云："病在心上者，先食而后药；病在心下者，先药而后食；病在四肢血脉者宜空腹而在旦；病在骨髓者，宜饱满而在夜。"对从疾病病位出发选择适宜的服药时间进行了精辟总结。根据药物性质或作用选择服药时间，如驱虫、攻下等治疗肠道疾病的药，宜在清晨空腹时或饭前服用，可提高疗效；对胃有刺激性的药宜饭后服用，可减轻不良刺激；消食药亦宜饭后服用，使药物与食物充分接触，以利其充分发挥药效；缓下通便药宜睡前服用，以便翌日清晨排便。

（3）服药方法 主要包括服药剂量、频率、冷热、药引等。张仲景曰："少服则滋荣于上，多服则峻补于下。凡云分再服、三服，要令药势相及，并视人强弱，病之轻重，以为进退增减，不必泥法。"李东垣云："病在上不厌频而少，在下不厌顿而多。"《神农本草经·序例》说："若用毒药疗病，先起如黍粟，病去即止，不去倍之，不去十之，取去为度。"即根据病位上下、病情轻重、药物特点选择相应的服药剂量、服用频率。对病情急重者，常不拘时服，昼夜不停，以利顿挫病势；呕吐患者服药宜小量频服，小量药物对胃的刺激小，不致药入即吐，频服以保证药量；应用药力较强的发汗药、泻下药时，服药应适可而止，不必拘泥于定时服药，一般以得汗或得下为度，以免因汗、下太过，损伤正气。

关于服药的冷热，《素问·五常政大论》有载："治温以清，冷而行之；治清以温，热而行之。"即通常治疗热证用寒凉药宜冷服，治疗寒证用温热药宜热服，可辅助药力发挥更好作用，如祛风寒药用于外感风寒表实证，不仅药宜热服，服药后还要温覆取汗。又载："治热以寒，温而行之；治寒以热，凉而行之。"为反佐服法，即当病情严重时，又应以寒药热服，热药冷服，以防邪药格拒。

传统丸剂、散剂等固体制剂常以药引送服，以协助制剂药效的发挥或降低药物的毒副作用，如古方香连丸以米汤送服，中医学认为米汤具有"暖脾胃，止虚寒、泄利"之功，既可协助香连丸发挥清热燥湿止痢的功效，又能降低方中黄连苦寒伤胃之性。又如皂荚用于痰喘咳嗽，常以姜汤送服，古人认为生姜"去痰下气，止呕，治咳嗽气喘"，并可引药入肺经，可起到药理协同作用，又能降低皂荚所致呕吐等不良反应。

（二）现代中药药剂学理论

现代药剂学是一门涉及多学科的综合性技术学科，在其不断发展过程中，各学科互相影响、互相渗透，逐步形成了由多个分支学科构成的理论体系，在物料性质、处方设计、制剂制备、性能评价等环节中发挥着重要的指导作用。随着学科的交融与发展，中药药剂学较多地吸收了现代药剂学理论，大大促进了现代中药制剂的创新与发展。

1. 中药制剂制备的物理药剂学理论　物理药剂学是运用物理化学原理、方法和手段，研究药剂学中有关处方设计、制备工艺、剂型特点、质量控制等内容的边缘科学。由于药物制剂的加工过程主要是物理过程或物理化学过程，因此，从 20 世纪 50 年代开始，物理药剂学逐渐发展起来，它的出现和发展使药剂学由简单的剂型制备迈向了科学化和理论化。近年来，随着研究的不断深入，物理药剂学理论和方法越来越多地用以指导中药药剂的药物性质分析、制剂处方筛选、制剂评价等方面研究，促进了中药药剂学的发展。

2. 中药制剂设计与评价的生物药剂学与药物动力学理论　生物药剂学是研究药物在体内的吸收、分布、代谢与排泄（即 ADME）过程，阐明药物因素、剂型因素和生理因素与药效之间关系的边缘科学，在药物的处方（剂型）设计、制剂工艺以及提高生物利用度等方面进行了大量的基础性研究，为制剂的有效性和安全性提供了科学保证。药物动力学是应用动力学原理与数学处理方法，定量描述药物在体内的 ADME 过程的"量时"变化或"血药浓度经时"变化动态规律的一门学科，其基本分析方法和研究成果已经应用到评价药物性质、设计新型药物传递系统及评价制剂体内生物药剂学行为等研究中，成为推动药剂创新发展的基础学科。中药药剂学多以中药复方为研究对象，其药效成分、制备工艺与质量评价较为复杂，复方的生物药剂学与药物动力学研究已成为本学科研究的难点与热点领域，相关研究成果极大地推动了中药制剂研究水平的提升。

3. 工业药剂学在中药制药工业中的应用　工业药剂学是研究药物制剂工业生产的基本理论、工艺技术、生产设备和质量管理的学科。其基本任务是研究和设计如何将药物制成适宜的剂型，并能批量生产出品质优良、安全有效的制剂，以满足医疗与预防的需要。该学科在中药制剂生产实践中得到了广泛应用，改变了中药制药工业相对落后的面貌，推动了中药制药工业水平的显著提升。

4. 药用辅料学与药用高分子材料学在中药制剂开发中的应用　药用辅料学是应用药剂学、辅料学的知识和手段，从辅料和制剂成型之间的相互联系入手，研究药剂中辅料的品种及分类、用途、原理、使用原则、注意事项等方面的一门基础学科。近年来，高分子材料在新型给药系统的研究与开发中获得了广泛应用，成为推动新型给药系统发展的重要支柱，药用高分子材料学应运而生，主要研究药用高分子材料的结构、物理化学性质、工艺性能及用途的理论和应用。药用辅料学与药用高分子材料学的建立和发展，对于推动中药新剂型与新制剂的开发，促进中药药剂学的发展和进步，有着十分重要的意义。

综上，中药药剂学的理论与实践可用"理、法、方、药，剂、工、质、效"八个字来概括。"理、法、方、药"是辨证论治的过程，也是方剂的产生过程，体现了方剂结构、作用、组成等方面的本质特点，也体现了中药药剂学所依存的中医药学科背景；"剂、工、质、效"是中药药剂学研究的四个基本内容，是确保中药制剂实现原方剂治疗意图的关键环节，囊括了中药药剂学具体工作的各方面，共同构成了中药药剂学的理论体系。因此，只有从传统与现代、整体与局部、宏观与微观等多角度理解中药药剂学各项工作的本质，才能明确中药药剂学研究的正确方向，确保中药药剂学研究的传承性、先进性和创新性，促进中药药剂学的发展。

二、中药制剂剂型的重要性

剂型影响中药制剂的释药速度、起效快慢及作用强度，并与给药途径、稳定性紧密相关，是决定制剂安全性与有效性的关键因素之一，是中药药剂学研究的重要内容。

1. 剂型影响中药制剂的作用性质　同一药物的不同剂型给药后产生的药理作用性质可能存在差异，甚至显著不同。如冰片入丸剂口服，常发挥开窍醒神作用以治疗闭证之神昏，若入散剂外用，则发挥清热止痛、消肿生肌之功，适用于五官科及外科的热毒蕴结之证。又如天花粉蛋白为从天花粉中提取、精制得到的药物，用于中期妊娠、死胎等的引产，只有制备成注射剂经深部肌肉注射才可显效，而若制备成水煎液口服则无引产作用。

2. 剂型影响中药制剂的起效速度 同一药物的不同剂型载药形式不同，其体内外释药性能也存在差异，最终影响中药制剂的起效速度。从不同给药途径的剂型而言，起效速度一般按下列顺序由快到慢：静脉>吸入>肌肉>皮下>直肠或舌下>口服>皮肤。单从剂型而言，同一处方的不同剂型一般按下列顺序由快到慢：注射液>口服液>散剂>片剂>包衣片剂。

3. 剂型影响中药制剂的作用强度 同一药物的不同剂型给药后产生的药效作用强度和时间存在差异，如口服剂型中有效成分经过肝脏代谢，将有一部分损失；栓剂直肠给药，有效成分通过直肠下静脉吸收，可绕过肝脏直接进入体循环；静脉注射剂的药物则直接进入血液。这些不同剂型的生物利用度存在较大差异，制剂的作用强度明显不同。

4. 剂型影响中药制剂的稳定性 制剂的剂型不同，其稳定性存在显著差异。剂型与药物的物理性状、成分间作用、成分含量、抗微生物侵蚀能力等都密切相关，这些都是决定制剂稳定性的关键因素。因此，剂型对药物的稳定性有较大的影响，是决定中药制剂有效期的重要因素。

三、中药制剂的制备工艺

中药制剂的制备工艺是将以中药饮片为原料的方剂，采用各种工艺技术制成某一具体剂型的过程，主要包括前处理和成型两大环节。由于中药化学组成复杂，制备工艺将直接影响制剂中药效成分的组成、含量及理化性质，是决定制剂安全性与有效性的关键因素之一。

（一）制剂前处理工艺

中药制剂前处理工艺是将方中各药味制成可供制剂使用的半成品的过程。通过前处理工艺可以富集方中药效成分，降低药物服用量，去除或降低毒性成分，改变物料性质，最终为制剂工艺提供高效、安全、稳定的半成品。前处理工艺主要包括炮制、粉碎、提取、纯化、浓缩、干燥等环节。炮制是对方剂中饮片的前处理，通过炮制达到增强疗效，改变药性，降低毒副作用，便于制剂、调剂等目的。粉碎可增加药物的表面积，加速其中有效成分的溶出，提高生物利用度。提取是将药效成分从饮片中抽提出来以实现富集，降低药物服用量。纯化是在提取基础上进行的进一步精制处理，通过纯化可达到除去无效或有害物质，减少服用量的目的。浓缩与干燥是去除中药提取物中所含溶剂的两种方式，经浓缩可得到浓稠液体或半固体状浸膏，对浓缩物料的干燥则可得到固体浸膏，与后续制剂工序紧密相关。

（二）制剂成型工艺

制剂成型是将前处理所得半成品，制成可供临床使用的某一剂型的过程。与化学药品不同，中药制剂原料一般为多成分组成的混合体系，具有剂量大、吸湿性强、黏性大等特点，其成型具有自身特色。

制剂技术是将原辅料制备成某剂型过程中所采用的制剂手段和方法，可根据物料性质与成型要求进行选择。原辅料、剂型的物态相同，其成型工艺有相似之处，可采用相同或相近的制剂技术，按剂型物态可将制剂技术分为：①固体制剂技术，如混合、制粒、包衣等；②半固体制剂技术，如乳化、研磨、熔融等；③液体制剂技术，如配制、增溶、助溶、滤过等；④气体制剂技术，主要为气体灌装技术。

制剂辅料是制剂中除主药外一切物质的总称，是制剂成型的物质基础。辅料一般具有如下四项功能：①辅助制剂的成型加工；②改善制剂的生物利用度和顺应性；③提高主药的稳定性；④辅助识别不同的药物制剂。与化学制剂相比，中药制剂中辅料的选用遵循"药辅合一"的思想，十分注重"辅料与药效相结合"，一是方中某药味既是主药，又起到辅料的作用，如粉性强的中药白芷、葛根在固体制剂中常兼做稀释剂；二是将辅料作为处方中一味药使用，具有一定功效，如蜂蜜在丸剂中常用作黏合剂，同时兼有镇咳、缓下、润燥、解毒的功效。

四、中药制剂的质量评价

质量评价是确保中药制剂安全、有效的重要手段，主要包括化学成分的评价、理化性质评价及生物药剂学与药物动力学性能评价三个方面。

（一）化学成分评价

对中药制剂中所含药效成分、杂质的定性定量控制均属化学成分评价范畴，是从物质基础方面确保制剂有效性和安全性。现有制剂质量标准中鉴别、指纹图谱、杂质检查、含量测定等项目均属于制剂中化学成分评价的项目。鉴别能定性识别中药制剂中药味的有无，是为确认中药制剂的真实性而设，如显微鉴别、理化鉴别、薄层鉴别等项目，可定性控制中药制剂的药味组成。检查中部分项目能确定制剂是否存有无效或有害的特殊杂质，如含大黄制剂的土大黄苷检查、含乌头制剂的乌头碱限量检查，以及含水量、含醇量、重金属、微生物、农药残留等检查项目，可确保制剂的安全性。指纹图谱则是从更精细的角度控制制剂中化学组成的整体相似性。含量测定是测定制剂中的药效成分，并得到量化结果。虽然中药制剂化学成分十分复杂，但疗效的发挥仍然有其物质基础，因此，指纹图谱和含量测定是确保中药制剂质量的重要手段。

（二）理化性质评价

对制剂外观性状、粒度、吸湿性、流动性、稳定性及特殊性质等检测属理化性质评价的范畴。外观性状是指制剂的颜色、形态、性状、气味等，与原辅料质量及工艺有关，原料质量、工艺稳定则所得成品性状基本一致。粒度决定粉体吸湿性、流动性、成分溶出等性质。吸湿性是指物料对空气中水蒸气的吸附能力，吸湿后将导致粉末流动性下降、固结、润湿、液化等，甚至促进化学反应而降低药物的稳定性。在制剂生产中，流动性对颗粒剂、胶囊剂、散剂等的分装以及压片过程影响较大，是保证产品重量差异符合要求的重要性质。稳定性是指制剂在规定条件下保持其有效性和安全性的能力，是评判其质量优劣的一个重要方面。采用各种分析测试技术，考察中药制剂的稳定性，可为有效期的拟定提供科学依据。特殊性质主要是指具体剂型的特殊要求，如颗粒剂的溶化性、片剂的硬度与脆碎度、栓剂的融变时限、煎膏剂的相对密度、橡胶膏剂的耐热性、巴布膏剂的黏附性、非定量气雾剂的喷射速率与总量、定量气雾剂的每瓶总揿次数与每揿喷量等。

（三）生物药剂学与药物动力学性能评价

制剂的生物药剂学与药物动力学性能是决定其安全性、有效性的关键因素，通过体外溶出、释放行为、体内过程等相关研究，系统评价制剂的生物药剂学与药物动力学性能，为优选剂型、制剂处方设计、工艺改进、质量评价、合理用药等提供科学依据。

第三节 剂型分类与选择原则

一、剂型的分类

（一）按发展历程分类

按发展历程剂型分为传统剂型、现代剂型两类。传统中药剂型流传至今临床常用的有 20 多种，如丸、散、膏、丹、酒、露、汤、饮、胶、曲、茶、锭、灸、熨、线、钉等，有的代表种，有的代表类，如丸剂则包括水丸、蜜丸、糊丸、蜡丸等。膏则包括内服膏（膏滋）、外用膏（又分为油膏、黑膏药）。现代剂型有片剂、胶囊剂、颗粒剂、浓缩丸剂、合剂、糖浆剂、滴丸、注射液、栓剂、气雾剂、膜剂、软膏剂、橡胶硬膏剂等剂型。

（二）按物态分类

按物态将剂型分为固体、半固体、液体和气体等类。固体剂型如散剂、颗粒剂、丸剂、片剂、胶剂等；半固体剂型如内服膏滋、软膏剂、糊剂等；液体剂型如汤剂、合剂、糖浆剂、酒剂、露剂、注射液等；气体剂型如气雾剂、烟剂等。

由于物态相同，其制备特点和医疗效果亦有相似之处。如固体剂型多需经粉碎和混合；半固体剂型多需熔化和研匀；液体剂型多需提取、溶解。疗效方面以液体、气体剂型为最快，固体剂型较慢。这种分类法在制备、贮藏和运输上有一定指导意义。

（三）按制法分类

将主要工序采用同样方法制备的剂型列为一类。例如浸出药剂是将用浸出方法制备的汤剂、合剂、酒剂、酊剂、流浸膏剂与浸膏剂等归纳为一类。无菌制剂是将用灭菌方法或无菌操作法制备的注射剂、滴眼液等列为一类。这种分类法有利于研究制备的共同规律，但归纳不全，而且某些剂型随着科学的发展会改变其制法，故有一定局限性。

（四）按给药途径和方法分类

经胃肠道给药的剂型：汤剂、合剂、糖浆剂、煎膏剂、酒剂、流浸膏剂、散剂、颗粒剂、丸剂、片剂、胶囊剂等，还包括经直肠给药的灌肠剂、栓剂等。

不经胃肠道给药的剂型：①注射给药的，有注射剂（包括肌肉注射、静脉注射、皮下注射、皮内注射及穴位注射等）；②皮肤给药的，有软膏剂、膏药、橡胶膏剂、糊剂、搽剂、洗剂、涂膜剂等；③黏膜给药的，有滴眼剂、滴鼻剂、含漱剂、舌下片、吸入剂、栓剂、膜剂等；④呼吸道给药的，有气雾剂、吸入剂、烟剂等。

这种分类方法与临床用药结合得比较紧密，并能反映给药途径与方法对剂型制备的特殊要求。缺点是往往一种剂型，由于给药途径或方法的不同，可能多次出现，使剂型分类复杂化，同时这种分类方法亦不能反映剂型的内在特性。

此外，可根据制剂进入人体后的释药行为、作用趋向，将剂型分为速释、缓释、控释、靶向制剂等几类。速释制剂如滴丸、分散片、泡腾片，缓释制剂如缓释片、缓释胶囊，控释制剂如渗透泵片，靶向制剂如靶向给药乳剂、毫微型胶囊。

（五）按分散系统分类

此法按剂型分散特性分类，便于应用物理化学原理说明各类剂型的特点。分类如下：

真溶液类剂型：如芳香水剂、溶液剂、露剂、甘油剂及部分注射剂等；胶体溶液类剂型：如胶浆剂、火棉胶剂、涂膜剂等；乳浊液类剂型：如乳剂、静脉乳剂、部分搽剂等；混悬液类剂型：如合剂、洗剂、混悬剂等；气体剂型：如气雾剂等；固体剂型：如散剂、丸剂、片剂等。

这种分类法最大的缺点是不能反映用药部位与用药方法对剂型的要求，甚至一种剂型由于辅料和制法的不同而必须分到几个分散系统中去，因而无法保持剂型的完整性，如注射剂中有溶液型、混悬型、乳浊型及粉针型等，合剂、软膏剂也有类似情况。此外，中药汤剂可同时包含有真溶液、胶体溶液、乳浊液和混悬液。

上述分类方法，各有优缺点，本教材根据医疗、生产、科研和教学等方面长期沿用的习惯，总结各种分类法的特点，采用综合分类法。

二、剂型的选择原则

剂型是药物施于临床的最终形式。制剂疗效主要取决于药物本身，但是在一定条件下，剂型对药物疗效的发挥也可起到关键性作用，主要表现为对药物释放、吸收的影响。同一种药物，由于剂型不同，辅料不同，制备方法不同以及工艺操作的差异，往往会使药物的稳定性和药物起效时间、作用强度、作用部位、持续时间以及副作用等出现较大的差异。因此剂型的选择是中药制药研究与生产的主要内容之一。通常按下述基本原则选择剂型。

（一）根据防治疾病需要选择

由于病有缓急，证有表里，须因病施治，对症下药，因此，对剂型的要求也各不相同。例如对急症患者，为使药效迅速，宜用汤剂、注射剂、气雾剂、舌下片及口服液等；对于药物作用需要持久、延缓者，则可用丸剂、膏药、缓释制剂、混悬剂或其他长效制剂。

为了适应给药部位的特点需要，也须有不同的剂型。例如皮肤疾患一般可用软膏、膏药、涂膜剂、糊剂及巴布剂等；而某些腔道疾病如痔疮、溃疡、瘘管等，则可用栓剂、膜剂、条剂、线剂或钉剂等。

此外，为了更好地发挥或增强药物的疗效，加速或延缓药物的作用，或增加药物对某些系统的指向性、靶组织的滞留性、对组织细胞的渗透性等，以适应治疗的需要，可加入各种赋形剂，采用新技术制备新剂型。例如治疗冠心病心绞痛的心痛气雾剂、苏冰滴丸，治疗气管炎的牡荆油微囊，治疗肿瘤的鸦胆子油乳剂静脉注射液，以及用化疗药物与猪苓多糖制成的多相脂质体等，都是根据其特殊需要制成。

（二）根据药物性质选择

中药的药物性质主要包括药性特点、理化性质、生物药剂学性质等方面内容，在很大程度上影响着剂型的选择。

中药药理作用的性质和特征以药性进行高度概括，体现了其在药理作用方面的总体趋势和特点，如疗效的强弱，毒性的大小等。根据中药药性特点，选择适宜的剂型，可达到增强药效，降低毒副作用，方便使用的目的。如采用汤剂可增强解表方中药物辛散之性，如麻黄汤、桂枝汤等；以米糊、面糊、曲糊等制丸，缓慢溶散，逐步释放，可减弱毒性或刺激性药物的毒副反应，如小金丸、控涎丸、小活络丸。

中药药效成分的溶解度、油/水分配系数、解离度、稳定性等理化性质，在很大程度上影响着中药制剂的疗效，应根据这些性质选择适宜的剂型，如八味丸治疗糖尿病用药材粉末丸剂有效，而水浸膏无效，与该丸中主要药味之一山茱萸所含的齐墩果酸、熊果酸在水中不能溶出有关。此外，每种剂型都有一定的载药量范围，药物剂量大小在一定程度上决定了可制备成哪种剂型。应根据处方剂量大小，并结合其他因素，综合考虑。

中药药效成分在体内的生物药剂学过程是影响其疗效的关键因素，应根据具体情况选择适宜的给药途径和剂型，如天花粉蛋白是从天花粉中提取而得的一种结晶物，用于中期妊娠、死胎等的引产，只有经深部肌肉注射一定剂量才显效，口服并无引产的药效。又如胰酶遇胃酸易失效，制成肠溶胶囊或肠溶衣片服用，使其在肠内发挥消化淀粉、蛋白质和脂肪的效用。

（三）根据五方便的要求选择

根据五方便的要求选择剂型，即根据便于服用、携带、生产、运输、贮藏等的要求来选择适当的剂型。例如汤剂味苦量大，服用不便，将部分汤剂处方改制成颗粒剂、口服液、胶囊剂等，既保持汤剂疗效好的特点，又易于服用。甘草主产于我国西北、东北及内蒙古一带，在制剂中用量很大，尤其是生产复方甘草片等制剂时，所需甘草浸膏量多，为运输方便，则可在产地将甘草制成浸膏。

总之，药物本身的疗效固然是主要的，而恰当的剂型对药物疗效的发挥有积极作用。因此，在创制、改进、选择剂型时，除了满足医疗、预防和诊断的需要外，同时对药物性质、制剂稳定性、生物利用度、质量控制，以及服用、生产、运输是否方便等均应做全面考虑，确保中药制剂的安全、有效、稳定、方便。

第四节　中药药剂学的基本思维与法规依据

中药药剂学科工作包括配制理论、生产技术、质量控制与合理应用等方面内容，涉及多个环节、多个学科、多种影响因素，综合性强且颇具挑战性。因此，从事中药药剂学科相关工作需具备与其物质属性和作用规律相适宜的基本思维，遵守药事管理的法律法规，遵循医药市场的经济规律，才能确保中药药剂的安全有效、稳定可控及经济可行。

一、"调控-优化-整合"的中医科学思维

中药制剂是将中医方药通过辅料和技术手段转变为可供临床直接使用形式的过程，其实质是对方药起效的"质"（药效成分）所依存的"形"（制剂系统）进行调控、优化和整合，以最大限度发挥方的功效，制约其毒副作用，稳定其品质，并提高用药顺应性。因此，中药药剂工作应在把握方药的性能、功效、治法、配伍结构、制法、施药方法等所蕴含起效本质的基础上，采用"调控-优化-整合"的中医科学思维模式指导各项实践活动，使制备所得中药制剂与方药的物质属性、疾病的治疗需求相适宜。

1."调控"是中医药理论及控制论思想在中药制剂中的体现　中医理论认为"阴平阳秘"是一种健康状态，偏离这一状态即产生疾病，而方剂的作用则是针对这一状态的失衡进行整体调节，与化药的单一对抗或协助完全不同。因此，调节是方剂治疗疾病的核心思想之一，中药制剂设计应遵循这一思想。现代控制论认为，控制是在一个事物的可能空间中进行有效选择的过程。

实施控制须具备两个条件：其一，受控对象存在多种发展的可能；其二，施控者可以根据自己的意图，在多种可能中进行选择。中医用药是一个控制过程，一是对病证发展趋势的控制；二是对药物作用的控制。人体疾病发生发展的复杂性，中药功效、有效成分、配伍和药料处理方式的多样性，给药途径和剂型的多样性，为中药制剂提供了各种可供选择的方向，而制剂设计工作则是围绕为临床提供安全有效、品质稳定、使用方便的药物这一目标，在上述诸多方案中进行合理选择和控制。因此，需要具有控制的思维方式。实际上，为确保方剂的安全有效，古人已经采用方证对应、炮制、配伍、剂量、制法、剂型、用法等具体手段，有意识、系统地对中药制剂过程进行控制，而现代药理学、毒理学、药物化学、药剂学、药代动力学和化学分析技术在中药制剂中的应用，又为中药制剂的研究提供了新的控制手段，保证了中药制剂的质量。

2. "优化、整合"是中医药理论及系统论思想在中药制剂中的体现　系统是由若干要素以一定结构形式联结构成的具有某种功能的有机整体，整体性、关联性、等级结构性、动态平衡性、时序性是系统的基本特征。系统论的核心思想是整体观念，认为系统是一个有机的整体，整体功能是各要素在孤立状态下所不具有的新性质。其基本的思想方法是把研究对象当作一个系统，从整体出发来分析其结构和功能，研究系统、要素、环境三者的相互关系和变动规律，从本质上说明其结构、功能、行为和动态，并优化系统结构，使整体功能达到最佳。

中医药理论的核心思想是辨证论治和整体观。方是在中医学、中药学、方剂学等中医药理论指导下的产物，集中体现了中医的辨证论治思想和整体观念，形成了区别于其他药品的特点：①最小组成单位为药味，中医以四气、五味、归经、升降浮沉、毒性、功效等高度概括药味作用；②药味功效具有多向性，根据处方要求，采用炮制、配伍、剂量、制法等手段对其功效进行选择和控制；③药味中含有大量化学成分，其中一些成分是其药效的物质基础；④方以治法统领各药，以配伍原则联系各药，整体结构以"君、臣、佐、使"来表述，组成一个有机治疗系统；⑤方所表达的整体功效来源于各药，而又不同于它们的简单加合。可见，中医药理论蕴涵了现代系统论的核心思想，并已经在实践中运用系统论的思想方法，使得方的特点、规律和治疗理念与疾病的本质属性和发展规律相适宜，这是中医方剂临床显效的本质所在。

如上所述，中药制剂是对方剂中药效物质的存在形式进行适当改变的过程，是由饮片配伍的方剂系统经优化、整合后转变为由药效物质、辅料组成的制剂系统。针对两系统的关键要素，中药制剂研究中需优化的对象有药效物质组成、剂量，制法各环节技术、工艺参数，制剂物质组成、用量、结构，制剂质量控制指标、方法等。另外，方剂的各要素必须有机整合在一起构成一个完整制剂系统，才能实现预期的治疗目标。因此，中药制剂设计中同时也需要采用整合的思想。整合涉及了中药制剂研究的各个环节，如指导理论的整合：传统理论与现代各学科理论、技术结合用于指导中药制剂研究；各药味的整合：采用配伍理论将各药味整合成方剂；药效物质的整合：采用病理学、药理学的理论和技术，对方剂中各药效物质进行科学整合；制剂质量的评价中仪器分析、药动学、药效学等技术的整合；制剂生产过程中各环节生产技术的整合；制剂中药效物质与辅料以及各种释药技术的整合等。

二、"临床-市场-生产"的三维导向思维

"临床-市场-生产"三维导向思维是指中药药剂工作须从临床疾病的用药需求、生产过程的现实条件及医药市场的竞争态势三个维度进行思考。

1. 临床疾病的用药需求　中药药剂工作的出发点是解决临床疾病治疗的现存问题，因此，中药药剂工作特别是新药研发应紧密联系临床，深入分析疾病的病理特征、治疗方案、疗效评价

等具体情况，为中药药剂工作指明正确的方向，构筑起医学与药学相互结合、相互促进的研发思路与创新体系。

（1）疾病的病理特征为中药药剂研究提供思路和依据。疾病的病理特征包括病因、病性、病机、病位、病势、病程等方面。中医临床通过"理法方药"的临证思路，首先明确疾病的病理特征，再拟定治法、选配药味组成方剂。因此，疾病的病理特征是确定方剂治法、作用性质、部位、力度、缓峻及趋势等特点的依据。中药药剂研究是将方剂制备成可供临床直接使用的制剂的过程，该过程中制备工艺、剂型、给药方案的合理性将直接影响方剂的安全性和有效性。因此，疾病的病理特征及其所赋予的方剂特点，能为中药药剂研究提供思路和依据，使中药制剂能充分发挥原方剂的治疗意图，提高中药制剂的质量。

（2）疾病的治疗方案为中药制剂设计提供依据。对于各类疾病，中医学与西医学都有自己的一套治疗方案，且两者方案也在不断地融合和创新。随着医药科技的不断进步，临床已有的知识和技能会逐渐过时，导致已有的治疗方案和药物效果难以满足临床需求，而关于疾病新的科学认识将引领产生新的治疗方案，并推动新制剂产品的出现，促进临床治疗水平的提高。因此，中药药剂研究需要研究者从疾病治疗的本源出发，以给临床提供更好的治疗方案为目的，寻找中药药剂研究工作的突破口。

（3）疾病的疗效评价体系为中药药剂工作提供科学指引。制备中药药剂的最终目的是用于临床疾病的治疗，因此，对其疗效的评价尤为关键。西医学与中医学对疾病的治疗都有着一套自身的评价体系和标准，针对中药药剂的特点，结合西医学对疾病的认识，形成既具有中医药特色，又具有先进水平的疗效评价体系，对于评价中药药剂研究工作的科学性、合理性，促进中药药剂的发展具有重要意义。

2. 生产过程的现实条件　中药制剂需要进行规模化生产，以满足临床大量需求，获取更大的临床效益与经济效益。因此，中药药剂工作必须与生产紧密结合，以原辅料、生产线、成本、效率等实际情况为依据，确保中药制剂的产业化前景。

（1）原辅料供应现状。中药药剂的原料多是各种中药饮片，其来源较为复杂，而中药药剂的辅料也有其特殊性。因此，为保证中药制剂的顺利生产和产品质量，需充分了解制剂原辅料的质量、来源、产量、市场情况等，保证原辅料的可持续发展。

（2）生产技术与设备现状。中药药剂的制备包括了制剂前处理和制剂工艺两个阶段，每个阶段又涉及多个环节，每一环节都需要各种生产设备和技术，是中药制剂能顺利生产的保证。因此，进行中药药剂研究，必须充分了解生产技术与设备的运行情况，以不脱离实际。

（3）生产成本。生产成本反映了产品生产过程中能源、物料、设备、时间、人员等方面所付出的代价。制剂的生产成本与其市场价格、企业利润以及产品竞争力等息息相关。若成本过高，造成制剂市场价格偏高，必将影响其临床应用范围，限制产品临床价值的更大发挥，对企业扩大产能规模也将带来不利影响。因此，生产成本是关系中药药剂研究工作成败的一个关键因素。

3. 医药市场的竞争态势　中药药剂研究是一个系统过程，研究结果的应用都是在未来某个时间，要使其具有良好应用前景，就必须对疾病治疗的市场需求和发展方向进行预测，这成为中药药剂研究立题及产业化评估的一个重点。市场依据主要包括目标市场的定位、需求与容量、同类产品情况等信息。通过对某种疾病治疗的总体市场、研究品种、同类竞争产品的实际情况及发展方向等方面的系统分析，明确中药药剂自身的优势，确定其适宜的目标市场，开展有药效特色与竞争优势的中药制剂产品的研究，确保其市场前景，是关系中药药剂研究工作成功与否的一个重要方面。

三、法规依据

法规依据是指中药药剂工作中应遵循的国家药品标准及相关管理法规。

（一）药典

1.《中国药典》的性质与作用 《中国药典》依据《药品管理法》组织制定和颁布实施，是国家监督管理药品质量的法定技术标准。《中国药典》在一定程度上反映了国家药物生产、医疗和科技的水平，也基本反映了临床用药的实际情况，在保证人民用药有效、安全，促进药物研究和生产上起到重大作用。中华人民共和国成立以来，至今已颁发了 11 版药典（1953 年版、1963 年版、1977 年版、1985 年版、1990 年版、1995 年版、2000 年版、2005 年版、2010 年版、2015 年版、2020 年版），每一版的收载品种、质量标准、检测水平均在前版的基础上有大幅度提高。

2.《中国药典》的结构 现行《中国药典》为 2020 年版，分为一、二、三、四部，即中药、化学药、生物制品、通用技术要求。前三部均由凡例、品名目次、正文、索引等部分组成，第四部由凡例、通用技术要求、药用辅料、索引等部分组成。

凡例是为正确使用《中国药典》，对品种正文、通用技术要求以及药品质量检验和检定中有关共性问题的统一规定和基本要求。因此，凡例具有通用性、指导性作用，例如中药材及制剂叙述的项目、基本内容，法定计量单位，检验有关术语等。

正文是《中国药典》的主要内容，是按照批准的处方来源、生产工艺、贮藏运输条件等所制定的，用以检测药品质量是否达到用药要求，并衡量其质量是否稳定均一的技术规定。正文内容根据品种和剂型的不同设项目。一部中药设 19 个项目：品名、来源、处方、制法、性状、鉴别、检查、浸出物、特征图谱或指纹图谱、含量测定、炮制、性味与归经、功能与主治、用法与用量、注意、规格、贮藏、制剂、附注等。收载品种 2711 种，其中新增 117 种、修订 452 种。

四部收载通用技术要求 361 个，其中制剂通则 38 个（修订 35 个）、检测方法及其他通则 281 个（新增 35 个、修订 51 个）、指导原则 42 个（新增 12 个、修订 12 个）；药用辅料收载 335 种，其中新增 65 种、修订 212 种。制剂通则是针对剂型特点所规定的统一基本技术要求或统一技术要求；检测方法是指各正文品种进行相同检查项目的检测时所采用的统一设备、程序、方法及限度等；指导原则是指为执行《中国药典》、考察药品质量、起草与复核药品标准所制定的指导性规定。

索引是为了便于查阅，设有中文索引、汉语拼音索引、拉丁名索引和拉丁学名索引、英文索引。

3.《中国药典》2020 年版特点 本版《中国药典》药品检测项目、检测方法等方面与上一版相比均有较大的变化和进步，共收载品种 5911 种，其中新增 319 种、修订 3177 种。

（1）稳步推进药品品种收载。品种收载以临床应用为导向，不断满足《国家基本药物目录》和《国家基本医疗保险、工伤保险和生育保险药品》目录收录品种的需求，进一步保障临床用药质量。及时收载新上市药品标准，充分体现我国医药创新研发最新成果。

（2）健全国家药品标准体系。通过完善凡例以及相关通用技术要求，进一步体现药品全生命周期管理理念。结合中药、化学药、生物制品各类药品特性，将质量控制关口前移，强化药品生产源头及全过程的质量管理。逐步形成以保障制剂质量为目标的原料药、药用辅料和药包材标准体系，为推动关联审评审批制度改革提供技术支持。

（3）扩大成熟分析技术应用。紧跟国际前沿，不断扩大成熟检测技术在药品质量控制中的推广和应用，检测方法的灵敏度、专属性、适用性和可靠性显著提升，药品质量控制手段得到进一步加强。如新增聚合酶链式反应（PCR）法、DNA 测序技术指导原则等，推进分子生物学检测技术在中药饮片、动物组织来源材料、生物制品起始材料、微生物污染溯源鉴定中的应用。

（4）提高药品安全和有效控制要求。重点围绕涉及安全性和有效性的检测方法和限量开展研究，进一步提高药品质量可控性。在安全性方面，进一步加强了药材饮片重金属及有害元素、禁用农药残留、真菌毒素以及内源性有毒成分的控制，对注射剂等高风险制剂增订了与安全性相关质控项目，如渗透压摩尔浓度测定等。在有效性方面，建立和完善了中药材与饮片专属性鉴别方法，部分产品制定了与临床疗效相关的成分含量控制项目。

（5）提升辅料标准水平。重点增加制剂生产常用药用辅料标准的收载，完善药用辅料自身安全性和功能性指标，逐步健全药用辅料国家标准体系，促进药用辅料质量提升，进一步保证制剂质量。

（6）加强国际标准协调。加强与国外药典的比对研究，注重国际成熟技术标准的借鉴和转化，不断推进与各国药典标准的协调。参考人用药品注册技术要求国际协调会（ICH）相关指导原则，新增遗传毒性杂质控制指导原则，修订原料药物与制剂稳定性试验、分析方法验证、药品杂质分析等指导原则，逐步推进 ICH 相关指导原则在《中国药典》的转化实施。

此外，国外药典有《英国药典》《日本药局方》《美国药典》《欧洲药典》等。联合国世界卫生组织为统一世界各国药品的质量标准和质量控制方法，出版了《国际药典》，仅供各国编纂药典时作为参考标准，无法律约束力。

（二）部颁、局颁药品标准

在国家药品监督管理局成立前，由卫生部颁布的药品标准，称为《部颁药品标准》，包括中药材分册、中药成方制剂分册共 20 册，共收载品种 4052 种。由国家药品监督管理局编纂并颁布实施的药品标准为《局颁标准》。《部颁标准》《局颁标准》的性质与作用同《中国药典》，均为国家药品标准，作为药物生产、供应、使用、监督等部门检验质量的法定依据，具有法律的约束力。

（三）药品管理法规

1. 中华人民共和国药品管理法 《中华人民共和国药品管理法》（简称《药品管理法》）是专门规范我国境内药品研制、生产、经营、使用和监督管理活动的法律。《药品管理法》的宗旨是加强药品管理，保证药品质量，保障公众用药安全和合法权益，保护和促进公众健康。我国第一部《药品管理法》自 1985 年 7 月 1 日起实施，其后分别于 2001 年 2 月 28 日、2013 年 12 月 28 日、2015 年 4 月 24 日、2019 年 8 月 26 日进行了四次修订。新版《药品管理法》修订主要体现在以下几个方面：

（1）四个最新。一是将药品管理和人民健康紧密结合起来，明确规定药品管理应以人民健康为中心，保护和促进公众健康；二是坚持风险管理，将风险管理理念贯穿药品研制、生产、经营、使用、上市后管理等各个环节，坚持社会共治；三是针对药品管理发展过程中存在的问题，坚持问题导向，回应社会关切，坚决贯彻"四个最严"的原则；四是围绕提高药品质量，全面系统地对药品管理制度做出规定。

（2）鼓励创新。一是新引入药品上市许可持有人制度，落实药品全生命周期的主体责任，激发市场活力，鼓励创新，减少低水平重复，优化资源配置；二是规定国家鼓励研究和创制新药，并明确了鼓励方向、创新审评机制、优化临床试验管理、建立关联审评审批、优先审评审批、附条件审批等多项制度举措，以加快新药上市，更好地满足公众用药需求。

（3）严格监管，严厉处罚。一是综合运用没收、罚款、停产停业整顿、吊销许可证件、一定期限内不受理许可申请、从业禁止等多种处罚措施；二是大幅度提高罚款额度，对生产假药行为的罚款额度由原来货值金额的二到五倍，提高到十五到三十倍且货值金额不足十万元的按十万元计算；三是对一些严重违法行为实行"双罚制"，处罚到人；四是提出惩罚性赔偿原则；五是根据国务院三定方案和新法规定的各有关部门职责，各主管部门要协同作战，在查处假药劣药违法中有失职渎职行为的，直接负责主管部门和其他责任人员依法从重处分；六是违反法律规定，构成犯罪的，依法追究刑事责任。

此外，2002 年 9 月 15 日起开始颁布实施《药品管理法实施条例》，并分别于 2016 年 2 月 6 日、2019 年 3 月 2 日进行了修订，对《药品管理法》的有关规定进行了具体化，使更具有针对性和操作性，对全面贯彻执行《药品管理法》，保证药品质量，维护人民身体健康和使用药品的合法权益，起到十分重要的作用。

2. 药品注册管理办法   药品注册，是指国家药品监督管理局根据药品注册申请人的申请，依照法律法规和现有科学认知，对拟申报药品的安全性、有效性、质量可控性等进行审查，并决定是否同意其申请的审批过程。药品注册管理办法是为了保证药品的安全、有效和质量可控，规范药品注册行为而制定的管理办法，在我国境内申请药物临床试验、药品生产和药品进口，以及进行药品审批、注册检验和监督管理，均适用本办法。

为了规范新药研制，加强新药的审批管理，卫生部于 1985 年 7 月 1 日发布了《新药审批办法》。1992 年 9 月 1 日又发布了《有关中药部分的修订和补充规定》。1998 年我国组建国家药品监督管理局后，对《新药审批办法》进行了修订，并于 1999 年 5 月 1 日起施行；又于 2002 年 12 月 1 日起施行了《药品注册管理办法》（试行）。其后国家食品药品监督管理局分别于 2005 年 5 月 1 日、2007 年 10 月 1 日，国家药品监督管理局于 2020 年 7 月 1 日共三次颁布施行了新的《药品注册管理办法》。

3.《中华人民共和国中医药法》   为继承和弘扬中医药，保障和促进中医药事业发展，保护人民健康，全国人民代表大会常务委员会于 2016 年 12 月 25 日发布了《中华人民共和国中医药法》，并自 2017 年 7 月 1 日起施行。该法界定了中医药为包括汉族和少数民族医药在内的我国各民族医药的统称，明确指出了国家鼓励和支持中药新药的研制和生产，保护传统中药加工技术和工艺，支持传统剂型中成药的生产，鼓励运用现代科学技术研究开发传统中成药；符合国家规定条件的来源于古代经典名方的中药复方制剂，在申请药品批准文号时，可以仅提供非临床安全性研究资料；鼓励医疗机构根据本医疗机构临床用药需要配制和使用中药制剂，支持应用传统工艺配制中药制剂，支持以中药制剂为基础研制中药新药。

4. 中药材生产质量管理规范（GAP）   中药材生产质量管理规范是为了规范中药材生产，保证中药材质量，促进中药标准化、现代化而制订的管理规范，是中药材生产和质量管理的基本准则。GAP 适用于中药材生产企业生产中药材（含植物、动物药）的全过程。我国现行 GAP 是国家药品监督管理局于 2002 年 6 月 1 日起施行的《中药材生产质量管理规范（试行）》。该规范对中药材生产过程中的产地生态环境、种质和繁殖材料、栽培与养殖管理、采收与初加工、包装、运输与贮藏、质量管理、人员和设备、文件管理等方面进行了详细的规定。2016 年取消了上述规范认证，2018 年 7 月 24 日，国家市场监督管理总局发布了《中药材生产质量管理规范

（修订草案征求意见稿）》。

5. 药品非临床研究质量管理规范（GLP） 药品非临床研究质量管理规范是为提高药物非临床研究的质量，确保实验资料的真实性、完整性和可靠性，保障人民用药安全而制定的管理规范。GLP 适用于为申请药品注册而进行的非临床研究。非临床研究，系指为评价药物安全性，在实验室条件下，用实验系统进行的各种毒性试验，包括单次给药毒性试验、反复给药毒性试验、生殖毒性试验、遗传毒性试验、致癌试验、局部毒性试验、免疫原性试验、依赖性试验、毒代动力学试验及与评价药物安全性有关的其他试验。国家药品监督管理局于 1999 年 11 月 1 日起施行了《药品非临床研究质量管理规范》（试行），现行 GLP 为 2017 年 9 月 1 日起施行的《药物非临床研究质量管理规范》。GLP 对药物非临床安全性评价研究机构的组织机构和人员、实验设施、仪器设备和实验材料、标准操作规程、研究工作的实施、资料档案、监督检查等七个方面进行了详细的规定，药物非临床安全性评价研究机构必须遵循本规范。

6. 药品临床试验管理规范（GCP） 药品临床试验管理规范是为保证药物临床试验过程规范，结果科学可靠，保护受试者的权益并保障其安全而制定的管理规范，是临床试验全过程的标准规定。国家药品监督管理局于 1999 年 7 月 23 日起施行了《药品临床试验管理规范》，现行 GCP 为 2020 年 4 月 23 日国家药品监督管理局与国家卫生健康委员会联合下发的《药物临床试验质量管理规范》。GCP 的内容包括临床试验前的准备与必要条件，受试者的权益保障，试验方案，研究者、申办者、监查员的职责，记录与报告，数据管理与统计分析，试验用药品的管理，质量保证，多中心试验等方面的详细规定，凡进行各期临床试验、人体生物利用度或生物等效性试验，均须按本规范执行。

7. 药品生产质量管理规范（GMP） 药品生产质量管理规范系指在药品生产过程中，运用科学、合理、规范化的条件和方法来保证生产优良药品的一整套科学管理方法。GMP 是药品生产和质量管理的基本准则，适用于药品制剂生产的全过程、原料药生产中影响成品质量的关键工序。实施 GMP 的目的就是为了使使用者能得到优良的药品，但它不是仅仅通过最终的检验来达到的，而是在药品生产的全过程，实施科学的全局管理和严密的监控以获得预期质量的药品。

现行 GMP 的类型大致分为三类：一是国际性的 GMP，如 WTO 的 GMP、欧洲自由贸易联盟的 GMP、欧洲共同体的 GMP、东南亚国家联盟的 GMP 等；二是国家性的 GMP，如美、日、英、法、澳、中国的 GMP；三是制药行业性的 GMP，如美国制药联合会、日本制药协会、中国医药工业公司及中国药材公司制订的 GMP 等。从法律角度来说，有的 GMP 是具有法律性质的，如美国、瑞典、日本等国的 GMP；有的不是强制执行的，仅推荐使用，如 WHO 的 GMP、英国的 GMP。

GMP 最初由美国坦普尔大学 6 名教授编写制订，1963 年美国 FDA 以法令形式正式加以颁布。中国从 20 世纪 80 年代开始引入 GMP 概念，在医药企业中推行。1988 年正式颁布 GMP，1992 年、1998 年、2010 年先后三次进行了修订。现行 GMP 为 2011 年 3 月 1 日起施行的《药品生产质量管理规范（2010 年修订）》。

（四）知识产权

知识产权（Intellectual Property）是指公民、法人或其他组织在科学技术和文学艺术等领域的智力创新成果及工商业领域的投资成果享有的法定权益。药品知识产权是指一切与药品有关的发明创造和智力劳动成果的财产权，包括著作权和工业产权两大类，而后者又包括药品专利权、药品商标权和医药商业秘密等。

在从事中药药剂的研发、生产、经营及技术转让过程中都应具有知识产权保护意识。进行药剂工作时，应首先确定自己的工作不会侵犯他人的知识产权。在此前提下所获得的研究成果应采取相应保护措施，维护自己的合法权益，同时也有利于促进互相交流，互相启发，避免重复研究，有效配置人力、财力和医药资源，避免秘方、验方和相关技术秘密的亡失。药品知识产权的保护分为专利保护、商标保护、商业秘密保护和行政保护四类。

1. 药品专利权　药品专利权是一种独占权，根据法律规定，专利权人对其获得专利的药品或者制造方法享有独占权，药品专利权人有权禁止他人实施其专利技术，有权处分其专利，而且有权在产品或包装上注明专利标记。1985 年 4 月 1 日，我国开始实施《专利法》，当时对药品仅就其生产方法进行了保护。1993 年 1 月 1 日实施的《专利法》对药品本身也开始给予保护，将方法专利的效力延及至用该方法直接制得的产品。2000 年、2008 年分别进行了两次修订。2020 年 10 月 17 日进行了《专利法》的最新修订，并拟于 2021 年 6 月 1 日起正式施行。

2. 药品商标权　药品商标权是药品商标注册人对其注册商标依法享有的权利。《商标法》规定：经商标局核准注册的商标为注册商标，商标注册人享有专用权，受法律保护。药品商标保护的对象是药品经营或销售中为了区别商品的可视性标志，其注册条件是没有他人在同一种商品或类似商品上注册过相同或近似的商标。商标权是医药知识产权的重要组成，成功的商标策略是制药企业在国内、国际市场占一席之地的必要保证。

3. 医药商业秘密权　由于中药的特殊性，其工艺复杂、技术性强、配方复杂多样等特点使商业秘密保护成为中药知识产权保护很有效的一种方式。因为中药自身有效成分的复杂性，使得人们对公开使用的中药也不能通过反向工程对其解密。只要不泄密，这种保护的时间就没有限制。实践证明只要保护措施得当，用商业秘密作为保护中药知识产权的一种手段非常有效，如云南白药处方就采取了商业秘密保护形式。在我国的《刑法》《合同法》《反不正当竞争法》及《关于禁止侵犯商业秘密行为的若干规定》等法律法规中，对商业秘密的认定、保护及侵权救济有相关规定。

4. 药品行政保护　药品行政保护权，是指药品行政保护条例赋予药品独占权人对其药品进行支配的权利，包括控制、利用、处分的权利。对获得行政保护的药品，未经药品独占权人许可，国家药品监督管理局不得批准他人制造或者销售。广义的药品行政保护包括新药证书保护、涉外药品行政保护、中药品种保护。我国实施的《药品管理法》和《中药品种保护条例》等是药品行政保护的依据。

第五节　中药药剂学的发展简况

在源远流长的中医药发展进程中，中药药剂学伴随着古今成方及剂型的演变而形成和发展，前人在剂型理论、方药修治、临床应用等方面留下了极为宝贵的遗产。随着社会的进步、科学技术的发展和医药水平的提高，中药药剂学在制备理论与工艺技术，制剂新剂型与新技术研究开发，以及质量控制和稳定性等方面不断发展和完善，中药制药工业取得了举世瞩目的成就。

一、中药药剂学发展的历史回顾

中药药剂的起源可追溯至夏禹时代，那时已经能酿酒，并有多种药物浸制而成的药酒。又发现了曲（酵母），它是一种早期应用的复合酶制剂，至今仍在应用。

商汤时期，伊尹首创汤剂，总结出《汤液经》，为我国最早的方剂与制药技术专著，汤剂至今仍是中医用药的常用重要剂型。

战国时期，我国现存的第一部医药经典著作《黄帝内经》中提出了"君、臣、佐、使"的组方原则，记载了汤、丸、散、膏、药酒等不同剂型及其制法，同时在"汤液醪醴论篇"中论述了汤液醪醴的制法和应用。

秦、汉时代，是我国药剂学理论与技术显著发展的时期。《五十二病方》中用药记载有外敷、内服、药浴、烟熏或蒸气熏、药物熨法等。该书所载药物剂型最常用的是丸剂，其制法及应用有：以酒制丸，内服；以油脂制丸；以醋制丸，外用于熨法；制成丸后，粉碎入酒吞服等。

东汉时期成书的《神农本草经》是现存最早的本草专著。该书论及了制药理论和制备法则，强调根据药物性质需要选择剂型，指出"药性有宜丸者，宜散者，宜水煎者，宜酒渍者，宜煎膏者，亦有一物兼宜者，亦有不可入汤酒者，并随药性，不得违越"。

东汉末年，张仲景的《伤寒论》和《金匮要略》，记载了煎剂、丸剂、散剂、浸膏剂、软膏剂、酒剂、栓剂、脏器制剂等十余种剂型及其制备方法。

晋代葛洪著有《肘后备急方》八卷，首次提出"成药剂"的概念，主张批量生产贮备，供急需之用，记载了铅硬膏、蜡丸、锭剂、条剂、药膏剂、灸剂、熨剂、饼剂、尿道栓剂等剂型。

梁代陶弘景《本草经集注》提出以治病的需要来确定剂型，指出"疾有宜服丸者，宜服散者，宜服汤者，宜服酒者，宜服膏煎者"；提出"合药分剂料理法则"；指出药物的产地和采治方法对其疗效有影响；考证了古今度量衡，并规定了汤、丸、散、膏、药酒的制作常规，实为制剂工艺规程的雏形。

唐代医药事业发展成绩显著。由政府组织编纂并颁布的《新修本草》，是我国历史上第一部官修本草，具有药典的性质。孙思邈著《备急千金要方》和《千金翼方》，分别收载成方5300首和2000首，有汤剂、丸剂、散剂、膏剂、丹剂、灸剂等剂型。其中著名的成药磁朱丸、紫雪、定志丸等至今沿用不衰；《备急千金要方》并设有制药总论专章，叙述了制药理论、工艺和质量问题，促进了中药药剂学的发展。

宋、元时期是中药成方制剂初具规模，得到巨大发展的时期。由太医院颁布的《太平惠民和剂局方》，共收载中药制剂788种，卷首有"和剂局方指南总论"，文中对"处方""合药""服饵""服药食忌"和"药石炮制"等均作专章讨论，很多方剂和制法沿用至今。该书为我国历史上由官方颁发的第一部制剂规范，可视为中药药剂发展史上的第一个里程碑。

明、清时期，中药成方及其剂型也有相应的充实和提高。朱橚著《普济方》，收载成方61739首，对外用的膏药、丹药及药酒列专篇介绍。明代李时珍《本草纲目》中载药1892种，附方剂13000余首，剂型近40种，其论述范围广泛，内容丰富，是对我国16世纪以前本草学的全面总结，对方剂学、药剂学等学科都有重大贡献。

自鸦片战争至中华人民共和国成立前百余年间，中医药事业的发展走过了一条艰难曲折的道路。随着西方科学技术与医药的传入，出现了"中西药"并存的局面，也开创了利用西方科学技术研究中药的先河。民国时期，政府采取废止中医的政策，但中医药界工作者奋发进取，尽管困难重重，中医药事业仍然有所发展。

这一时期中药的研究主要集中在化学、药理学及生药学等方面，药剂研究较少，发展缓慢。1870年，吴尚先著《理瀹骈文》，系统论述了中药外用膏剂的制备与应用。杨叔澄编著《中国制药学》，分上下两编，上编为制药学总论及丸、散、膏、丹、酒、露、胶、锭剂的制法和成药贮藏等；下编为生药制法，包括火制、水制、水火合制、酒制、药制、自然制等各法，其内容均较切合实际。国外医药技术对我国药剂学的发展产生了一定影响，如引进一些技术并建立一些药厂，生产注射剂、片剂等制剂，但规模较小、水平较低、产品质量较差。一些现代剂型也开始应用到中药制剂中，如片剂、注射剂等。

二、现代中药药剂学的发展概况

中华人民共和国成立后，政府高度重视中医药事业，制定了以团结中西医和继承中医药学为核心的中医政策，并采取了一系列有力措施发展中医药事业，使中医药事业的发展有了转机，中药药剂学作为学科概念也得以在 20 世纪 50 年代被提出。随着现代科学技术的发展，中医药研究呈现了多学科综合研究的局面，为中药药剂学的发展创造了有利的条件，取得了长足进步。

（一）中药剂型研究与应用

中药剂型的研究开始于对传统剂型的改进，以提高成品的安全性、有效性、稳定性和可控性。如对丸剂，主要从赋形剂的应用、制丸设备、质量控制、药剂卫生、促进溶散及提高生物利用度等方面进行研究。

随着新技术、新材料的出现，许多现代制剂技术被引入中药领域，促进了中药剂型的发展，颗粒剂、片剂（分散片、口腔贴片、泡腾片）、胶囊剂、滴丸、注射剂、气雾剂等现代剂型均在中药中得以应用。1962 年出版了《全国中药成药处方集》，收载中成药 2700 余种，是继《太平惠民和剂局方》后又一次中成药的大汇集，起到了承前启后的重要作用。1983 年出版《中药制剂汇编》，重点收载中药制剂 4000 余种，剂型 30 余种。2010 年出版了《新编国家中成药》，收载中药制剂品种 6000 余种。

20 世纪末以来，随着制剂技术的发展，肠溶制剂、经皮给药系统、口服缓控释制剂、靶向给药系统以及中药复方多元释药系统等新制剂技术和给药系统在中药中得到研究与应用，促进了中药药剂学的发展。

（二）新技术、新装备与新辅料的研究与应用

1. 新技术　新技术在中药制剂的各个环节中得到广泛应用，如物料粉碎中采用了超低温粉碎、超微粉碎技术，提取分离采用了超临界流体萃取、微波提取、超声提取、高速离心、大孔吸附树脂、膜分离技术，物料干燥采用了喷雾干燥、沸腾干燥、微波干燥、冷冻干燥技术，制剂成型采用了薄膜包衣、环糊精包合、固体分散、微囊化、微乳化、纳米化、缓控释、经皮给药技术。这些技术的研究与应用，改善了中药制剂原料的理化性质，降低了服用剂量，推动了中药剂型的创新与发展，提高了中药制剂的质量。

2. 新装备　基于中药制药工艺的复杂性和特殊性，提出了基于价值工程的中药制药装备研发。从经济价值和生态价值入手，针对目前中药提取过程污染大、能耗高、效率低的问题，研究开发了系列适合中药特点的高效低耗的提取、分离、干燥装备，如双沸循环梯度提取装备、微波提取与干燥装备、膜分离关键技术装备、复合式多层逆流振动干燥装备等。近年来，在中药绿色制造、智能制造理念引领下，中药制药装备在集成自动化、信息化与智能化控制等方面不断取得进步，开发了资源节约、环境友好的制药装备，改变了中药制药工业的面貌。如采用机械蒸汽再压缩浓缩中药提取液可实现节能 60%~70%，且可连续生产，大大降低了生产成本，提高了生产效率。

3. 新辅料　辅料在制剂的研究中占有非常重要的地位，一些新辅料如纤维素衍生物、淀粉衍生物、合成半合成油脂、磷脂、合成表面活性剂、乙烯聚合物、丙烯酸聚合物、可生物降解聚

合物的应用，为中药缓释、控释、靶向制剂等各种给药系统的研究提供了必备的物质基础。

（三）中药制剂的质量控制与评价

中药的质量问题关系到中医临床用药的有效和安全，近年来，中成药质量控制体系获得了全面提升，控制技术与方法从单一技术到联用技术，如原子吸收光谱、原子发射光谱、气相色谱、毛细管电泳、高效液相色谱、气相-质谱联用、液相-质谱联用、毛细管电泳-质谱联用等已广泛应用于中药制剂的质量控制。质量控制模式从对产品的终端控制发展到依托先进在线检测技术、过程分析技术及全过程质量追溯体系和数字化管理平台，对影响终端产品的原辅料、中间体质量属性、生产工艺参数、设备配置与运行、人员操作、运行优化等进行系统控制与评价，建立了中药生产全过程质控标准，使中药制剂的质量控制模式实现了由"单元"向"集成"，"点"到"线、面"，"单一"到"整体"的转变，显著提高了中成药的质量。

【思考题】

1. 查阅急性粒细胞白血病治疗用新药三氧化二砷的研发故事，思考该案例对当代中药药剂研究工作有何启示？

2. 中药制剂与化药制剂的主要区别有哪些？

3. 你认为从事中药药剂工作应具备哪些基本素质与能力？

第二章

中药调剂

【学习要求】

1. 掌握中药处方的调配程序与注意事项。

2. 熟悉中药"斗谱"排列的一般原则，处方药、非处方药的基本概念；中药毒性药品种及用量；处方禁忌药。

3. 了解处方种类与格式；智慧药房的现代研究概况。

第一节　概　述

中药调剂系指调剂人员根据医师处方，按照配方程序和原则，及时、准确地调配和发售药剂的一项操作技术。中药调剂是中医药学的重要组成部分，在古籍中"合药分剂""合和""合剂"等均属中药调剂范畴。

中药调剂工作可分为中药饮片调剂和中成药调剂。中药调剂具有临时调配的特点，它与中医学基础、中药学、方剂学、中药鉴定学、中药炮制学、中药制剂学等学科关系极为密切。中药调剂质量直接影响着用药安全和治疗效果。因此，调剂人员应掌握有关中医处方的知识，处方药与非处方药的调配，调剂工作制度，常规毒麻药的调剂与管理，中药斗谱排列原则及中药的配伍变化等基本知识，并了解中药调剂新的发展方向和动态。

第二节　处　方

一、处方的概念与种类

（一）处方的概念

处方（prescription）是医疗和药剂配制的重要书面文件，系指由注册的执业医师和执业助理医师在诊疗活动中为患者开具的，由取得药学专业技术职务任职资格的药学专业技术人员审核、调配、核对，并作为患者用药凭证的医疗文书，包括医疗机构病区用药医嘱单。

狭义的处方又称医师处方，包括临床医师开写的中药处方和西药处方。医师处方是医师对患者治病用药的凭证，是药房调配药剂和指导患者用药，以及计算医疗药品费用的依据。因此处方在法律上、技术上和经济上具有重要意义。要求医师和药剂人员在处方上签字，以示对开写处方及调配处方所负的法律责任及技术责任。

（二）处方的种类

1. 法定处方（official prescription） 系指《中国药典》、《局颁药品标准》（或《部颁药品标准》）所收载的处方，具有法律的约束力。

2. 协议处方（agreed prescription） 系指医院医师与药房根据临床需要，互相协商所制定的处方。它可以大量配制成医院制剂，减少患者等候调配取药的时间。协议处方药剂的制备必须经上级主管部门批准，并只限于本单位使用。

3. 医师处方（physician's prescription） 系指医师对患者治病用药的书面文件。医师处方在药房发药后应保留一定的时间，以便查考。普通处方、急诊处方、儿科处方保存期限为1年，医疗用毒性药品、第二类精神药品处方保存期限为2年，麻醉药品和第一类精神药品处方保存期限为3年。处方保存期满后，经医疗机构主要负责人批准、登记备案，方可销毁。

为了方便患者及便于对特殊处方的管理，不同的处方使用不同的颜色纸印制，并在处方右上角以文字注明不同类别的处方。

4. 经方 系指《伤寒论》《金匮要略》等经典医籍中所记载的处方。

5. 古方 泛指古典医籍中记载的处方。

6. 时方 系指清代至今出现的处方。

7. 单方、验方和秘方 单方一般是比较简单的处方，往往只有1~2味药。验方是民间和医师积累的经验处方，简单有效。秘方一般是指过去秘而不传的单方和验方。

二、医师处方的内容与特点

（一）处方的内容

完整的医师处方应包括以下各项。

1. 处方前记 包括医疗机构名称，门诊号或住院号，患者的姓名、性别、年龄，处方日期等。处方上写明患者姓名，表示该药物是专门为某一患者调配的。性别、年龄为药剂人员核对药品剂量的主要依据，对儿童尤为重要。

2. 处方正文 这是处方的主要部分，包括药物的名称、规格、数量和用法等。药物名称用中文或拉丁文第二格书写。毒性药品应写全名，普通药可用缩写名，但缩写不得引起误解。数量一律用阿拉伯数字，剂量单位用公制及通用的国际单位。处方不得涂改，必要时由处方医师在涂改处签字。毒性药品、麻醉药品等更应该严格遵照执行。

3. 处方后记 包括医师签名，调剂人员签名及复核人签名。处方写成后必须由医师签字或盖章，方能生效。调剂人员配毕处方后须由复核人员查验，双签名后方可将药品发出。

（二）处方的特点

1. 中药处方的特点

（1）处方正文中所用的中药按"君、臣、佐、使"及药引子的顺序书写。

（2）西药和中成药可以分别开具处方，也可以开具一张处方，中药饮片应当单独开具处方。

（3）中药处方中有正名、别名、"并开"及"脚注"。处方药名应用正名，若用别名或"并开"须书写清楚。"脚注"往往是注明对饮片的特殊炮制要求及对煎药法的要求。饮片处方一般以单日剂量书写，同时注明总剂数。

（4）中成药处方书写法同西药处方。

2. 西药处方的特点

（1）西药处方均以 Rp 起头，来源于拉丁文 Recipe，意"取"，即"取下列药品"。

（2）处方中各种药物按其作用性质依次排列。

主药：系起主要作用的药物。

辅药：系辅助或加强主药作用，以及纠正其副作用的药物。

矫味剂：系改善主药或辅药气味的物质。

赋形剂：系赋予药物以适当的形态和体积以便于药物应用的物质。

目前临床医师处方绝大多数应用药物制剂。其剂量书写方法有：单剂量法，即写出一次用量，一日次数及总日数；总剂量法，即写出总剂量，并写出一次用量及一日次数。

（3）服用方法通常以 Sig.（拉丁文 Signa 的缩写）为标志。服用方法指示术语一般用拉丁文缩写。处方中常用拉丁文术语缩写，见表 2-1。

表 2-1　处方中常用拉丁文术语缩写

缩写	拉丁文	中文	缩写	拉丁文	中文
aa	Ana	各	No.	Numero	数目
a. c.	Ante cibos	饭前	O. D.	Oculus dexter	右眼
a. d.	Ad	加至	O. L.	Oculus laevus	左眼
add.	Adde，addatur	加	O. S.	Oculus sinister	左眼
b. i. d.	Bis in die	一日两次	O. U.	Oculus Uterque	双眼
c.，$\bar{c}$	Cum	与，同	p. c.	Post cibos	饭后
d. t. d	Dentur tales doses	给予同量	p. r. n.	pro re nata	必要时
		（几个）	q. d.	Quaque die	每日一次
ft.	Fiat，fit	制成	q. i. d.	Quarter in die	一日四次
gtt.	Gutta	滴	q. s.	Quantum sufficiat	适量
h. s.	Hora Somni	临睡前	Sig.	Signa，Signetur	标记，用法
I. H.	Injections Hypodematicae	皮下注射	s. o. s	Si Opus sit	必要时
I. M.	Injections intramusculares	肌肉注射	SS.	semi，Semis	一半
I. V.	Injections intravenocae	静脉注射	stat.；st	statim	立即
m.	Misce	混合	t. i. d.	Ter in die	一日三次
m. f.	Misce fiat	混合制成	ut. dict.	Ut dictum	遵照医嘱

三、处方药与非处方药

为保证人民用药安全有效、使用方便，我国自 2000 年 1 月 1 日起施行处方药与非处方药分类管理办法（试行），对药品的审批、广告、分发标示物、销售等进行分类管理。药品分为处方药与非处方药，是从管理方面对药品的界定，其意义：①有利于人民用药安全；②有利于推动医疗保险改革制度；③有利于提高人民自我保健意识；④促进医疗行业与国际接轨。

（一）基本概念

根据药品品种、规格、适应证、剂量和给药途径的不同，对药品分别按处方药与非处方管理。

1. 处方药（prescription-only medicines）　是指必须凭执业医师或执业助理医师处方才可调配、购买，在医师、药师或其他医疗专业人员监督或指导下方可使用的药品，这类药品一般专用性强或副作用大。

2. 非处方药（non-prescription medicines）　是指由国务院药品监督管理部门公布的，不需要凭执业医师或执业助理医师处方即可自行判断、购买和使用的药品，又称为柜台发售药品（over the counter，简称OTC）。这类药品具有安全、有效、使用方便的特点。消费者按照标签上的说明就可以安全使用。非处方药分为甲、乙两类，乙类更安全。

中药非处方药遴选原则是应用安全、疗效确切、质量稳定、使用方便。

（二）处方药与非处方药管理特点

1. 国家药品监督管理局负责处方药与非处方药分类管理方法的制定及负责非处方药目录的遴选、审批、发布和调整工作，各级药品监督管理部门负责辖区内处方药与非处方药分类管理的组织实施和监督管理。

2. 处方药、非处方药生产企业必须具有《药品生产许可证》，其生产品种必须取得药品批准文号。

3. 经营处方药、非处方药的批发企业和经营处方药、甲类非处方药的零售企业必须具有《药品经营许可证》，药品监督管理部门批准的其他商业企业可以零售乙类非处方药。

4. 处方药只准在专业性医药报刊进行广告宣传，非处方药经审批可以在大众传播媒介进行广告宣传。

5. 非处方药每个销售基本单元包装必须附有标签和说明书，说明书用语应当科学、易懂，便于消费者自行选择。

6. 处方药可以在社会零售药店中销售，但须凭医师处方。医疗机构根据医疗需要可以决定或推荐使用非处方药。

第三节　中药处方的调配

中药处方调配是完成中医师对患者辨证论治，正确用药的重要环节。调剂人员必须掌握药物的配伍变化，毒性药与配伍禁忌药及药物的别名、并开和脚注等有关知识，才能胜任工作，提高调配质量，确保药剂应有的治疗作用。

一、处方的调配程序

中药处方的调配程序：审核处方→计价→调配→复核→发药。在实际工作中，审方往往不单独设岗，计价、调配和复核人员都负有审方的责任。

（一）审查处方

1. 审查项目与处理　审方是调剂工作的关键环节，调剂人员不仅要对医师负责，更要对患者负责。因此需认真细致地审阅处方。审方内容包括：

（1）患者姓名、年龄、性别、婚否、住址或单位、处方日期、医师签名。

（2）药名、剂量、规格、用法用量是否正确，剂量对儿童及年老体弱者尤需注意；毒、麻药品处方是否符合规定，处方中药物是否有"十八反""十九畏"及妊娠禁忌；需特殊处理的药物是否有脚注，药味是否有重复；处方中自费药是否开自费处方等。

（3）如发现处方中药味或剂量字迹不清时，不可主观猜测，以免错配；如有配伍禁忌，超剂量、超时间用药，服用方法有误，毒麻药使用违反规定等方面的疑问及药味重复，都应及时与处方医师联系，请医师更改或释疑后重新签字，否则可拒绝调配。

2. 毒性中药与配伍禁忌

（1）毒性中药 系指毒性剧烈，治疗量与中毒量相近，使用不当可致人中毒死亡的中药。

利用毒性药治病，若配伍得当，则可获得预期疗效；若用之不当，易发生中毒危险。在调配处方中应特别引起注意。

为了加强毒性药品的管理，使用药安全有效，历版《中国药典》规定了毒性药品种、用量与用法，见表2-2。调剂人员在调配处方时，应严格遵循毒性中药的剂量与用法规定。

表2-2 毒性中药名称、用量与用法

名称	用量（g）	用法
生马钱子	0.3~0.6	炮制后入丸散用
生川乌	制，1.5~3.0	生品内服宜慎，一般炮制后用，宜先煎久煎
生草乌	制，1.5~3.0	一般不内服，同生川乌
生附子	3.0~15.0	宜用炮制品
雪上一枝蒿	制，0.06~0.12	生品外用，未经炮制不宜内服
白附子	制，3.0~6.0	炮制后用或外用
生半夏	制，3.0~9.0	炮制后用，生品适量外用
生天南星	制，3.0~9.0	炮制后用，生品适量外用
生巴豆	适量	外用
生千金子	1.0~2.0	去壳去油用，多入丸散
生甘遂	制，0.5~1.5	炮制后多入丸散用
生狼毒	制，0.9~2.4	炮制后用，生品适量外敷或熬膏外敷
生藤黄	制，0.03~0.06	生品外用适量，炮制品入丸散
天仙子（莨菪子）	0.06~0.6	多入片剂、散剂用
洋金花	0.3~0.6	宜入丸散，亦可作卷烟吸入用，一日量不超过1.5g
闹羊花	0.6~1.5	浸酒或入丸散，外用适量，煎水洗或鲜品捣敷
砒石（红砒，白砒）	0.002~0.004	内服，入丸散用
	外用适量	外用，研末撒、调敷或入膏药中贴之
砒霜	0.001~0.002	内服多入丸散，外用适量
雄黄	0.05~0.1	内服多入丸散，一般外用适量
水银	外用适量	
红粉	外用适量	外用，研极细粉单用或与其他药味配合制成药捻
轻粉	内服0.1~0.2	每日两次，多入丸散或装胶囊用
	外用适量	研末掺敷患处
白降丹	外用适量	只能外用

续表

名称	用量（g）	用法
斑蝥	0.03~0.06	炮制后多入丸散用，外用适量，研末或浸酒醋制成油膏涂敷患处，不宜大面积使用
青娘虫	0.03~0.06 外用适量	炮制后煎服或入丸散
红娘虫	0.1~0.3 外用适量	炮制后煎服或入丸散
蟾酥	0.015~0.03	多入丸散，外用适量
九圣散	外用适量	外用，不可内服
九分散	2.5	外用适量，酒调敷
牙痛一粒丸	1~2丸/次 （每125丸重0.3g）	取1~2丸填于龋齿内，外塞棉花，唾液勿咽
小金丹	1.2~3.0	
玉真散	1.0~1.5	外用适量敷患处或遵医嘱
龙虎丸	2.0	内服
红灵丹	0.6	
医痫丸	3.0	不宜多服
控涎丸	1.0~3.0	枣汤或米汤送服
颠茄酊	0.3~1.0mL	极量一次1.5mL，一日4.5mL
颠茄流浸膏	0.01~0.03mL	极量一次0.06mL，一日0.2mL
颠茄浸膏	10~30mg	极量一次50mg，一日150mg
颠茄片	同颠茄浸膏	

（2）配伍禁忌　古人通过长期的临床实践，总结出中药配伍使用后有"七情"变化，即单行、相须、相使、相畏、相杀、相反和相恶。除单行外，其他6个方面为药物配伍后产生的协同、抑制或对抗作用。其中"相须""相使"指药物配伍后的协同作用，"相畏""相杀"指药物配伍后能减轻或消除原有的毒性或副作用，"相反""相恶"是指药物配伍后的拮抗作用，一般中药配伍禁忌多参照"十八反""十九畏"。

（3）妊娠禁忌　凡能影响胎儿生长发育、有致畸作用，甚至造成堕胎的中药为妊娠禁忌用药，孕妇应禁止使用。但凡毒性药、峻下逐水药、破血逐瘀药及具芳香走窜功能的中药均属妊娠禁忌用药范围。

《中国药典》2020年版将妊娠禁忌用药分为妊娠禁用药、妊娠忌用药和妊娠慎用药3类。具体品种见《中国药典》2020年版。

3. 并开药物与脚注

（1）并开药物　系指将处方中2~3种中药同开在一起。药物并开大致有两种情况：一是疗效基本相同的药物，如"二冬"即指天冬和麦冬，都具有养阴、益胃、清心肺作用；"二活"即指羌活和独活，都具有祛风胜湿、止痛作用；"焦三仙"即指焦神曲、焦山楂、焦麦芽，均有消食健胃作用。二是药物配伍时可产生协同作用，如"知柏"即知母和黄柏，其配伍能增强滋阴降火作用。处方常见的并开药物与处方应付，见表2-3。

表 2-3　处方常见并开药物与处方应付

品名	处方应付	品名	处方应付
二冬	天冬　麦冬	苏子叶	苏子　苏叶
二门冬	天门冬　麦门冬	龙齿骨	龙齿　龙骨
二术	苍术　白术	红白豆蔻	红豆蔻　白豆蔻
苍白术	苍术　白术	谷麦芽	谷芽　麦芽
二母	知母　浙贝母	生熟谷芽	生谷芽　炒谷芽
知贝母	知母　浙贝母	生熟谷麦芽	生炒谷芽　生炒麦芽
二蒺藜	白蒺藜　沙苑子	生熟谷稻芽	生炒谷芽　生炒稻芽
潼白蒺藜	白蒺藜　沙苑子	炒曲麦	炒神曲　炒麦芽
知柏	知母　黄柏	炒稻麦	炒稻芽　炒麦芽
盐知柏	酒知母　盐黄柏	焦曲麦	焦神曲　焦麦芽
炒知柏	盐炒知母　盐炒黄柏	焦三仙	焦山楂　焦神曲　焦麦芽
酒知柏	酒知母　酒黄柏	炒三仙	炒山楂　炒神曲　炒麦芽
砂蔻仁	砂仁　蔻仁	生炒蒲黄	生蒲黄　炒蒲黄
砂蔻皮	砂仁壳　紫蔻壳	焦楂麦	焦山楂　焦麦芽
二地	生地　熟地	生熟枣仁	生枣仁　炒枣仁
生熟地	生地　熟地	干良姜	干姜　良姜
二活	羌活　独活	腹皮子	大腹皮　生槟榔
羌独活	羌活　独活	川草乌	川乌　草乌
二风藤	青风藤　海风藤	二乌	川乌　草乌
青海风藤	青风藤　海风藤	桃杏仁	桃仁　杏仁
杭赤芍	赤芍　白芍	二甲	龟板　鳖甲
赤白芍	赤芍　白芍	全荆芥	荆芥　芥穗
二芍	赤芍　白芍	桑枝叶	桑枝　桑叶
二丑	黑丑　白丑	冬瓜皮子	冬瓜皮　冬瓜子
二公丁	蒲公英　紫花地丁	生熟苡米	生苡米　炒苡米
二地丁	蒲公英　紫花地丁	生熟大黄	生大黄　熟大黄
二决明	石决明　草决明	生龙牡	生龙骨　生牡蛎
忍冬花藤	金银花　金银藤	龙牡	煅龙骨　煅牡蛎
二花藤	金银花　金银藤	荷叶梗	荷叶　荷梗
金银花藤	金银花　金银藤	猪茯苓	猪苓　茯苓
南北沙参	南沙参　北沙参	赤猪苓	赤苓　茯苓
全紫苏	苏叶　苏梗　苏子	青陈皮	青皮　陈皮
苏子梗	苏子　苏梗	棱术	三棱　莪术
苏子叶	苏子　苏叶	全藿香	藿香　藿香叶　藿香梗
白术芍	炒白术　炒白芍	乳没	炙乳香　炙没药
芦茅根	芦根　茅根	荆防	荆芥　防风

（2）**脚注**　系指医师开处方时在某味药的右上角或右下角所加的注解。其作用是简明指示调

剂人员对该饮片采取的不同的处理方法。脚注内容一般包括炮制法、煎药法、服药法等。常用的脚注术语有打碎、炒制、先煎、后下、另煎、包煎、烊化、捣汁、冲服等。

（二）计价

药价的计算要按当地药政部门统一规定的办法和计价收费标准执行，不得任意改价或估价，做到准确无误。自费药品的药价应单列。

（三）调配处方

调剂是中药房工作的重要环节，调剂工作的质量直接影响到患者的身心健康。调剂人员要有高度的责任感和职业道德。调剂人员接方后首先查验是否已计价、缴款，再按审方要求再一次审方。配方时按处方药物顺序逐味称量，多剂处方应先称取总量，然后按等量递减法使分剂量均匀准确。需特殊处理的药物应单独包装，并注明处理方法。若调配中成药处方，则按处方规定的品名、规格、药量进行调配。调剂完毕，自查无误后签名盖章，交执业中药师核对。

调配处方注意事项如下：

1. 调配处方时应参看处方，精神集中，认真仔细，不要凭记忆操作，以防拿错或称错药物。

2. 分剂量时应按"等量递减""逐剂复戥"的原则，不可主观估量或随意抓药调配。

3. 处方药味按所列顺序称取，间隔平放。体积泡松饮片应先称，以免覆盖他药，如灯心草、夏枯草等；黏软带色中药应后称，放在其他饮片之上，以免沾染包装用纸，如瓜蒌、熟地、青黛等。

4. 用时需捣碎的饮片，应称取后置专用铜冲内捣碎后分剂量。铜冲应洁净，无残留物，捣碎有特殊气味或有毒饮片后，应及时将铜冲洗净；遇需临时加工炮制的饮片，应依法炮制。

5. 处方中如有先煎、后下等需特殊处理的饮片，应单包并注明用法。有鲜药时应另包并写明用法，不与群药同放，以便于低温保存。

6. 急诊处方应优先调配；细料药、毒性药须二人核对调配；一张处方调配完毕，才能调配另一张处方。

（四）复核

为了保证患者用药有效安全，防止调配错误和遗漏，应把好复核关。已调配好的药剂在调剂人员自查基础上，再由有经验的执业中药师进行一次全面细致的核对。复核具体要求如下：

1. 按审方要求审阅处方，确认无误后再按处方内容逐项审核。

2. 注意调配的药味和称取的分量与处方是否相符，有无多配、漏配、错配或掺混异物现象。

3. 饮片有无生虫、发霉及变质现象，有无以生代制、生制不分的处方应付错误，有无应捣未捣的情况。

4. 需特殊处理的药物是否按要求单包并注明用法，贵重药、毒性药是否处理得当。

5. 发现有调剂不当的情况时，应及时请调剂人员更改。复核无误后在处方上签字，在包装袋上写清患者姓名和取药号，交与发药人员。

（五）发药

发药是调剂工作的最后一个环节，发药人员将饮片包装，核对无误后，发给患者。包装时要注意外用药要有外用标志，先煎、后下等特殊处理的中药要放在每一包的上面，将处方固定在捆扎好的药包上。发药时要注意：①认真核对患者姓名、取药凭证和汤药剂数；②向患者交代用法、用量、用药或饮食禁忌，以及特殊处理药物的用法、鲜药保存等；③耐心回答患者提出的有关用药问题。

二、中药"斗谱"的排列原则

中医院调剂室分为门诊调剂室和住院部调剂室。调剂室又分为饮片调剂和成药调剂。中成药调剂的主要设备是中成药架。饮片调剂的主要设备有用于存放中药饮片的斗架，调配处方的调剂台。饮片斗架的规格视调剂室面积大小和业务量而定。一般斗架高2m，宽1.3m，厚0.6m，装药斗59~67个，可排列成横七竖八或横八竖八，每个药斗分为3格。斗架最下层设3个大药斗，每个药斗两格，用于存放质轻体积大的饮片。

由于中药品种繁多，品质各异，为了能将中药饮片合理有序地存放，便于管理，中药行业在多年的实践中总结出一套经验规律，称为"斗谱"，即指药斗架内饮片的编排方法。斗谱编排的目的是为了便于调剂操作，减轻劳动强度，避免差错事故，保证患者用药安全。

斗谱排列原则如下：

1. 按饮片使用频率和质地排列 根据临床用药情况将饮片分为常用药、次常用药和不常用药。常用药装入药斗架的中层；不常用者装在最远处或上层；较常用者装在两者之间。质重的和易染色他药的如磁石、龙骨、牡蛎和炭药等药物宜装在下层药斗内；质轻且用量少的饮片宜放在药斗架的高层，如月季花、白梅花；质轻而体积大的饮片宜装入下层大药斗内，如竹茹、夏枯草等。

2. 按方剂组成排列 同一方剂内药物宜装在同一药斗或临近药斗中，以方便调配。如四君子汤中党参、白术、茯苓；桂枝汤中桂枝、芍药、甘草等；白虎汤中石膏、知母、粳米等。

3. 按入药部位排列 如按根、茎、叶、花、果实、种子及动物药、矿物药等分类装入药斗。

4. 按药物性味功能排列 性味功能基本相仿的，放在同一药斗或邻近药斗中，如广藿香、藿香梗、香薷；桃仁、红花、赤芍；紫苏、苏梗、苏叶等。

5. 按需特殊保管的药物特殊排列 一般不装药斗，用特殊容器贮存。

此外，毒性药、麻醉药应设专柜、专锁、专账、专人管理，如马钱子、斑蝥、罂粟壳等；易燃药宜装在缸、铁箱内，远离火源、电源，如火硝、硫黄、艾叶炭等；贵重细料药应专柜存放，专人保管，如红参、西洋参、鹿茸、羚羊角片、麝香、牛黄等。

编排药物斗谱除依据上述原则外，还必须结合本地区用药习惯、本医疗机构性质及用药特点，综合考虑编排方式，使其合理化、科学化。

三、智慧药房

近年来，中医药服务不断向信息化、智能化迈进，为实现药房与患者之间信息的无缝衔接，智慧药房（intelligent pharmacy）应运而生。智慧药房是应用大数据、云计算、物联网等信息技术，利用各类数据资源辅助科学决策，结合智能控制系统，达到工作任务、场所环境等智能化管理，实现预约挂号、支付药费、审核调剂、个体化加工、药品配送、药事咨询等全过程在线信息化管理的综合药事服务平台。智慧药房以信息化系统串联所有业务、自动化设备覆盖关键环节、智能化环境提升服务、安全性体系保障运行管理为建设目标，实现了医疗机构及患者间医疗活动的可追溯和精细化管理，优化了整个服务流程，提高了药事服务质量。

智慧药房信息化系统一般包括以下几项：

1. 数据交互系统　实现药学部门与临床、医技、行政管理等部门间或医院信息平台等相关医疗数据的交互，包括电子处方流转、全程处方条形码识别管理等功能。

2. 药房管理系统　对药品入库、出库进行决策分析，进行申领、调拨、库存、盘点、报损、退药、统计查询、数据维护等管理。

3. 处方审核系统　对中药处方基础信息、配伍禁忌、特殊人群用药、毒性用药、超量用药等进行实时智能审核，自动分析问题处方、识别疑似处方，并实时反馈给医师和药师。

4. 发药管理系统　实现药品调配、发药核对、药品代煎、个体化加工、用药交待和药品退回等功能。

5. 处方点评系统　对处方样本进行自定义抽取，进行人工及智能点评，生成并分析点评数据。

6. 互联网处方和配送系统　支持药师在线审核处方及用药指导，支持患者在线进行用药咨询，提供药品物流配送服务。

自动化设备包含智能发药设备、麻精药品智能管理设备、处方绑定装置及自动发筐设备、单剂量分包设备、冷链设施设备、药品自动拆零设备、处方调配准确性核对设备、智能分配窗口叫号设备、智能配送机器人、智能货架设备等。

第四节　其他形式的饮片

中药配方调剂历来采用"手抓戥称"的传统调剂方式，近年来随着各医疗机构中医药服务量的逐步增长等诸多因素的变化，不少中医医院及中医药工作者针对散装中药饮片调剂方式存在的不足进行了大量的实践探索，出现了中药配方颗粒、小包装中药饮片、中药超微饮片等形式的饮片。

一、中药配方颗粒

（一）概念

中药配方颗粒是由单味中药饮片经水提、分离、浓缩、干燥、制粒而成的颗粒，在中医药理论指导下，按照中医临床处方调配后，供患者冲服使用。

（二）特点

中药配方颗粒与传统饮片相比，其特点为：规格统一，标准一致，疗效确切、稳定；药性强，药效高，作用迅速；服用剂量小，临用时温开水配成冲剂；药品名称印刷清晰，配方清洁卫生，有利于加强中药管理。

（三）发展概况

中药配方颗粒，始于 20 世纪 70 年代，由日本、韩国和我国台湾首先普遍应用并远销欧美等地。2001 年 7 月随着《中药配方颗粒管理暂行规定》及《中药配方颗粒质量标准研究的技术要求》正式发布，国家将中药配方颗粒纳入饮片管理范畴，逐步实施饮片文号管理。2021 年 1 月，国家药品监督管理局又发布了《中药配方颗粒质量控制与标准制定技术要求》，加强中药配方颗粒的管理。目前我国有六家中药配方颗粒定点生产企业。

二、小包装中药饮片

（一）概念

小包装中药饮片是指将加工炮制合格的中药饮片，按设定的剂量单味定量包装，由配方药师直接"数包"调配，无须称量的中药饮片。

（二）特点

小包装中药饮片保持了中药饮片的原有性状，不改变中医临床以饮片入药、临用煎汤、诸药共煎的用药特色；剂量准确，克服了使用散装中药饮片调剂所存在的称不准、分不匀的弊端；保证了中药饮片的纯净度与质量，有利于贮存与养护，提高了调剂效率，易于复核；能有效避免使用散装中药饮片所造成的浪费；显著改善了中药饮片处方调剂的工作环境；有利于促进中药饮片的量化管理和计算机管理，提高医疗机构的中药饮片管理水平；有利于增进人们对中医药的认知度，并促进中药饮片生产的规范化、标准化、品牌化。但小包装中药饮片生产成本较散装饮片大。

（三）发展概况

20 世纪 90 年代就有"单味中药饮片分克小包装技术"的使用。到 21 世纪初，北京市食品药品监督管理局组织制定了《小包装中药饮片管理暂行办法》，并决定自 2002 年起在北京地区实施小包装中药饮片生产试点工作。2005 年，广东省中医院全部启用小包装中药饮片，这是全国首家全部采用小包装饮片的医院。2007 年，国家中医药管理局在全国选择了 19 家中医医院开展小包装中药饮片推广使用试点工作。2008 年，随着《小包装中药饮片医疗机构应用指南》的制定发布，小包装中药饮片已在全国全面推广使用。

【思考题】

1. 请阐述中药配方颗粒是否能完全取代传统的中药饮片，其质量标准应该包含哪些内容。
2. 请举例说明中药"十八反""十九畏"中的药物是否绝对不可以使用；如果你在调配过程中发现医师的处方出现了"十八反""十九畏"中的药物时，你将如何操作？
3. 智慧药房具体利用了哪些先进技术手段？是否还存在什么问题？还可以从哪些方面进行改进？

扫一扫，查阅本章数字资源，含PPT、音视频、图片等

【学习要求】

1. 掌握制药卫生的重要性；物理灭菌法的特点、基本原理、方法和应用。

2. 熟悉制药卫生的基本要求和制剂可能被微生物污染的途径；过滤除菌法、化学灭菌法的特点与应用；洁净室净化标准及其适用范围；常用的防腐剂及适用范围。

3. 了解中药制剂的卫生标准；无菌操作法的含义、要求及设备；灭菌工艺有关参数。

第一节 概 述

一、制药卫生的重要性

药品是一种与人类健康和生命息息相关的特殊商品。只有严格按照 GMP 要求组织生产，产品符合法定药品质量标准，并且在运输、贮藏、使用等各环节保持质量均一稳定的药品，才能保证用药安全有效。由于药品生产周期长、生产过程中涉及的因素复杂，上述各环节不仅有适合微生物生长的各种营养条件，也有受到微生物污染的各种机会。药品一旦被微生物污染，微生物就有可能在适宜条件下快速生长繁殖，而导致药品变质、疗效降低或者失效，甚至产生一些对人体有害的物质。

2006 年 7 月，青海西宁部分患者使用了安徽某药厂生产的克林霉素磷酸酯葡萄糖注射液（欣弗注射液）后，出现过敏性休克、肝肾功能损害等严重不良反应，截至 2006 年 8 月中旬，全国 16 个省区报告 93 例不良反应和 11 例死亡。导致这起药品不良事件的主要原因是药厂未按批准的工艺参数灭菌，降低灭菌温度，缩短灭菌时间，增加灭菌柜装载量，影响了灭菌效果，导致产品染菌。国家食品药品监督管理局要求企业收回"欣弗"药品，依法销毁，并给予没收违法所得，罚款；企业停业整顿，收回企业大容量注射剂"药品 GMP 证书"；撤销"欣弗"药品批准文号，收回批件的处罚。

药品质量关系到人的生命安全，同时也关系到企业的自身发展，要用严谨、科学的态度从事药品生产，制药卫生是其中重要的一环。

制药卫生主要论述药物制剂微生物学的要求及为达到相关要求所采取的措施与方法，研究如何防止制剂被微生物污染，如何抑制微生物在制剂中的生长繁殖，如何除去或杀灭制剂中的微生物，确保制剂质量，保证用药安全有效。

制药卫生是 GMP 的一项重要内容，也是药品生产最基本的要求之一；是制剂制备过程中加

强文明生产，保证成品质量，防止微生物污染的重要措施。因此，在药品生产全过程中，强化制药卫生意识，制订和落实各项卫生管理制度，多方面采取预防微生物污染的有效措施，对于确保药品质量和人民用药安全有效具有十分重要的意义。

二、中药制剂的卫生标准与检验方法

为了确保临床用药的安全、有效，必须严格控制药品质量，国家有关部门颁布了药品卫生标准，对中药制剂的需氧菌、霉菌和酵母菌、控制菌等做了规定，成为药品生产和质量控制的依据之一。

《中国药典》2020 年版四部通则对药物制剂卫生标准的具体要求、检查方法、结果判断依据等均做出了明确规定，为药品卫生的控制提供了法定依据。主要包括以下检查项目：

1. 热原检查（《中国药典》2020 年版四部通则热原检查法）　热原检查法系将一定剂量的供试品，静脉注入家兔体内，在规定时间内，观察家兔体温升高的情况，以判定供试品中所含热原的限度是否符合规定。

热原（pyrogen）是指能引起人及恒温动物体温异常升高的致热物质的总称。按其来源可分为外源性热原和内源性热原。药剂中"热原"一般指细菌内毒素，是外源性热原。主要是革兰阴性菌（伤寒杆菌属、副伤寒杆菌属、埃希菌属、假单胞菌属、黏质赛杆菌等）细胞壁分离出来的内毒素。它存在于细胞外膜与固体膜之间，当细胞壁裂解时释放出来。热原致体温升高的程度，因菌属的不同而不同。同种细菌产生的热原因给药途径不同，引起发热的程度也不尽相同。热原检查是保证注射液在临床使用时不发生热原反应的一种检测方法，特别是对大量静脉注射的液体制剂尤为重要。

2. 细菌内毒素检查（《中国药典》2020 年版四部通则细菌内毒素检查法）　细菌内毒素检查法系利用鲎试剂来检测或量化由革兰阴性菌产生的细菌内毒素，以判断供试品中细菌内毒素的限量是否符合规定的一种方法。

细菌内毒素检查包括两种方法，即凝胶法和光度测定法，后者包括浊度法和显色基质法。供试品检测时，可使用其中任何一种方法进行试验；当测定结果有争议时，除另有规定外，以凝胶限度试验结果为准。

试验操作过程应防止内毒素的污染。

3. 无菌检查（《中国药典》2020 年版四部通则无菌检查法）　无菌检查法系用于检查《中国药典》要求无菌的药品、生物制品、医疗器械、原料、辅料及其他品种是否无菌的一种方法，包括薄膜过滤法或直接接种法。只要供试品性质允许，应采用薄膜过滤法。

无菌检查应在无菌条件下进行，试验环境必须达到无菌检查的要求，检验全过程应严格遵守无菌操作，防止微生物污染，防止污染的措施不得影响供试品中微生物的检出。若供试品符合无菌检查法的规定，仅表明了供试品在该检验条件下未发现微生物污染。

《中国药典》规定，制剂通则、品种项下要求无菌的制剂及标示无菌的制剂和原辅料，用于手术、严重烧伤、严重创伤的局部给药制剂，应符合无菌检查法规定。

4. 微生物限度检查（《中国药典》2020 年版四部通则非无菌产品微生物限度检查及限度标准）　微生物限度检查法系检查非无菌制剂及其原料、辅料受微生物污染程度的方法。包括微生物计数法和控制菌检查法，检查项目包括需氧菌总数、霉菌和酵母菌总数及控制菌。其中，微生物计数法用于能在有氧条件下生长的嗜温细菌和真菌的计数；控制菌检查法用于在规定的试验条件下，检查供试品中是否存在特定的微生物，如金黄色葡萄球菌、大肠埃希菌等。

微生物限度检查法试验环境应符合微生物限度检查的要求。检验全过程必须严格遵守无菌操作，防止再污染，防止污染的措施不得影响供试品中微生物的检出。洁净空气区域、工作台面及环境应定期进行监测。

非无菌药品的微生物限度标准是基于药品的给药途径和对患者健康潜在的危害以及药品的特殊性而制订的。药品生产、贮存、销售过程中的检验，药用原料、辅料、中药提取物及中药饮片的检验，新药标准制订，进口药品标准复核，考察药品质量及仲裁等，除另有规定外，其微生物限度均以《中国药典》标准为依据，具体如下：

（1）不含药材原粉的中药制剂　见表3-1。

表3-1　不含药材原粉的中药制剂的微生物限度标准

给药途径	需氧菌总数（cfu/g、cfu/mL或cfu/10cm^2）	霉菌和酵母菌总数（cfu/g、cfu/mL或cfu/10cm^2）	控制菌
口服给药制剂 　固体制剂 　液体制剂	10^3 10^2	10^2 10^1	不得检出大肠埃希菌（1g或1mL）；含脏器提取物的制剂还不得检出沙门菌（10g或10mL）
口腔黏膜给药制剂 齿龈给药制剂 鼻用制剂	10^2	10^1	不得检出大肠埃希菌、金黄色葡萄球菌、铜绿假单胞菌（1g、1mL或10cm^2）
耳用制剂 皮肤给药制剂	10^2	10^1	不得检出金黄色葡萄球菌、铜绿假单胞菌（1g、1mL或10cm^2）
呼吸道吸入给药制剂	10^2	10^1	不得检出大肠埃希菌、金黄色葡萄球菌、铜绿假单胞菌、耐胆盐革兰阴性菌（1g或1mL）
阴道、尿道给药制剂	10^2	10^1	不得检出金黄色葡萄球菌、铜绿假单胞菌、白色念珠菌、梭菌（1g、1mL或10cm^2）
直肠给药制剂 　固体制剂及半固体制剂 　液体制剂	10^3 10^2	10^2 10^2	不得检出金黄色葡萄球菌、铜绿假单胞菌（1g或1mL）
其他局部给药制剂	10^2	10^2	不得检出金黄色葡萄球菌、铜绿假单胞菌（1g、1mL或10cm^2）

（2）含药材原粉的中药制剂　见表3-2。

表3-2　含药材原粉的中药制剂的微生物限度标准

给药途径	需氧菌总数（cfu/g、cfu/mL或cfu/10cm^2）	霉菌和酵母菌总数（cfu/g、cfu/mL或cfu/10cm^2）	控制菌
固体口服给药制剂 　不含豆豉、神曲等发酵原粉 　含豆豉、神曲等发酵原粉	10^4（丸剂3×10^4） 10^5	10^2 $5×10^2$	不得检出大肠埃希菌（1g）；不得检出沙门菌（10g）；耐胆盐革兰阴性菌应小于10^2cfu（1g）
液体及半固体口服给药制剂 　不含豆豉、神曲等发酵原粉 　含豆豉、神曲等发酵原粉	$5×10^2$ 10^3	10^2 10^2	不得检出大肠埃希菌（1g或1mL）；不得检出沙门菌（10g或10mL）；耐胆盐革兰阴性菌应小于10cfu（1g或1mL）
固体局部给药制剂 　用于表皮或黏膜不完整 　用于表皮或黏膜完整	10^3 10^4	10^2 10^2	不得检出金黄色葡萄球菌、铜绿假单胞菌（1g或10cm^2）；阴道、尿道给药制剂还不得检出白色念珠菌、梭菌（1g或10cm^2）
液体及半固体局部给药制剂 　用于表皮或黏膜不完整 　用于表皮或黏膜完整	10^2 10^2	10^2 10^2	不得检出金黄色葡萄球菌、铜绿假单胞菌（1g或1mL）；阴道、尿道给药制剂还不得检出白色念珠菌、梭菌（1g或1mL）

（3）中药提取物、中药饮片、药用原料及辅料　见表3-3。

表3-3　中药提取物、中药饮片、药用原料及辅料的微生物限度标准

类别	需氧菌总数（cfu/g 或 cfu/mL）	霉菌和酵母菌总数（cfu/g 或 cfu/mL）	控制菌
中药提取物	10^3	10^2	*
直接口服及泡服饮片	10^5	10^3	不得检出大肠埃希菌（1g 或 1mL）；不得检出沙门菌（10g 或 10mL）；耐胆盐革兰阴性菌应小于 10^4 cfu（1g 或 1mL）
药用原料及辅料	10^3	10^2	*

*：未做统一规定。

（4）有兼用途径的制剂　应符合各给药途径的标准。

三、微生物污染的途径及预防措施

中药制剂在生产、运输、贮存等过程中都有可能被微生物污染，污染的途径主要有：环境空气、物料、人员、设备、运输与贮藏等。应针对不同原因，采取积极有效的防菌、灭菌措施，并定期检查防止污染和交叉污染的措施，评估其适用性和有效性，确保中药制剂符合药品卫生标准。

（一）生产物料的选择与处理

中药制剂生产中所涉及的物料主要包括原料、辅料、包装材料等。

1. 原料　中药制剂生产所用的原料目前仍以饮片为主，饮片来源极其复杂，且本身带有大量微生物及虫卵，而且在采收、加工、运输和贮藏等过程中还会进一步受到污染。因此，对饮片要处理得当。首先，对饮片进行净选、加工处理；其次，应根据饮片的不同性质，分别采取不同的灭菌方法。对于含有热敏性成分的饮片，可以采取气体灭菌、辐射灭菌、酒精喷洒等方法；对于不含热敏性成分的饮片，可以采取热力灭菌、微波灭菌等方法。此外，植物油脂、中药提取物等的应用也日趋广泛，但由于这类中药制剂原料属于饮片加工品，其纯度和洁净度均显著优于饮片，使用前可根据原料自身情况和目标制剂要求进行适当处理。

2. 辅料　中药制剂生产过程中常常使用各种辅料，包括固体辅料和液体辅料。前者如淀粉、蔗糖、糊精等，这些辅料本身含有适合微生物生长和繁殖的营养物质，有些甚至带有一定数量的微生物，使用前必须经过适当处理；后者如制药用水、乙醇等。其中，制药用水是药品生产中使用最广、用量最大的一种辅料，包括饮用水、纯化水、注射用水及灭菌注射用水等。饮用水应符合国家《生活饮用水卫生标准》，纯化水、注射用水及灭菌注射用水应符合《中国药典》2020年版标准。

3. 包装材料　药品包装材料特别是内包装材料，一些容器、盖子、塞子以及容器内的填充物，会与药品直接接触，其洁净程度会直接影响药品的质量。因此，必要时应采用适宜的方法进行清洗、消毒以及灭菌处理。

（二）生产过程与贮藏过程的控制

1. 环境空气　空气中的微生物主要来自土壤、人和动物的代谢物及排泄物等，这些微生物通过污染制药环境、物料、设备等，对中药制剂造成污染，影响药品质量。

因此，要重视生产车间的内部环境卫生，进入车间的空气必须经过净化处理，使车间洁净度

级别符合 GMP 对相应剂型、工艺的要求。应采取以下措施：①在分隔的区域内生产不同品种的药品；②采用阶段性生产方式；③设置必要的气锁间和排风；④空气洁净度级别不同的区域应当有压差控制；⑤应当降低未经处理或未经充分处理的空气再次进入生产区导致污染的风险；⑥采用密闭系统生产；⑦液体制剂的配制、过滤、灌封、灭菌等工序应当在规定时间内完成；⑧软膏剂、乳膏剂、凝胶剂等半固体制剂以及栓剂的中间产品应当规定贮存期和贮存条件。

同时，也要重视外部环境卫生，生产区周围应无污染源，空气、土壤和水质应符合生产要求。

2. 人员　操作人员是药品生产过程中最主要的微生物污染源。人体的毛发、头屑、皮屑、服装纤维等都带有微生物，有些甚至属于致病菌，这些均有可能对药品生产造成污染。因此，GMP 对药品生产操作人员健康状况、个人卫生、工作服材质和式样、工作服的清洗和灭菌、人员进出洁净室程序等均做了具体的规定。比如，在易产生交叉污染的生产区内，操作人员应当穿戴该区域专用的防护服。

3. 设备与器具　药品生产过程中要使用各种设备和器具，尤其是直接接触药品的，它们的卫生状况会直接影响药品质量。设备和器具应及时并彻底清洁，避免物料的残留；清洗后的干燥也应及时彻底，避免水分残留，滋生微生物，造成交叉污染。因此，GMP 规定，应采用经过验证或已知有效的清洁和去污染操作规程进行设备清洁；必要时，应当对与物料直接接触的设备表面的残留物进行检测。

此外，干燥设备的进风应当有空气过滤器，排风应当有防止空气倒流装置；生产和清洁过程中应当避免使用易碎、易脱屑、易发霉器具；使用筛网时，应当有防止因筛网断裂而造成污染的措施。

4. 运输与贮藏　除无菌制剂外，各种非无菌制剂在规定限度内均带有一定数量的微生物。在外界温度、湿度等条件适宜的情况下，便会滋长和增殖。因此，药品在运输和贮藏过程中，除了应注意防止因包装材料的破损而引起微生物再次污染外，对温度、湿度等有特殊要求的物料，应按规定条件运输和贮藏；炮制加工后的净药材应使用洁净容器和包装，并存放在净料库内；直接用于制剂的中药原粉应采用双层洁净包装、专库存放，并在微生物限度检查合格后方可投料。

第二节　制药环境的卫生管理

一、中药制药环境的基本要求

《中华人民共和国药品管理法》（2019 年修正）第四章第四十二条规定：从事药品生产活动应当具备的条件之一是"有与药品生产相适应的厂房、设施和卫生环境"。《药品生产质量管理规范》（GMP，2010 年修订）也把制药环境的卫生管理作为其中的一项重要内容，规定了实施制药环境卫生管理的基本准则，对药品生产企业的环境、布局、厂房和设施等方面提出了基本要求。主要包括以下几个方面：

（一）厂房与设施的确定原则

1. 厂房的选址、设计、布局、建造、改造和维护必须符合药品生产要求，应当能够最大限度地避免污染、交叉污染、混淆和差错，便于清洁、操作和维护。

2. 应当根据厂房及生产防护措施综合考虑选址，厂房所处的环境应当能够最大限度地降低物料或产品遭受污染的风险。

3. 企业应当有整洁的生产环境；厂区的地面、路面及运输等不应当对药品的生产造成污染；生产、行政、生活和辅助区的总体布局应当合理，不得互相妨碍；厂区和厂房内的人、物流走向应当合理。

4. 应当对厂房进行适当维护，并确保维修活动不影响药品的质量。应当按照详细的书面操作规程对厂房进行清洁或必要的消毒。

5. 厂房应当有适当的照明、温度、湿度和通风，确保生产和贮存的产品质量以及相关设备性能不会直接或间接地受到影响。

6. 厂房、设施的设计和安装应当能够有效防止昆虫或其他动物进入。应当采取必要的措施，避免所使用的灭鼠药、杀虫剂、烟熏剂等对设备、物料、产品造成污染。

7. 应当采取适当措施，防止未经批准人员的进入。生产、贮存和质量控制区不应当作为非本区工作人员的直接通道。

8. 应当保存厂房、公用设施、固定管道建造或改造后的竣工图纸。

（二）厂区环境和布局要求

1. 厂区环境　厂址宜选在环境安静，大气含尘、含菌浓度较低，水质符合国家相关标准，无污染，自然环境好的地区。厂房周围应绿化，尽量减少厂区内的露土面积，宜铺植草坪，不宜种植产生花絮、花粉、绒毛等对大气有不良影响的植物。不能绿化的地面、路面应采用不易起尘的材料硬化处理。

2. 厂区布局　厂址确定后，应合理处理厂内洁净厂房与非洁净厂房以及其他污染源之间的相对位置。根据各建筑物的使用功能及对洁净度等级的要求，一般可按生产、行政、生活和辅助系统划区布局，不得相互妨碍。非生产区和生产区要严格分开，并保持一定距离。中药材前处理、提取等生产操作工序不得与制剂生产使用同一生产厂房。一般而言，洁净厂房应远离锅炉房、烟囱、煤场、化工医药原料厂房以及中药材前处理、提取厂房，并位于其上风向。危险品库应设在偏僻处。实验动物房应当与其他区域严格分开，其设计、建造应当符合国家有关规定，并设有独立的空气处理设施以及动物的专用通道。

另外，布局上还要考虑今后扩展的可能性。

（三）厂房设计与设施要求

1. 厂房设计　厂房设计必须依照国家有关的技术法规和 GMP 的基本原则，符合安全、经济实用、节能和环保等要求，保证车间有足够的面积和空间，并按工艺要求合理布局，做到洁净区与非洁净区分开；人流与物流分开；质量控制实验室与生产区分开；辅助区的设置不应当对生产区、仓储区和质量控制区造成不良影响；不同生产操作相互之间不产生妨碍，最大限度地减少人为差错，有效地防止药品交叉污染。药品生产厂房不得用于生产对药品质量有不利影响的非药用产品。

2. 厂房设施　厂房设计还应考虑与药品生产相适应的各种工艺设施。具体包括：洁净区空气净化设施、照明设施；人流、物流进入洁净区的净化设施；与药品直接接触的压缩空气、氮气等的净化设施；物料传递过程中的缓冲设施；产尘工序的防尘、捕尘设施；中药前处理车间的通风、除烟、除尘、除湿、降温等设施；仓储设施等。

二、空气洁净技术与应用

空气洁净度是指洁净环境中空气的含尘（微粒）程度。空气洁净技术是能够创造洁净空气环境的各种技术的总称。主要通过空气过滤（包括处理）、气流组织和气压控制三种措施达到空气净化的目的。空气净化系统不能控制有过量污染物产生的工艺，也不能作为不良设计或不良设备维护的补偿措施。

目前，空气洁净技术主要应用于以下三个方面：一是以控制微粒为目的，例如电子行业的工业洁净厂房；二是以控制微生物为主要目的，例如医院手术室的生物洁净室；三是对生产环境中的微粒和微生物必须同时加以控制的药品生产企业的洁净厂房。空气洁净技术按气流组织形式可分为单向流洁净技术和非单向流洁净技术。

（一）单向流洁净技术

单向流指空气朝着同一个方向，以稳定均匀的方式和足够的速率流动。其作用原理是"挤压原理"，气流运动形式是平行层流（laminar flow）。由于气流的方向不同，又可分为垂直单向流（图 3-1）和水平单向流（图 3-2）。单向流洁净技术常用于 A 级洁净区。

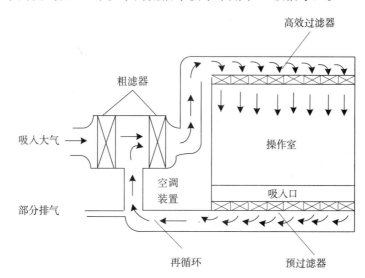

图 3-1　垂直单向流洁净室构造原理图

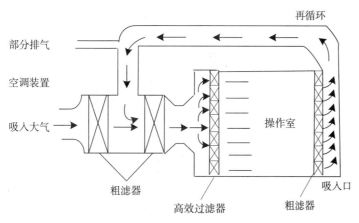

图 3-2　水平单向流洁净室构造原理图

垂直单向流（vertical laminar flow）以高效过滤器为送风口布满顶棚，地板全部做成回风口，使气流自上而下地流动。实现单向流必须有足够的气速，以克服空气对流。垂直单向流的端面风速在 0.25m/s 以上，换气次数在每小时 400 次左右，造价以及运转费用很高。

水平单向流（horizontal laminar flow）以高效过滤器为送风口布满一侧壁面，对应壁面为回风墙，气流以水平方向流动。为克服尘粒沉降，端面风速不小于0.35m/s。水平单向流的造价比垂直单向流低。

（二）非单向流洁净技术

非单向流洁净技术是用高度净化的空气将操作室内的尘粒加以稀释的空气净化方式。其作用原理是"稀释原理"，气流运动形式是乱流（turbulent flow），或称非层流、紊流。

非单向流型空调系统一般是在操作室的天棚侧墙上安装一个或几个高效空气过滤器的送风口，回风管安置在走廊的侧墙下或采用走廊回风，空气在室内的运动呈乱流状态，其气流具有不规则的运动轨迹。送风口送入的洁净空气很快扩散到全室，含尘空气被洁净空气稀释后降低了粉尘的浓度，以达到空气净化的目的。空气经过滤、喷淋洗涤、冷却、去湿或加湿、加热处理，最后再经油浸玻璃丝滤器由鼓风机送入操作通入管中。室内洁净度与送、回风的布置形式以及换气次数有关。

非单向流洁净技术因设备投入和运行成本比较低，在药品生产上得到广泛运用，但净化效果较差。

三、洁净室的净化标准

洁净区的设计必须符合相应的洁净度要求，包括达到"静态"和"动态"的标准。我国GMP 2010年修订版（附录1）将无菌药品生产所需洁净区分为以下4个级别：

A级　高风险操作区，如灌装区、放置胶塞桶和与无菌制剂直接接触的敞口包装容器的区域及无菌装配或连接操作的区域，应当用单向流操作台（罩）维持该区的环境状态。

B级　指无菌配制和灌装等高风险操作A级区所处的背景区域。

C级和D级　指生产无菌药品过程中重要程度较低的洁净操作区。

以上各级别空气悬浮粒子的标准规定和洁净区微生物监控的动态标准分别见表3-4和3-5。

表3-4　洁净室各级别洁净度空气悬浮粒子的标准规定

洁净度级别	悬浮粒子最大允许数/立方米			
	静态		动态	
	≥0.5μm	≥5μm	≥0.5μm	≥5μm
A级	3520	20	3520	20
B级	3520	29	352000	2900
C级	352000	2900	3520000	29000
D级	3520000	29000	不作规定	不作规定

表3-5　洁净区微生物监测的动态标准[a]

洁净度级别	浮游菌 cfu/m³	沉降菌（φ90mm） cfu/4h[b]	表面微生物	
			接触碟（φ55mm） cfu/碟	5指手套 cfu/手套
A级	<1	<1	<1	<1
B级	10	5	5	5
C级	100	50	25	—
D级	200	100	50	—

注：a，表中各数据均为平均值；b，单个沉降碟的暴露时间可以少于4小时，同一位置可使用多个沉降碟连续进行监测并累积计数。

配制不同制剂对空气洁净度有不同的要求。如口服液体和固体制剂、腔道用药（含直肠用药）、表皮外用药品等非无菌制剂生产的暴露工序区域及直接接触药品的包装材料最终处理的暴露工序区域，应当参照 D 级洁净区的要求设置，企业可根据产品的标准和特性对该区域采取适当的微生物监控措施。

空气洁净技术对保证洁净室达到一定的洁净度，满足不同药品生产的需要，具有十分重要的意义。然而，要想提高药品生产质量，还必须采取其他各项卫生管理措施，如对洁净室的洁净度进行动态监测、对洁净室内的各种可能污染来源进行综合考虑和控制等，这样，才能达到预期的效果。

操作人员进入洁净区前必须经过净化，净化的程序根据所生产药品对生产环境洁净度要求的不同而不同。此外，生产过程中使用的原辅料、包装材料及容器等进入洁净区之前也必须先经过净化，如拆除外包装、清洁、消毒、灭菌等，然后经气闸室或传递窗（柜）方可进入洁净区。

四、药品医疗器械飞行检查

2005 年，国家食品药品监督管理局对部分涉嫌违规的药品生产企业进行飞行检查，收到了良好的效果，飞行检查的方式得以确认。2006 年印发了《药品 GMP 飞行检查暂行规定》（以下简称《规定》），2015 年将《规定》更名为《药品医疗器械飞行检查办法》。

药品医疗器械飞行检查是指药品监督管理部门针对药品和医疗器械研制、生产、经营、使用等环节开展的不预先告知的监督检查。飞行检查具有突击性、独立性、高效性等特点。

《药品医疗器械飞行检查办法》（2015 年）规定：有下列情形之一的，药品监督管理部门可以开展药品医疗器械飞行检查。

（1）投诉举报或者其他来源的线索表明可能存在质量安全风险的；

（2）检验发现存在质量安全风险的；

（3）药品不良反应或者医疗器械不良事件监测提示可能存在质量安全风险的；

（4）对申报资料真实性有疑问的；

（5）涉嫌严重违反质量管理规范要求的；

（6）企业有严重不守信记录的；

（7）其他需要开展飞行检查的情形。

药品医疗器械飞行检查应当遵循依法独立、客观公正、科学处置的原则，围绕安全风险防控开展。

飞行检查不得事先告知被检查单位检查行程和检查内容，指定地点集中后，第一时间直接进入检查现场；直接针对可能存在的问题开展检查；不得透露检查过程中的进展情况、发现的违法线索等相关信息。

检查时应当详细记录检查时间、地点、现场状况等；对发现的问题应当进行书面记录，并根据实际情况收集或者复印相关文件资料、拍摄相关设施设备及物料等实物和现场情况、采集实物以及询问有关人员等。询问记录应当包括询问对象姓名、工作岗位和谈话内容等，并经询问对象逐页签字或者按指纹。记录应当及时、准确、完整，客观真实反映现场检查情况。飞行检查过程中形成的记录及依法收集的相关资料、实物等，可以作为行政处罚中认定事实的依据。

检查结束后，药品监督管理部门可以根据检查结果采取限期整改、发告诚信、约谈被检查单位、监督召回产品、收回或者撤销资格认证认定证书，以及暂停研制、生产、销售、使用等风险控制措施。需要给予行政处罚或者移送司法机关的，应当分别依法处理。

除规定检查人员可以采取拍摄、复印、记录、采集实物以及抽样等多种手段收集证据外，借鉴美国 FDA 的做法，对被检查单位"拒绝、逃避监督检查"的不配合情形进行了细化：如①拖延、限制、拒绝检查人员进入被检查场所或者区域的，或者限制检查时间的；②无正当理由不提供或者延迟提供与检查相关的文件、记录、票据、凭证、电子数据等材料的；③以声称工作人员不在、故意停止生产经营等方式欺骗、误导、逃避检查的；④拒绝或者限制拍摄、复印、抽样等取证工作的；⑤其他不配合检查的情形。这些情形构成《中华人民共和国药品管理法实施条例》《医疗器械监督管理条例》等有关规定的行政处罚从重情节。

针对飞行检查中发现的区域性、普遍性或者长期存在、比较突出的问题，上级可以约谈下级药品监督管理部门主要负责人或者当地人民政府负责人；对有违规违纪行为的药品监督管理部门及有关工作人员进行公开通报，对有关人员按照干部管理权限给予纪律处分和行政处分，或者提出处理建议；涉嫌犯罪的，依法移交司法机关处理，对各级监管部门构成强有力的约束。

第三节　灭菌方法与灭菌操作

灭菌（sterilization）系指用适当的物理或化学手段将物品中活的微生物杀灭或除去的过程。

除菌（debacteria）系指利用过滤介质或静电法将杂菌予以捕集、截留的技术。

防腐（antisepsis）系指以低温或化学药品防止和抑制微生物生长与繁殖的技术，也称抑菌。

消毒（disinfection）系指采用物理和化学方法杀死或除去病原微生物的技术。

微生物的种类不同、灭菌方法不同，灭菌效果也不同。细菌的芽孢具有较强的耐受性，因此灭菌效果常以杀灭芽孢为准，可根据被灭菌物品的特性采用一种或多种方法组合灭菌。无菌物品是指物品中不含任何活的微生物，但对于任何一批无菌物品而言，绝对无菌既无法保证，也无法用试验来证实。一批物品的无菌特性只能通过物品中活微生物的概率来表述，即非无菌概率（proability of a nonsterile unit，PNSU）或无菌保证水平（sterility assurance level，SAL）。已灭菌物品达到的非无菌概率可通过验证确定。实际生产过程中，灭菌是指将物品中污染微生物的概率下降至预期的非无菌概率。经最终灭菌工艺处理的无菌物品的非无菌概率，即 $PNSU \leq 10^{-6}$。灭菌程序的验证，常常用到生物指示剂，其被杀灭程度，是评价一个灭菌程序有效性最直观的指标，用于灭菌验证中的生物指示剂一般是细菌的芽孢。

无菌操作法是将制备过程控制在无菌环境下进行操作的一种技术。

无菌药品是指法定药品标准中列有无菌检查项目的制剂和原料药，包括无菌制剂和无菌原料药。无菌药品按生产工艺可分为两类：采用最终灭菌工艺的为最终灭菌产品；部分或全部工序采用无菌生产工艺的为非最终灭菌产品。只要物品允许，应尽可能选用最终灭菌工艺。若物品不适合采用最终灭菌工艺，应选用无菌生产工艺达到无菌保证要求。只要可能，应对非最终灭菌的产品作补充性灭菌处理（如流通蒸汽灭菌）。

灭菌与无菌操作是使注射剂、输液、滴眼剂等无菌制剂安全用药的重要保证，也是制备这些制剂必不可少的单元操作。中药制剂生产过程中采取灭菌措施的基本目的是，既要除去或杀灭微生物，又要保证药物的稳定性、治疗作用及用药安全，因此选择适宜的灭菌法对保证产品质量有着重要意义。

灭菌方法的分类如下：

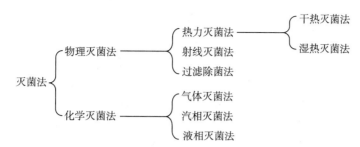

《中国药典》2020 年版收载的灭菌方法有湿热灭菌法、干热灭菌法、辐射灭菌法、气体灭菌法、过滤除菌法、汽相灭菌法和液相灭菌法。可根据被灭菌物品的特性采用一种或多种方法组合灭菌。

一、灭菌工艺有关参数及其相关性

（一）D 值与 Z 值

1. D 值　对灭菌过程的动力学研究表明，灭菌时微生物的死亡速度可以用一级动力学过程来描述，即符合下列方程：

$$\frac{\mathrm{d}N}{\mathrm{d}t} = -kN \tag{3-1}$$

或

$$\lg N_t = \lg N_0 - \frac{kt}{2.303} \tag{3-2}$$

式中，N_0——原有微生物数；N_t——灭菌时间为 t 时残存的微生物数；k——杀灭速度常数。$\lg N_t$ 对 t 作图得一直线，斜率 $= -\frac{k}{2.303} = \frac{\lg N_t - \lg N_0}{t}$，令斜率的负倒数为 D 值，即：

$$D = \frac{2.303}{k} = \frac{t}{\lg N_0 - \lg N_t} \tag{3-3}$$

由式 3-3 可知，当 $\lg N_0 - \lg N_t = 1$ 时 $D = t$，即 D 的物理意义为，在一定温度下杀灭微生物 90% 或残存率为 10% 时所需的灭菌时间（min），如图 3-3 所示。D 值越大，该温度下微生物的耐热性就越强，在灭菌时就越难被杀灭；微生物的种类、所处环境、灭菌方法、灭菌温度不同，D 值也不同；对某种特定的微生物而言，在其他条件保持不变的情况下，D 值随灭菌温度的变化而变化，灭菌温度升高，D 值降低。不同生物指示剂在不同条件下的 D 值见表 3-6。

表 3-6　不同灭菌方法不同微生物的 *D* 值

灭菌方法	微生物	温度（℃）	样品或介质	D 值（min）
蒸汽灭菌	嗜热脂肪地芽孢杆菌	105	5%葡萄糖水溶液	87.8
蒸汽灭菌	嗜热脂肪地芽孢杆菌	121	5%葡萄糖水溶液	2.4
蒸汽灭菌	嗜热脂肪地芽孢杆菌	121	注射用水	3.0
蒸汽灭菌	生孢梭菌	105	5%葡萄糖水溶液	1.3
干热灭菌	枯草芽孢杆菌	135	纸	16.6
红外线灭菌	枯草芽孢杆菌	160	玻璃板	0.3

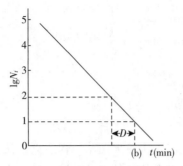
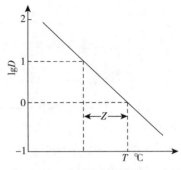

图 3-3　微生物残存数的对数与时间关系图　　　图 3-4　lg$D$ 与温度关系图

2. Z 值　在设计灭菌温度时，为了确保灭菌效果，必须了解在该温度下微生物的 D 值，同时也应掌握温度变化对 D 值的影响。衡量温度对 D 值影响的参数称为 Z 值。

灭菌条件不同，其灭菌速率也不同。当温度升高时，速度常数 k 增大，因而 D 值（灭菌时间）随温度的升高而减少。在一定温度范围内（100~138℃）lg$D$ 与温度 T 之间呈直线关系。

令

$$Z = \frac{T_2 - T_1}{\lg D_1 - \lg D_2} \qquad (3-4)$$

故 Z 值为，在一定温度条件下对特定的微生物灭菌时，降低一个 lg$D$ 值所需升高的温度数。如图 3-4 所示。即灭菌时间减少到原来的 1/10 所需升高的温度。如 $Z = 10℃$，意思是灭菌时间减少到原来灭菌时间的 10%，且具有相同的灭菌效果，所需升高的灭菌温度为 10℃。式 3-4 可以改写为：

$$\frac{D_2}{D_1} = 10^{\frac{T_1 - T_2}{z}} \qquad (3-5)$$

设 $Z = 10℃$，$T_1 = 110℃$，$T_2 = 121℃$，则 $D_2 = 0.079 D_1$。即 110℃ 灭菌 1min 与 121℃ 灭菌 0.079min，其灭菌效果相当。若 $Z = 10℃$，灭菌温度每增加一度，则 $D_1 = 1.259 D_2$，即温度每增加 1℃，其灭菌速率提高 25.9%。

Z 值越大，微生物对灭菌温度变化的"敏感性"就越弱，期望通过升高灭菌温度来加速杀灭微生物的效果就越不明显。

有人测定嗜热脂肪地芽孢杆菌在不同溶液中的 Z 值，结果见表 3-7。

表 3-7　嗜热脂肪地芽孢杆菌在不同溶液中的 Z 值

溶液	Z 值（℃）
5% 葡萄糖水溶液	10.3
注射用水	8.4
5% 葡萄糖乳酸林格溶液	11.3
pH7 磷酸盐溶液	7.6

（二）F 值与 F_0 值

在检品中存在微量的微生物时，往往难以用现行的无菌检验法检出。因此，有必要对灭菌方法的可靠性进行验证。F 与 F_0 值可作为验证灭菌方法可靠性的参数。

1. F 值　F 值的数学表达式如下：

$$F = \Delta t \sum 10^{\frac{T - T_0}{z}} \qquad (3-6)$$

式中，Δt——测量被灭菌物品温度的时间间隔，一般为 $0.5 \sim 1.0 \text{min}$；T——每个时间间隔 Δt 所测得被灭菌物品的温度；T_0——参比温度。根据表达式，F 值为在一系列温度 T 下给定 Z 值所产生的灭菌效力与在参比温度 T_0 下给定 Z 值所产生的灭菌效力相同时，T_0 温度下所相当的灭菌时间，以分为单位。即整个灭菌过程的效果相当于 T_0 温度下 F 时间的灭菌效果。

2. F_0 值 在湿热灭菌时，参比温度定为 121℃，以嗜热脂肪地芽孢杆菌作为生物指示剂，该菌在 121℃时，Z 值为 10℃。则：

$$F_0 = \Delta t \sum 10^{\frac{T-121}{10}} \tag{3-7}$$

显然，F_0 值为一定灭菌温度（T），Z 为 10℃所产生的灭菌效果与 121℃，Z 值为 10℃所产生的灭菌效力相同时所相当的时间（min）。也就是说，不管温度如何变化，t 分钟内的灭菌效果相当于温度在 121℃下灭菌 F_0 分钟的效果，即它把所有温度下灭菌效果都转化成 121℃下灭菌的等效值。因此称 F_0 值为标准灭菌时间（min）。按式 3-7 定义的 F_0 值又叫物理 F_0 值，目前 F_0 值常用于热压灭菌。

灭菌过程中，只需记录被灭菌物品的温度与时间，就可算出 F_0。假设数据如表 3-8 所示，Δt 为 1min，即每分钟测量一次温度。

表 3-8　灭菌过程中不同时间的温度

时间（min）	0	1	2	3	4	5	6	7	8	9~39	40	41	42	43	44
温度（℃）	100	102	104	106	108	110	112	115	114	115	110	108	106	102	100

用式 3-7 计算如下：

$$
\begin{aligned}
F_0 = 1 \times \Big[&\left(10^{\frac{100-121}{10}}\right) + \left(10^{\frac{102-121}{10}}\right) + \left(10^{\frac{104-121}{10}}\right) + \left(10^{\frac{106-121}{10}}\right) + \left(10^{\frac{108-121}{10}}\right) + \left(10^{\frac{110-121}{10}}\right) + \\
&\left(10^{\frac{112-121}{10}}\right) + \left(10^{\frac{115-121}{10}}\right) + \left(10^{\frac{114-121}{10}}\right) + \left(10^{\frac{115-121}{10}}\right) \times 30 + \left(10^{\frac{110-121}{10}}\right) + \left(10^{\frac{108-121}{10}}\right) + \\
&\left(10^{\frac{106-121}{10}}\right) + \left(10^{\frac{102-121}{10}}\right) + \left(10^{\frac{100-121}{10}}\right) \Big] = 8.49 (\text{min})
\end{aligned}
$$

计算结果说明，44min 内一系列温度下的灭菌效果相当于在 121℃灭菌 8.49min 的灭菌效果。

F_0 值的计算要求测定被灭菌物品内部的实际温度，并将不同温度与时间对灭菌的效果统一在 121℃湿热灭菌的灭菌效力，它包括了灭菌过程中升温、恒温、冷却三部分热能对微生物的总致死效果。故 F_0 值可作为灭菌过程的比较参数，对于灭菌过程的设计及验证灭菌效果具有重要意义。F_0 值仅是用时间单位表示量值，并不是"时间"的量值。

F_0 值的影响因素主要有：①容器大小、形状、热穿透系数；②灭菌产品溶液黏度、容器充填量；③容器在灭菌器内的数量与排布等。

F_0 值是 121℃时微生物全部杀灭所需时间，参考式 3-3，F_0 值等于 D_{121} 值与微生物的对数降低值的乘积。由于 F_0 值由微生物的 D 值和微生物的初始数及残存数所决定，所以 F_0 值又叫生物 F_0 值。

$$F_0 = D_{121} \times (\lg N_0 - \lg N_t) \tag{3-8}$$

式中，N_t 为灭菌后预期达到的微生物残存数，又叫染菌度概率（probability of nonsterility），一般取 N_t 为 10^{-6}（原有菌数的百万分之一，或 100 万个制品中只允许有一个制品染菌）即认为达到可靠的灭菌效果。比如，将含有 200 个嗜热脂肪地芽孢杆菌的 5% 葡萄糖水溶液以 121℃热压灭菌时，其 D 值为 2.4min。则

$$F_0 = 2.4 \times (\lg 200 - \lg 10^{-6}) = 19.92 (\text{min}) \tag{3-9}$$

因此，F_0 值也可认为是相当于 121℃热压灭菌时杀死容器中全部微生物所需要的时间。

由于 F_0 值综合考虑了温度与时间对灭菌效果的影响，而且以"标准状态"作为参照，可以较科学、准确地对灭菌程序进行设计和验证。但是，制药工业实践证明：对于耐热性差的产品，在 F_0 值低于 8 时，只要强化工艺控制手段，仍能达到无菌的标准；相反，当工艺失控时，即使 F_0 值大于 8，也不一定能达到无菌的要求。

（三）无菌保证水平（sterility assurance level，SAL）

无菌保证水平系指一项灭菌工艺赋予产品无菌保证的程度。一项灭菌工艺的无菌保证水平用该灭菌批中非无菌概率来表示，通常要求 SAL 为 10^{-6}，即在一百万个已灭菌品中，活菌的数量不得超过一个。目前，污染概率低于百万分之一已经成为国际公认的灭菌标准。

若设灭菌产品中微生物存活概率为 P，产品带菌量为 N_0，D_{121} 及 F_0 之间存在如下关系式：

$$lgP = lgN_0 - F_0 / D_{121}$$

将 $P = 10^{-6}$ 代入，可得：

$$F_0 = D_{121} \times lgN_0 + 6 \times D_{121} \tag{3-10}$$

由式 3-10 可以看出：在一定的 F_0 值下，灭菌的效果除了与微生物的耐热性参数有关外，还与产品的污染水平相关；产品灭菌前的含菌量越高，无菌保证的可信度就越小。因此，对于热稳定性很好，能经受苛刻灭菌条件的产品，应首选"过度杀灭法（overkill process）"，以杀灭微生物作为实现无菌的手段；对于热稳定性较差的产品，在无菌生产工艺过程中，应当将防止产品被耐热菌污染放在首位，而不是完全依赖最终灭菌去消除污染。

二、物理灭菌法

物理灭菌法（physical sterilization）系指采用加热、射线和过滤等方法杀灭或除去微生物的技术。

（一）热力灭菌法（heat sterilization）

加热可以破坏蛋白质与核酸中的氢键，导致蛋白质变性或凝固，核酸破坏，酶失去活性，致使微生物死亡。热力灭菌分为干热灭菌和湿热灭菌，灭菌所需热量与灭菌量、灭菌时间、湿含量等有关。

1. 干热灭菌法　干热灭菌法（dry heat sterilization）系指将物品置于干热灭菌柜、隧道灭菌器等设备中，利用干热空气达到杀灭微生物或消除热原物质的方法。适用于耐高温但不宜用湿热灭菌法灭菌的物品灭菌，如玻璃器具、金属制容器、纤维制品、陶瓷制品、固体试药、液状石蜡等均可采用本法灭菌。缺点是穿透力弱，温度不易均匀，而且灭菌温度较高，灭菌时间较长，不适于橡胶、塑料及大部分药品的灭菌。

由于干燥状态下微生物的耐热性强，必须长时间受高热的作用才能达到灭菌的目的。干热灭菌条件的选择应考虑被灭菌物品的热稳定性、热穿透力、生物负载（或内毒素污染水平）等因素。干热灭菌条件通常采用温度-时间参数结合或者结合 F_H 值（标准灭菌时间，系灭菌过程赋予被灭菌物品 160℃ 下的等效灭菌时间）综合考虑。温度范围一般为 160～190℃，当用于除热原时，温度范围一般为 170～400℃。如选择 160～170℃ 120min 以上、170～180℃ 60min 以上或250℃ 45min 以上，250℃ 45min 可除去无菌产品包装容器及有关生产灌装用具中的热原。采用干热灭菌时，被灭菌物品应有适当的装载方式，包括最大和最小的装载量、排列方式等，对于连续干热灭菌设备还应考虑传送带运转时不同位置可能产生的温度差异，同时应关注热力难以穿透的物品，以保证灭菌的有效性和重现性。

无论采用何种灭菌条件，均应保证灭菌后的物品的 PNSU $\leq 10^{-6}$。采用干热过度杀灭后的物品一般无须进行灭菌前污染微生物的测定。

2. 湿热灭菌法（moist heat sterilization） 湿热灭菌法系指将物品置于灭菌设备内利用饱和蒸汽、蒸汽-空气混合物、蒸汽-空气-水混合物、过热水等手段使微生物菌体中的蛋白质、核酸发生变性而杀灭微生物的方法。此法灭菌能力强，为热力灭菌中最有效、应用最广泛的灭菌方法。药品、容器、培养基、无菌衣、胶塞以及其他遇高温和潮湿性能稳定的物品，均可采用本法灭菌。

湿热灭菌条件的选择应考虑被灭菌物品的热稳定性、热穿透性、生物负载等因素。湿热灭菌通常采用温度-时间参数或者结合 F_0 值综合考虑。无论采用何种灭菌温度和时间参数，都必须证明所采用的灭菌工艺和监控措施在日常运行过程中能确保物品灭菌后的 PNSU $\leq 10^{-6}$。对热稳定的物品，灭菌工艺可首选过度杀灭法，以保证被灭菌物品获得足够的无菌保证值。热不稳定性物品，其灭菌工艺的确定依赖于在一定的时间内，一定生产批次的被灭菌物品灭菌前微生物污染的水平及其耐热性。因此，日常生产全过程应对产品中污染的微生物进行连续地、严格地监控，并采取各种措施降低物品微生物污染水平，特别是防止耐热菌的污染。热不稳定性物品的 F_0 值一般不低于 8min。

采用湿热灭菌时，被灭菌物品应有适当的装载方式，应考虑被灭菌物品最大、最小和生产过程中典型的装载量和排列方式等，以保证灭菌的有效性和重现性。

（1）热压灭菌法　是采用高压饱和水蒸气加热杀灭微生物的方法。此法具有很强的灭菌效果，灭菌可靠，能杀灭所有细菌繁殖体和芽孢，是在制剂生产中应用最广泛的一种灭菌方法。通常采用 121℃ 15min、121℃ 30min 或 116℃ 40min 的程序，适用于能耐高压蒸汽的药物制剂、玻璃容器、金属容器、瓷器、橡胶塞、膜过滤器等物品的灭菌。

常用的热压灭菌器有手提式热压灭菌器、立式热压灭菌器和卧式热压灭菌柜等。使用时必须严格按照操作规程操作，防止事故发生。国内绝大多数获得 GMP 认证的注射剂车间已经采用全自动灭菌器，根据灭菌温度和时间的设定条件将操作温度与时间自动记录与控制，自动计算出 F_0 值，以判断灭菌的完全与否。

（2）流通蒸汽灭菌　是在常压下使用 100℃ 流通蒸汽加热杀灭微生物的方法。通常灭菌时间为 30~60min。适用于消毒及不耐高热的制剂的灭菌，但不能有效杀灭细菌芽孢，系非可靠的灭菌法，一般可作为不耐热无菌产品的辅助灭菌手段。

（3）煮沸灭菌法　是把待灭菌物品放入沸水中加热灭菌的方法。通常煮沸 30~60min。此法灭菌效果差，常用于注射器、注射针等器皿的消毒。必要时加入适当的抑菌剂，如甲酚、氯甲酚、苯酚、三氯叔丁醇等，以提高灭菌效果。

（4）低温间歇灭菌法　将待灭菌的物品，用 60~80℃ 水或流通蒸汽加热 1h，杀灭其中的细菌繁殖体，然后在室温或 37℃ 恒温箱中放置 24h，使其中残存的芽孢萌发成繁殖体，再进行加热将其杀灭。反复进行 3~5 次，直至消灭芽孢为止。适用于不耐高温热敏感物料和制剂的灭菌。缺点是：费时，工效低，且芽孢的杀灭效果往往不理想，必要时加适量的抑菌剂，以提高灭菌效率。

（5）影响湿热灭菌的因素　①不同细菌的不同发育期与数量：不同细菌，同一细菌的不同发育阶段对热的抵抗力有所不同；繁殖期对热的抵抗力比衰老时期大得多，细菌芽孢的耐热性更强；细菌数越少，灭菌时间越短。如注射液在配制灌封后应立即灭菌，可缩短整个灭菌时间，且能使灭菌充分。②灭菌温度与灭菌时间：一般来说，灭菌时间与灭菌温度相关，高温灭菌即可缩短灭菌时间，但温度越高，药物的分解速度加快；低温长时间灭菌，也会增加药物的分解量。为保证药物的稳定性与有效性，应在达到有效灭菌的前提下适当选择灭菌温度和灭菌时间。③蒸汽的性质：蒸汽有饱和蒸汽、湿饱和蒸汽和过热蒸汽。饱和蒸汽热含量较高，潜热大，穿透力大，灭菌效力高。湿饱和蒸汽带有水分，热含量较低，穿透力差，灭菌效力较低。过热蒸汽温度高，但穿透力差，灭菌效率低。④介质的性质：制剂中含有营养物质，如糖类、蛋白质等，增强细菌的抗热性。细菌的生活能力也受介质 pH 的影响：一般中性环境的耐热性最好，碱性次之，酸性不利于细菌的发育。⑤被灭菌物品的种类、大小、灭菌载量和装载方式，也会影响灭菌效果。

（二）射线灭菌法（radiation sterilization）

1. 辐射灭菌法（radiation sterilization）　辐射灭菌法系指利用电离辐射杀灭微生物的方法。常用的辐射射线有 ^{60}Co 或 ^{137}Cs 衰变产生的 γ 射线、电子加速器产生的电子束和 X 射线装置产生的 X 射线。射线可使有机化合物的分子直接发生电离，产生破坏正常代谢的自由基，导致微生物体内的大分子化合物分解。辐射灭菌的特点是不升高被灭菌物品的温度，穿透性强，适用于不耐热药物的灭菌。能够耐辐射的医疗器械、生产辅助用品、药品包装材料、原料药及成品等均可用本法灭菌。

灭菌时，应采用剂量剂对灭菌物品吸收的辐射剂量进行监控，剂量计放置的位置应经验证确定，以充分证实灭菌物品吸收的剂量是在规定的限度内。

我国对 γ 射线用于中药灭菌也进行了研究。因辐照灭菌应用于传统中药的灭菌历史尚短，基础研究需不断完善，故中药采用辐照灭菌应充分说明其必要性。《中药辐照灭菌技术指导原则》（2015 年）规定：中药采用辐照灭菌应以不影响原料或制剂的安全性、有效性及稳定性为原则。辐照灭菌技术不能替代药品生产的 GMP 管理，中药药品生产过程中必须严格执行 GMP 规范，各个生产环节应设置降低微生物负载的措施，严格药材的挑选、清洁、炮制等加工环节，不应当将采用辐照灭菌作为降低药品微生物负载的唯一途径。

辐射灭菌设备费用高，对某些药品可能降低效力、产生毒性或发热物质，同时要注意安全防护等问题。

2. 紫外线灭菌法（ultraviolet sterilization）　紫外线灭菌法系指用紫外线照射杀灭微生物的方法。一般用于灭菌的紫外线波长是 200~300nm，灭菌力最强的波长是 254nm。紫外线作用于核酸蛋白促使其变性，同时空气受紫外线照射后产生微量臭氧，从而起共同杀菌作用。紫外线进行直线传播，可被不同的表面反射，穿透力微弱，但较易穿透清洁空气及纯净的水。适用于物品表面的灭菌、无菌室空气及蒸馏水的灭菌；不适用于药液和固体物质深部的灭菌；普通玻璃容器可吸收紫外线，因此装于其中的药物不能用此法灭菌。紫外线对人体照射过久，会发生结膜炎、红斑及皮肤烧灼等现象，故一般在操作前开启 1~2h，操作时关闭。

3. 微波灭菌法（microwave sterilization）　微波灭菌法系指微波照射杀灭微生物和芽孢的灭菌方法。微波是一种高频、短波长的电磁波。微波灭菌法通常采用的微波频率范围是 300MHz~300GHz。

适用于以水为溶剂的液体药剂、中药饮片及固体制剂的灭菌。具有低温、常压、省时（灭菌速度快，一般为 2~3min）、高效、均匀、保质期长（不破坏药物原有成分，灭菌后的药品存放期可增加 1/3 以上）、节约能源、不污染环境、操作简单、易维护等优点。

（三）过滤除菌法（filtration sterilization）

过滤除菌法系指采用物理截留去除气体或液体中微生物的方法。这是一种机械除菌的方法，这种机械叫除菌过滤器。常用于气体、热不稳定溶液的除菌。

繁殖型细菌大小一般>1μm，芽孢≤0.5μm。对于以表面过筛作用截留的除菌滤器，其孔径必须小到足以阻止细菌和芽孢进入滤孔之内，例如纤维素酯膜滤器的筛孔大小约为0.2μm；对于阻留于孔道内或静电作用截留的除菌滤器，其孔径可稍大于所需滤除的菌体，但压力过大或波动，菌体有被挤过的可能。

供除菌用的滤器，要求能有效地从溶液中除净微生物，溶液顺畅地由滤器通过，滤液中不落入任何不需要的物质，滤器容易清洗，操作简便。除菌过滤器一般选用孔径0.22μm（或更小孔径或相同过滤效力）；常用的除菌过滤器有G6号垂熔玻璃漏斗、微孔薄膜滤器、孔径在1.3μm以下的白陶土滤柱等。

通过过滤除菌法达到无菌的产品应严密监控其生产环境的洁净度，应在无菌环境下进行过滤操作。相关的设备、包装容器及其他物品应采用适当的方法进行灭菌，并防止再污染。

三、化学灭菌法

化学灭菌法（chemical sterilization）是用化学药品直接作用于微生物而将其杀死的方法，包括气体灭菌法、汽相灭菌法和液相灭菌法。化学灭菌剂不能杀死芽孢，仅对繁殖体有效，可减少微生物的数目，以控制无菌状况至一定水平。化学杀菌剂的效果依赖于微生物种类及数目，物体表面的光滑度或多孔性以及灭菌剂的性质。

化学灭菌法灭菌和消毒的机制包括：①作用于菌体蛋白质，使其变性死亡；②与微生物的酶系统结合，影响其代谢功能；③提高菌体膜壁的通透性，促使细胞破裂或溶解。

理想的化学灭菌剂应满足以下条件：①杀菌谱广；②有效杀菌浓度低；③作用迅速；④性质稳定，不易受其他理化因素影响；⑤易溶于水；⑥可在低温下使用；⑦毒性低、无腐蚀性、不易燃易爆；⑧无色、无臭、无味、无残留；⑨来源广，价格低廉，便于运输。对于气体灭菌剂，还应考虑其形成气体或蒸汽的温度。在实际工作中，应根据灭菌目的和被灭菌物品的特点，选择合适的化学灭菌方法与化学灭菌剂。

1. 气体灭菌法 系指用化学灭菌剂形成的气体杀灭微生物的方法。适用于不耐高温、不耐辐射物品的灭菌，如医疗器械、塑料制品和药品包装材料等，干粉类产品不建议采用本法灭菌。

常用的化学灭菌剂是环氧乙烷，一般与80%~90%的惰性气体混合使用，在充有灭菌气体的高压腔室内进行。用气体灭菌时，应注意灭菌气体的可燃可爆性、致畸性和残留毒性。

环氧乙烷为广谱杀菌剂，具有很强的扩散和穿透能力，可以穿透塑料、橡胶、纸板等，常用于塑料容器、橡胶制品、纸或塑料包装的固体药物、衣物、敷料、医疗器械，如一次性注射器、一次性输液器等卫生材料的灭菌。环氧乙烷灭菌的最大缺点是具有易燃、易爆性；对人体皮肤、眼黏膜有损害，并且可产生吸入毒性。

2. 汽相灭菌法 系指通过分布在空气中的灭菌剂杀灭微生物的方法。适用于密闭空间的内表面灭菌。常用的灭菌剂包括过氧化氢（H_2O_2）、过氧乙酸（CH_3CO_3CH）等。汽相灭菌效果与灭菌剂量（一般是指注入量）、相对湿度和温度有关。

灭菌前被灭菌物品应进行清洁。灭菌时应最大限度暴露表面，确保灭菌效果。灭菌后应将灭菌剂残留充分去除或灭活。

3. 液相灭菌法 系指将被灭菌物品完全浸泡于灭菌剂中达到杀灭物品表面微生物的方法。具备灭菌能力的灭菌剂包括甲醛、过氧乙酸、氢氧化钠、过氧化氢、次氯酸钠等。适用于物品包装、器具等的灭菌。

灭菌剂种类的选择应考虑灭菌物品的耐受性。灭菌剂浓度、温度、pH值、生物负载、灭菌时间、被灭菌物品表面的污染物等是影响灭菌效果的重要因素。

四、无菌生产工艺

无菌生产工艺系指必须在无菌控制条件下生产无菌制剂的方法,无菌分装及无菌冻干是最常见的无菌生产工艺,后者在工艺过程中须采用过滤除菌法。采用无菌生产工艺时,应严密监控其生产环境的洁净度,并对无菌操作过程进行严格控制,包括对操作人员的卫生要求,对相关设备、包装容器、胶塞等应采用适当的方法进行灭菌,并防止被再次污染。无菌生产工艺应定期进行验证,包括对环境空气过滤系统有效性验证及培养基模拟灌装试验。

在药物制剂中,将一些不耐热的药物制成注射剂、眼用溶液、眼用软膏、皮试液等时,往往采用无菌生产工艺制备。按无菌生产工艺制备的产品,最后一般不再灭菌,但必须经过无菌检查法(见《中国药典》)检验证实已无微生物生存后,方能使用。

(一)无菌操作室的灭菌

无菌生产工艺所使用的一切用具、材料以及环境,均需选择适宜的方法灭菌,操作须在无菌操作室或无菌柜内进行。

无菌室的灭菌多采用灭菌和除菌相结合的方式实施。对于流动空气采用过滤除菌法除菌;对于静止环境的空气采用灭菌方法灭菌。常用空气灭菌法有丙二醇或三甘醇蒸气熏蒸法,过氧乙酸熏蒸法,紫外线空气灭菌法等。近年来利用臭氧进行灭菌,代替紫外线照射与化学试剂熏蒸灭菌,取得了令人满意的效果,是在《GMP验证指南》消毒方法中被推荐的方法。该法将臭氧发生器安装在中央空调净化系统送、回风总管道中与被控制的洁净区采用循环形式灭菌。臭氧灭菌法特点:①不需增加室内消毒设备;②可以使臭氧迅速扩散到洁净室的每个角落,臭氧浓度分布均匀,因而对空气中的浮游菌及设备、建筑物表面的沉降菌落都能消毒;③对空气净化过滤系统滋生的霉菌和杂菌起到了杀灭作用;④灭菌时间短(一般只需1h)、操作简便、效果好。

除定期进行较彻底的灭菌外,还要对室内的空间、用具、地面、墙壁等,用3%苯酚溶液、2%煤酚皂溶液、0.2%苯扎溴铵溶液或75%乙醇喷洒或擦拭。其他用具尽量用热压灭菌法或干热灭菌法灭菌。每天工作前开启紫外线灯1h,中午休息也要开0.5~1h,以保证操作环境的无菌状态。

(二)无菌操作

1. 在执行无菌操作时,必须明确物品的无菌区和非无菌区。

2. 执行无菌操作前,先戴帽子、口罩,洗手,并将手擦干,注意空气和环境清洁。

3. 夹取无菌物品,必须使用无菌持物钳。

4. 进行无菌操作时,凡未经消毒的手、臂均不可直接接触无菌物品或超过无菌区取物。

5. 无菌物品必须保存在无菌包或灭菌容器内,不可暴露在空气中过久。无菌物品与非无菌物品应分别放置。无菌包一经打开即不能视为绝对无菌,应尽早使用。凡已取出的无菌物品虽未使用也不可再放回无菌容器内。

6. 无菌包应按消毒日期顺序放置在固定的柜橱内,并保持清洁干燥,与非灭菌包分开放置,并经常检查无菌包或容器是否过期，其中用物是否适量。

7. 无菌盐水及酒精、新洁尔灭棉球罐每周消毒一次，容器内敷料如干棉球、纱布块等，不可装得过满，以免取用时碰在容器外面被污染。

少量无菌制剂的制备，普遍采用单向流洁净工作台进行无菌操作，使用方便，效果可靠，为无菌操作创造了良好的条件。

第四节 防 腐

中药制剂的防腐是保证中药制剂质量的一个重要环节。中药制剂由于原料质量、生产工艺、设备条件、贮藏环境等因素，有时会出现霉变、染菌等情况，严重影响药品质量，应该引起高度重视，并应积极采取各种有效预防措施，解决好防腐的问题。

一、防腐措施

防腐，最重要的是应当注意药品生产过程中防止微生物的污染，实际生产时，往往不能完全杜绝微生物的污染，制剂中有少量微生物的存在，也会在适宜的条件下引起微生物的滋长与繁殖，结果导致霉败变质。因此，根据实际情况，有针对性地选择应用防腐剂，是中药制剂防腐的有效手段。

二、防腐剂

防腐剂是指能抑制微生物生长繁殖的化学物品，也称抑菌剂。药品生产过程中，为了防止制剂中微生物的生长繁殖，可根据各种剂型各个品种的不同要求，选用合适的防腐剂。理想的防腐剂应符合：①用量小，无毒性和刺激性；②溶解度能达到有效抑菌浓度；③抑菌谱广，能抑制多种微生物生长繁殖；④性质稳定，不与制剂中的其他成分起反应，对 pH 值和温度变化的适应性较强，贮存时也不改变性状；⑤无特殊的不良气味和味道。

常用的防腐剂如下：

1. 苯甲酸与苯甲酸钠 防腐作用依靠苯甲酸未解离分子，而其离子几乎无抑菌作用，一般用量为 0.1%~0.25%。pH 值对苯甲酸类的抑菌效果影响很大，降低 pH 值对其发挥防腐作用有利。一般 pH 4 以下时防腐作用较好，pH 超过 5 时，用量不得少于 0.5%。苯甲酸防发酵能力较羟苯酯类强，苯甲酸 0.25% 和羟苯酯类 0.05%~0.1% 联合应用对防止发霉和发酵最为理想，特别适用于中药液体制剂。苯甲酸钠在酸性溶液中与苯甲酸的防腐能力相当。在不同 pH 值的介质中，苯甲酸钠未解离部分的分数及其对葡萄酒酵母的抑菌浓度见表 3-9。

表 3-9 苯甲酸钠在不同 pH 介质中对葡萄酒酵母的抑菌浓度

pH	未解离的分数	抑菌浓度（mg/100mL）
3.65	0.77	35
4.1	0.55	50
4.4	0.38	100
5.0	0.13	500
5.3	0.022	1500
6.5	0.003	>2500

苯甲酸的溶解度在水中为 0.29%，在乙醇中为 43%（20℃）。苯甲酸钠的溶解度在水中为 55%（25℃），在乙醇中为 1.3%（25℃）。

2. 羟苯酯类（尼泊金类） 包括甲酯、乙酯、丙酯和丁酯，是一类性质优良的防腐剂，无毒，无臭，不挥发，化学性质稳定。随着分子中烷基碳数的增加，其抑菌作用增强，但溶解度降低，如羟苯丁酯的抑菌力最强，但溶解度最小。在酸性溶液中作用最强，在微碱性溶液中作用减弱。几种羟苯酯的合并应用有协同作用，效果更佳，一般用量为0.01%~0.25%，各种酯类在不同溶剂中的溶解度以及在水中的抑菌浓度见表3-10。

表 3-10　羟苯酯类在不同溶剂中的溶解度及在水中的抑菌浓度

| 酯类 | 溶解度%（g/mL）（25℃） | | | | | | 水溶液中抑菌浓度（%） |
	水	乙醇	甘油	丙二醇	脂肪醇	1%聚山梨酯80水溶液	
甲酯	0.25	52	1.3	22	2.5	0.38	0.05~0.25
乙酯	0.16	70		25		0.50	0.05~0.15
丙酯	0.04	95	0.35	26	2.6	0.28	0.02~0.075
丁酯	0.02	210		110		0.16	0.01

羟苯酯类在水中不易溶解，配制时可用下列两种方法：①先将水加热至80℃左右，然后加入，搅拌使其溶解；②先将其溶解在少量乙醇中，然后在搅拌下缓缓注入水中使其溶解。

聚山梨酯类表面活性剂虽能增加羟苯酯类在水中的溶解度，但由于两者之间发生络合作用，可减弱其防腐效力，有此情况时应适当增加羟苯酯类的用量。此外，此类防腐剂遇铁变色，遇弱碱、强酸易水解，包装材料为塑料制品时对其有吸附作用。

3. 山梨酸 山梨酸的溶解度在水中为 0.2%（20℃），在乙醇中为 12.9%（20℃），在丙二醇中为 0.31%。本品对霉菌的抑制力强，常用浓度为 0.15%~0.2%，对细菌的最低抑菌浓度为 2mg/mL（pH 小于 6.0 时），对霉菌或酵母菌的最低抑菌浓度为 0.8~1.2mg/mL。聚山梨酯与本品也会因络合作用而降低其防腐效力，但由于其有效抑菌浓度低，因而仍有较好的抑菌作用。山梨酸也是依靠其未解离分子发挥防腐作用，在酸性水溶液中效果较好，一般介质的 pH 值以 4.5 左右为宜。本品在水溶液中易氧化，使用时应予以注意。

4. 乙醇 含 20%乙醇（mL/mL）的制剂已有防腐作用。如制剂中另含有甘油、挥发油等成分时，低于20%的乙醇也可起到防腐作用。在中性或碱性溶液中乙醇含量在 25%以上才能防腐，在中药糖浆中除使用其他防腐剂外，可再加乙醇使其浓度达到 10%~20%，以增强抑菌效果。

5. 酚类及其衍生物 常用作注射剂的抑菌剂。苯酚的有效抑菌浓度一般为 0.5%，在低温及碱性溶液中抑菌力较弱，与甘油、油类或醇类共存时抑菌效力降低。甲酚的一般用量为 0.25%~0.3%，抑菌作用比苯酚强 3 倍，毒性及腐蚀性比苯酚小，不易溶于水，易溶于油脂。氯甲酚的常用浓度为 0.05%~0.2%，其 0.05%的浓度对绿脓杆菌的杀菌力较强，本品对眼睛略有刺激性。

6. 季铵盐类 常用作防腐剂的有洁尔灭、新洁尔灭和杜灭芬，用量约为 0.01%，具有杀菌和防腐作用。洁尔灭、新洁尔灭一般用作外用溶液，杜灭芬可用作口含消毒剂。本类化合物在 pH 小于 5 时作用减弱，遇阴离子表面活性剂时失效。

7. 醋酸氯己定 又称醋酸洗必泰。为广谱杀菌剂，常用浓度为 0.02%~0.05%。其微溶于水，溶于乙醇和甘油。

8. 其他　30%以上的甘油溶液具有防腐作用。适量的植物挥发油也有防腐作用，如常用0.01%桂皮醛、0.01%～0.05%桉叶油、0.5%薄荷油等防腐。0.25%的氯仿水也有一定的防腐作用。

【思考题】

1. 制剂在生产、运输、贮藏、使用等多个环节均有可能被微生物污染，如何从多个角度采取措施避免中药制剂产品因染菌而带来的质量问题？

2. 学习了本章有关"灭菌方法"的内容之后，请你列举在日常生活中接触到的灭菌方法。

3. 常用防腐剂的品种很多，在实际应用中应根据剂型需求、处方其他组分性质以及防腐剂自身作用特点等选择适宜的品种和用量。请结合本教材中有关剂型内容的描述，谈一谈浸出制剂和液体制剂中不同剂型是否应使用防腐剂以及可供选用的品种。

4. 请结合关于制药卫生方面的药害事件，谈谈制药卫生的重要性，并试着阐述一下应该从哪些方面加强药品的安全生产。

第四章

中药制剂的原辅料

扫一扫，查阅本
章数字资源，含
PPT、音视频、
图片等

【学习要求】

1. 掌握中药制剂原料、辅料的含义、特点及分类；中药制剂辅料的作用。
2. 熟悉中药制剂原料的质量控制；中药制剂辅料选择的基本原则及注意事项。
3. 了解中药制剂原料在中药制剂中的地位和作用；中药制剂辅料的管理及发展。

第一节　中药制剂原料

一、中药制剂原料的含义

中药制剂原料是指中药制剂中使用的中药饮片及其加工品，包括中药饮片、植物油脂和提取物等。

饮片一词首次出现在南宋时期，当时有"熟药圆散，生药饮片"的记载，明代以后饮片开始被广泛应用，至今仍作为汤剂及其他剂型用药的主要原料。除中药饮片外，中药制剂的原料还包括部分提取物，古代沿用至今的青黛、儿茶、冰片等传统中药及中医临床长期应用的一些动物胶类，如阿胶、黄明胶等均为中药提取物的雏形。近年来，中药制剂原料药在提取工艺、质量控制等方面的研究逐渐深入，其质量已成为影响中药制剂质量的重要因素。

二、中药制剂原料的特点

多样性是中药制剂原料的突出特点，主要包括以下几个方面。

1. 来源的多样性　中药饮片、植物油脂和提取物均由中药材经一定处理后而得，中药材来源于植物、动物和矿物，其中80%以上来源于植物，具有显著的多样性特征。"一药多基原"现象较为普遍，如大黄有掌叶大黄、唐古特大黄和药用大黄之分。另外，有些药材虽来源于同一植物，但药用部位不同，作用亦不同，如麻黄茎和根均可入药，但茎能发汗，根能止汗。中药材来源的多样性常会影响中药制剂原料的质量，故在选择原料来源时，应规定基原，明确品种和入药部位，确保源头的可控性。

2. 成分、性味、功效的多样性　中药制剂原料成分复杂，一种药物往往包含多种活性成分，如人参中含人参皂苷30余种，同时含有多糖、有机酸、酯类等，具有大补元气、复脉固脱、补脾益肺、生津养血、安神益智等多种功效。尤其是中药饮片更具备了多样性的属性特征，如鲜地黄甘、苦，寒，归心、肝、肾经，主要功能是清热生津、凉血、止血；熟地黄甘，微温，归肝、肾经，主要功能是补血滋阴、益精填髓。且中药制剂常以复方入药，其所用原料多以配伍的形式发挥多成分、多靶点、多作用的特性，如三黄片，处方中包含大黄、盐酸小檗碱和黄芩浸膏三种不同形式的药物，具有清热解毒、泻火通便的功能，可用于三焦热盛所致的目赤肿痛、口鼻生疮、咽喉肿痛、牙龈肿痛、心烦口渴、尿黄、便秘；亦可用于急性胃肠炎、痢疾。

3. 质量影响因素的多样性 中药制剂原料质量的影响因素众多，如药材的品种、产地、采收加工、运输、贮藏等。同一药物，基原不同，质量差异较大；即使是同一基原，受生态环境、采收季节、加工方法等的影响，其质量亦有一定的区别。如防己类的商品药材达 10 余种，有粉防己、木防己、广防己、川防己等，分属防己科和马兜铃科，其中粉防己含有肌肉松弛成分，有祛风止痛的功效，而广防己中含有马兜铃酸，具有肾脏毒性，如误用则可能导致中毒；防风原产东北及内蒙古，引种到南方后，其药材常分枝，且木化程度高，与原有的性状特征相差甚远；槐花在花蕾期芦丁的含量最高，如已开花，则芦丁含量急剧下降；乳香、没药、儿茶贮藏时如受热或吸潮则易黏结。

三、中药制剂原料的分类

（一）中药饮片

中药饮片（prepared slices of Chinese crude drugs）系指药材经过炮制后可直接用于中医临床或制剂生产使用的处方药品。与中药材相比，饮片经过炮制，具有增强疗效，降低毒副作用，改变药物作用部位，使药物纯净、利于贮藏，嗅味良好、有助于服用，便于调剂和制剂等特点，更能适应中医辨证施治、灵活用药的要求，故《中国药典》2020 年版一部明确规定制剂处方中的药味，均指中药饮片。

饮片最早是指切制成片状的药材，现在泛指所有用于临床处方调配以及供中药成方制剂和单方制剂生产所使用的中药，包括切制后的饮片（片、段、丝、块），净制后的花、叶、种子、果实，以及经炒、煅、煨等炮炙后的炮制品，是目前主要的中药制剂原料，亦是制备植物油脂和提取物原料。

（二）植物油脂

植物油脂（vegetable oil and fat）分为植物挥发油与植物脂肪油两类，《中国药典》2020 年版一部中所收载的植物油脂共 14 种，其中植物挥发油 10 种，植物脂肪油 4 种。

1. 植物挥发油 植物挥发油是存在于植物体内的一类具有挥发性、可随水蒸气蒸馏、与水不相混溶的油状液体，大多具有芳香味。如丁香罗勒油、广藿香油、紫苏叶等，主要是采用水蒸气蒸馏法制备而得，是复方丁香罗勒油（红花油）、藿香正气水（广藿香油、紫苏叶油）等制剂的重要原料。

2. 植物脂肪油 茶油、香果脂、麻油、蓖麻油为目前常用的植物脂肪油，经过压榨、精制而得。其中茶油是注射用茶油的原料及软膏基质，香果脂可作为栓剂基质，麻油可用作润滑剂及赋形剂。

（三）中药提取物

中药提取物（Chinese medicine extract）一般分为总提取物、有效部位和有效成分三类。《中国药典》2020年版一部中所收载的中药提取物共33种，其中总提取物20种，有效部位7种，有效成分6种。

1. 总提取物 中药总提取物（total extract）系指根据处方功效、药味性质和制剂制备需要，经提取、分离、浓缩、干燥等工艺制得的各类成分的综合提取物，用作中药制剂的原料，一般包括流浸膏、浸膏或干浸膏。如甘草经提取、浓缩后可制成甘草浸膏，甘草浸膏经溶解、醇沉后可制成甘草流浸膏。

同中药饮片相比，总提取物具有以下特点：①可使制剂外观得到改善；②体积缩小，服用剂量减少；③有效物质含量提高，疗效增强；④有利于制剂质量标准化；⑤可使制剂的稳定性、安全性提高；⑥便于运输和贮藏。

2. 有效部位 有效部位（effective fraction）系指从中药材中提取的一类或者数类有效成分，其有效部位含量应占提取物的50%以上，并对每类成分中的代表成分和有效成分进行含量测定且规定其下限，条件许可的也可规定上限，对于含有毒性成分的必须增加上限控制。

中药有效部位具有相对明确的药效物质基础和特定的药理活性，且能够代表原料药或原方某一方面或者几方面的功效，有利于发挥中药的综合效能，如人参总皂苷、山楂叶总黄酮等。

3. 有效成分 有效成分（effective constituent）系指起主要药效的物质，一般指化学上的单体化合物，纯度应在90%以上，能用分子式或结构式表示，并具有一定的理化性质，如灯盏花素、岩白菜素等。一种中药往往含有多种有效成分，如甘草的生物活性成分，已知的就有甘草酸、甘草次酸、甘草苷、异甘草苷等。

以有效成分为原料制备的制剂具有物质基础明确、稳定性好、安全性高等优点，但若以单一有效成分来说明复方的综合作用显然是不够的，亦不符合中医临床用药的特点，故目前以有效成分为原料的中药制剂品种较少。中药提取时往往得到的是"活性混合物"，其在药理作用和临床疗效上更能代表或部分代表制剂的疗效。

四、中药制剂原料的质量控制

1. 中药饮片的质量控制 是包括中药材、中药饮片、中间产品和制剂等在内的完整的质量标准体系中的重要一环。《中华人民共和国药品管理法》（2019年修订）中规定：中药饮片应当按照国家药品标准炮制；国家药品标准没有规定的，应当按照省、自治区、直辖市人民政府药品监督管理部门制定的炮制规范炮制。

中药饮片的质量控制主要包括以下几个方面：

（1）炮制 包括净制、切制或炮炙等。

（2）性状 系指饮片的形状、大小、色泽、表面、质地、断面（包括折断面或切断面）及气味等特征。

（3）鉴别 系指检验饮片真实性的方法，包括经验鉴别、显微鉴别和理化鉴别。经验鉴别系指用简单易行的传统方法如水试法、火试法，观察中药饮片在清水中的颜色变化、沉浮情况，以及燃烧时爆鸣、色焰等特征；显微鉴别系指用显微镜观察供试品切片、粉末或表面等的组织，以及细胞、内含物等特征；理化鉴别系指用化学或物理的方法，对供试品中所含某些化学成分进行的鉴别试验，包括物理、化学、光谱、色谱等鉴别方法。

（4）检查 系指对饮片的纯净程度、可溶性物质、有害或有毒物质进行的限量检查，包括水分、灰分、杂质、毒性成分、重金属及有害元素、残留农药、生物霉素等。除另有规定外，饮片水分通常不得过13%，药屑杂质通常不得过3%。植物类药材及饮片禁用农药（甲胺磷等33种禁用农药）不得检出；黄芪、人参、三七等药材及饮片要求铅不得过 5mg/kg，镉不得过 1mg/kg，砷不得过 2mg/kg，汞不得过 0.2mg/kg，铜不得过 20mg/kg；延胡索、马钱子等进行黄曲霉毒素限度检查，薏苡仁同时进行黄曲霉毒素限度和玉米赤霉烯酮限度检查。

（5）浸出物测定　系指用水或其他适宜的溶剂对饮片中可溶性物质进行的测定。

（6）含量测定　系指用化学、物理或生物的方法，对供试品含有的有关成分进行检测。

（7）性味与归经　一般是按中医理论和经验对该饮片性能的概括。

（8）功能与主治　一般是按中医或民族医学的理论和临床用药经验对饮片所做的概括性描述。

（9）用法与用量　用法系指水煎内服，用量系指成人一日常用剂量，必要时可根据需要酌情增减。

（10）注意　系指主要的禁忌和不良反应。

（11）贮藏　系指对饮片贮藏与保管的基本要求。

2. 植物油脂的质量控制　《中国药典》2020 年版对植物油脂的质量控制包括以下几方面，即性状、鉴别、检查和含量测定等。一般要求植物油脂应澄清，检查项目主要包含重金属、乙醇不溶物等。

3. 提取物的质量控制　中药提取物的质量标准主要包括国家标准、地方标准以及企业标准等。中药提取物的质量控制项目主要包括性状、鉴别、检查、含量测定等，《中国药典》2020 年版一部中的一些提取物项下还包括指纹图谱或特征图谱质量控制项目，如丹参总酚酸提取物含量测定项下对迷迭香酸和丹酚酸 B 的含量进行了规定，同时规定指纹图谱项下应有 8 个共有峰，其中峰 2 为原儿茶醛，峰 5 为迷迭香酸，峰 6 为紫草素，峰 7 为丹酚酸 B。

另外，2010 年最新修订的《药品生产质量管理规范》（GMP）中规定了中药提取各生产工序的操作至少应当有以下记录：①中药材和中药饮片名称、批号、投料量及监督投料记录；②提取工艺的设备编号、相关溶剂、浸泡时间、升温时间、提取时间、提取温度、提取次数、溶剂回收等记录；③浓缩和干燥工艺的设备编号、温度、浸膏干燥时间、干燥数量；④精制工艺的设备编号、溶剂使用情况、精制条件、收率记录等。此外，还规定应根据中药材和中药饮片质量、投料量等因素，制定每种中药提取物的收率限度范围；中药提取物外包装上至少应当标明品名、规格、批号等。在企业生产中多参照"两个标准三个规程"，即药材标准、提取物产品的标准、药材栽培规程、提取物生产工艺规程、检验操作规程，对其进行质量控制。

五、中药制剂原料在中药制剂中的地位和作用

中药制剂原料是制备中药制剂的基础，其所具有的多样性特征对制剂工艺、辅料、设备的选择有较大的影响，在很大程度上决定了制剂成型的难易，亦决定了其在制备中药制剂过程中的复杂性。为了满足临床用药"安全、有效、稳定"的基本要求，应该根据不同制剂处方中所含不同原料的特性，进行合理的工艺设计，并采用适宜的技术进行制备。

中药制剂原料作为保证中药制剂质量的源头，其质量直接关系到中药制剂的质量，影响临床疗效的发挥，并直接影响中药制剂成本的高低和生产者的经济效益，在中药制剂的生产实践中占有重要的地位，对中药制剂的可持续、健康、快速发展起着重要的作用。《中国药典》、《药品生产质量管理规范》（GMP）、《中药材生产质量管理规范》（GAP）等相关法规对中药制剂原料的来源、加工、生产、管理等进行了规范，这对保证中药制剂原料的质量，提高中药制剂的市场竞争力具有重要的意义。

影响中药制剂原料质量的影响因素众多，为了保证中药制剂原料的质量，应在中医药理论指导下，重视中药 GAP 的建设，合理选择原料种类，规范中药制剂原料行业的生产、加工、管理等，提高中药制剂原料的质量标准，尤其是控制重金属、农残的含量，加强中药制剂原料的基础研究，才能逐步实现中药制剂的现代化发展。近些年来，中药标准提取物、配方颗粒等的出现为中药制剂的发展提供了新契机，这对保证中药制剂的质量稳定性，生产和疗效的可重复性，推进中药制剂的现代化，提高中药在国际上的竞争力具有重要意义。

第二节　中药制剂辅料

一、中药制剂辅料的含义

药用辅料（pharmaceutical excipients）系指生产药品和调配处方时使用的赋形剂和附加剂。中药制剂辅料系指中药制剂成型时，用以保持稳定性、安全性或均质性，或为适应制剂特性以促进溶解、缓释等目的而添加的物质，也可是制剂处方中所含有的某种药物。辅料在药剂学中具有独特的地位和作用，它不仅是原料药物制剂成型的物质基础，而且与制剂工艺过程的难易、药品的质量、给药途径、作用方式、释药速度、临床疗效等密切相关。

二、中药制剂辅料的特点

中药制剂用辅料种类和作用多样，主要包括赋形剂和附加剂。其中，赋形剂主要作为药物载体，赋予各种制剂一定的形态和结构；附加剂主要用于保持药物与剂型的质量稳定。除此之外，中药制剂用传统辅料还具有两大显著特点：

1. "来自天然，药辅合一"　即制剂处方中某些药味，既可作配合药物成型的辅料，也可是药物。如"复方青黛丸"中的青黛，既能粉碎成细粉后用作包衣，同时青黛具有清热解毒、凉血消斑、泻火定惊的功效；又如中药的半浸膏片，一般可利用提取的浸膏作为黏合剂，原生药粉作为填充剂和崩解剂。

2. "药引"　即引药归经，指某些药物能引导其他药物的药力到达病变部位或某一经脉，起"向导"的作用，如在《太平惠民和剂局方》所载中成药中，几乎每一种都记述了应配伍药引及服用方法，常以大枣、生姜、小麦等为引；"肾气丸"用淡盐水送服，即借助"盐入肾"，引诸药到肾经。除此之外，"药引"还有增强疗效、调和药性等作用，如八正散中用灯心草为引，既可导热下行而通关窍，又能增强通淋除湿的作用；如麻黄汤、桂枝汤中用炙甘草为引，以缓和麻、桂峻烈之性。

三、中药制剂辅料的分类

中药制剂辅料的分类方法众多，目前主要有以下几种。

1. 按药物剂型及制剂物态分类　按药物剂型分类，中药制剂辅料可分为用于一般剂型的辅料和用于新型剂型的辅料。用于一般剂型的辅料按药物剂型的物态又分为固体、半固体、液体、气体等剂型的辅料。固体剂型的辅料如胶囊剂用辅料、片剂用辅料、丸剂用辅料等；半固体剂型的辅料包括软膏剂用辅料、乳膏剂用辅料等；液体剂型的辅料包括糖浆剂用辅料、合剂用辅料、注射剂用辅料等；气体剂型的辅料包括气雾剂用辅料、喷雾剂用辅料等。用于新型剂型的辅料包括缓控释给药系统用辅料、速释给药系统用辅料、靶向或定位给药系统用辅料等。这种分类法在制剂的制备上具有一定的意义。

2. 按剂型分散系统分类　按剂型分散系统分类，中药制剂辅料可分为溶液型（芳香水剂、溶液剂、糖浆剂、注射剂等的辅料）、胶体溶液型（胶浆剂、涂膜剂等的辅料）、乳剂型（口服乳剂、静脉注射乳剂等的辅料）、混悬型（合剂、混悬剂等的辅料）、气体分散型（气雾剂等的辅料）、微粒分散型（微球制剂、纳米囊制剂等的辅料）、固体分散型（片剂、散剂、颗粒剂、胶囊剂、丸剂等的辅料）等七种类型的辅料。这种分类方法，便于应用物理化学的原理来阐明辅料对各类制剂的作用，但不能反映用药部位与用药方法对辅料的要求。

3. 按中药制剂辅料的用途分类　按用途分类，中药制剂辅料主要可分为赋予制剂形态结构的辅料，如成膜材料聚乙烯醇等；提高制剂稳定性的辅料，如助悬剂羧甲基纤维素钠等；控制药物释放和吸收的辅料，如缓控释材料纤维素衍生物等；提高患者用药依从性的辅料，如矫味剂蔗糖、着色剂柠檬黄等。这种分类方法较常用，可减少重复，在应用、研究、开发新剂型和新制剂时，便于查阅和选择。

上述分类方法，各有优缺点，在应用时应结合各种分类方法的特点进行综合分类。

四、中药制剂辅料的作用

1. 中药制剂辅料是中药制剂成型的基础　中药各类制剂多是在汤剂和散剂基础上发展而来，为了便于患者服用、携带、贮藏，通常在中药制剂生产中加入适宜的辅料，赋予药物一定形状，如片剂中常加入淀粉作为稀释剂、微晶纤维素作为干燥黏合剂等制成圆形片或异形片；软膏剂中加入凡士林、羊毛脂、虫白蜡等作为油脂性基质制成半固体剂型，如生肌玉红膏中加入虫白蜡作为药物的赋形剂。

2. 中药制剂辅料可改变药物的理化性质　某些难溶性药物，可选用适宜的辅料制成盐、复盐、酯、络合物等前体药物制剂或固体分散制剂，以提高药物的溶解度，如聚乙二醇可增加丹参滴丸中药物的溶解性能，使药物分散呈分子状态，加快药物溶出速度和吸收速度，从而提高药物的生物利用度。

3. 中药制剂辅料可改变药物的给药途径和适应证　同一种中药制剂原料，可根据药物的性质和临床需要等，加入不同的辅料，制成多种药物剂型，从而丰富药物的给药途径和适应证，如枳实煎剂具有行气宽中、消食化痰的作用，加入适宜辅料将其改制成枳实注射剂后，可发挥升压、抗休克等作用。又如生脉散具有益气生津、敛阴止汗的作用，主要用于湿热，暑热，耗气伤阴证等；加入适宜辅料制成生脉注射液后，可用于治疗心肌梗死、心源性休克、感染性休克等证候。

4. 中药制剂辅料可促进或延缓药物的吸收　影响药物吸收的因素包括剂型因素和生物因素，在剂型因素中，除药物本身的性质外，辅料与药物的吸收速率和吸收量密切相关。如外用制剂中常加入吸收促进剂，改变皮肤或黏膜的生理特性，增强药物吸收；糊丸和蜡丸以米粉糊、面糊或蜂蜡为黏合剂，使药物在体内缓慢释放，延缓药物吸收。妇科通经丸中巴豆有大毒，虽经炮制后可降低一定毒性，但仍需采用黄蜡泛丸保证其在体内缓慢释放，防止中毒。

5. 中药制剂辅料有利于提高制剂稳定性　稳定性是反映中药制剂质量的重要指标之一，正确地选用辅料对提高制剂的稳定性具有关键性作用。因此，在中药制剂的制备过程中，常会根据其所含成分的理化性质，选择性地加入适量的药用辅料以延缓药物的化学降解，避免制剂在贮存过程中发生物理或化学变化。如为防止微生物污染或抑制细菌繁殖，加入抗氧剂、pH调节剂、防腐剂等；或者选择一些药用辅料将药物制成包合物、固体分散体、脂质体等新中间体，以增强中药制剂的稳定性。如将小儿止咳颗粒剂中薄荷、陈皮、枳壳等挥发油制成 β-环糊精包合物后，其稳定性明显提高。

6. 中药制剂辅料可促进新剂型的形成　由于中药制剂辅料在中药制剂中的重要地位，因此一种新辅料的出现，往往会产生新的制剂工艺或新剂型，如丙烯酸树脂的出现，改善了传统的包衣工艺；缓控释、速释、靶向材料的发现，直接促进了缓控释给药系统、速释给药系统、靶向给药系统的诞生。如新辅料 PLGA（聚乳酸-羟基乙酸共聚物）和 PLA（聚乳酸）的出现，使长效缓释注射剂的研制成为可能，与传统注射剂相比，其作用时间持久，在保证临床疗效的同时可减轻患者痛苦，是具有较大发展前途的新剂型。

7. 中药制剂辅料有利于提高患者临床用药的顺应性　制备中药制剂时，常通过加入适宜辅料，以改善成品的某些性质，如形状、色泽、气味、口感等，从而使患者更加易于接受。如将片剂制成形状各异、色泽鲜亮、气香味甜的咀嚼片比普通片剂更容易被儿童患者所接受；在中药注射剂中加入苯甲醇、三氯叔丁醇等止痛剂，可减轻注射时的刺激和疼痛，如益母草注射液中，加入 1%苯甲醇后，能显著减轻注射时的疼痛，患者更易于接受。

五、中药制剂辅料选择的基本原则及注意事项

（一）中药制剂辅料选择的基本原则

在中药制剂制备过程中，药用辅料选择及使用是否得当将直接影响药物的生物利用度、不良反应的程度以及临床药效的发挥，因此，中药制剂辅料的选择是中药制剂研究与生产的主要内容之一，通常按下述基本原则选择辅料。

1. 根据制剂剂型的需要选择辅料　同一种药物原料，因辅料的选择不同，可以制成不同剂型，如藿香正气方可制成藿香正气水、藿香正气口服液、藿香正气胶囊等剂型。同一剂型，因所用辅料不同，可以具有不同组成、结构和性质，如丸剂就有水丸、蜜丸、糊丸、蜡丸等。古人云，"水丸取其易化"，"蜜丸取其缓化"，"糊丸取其迟化"，"蜡丸取其难化"，这四种丸剂之所以有"易、缓、迟、难"的区别，主要是由于赋形剂的作用。因此根据制剂剂型的不同应选用适宜的辅料，以满足制剂成型性和稳定性的需要。

2. 根据给药途径选择辅料　药物给药途径包括口服、黏膜、皮肤、注射等，不同给药途径的药物，除了给药部位的差异外，辅料的选择是影响制剂质量及疗效发挥的重要因素之一。如穿心莲，其主要有效部位为内酯类，其在水中溶解度小，故配制注射液时，用 95%的乙醇并加聚山梨酯 80 作增溶剂，才能配成澄明的注射液。若将穿心莲制成口服片剂，则选择淀粉、硬脂酸镁等辅料使其成型。另外，许多辅料可用于多种给药途径，如聚山梨酯 80 有口服、注射、外用等规格，丙二醇有口服和注射用等规格，在制剂制备过程中，应根据不同的剂型选择不同规格辅料，以保证临床用药的安全性。

3. 根据主要药效成分的性质选择辅料　根据主要药效成分的性质选择适宜的辅料，可以改善药物的某些性质，如溶解度、稳定性等，以达到提高生物利用度，增加制剂稳定性，提高产品质量的目的。如葛根素水溶性及脂溶性均较小，膜渗透性低，口服给药生物利用度低，吸收较差，当用 PEG6000 制成固体分散体后，可增加药物的溶解度和溶解速率，提高药物的生物利用度。又如三七通舒胶囊是目前治疗心脑血管疾病的常用药物之一，主要成分是三七三醇皂苷，在胃液酸性环境中易被水解破坏，故选择适宜肠溶材料将其制成肠溶胶囊，以提高其生物利用度。

（二）中药制剂辅料选择的注意事项

1. 必须符合药用要求；注射剂用药用辅料应符合注射剂质量要求。
2. 经安全性评价对人体无毒害作用。
3. 化学性质应稳定，且不易受温度、pH、保存时间等的影响。
4. 与药物成分之间无配伍禁忌。
5. 应不影响制剂的质量检查，或可按允许的方法除去对制剂检查的影响。
6. 残留溶剂、微生物限度或无菌检查应符合要求。
7. 应注意辅料规格不同在使用时的适应证及注意事项。

六、中药制剂辅料的管理

我国药品生产企业所用辅料品种繁多，对药用辅料的管理越来越重视，《中国药典》2020年版四部对药用辅料提出了总体要求，明确了药用辅料应遵从的标准、选择的依据等。中药制剂行业的发展，离不开安全、有效、可控的中药制剂辅料，加强中药制剂辅料的管理是中药制剂行业发展的必然趋势，是保证中药制剂质量的重要前提。

《药品管理法》（2019年修订）第四十五条明确规定：生产药品所用的辅料，必须符合药用要求。目前我国已出台的药用辅料管理规定有《药用辅料注册申报资料要求》和《药用辅料生产质量管理规范》。前者对新的药用辅料、进口药用辅料、已有国家标准的药用辅料、已有国家标准的药用空心胶囊、胶囊用明胶和药用明胶、药用辅料补充申请、药用辅料再注册等六方面的申报资料进行相关的规定与要求；后者对生产药用辅料的企业提出了一些要求，供其在辅料生产过程中参照执行，包括总则，机构、人员和职责，厂房和设施，设备，物料，卫生，验证，文件，生产管理，质量保证和质量控制，销售，自检和改进，附则等。

我国药品生产企业所用辅料标准较多，包括中国药典标准、国外药典标准、地方标准、食品标准、行业标准、企业标准等。《中国药典》2020年版四部对药用辅料做出了以下规定：①制剂中使用的药用辅料，应符合《中国药典》2020年版的规定，《中国药典》2020年版未收载者，必须制定符合药用要求的标准，并需经国务院药品监督管理部门批准。②制剂生产使用的药用辅料，应符合现行国务院药品监督管理部门关于药用辅料管理的有关规定，以及《中国药典》四部药用辅料（通则0251）的有关要求。③《中国药典》2020年版收载的药用辅料标准是对在品种【类别】项下规定相应用途辅料的基本要求。④制剂生产企业使用的药用辅料即使符合2020年版《中国药典》药用辅料标准，也应进行药用辅料标准的适用性验证。药用辅料标准适用性验证应充分考虑药用辅料的来源、工艺，以及制备制剂的特点、给药途径、使用人群以及使用剂量等相关因素的影响。⑤药用辅料生产用原料以及生产工艺应得到国家药品监督管理部门的认可，药用辅料生产全过程中不得加入任何未经许可的物质成分。⑥在采用《中国药典》2020年版收载的药用辅料时，还应考虑制备制剂的给药途径、制剂用途、配方组成、使用剂量等其他因素对其安全性的影响。根据制剂安全风险的程度，选择相应等级的药用辅料。特别是对注射剂、眼用制剂等高风险制剂，在适用性、安全性、稳定性等符合要求的前提下应尽可能选择供注射用级别的药用辅料。⑦采用《中国药典》2020年版收载的药用辅料对制剂的适用性及安全性等可能产生影响时，生产企业应根据制剂的特点，采用符合要求的药用辅料，并建立相应的药用辅料标准，经药品监管部门批准后执行。此外，《中国药典》2020年版四部还收载了9601<药用辅料功能性相关指标指导原则>（修订）、9602<动物来源药用辅料指导原则>（新增）、9603<预混与共处理药

用辅料质量控制指导原则>（新增）以及相关的通用检测方法（0713、0992、0993 等）。

七、中药制剂辅料的发展趋势

在中药制剂领域，建立正确的辅料应用和开发的观念和理论，必须结合中药制剂自身优势及中医药特色，摆脱对西药制剂理论和辅料产品的依赖思想，使辅料与制剂开发相辅相成。未来我国中药制剂辅料的发展，与现代科学技术成果和传统中医药文化的相互作用密切相关，主要集中在以下两个方面。

（一）传统辅料的二次开发及新辅料品种的研发

结合目前辅料发展的现状，中药制剂所用辅料应重点加强对传统辅料的二次开发及新辅料品种的研发。①传统辅料多来自天然，具有较高的安全性，广泛应用于传统中药制剂，应加强对传统辅料的二次开发，扩展原有辅料的品种及应用范围，完善其质量标准，发现新的用途与特点，使之满足现代中药制剂研发的需求；②应立足于中医药基本理论，广泛利用中药自身庞大资源，结合天然药物化学、物理化学、高分子化学等，深入挖掘符合传统中医药理论的中药制剂新辅料品种；③应以"洋为中用、古为今用"为原则，针对性地开发更适宜解决中药制剂自身特点的辅料，开发适应现代中药制剂发展的新型给药系统用辅料，包括缓控释制剂、透皮给药系统用辅料，肠溶、胃溶材料，适合多种中药制剂需要的复合辅料，如预混辅料等，以提高中药制剂的成型性、稳定性、有效性、安全性。

（二）辅料管理体系和质量标准的完善

自《中国药典》2010 年版颁布以来，我国药用辅料标准日趋完善，至 2020 年版，药用辅料已收载 335 种，比 2015 年版新增 65 种，修订 212 种，但仍存在一些不足之处，如收载项目不全、级别不清、制法项不够完善等，为保证人民用药安全，满足我国制剂行业发展的需要，建立独立完整且符合我国国情的药用辅料质量标准已迫在眉睫，主要措施如下：①完善药用辅料的法律法规、管理及技术支撑体系；②规范和完善药用辅料质量标准项目，如药用辅料名称、来源、性状、制法、鉴别、检查、含量测定、功能、用法与用量、注意、贮藏等；③扩大药用辅料品种的收载，我国已有辅料质量标准中，所收载品种数量与国外相比仍有一定差距；④加大应用新技术和新方法，提高药用辅料标准中分析方法的准确性。

【思考题】

1. 三黄片的处方由大黄、盐酸小檗碱、黄芩浸膏组成。《中国药典》2020 年版中大黄、盐酸小檗碱、黄芩浸膏这三种形式的原料是如何进行质量控制的？这种多原料类型的中药制剂有什么特点？三黄片的方源是什么？处方中的大黄可以用大黄流浸膏或浸膏代替吗？

2. 药用辅料与制剂的成型、制剂工艺过程的难易、药品的质量等密切相关，如西药制剂"扑热息痛"片中所用的乙基纤维素，中药制剂复方青黛丸中所用的青黛，你认为中药制剂中所用的辅料和西药制剂中所用的辅料在功能上有什么不同？中药制剂辅料的特点有哪些？

3. 《中国药典》2020 年版中要求测定指纹/特征图谱的中药提取物有哪些？测定的目的是什么？指纹/特征图谱研究内容有哪些？

第五章

粉碎、筛析、混合

扫一扫，查阅本章数字资源，含PPT、音视频、图片等

【学习要求】

1. 掌握药物粉碎、筛析与混合的目的、基本原理及常用的方法。
2. 熟悉粉碎、筛析与混合常用机械的性能与使用方法。
3. 了解粉体学在药剂中的应用。

第一节 粉 碎

一、粉碎的目的

粉碎是指借机械力将大块固体物质碎成规定细度的操作过程，也可以是借助其他方法将固体药物碎成一定粒度的粉体的操作。

药物粉碎的目的：①增加药物的表面积，促进药物的溶解与吸收，提高药物的生物利用度；②便于调剂和服用；③加速中药中有效成分的浸出或溶出；④为制备多种剂型奠定基础，如混悬液、散剂、片剂、丸剂、胶囊剂等；⑤有利于药物的干燥与贮存。

二、粉碎的基本原理

固体药物的粉碎过程，一般是利用外加机械力，部分地破坏物质分子间的内聚力，使药物的大块粒变成小颗粒，表面积增大，即将机械能转变成表面能的过程。

药物的性质是影响粉碎效率和决定粉碎方法的主要因素。极性晶形物质如生石膏、硼砂均具有相当的脆性，较易粉碎。非极性晶体物质如樟脑、冰片等则脆性差，当施加一定的机械力时，易产生变形而阻碍了它们的粉碎，通常可加入少量挥发性液体，当液体渗入固体分子间的裂隙时，由于能降低其分子间的内聚力，使晶体易从裂隙处开。非晶形药物如树脂、树胶等具有一定的弹性，粉碎时一部分机械能用于引起弹性变形，最后变为热能，因而降低粉碎效率，一般可用降低温度（0℃左右）来增加非晶形药物的脆性，以利粉碎。

药物经粉碎后表面积增大，表面能增加，故不稳定，已粉碎的粉末有重新结聚的倾向。当不同药物混合粉碎时，一种药物适度地掺入到另一种药物中间，粉末表面能降低而减少粉末的再结聚。如黏性与粉性药物混合粉碎，粉性药物使分子内聚力减小，能缓解黏性药物的黏性，有利于粉碎。故中药厂对于粗料药，多用部分药料混合后再粉碎。

对于不溶于水的药物如朱砂、珍珠等可在大量水中，利用颗粒的重量不同，细粒悬浮于水中，而粗粒易于下沉分离，得以继续粉碎。

为了使机械能尽可能有效地用于粉碎过程，应将已达到要求细度的粉末随时分离移去，使粗粒有充分机会接受机械能，这种粉碎法称为自由粉碎。反之，若细粉始终保留在系统中，不但能在粗颗粒中间起缓冲作用，而且要消耗大量机械能，影响粉碎效率，同时也产生了大量不需要的过细粉末，所以在粉碎过程中必须随时分离细粉。在粉碎机内安装药筛或利用空气将细粉吹出，均是为了使自由粉碎顺利进行。

三、粉碎的方法

（一）干法粉碎（dry comminution）

干法粉碎系指将药物经适当干燥，使药物中的水分降低到一定限度（一般应少于 5%）再粉碎的方法。除特殊中药外，一般药物均采用干法粉碎。

1. 单独粉碎　将一味中药单独粉碎，便于应用于各种复方制剂中。通常需要单独粉碎的中药包括：贵重中药（如牛黄、羚羊角、西洋参、麝香等，主要目的是避免损失）、毒性或刺激性强的中药（如红粉、轻粉、蟾酥、斑蝥等，主要目的是避免损失、便于劳动保护和避免对其他药品的污染）、氧化性与还原性强的中药（如雄黄、火硝、硫黄等，主要目的是避免混合粉碎发生爆炸），以及质地坚硬不便与其他药物混合粉碎的中药（如磁石、代赭石等）。

2. 混合粉碎　将方中某些性质和硬度相似的中药，全部或部分混合在一起进行粉碎的方法。该法将药物的粉碎与混合结合在一起同时完成，可以克服单独粉碎中的困难。根据药物的性质和粉碎方式的不同，特殊的混合粉碎方法包括：

串料粉碎：先将处方中其他中药粉碎成粗粉，再将含有大量糖分、树脂、树胶、黏液质的中药陆续掺入，逐步粉碎成所需粒度。需要串料粉碎的中药有乳香、没药、黄精、玉竹、熟地黄、山茱萸、枸杞子、麦冬、天冬等。

串油粉碎：先将处方中其他中药粉碎成粗粉，再将含有大量油脂性成分的中药陆续掺入，逐步粉碎成所需粒度，或将油脂类中药研成糊状再与其他药物粗粉混合粉碎成所需粒度。需串油粉碎的中药主要是种子类药物，如桃仁、苦杏仁、苏子、酸枣仁、火麻仁、核桃仁等。

蒸罐粉碎：先将处方中其他中药粉碎成粗粉，再将用适当方法蒸制过的动物类或其他中药陆续掺入，经干燥，再粉碎成所需粒度。需蒸罐粉碎的中药主要是动物的皮、肉、筋、骨及部分需蒸制的植物药，如乌鸡、鹿胎、制何首乌、酒黄芩、熟地黄、酒黄精、红参等。

（二）湿法粉碎（wet comminution）

湿法粉碎系指在药物中加入适量水或其他液体一起研磨粉碎的方法。通常选用的液体是以药物遇湿不膨胀、不溶解，两者混合不起化学变化，不妨碍药效为原则。某些有较强刺激性或毒性药物，用湿法粉碎可避免粉尘飞扬。湿法粉碎因水或其他液体以小分子渗入药物颗粒的裂隙，减少其分子间的引力而利于粉碎。根据粉碎时加入液体的情况可分为常规加液研磨法和水飞法。

1. 常规加液研磨法　是在将要粉碎的药物中加入少量液体后研磨粉碎的方法。粉碎非极性晶体樟脑、冰片、薄荷脑等时，常加入少量乙醇或水进行研磨；粉碎麝香时，常加入少量水，俗称"打潮"，剩下麝香渣时，"打潮"更易研碎。粉碎中药冰片和麝香时遵循"轻研冰片，重研麝香"的原则。

2. 水飞法 是利用粗细粉末在水中悬浮性不同，将不溶于水的药物反复研磨制备成所需粒度的粉碎方法。朱砂、珍珠、炉甘石等通常采用传统的"水飞法"粉碎，即将药物先打成碎块，除去杂质，放入研钵或电动研钵中，加适量水，用研锤重力研磨。当有部分细粉研成时，应倾泻出来，余下的药物再加水反复研磨，倾泻，直至全部研细为止，再将研得的混悬液合并，沉淀得到的湿粉进行干燥，研散，过筛，可得极细粉。水溶性的矿物药如芒硝、硼砂，不能采用水飞法粉碎。

（三）低温粉碎（cryogenic comminution）

低温时物料脆性增加，易于粉碎，是一种粉碎的新方法。其特点：①适用于在常温下粉碎困难的物料，软化点低、熔点低及热可塑性物料，如树脂、树胶、干浸膏等；②适用于含水、含油虽少，但富含糖分，具一定黏性的药物；③可获得更细粉末；④能保留挥发性成分。

低温粉碎一般有下列四种方法：①物料先行冷却或在低温条件下，迅速通过高速撞击或粉碎机粉碎；②粉碎机壳通入低温冷却水，在循环冷却下进行粉碎；③待粉碎的物料与干冰或液化氮气混合再进行粉碎；④组合运用上述冷却方法进行粉碎。

（四）超微粉碎（ultra-fine comminution）

超微粉碎技术是20世纪70年代后发展起来的一种物料加工高新技术，也是古老粉碎技术的新应用和新发展。超微粉碎又称超细粉碎，是指将粉粒物料磨碎到粒径为微米级以下的操作。超微粉体又称超细粉体，通常分为微米级、亚微米级以及纳米级粉体。粉体粒径为1~100nm的称为纳米粉体；粒径为0.1~1μm的称为亚微米粉体；粒径大于1μm的称为微米粉体。

药物超微（细）粉碎后，可以增加药物吸收率，提高药物生物利用度，有利于提高药效，同时也为剂型改变创造了条件。

超微（细）粉碎的关键是方法、设备以及粉碎后的粉体分级。对超微（细）粉体不仅要求粉体极细，而且粒径分布要窄。

四、粉碎原则

在中药粉碎过程中，应遵循以下几点原则：①根据应用目的和药物剂型控制适当的粉碎程度；②粉碎过程中应注意及时过筛，以免部分药物过度粉碎，而且也可提高工效；③粉碎后应保持药物的组成和药理作用不变；④中药必须全部粉碎应用，较难粉碎部分（叶脉、纤维等）不应随意丢弃。

五、粉碎的设备及使用注意事项

（一）粉碎设备（equipments of comminution）

1. 柴田式粉碎机 亦称万能粉碎机。在各类粉碎机中它的粉碎能力最大，是中药厂普遍应用的粉碎机，由"机壳"、打板和装在动力轴上的"甩盘"、刀形的挡板、风扇及分离器等部件组成。粉碎时主要靠六块打板的碰撞作用。如图5-1所示。

柴田式粉碎机构造简单，使用方便，粉碎能力强，广泛适用于黏软性、纤维性及坚硬的中药的粉碎，但对油性过多的药料不适用。

2. 万能磨粉机 是一种应用较广泛的粉碎机。主要由两个带齿的圆盘及环形筛组成。粉碎时主要靠圆盘上钢齿的撞击、研磨和撕裂等作用。如图 5-2 所示。

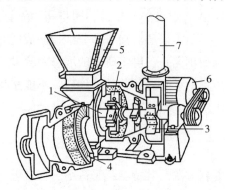

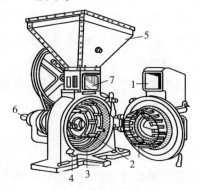

图 5-1 柴田式粉碎机（万能粉碎机）   图 5-2 万能磨粉机

1. 动力轴 2. 挡板 3. 风扇 4. 机壳内壁钢齿   1. 入料口 2. 钢齿 3. 环状筛板 4. 出粉口
5. 加料斗 6. 电动机 7. 出粉风管   5. 加料斗 6. 水平轴 7. 抖动装置

　　万能磨粉机适用范围广泛，用于根、茎、皮类等中药，干燥的非组织性药物，结晶性药物及干浸膏等的粉碎。但由于构造上的特点，在粉碎中容易产生热量，故不宜用于粉碎含大量挥发性成分、黏性强或软化点低且遇热发黏的药物。

　　3. 球磨机　球磨机的主要部分为一个由铁、不锈钢或瓷制成的圆形球罐，球罐的轴固定在轴承上，罐内装有物料及钢制或瓷制的圆球，如图 5-3 所示。当罐转动时，物料借圆球落下时的撞击劈裂作用及球与罐壁间、球与球之间的研磨作用而被粉碎。

　　球磨机要有适当的转速才能获得良好的粉碎效果。当罐的转速比较小时，由于球罐内壁与圆球间的摩擦作用，将圆球依旋转方向带上，然后沿罐壁滚下，如图 5-4 甲所示，此时主要发生研磨作用。当球罐的转速加大，则离心力增加，圆球的上升角随之增大，圆球下落的轨迹如图 5-4乙所示，此时产生了圆球对物料的撞击作用。若再增大球罐的转速，则产生的离心力更大，甚至超过圆球的重力，则球紧贴于罐壁旋转，因此不能粉碎物料，如图 5-4 丙所示。

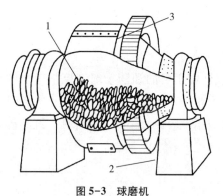

甲　　　乙　　　丙

图 5-3 球磨机   图 5-4 球磨机在不同转速下，圆球的转动情况

1. 圆球 2. 支架 3. 球罐   甲. 转速太慢 乙. 转速适当 丙. 转速太快

　　为了有效地粉碎物料，球磨机必须有一定的转速，使圆球从最高的位置以最大的速度下落。这一转速的极限值称为临界转速，它与球罐的直径有关，可由下式求出：

$$n_{临} = \frac{42.3}{\sqrt{D}} \, (\text{r/min}) \tag{5-1}$$

　　式中，$n_{临}$ 为球罐每分钟临界转速；D 为球罐直径（m）。在实际工作中，球磨机的转速一般采用临界转速的 75%，即

$$n = \frac{32}{\sqrt{D}} \text{至} \frac{37.2}{\sqrt{D}} \text{（r/min）} \tag{5-2}$$

除转速外，影响球磨机粉碎效果的因素还有圆球的大小、重量、数量、被粉碎药物的性质等。圆球须有足够的重量和硬度，使能在一定高度落下具有最大的击碎力。圆球的直径一般不应小于65mm，其直径应大于被粉碎物料的4~9倍。由于操作时圆球不断磨损，部分圆球须经常更换。球罐中装填圆球的数目不宜太多，过多则在运转时上升的球与下降的球发生撞击现象。通常球罐中装填圆球的体积仅占球罐全容积的30%~35%。球罐的长度与直径应有一定的比例，球罐过长，仅部分圆球具有作用。实际操作中一般取长度：直径=1.64：1.56较为适宜。被粉碎药料一般不应超过球罐总容量的1/2。

球磨机适于粉碎结晶性药物（如朱砂、皂矾、硫酸铜等）、树胶（如桃胶、阿拉伯胶等）、树脂（如松香）及其他植物中药浸提物（如儿茶）；对具有刺激性的药物（如蟾酥、芦荟等）可防止粉尘飞扬；对具有很大吸湿性的浸膏（如大黄浸膏等）可防止吸潮；对具有挥发性的药物（如麝香等）、贵重药物（如羚羊角、鹿茸等）以及与铁易起作用的药物均可用瓷质球磨机进行粉碎。球磨机亦可用在无菌条件下，进行无菌药粉的粉碎和混合。

球磨机除广泛应用于干法粉碎外，亦可用于湿法粉碎。如用球磨机水飞制备的炉甘石、朱砂等粉末可达到七号筛的细度，比干法制备的粉末润滑，且可节省人力。

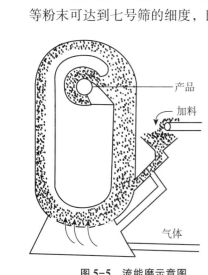

图5-5　流能磨示意图

4. 流能磨　系利用高速弹性流体（空气、蒸汽或惰性气体）使药物的颗粒之间以及颗粒与室壁之间碰撞而产生强烈的粉碎作用，如图5-5所示。粉碎的动力是高速气流形成的碰撞与剪切作用。

采用流能磨粉碎过程中，由于气流在粉碎室中膨胀时的冷却效应，被粉碎物料的温度不升高，因此本法适用于抗生素、酶、低熔点或其他对热敏感的药物的粉碎。而且在粉碎的同时就进行了分级，所以可得5μm以下均匀的粉体。操作时应注意加料速度一致，以免堵塞喷嘴。

5. 振动磨　利用研磨介质（球形、柱形或棒形）在振动磨筒体内作高频振动产生冲击、摩擦、剪切等作用，将物料磨细的一种粉碎设备。

图5-6是振动磨示意图，其槽形或管形筒体支撑于弹簧上，筒体中部有主轴，轴的两端有偏心块，主轴的轴承装在筒体上，通过挠性轴套同电动机连接。振动磨的工作原理如图5-7所示。物料和研磨介质装入弹簧支撑的筒体内，由偏心块激振装置驱动磨机筒体做圆周运动，运动方向和主轴旋转方向相反。例如，主轴以顺时针方向旋转，则研磨介质按逆时针方向进行循环运动；研磨介质除了有公转运动外，还有自转运动。但当振动频率高时，加速度增大，研磨介质运动较快，各层介质在径向上运动速度依次减慢，形成速度差，介质之间产生冲击、摩擦、剪切等作用而使物料粉碎。

振动磨可以干法或湿法工作。在工业上应用时一般是连续操作，即物料连续进入筒体并自筒体排出。

振动磨与球磨机相比，其粉碎比高（10~200），粉碎时间短，可连续粉碎，还可通过改变影响粉碎的因素（如调节振动的振幅、排料口径等）而进行超细粉碎。

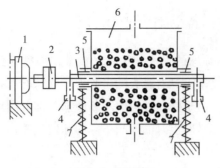

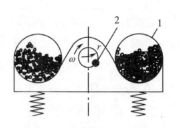

图 5-6　振动磨
1. 电动机　2. 挠性轴套　3. 主轴
4. 偏心块　5. 轴承　6. 筒体　7. 弹簧

图 5-7　振动磨工作原理图
1. 筒体　2. 偏心激振装置

（二）使用注意事项

虽然各类粉碎设备具有不同的优点和适用范围，但在使用时均应注意以下几点：①高速运转的粉碎机开动后，待其转速稳定时再加药料粉碎，否则易烧坏电机；②避免药料中夹杂硬块，否则易引起卡塞转子而难于启动，或者破坏钢齿、筛板；③各种转动机构如轴承、伞式轮等，要有良好的润滑剂，必须保障正常运转；④电动机及传动机构等应用防护罩，以保证安全，同时要注意防尘、清洁与干燥；⑤电机不能超速或超负荷运转；⑥粉碎机未停定，严禁打开机盖；⑦粉碎完毕后，要清理内外部件，以备下次再用。

第二节　筛　析

一、筛析的目的

筛析是固体粉末的分离技术。筛即过筛，系指粉碎后的药料粉末通过网孔性的工具，使粗粉与细粉分离的操作；析即离析，系指粉碎后的药料粉末借空气或液体（水）流动或旋转的力，使粗粉（重）与细粉（轻）分离的操作。

筛析的目的：①将粉碎好的药粉或颗粒按不同的粒度范围分为不同等级，以便制备成各种剂型；②对药粉起混合作用，从而保证组成的均一性；③及时将符合细度要求的药粉筛出，可以避免过度粉碎，减少能耗，提高粉碎效率。

二、药筛的种类与规格

药筛系指按药典规定，全国统一用于药剂生产的筛，或称标准药筛。在实际生产中，也常使用工业用筛，这类筛的选用，应与药筛标准相近，且不影响药剂质量。药筛可分为编织筛与冲眼筛两种。编织筛的筛网由铜丝、铁丝（包括镀锌的）、不锈钢丝、尼龙丝、绢丝编织而成，也有采用马鬃或竹丝编织的。编织筛在使用时筛线易于移位，故常将金属筛线交叉处压扁固定。冲眼筛系在金属板上冲压出圆形或多角形的筛孔，常用于高速粉碎过筛联动的机械上及丸剂生产中分档。细粉一般使用编织筛或空气离析等方法筛选。

《中国药典》2020 年版一部所用的药筛，选用国家标准的 R40/3 系列，共规定了 9 种筛号，一号筛的筛孔内径最大，依次减小，九号筛的筛孔内径最小。具体规定见表 5-1。

表 5-1　《中国药典》筛号、工业筛目、筛孔内径对照表

筛　号	筛目（孔/2.54cm）	筛孔内径（μm）
一号筛	10	2000±70
二号筛	24	850±29
三号筛	50	355±13
四号筛	65	250±9.9
五号筛	80	180±7.6
六号筛	100	150±6.6
七号筛	120	125±5.8
八号筛	150	90±4.6
九号筛	200	75±4.1

目前制药工业上，习惯常以目数来表示筛号及粉末的粗细，多以每英寸（2.54cm）长度有多少孔来表示。例如每英寸有 120 个孔的筛号称为 120 目筛，筛号数越大，粉末越细。凡能通过 120 目筛的粉末称为 120 目粉。我国常用的一些工业用筛的规格及五金公司出售的铜丝筛规格可参见有关资料。

三、粉末的分等

粉碎后的粉末必须经过筛选才能得到粒度比较均匀的粉末，以适应医疗和药剂生产需要。筛选方法是以适当筛号的药筛筛过。过筛的粉末包括所有能通过该药筛筛孔的全部粉粒。例如通过一号筛的粉末，不都是近于 2mm 直径的粉粒，包括所有能通过二至九号药筛甚至更细的粉粒在内。富含纤维的中药在粉碎后，有的粉粒成棒状，其直径小于筛孔，而长度则超过筛孔直径，过筛时，这类粉粒也能直立地通过筛网，存在于过筛的粉末中。为了控制粉末的均匀度，《中国药典》2020 年版一部规定了六种粉末规格，具体规格见表 5-2。

表 5-2　粉末的分等标准

等级	分等标准
最粗粉	能全部通过一号筛，但混有能通过三号筛不超过 20% 的粉末
粗粉	能全部通过二号筛，但混有能通过四号筛不超过 40% 的粉末
中粉	能全部通过四号筛，但混有能通过五号筛不超过 60% 的粉末
细粉	能全部通过五号筛，并含能通过六号筛不少于 95% 的粉末
最细粉	能全部通过六号筛，并含有通过七号筛不少于 95% 的粉末
极细粉	能全部通过八号筛，并含能通过九号筛不少于 95% 的粉末

四、过筛与离析的器械

（一）过筛器械与应用（sieving devices and applications）

过筛器械种类很多，应根据对粉末粗细的要求、粉末的性质和数量来适当选用。在药厂成批生产中，当前多用粉碎、筛粉、空气离析、集尘联动装置，以提高粉碎与过筛效率，保证产品质量。在小批量生产及科学试验中亦常用手摇筛、振动筛粉机、悬挂式偏重筛粉机以及电磁簸动筛粉机。

1. 过筛器械

（1）**手摇筛** 系由不锈钢丝、铜丝、尼龙丝等编织的筛网，固定在圆形或长方形的竹圈或金属圈上。按照筛号大小依次叠成套（亦称套筛）。此筛多用于小批量生产，也适用于筛毒性、刺激性或质轻的药粉，避免轻尘飞扬。

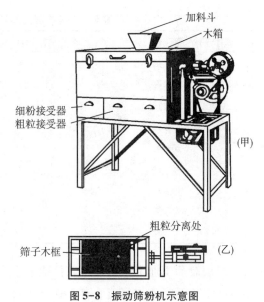

（2）**振动筛粉机** 又称筛箱，系利用偏心轮对连杆所产生的往复振动而筛选粉末的装置。如图5-8所示，其有规律的振动是由电机带动偏心轮所产生的，过筛过程中由于不断的往复运动产生了平动和振动。适合于无黏性的植物药、化学药物、毒性药、刺激性药及易风化或易潮解的药物粉末过筛。过筛完毕需静置适当时间，使细粉下沉后，再开启。

图5-8 振动筛粉机示意图
（甲）振动筛粉机 （乙）振动筛结构图

目前中药厂较多使用的筛粉机系由筛网固定于金属架上而成的四片弧形筛，合在一起即成圆筒状筛，筒内装有毛刷，需过筛的药粉由加料斗加入，进到滚动的圆筒内，借转动及毛刷搅拌作用，使药粉通过筛网，分别收集细粉与粗粉即成。

（3）**悬挂式偏重筛粉机** 筛粉机悬挂于弓形铁架上，系利用偏重轮转动时不平衡惯性而产生簸动，如图5-9所示。此种筛构造简单，效率高，适用于矿物药、化学药品或无显著黏性中药粉末的过筛。

（4）**电磁簸动筛粉机** 如图5-10所示，系利用较高频率（高达每秒200次以上）与较小幅度（其振动幅度在3mm以内）造成簸动。由于振幅小，频率高，药粉在筛网上跳动，故能使粉粒散离，易于通过筛网，加强其过筛效率。此筛是按电磁原理进行设计的。簸动筛具有较强的振荡性能，故适用于筛黏性较强的药粉如含油或树脂的药粉等。其过筛效率较振动筛高。

此外，生产上亦可采用ZS振动筛粉机，用于3~350目各种粉状物料筛选分级。

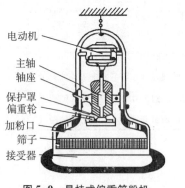

图5-9 悬挂式偏重筛粉机

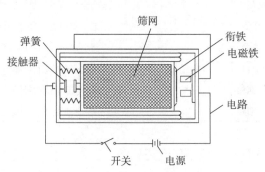

图5-10 电磁簸动筛粉机

2. 过筛注意事项 过筛时如正确操作，则可提高过筛效率。过筛需注意的事项包括筛法、对药粉的要求及加粉量等，简述如下。

（1）**振动** 药粉在静止情况下由于受相互摩擦及表面能的影响，易形成粉块不易通过筛孔。当施加外力振动时，各种力的平衡受到破坏，小于筛孔的粉末才能通过，所以过筛时需要不断振动。粉末在筛网上的运动速度不宜过快，这样可使更多的粉末有落于筛孔的机会；但运动速度也不宜太慢，否则也会减低过筛的效率。

（2）粉末应干燥 药粉中含水量较高时应充分干燥后再过筛。易吸潮的药粉应及时过筛或在干燥环境中过筛。富含油脂的药粉易结成团块，很难通过筛网，可采用串油法使易于过筛外，也可以先进行脱脂使能顺利过筛。若含油脂不多时，先将其冷却再过筛，可减轻黏着现象。

（3）粉层厚度 药筛内放入粉末不宜太多，让粉末有足够的余地在较大范围内移动而便于过筛。但粉层也不宜太薄，否则会影响过筛效率。

（二）离析器械与应用（elutriation devices and applications）

中药厂在粗料粉碎时多采用柴田式粉碎机，此种粉碎机的结构在本章第一节已经介绍，即在机膛内主轴上装有打板、挡板及风扇。在开机粉碎药料时，由于事先将挡板调到一定程度，可控制药料打碎的细度。当一定细度的药粉通过挡板后，立即被风扇吹出机外，使粗、细粉靠风力得以分离，经过粉碎机粉碎的细粉，被风扇吹出后，再用旋风分离器将药粉从气流中分离出来，这是气固分离的主要步骤。最后用袋滤器再将残余气流中的极细粉分离出来，达到基本分离的目的。常用的离析器械有如下两种。

1. 旋风分离器 旋风分离器是利用离心力以分离气体中细粉的设备，如图5-11所示。

特点是构造简单、分离效率高，其分离效率70%～90%。但也有一些缺点，如气体中的细粉不能除尽，对气体的流量变动敏感等。为了避免分离效率降低，气体的流量不应太小。

2. 袋滤器 袋滤器在制药工业中应用较广，它是进一步分离气体与细粉的装置。其构造如图5-12所示。

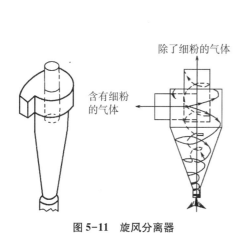

图 5-11 旋风分离器

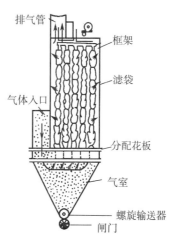

图 5-12 袋滤器

滤袋是用棉织或毛织品制成的圆形袋。各袋都平行以列管形式排列，当含有微粒的气体从滤袋一端进入滤袋后，空气可透过滤袋，而微粒便被截留在袋内，待一定时间后清扫滤袋，收集极细粉。

袋滤器的优点是截留气流中微粒的效应很高，一般可达94%～97%，甚至高达99%，并能截留直径小于1μm的细粉。它的缺点是滤布磨损和被堵塞较快，不适用于高温潮湿的气流。如使用棉织品，其气流温度不超过65℃；用毛织品截留微粒效果好，但不宜超过60℃。

目前，国内中药厂常见的是将粉碎机和旋风分离器与袋滤器串联组合起来，成为药物粉碎、分离的整体设备。

第三节 混 合

一、混合的目的

混合是指将两种以上固体粉末相互均匀分散的过程或操作。

混合的目的是使多组分物质含量均匀一致。混合操作在制剂生产中应用广泛，意义重大，混合结果直接关系到制剂的外观及内在质量。如在散剂、片剂等的生产中，混合不好会出现色斑、崩解时限不合格等现象，而且影响药效。特别是一些毒性药物如果未混匀，不仅给治疗效果带来影响，甚至带来危险。因此，混合操作是保证制剂产品质量的主要措施之一。

二、混合机理

1. 切变混合 固体粉末的不同组分在机械力作用下，在其界面间发生切变而达到混合。切变混合的效率取决于混合器械的类型和操作方法（如研磨混合）。

2. 对流混合 固体粉末靠机械力在混合器械中，从一处转移到另一处，经过多次转移使粉末在对流作用下而达到混合。对流混合的效率取决于所用混合器械的类型和操作方法（如 V 型混合筒）。

3. 扩散混合 混合容器内的粉末紊乱运动改变了它们间的相对位置时，则称为扩散混合。搅拌可以使粉末间产生运动，达到扩散混合（如搅拌型混合机）。

在混合操作过程中，实际上一般不以单一方式进行，而是切变、对流、扩散等方式结合进行。但因所用混合器械和混合方法不同，可能以其中某种方式混合为主。

三、混合方法

1. 搅拌混合 少量药物配制时，可以反复搅拌使之混合。药物量大时用该法不易混匀，生产中常用搅拌混合机，经过一定时间混合，可使之均匀。

2. 研磨混合 将药物的粉末在容器中研磨混合，适用于一些结晶体药物，不适宜于具吸湿性和爆炸性成分的混合。

3. 过筛混合 几种组分的药物混合，也可通过过筛的方法混匀。但对于密度相差悬殊的组分，过筛以后还须加以搅拌才能混合均匀。

四、混合机械

1. 槽形混合机 如图 5-13 所示。主要部分为混合槽，槽上有盖，均由不锈钢制成。槽内装有 "⌣" 形与旋转方向成一定角度的搅拌桨，用以混合粉末。槽可绕水平轴转动，以便卸出槽内粉末。该机器除适用于各种药粉混合以外，还可用于颗粒剂、片剂、丸剂、软膏等团块的混合和捏合。

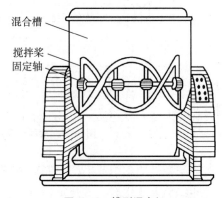

混合槽
搅拌桨
固定轴

图 5-13 槽型混合机

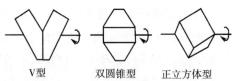

V型　　　双圆锥型　　　正立方体型

图 5-14 各种形式混合筒示意图

2. 混合筒　密度相近的粉末，可采用混合筒混合。其形状有 V 字形、双圆锥形及正立方体形等。将轴不对称地固定在筒的两面，由传动装置带动，如图 5-14 所示。但转速有一定限制，如转速太快则由于离心力的作用，使粉末紧贴筒壁而降低混合效果。V 形混合机混合速度快，应用非常广泛。

3. 双螺旋锥形混合机　由锥形容器和内装的螺旋桨、摆动臂和传动部件等组成，如图 5-15 所示。螺旋推进器在容器内既有自转又有公转，自转的速度约为 60r/min，公转的速度约为 2r/min。充填量约为 30%，在混合过程中，物料在推进器的作用下自底部上升，又在公转的作用下在全容器内产生旋涡和上下循环运动，使物料在较短时间内混合均匀。

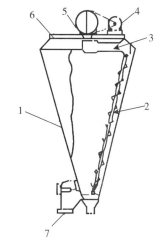

图 5-15　锥形垂直螺旋混合机
1. 锥形圆筒　2. 螺旋桨　3. 摆动臂
4. 电机　5. 减速器　6. 加料斗　7. 出料口

五、混合的影响因素

1. 组分药物比例量　组分药物比例量相差悬殊，不易混合均匀。这种情况可采用"等量递增法"混合。其方法是：取量小的组分与等量的量大组分，同时置于混合器中混匀，再加入与混合物等量的量大组分稀释均匀，如此倍量增加至加完全部量大的组分为止，混匀，过筛。

2. 组分药物的密度　组分药物密度相差悬殊时，较难混匀。一般应将密度小（质轻）者先放入混合容器中，再放入密度大（质重）者，并选择适宜的混合时间，并且应注意混合操作中的检测。

3. 组分药物的色泽　组分药物的色泽相差悬殊时易影响混合的均匀性。这种情况可采用"打底套色法"来解决。具体方法是：将量少的、色深的药粉先放入研钵中（混合前先用其他量多的药粉饱和研钵内表面）作为基础，即"打底"；然后将量多的、色浅的药粉逐渐分次加入研钵中，轻研混合即为"套色"。

4. 组分药物的粉体性质　组分药物粒子的形态、粒度分布、含水量、黏附性等均会影响混合的均匀性。若组分药物粒度分布相差悬殊，一般先将粒径大者放入混合容器中，再放入粒径小者；若处方中有液体组分，可用处方中其他组分吸收该液体，常用稀释剂有碳酸钙、蔗糖、葡萄糖等；因混合摩擦而带电的粉末常阻碍均匀混合，通常可加少量表面活性剂克服，或用润滑剂作抗静电剂。

第四节　粉体学理论在药剂中的应用

一、粉体学的概念

粉体（powder）是指细小固体粒子的集合体。粒子（particles）是粉体运动的最小单元，包括粉末（粒径小于 $100\mu m$）和颗粒（粒径大于 $100\mu m$）。通常说的"粉末""粉粒"或"颗粒"都属于粉体学的范畴。可见组成粉体的粒子可能是单个粒子，也可能是多个单体粒子聚结在一起的粒子。研究粉体的基本性质及其应用的科学称为粉体学（micromeritics）。

在医药产品中固体制剂占70%~80%，含有固体药物的剂型有散剂、颗粒剂、胶囊剂、片剂等。在固体剂型的制备过程中，无论是经粉碎的粉末，还是经过制粒的颗粒、小丸，甚至是片剂的集合体都属于粉体的范畴。块状原料加工成粉体后，其粒径、形态、比表面积和表面状态不同，其理化特性发生很大的变化，故影响原料在生产中的粉碎、过筛、混合、结晶、沉降、过滤、干燥等工艺过程及各种剂型（如散剂、颗粒剂、胶囊剂、片剂、混悬剂等）的成型。此外，粉体的基本特性（如粒径、表面积等）直接影响药物的稳定性、释放与疗效。因此，粉体学已成为药剂学的基础知识之一，为固体制剂的处方设计、生产过程、质量控制以及产品包装等提供了重要的理论依据和技术方法。

二、粉体的特性

（一）粒子大小与测定

1. 单个粒子大小的表示方法   粉体粒子大小是以粒子直径的微米（μm）数为单位来表示的。粉体大部分是不规则颗粒，代表粒径大小的表示方法有：几何学粒径、有效粒径、比表面积粒径等。

（1）几何学粒径   是指用显微镜看到的实际长度的粒子径。通常用的是如图5-16所示测定方法。

（2）有效粒径   用沉降法求得的粒子径，即以粒子具有球形粒子的同样沉降速度来求出。又称Stokes粒径或沉降粒径。

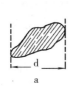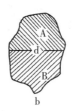

图5-16   几何学粒径表示方法

a. 定方向径（对一定方向的粒子长度）   b. 定方向等分径（定方向的一条线把粒子投影像面积切成二等份长度）   c. 外接圆径（粒子外接圆的直径）

（3）比表面积粒径   用吸附法和透过球法求得的粉体的单位表面积的比表面积，这种比表面积法是假定所有粒子都为球形求出的粒子径。

2. 粒径测定方法

（1）显微镜法   是用显微镜直接测定粒径的检测方法。光学显微镜可以测定微米级的粒径，电子显微镜可以测定纳米级的粒径，可测粒径范围为0.2~100μm。除了进行粒度测试之外，还常用来观察和测试颗粒的形貌。

（2）筛分法   是测定比较大的粒子（40μm以上）的最常用方法。让药粉通过不同筛号的筛，然后从各号筛上残留的粉末重量求出药粉的粒度分布。

（3）沉降法   是让粒子在液体中沉降，根据其沉降速度来测得粒径。本法是根据Stokes公式计算，适用于100μm以下的粒径的测定，代表性方法是吸管法和天平法。如图5-17所示。

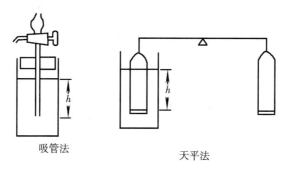

图 5-17 沉降法

吸管法（每隔一定时间，吸取一定量的液体，测定其中粒子数）

天平法〔在一定高度（h）于天平一侧的盘上沉降下来测定粒子的重量〕

（4）**小孔透过法（库尔特法）** 是将粒子分散于电解质溶液中，中间有一小孔，两侧插上电极。混悬粒子通过小孔时两极间电阻瞬时产生变化，这种变化的大小和粒子容积成比例。通过测出粒子变化数值的大小，可求出粒子分布。本法可以用于测定混悬剂、乳剂、脂质体、粉末药物等的粒径分布。图 5-18 为示意图。

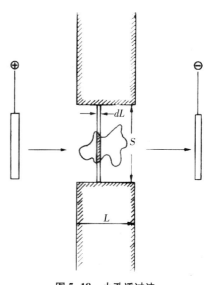

（5）**激光衍射法** 利用颗粒对激光的散射特性作等效对比，所测出的等效粒径为等效散射粒径，即用与实际被测颗粒具有相同散射效果的球形颗粒的直径来代表这个实际颗粒的大小。当被测颗粒为球形时，其等效粒径就是它的实际直径。一般认为激光法所测的直径为等效体积径。激光粒度分析仪是根据光的散射原理测量粉体颗粒大小的，是一种比较通用的粒度仪。集成了激光技术、现代光电技术、电子技术、精密机械和计算机技术，具有测量速度快、动态范围大、操

图 5-18 小孔透过法

作简便、重复性好等优点，测量范围为 20nm～2mm，现已成为全世界最流行的粒度测试仪器。

（二）粒子形态

粉体的状态属固体粉末，包括形状、大小、分布等。实际中的粉体很多是由粉碎过程而制成，粉体的形状极为复杂，尤其中药粉末更是如此。几何形态规则者，可用球形、立方形、柱形等表示，某些结晶可能呈针状、片状、板状等；但形状不规则的就很难用一名称或形容词说明其形态，而且很多微粒的表面很粗糙，就更难以表示。因此，研究工作者提出了一些对微粒形态的表示方法。例如用显微镜观察微粒的形状并测定粒子三个轴的长，即长（l）、宽（b）、高（h）等，并用三者的关系定量地表示其形态，如用扁平度（b/l）、延伸度（l/b）。若以 d 代表微粒粒径，S 代表粒子的实际表面积，V 代表粒子的实际体积，则微粒的表面状态可用表面形态系数（surface shape factor）$\varphi_S = S/d^2$ 表示；粒子的体积形态可用体积形态系数（volume shape factor）$\varphi_V = V/d^2$、比表面形态系数（specific surface shape factor）$\varphi = Sd/V$ 等表示。比表面形态系数是其中常用的表示方法，简称形态系数（shape factor）。还有人对表面粗糙的微粒用皱度系数（coefficient of rugosity）表示其表面形态，皱度系数是指粒子的真实表面积与其假设的理想几何形态粒子的表面积之比。

（三）粉体的比表面积

比表面积系指单位重量或容量粉体所具有的总的表面积，分为体积比表面积和重量比表面积。由于大多数粉体中粉粒的表面很粗糙，有的粉粒有缝隙和微孔，中药粉末更是如此，所以有很大的比表面积。粉体的比表面积大小能够反映出药物的特性，如吸附能力、表面粗糙情况与空隙的多少等，因此测定粉体的比表面积是有意义的。

（四）粉体的密度与孔隙率

1. 粉体的密度 密度系指物质单位容积的质量。欲求得密度，需先求得物质的容积，对于流体或无缝隙的固体来说，测定其准确的容积或体积并不难，然而对粉体来说则不甚容易。为此研究工作者使用了许多表示粉体容积的方法，随之也有许多密度表示方法。

（1）真密度（true density） 系指除去微粒本身的孔隙及粒子之间的空隙占有的容积后求得物质的容积，并测定其质量，再计算得到的密度称为真密度，为该物质的真实密度。通常采用气体置换法求得。

（2）粒密度（granule density） 系指除去粒子间的空隙，但不排除粒子本身的细小孔隙，测定其容积而求得的密度称为粒密度，亦即粒子本身的密度。可用液体置换法求得粒密度。因液体不能钻入微粒本身的微孔，所以用本法测得的容积实际上是微粒的真容积与微粒内部孔隙的容积之和，称量样品的质量，即可求得粒密度。

（3）堆密度（或称松密度，bulk density） 系指粉体质量除以粉体所占容器的容积求得的密度，该容积是指包括微粒本身的孔隙以及微粒间的空隙在内的总容积。测定粉体的堆密度时，一般是将粉体充填于量筒中，并按一定的方式使振动，以保证实验条件一致，重现性好，量得粉体容积，由质量及容积求得堆密度。在固体粉末药物中有"轻质"与"重质"之分，如氧化镁与碳酸镁等，则指其堆密度不同。凡堆密度小，亦即堆容积（包括微粒内孔隙及微粒间空隙）大的属于"轻质"；"重质"则是粉体堆密度大，而堆容积小。粉体的"轻质"与"重质"主要与该粉体的总孔隙有关，即与堆密度有关，而与真密度无关。

2. 孔隙率（porosity） 粉体中的孔隙包括微粒本身的孔隙和微粒间的空隙。其孔隙率系指微粒中孔隙和微粒间的空隙所占的容积与粉体容积之比。用下式表示：

$$E_{总} = \frac{V_b - V_p}{V_b} = 1 - \frac{V_p}{V_b} \tag{5-3}$$

式中，$E_{总}$ 为孔隙率；V_b 为粉体的体积；V_p 为粉体本身的体积。

粉体的孔隙率受很多因素的影响，如粉体形态、粉体大小、粉体表面的摩擦系数、温度及压力等。但是如果测出药物粉末的真密度，便可以求出总孔隙率。

（五）粉体的流动性

粉体的流动性（flowability）与粒子间的作用力（如范德华力、静电力等）、粒度、粒度分布、粒子形态及表面摩擦力等因素有关。有些粉末松散并能自由流动；有的则具有黏着性（stickiness）。一般粉体的粒径小于 $10\mu m$ 可以产生胶黏性，当把小于 $10\mu m$ 的微粒除去或把小于 $10\mu m$ 的粒子吸附在较大的微粒上时，其流动性便可以改善；若因微粒湿度大而致流动性不好，可将其干燥使流动性改善。流动性在药剂生产与应用中，如散剂、冲剂分装，片剂颗粒往模孔中充填，外用散剂撒布等均有较大意义。粉体流动性的表示方法较多，一般用休止角和流速等表示。其测定方法如下。

1. 休止角（angle of repose） 休止角是表示微粒间作用力的主要方法之一。其测定方法一般是使粉体经一漏斗流下并成圆锥体堆。设锥体高为 H，锥体底部半径为 R，则 $tg\alpha = H/R$，α 角即为休止角，如图 5-19 所示。测定休止角的方法，可以归纳为以下四类。

（1）固定漏斗法 将漏斗固定于水平放置的绘图纸的上方一定距离，漏斗下口距绘图纸的高度为 H，小心地将粉体倒入漏斗中，一直到漏斗下形成的圆锥体的尖端接触到漏斗的下口为止，圆锥体底的直径为 $2R$，可从绘图纸上测出休止角，如图 5-20（Ⅰ）所示。

（2）固定圆锥槽法 将圆锥槽的底部直径固定，例如可用固定大小的圆盒底或盖来接收由漏斗漏下的粉体，漏斗中不断注入粉体，直到得到圆锥体为止，如图 5-20（Ⅱ）所示，计算出休止角。

（3）倾斜箱法 于矩形盒内装满粉体，其松实程度适宜，将盒逐步倾斜至粉体开始流出为止。盒子倾斜的角度即为休止角，如图 5-20（Ⅲ）所示。

（4）转动圆柱体法 在圆柱体中装入半满量的粉体，使其在同一水平面上按一定速度转动，粉体与水平面所成的角度，即为休止角，如图 5-20（Ⅳ）所示。

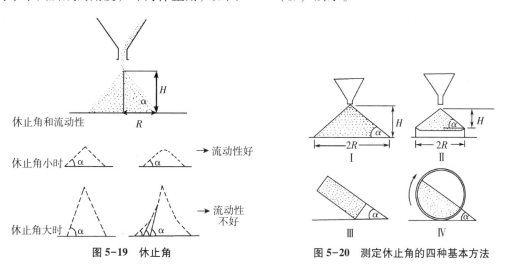

图 5-19 休止角　　　　　图 5-20 测定休止角的四种基本方法

休止角与细粉的百分比有关，如百分比大，休止角亦大。片剂颗粒中加入滑石粉，并以加入量对休止角作图，可以看到休止角出现一临界点，即在此百分比时有最小的休止角，即有最好的流动性，如图 5-21 所示。休止角与粒径大小有关，粒径增加休止角可以减小。休止角与粒子表面有关，粒子表面愈粗糙，愈不规则，休止角就愈大，当 α 等于 45°时，粉末就具有松散感。休止角越小，说明摩擦力越小，流动性越好。一般认为 $\alpha \leqslant 30°$时流动性好；$\alpha \leqslant 40°$时可以满足生产过程中流动性的需求。粉体中的水分含量对休止角有影响，在一定范围内休止角因水分含量的增加而变大。但当超过某一限度（12%）时，则又逐渐变小。一般认为这是由于粉体的孔隙被水分子所充满，以及含水量达到一定限度后水可起润滑作用的综合原因所造成。

2. 流速（flow rate） 流速系指粉体由一定孔径的孔或管中流出的速度。流速是粉体的重要性质之一，它能反映粉体的粒度和均匀性。一般来说，粉体的流速快，则其流动均匀性好，即流动性好。流速的测定方法是在圆筒容器的底部中心开口（出口大小视粉体粒径大小而定），把粉体装入容器内，测定单位时间里流出的粉体量。如图 5-22 所示。

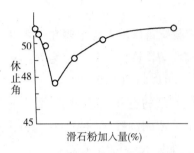

图 5-21 滑石粉对颗粒休止角的影响

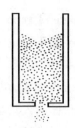

图 5-22 粉体流出速度的测定

3. 影响流动性的因素及改善流动性的方法 粉体的流动性会影响到多种固体制剂的制备，如胶囊剂的填充、片剂的压片等。影响粉体流动性的因素和改善流动性的方法如下。

（1）粒子大小 一般粉状物料流动性差，大颗粒可有效降低粒子间的黏附力和凝聚力等，有利于流动。在制剂中造粒是增大粒径、改善流动性的有效方法。

（2）粒子形态及表面粗糙度 球形粒子的表面光滑，可以减少粒子间的摩擦力。

（3）密度 在重力流动时，粒子的密度大有利于流动。一般粉体的密度大于 $0.4g/cm^3$ 时，可以满足粉体操作中流动性的要求。

（4）含湿量 由于粉体的吸湿作用，粒子表面吸附的水分增加了粒子间黏着力，从而降低了粉体的流动性。

（5）助流剂的影响 由于助流剂的粒径较小，可以填入粒子粗糙表面的凹面而形成光滑表面，减少阻力。因此，在粉体中加入助流剂时可大大改善粉体的流动性。

（六）粉体的润湿性和吸湿性

1. 润湿性 是指固体界面由固-气界面变成固-液界面的现象。粉体的润湿性对颗粒剂、片剂等固体制剂的崩解性、溶解性等具有重要意义。固体的润湿性用接触角表示，即液滴在固液接触边缘的切线与固体平面间的夹角。当液滴滴在固体表面时，可出现几种不同形态。当液滴在固体表面铺成薄层时，称为完全润湿；液滴在固体表面呈完整的球形，称为完全不润湿。

对于液体，固体极性越大，接触角越小；对于固体，液体表面张力越低，则接触角越小。表面活性剂由于能降低液体的表面张力而使接触角减小。粉体的润湿在制剂生产中有着十分重要的意义。如湿法制粒、制剂包衣、混悬液制剂等都要求原辅料具有良好的润湿性。片剂、胶囊剂、颗粒剂的崩解与药物溶出，都与润湿性有关。

2. 药物的吸湿性 因粉体一般用粉碎方法制得，有巨大的比表面积，蓄积着大量表面能，所以置于空气中可吸收空气中的水分，出现引潮吸湿现象，使其流动性变差，并可结块、变色等。药物粉末在湿度较大的空气中容易不同程度地吸附一些水分，产生润湿、流动性降低、结块、液化、甚至发生变色、分解等变化而降低药物稳定性。

药物的吸湿性与空气状态有关。当空气中的水蒸气分压大于药粉表面水分产生的水蒸气压时，药粉发生吸湿；反之，药粉发生风干；而当空气水蒸气分压等于药粉表面水蒸气压时，吸湿与干燥达到动态平衡，此时药粉的含水量称为吸湿平衡量。吸湿平衡量与物料的性质及空气状态有关，不同药物的吸湿平衡量随空气状态而变化。药物吸湿性常用吸湿平衡曲线表示，即在不同湿度下测定平衡吸湿量，再以吸湿量对相对湿度作图即得吸湿平衡曲线。

（1）水溶性药物的吸湿性 在相对湿度较低的环境下水溶性药物几乎不吸湿，而当相对湿度增加到一定值时，吸湿量迅速增加，此时的相对湿度称为临界相对湿度（CRH）。CRH 为水溶性药物的特征参数，用来衡量药物吸湿的难易程度。

在复方制剂中，水溶性物质的混合物吸湿性更强。根据 Elder 假说："混合物的临界相对湿度大约等于各个药物的临界相对湿度的乘积。"

$$CRH_{AB} = CRH_A \times CRH_B \tag{5-4}$$

式中，CRH_A、CRH_B 分别表示 A 物质与 B 物质的临界相对湿度；CRH_{AB} 为 A 和 B 物质混合物的临界相对湿度。

（2）水不溶性药物的吸湿性　水不溶性药物的吸湿性随相对湿度的变化而缓慢发生变化，无临界值。水不溶性药物的混合物的吸湿性具有加和性。

三、中药粉体改性技术（modification technology of traditional Chinese medicine powder）

（一）中药粉体改性的概述

中药粉体是以细微粒子状态存在的中药生药粉、中药浸膏粉或中药固体制剂。中药粉体是含有多种化学成分的混合物，其理化性质复杂，导致吸湿性强、黏性大、流动性差、荷电性强等不良物理特性，这些不良特性会直接影响固体制剂的生产和制剂质量。在实际生产和临床应用中，中药固体制剂大多存在粒径差异大、易吸潮结块、易串油串味、挥发性成分易散失、疗效不稳定等共性问题，而这些缺陷的存在与中药粉体的诸多性质息息相关。对粉体进行改性处理可以有效改善粉体在中药制剂中的实用性。粉体改性系指采用物理、化学或机械的方法和工艺，有目的地改变粉体粒子的物理或化学性质，以提高粉体的应用性。中药的粉体改性可以改善崩解溶出性能、掩盖不良气味、降低吸湿性、改善流动填充性等，使中药粉体满足特定的制剂学性质。中药粉体改性技术研究对于实现中药制剂的质量控制标准化和剂型现代化，提高中药制剂水平具有非常重要的意义。

（二）中药粉体改性的方法

1. 物理改性技术　物理改性技术根据改变粉体粒子形貌、大小又可分为超微粉碎技术和表面包覆技术。

（1）超微粉碎技术　超微粉碎技术是把普通粉体中大多数完整细胞粉碎成细胞级粉体，所得粉体的流动性和吸湿性等性质发生明显的改变，对制剂的成型和体内外性质产生明显影响。中药微粉的制备必须根据药物的性质选择合适的粉碎设备或制备方法，机械冲击式粉碎、气流粉碎以及振动磨粉碎常用于中药原药的微粉化，喷雾干燥或冷冻干燥等方法适用于中药提取物微粉的制备。

（2）表面包覆技术　表面包覆又称表面涂覆或表面涂层，表面改性剂与粒子表面无化学反应，包覆物与粒子间依靠物理方法或范德华力而连接。主要用于表面包覆改性的改性剂有表面活性剂、超分散剂、无机物等，采用的方法是喷雾干燥、流化床、机械混合、粉末沉积、机械磨压等。

2. 化学改性技术　化学改性是指通过改性剂与粉体进行物理化学反应以改变粉体性质的一种改性方法。中药粉体化学改性常用机械力化学改性法，利用强烈的机械力对粉体压缩、剪切、摩擦、延伸、弯曲、冲击等，促进粉体与改性剂进行物理、化学反应，机械力化学改性又可分为湿法机械力化学改性和干法机械力化学改性。

（1）湿法机械力化学改性　湿法机械力化学改性是指粉体与改性剂在固液两相环境下，受到机械力的挤压、剪切、冲击等作用，活化粉体表面，进而与改性剂发生物理、化学反应，具有分散性好、包覆均匀等特点。

（2）干法机械力化学改性 干法机械力化学改性是指粉体与改性剂在单一固相环境下进行的物理、化学反应。与湿法相比，干法具有工艺简单、改性时间短、效率高等优点。

四、粉体学在药剂中的应用

散剂、颗粒剂、胶囊剂、片剂等固体制剂多是以粉末为原料，经过粉碎、混合、制粒等操作制成。此外，溶液剂、混悬剂等液体药剂也用一部分粉体作原料，在这些情况下，除制剂或调剂操作的难易外，粉体的特性也能影响药剂的质量。

（一）对混合的影响

混合是固体制剂生产中的重要过程，混合均匀度是某些固体制剂的主要质量标准之一。药物粒子的大小是影响混合均匀度的重要因素之一，若粒子大，粒子数又不多，则达不到均匀混合的要求；粉体的密度、粉体粒子形态也与混合均匀度有关。各成分的粒子大小及密度不同或形态不适宜，都可使混合发生困难或使已混匀的粉粒因加工、运输中的振动而分层。粉粒的含湿量对混合也有影响。

（二）对分剂量的影响

散剂、颗粒剂、胶囊剂的分装以及片剂生产，一般都是按容积分剂量，粉粒的堆密度对分剂量的准确性有影响。粉粒的堆密度除决定于药物本身的密度外，还与粒子大小、形态等有关。在分剂量过程中，一般是使粉粒自动流满定量容器，所以其流动性与分剂量的准确性有关，而粉粒的流动性则与粒子大小及分布、粒子形状等有关。在一定范围内，粒子大，流动性好；流动性好的粒子中若加入较多的细粉，有时会令其流动性变差；当粒子大小分布范围很宽时，小粒子可穿过大粒子间的空隙落到底层，因粒子大小不同而导致堆密度不同。粒子的形态规则，表面光滑，其流动性往往较好。

（三）对可压性的影响

主要影响的剂型为片剂。影响的主要因素为药物细粉的晶形、形态、大小、粒度等。表面凹凸不平的晶体，可以相互嵌合，容易压制成片。堆密度大的疏松颗粒或粉末，由于在压制过程中其中的空气难以完全释放出来，容易造成松片或裂片。通常细小、粒度分布均匀的粒子具有较大的比表面积，压片时的可压性好，压制成的片剂硬度大，重量差异小。反之，粗大、粒度分布不均匀的粒子，会导致颗粒充填不均匀，片重差异大，而且使压片机的冲头压力分布不均，片剂硬度差，容易产生裂片。降低影响的措施可以采取加入改善可压性能的辅料（微晶纤维素、乳糖等）。

（四）对片剂、丸剂崩解的影响

片剂、丸剂等崩解的首要条件是制剂本身有足够的孔隙。药物细粉的孔隙率及润湿性对固体制剂的崩解有直接影响。全浸膏片没有粉性中药粉末，因而孔隙率极小，通常需加崩解剂进行调节。

（五）对混悬型液体药剂的影响

1. 对口服混悬液稳定性的影响 增加口服混悬液稳定性，避免或减少沉降、分层等现象的主要措施之一是减小药物的粒径。根据 Stokes 定律，微粒粒径减小 1/2，微粒沉降的速度则降至 1/4。

2. 对混悬型注射剂的影响 混悬型注射液要求有适宜的粒径：注射用混悬型注射剂的粒径 $\leqslant 15\mu m$，且 $15\sim 20\mu m$ 不超过 10%；静脉注射用混悬型注射剂的粒径 $2\mu m$ 以下 $\geqslant 99\%$，且粒径均匀，具良好的分散性。

3. 对混悬型滴眼剂的影响 混悬型滴眼液要求不得有超过 $50\mu m$ 的颗粒，而且含 $15\mu m$ 以下的颗粒不得少于 90%，并且颗粒不得结块，易摇匀。

（六）对药物疗效的影响

药物的溶解度和溶出速度是多数药物吸收和发挥作用的限速过程，尤其是难溶性药物。通过粉体化的处理，可以使难溶性药物粒径减小、比表面积增大，进而大大提高溶解性能，提高难溶性药物的吸收，有利于药效的发挥。药物的溶出性还与其润湿性有关，疏水性较强的药物仅靠减小粒径增大比表面积，对改善溶出性的作用往往不明显，如果在减小粒径的同时又改善其润湿性，则可取得更好效果。

【思考题】

1. "传承精华，守正创新"，这是目前国家对中医药工作的总体要求。请查阅相关的资料，论述如何在生产过程中创新性地使用粉碎新技术？如何根据药物不同的性质选择合适的粉碎方法？

2. 水飞法是矿物类中药常用的粉碎方法，在《备急千金要方》中记载了"凡钟乳等诸石，以玉槌水研，三日三夜，漂炼务令极细"。请简述水飞法的原理及操作方法。

3. 粉体学主要研究固体粒子集合体的表面性质、力学性质和电学性质等，试分析如何利用粉碎改性技术改善中药提取物粉体的吸湿性。

浸提、分离、精制、浓缩与干燥

【学习要求】

1. 掌握浸提、分离、精制、浓缩与干燥等操作的原理、特点、方法与步骤，以及该操作过程的影响因素。

2. 熟悉浸提、分离、精制、浓缩与干燥等操作使用的常用设备特点及存在的不足，合理选用设备与方法。

3. 了解浸提、分离、精制、浓缩与干燥的新型设备和方法。

第一节 概 述

一、药材成分与疗效

为减少服药量和便于成型，多数中药材需要进行浸提，所浸出的药材成分的种类（或性质）与中药制剂的疗效具有密切的关系。根据化学成分与疗效的关系，药材成分可以分为四类，即有效成分（包括有效部位）、辅助成分、无效成分和组织物质。

（一）有效成分（包括有效部位）

有效成分系指药材中起主要药效作用的化学成分，一般指有明确的分子式和结构式的单体化合物。如灯盏花素、穿心莲内酯、青蒿素等。一种中药往往含多种有效成分，而一种有效成分又有多方面的药理作用，其作用机制十分复杂。如甘草的生物活性成分，已知的就有甘草酸、甘草次酸、甘草苷、异甘草苷、甘草苦苷等，而其中仅甘草酸就具有肾上腺皮质激素样作用、抗变态反应作用、抗溃疡作用、抗动脉硬化作用、抗 HIV 作用和解毒作用等。

中药复方的综合作用更为复杂，若以单一有效成分来说明复方的多功效及其综合作用显然是不够的。中药提取时往往得到的是有效部位，如总生物碱、总苷、总挥发油等。应用有效部位在药理和临床上能够代表或部分代表原药材或方剂的疗效，有利于发挥其综合效能。

（二）辅助成分

辅助成分系指本身无特殊疗效，但能增强或缓和有效成分作用的成分，或指有利于有效成分的浸出或增加制剂稳定性的成分。如大黄中的鞣质能缓和大黄的泻下作用，大黄流浸膏比单独服用大黄蒽醌苷泻下作用缓和，副作用小；洋地黄中的皂苷有助于洋地黄苷溶解并可促进其吸收；葛根淀粉可使麻黄碱游离，增加其溶解度；黄连流浸膏中小檗碱的含量大大超过小檗碱的溶解限度，也是由于有辅助成分存在的缘故。

（三）无效成分

无效成分系指本身没有药效，无生物活性的物质。某些无效成分的存在甚至会影响浸提效果、制剂质量、稳定性、外观等。如某些蛋白质、鞣质、油脂、树脂、淀粉等。"有效"与"无效"只是相对的，随着自然科学的发展，过去认为无效的成分，现在发现有了新的生物活性。如药物中的多糖类成分，通常被作为杂质除去，而猪苓多糖对某些肿瘤有一定的抑制作用；生物碱一般被视为有效成分，但甜菜碱至今尚未发现有重要的医疗作用。所以，对药材成分有效和无效不应该绝对地划分。

（四）组织物质

组织物质系指一些构成药材细胞或其他的不溶性物质，如纤维素、栓皮、石细胞等。

二、浸提、分离、精制、浓缩与干燥的目的

中药制剂的疗效，在很大程度上取决于中药浸提、分离、精制、浓缩与干燥等方法的选择是否恰当，工艺过程是否科学、合理。这些单元操作的目的是尽量浸提出有效成分或有效部位，最低限度地浸出无效甚至有害的物质；减少服用量；增加制剂的稳定性；提高疗效等。

中医治病的特点是复方用药，发挥多成分、多靶点、多途径、多环节的综合作用和整体效应，在拟定浸提、分离、精制、浓缩与干燥工艺时，应根据临床疗效的需要、处方中各组成药物的性质、拟制备的剂型，并结合生产设备条件、经济技术的合理性等，选择和确定最佳工艺。

第二节 浸 提

浸提（extraction）系指采用适当的溶剂和方法浸出中药材所含有效成分或有效部位的操作。药材经粉碎后，对破碎的细胞来说，其所含成分可被溶出、胶溶或洗脱下来。对具有完好细胞结构的动植物药材来说，细胞内的成分浸出，需经过一个浸提过程。中药材的浸提过程一般可分为浸润与渗透、解吸与溶解和扩散等几个相互联系的阶段。

一、浸提的过程

（一）浸润与渗透阶段

浸提的目的是利用适当的溶剂和方法将药材中的有效成分提取出来。因此，溶剂需在加入药材后能够湿润药材的表面，并能进一步渗透到药材的内部，即必须经过一个浸润、渗透阶段。

溶剂能否使药材表面润湿，与溶剂和药材性质有关，取决于溶剂与药材表面物质之间的亲和性。如果药材与溶剂之间的亲和力大于溶剂分子间的内聚力，则药材易被润湿。反之，药材不易被润湿。

大多数中药材由于含有较多带极性基团的物质（如蛋白质、果胶、糖类、纤维素等），与常用的浸提溶剂（如水、醇等极性溶剂）之间有较好的亲和性，因而能较快地完成浸润过程。但

是，如果溶剂选择不当，或药材中含特殊有碍浸提的成分，则润湿会遇到困难，溶剂很难向细胞内渗透。如欲从含脂肪油较多的中药材中浸提水溶性成分，应先进行脱脂处理；用乙醚、石油醚、氯仿等非极性溶剂浸提脂溶性成分时，药材须先进行干燥。

溶剂渗入药材内部的速度，除与药材所含各种成分的性质有关外，还受药材的质地、粒度及浸提压力等因素的影响。药材质地疏松、粒度小或加压提取时，溶剂可较快地渗入药材内部。另外，细胞的吸水力是溶剂进入细胞内的又一动力。细胞壁的纤维与果胶质皆属于有限膨胀的凝胶，具有弹性和吸胀现象。如果植物细胞呈干燥状态，原生质失水而收缩，细胞壁则随着向内收缩。细胞壁的弹性，使它具有恢复原状的倾向。因此，干燥的植物原料，其吸收提取溶剂的速度最快。

为了帮助溶剂润湿药材，有时在溶剂中加入适量表面活性剂，由于表面活性剂具有降低界面张力的作用，故能加速溶剂对某些药材的浸润与渗透。

（二）解吸与溶解阶段

溶剂进入细胞后，可溶性成分逐渐溶解，胶性物质由于胶溶作用，转入溶液中膨胀生成凝胶。随着成分的溶解和胶溶，浸出液的浓度逐渐增大，渗透压升高，溶剂继续向细胞内透入，部分细胞壁膨胀破裂，为已溶解的成分向外扩散创造了有利条件。

由于药材中有些成分相互之间或与细胞壁之间，存在一定的亲和性而有相互吸附的作用。当溶剂渗入药材时，溶剂必须首先解除这种吸附作用（即解吸阶段），才可使一些有效成分以分子、离子或胶体粒子等形式或状态分散于溶剂中（即溶解阶段）。成分能否被溶解，取决于成分的结构和溶剂的性质是否遵循"相似相溶"的原理。

解吸与溶解是两个紧密相连的阶段，其快慢主要取决于溶剂对有效成分的亲和力大小。因此，选择适当的溶剂对于加快这一过程十分重要。此外，加热提取或于溶剂中加入酸、碱、甘油及表面活性剂，由于可加速分子的运动，或者可增加某些有效成分的溶解性，有助于有效成分的解吸和溶解。

（三）扩散阶段

当浸出溶剂溶解大量药物成分后，细胞内液体浓度显著增高，使细胞内外出现浓度差和渗透压差。所以，细胞外侧纯溶剂或稀溶液向细胞内渗透，细胞内高浓度的液体可不断地向周围低浓度方向扩散，至内外浓度相等，渗透压平衡时，扩散终止。因此，浓度差是渗透或扩散的推动力。物质的扩散速率可借用 Fick's 第一扩散公式（6-1）来说明：

$$\mathrm{d}s = - DF \frac{\mathrm{d}c}{\mathrm{d}x}\mathrm{d}t \tag{6-1}$$

式中，$\mathrm{d}t$ 为扩散时间，$\mathrm{d}s$ 为在 $\mathrm{d}t$ 时间内物质（溶质）扩散量，F 为扩散面积，代表药材的粒度和表面状态，$\frac{\mathrm{d}c}{\mathrm{d}x}$ 为浓度梯度，D 为扩散系数，负号表示药物扩散方向与浓度梯度方向相反。

扩散系数 D 值随药材而变化，与浸提溶剂的性质亦有关。可按式（6-2）求得：

$$D = \frac{RT}{N} \times \frac{1}{6\pi\gamma\eta} \tag{6-2}$$

式中，R 为摩尔气体常数，T 为绝对温度，N 为阿伏伽德罗常数，γ 为扩散物（溶质）分子半径，η 为黏度。

从式（6-1）、式（6-2）可以看出，扩散速率（ds/dt）与扩散面积（F），即药材的粒度及表面状态、扩散过程中的浓度梯度$\frac{dc}{dx}$和温度（T）成正比；与扩散物质（溶质）分子半径（γ）和液体的黏度（η）成反比。药材的粒度、浸提持续的时间只能依据实际情况适当掌握，D值随药材而变化。生产中最重要的是保持最大的浓度梯度。如果没有浓度梯度，其他的因素，如D值、F值、t值都将失去作用。因此，用浸提溶剂或稀浸出液随时置换药材周围的浓浸出液，创造最大的浓度梯度是浸出方法和浸出设备设计的关键。

二、影响浸提的因素

1. 药材粒度 主要影响渗透与扩散两个阶段。药材粒度小，在渗透阶段，溶剂易于渗入药材颗粒内部；在扩散阶段，由于扩散面大、扩散距离较短，有利于药物成分扩散。但粉碎过细的植物药材粉末，不适于浸提，原因在于：①过细的粉末吸附作用增强，使扩散速度受到影响；②粉碎过细，使大量细胞破裂，致使细胞内大量高分子物质（如树脂、黏液质等）易胶溶入浸出液中，而使药材外部溶液的黏度增大，扩散系数降低，浸出杂质增加；③药材粉碎过细，给浸提操作带来不便。如浸提液滤过困难，产品易浑浊。如用渗漉法浸提时，由于粉末之间的空隙太小，溶剂流动阻力增大，容易造成堵塞，使渗漉不完全或渗漉发生困难。

2. 药材成分 由式（6-2）得知，扩散系数（D值）与粒径（γ）成反比，即小分子成分先溶解扩散。因此，小分子成分主要在最初部分的浸出液内，大分子成分主要在继续收集的浸出液内。药材的有效成分多属于小分子物质，大分子成分多属无效成分。一般浸提次数不宜过多，2~3次的浸提即可将小分子有效成分浸提完全。但应指出，药材成分的浸出速度还与其溶解性（或与溶剂的亲和性）有关。对于易溶性物质，即使其分子大，也能先浸提出来，这一影响因素在式（6-2）中未能包括。例如，在用稀乙醇浸出马钱子时，较大分子的马钱子碱比士的宁先进入最初部分的浸液中。

3. 浸提温度 浸提温度升高，可使分子的运动加剧，植物组织软化，促进膨胀，从而加速溶剂对药材的渗透及对药物成分的解吸、溶解，同时促进药物成分的扩散，提高浸提效果。而且温度适当升高，可使细胞内蛋白质凝固破坏，杀死微生物，有利于提高制剂的稳定性。但浸提温度高能使药材中某些不耐热成分或挥发性成分分解、变质或挥发散失。如浸提鞣质时，若温度超过100℃，部分鞣质分解，浸出量反而降低。此外，高温浸提液中，往往无效杂质较多，放冷后会因溶解度降低和胶体变化而出现沉淀或浑浊，影响制剂质量和稳定性。因此浸提过程中，要适当控制温度。

4. 浸提时间 浸提过程的每一阶段都需要一定的时间，因此若浸提时间过短，将会造成药材成分浸出不完全。但当扩散达到平衡后，时间则不起作用了。此外，长时间的浸提往往导致大量杂质溶出，某些有效成分分解。若以水作为溶剂时，长期浸泡则易霉变，影响浸提液的质量。

5. 浓度梯度 浓度梯度系指药材组织内部的浓溶液与其外部溶液的浓度差。它是扩散作用的主要动力。浸提过程中，若能始终保持较大的浓度梯度，将大大加速药材内成分的浸出。浸提过程中的不断搅拌、经常更换新鲜溶剂、强制浸出液循环流动，或采用流动溶剂渗漉法等，均是为了增大浓度梯度，提高浸提效果。

6. 溶剂 pH 浸提过程中，除根据各种被浸出物质的理化性质选择适宜的溶剂外，浸提溶剂的 pH 与浸提效果也有密切关系。在中药材浸提过程中，调节适当的 pH 值，将有助于药材中某些弱酸、弱碱性有效成分在溶剂中的解吸和溶解，如用酸性溶剂浸提生物碱，用碱性溶剂浸提皂苷等。

7. 浸提压力　提高浸提压力可加速溶剂对药材的浸润与渗透过程，使药材组织内更快地充满溶剂，并形成浓浸液，使开始发生溶质扩散过程所需的时间缩短。同时，在加压下的渗透，尚可能使部分细胞壁破裂，亦有利于浸出成分的扩散。但当药材组织内已充满溶剂之后，加大压力对扩散速度则没有影响。对组织松软的药材，以及容易浸润的药材，加压对浸提影响亦不显著。

此外，新技术的不断发展，如超声波提取技术、超临界流体萃取技术、微波提取技术等，不仅使浸提过程加快，浸提效果提高，而且有助于提高制剂质量。

三、常用浸提溶剂

用于药材浸提的液体称浸提溶剂。浸提溶剂的选择与应用，关系到有效成分的充分浸出，制剂的有效性、安全性、稳定性及经济效益的合理性。优良的溶剂应：①最大限度地溶解和浸出有效成分，最低限度地浸出无效成分和有害物质；②不与有效成分发生化学变化，亦不影响其稳定性和药效；③比热小，安全无毒，价廉易得。完全符合这些要求的溶剂是很少的，实际工作中，除首选水、乙醇外，还常采用混合溶剂，或在浸提溶剂中加入适宜的浸提辅助剂。

1. 水　经济易得，极性大，溶解范围广。药材中的苷类、有机酸盐、鞣质、蛋白质、色素、多糖类（果胶、黏液质、菊糖、淀粉等）以及酶和少量的挥发油均能被水浸提。但水的浸提针对性或选择性差，容易浸提出大量无效成分，给制剂的制备带来困难（如难于滤过、制剂色泽不佳、易于霉变、不易贮存等），而且还会引起一些有效成分的水解，或促使某些化学变化的发生。

2. 乙醇　能与水以任意比例混溶。乙醇作为浸提溶剂的最大优点是可通过调节乙醇的浓度，选择性地浸提药材中某些有效成分或有效部位。一般乙醇含量在90%以上时，适于浸提挥发油、有机酸、树脂、叶绿素等；乙醇含量在50%~70%时，适于浸提生物碱、苷类等；乙醇含量在50%以下时，适于浸提苦味质、蒽醌苷类化合物等；乙醇含量在40%以上时，能延缓许多药物（如酯类、苷类等成分）的水解，增加制剂的稳定性；乙醇含量在20%以上时具有防腐作用。

乙醇的比热小，沸点78.2℃，汽化潜热比水小，故蒸发浓缩等工艺过程耗用的热量较水少。但乙醇具挥发性、易燃性，生产中应注意安全防护。此外，乙醇还具有一定的药理作用，故使用时乙醇的浓度以能浸出有效成分，满足制备目的为度。

3. 其他　其他有机溶剂，如乙醚、氯仿、石油醚等在中药生产中很少用于提取，一般仅用于某些有效成分的纯化精制。使用这类溶剂，最终产品须进行溶剂残留量的限度测定。

四、浸提辅助剂

浸提辅助剂系指为提高浸提效能，增加浸提成分的溶解度，增加制剂的稳定性，以及去除或减少某些杂质，而特地加入浸提溶剂中的物质。常用的浸提辅助剂有酸、碱及表面活性剂等。在生产中一般只用于单味药材的浸提，而较少用于复方制剂的浸提。

1. 酸　加酸的目的主要是促进生物碱的浸出；提高部分生物碱的稳定性；使有机酸游离，便于用有机溶剂浸提；除去酸不溶性杂质等。常用的酸有硫酸、盐酸、醋酸、酒石酸、枸橼酸等。酸的用量不宜过多，以能维持一定的pH值即可，过量的酸可能会引起不需要的水解或其他不良反应。

2. 碱　加碱的目的是增加偏酸性有效成分的溶出、碱性成分的游离、中和药材中有机酸酸性、除去在碱性条件下不溶解的杂质等。如浸提甘草时，在水中加入少许氨水，能使甘草酸形成可溶性铵盐，保证甘草酸的浸出完全；浸提远志时，若在水中加入少量氨水，可防止远志酸性皂苷水解，产生沉淀。常用的碱为氨水，因为它是一种挥发性弱碱，对成分的破坏作用小，易于控制其用量。对特殊浸提，常选用碳酸钙、氢氧化钙、碳酸钠等。碳酸钙为不溶性的碱化剂，使用时较安全，且能除去很多杂质，如鞣质、有机酸、树脂、色素等，故在浸提生物碱或皂苷时常用。氢氧化钙与碳酸钙作用相似，但前者微溶于水，而有较强的碱性。碳酸钠有较强的碱性，只限用于某些稳定的有效成分的浸提。氢氧化钠碱性过强，易破坏有效成分，一般不使用。

3. 表面活性剂　加入适宜的表面活性剂的目的是促进药材表面的润湿性，利于某些药材成分的浸提。如阳离子型表面活性剂的盐酸盐等，有助于生物碱的浸出。但阴离子型表面活性剂对生物碱多有沉淀作用，故不适宜于生物碱的浸出。非离子型表面活性剂一般对药物的有效成分不起化学作用，且毒性较小或无毒性，故常选用。如用水提醇沉法提取黄芩苷，酌加聚山梨酯80可以提高其收得率。但由于浸提方法不同或用不同的表面活性剂，其浸提效果亦有差异。如在70%乙醇中加入0.2%聚山梨酯20渗漉颠茄草时，则渗漉液中有效成分的含量较相同用量聚山梨酯80好，但用振荡法浸提，则聚山梨酯80又比聚山梨酯20的浸提效果好。表面活性剂虽有提高浸出效能的作用，但浸出液中杂质也较多，其对生产工艺、药剂的性质和疗效的影响，有待进一步研究。

4. 甘油　甘油为鞣质的良好溶剂，有稳定鞣质的作用，但由于黏度过大，多不单独用作浸出溶剂，故常与水或水与乙醇混合使用。如甘油只用作稳定剂时，可在浸出后加入制剂中。

五、常用浸提方法与设备

中药浸提方法的选择应根据处方药料特性、溶剂性质、剂型要求和生产实际等因素综合考虑。常用的浸提方法主要有煎煮法、浸渍法、渗漉法、回流法、水蒸气蒸馏法等。近年来，超临界流体提取法、超声波提取法等新技术也在中药制剂提取研究中应用。

（一）煎煮法

煎煮法（decoction）系指用水作溶剂，通过加热煮沸浸提药材成分的方法，又称煮提法或煎浸法。适用于有效成分能溶于水，且对湿、热较稳定的药材。由于煎煮法能浸提出较多的成分，符合中医传统用药习惯，故对于有效成分尚不清楚的中药或方剂进行剂型改进时，通常采取煎煮法粗提。

1. 操作方法　煎煮法属于间歇式操作，即将药材饮片或粗粉置煎煮器中，加水使浸没药材，浸泡适宜时间，加热至沸，并保持微沸状态一定时间，用筛或纱布滤过，滤液保存。药渣再依法煎煮1~2次，合并各次煎出液，供进一步制成所需制剂。根据煎煮时加压与否，可分为常压煎煮法和加压煎煮法。常压煎煮适用于一般性药材的煎煮，加压煎煮适用于药材成分在高温下不易被破坏，或在常压下不易煎透的药材。

2. 常用设备

（1）一般提取器　小量生产常采用敞口倾斜式夹层锅，也可用搪玻璃罐或不锈钢罐等。为了强化提取，有的在提取器上加盖，增设搅拌器、泵、加热蛇管等。为了出药渣方便并装设假底。

（2）多能式提取罐　是一类可调节压力、温度的密闭间歇式提取或蒸馏等多功能设备。其特点有：①可进行常压常温提取，也可以加压高温提取，或减压低温提取；②无论水提、醇提、提油、蒸制、回收药渣中溶剂等均能适用；③采用气压自动排渣，操作方便，安全可靠；④提取时间短，生产效率高；⑤设有集中控制台，控制各项操作，有利于组织流水线生产。多能式中药提取罐，见图6-1。

（3）球形煎煮罐　多用于驴皮的煎煮。在煎煮过程中，球罐不停地转动，起到翻动搅拌作用。

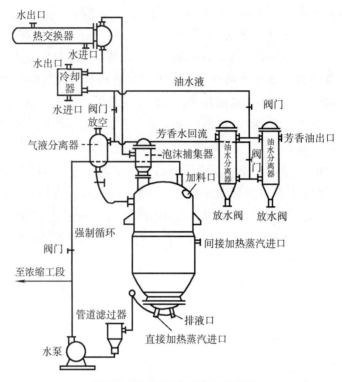

图 6-1　多能式中药提取罐示意图

（二）浸渍法

浸渍法（maceration）系指用适当的溶剂，在一定的温度下，将药材浸泡一定的时间，以浸提药材成分的一种方法。

1. 浸渍法的类型　浸渍法按浸提的温度和浸渍次数可分为冷浸渍法、热浸渍法、重浸渍法。

（1）冷浸渍法　又称常温浸渍法，在室温下进行操作。取药材饮片或粗颗粒，置有盖容器内，加入定量的溶剂，密闭，在室温下浸渍 3~5 日或至规定时间，经常振摇或搅拌，滤过，压榨药渣，将压榨液与滤液合并，静置 24h 后，滤过，收集滤液。冷浸渍法可直接制得酒剂、酊剂。若将滤液浓缩，可进一步制备流浸膏、浸膏、颗粒剂、片剂等。

（2）热浸渍法　将药材饮片或粗颗粒置特制的罐内，加定量的溶剂（如白酒或稀乙醇），水浴或蒸汽加热，使在 40~60℃进行浸渍，以缩短浸渍时间，其余同冷浸渍法操作，制备酒剂时常用。由于浸渍温度高于室温，故浸出液冷却后有沉淀析出，应分离除去。

（3）重浸渍法　又称多次浸渍法，可减少药渣吸附浸出液所引起的药材成分的损失。操作方法是：将全部浸提溶剂分为几份，先用其第一份浸渍后，药渣再用第二份溶剂浸渍，如此重复 2~3 次，最后将各份浸渍液合并处理，即得。重浸渍法能大大地降低浸出成分的损失，提高浸提效果。

2. 浸渍法的特点　浸渍法适用于黏性药材、无组织结构的药材、新鲜及易于膨胀的药材、芳香性药材。不适于贵重药材、毒性药材及高浓度的制剂，因为溶剂的用量大，且呈静止状态，溶剂的利用率较低，有效成分浸出不完全。即使采用重浸渍法，加强搅拌，或促进溶剂循环，只能提高浸提效果，不能直接制得高浓度的制剂。另外，浸渍法所需时间较长，不宜用水做溶剂，通常用不同浓度的乙醇或白酒，故浸渍过程中应密闭，以防止溶剂挥发损失。

（三）渗漉法

渗漉法（percolation）系指将药材粗粉置渗漉器内，溶剂连续地从渗漉器上部加入，渗漉液不断地从其下部流出，从而浸出药材中有效成分的一种方法。

1. 渗漉法的类型与设备 渗漉法根据操作方法的不同，可分为单渗漉法、重渗漉法、加压渗漉法、逆流渗漉法，本章主要介绍单渗漉法和重渗漉法。

（1）单渗漉法 操作步骤为：药材粉碎──→润湿──→装筒──→排除气泡──→浸渍──→收集渗漉液。

①粉碎：药材的粒度应适宜，过细易堵塞，吸附性增强，浸提效果差；过粗不易压紧，粉柱增高，减少粉粒与溶剂的接触面，不仅浸提效果差，而且溶剂耗量大。

②润湿：药粉在装渗漉筒前应先用浸提溶剂润湿，使其充分膨胀，避免在筒内膨胀，造成装筒过紧，影响渗漉操作的进行。一般加药粉一倍量的溶剂拌匀后，视药材质地密闭放置15min至6h，以药粉充分地均匀润湿和膨胀为度。

③装筒：根据药材性质选择适宜的渗漉器，膨胀性大的药材粉末宜选用圆锥形渗漉筒，膨胀性较小的药材粉末宜选用圆柱形渗漉筒。操作方法：先取适量脱脂棉，用溶剂润湿后，轻轻垫铺在渗漉筒的底部，然后将已润湿膨胀的药粉分次装入渗漉筒中，每次投药后压平。松紧程度视药材及溶剂而定。渗漉装置见图6-2。

装筒时药粉的松紧及使用压力是否均匀，对浸提效果影响很大。药粉装得过松，溶剂很快流过药粉，造成浸提不完全，消耗的溶剂量多。药粉装得过紧，会使出口堵塞，溶剂不易通过，渗漉速度减慢甚至无法进行渗漉。因此装筒时，要分次装，并层层压平，不能过松过紧。图6-3是渗漉筒装填优劣的对照示意图。图6-3（乙）是装得不均匀的渗漉筒，由于压力不均匀，溶剂沿较松的一侧流下，使大部分药材不能得到充分的浸取。渗漉筒中药粉量装得不宜过多，一般装其容积的2/3，留一定的空间以存放溶剂，可连续渗漉，便于操作。

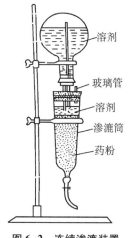

图6-2 连续渗漉装置

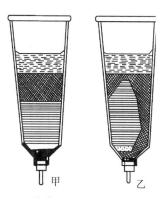

图6-3 装筒均匀与不均匀示意对照图
甲：均匀渗漉现象 乙：不均匀渗漉现象

④排除气泡：药粉填装完毕，先打开渗漉液出口，再添加溶剂，以利于排除气泡，防止溶剂冲动粉柱，使原有的松紧度改变，影响渗漉效果。加入的溶剂必须始终保持浸没药粉表面，否则渗漉筒内药粉易于干涸开裂，这时若再加溶剂，则从裂隙间流过而影响浸提。若采用连续渗漉装

置，见图 6-2，则可避免此种现象。

　　⑤浸渍：排除筒内剩余空气，待滤液自出口处流出时，关闭活塞，流出的滤液再倒入筒内，并继续添加溶剂至浸没药粉表面数厘米，加盖放置 24~48h，使溶剂充分渗透扩散。这一措施在制备高浓度制剂时更重要。

　　⑥收集渗漉液：渗漉速度应适当，若太快，则有效成分来不及浸出和扩散，药液浓度低；太慢则影响设备利用率和产量。一般 1000g 药材的漉速，每分钟在 1~3mL 之间选择。大生产的漉速，每小时渗漉体积相当于渗漉容器被利用容积的 1/48~1/24。有效成分是否渗漉完全，可由渗漉液的色、味、嗅以及已知成分的定性反应加以判定。

　　渗漉液的收集与处理操作应注意：若采用渗漉法制备流浸膏，先收集药物量 85% 的初漉液另器保存，续漉液经低温浓缩后与初漉液合并，调整至规定标准；若用渗漉法制备酊剂等浓度较低的浸出制剂时，不需要另器保存初漉液，可直接收集相当于欲制备量 3/4 的漉液，即停止渗漉，压榨药渣，压榨液与渗漉液合并，添加溶剂至规定浓度与容量后，静置，滤过即得。

　　（2）重渗漉法　重渗漉法系将渗漉液重复用作新药粉的溶剂，进行多次渗漉以提高浸出液浓度的方法，见图 6-4。

　　具体操作方法：如欲渗漉 1000g 药粉，可分为 500g、300g、200g，分别装于 3 个渗漉筒内，将 3 个渗漉筒串联排列，见图 6-4，先用溶剂渗漉 500g 装的药粉。渗漉时先收集最初流出的浓漉液 200mL，另器保存；然后继续渗漉，并依次将漉液流入 300g 装的药粉，又收集最初漉液 300mL，另器保存；继之又依次将续漉液流入 200g 装的药粉，收集最初漉液 500mL，另器保存；最后收集其剩余漉液，供再渗漉同一品种新药粉之用。并将收集的 3 份最初漉液合并，共得 1000mL 渗漉液。

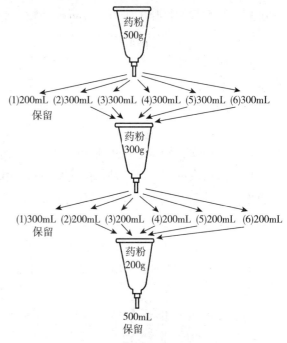

图 6-4　重渗漉法图解

　　重渗漉法中一份溶剂能多次利用，溶剂用量较单渗漉法减少；渗漉液中有效成分浓度高，不必再加热浓缩，因而可避免有效成分受热分解或挥发损失，成品质量较好；但所占容器较多，操作繁琐。

　　2. 渗漉法的特点　渗漉法属于动态浸提，即溶剂相对药粉流动浸提，溶剂的利用率高，有效成分浸出完全。故适用于贵重药材、毒性药材及高浓度制剂；也可用于有效成分含量较低的药材的浸提。但对新鲜的及易膨胀的药材、无组织结构的药材则不宜选用。渗漉法不经滤过处理可直接收集渗漉液。因渗漉过程所需时间较长，不宜用水做溶剂，通常用不同浓度的乙醇或白酒，故应防止溶剂的挥发损失。

（四）回流法

　　回流法（circumfluence）系指用乙醇等挥发性有机溶剂浸提，浸提液被加热，挥发性溶剂馏出后又被冷凝，重复流回浸出器中浸提药材，直至有效成分回流浸提完全的方法。

　　1. 回流法的类型与设备　回流法可分为回流热浸法和回流冷浸法。

（1）**回流热浸法** 将药材饮片或粗粉装入圆底烧瓶内，添加溶剂浸没药材表面，瓶口上安装冷凝管，通冷凝水，药材浸泡一定时间后，水浴加热，回流浸提至规定时间，滤取药液后，药渣再添加新溶剂回流2~3次，合并各次药液，回收溶剂，即得浓缩液。

（2）**回流冷浸法** 小量药材粉末可用索氏提取器提取。大量生产时采用循环回流冷浸装置，见图6-5，其原理同索氏提取器。

2. 回流法的特点 回流热浸法溶剂只能循环使用，不能不断更新，为提高浸提效率，通常需更换新溶剂2~3次，溶剂用量较多。回流冷浸法溶剂既可循环使用，又能不断更新，故溶剂用量较回流热浸法少，也较渗漉法的溶剂用量少，且浸提较完全。回流法由于连续加热，浸提液在蒸发锅中受热时间较长，故不适用于受热易被破坏的药材成分的浸提。

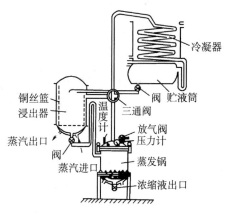

图6-5 循环回流冷浸装置示意图

（五）水蒸气蒸馏法

水蒸气蒸馏法（vapor distillation）系指将含有挥发性成分药材与水共蒸馏，使挥发性成分随水蒸气一并馏出的一种浸出方法。基本原理：根据道尔顿定律，相互不溶也不起化学作用的液体混合物的蒸气总压，等于该温度下各组分饱和蒸气压（即分压）之和。因此尽管各组分本身的沸点高于混合液的沸点，但当分压总和等于大气压时，液体混合物即开始沸腾并被蒸馏出来。因混合液的总压大于任一组分的蒸气分压，故混合液的沸点要比任一组分液体单独存在时为低。

水蒸气蒸馏法适用于具有挥发性，能随水蒸气蒸馏而不被破坏，与水不发生反应，又难溶或不溶于水的化学成分的浸提、分离，如挥发油的浸提。

水蒸气蒸馏法分为：共水蒸馏法（即直接加热法）、通水蒸气蒸馏法及水上蒸馏法三种。为提高馏出液的纯度或浓度，一般需进行重蒸馏，收集重蒸馏液。但蒸馏次数不宜过多，以免挥发油中某些成分氧化或分解。

（六）超临界流体提取法

超临界流体提取法（supercritical fluid extraction, SFE）系指利用超临界流体（supercritical fluid, SCF）的强溶解特性，对药材成分进行提取和分离的一种方法。SCF是超过临界温度和临界压力的非凝缩性高密度流体，其性质介于气体和液体之间，既具有与气体接近的黏度及高的扩散系数，又具有与液体相近的密度。在超临界点附近压力和温度的微小变化都会引起流体密度的很大变化，可有选择性地溶解目标成分，而不溶解其他成分，从而达到分离纯化所需成分的目的。图6-6是超临界流体的压力-温度图。

用超临界流体萃取法提取药材中成分时，一般用超临界 CO_2 作萃取剂。操作时首先将原料装入萃

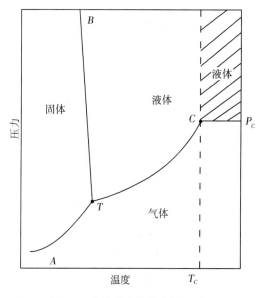

图6-6 超临界流体的压力-温度图

取槽，将加压后的超临界 CO_2 送入萃取槽进行萃取，然后在分离槽中通过调节压力、温度、萃取时间、CO_2 流量四个参数，对目标成分进行萃取分离。

超临界流体萃取主要有两类萃取过程：恒温降压过程和恒压升温过程。前者是萃取相经减压后与溶质分离；后者是萃取相经加热实现溶质与溶剂分离。与传统浸提方法如煎煮法、水蒸气蒸馏法相比，超临界 CO_2 萃取法既可避免高温破坏，又无溶剂残留，且将萃取和分离合二为一，可节能降耗。超临界流体萃取适用于亲脂性、分子量小的物质的萃取；对于分子量大、极性强的物质萃取时需加改性剂及提高萃取压力。

（七）酶法

酶是以蛋白质形式存在的生物催化剂，能够促进活体细胞内的各种化学反应，可温和地将植物壁分解，较大幅度提高提取效率、提取物的纯度。对于植物中的淀粉、果胶、蛋白质等，可选用相应的酶分解除去。

酶法特点：具有专一性、可降解性、高效性；反应条件温和；能够减少化学品的使用及残留等。

常用于植物药材提取的酶包括果胶酶、半纤维素酶、纤维素酶、多酶复合体（包括葡聚糖内切酶、各类半纤维素酶、果胶酶复合体）等。

（八）超声波提取法

超声波提取法（ultrasonic assisted extraction）系利用超声波通过增大溶剂分子的运动速度及穿透力来提取中药有效成分的方法。

超声波提取的特点：超声波提取利用超声波的空化作用、机械作用、热效应等增大物质分子运动频率和速度，增加溶剂穿透力，从而提高药材有效成分浸出率。与煎煮法、浸渍法、渗漉法等传统的提取方法比较，超声波提取具有省时、节能、提取率高等优点。

（九）微波提取法

微波提取即微波辅助萃取（microwave assisted extraction，MAE），系指利用微波对中药与适当的溶剂的混合物进行辐照处理，从而在短时间内提取中药有效成分的一种新的提取方法。

微波提取的特点：①利用微波对极性分子的选择性加热从而使其选择性溶出；②微波提取只需几秒到几分钟，大大降低了提取时间，提高了提取速度；③微波提取受溶剂亲和力的限制较小，可供选择的溶剂较多，同时可减少溶剂的用量；④微波提取应用于大生产，安全可靠，无污染，生产线组成简单，可节省投资。

第三节　分离与精制

一、分离

将固体-液体非均相体系用适当方法分开的过程称为固-液分离（separation）。中药提取液的精制、药物重结晶等均要进行分离操作；注射剂的除菌也用到分离技术。分离方法一般有三类：沉降分离法、离心分离法和滤过分离法。

（一）沉降分离法

沉降分离法（separation by sedimentation）系指固体物与液体介质密度相差悬殊，固体物靠自身重量自然下沉，用虹吸法吸取上层澄清液，使固体与液体分离的一种方法。中药浸出液经一定时间的静置冷藏后，固体与液体分层界限明显，利于上清液的虹吸。沉降分离法分离不够完全，经常还需进一步滤过或离心分离，但可去除大量杂质，利于进一步分离操作。适用于溶液中固体微粒多而质重的粗分离，对固体物含量少、粒子细而轻的浸出液不适用。

（二）离心分离法

离心分离法（separation by centrifuge）与沉降分离法皆是利用混合液密度差进行分离的方法。不同之处在于离心分离的力为离心力，而沉降分离的力为重力。离心分离操作时将待分离的浸出液置于离心机中，借助于离心机高速旋转所产生的离心力，使浸出液中的固体与液体，或两种密度不同且不相混溶的液体混合物分开。用沉降分离法和一般的滤过分离难以进行或不易分开时，可考虑进行离心分离。在制剂生产中遇到含水量较高、含不溶性微粒的粒径很小或黏度很大的滤浆时也可考虑选用离心分离法进行分离。

离心机的分离因数（α，为物料所受离心力与重力之比）越大，则离心机分离能力越强。按 α 大小，离心机可分为：①常速离心机：α<3000（一般为 600~1200），转速低于 6000r/min，适用于易分离的混悬滤浆的分离及物料的脱水。②高速离心机：α=3000~50000，转速 6000~25000r/min，主要用于细粒子、黏度大的滤浆及乳状液的分离。③超高速离心机：α>50000，转速高于 30000r/min，主要用于微生物及抗生素发酵液、动物生化制品等的固-液两相的分离。超高速离心机中常伴有冷冻装置，可使离心操作在低温下进行。

（三）滤过分离法

滤过分离法（separation by filtering）系指将固-液混悬液通过多孔介质，使固体粒子被介质截留，液体经介质孔道流出，从而实现固-液分离的方法。

滤过机理主要有过筛作用和深层滤过作用。料液经一段很短的时间滤过后，由于"架桥"作用而形成致密的滤渣层，液体由间隙滤过。将滤渣层中的间隙假定为均匀的毛细管聚束，那么，液体的流动遵守 Poiseuille 公式：

$$V = \frac{P\pi r^4 t}{8\eta l} \tag{6-3}$$

式中，P 为加于滤渣层的压力；t 为滤过时间；r 为滤渣层毛细管的半径；l 为长度；η 为料液的黏度；V 为滤液的体积。若把时间 t 移到等式的左项，则左项 V/t 为滤过速度。

由此式并结合滤过时的实际情况，可以看出影响滤过速度的因素有：①滤渣层两侧的压力差：压力差越大，则滤速越快，故常用加压或减压滤过。②滤器面积：在滤过初期，滤过速度与滤器面积成正比。③过滤介质或滤饼毛细管半径：滤饼半径越大，滤过速度越快，但在加压或减压时应注意避免滤渣层或滤材因受压而过于致密。常在料液中加入助滤剂以减小滤饼阻力。④过滤介质或滤饼毛细管长度：滤饼毛细管长度愈长，则滤速愈慢。常采用预滤、减小滤渣层厚度、动态滤过等加以克服，同时操作时应先滤清液后滤稠液。⑤料液黏度：黏稠性愈大，滤速愈慢。因此，常采用趁热滤过或保温滤过。另外，添加助滤剂亦可降低黏度。

滤过方法主要有常压滤过法（常用玻璃漏斗、搪瓷漏斗、金属夹层保温漏斗等滤器，用滤纸或脱脂棉作滤过介质，一般适用于小量药液的滤过），减压滤过法（常用布氏漏斗、垂熔玻璃滤器，布氏漏斗滤过多用于非黏稠性料液和含不可压缩性滤渣的料液，在注射剂生产中，常用于滤除活性炭；垂熔玻璃滤器常用于注射剂、口服液、滴眼液的精滤），加压滤过法（常用压滤器、板框压滤机，板框压滤机适用于黏度较低、含渣较少的液体做密闭滤过，以达到澄清等预滤或半精滤的要求），薄膜滤过（常用微孔滤膜、超滤膜，微孔滤膜孔径为 $0.03 \sim 10 \mu m$，主要滤除直径大于 50nm 的细菌和悬浮颗粒；超滤膜孔径为 $1 \sim 20nm$，主要滤除直径为 $5 \sim 100nm$ 的颗粒，常用于药物、注射剂的精制）。

二、精制

精制（refinement）系采用适当的方法和设备除去中药提取液中杂质的操作。常用的精制方法有：水提醇沉淀法、醇提水沉淀法、大孔树脂吸附法、超滤法、盐析法、酸碱法、澄清剂法、透析法、萃取法等，其中以水提醇沉法应用尤为广泛。超滤法、澄清剂法、大孔树脂吸附法愈来愈受到重视，已在中药提取液的精制方面得到较多的研究和应用。

（一）水提醇沉法

水提醇沉法（water extraction followed by ethanol sedimentation）系指先以水为溶剂提取药材有效成分，再用不同浓度的乙醇沉淀去除提取液中杂质的方法。广泛用于中药水提液的精制，以降低制剂的服用量，或增加制剂的稳定性和澄清度，也可用于制备具有生理活性的多糖和糖蛋白。

1. 工艺设计依据 ①根据药材成分在水和乙醇中的溶解性：通过水和不同浓度的乙醇交替处理，可保留生物碱盐类、苷类、氨基酸、有机酸等有效成分；去除蛋白质、糊化淀粉、黏液质、油脂、脂溶性色素、树脂、树胶、部分糖类等杂质。一般料液中含乙醇量达到 50% ~ 60% 时，可去除淀粉等杂质，当含醇量达 75% 以上时，除鞣质、水溶性色素等少数无效成分外，其余大部分杂质均可沉淀而去除。②根据工业生产的实际情况：因为中药材体积大，若用乙醇以外的有机溶剂提取，用量多，损耗大，成本高，且有些有机溶剂如乙醚等沸点低，不利于安全生产。

2. 操作方法 将中药材饮片先用水提取，再将提取液浓缩至约每毫升相当于原药材 1 ~ 2g，加入适量乙醇，静置冷藏适当时间，分离去除沉淀，回收乙醇，最后制得澄清的液体。具体操作时应注意：

（1）药液的浓缩 水提取液应经浓缩后再加乙醇处理，以减少乙醇的用量，使沉淀完全。浓缩时最好采用减压低温，特别是经水醇反复数次沉淀处理后的药液，不宜用直火加热浓缩。

（2）药液温度 在加入乙醇时，药液温度一般为室温或室温以下，以防乙醇挥发。

（3）加醇的方式 多次醇沉、慢加快搅有助于杂质的除去和减少有效成分的损失。

（4）含醇量的计算 调药液含醇量达某种浓度时，只能将计算量的乙醇加入药液中，而用乙醇计直接在含醇的药液中测量的方法是不正确的。分次醇沉时，每次需达到的某种含醇量，需通过计算求得。

乙醇计的标准温度为 20℃，测得乙醇本身的浓度时，如果温度不是 20℃，应作温度校正。根据实验证明，温度每相差 1℃，所引起的百分浓度误差为 0.4。因此，这个校正值就是温度差与 0.4 的乘积。可用式（6-4）求得乙醇的浓度。

$$C_{实} = C_{测} + (20 - t) \times 0.4 \tag{6-4}$$

式中，$C_{实}$ 为乙醇的实际浓度（%）；$C_{测}$ 为乙醇计测得的浓度（%）；t 为测定时乙醇本身的温度。

（5）冷藏与处理　醇沉后一般于 5~10℃下静置 12~24h（加速胶体杂质凝聚），但若含醇药液降温太快，微粒碰撞机会减少，沉淀颗粒较细，难于滤过。醇沉液充分静置冷藏后，先虹吸上清液，下层稠液再慢慢抽滤。

（二）醇提水沉法

醇提水沉法（ethanol extraction followed by water sedimentation）系指先以适宜浓度的乙醇提取药材成分，再用水除去提取液中杂质的方法。其原理及操作与水提醇沉法基本相同。适用于提取药效物质为醇溶性或在醇水中均有较好溶解性的药材，可避免药材中大量淀粉、蛋白质、黏液质等高分子杂质的浸出；水处理又可较方便地将醇提液中的树脂、油脂、色素等杂质沉淀除去。应特别注意，如果药效成分在水中难溶或不溶，则不可采用水沉处理，如厚朴中的厚朴酚、五味子中的五味子甲素均为药效成分，易溶于乙醇而难溶于水，若采用醇提水沉法，其水溶液中厚朴酚、五味子甲素的含量甚微，而沉淀物中含量却很高。

（三）酸碱法

酸碱法系指针对单体成分的溶解度与酸碱度有关的性质，在溶液中加入适量酸或碱，调节 pH 值至一定范围，使单体成分溶解或析出，以达到分离目的的方法。如生物碱一般不溶于水，加酸后生成生物碱盐能溶于水，再碱化后又重新生成游离生物碱而从水溶液中析出，从而与杂质分离。有时也可用调节浸出液的酸碱度来达到去除杂质的目的，如在浓缩液中加新配制的石灰乳至呈碱性，可使大量的鞣质、蛋白质、黏液质等成分沉淀除去，但也可使酚类、极性色素、酸性树脂、酸性皂苷、某些黄酮苷和蒽醌苷，以及大部分多糖类等成分沉淀析出。因此，应根据精制目的确定是否选用酸碱法。如中药水煎浓缩液中含生物碱或黄酮类药效成分，同时含鞣质、蛋白质等无效物质，可采用酸碱法除去鞣质、蛋白质等杂质。

（四）大孔树脂吸附法

大孔树脂吸附法系指将中药提取液通过大孔树脂，吸附其中的有效成分，再经洗脱回收，除掉杂质的一种精制方法。该方法采用特殊的有机高聚物作为吸附剂，利用有机化合物与其吸附性的不同及化合物分子量的大小等特点，通过改变吸附条件，选择性地吸附中药浸出液中的有效成分、去除无效成分，是一种新的纯化方法，具有高度富集药效成分、减少杂质、降低产品吸潮性、有效去除重金属和农药残留、再生简单等优点。

（五）其他方法

1. 盐析法　盐析法系指在含某些高分子物质的溶液中加入大量的无机盐，使其溶解度降低沉淀析出，而与其他成分分离的一种方法。适用于蛋白质的分离纯化，且不致使其变性。此外，提取挥发油时，盐析法也常用于提高药材蒸馏液中挥发油的含量及蒸馏液中微量挥发油的分离。

2. 澄清剂法　澄清剂法系指在中药浸出液中加入一定量的澄清剂，利用它们具有可降解某些高分子杂质，降低药液黏度，或能吸附、包合固体微粒等特性来加速药液中悬浮粒子的沉降，经滤过除去沉淀物而获得澄清药液的一种方法。它能较好地保留药液中的有效成分（包括多糖等高分子有效成分）、除去杂质，具有操作简单、澄清剂用量小、能耗低的特点。澄清剂法在中药制剂的制备中，主要用于除去药液中粒度较大及有沉淀趋势的悬浮颗粒，以获得澄清的药液。

3. 透析法 透析法系指利用小分子物质在溶液中可通过半透膜，而大分子物质不能通过的性质，以达到分离目的的方法。可用于除去中药提取液中的鞣质、蛋白质、树脂等高分子杂质，也常用于某些具有生物活性的植物多糖的纯化。

第四节 浓 缩

浓缩（concentration）系指在沸腾状态下，经传热过程，利用汽化作用将挥发性大小不同的物质进行分离，从液体中除去溶剂得到浓缩液的工艺操作。

中药提取液经浓缩制成一定规格的半成品，或进一步制成成品，或浓缩成过饱和溶液使析出结晶。蒸发是浓缩药液的重要手段，此外，还可以采用反渗透法、超滤法等使药液浓缩。

一、影响浓缩效率的因素

蒸发浓缩是在沸腾状态下进行的，沸腾蒸发的效率常以蒸发器的生产强度来表示，即单位时间、单位传热面积上所蒸发的溶剂或水量。可用式（6-5）表示：

$$U = \frac{W}{A} = \frac{K \cdot \Delta t_m}{r'} \tag{6-5}$$

式中，U 为蒸发器的生产强度 $[kg/(m^2 \cdot h)]$；W 为蒸发量（kg/h）；A 为蒸发器的传热面积（m^2）；K 为蒸发器传热总系数 $[kJ/(m^2 \cdot h \cdot ℃)]$；$\Delta t_m$ 为加热蒸汽的饱和温度与溶液沸点之差（℃）；r' 为蒸汽的二次汽化潜能（kJ/kg）。

由式（6-5）可以看出，生产强度与传热温度差及传热系数成正比，与蒸汽二次的汽化潜能成反比。

（一）传热温度差的影响

依照分子运动学说，汽化是由于获得了足够的热能，使分子振动能力超过了分子间内聚力而产生的。因此，在蒸发过程中必须不断地向料液供给热能。良好的传导传热也必须有一定的传热温度差（Δt_m）。

提高加热蒸汽的压力可以提高 Δt_m，但是，不适当的提高 Δt_m 可能导致热敏性成分破坏。借助减压方法适当降低冷凝器中二次蒸汽的压力，可降低料液的沸点和提高 Δt_m，且可及时移去蒸发器中的二次蒸汽，有利于蒸发过程顺利进行。

但是，Δt_m 的提高也应有一定的限度。因为要维持冷凝器中二次蒸汽过低的压力，则真空度过高，既不经济，也易因料液沸点降低而引起黏度增加，使传热系数（K）降低。

蒸发操作过程中，随着蒸发时间的延长，料液浓度增加，其沸点逐渐升高，会使 Δt_m 逐渐变小，蒸发速率变慢。

在蒸发过程中还需要控制适宜的液层深度。因为下部料液所受的压力（液柱静压头）比液面处高，相应地下部料液的沸点就高于液面处料液的沸点，形成由于液柱静压头引起的沸点升高。沸腾蒸发可以改善液柱静压头的影响。一般不宜过度加深液层的深度。

（二）传热系数（K）的影响

提高 K 值是提高蒸发器效率的主要因素

$$K = \cfrac{1}{\cfrac{1}{\alpha_0} + \cfrac{1}{\alpha_i} + R_W + R_S} \tag{6-6}$$

式中，α_0 为管间蒸汽冷凝传热膜系数 $[kJ/(m^2 \cdot h \cdot ℃)]$；$\alpha_i$ 为管内料液沸腾传热膜系数 $[kJ/(m^2 \cdot h \cdot ℃)]$；$R_W$ 为管壁热阻 $\{1/[kJ/(m^2 \cdot h \cdot ℃)]\}$；$R_S$ 为管内垢层热阻 $\{1/[kJ/(m^2 \cdot h \cdot ℃)]\}$。

由式（6-6）可知，增大 K 的主要途径是减少各部分的热阻。通常管壁热阻（R_W）很小，可略去不计；在一般情况下，蒸汽冷凝的热阻在总热阻中占的比例不大，但操作中应注意对不凝性气体的排除，否则，其热阻也会增大。管内料液侧的垢层热阻（R_S），在许多情况下是影响 K 的重要因素，尤其是处理易结垢或结晶的料液时，往往很快就在传热面上形成垢层，致使传热速率降低。为了减少垢层热阻（R_S），除了要加强搅拌和定期除垢外，还可以从设备结构上改进。

二、浓缩方法与设备

由于中药提取液有的稀，有的黏；有的对热较稳定，有的对热极敏感；有的蒸发浓缩时易产生泡沫；有的易结晶；有的需浓缩至高密度；有的浓缩时需同时回收挥散的蒸气。所以，必须根据中药提取液的性质与蒸发浓缩的要求，选择适宜的蒸发浓缩方法与设备。

（一）常压蒸发

常压蒸发系指料液在一个大气压下进行蒸发的方法，又称常压浓缩。若待浓缩料液中的有效成分是耐热的，而溶剂又无燃烧性，无毒害者可用此法进行浓缩。

常压浓缩若以水为溶剂的提取液多采用敞口倾倒式夹层蒸发锅；若是乙醇等有机溶剂的提取液，则采用蒸馏装置。常压浓缩的特点：浓缩速度慢、时间长，药物成分易破坏；适用于非热敏性药物的浓缩，而对于含热敏性成分的药物溶液则不适用。

常压浓缩时应注意搅拌以避免料液表面结膜，影响蒸发，并应随时排走所产生的大量水蒸气。因此常压浓缩的操作室内常配备电扇和排风扇。

（二）减压蒸发

减压蒸发系指在密闭的容器内，抽真空降低内部压力，使料液的沸点降低而进行蒸发的方法，又称减压浓缩。减压蒸发的特点：能防止或减少热敏性物质的分解；增大传热温度差，加快蒸发速度；并能不断地排除溶剂蒸气，有利于蒸发顺利进行；同时，沸点降低，可利用低压蒸汽或废气加热。但是，料液沸点降低，其汽化潜热随之增大，即减压蒸发比常压蒸发消耗的加热蒸汽的量多。

减压蒸发常用的设备有：

1. 减压蒸馏装置　又称减压浓缩装置，系通过抽气减压使药液在减压和较低温度下浓缩的设备，见图 6-7。减压浓缩装置可以在浓缩过程中回收乙醇等有机溶剂。减压浓缩时应避免由于冷凝不充分或真空度过大，造成乙醇等有机溶剂损失。

2. 真空浓缩罐　对于以水为溶剂提取药液，常用真空浓缩罐进行浓缩，见图 6-8。

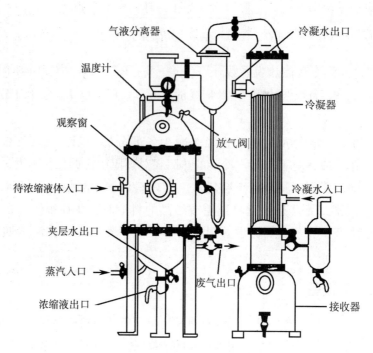

图 6-7 减压蒸馏装置示意图

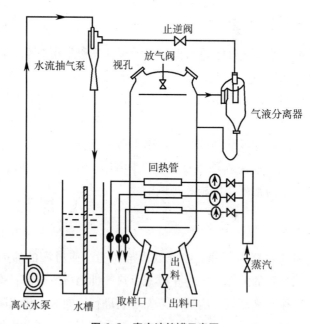

图 6-8 真空浓缩罐示意图

（三）薄膜蒸发

薄膜蒸发系指使料液在蒸发时形成薄膜，增加汽化表面积进行蒸发的方法，又称薄膜浓缩。薄膜蒸发的特点是蒸发速度快，受热时间短；不受料液静压和过热影响，成分不易被破坏；可在常压或减压下连续操作；能将溶剂回收重复利用。

薄膜蒸发的进行方式有两种：①使液膜快速流过加热面进行蒸发；②使药液剧烈地沸腾使产生大量泡沫，以泡沫的内外表面为蒸发面进行蒸发。前者在短暂的时间内能达到最大蒸发量，但蒸发速度与热量供应间的平衡较难掌握，料液变稠后易黏附在加热面上，加大热阻，影响蒸发，故较少使用。后者目前使用较多，一般采用流量计控制液体流速，以维持液面恒定，否则也易发生前者的弊端。

　　薄膜浓缩常用的设备有升膜式蒸发器（图6-9）、降膜式蒸发器、刮板式薄膜蒸发器、离心式薄膜蒸发器等。

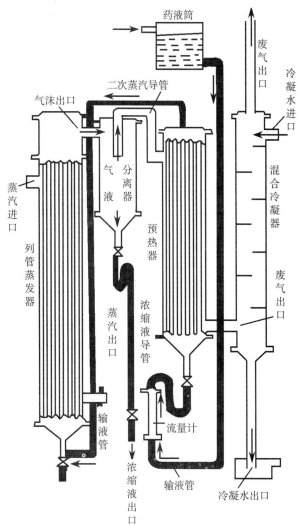

图6-9　升膜式蒸发器示意图

（四）多效蒸发

　　多效蒸发系将两个或多个减压蒸发器并联形成的浓缩设备。操作时，药液进入减压蒸发器后，给第一个减压蒸发器提供加热蒸汽，药液被加热后沸腾，所产生的二次蒸汽通过管路通入第二个减压蒸发器中作为加热蒸汽，这样就可以形成两个减压蒸发器并联，称为双效蒸发器。同样可以有三个或多个蒸发器并联形成三效或多效蒸发器。制药生产中应用较多的是二效或三效浓缩。多效蒸发的特点：由于二次蒸汽的反复利用，多效蒸发器是节能型蒸发器，能够节省能源，提高蒸发效率。为了提高传热温差，多效蒸发器一般在真空下操作，使药液在较低的温度下沸腾。

多效蒸发器的类型，按加料方式可分为4种，见图6-10。

1. 顺流式　又称并流式，料液与加热蒸汽走向一致，随着浓缩液稠度逐渐增大，蒸汽温度逐渐降低。适用于随温度的降低黏度增高不太大，或随浓度增大热敏性增加，温度高溶解度反而变小的料液。

2. 逆流式　料液与加热蒸汽走向相反，随着加热蒸汽温度逐渐升高，浓缩液稠度逐渐增大。适用于顺流式相反的情况。

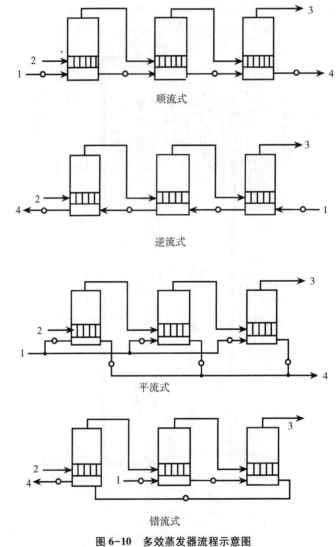

图6-10　多效蒸发器流程示意图

1. 料液　2. 加热蒸汽　3. 蒸汽　4. 浓缩液

3. 平流式　也有的称并流式，料液与加热蒸汽走向一致，料液分别通过各效蒸发器。适用于从各效易于析出结晶的料液。

4. 错流式　兼具顺流与逆流的特点。料液走向是先进入二效，流向三效，再反向流入一效。加热蒸汽由一效顺次走向三效，料液最后浓缩温度高。

第五节 干 燥

干燥（drying）系指利用热能除去含湿的固体物质或膏状物中所含的水分或其他溶剂，获得干燥物品的工艺操作。在制剂生产中，新鲜药材除水，原辅料除湿，颗粒剂、片剂、水丸等制备过程中均用到干燥。干燥的好坏，将直接影响到中药的内在质量。中药制剂常用的干燥设备有烘箱、喷雾干燥器、沸腾干燥器、减压干燥器及微波干燥器等。这些设备分别用于中药半成品（如药液和浸膏等）或者成品（如颗粒剂和片剂等）的干燥。近些年来，喷雾干燥法在微胶囊、中药胶剂等新制剂方面的开发应用正受到人们的关注。干燥新技术与新设备的引入，必将改善中药制剂生产工艺，提高中药生产的技术水平，进而提高中药制剂质量。

一、干燥的基本理论

（一）干燥原理

在对流干燥过程中，湿物料与热空气接触时，热空气将热能传至物料表面，再由表面传至物料内部，这是一个传热过程；与此同时，湿物料得到热量后，其表面水分首先汽化，物料内部水分以液态或气态扩散透过物料层而达到表面，并不断向空气主体流中汽化，这是一个传质过程。因此物料的干燥是传热和传质同时进行的过程，两者间有着相互的联系。

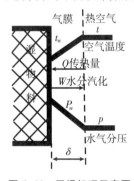

图 6-11 干燥机理示意图

图 6-11 是对流干燥中热空气与湿物料之间的传热和传质示意图。物料表面温度为 t_w，湿物料表面的水蒸气分压为 p_w（物料充分湿润时 p_w 为 t_w 的饱和蒸汽压）；紧贴在物料表面有一层气膜，厚度为 δ（类似传热边界层的膜）；气膜以外是热空气主体，其温度为 t，空气中水蒸气分压为 p。因为热空气温度 t 高于物料表面温度 t_w，热能从热空气传递到物料表面，传热的推动力就是温差（$t-t_w$）。由于热空气以高速流过湿物料的表面，所以热量的传递过程主要以对流的方式进行，对流干燥由此而得名。而物料表面产生的水蒸气压 p_w 大于空气中的水蒸气分压 p，水蒸气必然从物料表面扩散到热空气中，其传质推动力为（p_w-p）。

当热空气不断地把热能传递给湿物料时，湿物料的水分不断地汽化，并扩散至热空气的主体中由热空气带走，而物料内部的湿分又源源不断地以液态或气态扩散到物料表面，这样湿物料中的湿分不断减少而干燥。因此，干燥过程应是水分从物料内部──物料表面──气相主体的扩散过程。

干燥过程得以进行的必要条件是被干燥物料表面所产生的水蒸气分压大于干燥介质中的水蒸气分压，即 $p_w-p>0$；如果 $p_w-p=0$，表示干燥介质与物料中水蒸气达到平衡，干燥即行停止；如果 $p_w-p<0$，物料不仅不能干燥，反而吸潮。

物料的干燥速率与物料内部水分的性质、空气的性质有关。

（二）物料中所含水分的性质

1. 结晶水 系化学结合水，一般用风化方法去除，在药剂学中不视为干燥过程。如芒硝（$Na_2SO_4 \cdot 10H_2O$）经风化，失去结晶水而成玄明粉（Na_2SO_4）。

2. 结合水 系指存在于细小毛细管中的水分和渗透到物料细胞中的水分。结合水难以从物料中去除。因为毛细管内水分所产生的蒸汽压较同温度时水的蒸气压低；物料细胞中的水分被细胞膜包围和封闭，如不扩散到膜外，则不易蒸发去除。

3. 非结合水　系指存在于物料表面润湿水分，粗大毛细管中水分和物料孔隙中水分。非结合水与物料结合力弱，易于去除。因为它所产生的蒸气压等于同温度水的蒸气压。

4. 平衡水分与自由水分　某物料与一定温度、湿度的空气相接触时，将会发生排除水分或吸收水分的过程，直到物料表面所产生的蒸气压与空气中的水蒸气分压相等为止，物料中的水分与空气处于动态平衡状态，此时物料中所含的水分称为该空气状态下物料的平衡水分。平衡水分与物料的种类、空气的状态有关。物料不同，在同一空气状态下的平衡水分不同；同一种物料，在不同的空气状态下的平衡水分亦不同。

物料中所含的总水分为自由水分与平衡水分之和，在干燥过程中可以除去的水分只能是自由水分（包括全部非结合水和部分结合水），不能除去平衡水分。固体物料中所含水分相互关系，见图6-12。

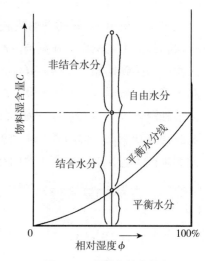

图 6-12　固体物料中所含水分相互关系示意图

（三）湿空气的性质

湿空气（wet air）是干空气和水蒸气的混合物。能用于干燥的湿空气必须是不饱和空气，从而可以继续容纳水分。在干燥过程中，采用热空气作为干燥介质的目的不仅是为了提供水分所需的热量，而且是为了降低空气的相对湿度以提高空气的吸湿能力。空气性质对物料的干燥影响很大，而且随着干燥过程的进行不断发生变化。空气常用性质表示：干球温度、湿球温度、湿度、相对湿度、湿比热、湿比容、湿焓等。为了达到有效的干燥目的必须选用适宜性质的空气和干燥方法。

（四）干燥速率与干燥速率曲线

干燥速率是指在单位时间内，在单位干燥面积上被干燥物料中水分的汽化量。可用式（6-7）微分形式表示：

$$U = \frac{dw'}{sdt} \tag{6-7}$$

式中，U 为干燥速率［kg/（m²·s）］；s 为干燥面积（m²）；w' 为汽化水分量（kg）；t 为干燥时间（s）。

物料干燥过程是被汽化的水分连续进行内部扩散和表面汽化的过程。所以，干燥速率取决于内部扩散和表面汽化速率，可以用干燥速率曲线来说明。图6-13为干燥介质状态恒定时典型的干燥速率曲线，其横坐标为物料的湿含量（C），纵坐标为干燥速率（U）。从干燥曲线可以看出，干燥过程明显地分成两个阶段，等速阶段和降速阶段。在等速阶段，干燥速率与物料湿含量无关。在降速阶段，干燥速率近似地与物料湿含量成正比。干燥曲线的折点所示

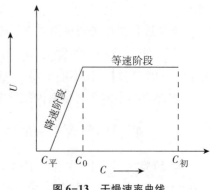

图 6-13　干燥速率曲线

的物料湿含量是临界湿含量（C_0），与横轴交点所示的物料湿含量是平衡水分（$C_平$）。因此，当物料湿含量大于 C_0 时，干燥过程属于等速阶段；当物料湿含量小于 C_0 时，干燥过程属于降速阶段。

等速阶段：在干燥的初期，由于水分从物料内部扩散速率大于表面汽化速率，物料表面停留有一层非结合水。此时水分的蒸气压恒定，表面汽化的推动力保持不变，因而干燥速率主要取决于表面汽化速率，所以出现等速阶段。此阶段又称为表面汽化控制阶段。在等速阶段，凡能影响表面汽化速率的因素均可影响等速阶段的干燥。如干燥介质的温度、湿度、流动情况等。

降速阶段：当干燥进行到一定程度（C_0），由于物料内部水分的扩散速率小于表面汽化速率，物料表面没有足够的水分满足表面汽化的需要，所以干燥速率逐渐降低了，出现降速阶段。此阶段又称为内部迁移控制阶段。在降速阶段，干燥速率主要与内部扩散有关，因此，物料的厚度、干燥的温度等均可影响降速阶段的干燥。此时热空气的流速、相对湿度等已不是主要因素。实践证明，某些物料在降速阶段，由于内部扩散速率太小，物料表面就会迅速干燥，而引起表面呈现假干现象或龟裂现象，不利于继续干燥。为了防止此种现象的发生，必须采取降低表面汽化速率的措施。如利用"废气循环"，使部分潮湿空气回到干燥室中。

二、影响干燥的因素

（一）被干燥物料的性质

这是影响干燥速率的最主要因素。湿物料的形状、大小、料层的厚薄、水分的结合方式均会影响干燥速率。一般来说，物料呈结晶状、颗粒状、堆积薄者，较粉末状、膏状、堆积厚者干燥速率快。

（二）干燥介质的温度、湿度与流速

在适当范围内，提高空气的温度，可使物料表面的温度亦相应提高，加快蒸发速度，有利于干燥。但应根据物料的性质选择适宜的干燥温度，以防止某些热敏性成分被破坏。空气的相对湿度越低，干燥速率越大。降低有限空间的相对湿度亦可提高干燥效率。实际生产中常采用生石灰、硅胶等吸湿剂吸除空间水蒸气，或采用排风、鼓风装置等更新空间气流。空气的流速越大，干燥速率越快。但空气的流速对降速干燥阶段几乎无影响。这是因为提高空气的流速，可以减小气膜厚度，降低表面汽化的阻力，从而提高等速阶段的干燥速率。而空气流速对内部扩散无影响，故与降速阶段的干燥速率无关。

（三）干燥速度与干燥方法

在干燥过程中，首先是物料表面液体的蒸发，然后是内部液体逐渐扩散到表面继续蒸发，直至完全干燥。当干燥速度过快时，物料表面的蒸发速度大大超过内部液体扩散到物料表面的速度，致使表面粉粒黏着，甚至熔化结壳，从而阻碍了内部水分的扩散和蒸发，形成假干燥现象。假干燥的物料不能很好地保存，也不利于继续制备操作。

干燥方式与干燥速率也有较大关系。若采用静态干燥法，则温度只能逐渐升高，以使物料内部液体慢慢向表面扩散，源源不断地蒸发。否则，物料易出现结壳，形成假干现象。动态干燥法颗粒处于跳动、悬浮状态，可大大增加其暴露面积，有利于提高干燥效率。但必须及时供给足够的热能，以满足蒸发和降低干燥空间相对湿度的需要。沸腾干燥、喷雾干燥由于采用了流态化技

术，且先将气流本身进行干燥或预热，使空间相对湿度降低，温度升高，故干燥效率显著提高。

（四）压力

压力与蒸发量成反比，因而减压是改善蒸发、加快干燥的有效措施。真空干燥能降低干燥温度，加快蒸发速度，提高干燥效率，且产品疏松易碎，质量稳定。

三、干燥方法与设备

在制药工业中，由于被干燥物料的形状是多种多样的，有颗粒状、粉末状、丸状，也有浆状（如中药浓缩液）、膏状（如流浸膏）；物料的性质各不相同，如热敏性、酸碱性、黏性、易燃性等；对干燥产品的要求亦各有差异，如含水量、形状、粒度、溶解性及卫生要求等；生产规模及生产能力各不相同。因此，采用的干燥方法与设备亦是多种多样的。下面重点介绍制药工业中常用的几种干燥方法与设备类型。

（一）烘干法

烘干法系指将湿物料摊放在烘盘内，利用热的干燥气流使湿物料水分汽化进行干燥的一种方法。由于物料处于静止状态，所以干燥速度较慢。常用的有烘箱和烘房。

1. 烘箱　又称干燥箱，适用于各类物料的干燥或干热灭菌，小批量生产。由于是间歇式操作，向箱中装料时热量损失较大，若无鼓风装置，则上下层温差较大，应经常将烘盘上下对调位置，并翻动物料。

2. 烘房　为供大量生产用的烘箱，其结构原理与烘箱一致，但由于容量大，在设计上更应注意温度、气流路线及流速等因素间的相互影响，以保证干燥效率。

（二）减压干燥法

减压干燥，又称真空干燥，系指在负压条件下而进行干燥的一种方法。其特点是干燥温度低，干燥速度快；减少了物料与空气的接触机会，避免污染或氧化变质；产品呈海绵状，蓬松，易于粉碎；适用于热敏性或高温下易氧化物料的干燥，但生产能力小，劳动强度大。减压干燥效果取决于负压的高低（真空度）和被干燥物的堆积厚度。

图 6-14 为减压干燥器，由干燥柜、冷凝器与冷凝液收集器、真空泵三部分组成。

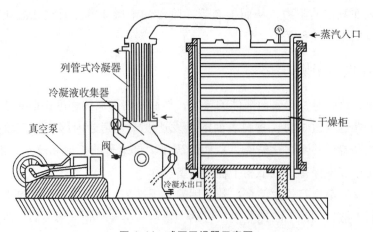

图 6-14　减压干燥器示意图

（三）喷雾干燥法

喷雾干燥法是流态化技术用于浸出液干燥的一种较好方法，系直接将浸出液喷雾于干燥器内使之在与通入干燥器的热空气接触过程中，水分迅速汽化，从而获得粉末或颗粒的方法。最大特点是物料受热表面积大，传热传质迅速，水分蒸发极快，几秒钟内即可完成雾滴的干燥，且雾滴温度大约为热空气的湿球温度（一般约为50℃左右），特别适用于热敏性物料的干燥。此外，喷雾干燥制品质地松脆，溶解性能好，且保持原来的色香味。可根据需要控制和调节产品的粗细度和含水量等质量指标。喷雾干燥法不足之处是能耗较高，进风温度较低时，热效率只有30%~40%；控制不当常出现干燥物黏壁现象，且成品收率较低；设备清洗较麻烦。图6-15为喷雾干燥示意图。

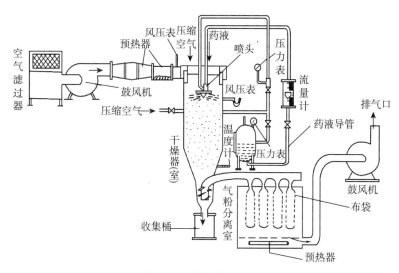

图6-15　喷雾干燥示意图

（四）沸腾干燥法

沸腾干燥，又称流床干燥，系指利用热空气流使湿颗粒悬浮，呈流态化，似"沸腾状"，热空气在湿颗粒间通过，在动态下进行热交换，带走水汽而达到干燥的一种方法。其特点是适于湿粒性物料，如片剂、颗粒剂制备过程中湿粒的干燥和水丸的干燥；沸腾床干燥的气流阻力较小，物料磨损较轻，热利用率较高；干燥速度快，产品质量好，一般湿颗粒流化干燥时间为20min左右，制品干湿度均匀，没有杂质带入；干燥时不需翻料，且能自动出料，节省劳动力；适于大规模生产。但热能消耗大，清扫设备较麻烦，尤其是有色颗粒干燥后给清洁工作带来困难。

沸腾干燥设备在制药工业生产中应用较多的为负压卧式沸腾干燥装置，见图6-16。此沸腾干燥床流体阻力较低，操作稳定可靠，产品的干燥程度均匀，且物料的破碎率低。其主要结构由空气预热器、沸腾干燥室、旋风分离器、细粉捕集室和排风机等组成。

（五）冷冻干燥法

冷冻干燥法系将浸出液浓缩至一定浓度后预先冻结成固体，在低温减压条件下将水分直接升华除去的干燥方法。冷冻干燥的原理可以由水的相图（图6-17）来说明。其特点是物料在高度真空及低温条件下干燥，可避免成分因高热而分解变质，适用于极不耐热物品的干燥，如天花粉针、淀粉止血海绵等；干燥制品外观优良，质地多孔疏松，易于溶解，且含水量低，一般为1%~3%，利于药品长期贮存。但冷冻干燥需要高度真空及低温，设备特殊，耗能大，成本高。

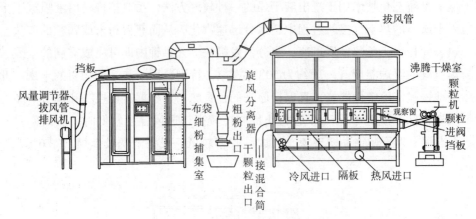

图 6-16　负压卧式沸腾干燥装置示意图

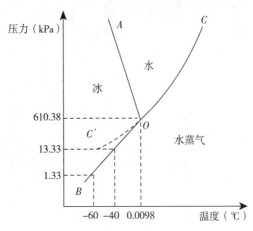

图 6-17　水的三相点相图

（六）红外线干燥法

红外线干燥法系指利用红外线辐射器产生的电磁波被含水物料吸收后，直接转变为热能，使物料中水分汽化而干燥的一种方法。红外线干燥属于辐射加热干燥。

红外线辐射器所产生的电磁波以光的速度辐射到被干燥的物料上，由于红外线光子的能量较小，被物料吸收后，不能引起分子与原子的电离，只能增加分子热运动的动能，使物料中的分子强烈振动，温度迅速升高，将水等液体分子从物料中驱出而达到干燥。远红外线干燥速率是近红外线干燥的 2 倍，是热风干燥的 10 倍。由于干燥速度快，故适用于热敏性药物的干燥，特别适宜于熔点低、吸湿性强的物料，以及某些物体表层（如橡胶贴膏）的干燥。又由于物料表面和内部的物质分子同时吸收红外线，因此物料受热均匀，产品的外观好，质量高。此外，远红外电能消耗小，是近红外的 50% 左右，因此目前在制药、食品等行业中已广泛应用。

（七）微波干燥法

微波干燥系指把物料置于高频交变电场内，从物料内部均匀加热，迅速干燥的一种方法。微波是一种高频波，其波长为 1mm 到 1m，频率为 300MHz 到 300kMHz。制药工业上微波加热干燥只用 915MHz 和 2450MHz 两个频率，后者在一定条件下兼有灭菌作用。

微波干燥的特点是：穿透力强，可以使物料的表面和内部同时吸收微波，物料受热均匀，加热效率高，因而干燥时间短，干燥速度快，产品质量好；有杀虫和灭菌的作用；设备投资和运行的成本高。适用于含有一定水分而且对热稳定药物的干燥或灭菌，中药中较多应用于饮片、药物粉末、丸剂等干燥。

（八）其他方法

1. 鼓式干燥法　鼓式干燥法系指将湿物料蘸附在金属转鼓上，利用传导方式提供汽化所需热量，使物料得到干燥的一种方法，又称鼓式薄膜干燥法或滚筒式干燥法。其特点是适于浓缩药液及黏稠液体的干燥；可连续生产，根据需要调节药液浓度、受热时间（鼓的转速）和温度（蒸汽）；对热敏性药物液体可在减压情况下使用；干燥物料呈薄片状，易于粉碎。常用于中药浸膏的干燥和膜剂的制备。

2. 吸湿干燥法　吸湿干燥法系指将湿物料置干燥器中，用吸水性很强的物质作干燥剂，使物料得到干燥的一种方法。数量小，含水量较低的药品可用吸湿干燥法。干燥器可分为常压干燥器和减压干燥器，小型的多为玻璃制成。常用的干燥剂有硅胶、氧化钙、粒状无水氯化钙、五氧化二磷、浓硫酸等。

3. 带式干燥法　带式干燥法是将湿物料平铺在传送带上，利用干热气流或红外线、微波等使湿物料中水分汽化进行干燥的一种方法。在制药生产中，某些易结块和变硬的物料，药材饮片大量加工生产，茶剂的干燥灭菌等多采用带式干燥设备。此法干燥均匀，操作简单。

【思考题】

1. 抗疟疾药青蒿素的开发过程中，提取方法起到了关键性作用。请查阅屠呦呦发现青蒿素的相关文献及影像资料，梳理开发过程中所遇到的关键工艺技术问题、解决的方法及背后所蕴藏的科学意义。

2. 鞣质多被认为是无效成分，但在大黄中，其所含的鞣质能缓和大黄的泻下作用，所以服用大黄流浸膏比单独服用大黄蒽醌苷泻下作用缓和，副作用小。请问，在进行中药制剂工艺研究时，如何辩证看待中药的有效成分和无效成分？

3. 水提醇沉法是常用的中药提取精制方法，但中药采用本法纯化处理存在不少值得进一步研究的问题。请查阅相关资料，从成分、工艺、药效、生产成本等角度思考水提醇沉法使用的合理性。

第七章
浸出制剂

扫一扫，查阅本
章数字资源，含
PPT、音视频、
图片等

【学习要求】

1. 掌握汤剂、合剂、糖浆剂、煎膏剂、酒剂、酊剂、流浸膏剂、浸膏剂、茶剂的制备方法和操作关键。

2. 熟悉浸出制剂的剂型种类；各种剂型的含义、特点、质量要求。

3. 了解汤剂的研究进展；煎膏"返砂"的原因及解决措施；液体浸出制剂产生沉淀、生霉发酵的原因及解决措施。

第一节 概 述

一、浸出制剂的含义与特点

浸出制剂系指用适宜的溶剂和方法，浸提饮片中有效成分而制成供内服或外用的一类制剂。大部分浸出制剂可直接应用于临床，如合剂、糖浆剂、酒剂等；也有一些浸出制剂，如流浸膏剂、浸膏剂，常作为制备其他制剂的原料。浸出制剂是各类中药制剂的基础，具有以下主要特点：

1. 体现方药多种浸出成分的综合疗效与特点　与单体化合物相比，浸出制剂呈现方药多种浸出成分的综合疗效。例如，阿片酊中含有吗啡等多种生物碱类活性成分，具有镇痛、止泻功效；从阿片粉中提取出的吗啡虽有很强的镇痛作用，但并无明显的止泻功效。中药复方浸出制剂，由于多种成分的相辅相成或相互制约，不仅可以增强疗效，有的还可降低毒性。例如，四逆汤的强心升压效应优于方中各单味药，且能减慢窦性心律，避免单味附子产生的异位心律失常。

2. 服用量较少，使用方便　浸出制剂由于去除了部分无效成分和组织物质，提高了有效成分的浓度，故与原方药相比，减少了服用量，便于服用。

3. 部分浸出制剂可作为其他制剂的原料　浸出制剂中流浸膏、浸膏常用作原料，供进一步制备其他中药剂型，如中药丸剂、片剂、颗粒剂等。

二、浸出制剂的种类

根据浸提过程和成品情况，浸出制剂可分为以下类别。

1. 水浸出剂型　系指用水为溶剂浸出饮片成分，制得的含水制剂。如汤剂、中药合剂等。

2. 含醇浸出剂型　系指用适宜浓度的乙醇或酒为溶剂浸出饮片成分，制得的含醇制剂。如酊剂、酒剂、流浸膏剂等。

3. 含糖浸出剂型　系在水浸出剂型的基础上，将水提取液浓缩后加入适量蔗糖或蜂蜜制成。如煎膏剂、糖浆剂等。

除上述浸出剂型外，以饮片浸出物为原料，可制备颗粒剂、片剂、中药注射剂等多种剂型，相应的制备方法详见各有关章节。

第二节　汤　剂

一、概述

汤剂（decoction）亦称汤液，系指将饮片加水煎煮，去渣取汁而得到的液体制剂。汤剂主要供内服，也可供含漱、熏蒸、洗浴用，分别称之为含漱剂、熏蒸剂、浴剂。

汤剂是我国应用最早的剂型之一，也是中医治疗疾病的主要剂型。相传早在商汤时期，伊尹首创汤剂，并著有方剂与制药技术专著《汤液经》。历代医著对汤剂的煎煮和服用方法及随证加减运用十分重视，多有阐述。在长期医疗实践中，汤剂不断发展和完善，历经数千年不衰而沿用至今。汤剂组方灵活，可随证加减用药，适应中医辨证施治的需要；溶剂价廉易得，制法简单易行，且奏效较为迅速，古人云"汤者荡也，去大病用之"。但汤剂也存在需临用前煎煮制备、药液味苦量大、脂溶性和难溶性活性成分浸提不完全等缺点。汤剂外观似为混悬液，实系液体复合分散体系，药物以离子、分子或液滴、不溶性固体微粒等多种形式存在于汤液中。

二、汤剂的制备

（一）制法

汤剂采用煎煮法制备。在饮片中加适量水浸渍适当时间，加热至沸，并维持微沸状态一定时间，滤取煎出液，药渣再依法加水煎煮 1~2 次，合并各次煎液，即得。煎液量一般儿童每剂为 100~300mL，成人每剂为 400~600mL。通常每剂按两份等量分装，或遵医嘱。

（二）注意事项

1. 煎煮条件的控制　汤剂制备时必须按照正确的方法，从加水量、煎煮火候、煎煮时间和次数等各个环节严格把关。

煎药器具的选用：传统多用砂锅。不锈钢容器耐腐蚀，大量制备时多选用。目前医院煎药多采用电热或蒸汽加热自动煎药机。

煎煮用水及加水量：煎煮应使用符合国家卫生标准的饮用水，用水量一般以浸过药面 2~5cm 为宜，花、草类药物或煎煮时间较长者应酌量加水。待煎饮片应在煎煮前先行浸泡，以利有效成分的煎出。浸泡时间一般不少于 30min。

煎煮火候：一般选择沸前"武火"，沸后"文火"。煎药时应当防止药液溢出、煎干或煮焦。煎干或煮焦者禁止药用。

煎煮时间：煎煮时间应根据方剂的功能主治和药物的功效确定。通常第一煎煮沸后再煎煮 20~30min；解表类、清热类、芳香类药物不宜久煎，煮沸后再煎煮 15~20min；滋补药物先用武火煮沸后，改用文火慢煎 40~60min。第二煎的煎煮时间应当比第一煎的时间略缩短。煎药过程中要搅拌药料 2~3 次。

煎煮次数：一般煎煮 2~3 次。对组织致密、有效成分难以浸出的饮片，可适当增加煎煮次数或延长煎煮时间。药料应当充分煎透，做到无糊状块、无白心、无硬心。

2. 特殊中药的处理　处方中有的饮片不宜与方中群药同时入煎，处理方法主要包括先煎、后下、包煎、另煎、烊化等。先煎药、后下药、另煎或另炖药、包煎药在煎煮前均应当先行浸泡，浸泡时间一般不少于 30min。

先煎：先煎药应当煮沸 10~15min 后，再投入其他药料同煎（已先行浸泡）。先煎适用于质地坚硬、有效成分不易煎出的矿物类、贝壳甲骨类中药（如寒水石、牡蛎、珍珠母、水牛角等）；先煎、久煎方能去毒或减毒的有毒中药（如附子、雪上一枝蒿、商陆等）；水解后方能奏效的中药（如石斛、天竺黄等）。

后下：后下药应当在第一煎药料即将煎至预定量时，投入同煎 5~10min。后下适用于含挥发油较多的气味芳香的中药（如薄荷、细辛、青蒿等），以及含热敏性成分、久煎疗效降低的中药（如钩藤、杏仁、大黄、番泻叶等）。

包煎：包煎药应当装入包煎袋闭合后，再与其他药物同煎。包煎袋材质应符合药用要求（对人体无害）并有滤过功能。包煎适用于易浮于水面的花粉类（如蒲黄）、细小种子类中药（如葶苈子、菟丝子、苏子等）和易沉于锅底的药物细粉（如六一散、黛蛤散等）；煎煮过程中易糊化、粘锅焦化的含淀粉、黏液质较多的中药（如浮小麦、车前子等）以及附有较多绒毛的中药（如旋覆花）等。

另煎或另炖药：贵重中药，如鹿茸、西洋参、人参等，宜另煎或另炖。另煎药应当切成小薄片，煎煮约 2h，取汁；另炖药应当切成薄片，放入有盖容器内加入冷水（一般为药量的 10 倍左右），隔水炖 2~3h，取汁。此类药物的原处方如系复方，则所煎（炖）得的药汁还应当与方中其他药料所煎得的药汁混匀后，再行分装。某些特殊药物可根据药性特点具体确定煎（炖）药时间。

烊化：适用于胶类或糖类中药（如阿胶、饴糖等），可加适量开水溶化后冲入汤液中，或在其他药煎至预定量并去渣后，将其置于药液中，微火煎药，同时不断搅拌，待其溶解即可。

冲服：适用于难溶于水的贵重药物（如牛黄、三七等），宜粉碎成极细粉加入汤剂中服用。

三、汤剂的质量要求

汤液应具处方中药物的特殊气味，无焦煳气味，且无残渣、沉淀和结块。有胶类烊化加入者，应混合均匀，不聚结沉降。有粉末状药物加入者，经搅拌应分散均匀，不结块，不沉降。

四、汤剂的研究及改进

1. 煎煮过程对药效的影响　中药汤剂多为复方，群药合煎过程中药物成分间可能产生增溶、水解、蒸发挥散、氧化、聚合等多种理化反应，合煎液与方药单煎合并液化学组成的差异往往导致两者在药效上存在差异。

（1）群药合煎后增效　方药合煎时，由于药物成分间的相互影响，某些有效成分溶出量增加或在汤液中的稳定性得到改善而使药效增强。有研究表明，当归承气汤合煎过程中受当归所含磷脂的影响，大黄总蒽醌溶出量增加。含有牡蛎的柴胡复方汤剂中，由于牡蛎在煎煮过程中提高了汤液的 pH 值，可延缓柴胡皂苷 d 的分解，使合煎液中柴胡皂苷 d 的含量明显高于不含牡蛎的柴胡复方汤剂。

（2）群药合煎后降低毒副作用　四逆汤由附子、甘草、干姜组成，合煎液较单味药分煎合并液的毒性降低。研究表明，合煎过程中甘草中所含甘草酸可与附子的主要毒性成分二萜类双酯型生物碱发生沉淀反应，生成不溶于水的大分子络合物，从而降低药液中双酯型生物碱含量，发挥减毒作用。大黄附子汤中大黄能佐制附子的毒性，是因为乌头碱与大黄所含的鞣酸形成难溶性鞣酸型乌头碱所致。

（3）群药合煎后减效　在煎煮过程中，挥发性有效成分易挥发损失而导致药效减弱。某些有效成分共煎时会产生不溶性复合产物而与药渣一并滤除，亦会使药效降低。甘草与黄连共煎时，小檗碱与甘草酸结合成盐而生成沉淀，药液苦味减弱，若将沉淀滤除则影响药效。小檗碱还能和黄芩苷、鞣质等生成沉淀。

复方合煎过程中也可能产生新的化合物，例如桂枝汤群药合煎液中检测到苯甲酰基芍药苷元，而在去掉芍药的桂枝汤中及芍药单煎液中均检测不到该成分。

现有研究虽然证实，部分中药汤剂制备过程中方药配伍及煎煮条件对煎液所含成分及其含量会产生影响，但原有成分的增减、新化合物的生成与否对药效的影响目前尚未完全阐明，有待深入研究。

2. 汤剂的剂型改进　传统中药汤剂需临用前煎煮制备，难以适应现代社会快节奏的生活方式和临床应用的需要。随着中医临床实践和中西医结合救治危急重症等研究工作的开展，汤剂的剂型改进也取得了一定成效。

对于协定处方或经方可将剂型改进制成合剂（或口服液）、糖浆剂、颗粒剂等，既保留了汤剂吸收迅速的特点，又能适应工业化加工生产的要求。例如将小青龙汤、小建中汤改制成合剂，养阴清肺汤改制成糖浆剂等。也有将饮片制成袋泡茶剂，使用时以沸水冲泡饮用，具有体积小、便于携带贮存、使用方便等特点。

对于汤剂制备方法的改进，目前在临床使用较多的是以单味中药配方颗粒替代传统中药饮片进行调剂，以温水冲服，相关内容参见第二章第四节。但是配方颗粒的使用也有一定的局限性。例如各企业的生产工艺存在差异、产品规格不统一、质量控制尚需完善，分煎与合煎的差异性也一直是争论的焦点。因此，如何既克服中药汤剂的缺点同时又保留中医辨证施治的特色，需要更深入的研究和创新性的突破。

五、举例

例　麻黄杏仁甘草石膏汤

【处方】麻黄 9g　杏仁 9g　石膏 18g　炙甘草 6g

【制法】将石膏置煎器内，加水 350mL，加热至沸，保持微沸 10min。加入其余 3 味药，煎煮 30min，滤取药液。药渣加水 200mL，煎煮 20min，滤取药液。将两次煎出液合并，即得。

【性状】本品为棕褐色液体，具苦杏仁香气，味微苦。

【功能与主治】辛凉疏表，清肺平喘。用于外感风邪、邪热壅肺所致的身热不解，无汗或有汗，咳逆气急，甚则鼻扇，口渴，舌苔薄白或黄，脉浮而数。

【用法与用量】口服，分 2 次服。

【注解】

（1）麻黄杏仁甘草石膏汤出自汉代张仲景所著《伤寒论》。方中麻黄辛温，宣肺平喘，解表散邪；石膏辛甘大寒，清泄肺热以生津；两药共为君药，既宣散肺中风热，又清宣肺中郁热。杏仁苦温，宣利肺气以平喘咳，为臣药。炙甘草益气和中，为佐使药。

（2）《伤寒论》中记载该汤剂的制法为"以水七升，先煮麻黄，减二升，去上沫，纳诸药，煮取二升，去滓，温服一升"。在《伤寒论》中麻黄入汤剂多要求先煎去沫，后世医家认为麻黄之沫能"令人烦"，"所浮之沫发性过烈，去之所以使其性归和平也"。石膏为矿物药，主要成分为含水硫酸钙（$CaSO_4 \cdot 2H_2O$），在水中微溶，为了提高煎出率，《中国药典》在其用法中注明"先煎"。有研究者对《伤寒论》中石膏的应用情况进行了较为系统的分析研究，发现在《伤寒论》中石膏入汤剂先煎者甚少，通常打碎与方中其余药物共煎。由于时代的局限性，《伤寒论》中记载的汤剂与现代汤剂相比，煎煮方法差异较大，例如煎煮次数多为一次、煎煮时间由加水量与煮取量的差值间接控制、饮片入煎方法与现代煎煮规范存在差异等。汤剂是中医临床治疗疾病的主要剂型，积极开展汤剂整体质量评价模式研究，规范煎煮方法，提升汤剂整体质量，对保障人民用药安全和有效具有重要意义。

第三节 合 剂

一、概述

合剂（mixture）系指饮片用水或其他溶剂，采用适宜方法提取制成的口服液体制剂。单剂量灌装者也可称"口服液"。

与汤剂相比，合剂药物浓度高，服用剂量小，便于携带和贮藏，适合工业化加工生产；成品中多加入适宜的防腐剂，并经过灭菌处理，密封包装，质量稳定。但合剂组方固定，不能随证加减。

二、合剂的制备

（一）工艺流程图（图 7-1）

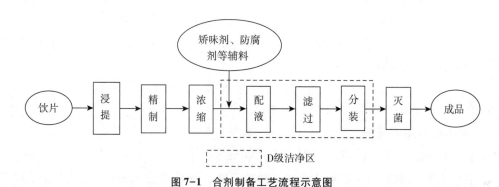

图 7-1 合剂制备工艺流程示意图

（二）制法

1. 浸提 一般采用煎煮法制备，每次煎煮 1~2h，煎煮 2~3 次。含有挥发性有效成分的饮片如薄荷、荆芥等，可先以水蒸气蒸馏提取挥发性成分另器保存（留待配液时加入），药渣再与处方中其余饮片共同煎煮浸提。亦可根据饮片有效成分的性质，选用不同浓度的乙醇或其他溶剂，采用渗漉、回流等方法浸提。

2. 精制 采用适宜方法对浸提液进行纯化处理，可以提高有效成分的浓度，减少服用量，改善制剂的稳定性。药液经滤过或高速离心除去沉淀，也可进一步采用乙醇沉淀法、吸附澄清法等除去不溶性或高分子絮状沉淀物。

3. 浓缩 选用减压浓缩或薄膜浓缩等方法对精制后的药液进行加热浓缩，浓缩程度一般以日服用量在 30～60mL 为宜。

4. 配液 药液浓缩至规定体积后，可酌情加入适当的矫味剂和防腐剂，必要时须调节适宜的 pH 值，用纯化水将药液体积调整至规定量。配液应在清洁避菌的环境中进行。

5. 分装 配制好的药液应尽快滤过、灌装于洁净干燥灭菌的玻璃瓶中，口服液多灌装于易拉盖瓶中，盖好胶塞，轧盖封口。

6. 灭菌 灭菌应在封口后立即进行。一般采用流通蒸汽灭菌法或热压灭菌法。在严格避菌条件下配制的合剂可不进行灭菌。成品应贮藏于阴凉干燥处。

（三）注意事项

1. 口服液制备时，根据制备需要可酌情采用膜分离技术、大孔树脂吸附分离技术，以及其他精制技术对饮片浸提液进一步分离纯化，以减少服用剂量、提高澄清度。纯化方法及其参数的选择应以不影响有效成分的含量为宜。

2. 配液时，挥发油等难溶性成分可用表面活性剂增溶于药液中；若浓缩液需与酊剂、流浸膏等含醇液体混合，则应将酊剂、流浸膏等缓缓加入药液中，随加随搅拌，使析出物细小而分散均匀，也可根据需要加入适量的乙醇。

3. 合剂中若加蔗糖矫味，除另有规定外，含蔗糖量一般不高于 20%（g/mL）。抑菌效力应符合《中国药典》规定。山梨酸、苯甲酸的用量不得超过 0.3%（其钾盐、钠盐的用量按酸计），羟苯酯类的用量不得超过 0.05%，若加入其他附加剂，其品种和用量应符合国家标准的有关规定。

三、合剂的质量要求与检查

1. 性状 除另有规定外，合剂应为澄清液体；贮存期间不得有发霉、酸败、异物、变色、产生气体或其他变质现象，允许有少量摇之易散的沉淀。

2. 相对密度 照《中国药典》2020 年版四部通则相对密度测定法测定，结果应符合各品种项下有关规定。

3. pH 值 照《中国药典》2020 年版四部通则 pH 值测定法测定，结果应符合各品种项下有关规定。

4. 装量 单剂量灌装的合剂，取供试品 5 支，将内容物分别倒入经标化的量入式量筒内，在室温下检视，每支装量与标示装量相比较，少于标示装量的不得多于 1 支，并不得少于标示装量的95%；多剂量灌装的合剂，照《中国药典》2020 年版四部通则最低装量检查法检查，应符合规定。

5. 微生物限度 照《中国药典》2020 年版四部规定，按非无菌产品微生物限度检查，应符合规定。

四、举例

例1 四物合剂

【处方】当归 250g 川芎 250g 白芍 250g 熟地黄 250g

【制法】当归和川芎冷浸 0.5h，用水蒸气蒸馏，收集蒸馏液约 250mL，蒸馏后的水溶液另器保存，药渣与白芍、熟地黄加水煎煮三次，第一次 1h，第二、三次各 1.5h，合并煎液，滤过，滤液与上述水溶液合并，浓缩至相对密度为 1.18～1.22（65℃）的清膏，加入乙醇，使含醇量达55%，静置 24h，滤过，回收乙醇，浓缩至相对密度为 1.26～1.30（60℃）的稠膏，加入上述蒸馏液、苯甲酸钠 3g 及蔗糖 35g，加水至 1000mL，滤过，灌封，灭菌，即得。

【性状】本品为棕红色至棕褐色液体，气芳香，味微苦、微甜。

【功能与主治】养血调经。用于血虚所致的面色萎黄、头晕眼花、心悸气短及月经不调。

【用法与用量】口服，一次 10~15mL，一日 3 次。

【规格】（1）每支装 10mL；（2）每瓶装 100mL。

【贮藏】密封，置阴凉处。

【注解】

（1）本制剂组方出自《仙授理伤续断秘方》中四物汤，以本方治疗外伤瘀血作痛，《太平惠民和剂局方》中记载用本方治疗妇人诸疾。该方应用广泛，具有较高的临床价值。方中熟地黄为滋阴补血之要药，用为君药。当归补血和血，为臣药。白芍养血敛阴，柔肝缓急，与君臣药相协，滋阴补血之力更著，又可缓急止痛；川芎活血行气，与当归相协则行血之力益彰，又使诸药补血而不滞血，二药共为佐药。四药合用，共成补血调血之功。

（2）根据处方中饮片所含有效成分的性质，采用水蒸气蒸馏法浸提当归与川芎中的挥发性有效成分，药渣再与余药共煎后加乙醇沉淀，可除去醇不溶性杂质，提高合剂的澄清度。

（3）本品 pH 值应为 4.0~6.0，相对密度应不低于 1.06。采用薄层色谱法可鉴别方中当归、川芎、熟地黄及主要活性成分芍药苷。采用高效液相色谱法测定成品中芍药苷含量，每 1mL 含白芍以芍药苷计，不得少于 1.6mg。

例 2　九味羌活口服液

【处方】羌活 150g　防风 150g　苍术 150g　细辛 50g　川芎 100g　白芷 100g　黄芩 100g　甘草 100g　地黄 100g

【制法】以上九味，白芷粉碎成粗粉，用 70%乙醇作溶剂，浸渍 24h 后进行渗漉，收集渗漉液，备用；羌活、防风、苍术、细辛、川芎蒸馏提取挥发油，蒸馏后的水溶液另器收集；药渣与黄芩等其余三味药加水煎煮三次，每次 1h，合并煎液，滤过，滤液与上述蒸馏后的水溶液合并，浓缩至约 900mL，加等量乙醇使沉淀，取上清液与漉液合并，回收乙醇，浓缩至相对密度为 1.10~1.20（70℃），加水稀释至 800mL，备用。另取 100g 蔗糖制成单糖浆，备用。将挥发油加入 2mL 聚山梨酯 80 中，再加入少量药液，混匀，然后加入药液、单糖浆以及山梨酸 2g，混匀，加水至 1000mL，混匀，分装，灭菌，即得。

【性状】本品为棕褐色液体，气微香，味苦、辛、微甜。

【功能与主治】疏风解表，散寒除湿。用于外感风寒夹湿所致的感冒，症见恶寒、发热、无汗、头重而痛、肢体酸痛。

【用法与用量】口服，一次 20mL，一日 2~3 次。

【规格】每支装 10mL。

【贮藏】密封。

【注解】

（1）本制剂组方为张元素方，录自《此事难知》，为治疗外感风寒湿邪而兼里热证之常用方。方中羌活辛苦性温，功擅解表寒，祛风湿，利关节，止痹痛，为君药。防风、苍术共助君药祛风散寒，除湿止痛，为臣药。细辛、白芷、川芎助君臣药祛风寒湿邪以除病因，畅行气血以解疼痛；地黄、黄芩清泄里热，并防诸辛温燥烈之品伤津，以上五药俱为佐药。甘草调和诸药为使。诸药配伍，既兼治内外，又分属六经，协调表里而成发汗祛湿，兼清里热之剂。

（2）根据处方中饮片所含有效成分的性质，羌活、防风、苍术、细辛、川芎采用双提法，可使挥发油和水溶性有效成分同时提出；配液时以聚山梨酯 80 增溶挥发油，使其在药液中分散均匀。

（3）本品相对密度应不低于 1.07，pH 值应为 4.0~6.0。采用薄层色谱法可鉴别方中川芎、白芷、防风与甘草。采用高效液相色谱法测定成品中黄芩苷含量，每 1mL 含黄芩以黄芩苷计，不得少于 1.5mg。

第四节　糖浆剂

一、概述

糖浆剂（syrup）系指含有原料药物的浓蔗糖水溶液。除另有规定外，糖浆剂中含蔗糖量应不低于 45%（g/mL）。

不含药物的糖浆主要用于矫味，如单糖浆。单糖浆系蔗糖的近饱和水溶液，其中蔗糖浓度为 85%（g/mL）或 64.7%（g/g），除用于矫味外还可用作助悬剂、黏合剂等。

糖浆剂中还可以加入芳香性物质以掩盖药物的不良气味，深受儿童患者欢迎。

二、糖浆剂的制备

（一）工艺流程图（图 7-2）

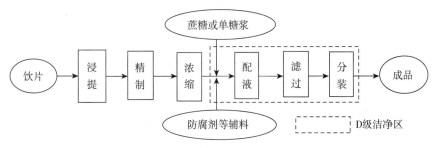

图 7-2　糖浆剂制备工艺流程示意图

（二）制法

糖浆剂制备工艺中关于浸提、精制、浓缩的内容与"合剂的制备"项下内容大致相同。糖浆剂应在清洁、避菌的环境中配制，配液时在浓缩液中加入蔗糖、防腐剂、pH 调节剂等，用纯化水将药液体积调整至规定量，混匀滤过后及时灌装于已灭菌的洁净干燥容器中，密封，避光置干燥处贮存。

药液中加入蔗糖的方法有以下三种，可酌情选用。

（1）**热溶法**　将蔗糖加入一定量煮沸的纯化水或中药浸提液中，继续加热使溶解，再加入其他可溶性药物并搅拌溶解，趁热滤过，自滤器上加纯化水至规定体积，即得。本法适用于单糖浆及对热稳定的药物糖浆的配制。加热时蔗糖溶解速率快，药液易滤过澄清，并且可杀灭微生物，成品易于保存。但加热时间不宜过长，否则转化糖含量增加，成品颜色加深。

（2）**冷溶法**　将蔗糖加入纯化水或药物溶液中，在室温下充分搅拌，待完全溶解后滤过，即得。此法适用于对热不稳定或挥发性药物糖浆的制备。所得成品含转化糖较少，色泽较浅，但制备时间较长，生产过程中易污染微生物，故应用较少。

（3）**混合法**　在含药溶液中加入单糖浆，充分混匀后，加纯化水至规定量，静置，滤过，即得。中药糖浆剂多用此法制备。

（三）注意事项

1. 控制微生物污染，避免糖浆剂长霉变质 中药糖浆剂含有较多蔗糖，易被微生物污染而长霉、发酵，因此生产中应从原辅料、制药用具设备、生产环境等环节加以控制，减少微生物污染。

制备糖浆应选用优质纯净的蔗糖，生产中所用设备、用具、包装材料等均应预先清洁、灭菌，生产环境的洁净度应符合规定。对于药物成分耐热的糖浆采用热溶法配制，尽量缩短生产周期，但应避免长时间加热，使转化糖含量过高。

糖浆剂中如需加入抑菌剂，处方的抑菌效力应符合《中国药典》规定。苯甲酸和山梨酸的用量不得超过 0.3%（其钾盐、钠盐的用量分别按酸计），羟苯酯类的用量不得超过 0.05%。药液的 pH 值对抑菌剂的抑菌效力影响很大，因此，要根据糖浆剂的 pH 值选择适宜品种和浓度的抑菌剂，充分发挥其抑菌作用。抑菌剂对微生物的抑制作用有一定的选择性，故常使用混合抑菌剂以增强防腐效能。

2. 防止糖浆剂出现沉淀 糖浆剂中沉淀的产生与糖的质量、处方配伍、浸出成分的种类及加入糖浆中的方式等因素有关。

糖浆剂选用的蔗糖应符合《中国药典》的规定，避免药液因蔗糖中高分子胶态杂质粒子逐渐聚集而出现浑浊或沉淀。中药浸提物中都有不同程度的高分子杂质呈不稳定的胶态存在，在浓蔗糖溶液中易沉淀析出。含乙醇的药液与单糖浆混合时，常因溶剂的改变而使糖浆出现浑浊、沉淀。

对糖浆中的沉淀物应具体分析，若为高分子杂质，可对药液采用热处理冷藏法，加速杂质絮凝，滤除沉淀；也可添加适量的澄清剂搅拌混合，必要时加热，利用澄清剂吸附杂质，有助于滤清。常用的澄清剂有蛋白粉（干燥蛋清）、骨炭、精制滑石粉、硅藻土等。对于有效物质的沉淀，可通过调节 pH 值或增加溶解度的方法促使其溶解。此外，糖浆剂中生药量宜控制在 40%~80% 之间，含生药量越大，越易产生沉淀。

三、糖浆剂的质量要求与检查

1. 性状 除另有规定外，糖浆剂应为澄清液体；贮存期间不得有发霉、酸败、产生气体或其他变质现象，允许有少量摇之易散的沉淀。

2. 相对密度 照《中国药典》2020 年版四部通则相对密度测定法测定，结果应符合各品种项下有关规定。

3. pH 值 照《中国药典》2020 年版四部通则 pH 值测定法测定，结果应符合各品种项下有关规定。

4. 装量 单剂量灌装的糖浆剂，取供试品 5 支，将内容物分别倒入经标化的量入式量筒内，尽量倾净。在室温下检视，每支装量与标示装量相比较，少于标示装量的不得多于 1 支，并不得少于标示装量的 95%。多剂量灌装的糖浆剂，按《中国药典》2020 年版四部通则最低装量检查法检查，应符合规定。

5. 微生物限度 照《中国药典》2020 年版四部通则规定，按非无菌产品微生物限度检查，应符合规定。

四、举例

例 川贝枇杷糖浆

【处方】川贝母流浸膏 45mL　桔梗 45g　枇杷叶 300g　薄荷脑 0.34g

【制法】桔梗和枇杷叶加水煎煮两次，第一次 2.5h，第二次 2h，合并煎液，滤过，滤液浓缩至适量，加入蔗糖 400g 及防腐剂适量，煮沸使溶解，滤过，滤液与川贝母流浸膏混合，放冷，加入薄荷脑和含适量杏仁香精的乙醇溶液，加水至 1000mL，搅匀，即得。

【性状】本品为棕红色黏稠液体；气香，味甜、微苦，凉。

【功能与主治】清热宣肺，化痰止咳。用于风热犯肺，痰热内阻所致的咳嗽痰黄或咯痰不爽，咽喉肿痛，胸闷胀痛；感冒、支气管炎见上述证候者。

【用法与用量】口服，一次 10mL，一日 3 次。

【贮藏】密封，置阴凉处。

【注解】

（1）方中川贝母清热润肺，化痰止咳；桔梗载药入肺以化痰利咽；枇杷叶宣利肺气，使肺气肃降有权，以助疏散外邪；薄荷辛凉透表，助散上焦风热。诸药相合，共奏清热宣肺、化痰止咳之功。

（2）川贝母流浸膏由川贝母饮片经加工制成，制法：取川贝母 45g，粉碎成粗粉，用 70% 乙醇作溶剂，浸渍 5 天后，缓缓渗漉，收集初渗漉液 38mL，另器保存；继续渗漉，俟可溶性成分完全漉出，续渗漉液浓缩至适量，与初渗漉液混合，继续浓缩至 45mL，滤过即得。

（3）本品相对密度应不低于 1.13。采用薄层色谱法可鉴别方中枇杷叶。采用气相色谱法测定成品中薄荷脑含量，本品每 1mL 含薄荷脑不得少于 0.20mg。

第五节　煎膏剂

一、概述

煎膏剂（electuary）系指饮片用水煎煮，取煎煮液浓缩，加炼蜜或糖（或转化糖）制成的半流体制剂。煎膏剂以滋补作用为主，同时兼有缓和的治疗作用，故又称膏滋。早期的内服煎膏常被称为"煎"，如《金匮要略》中的大乌头煎等，主要用于治疗疾病而不是滋补；至六朝隋唐时期的《小品方》《备急千金要方》《外台秘要》等文献中才见到一些滋补类煎膏。煎膏剂具有药物浓度高、易保存、服用方便等优点。但主要活性成分具有热敏性或挥发性的饮片不宜制成煎膏剂。

二、煎膏剂的制备

（一）工艺流程图（图 7-3）

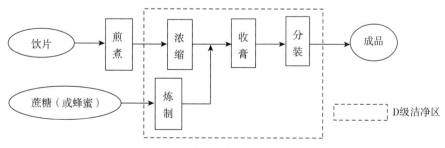

图 7-3　煎膏剂制备工艺流程示意图

（二）制法

1. 煎煮 饮片一般以煎煮法浸提，加水煎煮 2~3 次，每次 2~3h，滤取煎液，药渣压榨，压榨液与滤液合并，静置澄清后滤过。新鲜果类则宜洗净后压榨取汁，果渣加水煎煮，煎液与果汁合并，滤过备用。

处方中若含胶类，如阿胶、鹿角胶等，除发挥治疗作用外，还有助于药液增稠收膏，应烊化后在收膏时加入。贵重细料药可粉碎成细粉待收膏后加入。

2. 浓缩 将上述滤液加热浓缩至规定的相对密度，即得清膏。清膏的相对密度视品种而定，一般在 1.21~1.25（80℃）。少量制备时也可用搅拌棒趁热蘸取浓缩液，滴于桑皮纸上，液滴周围无渗出水迹即可。

3. 炼糖（或炼蜜）

（1）糖的选择与炼制 制备煎膏剂所用的糖，通常应使用《中国药典》收载的蔗糖。以蔗糖为主要成分的食糖根据纯度由高到低可分为：冰糖、白糖、红糖等。冰糖是砂糖的结晶再制品，质量优于白砂糖。白糖分为白砂糖和绵白糖两类，绵白糖中含有部分果糖，故纯度不如白砂糖高。白糖味甘，性寒，有润肺生津、和中益气、舒缓肝气的功效。红糖通常是指带蜜的甘蔗成品糖，因未经提纯，除糖外，还含有维生素和铁、锌、锰、铬等微量元素，营养成分比白砂糖高。红糖具有补血、破瘀、舒肝、祛寒等功效，尤适用于产妇、儿童及贫血者食用。饴糖主要含麦芽糖，并含维生素 B 和铁等。饴糖有软、硬之分，药用以软饴糖为好，为黄褐色黏稠液体，味甘，性温，能补中缓急，润肺止咳，解毒。

炼糖的目的在于去除杂质，杀灭微生物，减少水分，控制糖的适宜转化率以防止煎膏剂产生"返砂"现象（煎膏剂贮藏一定时间后析出糖的结晶的现象）。

炼糖的方法是：取蔗糖加入糖量一半的水及 0.1% 的酒石酸，加热溶解保持微沸，炼至"滴水成珠，脆不黏牙，色泽金黄"，蔗糖转化率达 40%~50%，即得。炼制时加入适量枸橼酸或酒石酸，可促使糖的转化。红糖含杂质较多，炼制后一般加糖量 2 倍的水稀释，静置后除去沉淀备用。饴糖含水量较多，炼制时可不加水，且炼制时间较长。

（2）蜂蜜的选择与炼制 具体内容参见第十四章第三节。

4. 收膏 清膏中加入规定量的炼糖或炼蜜，不断搅拌，继续加热，并捞除液面上的泡沫，熬炼至规定的稠度即可。

收膏时随着药液稠度的增加，加热温度可相应降低。阿胶、鹿角胶等胶类可先用少量黄酒或水浸泡一定时间使胶块软化，再隔水加热烊化后趁热加入清膏中混匀收膏。收膏稠度视品种而定，一般相对密度在 1.40 左右，少量制备时也可观察特定现象以经验判断。例如用细棒趁热挑起，"夏天挂旗，冬天挂丝"；或将膏液滴于食指上与拇指共捻，能拉出 2cm 左右的白丝（俗称"打白丝"）等。

5. 分装与贮存 煎膏剂应分装在洁净干燥灭菌的大口容器中，待充分冷却后加盖密闭，以免水蒸气冷凝后流回膏滋表面，久贮后表面易长霉。煎膏剂应密封，置阴凉处贮存，服用时取用器具亦须干燥洁净。

（三）注意事项

1. 煎膏中如需加入饮片细粉，则应先按照《中国药典》2020 年版四部规定的方法检查清膏的相对密度和不溶物，符合规定后方可加入药粉。

2. 现行《中国药典》规定，煎膏中炼蜜或糖（或转化糖）的加入量一般不超过清膏量的 3 倍，以免煎膏在贮存期间出现"返砂"现象。"返砂"现象的产生与煎膏中所含总糖量与转化糖量有关。研究结果认为，总糖含量控制在 85% 以下为宜，否则饱和度过大易析出糖的结晶。糖的转化程度并非愈高愈好，蔗糖转化率控制在 40%~50% 为宜。收膏时为防止蔗糖的进一步转化，应尽量缩短加热时间，降低加热温度，也可适当调高 pH 值。

三、煎膏剂的质量要求与检查

1. 性状 煎膏剂呈稠厚的半流体状，应无焦臭、异味，无糖的结晶析出。

2. 相对密度 除另有规定外，取供试品适量，精密称定，加水约 2 倍，精密称定，混匀，作为供试品溶液。照《中国药典》2020 年版四部通则相对密度测定法测定，按公式 7-1 计算，应符合各品种项下的有关规定。凡加饮片细粉的煎膏剂，不检查相对密度。

$$供试品相对密度 = \frac{W_1 - W_1 \times f}{W_2 - W_1 \times f} \qquad (7-1)$$

式中，W_1 为比重瓶内供试品溶液的重量（g）；W_2 为比重瓶内水的重量（g）；f 按公式 7-2 计算。

$$f = \frac{加入供试品中的水重量}{供试品重量 + 加入供试品中的水重量} \qquad (7-2)$$

3. 不溶物 取供试品 5g，加热水 200mL，搅拌使溶化，放置 3min 后观察，不得有焦屑等异物。加饮片细粉的煎膏剂，应在未加入药粉前检查，符合规定后方可加入药粉，加入药粉后不再检查不溶物。

4. 装量 照《中国药典》2020 年版四部通则最低装量检查法检查，应符合规定。

5. 微生物限度 照《中国药典》2020 年版四部规定，按非无菌产品微生物限度检查，应符合规定。

四、举例

例 益母草膏

【处方】益母草 1000g 红糖适量

【制法】取益母草，切碎，加水煎煮两次，每次 2h，合并煎液，滤过，滤液浓缩至相对密度为 1.21~1.25（80℃）的清膏。每 100g 清膏加红糖 200g，加热溶化，混匀，浓缩至规定的相对密度，即得。

【性状】本品为棕黑色稠厚的半流体；气微，味苦、甜。

【功能与主治】活血调经。用于血瘀所致的月经不调、产后恶露不绝，症见月经量少、淋漓不净、产后出血时间过长、产后子宫复旧不全见上述证候者。

【用法与用量】口服，一次 10g，一日 1~2 次。

【规格】每瓶装 125g 或 250g。

【贮藏】密封。

【注解】

（1）益母草具有活血调经、利尿消肿、清热解毒功能，素有"经产良药"之称。红糖是以甘蔗为原料，经压榨、提汁、过滤、熬制、成型、干燥，采用传统工艺（非石灰法）不经分蜜制炼而成的食糖。除了具备糖的功能外，红糖中还含有丰富的微量元素与维生素等营养成分，具有补脾缓肝、活血散瘀功能，主治产后恶露不行、口干呕哕、虚赢寒热。将益母草与红糖配伍使用制备煎膏，体现了中药制剂辅料选择时"药辅合一"的核心思想。

（2）本品相对密度应不低于1.36。采用高效液相色谱法测定成品中主要活性成分盐酸水苏碱的含量，本品每1g含盐酸水苏碱不得少于3.6mg。

第六节　酒剂与酊剂

一、概述

酒剂又名药酒（medicinal liquor），系指饮片用蒸馏酒提取调配而制成的澄清液体制剂。酒剂历史悠久，秦汉时期《素问·汤液醪醴论》指出："自古圣人之作汤液醪醴者，以为备耳。"酒辛甘大热，能行血通络，散寒，故祛风活血、止痛散瘀等方剂常制成酒剂。酒剂可供口服或外用，生产内服酒剂应以谷类酒为原料。

酊剂（tincture）系指原料药物用规定浓度的乙醇提取或溶解而制成的澄清液体制剂，也可用流浸膏稀释制成。酊剂的浓度随饮片性质而异，除另有规定外，含有毒剧药品的中药酊剂每100mL应相当于原饮片10g，有效成分明确者，应根据其半成品的含量加以调整，使符合相应品种项下的规定；其他酊剂，每100mL相当于原饮片20g。酊剂多供内服，少数供外用。

酒剂与酊剂均属于含醇浸出剂型，制备简便，易于保存，但乙醇本身有一定药理作用，故儿童、孕妇以及心脏病、高血压等患者不宜服用。

二、酒剂的制备

（一）工艺流程图（图7-4）

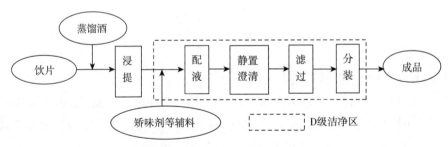

图7-4　酒剂制备工艺流程示意图

（二）制法

1. 冷浸法　将饮片与规定量的酒共置于密闭容器内，密闭浸渍，定期搅拌，一般浸渍30日以上。取上清液，压榨药渣，压榨液与上清液合并，必要时加入适量糖或蜂蜜矫味，搅拌均匀，再静置沉降14日以上，滤过后灌装即得。

2. 热浸法　将饮片与规定量酒置于有盖容器中，水浴或蒸汽加热至沸后立即停止加热，然后倾入另一有盖容器中，密闭，在室温下浸渍30日以上，定期搅拌。吸取上清液，压榨药渣，将上清液与压榨液合并，根据需要加入糖或蜜，静置沉降1~2周，滤过后灌装即得。

3. 渗漉法　取适当粉碎的饮片，按渗漉法操作，收集渗漉液，若处方中需加糖或蜂蜜矫味者，可加入渗漉液中，搅匀密闭，静置一定时间，滤过后灌装即得。

4. 回流热浸法 以白酒为溶剂，将饮片按回流热浸法提取至酒近无色，合并回流提取液，加入糖或蜂蜜，搅拌溶解后，密闭静置一段时间，滤过，分装，即得。

（三）注意事项

放置过程中药液产生混浊沉淀是酒剂常见的质量问题，其原因与原料酒质量、饮片浸提方法、药液澄清方法、包装质量等有关。

生产酒剂的原料酒应符合国家关于蒸馏酒质量标准的规定，劣质酒中杂质含量高，存放时易产生絮状沉淀。

选择适宜的浸提方法可以减少杂质溶出，改善药液澄清度。回流法浸提效率高，但杂质溶出较多；冷浸法与渗漉法为室温条件下浸提，药液澄清，但冷浸法效率低、生产周期较长。有报道采用真空浸润、恒温强制循环提取法、密闭动态提取法、罐组式逆流提取法生产药酒，可根据设备条件合理选择制备方法。

低温静置有利于药酒中大分子杂质凝聚沉降，也可配合使用适宜的絮凝澄清剂，效果更为显著。药液静置澄清后可滤除沉淀，近年来有报道采用膜分离技术进行药酒的澄清处理，取得了良好的效果。

酒剂属于含醇液体制剂，应根据各品种项下的要求控制含醇量，密封置阴凉处贮存，防止因乙醇挥发、溶剂含醇量改变而析出沉淀。

三、酊剂的制备

（一）工艺流程图（图 7-5）

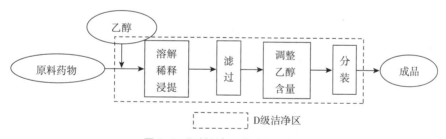

图 7-5 酊剂制备工艺流程示意图

（二）制法

1. 溶解法 取药物粉末，加规定浓度的乙醇适量，溶解并调整至规定体积，静置，必要时滤过，即得。此法适用于化学药物及中药有效部位或提纯品酊剂的制备。

2. 稀释法 取药物的流浸膏，加规定浓度的乙醇适量，稀释至规定体积，静置，滤过，即得。此法适用于中药流浸膏制备酊剂。

3. 浸渍法 将饮片置有盖容器中，加入规定浓度的乙醇适量，密闭，定期搅拌或振摇，浸渍至规定的时间，倾取上清液；药渣中再加入溶剂适量，依法浸渍至有效成分充分浸出，合并浸出液，加溶剂至规定体积，静置 24h，滤过，即得。此法适用于树脂类药料、新鲜及易于膨胀的药料及价格低廉的芳香性药料等制备酊剂。

4. 渗漉法 取适当粉碎的饮片，按渗漉法操作，收集渗漉液至规定体积后，静置，滤过，即得。若饮片为毒剧药料，收集渗漉液后应测定其有效成分的含量，再加适量溶剂调整至规定标准。此法适用于毒剧药料、贵重药料及不易引起渗漉障碍的药料制备酊剂。

（三）注意事项

酊剂属于含醇液体制剂，应根据各品种项下的要求控制含醇量，密封置阴凉处贮存，防止因乙醇挥发、溶剂含醇量改变而致浸提成分析出沉淀。

四、酒剂与酊剂的质量要求与检查

1. 性状 酒剂和酊剂均为澄清液体，在贮存期间允许有少量摇之易散的沉淀。

2. 乙醇量 酒剂与酊剂应检查乙醇量。照《中国药典》2020 年版四部通则乙醇量测定法测定，应符合各品种项下规定。

3. 总固体 含糖或蜂蜜的酒剂，精密量取供试品上清液 50mL，置蒸发皿中，水浴上蒸至稠膏状，除另有规定外，加无水乙醇搅拌提取 4 次，每次 10mL，滤过，合并滤液，置已干燥至恒重的蒸发皿中，蒸至近干，精密加入硅藻土 1g（经 105℃干燥 3h，移置干燥器中，冷却 30min），搅匀，在 105℃干燥 3h，移置干燥器中，冷却 30min，迅速精密称定重量，扣除加入的硅藻土量，遗留残渣应符合各品种项下的有关规定。

不含糖或蜂蜜的酒剂，精密量取供试品上清液 50mL，置已干燥至恒重的蒸发皿中，水浴蒸干，在 105℃干燥 3h，移置干燥器中，冷却 30min，迅速精密称定重量，遗留残渣应符合各品种项下的有关规定。

4. 甲醇量 酒剂与酊剂应检查甲醇量。照《中国药典》2020 年版四部通则甲醇量检查法检查，除另有规定外，供试液含甲醇量不得过 0.05%（mL/mL）。

5. 装量 酒剂与酊剂，照《中国药典》2020 年版四部通则最低装量检查法检查，应符合规定。

6. 微生物限度 照《中国药典》2020 年版四部规定，按非无菌产品微生物限度检查，酊剂应符合规定；酒剂除需氧菌总数每 1mL 不得过 500cfu，霉菌和酵母菌总数每 1mL 不得过 100cfu 外，其他应符合规定。

五、举例

例1 三两半药酒

【处方】当归 100g　炙黄芪 100g　牛膝 100g　防风 50g

【制法】以上四味，粉碎成粗颗粒，用白酒 2400mL 与黄酒 8000mL 的混合液作溶剂，浸渍 48h 后，缓缓渗漉，收集渗漉液，在渗漉液中加入蔗糖 840g 搅拌使溶解后，静置，滤过，即得。

【性状】本品为黄棕色的澄清液体；气香，味微甜、微辛。

【功能与主治】益气活血，祛风通络。用于气血不和，感受风湿所致的痹病，症见四肢疼痛，筋脉拘挛。

【用法与用量】口服，一次 30~60mL，一日 3 次。

【贮藏】密封，置阴凉处。

【注解】

（1）方中当归苦辛甘温，既可补营血之虚，又可温行血脉之滞，为君药。黄芪大补脾肺之气，固表实卫，则外可御邪，而内可护营，且与当归相合益气养血，使气血充足，营卫调和，为臣药。牛膝益肾补肝，强腰壮骨；防风祛风胜湿止痉，二味共为佐使。四药相合，共奏益气活血、祛风通络之功。

（2）三两半药酒的浸提溶剂是白酒与黄酒按体积比 2.4∶8 混合后的含醇量为 20%~25% 的低醇度酒，为了避免白酒与黄酒混合后因含醇量改变产生絮状物影响酒剂的澄清度，可将混合后的酒静置澄清 24h，滤取上清液作为浸提溶剂。采用渗漉法浸提，也有利于改善酒剂的澄清度。

（3）本品含乙醇量为 20%~25%，总固体量不得少于 1.0%。采用薄层层析可鉴别方中当归、黄芪及主要活性成分齐墩果酸。

例 2 十滴水

【处方】樟脑 25g 干姜 25g 大黄 20g 小茴香 10g 肉桂 10g 辣椒 5g 桉油 12.5mL

【制法】以上七味，除樟脑和桉油外，其余干姜等五味粉碎成粗粉，混匀，用 70% 乙醇作溶剂，浸渍 24h 后进行渗漉，收集渗漉液约 750mL，加入樟脑和桉油，搅拌使完全溶解，再继续收集渗漉液至 1000mL，搅匀，即得。

【性状】本品为棕红色至棕褐色的澄清液体；气芳香，味辛辣。

【功能与主治】健胃，祛暑。用于因中暑而引起的头晕、恶心、腹痛、胃肠不适。

【用法与用量】口服，一次 2~5mL，儿童酌减。

【贮藏】遮光，密封。

【注解】

（1）方中大黄苦寒泄热，荡涤肠胃；樟脑散寒止痛，开窍辟秽；肉桂、小茴香、干姜、辣椒温中散寒，健胃；桉油祛风止痛。诸药相合，共奏健胃、祛暑之功。

（2）本品的剂型为酊剂，含乙醇量为 60%~70%，孕妇忌服，驾驶员和高空作业者慎用。不宜服用酊剂的患者，可在医师指导下选用十滴水软胶囊。

（3）本品相对密度应为 0.87~0.92，总固体检查符合规定。采用薄层色谱法可鉴别方中大黄及主要活性成分大黄素、大黄酚、桂皮醛及茴香醛。采用气相色谱法测定，本品每 1mL 含樟脑应为 20.0~30.0mg；含桉油以桉油精计，不得少于 6.3mg。

第七节 其他浸出制剂

一、流浸膏剂

（一）概述

流浸膏剂（fluid extract）系指饮片用适宜的溶剂提取有效成分，蒸去部分溶剂，调整至规定浓度而成的制剂。除另有规定外，流浸膏剂每 1mL 相当于饮片 1g。流浸膏剂一般用作配制酊剂、合剂、糖浆剂或其他制剂的中间体，大多以不同浓度的乙醇为溶剂，少数以水为溶剂者成品中应酌情加入 20%~25% 的乙醇作防腐剂。

（二）流浸膏剂的制备

流浸膏剂大多用渗漉法制备。饮片适当粉碎，以适宜浓度的乙醇为溶剂依法渗漉。渗漉时溶剂用量一般为饮片量的 4~8 倍，收集 85% 饮片量的初漉液另器保存，续漉液低温浓缩后与初漉液合并，测定其中有效成分含量与乙醇含量，调整至规定的标准。药液静置 24h 以上，滤过，分装，即得。该制法，初漉液中大量浸出成分不受加热影响，稳定性较好，且避免了初漉液在浓缩过程中因乙醇浓度降低而析出大量沉淀。

流浸膏剂还可通过水提醇沉或将浸膏剂稀释而制得。如益母草流浸膏系采用水提醇沉法制得，甘草流浸膏系甘草浸膏稀释制得。

流浸膏剂应置遮光容器内密封，置阴凉处贮存。

（三）流浸膏剂的质量要求与检查

1. 性状　流浸膏剂应为澄清液体，久置产生沉淀时，在乙醇和有效成分含量符合各制剂品种项下规定时，可滤除沉淀。

2. 乙醇量　照《中国药典》2020 年版四部通则乙醇量测定法测定，结果应符合各品种项下规定。

3. 甲醇量　照《中国药典》2020 年版四部通则甲醇量检查法检查，除另有规定外，供试液含甲醇量不得过 0.05%（mL/mL）。

4. 装量　照《中国药典》2020 年版四部通则最低装量检查法检查，应符合规定。

5. 微生物限度　照《中国药典》2020 年版四部规定，按非无菌产品微生物限度检查，应符合规定。

（四）举例

例　当归流浸膏

【处方】当归 1000g　70%乙醇适量

【制法】取当归粉碎成粗粉，用 70%乙醇作溶剂，浸渍 48h，缓缓渗漉，收集初漉液 850ml，另器保存，继续渗漉至渗漉液近无色或微黄色为止，收集续漉液，在 60℃以下浓缩至稠膏状，加入初漉液，混合，加 70%乙醇稀释至 1000mL，静置数日，滤过，即得。

【性状】本品为棕褐色的液体；气特异，味先微甜后转苦麻。

【功能与主治】养血调经。用于血虚血瘀所致的月经不调，痛经。

【用法与用量】口服。一次 3～5mL，一日 9～15mL。

【贮藏】密封，置阴凉处。

【注解】

（1）当归补血活血，调经止痛。本品为当归经加工制成的流浸膏。流浸膏剂多采用渗漉法制备。收集 85%饮片量的初漉液另器保存，仅对续漉液进行低温浓缩，这样制备可使初漉液中大量浸出成分不受加热影响，且避免了初漉液在浓缩过程中因乙醇浓度降低而析出大量沉淀。

（2）本品含乙醇量应为 45%～50%，总固体检查应符合规定。采用薄层色谱法可鉴别方中主要活性成分阿魏酸及藁本内酯；采用高效液相色谱法测定成品中阿魏酸的含量，本品含阿魏酸不得少于 0.016%（g/mL）。

二、浸膏剂

（一）概述

浸膏剂（extract）系指饮片用适宜的溶剂提取有效成分，蒸去大部分或全部溶剂，调整至规定浓度而成的制剂。除另有规定外，浸膏剂每 1g 相当于饮片 2~5g。浸膏剂根据干燥程度的不同，分为稠浸膏与干浸膏。稠浸膏为半固体状，含水量为 15%~20%。干浸膏为粉末状，含水量约为 5%。浸膏剂有效成分含量高，体积小，一般多用作制备颗粒剂、片剂、胶囊剂、丸剂等的中间体，少数品种直接应用于临床。

（二）浸膏剂的制备

在实际生产时，根据饮片有效成分的性质，采用适宜的溶剂与方法浸提，一般多采用渗漉法、煎煮法，也可采用回流法或浸渍法。浸提液精制后低温浓缩至稠膏状，加入适量的稀释剂调整含量即可制得稠浸膏；或将稠膏干燥、粉碎即可制得干浸膏粉；饮片浸提浓缩液也可经喷雾干燥直接制成干浸膏粉。有效成分明确者，需测定其含量，用稀释剂调整至规定标准，分装，即得。

稠浸膏的稀释剂常用甘油、液状葡萄糖；干浸膏的稀释剂常用淀粉、蔗糖、乳糖、氧化镁等。

某些干浸膏具有较强的引湿性，为了改善其稳定性，可采用相应的精制措施，尽可能去除引湿性强的杂质；稀释剂宜选用引湿性低的品种，并严格控制生产环境的相对湿度，采用防潮性能良好的包装材料，密封保存。

（三）浸膏剂的质量要求与检查

1. 性状 浸膏剂有稠浸膏和干浸膏之分，性状检查应符合各制剂品种项下的规定。
2. 装量 照《中国药典》2020 年版四部通则最低装量检查法检查，应符合规定。
3. 微生物限度 照《中国药典》2020 年版四部规定，按非无菌产品微生物限度检查，应符合规定。

（四）举例

例 颠茄浸膏
【处方】颠茄草 1000g 85% 乙醇适量 稀释剂适量
【制法】取颠茄草粉碎成粗粉，用 85% 乙醇浸渍 48h 后，以每分钟 1~3mL 的速率缓缓渗漉，收集初漉液约 3000mL，另器保存。继续渗漉至生物碱完全漉出，续漉液作为下次渗漉的溶剂用。将初漉液在 60℃减压回收乙醇，放冷至室温，分离除去叶绿素，滤过，滤液在 60~70℃蒸发至稠膏状，加 10 倍量的乙醇，搅拌均匀，静置，使沉淀完全。取上清液，60℃减压回收乙醇，浓缩成稠膏状，取样测定生物碱含量，加稀释剂适量，调整生物碱含量使符合规定，低温干燥，研细，过四号筛，即得。
【性状】本品为灰绿色的粉末。
【贮藏】密封，置阴凉处。
【注解】
（1）颠茄浸膏作为中药提取物，是制备颠茄片的原料。颠茄草中主要含莨菪类生物碱及黄酮类、香豆素类化合物等活性成分，其中主要生物碱为 L-天仙子胺。阿托品为天仙子胺的外消旋体，在颠茄草中含量甚微，因此在颠茄浸膏的质量标准中规定了阿托品限量检查方法。
（2）颠茄浸膏中生物碱含量约为 1%，为了更全面地控制其质量，《中国药典》中收载了其特征图谱，能有效地将颠茄浸膏与茄科含莨菪生物碱的其他植物提取物相区分，达到了真伪鉴别的目的。采用高效液相色谱法测定硫酸天仙子胺与东莨菪内酯的含量，本品每 1g 含生物碱以硫酸天仙子胺计算应为 8.3~11.0mg，每 1g 含东莨菪内酯不得少于 0.55mg。

三、茶剂

（一）概述

茶剂（medicinal tea）系指饮片或提取物（液）与茶叶或其他辅料混合制成的内服制剂。茶剂是一种传统剂型，多应用于治疗食积停滞、感冒咳嗽等症，如午时茶、神曲茶等。除以治疗作用为主的茶剂外，还有作为保健用的茶剂，如人参茶等。新研制的茶剂多为袋泡茶剂，是以中药煮散为基础发展起来的，使用时以沸水冲泡饮用，具有体积小、便于携带贮存、使用方便等特点。

茶剂可分为块状茶剂、袋装茶剂、煎煮茶剂。

块状茶剂包括不含糖块状茶剂和含糖块状茶剂，前者系指饮片粗粉、碎片与茶叶或适宜的黏合剂压制成块状的茶剂，后者系指提取物、饮片细粉与蔗糖等辅料压制成块状的茶剂。

袋装茶剂系指茶叶、饮片粗粉或部分饮片粗粉吸收提取液经干燥后，装入袋的茶剂，其中装入饮用茶袋的又称袋泡茶剂。

煎煮茶剂系指将饮片适当碎断后，装入袋中，供煎服的茶剂。

（二）茶剂的制备

1. 块状茶剂 将处方中的饮片粉碎成粗粉或碎片，以面粉糊为黏合剂混匀，也可将部分饮片提取物制成稠膏为黏合剂，与其余药物的粗末混匀，制成适宜的软材或颗粒，以模具或压茶机压制成型，低温干燥即得。

2. 袋装茶剂 根据制备工艺可分为全生药型与半生药型两种。全生药型系将处方中饮片粉碎成粗粉，经干燥、灭菌后分装入茶袋即得。半生药型系将处方中部分饮片粉碎成粗粉，部分饮片煎汁，浓缩成浸膏后吸收到中药饮片粗粉中，经干燥、灭菌后，分装入茶袋即得。

3. 煎煮茶剂 将饮片加工制成片、块、段、丝或粗粉后，分装入袋，供煎煮后取汁服用。

茶剂中使用的茶叶和饮用茶袋均应符合饮用茶标准的有关要求。茶剂生产中应注意，饮片要按规定适当粉碎，并混合均匀；如需喷洒提取液，应喷洒均匀。饮片及提取物在加入黏合剂或蔗糖等辅料时，应混合均匀。茶剂一般应在 80℃ 以下干燥，含挥发性成分较多的应在 60℃ 以下干燥，不宜加热干燥的应选用其他适宜的方法进行干燥。茶剂应密闭贮存，含挥发性及易吸湿药物的茶剂应密封贮存。

（三）茶剂的质量要求与检查

1. 性状 应符合各制剂品种项下的有关要求。

2. 水分 不含糖块状茶剂、袋装茶剂与煎煮茶剂，取供试品（不含糖块状茶剂应研碎），照《中国药典》2020 年版四部通则水分测定法测定，除另有规定外，不得过 12.0%。

含糖块状茶剂，取供试品，破碎成直径约 3mm 的颗粒，照《中国药典》2020 年版四部通则水分测定法测定，除另有规定外，不得过 3.0%。

3. 溶化性 含糖块状茶剂，取供试品 1 块，加 20 倍量的热水，搅拌 5min，应全部溶化，可有轻微浑浊，不得有焦屑等。含饮片细粉的含糖块状茶剂不进行溶化性检查。

4. 重量差异　块状茶剂，取供试品 10 块，分别称定重量，每块的重量与标示重量相比较，超出重量差异限度的不得多于 2 块，并不得有 1 块超出限度 1 倍，重量差异限度参见《中国药典》2020 年版四部制剂通则茶剂项下有关规定。

5. 装量差异　除另有规定外，袋装茶剂与煎煮茶剂，取供试品 10 袋（盒），分别称定每袋（盒）内容物的重量，每袋（盒）装量与标示装量相比较，超出装量差异限度的不得多于 2 袋（盒），并不得有 1 袋（盒）超出限度 1 倍，装量差异限度参见《中国药典》2020 年版四部制剂通则茶剂项下有关规定。

6. 微生物限度　除煎煮茶剂外，照《中国药典》2020 年版四部规定，按非无菌产品微生物限度检查，应符合规定。

（四）举例

例　小儿感冒茶

【处方】广藿香 750g　菊花 750g　连翘 750g　大青叶 1250g　板蓝根 750g　地黄 750g　地骨皮 750g　白薇 750g　薄荷 500g　石膏 1250g

【制法】以上十味，取石膏 250g、板蓝根粉碎成细粉；地黄、白薇、地骨皮、石膏 1000g 加水煎煮两次，第一次 3h，第二次 1h，煎液滤过，滤液合并；菊花、大青叶加水热浸两次，第一次 2h，第二次 1h，合并浸出液，滤过；广藿香、薄荷、连翘提取挥发油，其水溶液滤过，滤液与上述滤液合并，浓缩至适量，加入上述细粉及蔗糖粉约 4100g、糊精适量，混匀，制成颗粒，干燥，加入上述挥发油，混匀，压制成 1000 块，即得。

【性状】本品为浅棕色的块状物；味甜、微苦。

【功能与主治】疏风解表，清热解毒。用于小儿风热感冒，症见发热重、头胀痛、咳嗽痰黏、咽喉肿痛；流感见上述证候者。

【用法与用量】开水冲服，一岁以内一次 6g，一岁至三岁一次 6~12g，四岁至七岁一次 12~18g，八岁至十二岁一次 24g，一日 2 次。

【规格】每块重 6g。

【贮藏】密闭，防潮。

【注解】

（1）方中重用辛甘大寒之石膏，清泄肺胃，除烦止渴，透热生津；配以广藿香芳香化湿；菊花疏风，清散上焦风热；连翘辛凉疏散头面、肌表之风热，散结，消肿；大青叶、板蓝根既助清上焦热毒，又合薄荷以清利咽喉；地黄、地骨皮、白薇清热凉血而滋阴；薄荷疏风，散热，辟秽，解毒。诸药相合，共奏疏风解表、清热解毒之功。

（2）根据处方中饮片所含有效成分的性质，方中广藿香、薄荷、连翘采用双提法，可提取挥发油及水溶性有效成分；挥发油在压块前喷入干颗粒中，可避免加热干燥过程中的挥发损失。

（3）本品属于含糖块状茶剂，蔗糖粉、糊精作为赋形剂，饮片细粉兼具赋形剂作用，清膏可发挥黏合作用；清膏的相对密度、膏粉比例对颗粒及茶块成型均会产生影响。

（4）采用薄层色谱法可鉴别本品中靛蓝、连翘苷、菊花。采用高效液相色谱法测定本品中连翘苷，每块含连翘以连翘苷计，不得少于 0.55mg。

第八节　浸出制剂易出现的问题及处理措施

浸出制剂所含成分复杂，质量优劣也影响到以其为中间体的其他制剂的质量。分析导致浸出制剂产生质量问题的原因，进而对症处理，才能找到切实可行的解决措施。

一、防止浸出制剂长霉发酵

微生物污染是导致浸出制剂长霉发酵的重要原因。因糖浆剂、合剂、口服液等液体药剂中含有糖、蛋白质等微生物的营养物质，在适宜的温度、湿度、pH 条件下，微生物易生长繁殖。

生产中应从原辅料、制药用具设备、生产环境、包装容器、贮存等环节加以控制，减少微生物污染。原辅料应符合国家相关标准，采用适宜方法进行洁净处理，尽量减少含菌量。生产中所用设备、用具、包装材料等均应预先清洁、灭菌。生产环境的洁净度应符合规定。根据液体制剂的 pH 值等理化性质选用适宜品种和浓度的防腐剂，充分发挥其抑菌作用，也是防止浸出制剂长霉发酵的有效措施。

二、防止浸出制剂产生浑浊沉淀

中药制剂多为复方，成分复杂，药液的澄清度受处方因素与外界因素影响。

酒剂、酊剂等含醇液体制剂，贮存中可能因乙醇挥发、溶剂含醇量改变而析出沉淀。因此应严密包装，防止溶剂挥发。

不同溶剂与方法提取所得的半成品混合配液，由于分散体系的组成改变，可能出现沉淀。对沉淀物应具体分析，若为杂质，可对药液采用热处理冷藏法，加速杂质絮凝，滤除沉淀；对于有效物质的沉淀，可通过预先调节 pH 值或增加溶解度的方法促使其溶解。

贮存日久或受外界温度、光线等因素的影响，液体浸出制剂中的高分子杂质也可能逐渐"陈化"而析出沉淀。制备时可采用适宜的精制方法，尽可能去除浸提液中的杂质，对药液采用热处理冷藏法，加速杂质絮凝，以便滤除沉淀。

三、延缓浸出制剂中活性成分水解

浸出制剂中酯类（包括内酯类）、酰胺类、苷类等药物成分在水溶液中受加热或制剂 pH 值等因素的影响易发生水解，可从制剂处方设计及生产、贮存条件控制等方面采取相应措施，延缓活性成分水解。

药物成分的水解易受酸碱催化，所以液体浸出制剂处方设计时可对药物成分的稳定性进行考察，确定制剂最适宜的 pH 值范围，具体实验方法参见第二十二章第二节。

在制剂生产过程中，提取、浓缩、干燥、灭菌等工序药料均可能受加热影响，应选择适宜操作方法，适当降低温度或缩短物料受热时间，以减少水解的发生。

对于易水解的药物，有时适当添加非水溶剂，如乙醇、丙二醇、甘油等可改善其稳定性。

【思考题】

1. 汤剂是中医临床广泛应用的传统剂型之一，是中医辨证施治与整体观念的最佳体现形式。为贯彻落实《中华人民共和国中医药法》，以健康需求为导向，2018 年国家中医药管理局会同国家药品监督管理局制定并发布了《古代经典名方目录（第一批）》，100 个经典名方中有 73 个剂型记载为汤剂。请以《伤寒论》中经典名方汤剂为例，分析汤剂古今制法的异同，谈谈怎样开展汤剂整体质量评价研究。

2. 煎膏剂又称膏滋，处方多由补益药组成，内服具有补益兼防治疾病之功效，在慢性疾病与功能性疾病治疗、体质调整、"亚健康"调治方面有广泛的应用。但是临床倘若应用不当，非但起不到补益作用，而且会致病情迁延复杂。请谈谈你对怎样合理选用煎膏剂的认识。

3. 合剂、糖浆剂等液体浸出制剂中常需添加抑菌剂防止药液长霉发酵，影响抑菌剂抑菌效力的主要因素有哪些？怎样合理选用抑菌剂？

4. 药酒、酊剂与流浸膏剂均为含醇浸出剂型，请比较这三种剂型的异同点。

第八章

液体制剂

扫一扫，查阅本章数字资源，含PPT、音视频、图片等

【学习要求】

1. 掌握表面活性剂的概念、种类、性质，能够根据需要正确选用表面活性剂；增加药物溶解度的方法；溶液剂、乳剂、混悬剂的含义、特点和制备方法，能够根据液体药剂种类选用合适的溶剂和附加剂。

2. 熟悉高分子溶液和溶胶剂的含义、特点和制备方法；影响高分子溶液、溶胶剂、乳剂、混悬剂稳定性的因素；能够分析不同类型液体药剂的典型处方，并能解决生产中遇到的问题；液体药剂的矫味、矫嗅与着色，能够根据需要正确选用矫味剂与矫嗅剂及着色剂。

3. 了解口服溶液剂、口服乳剂和口服混悬剂的质量要求与检查。

第一节　概　述

一、液体制剂的含义与特点

液体制剂（liquid pharmaceutical preparations）系指药物分散在液体分散介质中制成的液态剂型，可供内服或外用。液体制剂中的药物可以是固体、液体或气体，以分子、离子、胶粒、微粒、液滴或其混合形式分散于液体分散介质中。其中，由浸出法、灭菌法制备的液体制剂分别在浸出制剂、注射剂中论述。

液体制剂具有吸收快，作用较迅速；给药途径广泛，可内服、外用，也可腔道用等；使用方便，易于分剂量，尤其适用于婴幼儿和老年患者；能减少某些药物的刺激性；某些固体药物制成液体制剂后，能提高其生物利用度等优点。液体制剂同样存在一些不足，如药物分散度较大，受分散介质的影响，易引起药物的化学降解，使药效降低甚至失效；体积较大，携带、运输、贮存不方便；水性液体制剂易霉变，非均相液体制剂易出现聚集、沉淀等物理稳定性问题等。

二、液体制剂的分类

（一）按分散系统分类

根据分散相粒子大小及分散情况的不同，液体制剂分为溶液型、胶体溶液型、混悬液型、乳浊液型四类。其中分散相以小分子或离子状态分散于液体分散介质中称为溶液（真溶液）。以高分子分散者称为高分子溶液，属于胶体溶液。分散相质点为多分子聚集体的胶体溶液又称为溶

胶。以固体或液滴分散于分散介质中，与分散介质之间有相界面的，前者称为混悬液，后者称为乳浊液。中药复方经适宜的提取和纯化工艺制得的粗提物（稠浸膏或浸膏）、有效部位（如总生物碱、总黄酮、总皂苷或总酚酸等）或有效成分，以溶质或分散相在分散介质中形成液体制剂如汤剂、合剂、口服液等时，可能形成包括真溶液、胶体溶液、混悬液和乳浊液共存的分散体系，药物可能以分子、离子、胶粒、微粒或微滴多种形式分散，由于成分的多样性和复杂性，其不稳定性也同时存在。液体制剂按照分散系统的分类见表8-1。

表8-1 分散体系的分类

类型		分散相大小	特征
真溶液型		<1nm	无界面，为热力学稳定体系；扩散快，能透过滤纸和某些半透膜
胶体溶液型	高分子溶液	1~100nm	无界面，热力学稳定体系；扩散慢，能透过滤纸，不能透过半透膜
	溶胶		有界面，为热力学不稳定体系；扩散慢，能透过滤纸而不能透过半透膜
混悬液型		>500nm	有界面，为动力学和热力学不稳定体系；扩散很慢或不扩散，显微镜下可见
乳浊液型		>100nm	有界面，为热力学不稳定体系；扩散很慢或不扩散，显微镜下可见

（二）按给药途径分类

1. 口服液体制剂 如口服溶液剂、口服乳剂、口服混悬剂等。

2. 外用液体制剂 ①皮肤用液体制剂：如洗剂、搽剂等；②五官科用液体制剂：如洗耳剂与滴耳剂、洗鼻剂与滴鼻剂、含漱剂、滴牙剂等；③直肠、阴道、尿道用液体制剂：如灌肠剂、灌洗剂等。

三、液体制剂常用的溶剂

液体制剂的溶剂应对药物具有良好的溶解性与分散性，化学性质稳定，毒性小，无臭味，不影响主药的作用和含量测定，成本低等特点。但完全具备以上特点的溶剂很少，故应根据药物性质、制剂要求和临床用途合理选择溶剂。

1. 水 水是最常用的溶剂，本身无药理作用。水能与乙醇、甘油、丙二醇等溶剂以任意比例混合，能溶解绝大多数的无机盐类和有机药物，能溶解药材中的生物碱盐、苷类、糖类、树胶、黏液质、鞣质、蛋白质、酸类及色素等，但易水解的药物不宜制成水性液体制剂，且易霉变。配制水性液体制剂时应使用蒸馏水或纯化水等制药用水。

2. 乙醇 乙醇是常用溶剂，可与水、甘油、丙二醇等溶剂以任意比例混合，能溶解药材中多类成分，如生物碱及其盐类、苷类、挥发油、树脂、鞣质、有机酸和色素等。20%以上的乙醇有防腐作用，但乙醇有一定的生理作用，且有易挥发、易燃烧等缺点。含乙醇制剂应密闭贮存。

3. 甘油 本品为黏稠性液体，味甜，毒性小，能与水、乙醇、丙二醇混溶。甘油的吸水性很强，多在外用制剂中用作保湿剂。含甘油30%以上具有防腐性。

4. 丙二醇 本品性质与甘油相近，但黏性小，能溶解很多有机药物，如磺胺类药、局部麻醉药、维生素 A、维生素 D 及性激素等。

5. 聚乙二醇 低聚合度的聚乙二醇，如 PEG300~400 为透明液体，能与水以任何比例混溶，并能溶解许多水溶性无机盐和水不溶性有机药物。本品对易水解的药物具有一定的稳定作用，并具有与甘油类似的保湿作用。

6. 油酸乙酯 属脂肪油的代用品。本品为淡黄色或几乎无色、易流动、有似橄榄油香味的油状液体，是甾族化合物及其他油溶性药物的常用溶剂，但在空气中暴露易氧化、变色，故使用时常加入抗氧剂。

7. 肉豆蔻酸异丙酯 本品为透明、无色、几乎无臭的低黏度油状液体。化学性质稳定，不易酸败、氧化和水解；无刺激性、过敏性；不溶于水、甘油及丙二醇，可溶于乙酸乙酯、乙醇，可分散于羊毛脂、胆甾烷醇中，常用作外用制剂的溶剂。

8. 脂肪油 系指《中国药典》收载的植物油类，如花生油、麻油、豆油等。多用于外用制剂，如洗剂、搽剂等。脂肪油能溶解生物碱、挥发油及许多芳香族化合物。

9. 液状石蜡 本品为饱和烷烃化合物，化学性质稳定。分轻质和重质两种，前者密度 0.818~0.880g/mL，多用于外用液体制剂，后者密度 0.845~0.905g/mL，可用于软膏剂。

此外，在制备各种类型液体制剂时，需使用各类附加剂，起到增溶、助溶、乳化、助悬、润湿，以及矫味（嗅）、着色等作用。其中表面活性剂可作为液体制剂的增溶剂、乳化剂、润湿剂等。

第二节 表面活性剂

一、表面活性剂的含义、组成与特点

物体相之间的交界面称为界面，如液-气、液-液、液-固、气-固界面，其中液体或固体与气体间的界面通常又称为表面。各相界面上会产生一定的表面张力或界面张力。凡能显著降低两相间表面张力（或界面张力）的物质，称为表面活性剂（surfactant）。

表面活性剂之所以能显著降低表面（界面）张力，主要是因为其分子结构的特点。它们大都是长链的有机化合物，分子结构中同时含有亲水基团如—OH、—COOH、—NH$_2$ 等和疏水基团如碳氢链。亲水基团易溶于水或易被水湿润；疏水基团具有亲油性，亦可称亲油基。如图 8-1 所示。

将表面活性剂加入水中，低浓度时可被吸附在溶液的表面，亲水基团朝向水中，亲油基团朝向空气或疏水相，在表面或界面上定向排列，从而改变液体的表面性质，使表面张力降低。表面活性剂在溶液表面层的浓度大大高于溶液中的浓度，如图 8-2 所示。

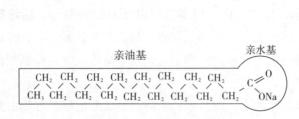

图 8-1 表面活性剂的化学结构示意图

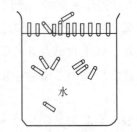

图 8-2 表面活性剂分子在水-空气界面的吸附作用

二、常用的表面活性剂

表面活性剂通常按其在水中的解离情况分为离子型和非离子型两大类，离子型表面活性剂又可分为阳离子型、阴离子型和两性离子型。常用表面活性剂的结构、特征和性质如下。

（一）阴离子型表面活性剂

阴离子型表面活性剂（anionic surfactants）的特征是其阴离子部分起表面活性作用，即带负电荷，如肥皂、长链烃基的硫酸盐等。

1. 肥皂类　系高级脂肪酸的盐，通式为（$RCOO$）$_n^- M^{n+}$。其脂肪酸烃链一般在 $C_{11} \sim C_{18}$ 之间，以硬脂酸、油酸、月桂酸等较常用。根据 M 的不同，有碱金属皂、碱土金属皂和有机胺皂（如三乙醇胺皂）等。它们都具有良好的乳化能力，但易被酸所破坏。碱金属皂还可被钙盐、镁盐等破坏，电解质可使之盐析。有一定的刺激性，一般只用于外用制剂。

2. 硫酸化物　系硫酸化油和高级脂肪醇硫酸酯类，通式为 $R \cdot O \cdot SO_3^- M^+$，其中脂肪烃链 R 在 $C_{12} \sim C_{18}$ 之间。硫酸化油的代表是硫酸化蓖麻油，俗称为土耳其红油，为黄色或橘黄色黏稠液，有微臭，可与水混合，为无刺激性的去污剂和润湿剂，可代替肥皂洗涤皮肤，亦可用于挥发油或水不溶性杀菌剂的增溶。高级脂肪醇硫酸酯类中常用的是十二烷基硫酸钠（月桂醇硫酸钠）、十六烷基硫酸钠（鲸蜡醇硫酸钠）、十八烷基硫酸钠（硬脂醇硫酸钠）等。乳化性较强，且较肥皂类稳定，主要用作外用软膏的乳化剂。

3. 磺酸化物　系指脂肪族磺酸化物、烷基芳基磺酸化物和烷基萘磺酸化物等，通式为 $R \cdot SO_3^- M^+$。脂肪族磺酸化物如二辛基琥珀酸磺酸钠（商品名阿洛索–OT）、二己基琥珀酸磺酸钠（商品名阿洛索–18），烷基芳基磺酸化物如十二烷基苯磺酸钠，均为目前广泛应用的洗涤剂。

（二）阳离子型表面活性剂

阳离子型表面活性剂（cationic surfactants）起表面活性作用的是阳离子部分。其分子结构的主要部分是一个五价氮原子，也称为季铵化合物，其特点是水溶性大，在酸性与碱性溶液中均较稳定。除具有良好的表面活性作用外，还具有很强的杀菌作用，因此主要用于杀菌与防腐。

1. 苯扎氯铵和苯扎溴铵　苯扎氯铵（商品名为洁尔灭）和苯扎溴铵（商品名为新洁尔灭）均为白色或淡黄色粉末或胶状体，具有杀菌、渗透、清洁、乳化等作用。新洁尔灭杀菌力很大，穿透性强，毒性较低。主要用作杀菌防腐剂。

2. 氯化（溴化）十六烷基吡啶　商品名为西北林。本品为白色粉末，易溶于水及醇，pH 5 ～ 10 时具杀菌力。一般消毒用其 0.1% 水溶液；0.5% 或 0.1% 的乙醇溶液用作凝胶、栓剂等的防腐剂。其他还有氯化苯甲烃铵（赐福露）、度米芬等。

（三）两性离子型表面活性剂

两性离子型表面活性剂（amphoteric surfactants）系指分子中同时具有正、负电荷基团，随着介质的 pH 值不同可成为阳离子型，也可以成为阴离子型，有天然品，也有人工合成制品。

1. 卵磷脂　卵磷脂是天然的两性离子型表面活性剂，是由磷酸型的阴离子部分和季铵盐型的阳离子部分所组成，其结构式如下：

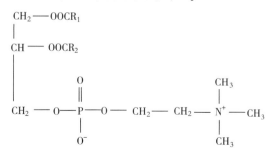

磷酸酯盐型阴离子部分　　季铵盐阳离子部分

由于卵磷脂有 R_1 和 R_2 两个疏水基团，故不溶于水，但对油脂的乳化作用很强，可制成油滴很小且不易破坏的乳剂。目前是制备注射用乳剂的主要附加剂。

2. 合成的两性离子型表面活性剂 合成的两性离子型表面活性剂构成阳离子部分的是胺盐或季铵盐，阴离子部分主要有羧酸盐、硫酸酯、磷酸酯、磺酸盐等。羧酸盐型又分为氨基酸型和甜菜碱型两类。

氨基酸型两性离子型表面活性剂在等电点（一般为微酸性）时亲水性减弱，可能产生沉淀；甜菜碱型的最大优点是无论在酸性、中性或碱性水溶液中均易溶，在等电点时也无沉淀，适用于任何 pH 环境。

两性离子型表面活性剂在碱性水溶液中呈阴离子型表面活性剂性质，起泡性良好，去污力亦强；在酸性水溶液中则呈阳离子型表面活性剂特性，杀菌力很强。

（四）非离子型表面活性剂

非离子型表面活性剂（nonionic surfactants）系指在水溶液中不解离的一类表面活性剂，其分子中构成亲水基团的是甘油、聚乙二醇和山梨醇等多元醇，构成亲油基团的是长链脂肪酸或长链脂肪醇及烷基或芳基等，亲水基团和亲油基团以酯键或醚键相结合，因而有许多不同品种。由于化学上的不解离性，具有不受电解质和溶液 pH 值影响，毒性和溶血性小，以及能与大多数药物配伍等优点，所以在药剂上应用较广，常用作增溶剂、分散剂、乳化剂或混悬剂等。可供外用，也可供内服，个别品种还可用于注射剂。

1. 脂肪酸山梨坦类 为脱水山梨醇脂肪酸酯类，是由山梨醇与各种不同的脂肪酸所组成的酯类化合物，商品名为司盘（span）。由于山梨醇羟基脱水位置不同，脱水山梨醇实际上是一次脱水物和二次脱水物的混合物，所生成的酯也是混合物，一般可用以下通式表示：

$$\begin{array}{c}\text{O}\quad\text{CH}_2\text{OOCR}\\ \text{HO}\qquad\text{OH}\\ \text{OH}\end{array}$$

RCOO⁻为脂肪酸根，山梨醇为六元醇，因脱水而环合

脱水山梨醇的酯类因脂肪酸种类和数量的不同而有不同产品，如月桂山梨坦（司盘 20）是单月桂酸酯；棕榈山梨坦（司盘 40）是单棕榈酸酯；硬脂山梨坦（司盘 60）是单硬脂酸酯；三硬脂山梨坦（司盘 65）是三硬脂酸酯；油酸山梨坦（司盘 80）是单油酸酯；三油酸山梨坦（司盘 85）是三油酸酯。其 *HLB* 值在 4.3~8.6 之间，亲油性较强，为油溶性，故一般用作 W/O 型乳剂的乳化剂或 O/W 型乳剂的辅助乳化剂。

2. 聚山梨酯类 聚山梨酯（polysorbate）为聚氧乙烯脱水山梨醇脂肪酸酯类，这类表面活性剂是在司盘的剩余—OH 基上，再结合聚氧乙烯基而制得的醚类化合物，商品名为吐温（tween）。与司盘相同，聚氧乙烯脱水山梨醇脂肪酸酯类中的山梨醇也是一次脱水物和二次脱水物的混合物。可用以下通式表示：

$$\begin{array}{c}\text{O}\quad\text{CH}_2\text{OOCR}\\ \text{H(C}_2\text{H}_4\text{O)}_n\text{O}\qquad\text{O(C}_2\text{H}_4\text{O)}_n\text{H}\\ \text{O(C}_2\text{H}_4\text{O)}_n\text{H}\end{array}$$

式中—$(C_2H_4O)_nO^-$ 为聚氧乙烯基

聚氧乙烯脱水山梨醇脂肪酸酯类根据脂肪酸种类和数量的不同而有不同产品。如聚山梨酯 20（吐温 20）为单月桂酸酯；聚山梨酯 40（吐温 40）为单棕榈酸酯；聚山梨酯 60（吐温 60）为单

硬脂酸酯；聚山梨酯 65（吐温 65）为三硬脂酸酯；聚山梨酯 80（吐温 80）为单油酸酯；聚山梨酯 85（吐温 85）为三油酸酯。由于分子中增加了亲水性的聚氧乙烯基，其亲水性大大增加，故为水溶性的表面活性剂，可广泛用作增溶剂或 O/W 型乳化剂。

3. 聚氧乙烯脂肪酸酯类　系由聚乙二醇与长链脂肪酸缩合而成，商品名为卖泽（myrij）。可用通式 R·COO·CH$_2$·(CH$_2$OCH$_2$)$_n$·CH$_2$OH 表示，其中，—(CH$_2$OCH$_2$)—为聚乙二醇形成的聚氧乙烯基，n 是聚合度，根据聚乙二醇的平均分子量而定，其乳化能力很强，为 O/W 型乳化剂。

4. 聚氧乙烯脂肪醇醚类　系由聚乙二醇与脂肪醇缩合而成的醚类，通式为 R·O(CH$_2$OCH$_2$)$_n$H，商品名为苄泽（brij）。亦因聚氧乙烯基聚合度和脂肪醇的不同而有不同的产品。药剂上常用作乳化剂或增溶剂。如西土马哥（cetomacrogol），为聚乙二醇与十六醇缩合而得；平平加 O（peregal O）为 15 单位氧乙烯与油醇的缩合物；埃莫尔弗（emlphor）是一类聚氧乙烯蓖麻油化合物，为 20 个单位以上的氧乙烯与油醇的缩合物。

5. 聚氧乙烯-聚氧丙烯共聚物　系由聚氧乙烯和聚氧丙烯聚合而成。其中聚氧乙烯基为亲水基，聚氧丙烯则随分子量的增大而逐渐变得亲油，从而构成这类表面活性剂的亲油基团。最常用的有泊洛沙姆 188，通式为 HO（C$_2$H$_4$O）$_a$·（C$_3$H$_6$O）$_b$·（C$_2$H$_4$O）$_c$·H，其中 a、b、c 表示各自的聚合度。该类产品随分子量增大可由液体逐渐变为固体。泊洛沙姆 188 是其中分子量较大者（分子量约为 7500），呈片状固体，熔点 50℃。低分子量的普流罗尼克则为淡黄色液体。该类表面活性剂对皮肤无刺激性和过敏性，对黏膜刺激性极小，毒性也比其他非离子型表面活性剂为小，故可作为静脉注射用的乳化剂。

三、表面活性剂的基本性质

（一）胶束与临界胶束浓度

表面活性剂水溶液达到一定浓度后，浓度再增大，对表面张力的降低作用不大。因表面层表面活性剂已基本饱和，当浓度继续增加时，主要是溶液内部浓度增加，由于其分子的疏水部分与水的亲和力较小，因而疏水部分相互吸引、缔合在一起，形成缔合体，这种缔合体称为胶束（micelle）。表面活性剂开始形成胶束时的浓度称为临界胶束浓度（critical micelle concentration，*CMC*）。*CMC* 值与表面活性剂的结构及组成有关，每一种表面活性剂有其各自的 *CMC*。如十二烷基硫酸钠的 *CMC* 为 0.232%（g/mL），每个胶束的分子数约为 125 个，总分子量约为 36000。

在表面活性剂达到 *CMC* 浓度的水溶液中，胶束有相近的缔合度，并呈球形或板状等，分子中亲水基排列在球壳外部形成栅状层结构，而碳氢链在中心形成内核。如图 8-3 所示。

 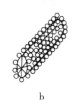 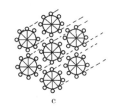 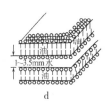

a　　　　　　b　　　　　　　c　　　　　　　d

图 8-3　胶束的形态

a. 球状胶束　b. 棒状胶束　c. 束状胶束　d. 层状胶束

（二）亲水亲油平衡值

表面活性剂亲水亲油性的强弱取决于其分子结构中亲水基团和亲油基团的多少，可以用亲水亲油平衡值（hydrophile - lipophile balance value，HLB 值）表示。根据经验，将表面活性剂的 HLB 值范围限定在 0~40，其中非离子型表面活性剂的 HLB 值范围为 0~20，即完全由疏水碳氢基团组成的石蜡分子的 HLB 值为 0，完全由亲水性的氧乙烯基组成的聚氧乙烯的 HLB 值为 20，既有碳氢链又有氧乙烯链的表面活性剂的 HLB 值介于两者之间。表面活性剂的 HLB 值愈高，其亲水性愈强；HLB 值越低，其亲油性愈强。不同 HLB 值的表面活性剂适合于不同的用途，如增溶剂 HLB 值的最适范围为 15~18 以上；去污剂 HLB 值为 13~16；O/W 乳化剂 HLB 值为 8~16；润湿剂与铺展剂 HLB 值为 7~9；W/O 乳化剂 HLB 值为 3~8；大部分消泡剂 HLB 值为 0.8~3 等，如图 8-4 所示。

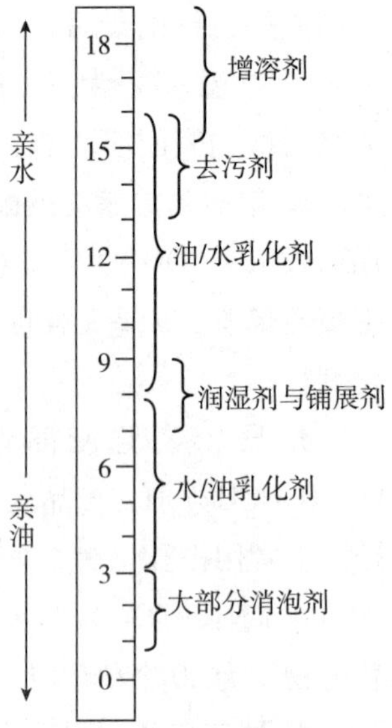

图 8-4　不同 HLB 值表面活性剂的适用范围

非离子型表面活性剂的 HLB 值具有加和性。如简单的二组分非离子型表面活性剂混合体系的 HLB 值可按下式计算。

$$HLB_{混合乳化剂} = \frac{W_A \cdot HLB_A + W_B \cdot HLB_B}{W_A + W_B} \tag{8-1}$$

（三）Krafft 点

对于离子型表面活性剂，温度升高，其在水中的溶解度增大，当升到某一温度时，其溶解度急剧增大，此时的温度称为 Krafft 点，相对应的溶解度即为该离子型表面活性剂的 CMC。Krafft 点是离子型表面活性剂的特征值。Krafft 点是表面活性剂使用温度的下限，或者说，只有在温度高于 Krafft 点时表面活性剂才能更大程度地发挥作用。例如十二烷基硫酸钠与十二烷基磺酸钠的 Krafft 点分别约为 8℃和 70℃，因此后者在室温下其表面活性作用就不理想。

（四）起昙与昙点

温度会影响表面活性剂的溶解度。通常温度升高溶解度增大，但某些含聚氧乙烯基的非离子型表面活性剂的溶解度开始随温度上升而加大，达到某一温度后，其溶解度急剧下降，使溶液变混浊，甚至产生分层，冷却后又恢复澄明。这种由澄明变混浊的现象称为起昙（clouding formation），转变点的温度称为昙点（cloud point）。产生这一现象的原因，主要由于所含聚氧乙烯基与水呈氢键结合，开始可随温度升高，溶解度增大，而温度升高达到昙点后，氢键受到破坏，分子水化力降低，溶解度急剧下降，故而出现混浊或沉淀。聚山梨酯 20、聚山梨酯 60、聚山梨酯 80 的昙点分别是 95℃、76℃、93℃。盐类或碱性物质的加入能降低昙点。

有的含聚氧乙烯基的表面活性剂没有昙点，如泊洛沙姆 188 极易溶于水，甚至达沸点时也没有起昙现象。

含有昙点表面活性剂的制剂，由于在达到昙点时析出表面活性剂，其增溶及乳化性能亦下降，被增溶的物质可能析出，或相应的乳剂可能遭到破坏。有的可能在温度下降后恢复原状，有的则难以恢复。因此需加热灭菌的这类制剂应格外注意。

（五）表面活性剂的毒性

表面活性剂的毒性，一般以阳离子型的毒性最大，其次是阴离子型，非离子型毒性最小。例如 0.063% 的阳离子型表面活性剂氯化烷基二甲铵，小鼠口服就显示了慢性毒性作用；1% 阴离子型的二辛基琥珀酸磺酸钠仅有轻微的毒性，而同浓度的十二烷基硫酸钠则没有毒性反应。一般认为非离子型的表面活性剂口服没有毒性。

表面活性剂用于静脉给药的毒性大于口服。其中仍以非离子型的表面活性剂毒性最小，如泊洛沙姆 188。麻醉小鼠可耐受静脉注射 10% 的泊洛沙姆 188 溶液 10mL。阳离子型和阴离子型的表面活性剂不仅毒性较大，而且还具有较强的溶血作用。例如 0.001% 的十二烷基硫酸钠溶液即呈现强烈的溶血作用。非离子型表面活性剂也有溶血作用，但一般较轻微。吐温类的溶血作用通常比其他含聚氧乙烯基的表面活性剂小。溶血作用的顺序为：聚氧乙烯烷基醚>聚氧乙烯烷芳基醚>聚氧乙烯脂肪酸酯>吐温类。吐温类溶血作用的顺序为：聚山梨酯 20>聚山梨酯 60>聚山梨酯 40>聚山梨酯 80。

外用时表面活性剂呈现较小的毒性。其中仍以非离子型的表面活性剂对皮肤和黏膜的刺激性最小。季铵盐化合物浓度高于 1% 就可对皮肤产生损害作用，而阴离子型的十二烷基硫酸钠则在20% 以上才产生损害作用；非离子型表面活性剂如某些吐温，以 100% 浓度滴眼也无刺激性，而聚氧乙烯醚类产品浓度高于 5% 时即可产生损害作用。

表面活性剂有时因结构的极小差别，而呈现的作用却有很大的差异，因此对于同系列的表面活性剂的毒性不能完全类推，应通过动物实验来确定。

四、表面活性剂在药剂中的应用

（一）增溶剂

药物在水中因加入表面活性剂而溶解量增加的现象称为增溶（solubilization）。具有增溶作用的表面活性剂称为增溶剂。

1. 增溶的原理 如前所述，当表面活性剂水溶液达到临界胶束浓度后，表面活性剂分子的疏水部分相互吸引、缔合在一起，形成胶束。被增溶的物质，以不同方式与胶束结合。非极性物质如苯和甲苯（a）可完全进入胶束核中被增溶；水杨酸（b）之类带极性基团的分子，其非极性基则插入胶束的内核中，极性基则伸入球形胶束外的聚氧乙烯链中；对羟基苯甲酸（c）由于分子两端都有极性基团，可完全被球形胶束外聚氧乙烯链的偶极所吸引而得到增溶，如图 8-5 所示。

增溶作用可以使被增溶物的化学势降低，使整个体系趋向稳定。增溶作用与真正的溶解作用并不相同，真正的溶解会使溶剂的依数性有很大改变，但增溶后对依数性影响很小，这说明在增溶过程中溶质没有分解成分子或离子，而以胶束分子形式分散在增溶溶液中，所以质点的数目不会增多。

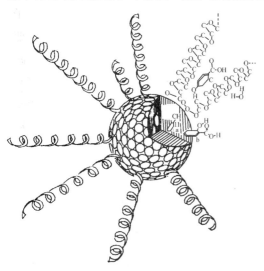

图 8-5　表面活性剂的球形胶束及其增溶模型

2. 影响增溶的因素

（1）增溶剂的性质 增溶剂种类影响增溶量，即使是同系物的增溶剂，也可由于分子量不同而产生不同的增溶效果。同系物的增溶剂碳链愈长，其增溶量也愈大。

增溶剂 HLB 值与增溶效果的关系还没有统一的规律，一般应选择 HLB 值在 15~18 的增溶剂。目前认为，对极性或半极性药物而言，非离子型增溶剂的 HLB 值愈大，其增溶效果也愈好。但对极性低的药物，则结果恰好相反。

（2）药物的性质 被增溶药物的同系物，分子量愈大被增溶量通常愈小。因增溶剂所形成的胶束体积大体是一定的，若药物的分子量愈大，则摩尔体积也愈大，在增溶剂浓度一定时，能增溶药物的量必然愈少。

（3）加入顺序 加入混合顺序往往影响增溶效果。例如以聚山梨酯为增溶剂，对冰片的增溶实验证明，如将增溶剂先溶于水，再加冰片几乎不溶；如先将冰片与增溶剂混合至溶解，然后加水稀释，则能很好溶解。

3. 增溶在中药药剂中的应用

（1）增加难溶性成分的溶解度（solubility） 一些难溶性成分，如乌头中提取的乌头碱，蟾酥中提取的脂溶性甾体，以及丹参酮、大黄素及挥发油成分，制成液体制剂有一定难度，加入聚山梨酯 80 后可制成澄明的液体制剂。增溶剂、增溶质和溶剂的最佳配比常通过三元相图法来确定。图 8-6 是薄荷油-聚山梨酯 20-水的三元相图，两曲线上的各点均为出现浑浊或由混浊变澄清的比例点，以曲线为分界线，Ⅱ、Ⅳ两相区是多相区，表明在Ⅱ、Ⅳ两相区内的任一比例，均不能制得澄明溶液；在单相区Ⅰ、Ⅲ内任一比例均可制得澄明溶液。但这并不能保证所有这些澄明溶液在稀释中不发生混浊。只有

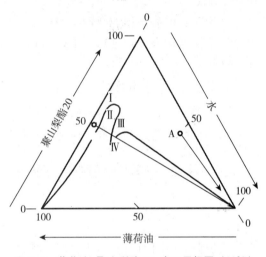

图 8-6 薄荷油-聚山梨酯 20-水三元相图（20℃）

在沿曲线的切线上方区域内的任一点，如 A 点（代表薄荷油 7.5%，聚山梨酯 20 42.5% 和水 50%），在水稀释时才不会出现浑浊。

（2）改善中药注射剂澄明度 板蓝根注射液、乌头总碱注射液、复方丹参注射液中均加入聚山梨酯 80 以提高药液的澄明度。

（3）用于中药有效成分的提取 表面活性剂可降低表面张力，从而可增加对中药材植物细胞的润湿、渗透性，同时可形成胶束增加中药有效成分的溶解度，提高中药有效成分的提取效率。如在相同条件下，以乙醇为溶剂提取大黄中总蒽醌时，加入十二烷基硫酸钠可使总蒽醌的提取率提高约 35%。

（二）乳化剂

在两种不相混溶的液体体系中，由于第三种物质的加入，使其中一种液体以小液滴的形式均匀分散在另一种液体中的过程称为乳化，具有乳化作用的物质称为乳化剂（emulsifiers）。许多表面活性剂可以用作乳化剂，其乳化的机制主要是形成界面膜、降低界面张力以及形成扩散双电层等。一般来说，HLB 值在 3~8 的表面活性剂常用作 W/O 型乳化剂，HLB 值在 8~16 的表面活性剂常用作 O/W 型乳化剂。乳化剂的选择往往结合乳剂的类型、乳剂给药途径、HLB 值要求等因素

综合考虑。

（三）润湿剂

促进液体在固体表面铺展或渗透的表面活性剂称为润湿剂（moistening agents）。在水性混悬剂的制备中，用疏水性药物配制混悬液时，必须加入润湿剂，使药物能被水润湿。润湿剂的作用原理是降低固-液两相界面张力，减小接触角。一些表面活性剂如聚山梨酯类、聚氧乙烯脂肪醇醚类以及长链烃基或烷芳基硫酸盐或磺酸盐均可作为润湿剂。

（四）起泡剂与消泡剂

泡沫是气体分散在液体中的分散体系。中药提取或浓缩时常因含有皂苷、蛋白质、树胶或其他高分子化合物，在提取罐或浓缩罐中会产生大量稳定的泡沫。这些具有表面活性的高分子物质通常有较强的亲水性和较高的 HLB 值，在溶液中可降低液体的界面张力而使泡沫稳定，这些物质即称为起泡剂（foaming agents）。在体系中加入一些 HLB 值为 1~3 的亲油性较强的表面活性剂时，后者可与泡沫液层的发泡物质争夺液膜上的空间，降低表面黏度，促使液膜液体流失而消泡，这些表面活性剂即称为消泡剂（antifoaming agents）。消泡剂在抗生素生产过程中用以消除因发酵产生的泡沫。

（五）抑菌剂

大多数阳离子型表面活性剂和两性离子型表面活性剂及少数阴离子型表面活性剂可用作抑菌剂（bacteriostatic agents），如苯扎溴铵、甲酚皂等。其抑菌机理是由于表面活性剂与细菌生物膜的蛋白质发生相互作用，使蛋白质变性或破坏。

（六）去污剂

去污剂也称洗涤剂（cleaning agents），是用于去除污垢的表面活性剂。去污作用是表面活性剂润湿、渗透分散、乳化或增溶等各种作用的综合结果。去污剂的最适 HLB 值为 13~16，常用的去污剂有钠肥皂、十二烷基硫酸钠等。

第三节　溶解度与增加药物溶解度的方法

一、药物溶解度与溶度参数

（一）药物溶解度

药物的溶解度系指在一定温度（气体在一定压力）下，在一定量溶剂中溶解药物的最大量。《中国药典》2020 年版关于溶解度有 7 种提法：极易溶解、易溶、溶解、略溶、微溶、极微溶解、几乎不溶或不溶。这些概念仅表示药物大致溶解性能，而准确的溶解度，一般以一份溶质（1g 或 1mL）溶于若干毫升溶剂中表示。如苦杏仁苷在水中的溶解度为 1∶12，即 1g 苦杏仁苷溶于 12mL 水中。

了解中药有效成分的溶解性质，对于中药制剂是十分必要的。有效成分的溶解度太小，这就意味着吸收会很困难。中药提取物一般是混合物。目前在大多数中药有效成分及其理化性质的数据不全的情况下，可以先根据已知有效成分或指标成分的溶解性质，选择适宜的溶剂和方法进行提取。

（二）溶度参数

溶解过程是溶质分子与溶剂分子发生相互作用的过程。溶解时，溶质分子受到溶剂分子的吸引，从聚集状态分离出来而分布到溶剂分子中，当溶质分子的内聚力与溶剂分子对药物分子的吸引力达到平衡时，溶质分子即可均匀分散在溶剂介质中。因此，药物溶解时，当药物分子间的内聚力大于药物分子与溶剂分子作用力时，药物的溶解度较小，反之，药物的溶解度较大。

溶度参数（solubility parameter）系指相同分子间的内聚力，以 δ 表示。δ 可表示纯物质的特性，用来度量纯物质分子间的相互作用能，可作为物质极性的一种量度，δ 越大，极性越大。因此，药物的溶解度与药物、溶剂的溶度参数有关，药物与溶剂的 δ 越接近，药物在该溶剂中的溶解度越大。溶度参数是"相似相溶"原理的定量表达，即"相似的溶度参数有相似的溶解规律"。复合溶剂的溶度参数等于各纯溶剂的溶度参数与体积分数的乘积之和，因此通过不同比例混合不同纯溶剂可改变其溶度参数，从而达到溶解药物的目的。

中药提取物往往是复杂的多成分体系，其表观溶解特征是诸成分性质作用的综合表现。因此可通过不同纯溶剂按照一定比例混合获得合适溶度参数的混合溶剂，从而改变其对中药复方成分的溶解能力。

（三）影响溶解度的因素

1. 温度　温度对溶解度影响取决于溶解过程是吸热过程还是放热过程。溶解度与温度的关系如下：

$$\ln X = \frac{\Delta H_f}{R}\left(\frac{1}{T_f} - \frac{1}{T}\right) \tag{8-2}$$

式中，X 为溶解度（摩尔分数），T_f 为药物熔点，T 为溶解时温度，ΔH_f 为摩尔熔解热，R 为气体常数。由上式可见，$\ln X$ 与 $1/T$ 成正比。$\Delta H_f > 0$ 时为吸热过程，溶解度随温度升高而增加，$\Delta H_f < 0$ 时为放热过程，溶解度随温度升高而降低。$T_f > T$ 时，ΔH_f 越小、T_f 越低，溶解度 X 越大。

2. 溶剂　药物在溶剂中的溶解度是药物分子与溶剂分子间相互作用的结果。如果药物分子间的作用力小于药物分子与溶剂分子间的作用力，则药物溶解度大，反之，则溶解度小，即遵循"相似相溶"规律。氢键对药物溶解度影响大。在极性溶剂中，若药物分子与溶剂分子之间能形成氢键，则溶解度增大。但若药物分子能形成分子内氢键，则在极性溶剂中的溶解度减小，而在非极性溶剂中的溶解度增大。

3. 药物的性质　不同的药物在同一溶剂中具有不同的溶解度。主要由于极性的差异，也与晶型和晶格引力的大小有关。结晶型药物由于晶格能的存在，与无定型药物溶解度差别很大。多晶型药物因晶格排列不同，晶格能也不同，致使溶解度有很大差别。稳定型药物溶解度小，亚稳定型药物溶解度大，如氯霉素棕榈酸酯 A 型、B 型和无定型，B 型和无定型为有效型，溶解度大于 A 型。同一结晶型的药物溶解度应无太大差别。如丁烯二酸有顺反两种结构，其晶格引力不同（两者的熔点高低不同），溶解度相差很大，顺式（马来酸）熔点130℃，溶解度 1∶5；反式（富马酸）熔点200℃，溶解度 1∶150。

4. 粒子大小　一般情况下，溶解度与药物粒子大小无关，但当药物粒径处于微粉状态时，根据 Ostwald-Freundlich 式，药物溶解度随粒径减小而增加。

$$\ln \frac{S_2}{S_1} = \frac{2\sigma M}{\rho RT}\left(\frac{1}{r_2} - \frac{1}{r_1}\right)$$

式中，S_1、S_2分别是半径为r_1、r_2药物的溶解度；σ为表面张力；ρ为固体药物的密度；M为分子量；R为气体常数；T为绝对温度。根据上式可知，当药物处于微粉状时，若$r_2 < r_1$时，r_2的溶解度S_2大于r_1的溶解度S_1。可以用减小粒径的办法来增大难溶性药物的溶解度，微粉化就是利用了这一原理。

二、增加药物溶解度的方法

（一）增溶

有关增溶的内容详见本章第二节。

（二）助溶

一些难溶于水的药物由于加入第二种物质而增加其在水中的溶解度的现象，称为助溶（hydrotropy），该第二种物质称为助溶剂。

助溶的机理一般有三种：①助溶剂与难溶性药物形成可溶性络合物；②形成有机分子复合物；③通过复分解而形成可溶性盐类。如难溶的碘在10%碘化钾水溶液中制成含碘达5%的水溶液，这是形成可溶性络合物（KI_3）增大了碘在水中的溶解度；咖啡因在水中的溶解度为1∶50，用苯甲酸钠助溶，形成分子复合物苯甲酸钠咖啡因，溶解度增大到1∶1.2；芦丁在水中溶解度1∶10000，可加入硼砂而增大其溶解度。

常用助溶剂可分为两类：一类是某些有机酸及其钠盐，如苯甲酸钠、水杨酸钠、对氨基苯甲酸钠等；另一类是酰胺化合物，如乌拉坦、尿素、烟酰胺、乙酰胺等。

（三）制成盐类

一些难溶性弱酸、弱碱，可制成盐而增加其溶解度。

含酚羟基等酸性基团的药物均可用碱（氢氧化钠、碳酸氢钠、氢氧化钾、氨水、乙二胺、三乙醇胺等）与其作用生成溶解度较大的盐。天然及合成的有机碱，一般用盐酸、硫酸、硝酸、磷酸、氢溴酸、枸橼酸、水杨酸、马来酸、酒石酸或醋酸等制成盐类。例如黄芩苷元因脂溶性强而影响溶解度、吸收与活性，因此常制备成钠盐、铝盐、有机胺盐及磷酸酯钠盐等使用。

选用盐类时除考虑溶解度因素、满足临床要求外，还需考虑溶液的pH值、稳定性、吸湿性、毒性及刺激性等因素。

（四）使用潜溶剂

有时溶质在混合溶剂中的溶解度要比其在各单一溶剂中的溶解度大，这种现象称为潜溶性，具有这种性质的混合溶剂称为潜溶剂（cosolvent）。常与水组成潜溶剂的有乙醇、丙二醇、甘油、聚乙二醇300或400等。如洋地黄毒苷可溶于水和乙醇的混合溶剂中；苯巴比妥难溶于水，制成钠盐虽能溶于水，但因水解而沉淀和变色，若用聚乙二醇与水的混合溶剂，则溶解度增大而且稳定，可供制成注射剂。药物在混合溶剂中的溶解度，与混合溶剂的种类、混合溶剂中各溶剂的比例有关。药物在混合溶剂中的溶解度通常是各单一溶剂溶解度的相加平均值，但也有高于相加平均值的。

此外，提高温度可促进药物的溶解；应用微粉化技术可减小粒径，提高药物的溶解度；包合技术等新技术的应用也可促进药物的溶解。

第四节　真溶液型液体制剂

一、概述

真溶液型液体制剂系指药物以小分子或离子状态分散在溶剂中形成的供内服或外用的液体制剂。主要包括溶液剂、芳香水剂、甘油剂、醋剂等剂型。真溶液型液体制剂为澄明液体，药物的分散度高，一般药物吸收快。

二、溶液剂

溶液剂（solution）系指药物溶解于溶剂中所形成的澄明液体制剂，供内服或外用。

溶液剂的制备方法有溶解法、稀释法与化学反应法。

1. 溶解法　一般配制程序为溶解、滤过，再加溶剂使成足量，搅匀，即得。

2. 稀释法　将某些药物预先配制成浓溶液，临用前稀释至所需浓度。

3. 化学反应法　配制时除有特殊规定者外，应先将相互反应的药物分别溶解在适量的溶剂中，然后将其中之一慢慢地加入另一种溶液中，随加随搅拌，待化学反应完成后，滤过，自滤器上添加适量的溶剂使成足量，搅匀，即得。

例 1　复方碘溶液

【处方】碘 50g　碘化钾 100g　蒸馏水适量　共制成 1000mL

【制法】取碘与碘化钾，加蒸馏水 100mL 溶解后，再加适量的蒸馏水，使全量成 1000mL，即得。

【性状】本品为深棕色的澄清液体，有碘臭。

【功能与主治】调节甲状腺功能，用于甲状腺功能亢进的辅助治疗。外用作黏膜消毒剂。

【用法与用量】口服，一次 0.1～0.5mL，一日 0.3～0.8mL。极量，一次 1mL，一日 3mL。

【规格】口服液：每 1mL 含碘 50mg 和碘化钾 100mg。

【贮藏】避光，密封贮存。

【注解】

（1）碘化钾为助溶剂，制备时应先用少量水溶解碘化钾成浓溶液，易与碘形成络合物而溶解。

（2）本品内服时可用水稀释 5～10 倍，以减少其对黏膜的刺激性。

例 2　风油精

【处方】薄荷脑 320g　桉叶油 30g　丁香酚 30g　樟脑 30g　香油精 100mL　氯仿 30g　叶绿素适量　冬绿油 360g　液体石蜡加至 1000mL

【制法】取薄荷脑和樟脑，加适量液体石蜡溶解，再加入桉叶油、丁香酚、香油精、冬绿油和叶绿素的氯仿溶液，添加液体石蜡至 1000mL，混匀，静置 24h，取澄清液，分装，即得。

【性状】本品为淡绿色澄清的油状液体；有特殊的香气，味凉而辣。

【功能与主治】消炎、镇痛、清凉、止痒和驱虫。用于伤风感冒引起的头痛、头晕、牙痛和蚊虫叮咬。

【用法与用量】外用，涂于患处。口服，一次 4~6 滴。

【规格】每瓶装 3mL。

【贮藏】避光、密封贮存。

三、芳香水剂与露剂

芳香水剂系指挥发油或其他挥发性芳香药物的饱和或近饱和的澄明水溶液。个别芳香水剂可用水和乙醇的混合液作溶剂。

含挥发性成分的药材用水蒸气蒸馏法制成的芳香水剂称露剂或药露（distillates）。

芳香水剂的制备方法因原料的不同而异。纯净的挥发油或化学药物多用溶解法或稀释法，含挥发性成分的植物药材多用蒸馏法。通常制成浓芳香水剂，临用时再稀释。

1. 溶解法

A 法：取挥发油 2mL 置于玻璃瓶中，加蒸馏水 1000mL，用力振摇约 15min 使成饱和溶液后放置，用蒸馏水润湿的滤纸滤过，自滤纸上添加适量蒸馏水至 1000mL，即得。

B 法：取挥发油 2mL，加精制滑石粉 15g（或适量滤纸浆），混匀，移至玻璃瓶中，加蒸馏水 1000mL，振摇约 10min；用润湿的滤纸滤过。初滤液如显浑浊，应重滤至澄明，再自滤器上添加蒸馏水至 1000mL，即得。

滑石粉为分散剂，可增加挥发油或挥发性物质的分散度，以加速其溶解，并可吸附剩余的挥发油或挥发性物质及杂质，以利于溶液的澄明。但所用的滑石粉不宜过细，以免滤液浑浊。

2. 稀释法　取浓芳香水剂 1 份，加蒸馏水若干份稀释而成。

3. 水蒸气蒸馏法　取含挥发性成分的中药材适量，洗净，适当粉碎，置蒸馏器中，加适量蒸馏水浸泡一定时间，进行蒸馏或通入蒸汽蒸馏，一般约收集药材重量的 6~10 倍馏液，除去过量的挥发性物质或重蒸馏一次。必要时以润湿的滤纸滤过，使成澄明溶液，即得。

例 1　薄荷水

【处方】薄荷油 2mL　滑石粉 15g　蒸馏水加至 1000mL

【制法】取薄荷油，加滑石粉，置研钵中研匀，移至细口瓶中，加入蒸馏水，加盖，振摇 10min 后，滤过至澄明，再由滤器上添加适量蒸馏水，使成 1000mL，即得。

【功能与主治】芳香矫味与祛风。用于胃肠充气，亦可用作药剂的溶剂。

【用法与用量】口服，一次 10~15mL，一日 3 次。

【规格】口服液：含薄荷油 0.05%。

【贮藏】避光、密封贮存。

【注解】本品为薄荷油的饱和水溶液，处方用量为溶解量的 4 倍，配制时不能完全溶解，滑石粉起到分散剂、吸附剂和助滤剂的作用。

例 2　地骨皮露

【处方】地骨皮 125g

【制法】取地骨皮，加水蒸馏，收集蒸馏液 1000mL，加防腐剂适量，混匀，灌封，灭菌，即得。

【性状】本品为无色的澄清溶液，气香。

【功能与主治】凉营血，解肌热。用于体虚骨蒸，虚热口渴。

【用法与用量】口服，一次 60~120mL，一日 2 次。

【贮藏】避光、密封贮存。

四、甘油剂

甘油剂系指药物溶于甘油中制成专供外用的溶液剂。

甘油具有黏稠性、防腐性和吸湿性，对皮肤黏膜有柔润和保护作用，附着于皮肤黏膜能使药物滞留患处而起延效作用，且具有一定的防腐作用。常用于口腔、鼻腔、耳腔与咽喉患处。甘油剂的引湿性较大，故应密闭保存。

甘油剂常用溶解法与化学反应法制备。

例　硼酸甘油

【处方】硼酸 310g　甘油加至 1000g

【制法】取甘油 460g，置已知重量的蒸发皿中，在砂浴上加热至 140℃~150℃。将硼酸分次加入，随加随搅拌，使硼酸溶解，待重量减至 520g，再加甘油至 1000g，趁热倾入干燥容器中。

【性状】本品为无色的澄明液体。

【功能与主治】消炎，杀菌。用于慢性中耳炎等。

【用法与用量】滴耳、鼻、喉部，一日 2~3 次。

【规格】滴耳液：每瓶 10mL。

【贮藏】避光、密封贮存。

【注解】

（1）本品一般系以硼酸与甘油为原料制成，含硼酸甘油酯为 47.5%~52.5%（g/g）。

（2）本品按化学反应法制备，反应中产生的水应加热除去，在较高温度下搅拌除水，能使反应顺利进行。

$$C_3H_5(OH)_3 + H_3BO_3 \longrightarrow C_3H_5BO_3 + 3H_2O$$

但加热超过 150℃，甘油则分解成丙烯醛，使产品呈黄色或黄棕色，并具刺激性。

$$C_3H_5(OH)_3 \xrightarrow{>150℃} CH_2=CHCHO + 2H_2O$$

（3）本品吸潮或用水稀释后能析出硼酸，必要时需用甘油稀释。

五、醑剂

醑剂（spirits）系指挥发性药物的浓乙醇溶液。凡用于制备芳香水剂的药物一般都可以制成醑剂，供外用或内服。挥发性药物在乙醇中的溶解度比在水中大，所以醑剂中挥发性成分浓度可以比芳香水剂大得多。醑剂含乙醇量一般为 60%~90%。当醑剂与水为溶剂的制剂混合时，往往会发生浑浊。醑剂可用于治疗疾病，如亚硝酸乙酯醑、樟脑醑等，也可作为芳香剂，如复方橙皮醑、薄荷醑等。

醑剂应贮藏于密闭容器中，置冷暗处保存。由于醑剂中的挥发油易氧化、酯化或聚合，久贮易变色，甚至出现黏性树脂物沉淀，故不宜长期贮藏。

醑剂常用溶解法及蒸馏法制备。由于醑剂是高浓度醇溶液，所用器械应干燥，滤器与滤纸宜先用乙醇润湿，以防挥发性成分析出而使滤液浑浊。成品应规定含醇量。

例　樟脑醑

【处方】樟脑 100g　乙醇适量　共制成 1000mL

【制法】取樟脑溶于 800mL 乙醇中，再加乙醇制成全量，即得。必要时可滤过，且先用乙醇冲洗滤器与滤材后再行滤过。

【性状】本品为无色液体，有樟脑的特臭。

【功能与主治】用于肌肉痛、关节痛及神经痛。

【用法与用量】局部外用，取适量涂搽于患处，并轻轻揉搓，每日 2~3 次。

【规格】每 1000mL 含樟脑 100g。

【贮藏】避光、密封贮存。

【注解】本品含醇量应为 80%~87%。

第五节　胶体溶液型液体制剂

一、概述

胶体溶液型液体制剂（colloidal solution）系指质点大小在 1~100nm 范围的分散相分散在分散介质中所形成的液体制剂。分散介质大多为水，少数为非水溶剂。高分子化合物以单分子形式分散于溶剂中构成的溶液称高分子溶液（polymer solutions），又称亲水胶体。分散相质点以多分子聚集体（胶体微粒）分散于溶剂中则称为溶胶（sols），又称疏水胶体。

二、胶体溶液的种类

（一）高分子溶液

高分子化合物如蛋白质、酶类、纤维素类、右旋糖酐、聚维酮等，其分子结构中含有许多亲水基团（极性基团），如—OH、—COOH、—NH$_2$ 等，能发生水化作用，水化后以分子状态分散于水中，形成高分子溶液。高分子化合物分子结构中还有非极性基团，如—CH$_3$、—C$_6$H$_5$ 及—$(CH_2CH_2O)_2$ 等，随着非极性基团数目的增加，高分子的亲水性能降低，而对弱极性或非极性溶剂的亲和力增加。高分子分散在这些溶剂中时，称为高分子非水溶液，如玉米朊乙醇溶液。

有的高分子溶液如明胶水溶液、琼脂水溶液等，在温热条件下为黏稠性流动液体，但在温度降低时，呈链状分散的高分子形成网状结构，分散介质水可被全部包含在网状结构中，形成不流动的半固体状物，称为凝胶。形成凝胶的过程称为胶凝。凝胶可分脆性与弹性两种，前者失去网状结构内部的水分后就变脆，易研磨成粉末，如硅胶；而弹性凝胶脱水后，不变脆，体积缩水而变得有弹性，如琼脂和明胶。

有些胶体溶液，如硬脂酸铝分散于植物油中形成的胶体溶液，在一定温度下静置时，逐渐变为半固体状溶液，当振摇时，又恢复成可流动的胶体溶液。胶体溶液的这种性质称为触变性（thixotropy），这种胶体称为触变胶。触变胶在混悬型滴眼液或注射液中可遇到。

（二）溶胶

溶胶外观透明，但具有乳光，即丁达尔（Tyndall）现象，是一种高度分散的热力学不稳定体系。由于其质点小，分散度大，存在强烈的布朗运动，能克服重力作用而不下沉，因而具有动力学稳定性。

溶胶在制剂中目前直接应用较少，通常是使用经亲水胶体保护的溶胶制剂，如氧化银溶胶就是被蛋白质保护而制成的制剂，用作眼、鼻收敛杀菌药。

三、胶体溶液的性质

（一）高分子溶液的性质

这里主要介绍亲水性高分子溶液的性质。

1. 带电性　高分子水溶液中，高分子化合物因解离而带电，有的带正电，有的带负电。带正电荷的高分子水溶液有：琼脂、血红蛋白、碱性染料（亚甲蓝、甲基紫）、明胶、血浆蛋白等。带负电荷的有：淀粉、阿拉伯胶、西黄蓍胶、鞣酸、树脂、磷脂、酸性染料（伊红、靛蓝）、海藻酸钠等。一些高分子化合物所带电荷受溶液 pH 值的影响。蛋白质分子中含有羧基和氨基，在水溶液中随 pH 值不同可带正电或负电。

在碱性溶液中：$NH_2—R—COOH+OH^- \rightleftharpoons NH_2—R—COO^-+H_2O$

在酸性溶液中：$NH_2—R—COOH+H^+ \rightleftharpoons NH_3^+—R—COOH$

当溶液的 pH 值＞等电点时，蛋白质带负电荷；pH 值＜等电点时，蛋白质带正电。在等电点时，高分子化合物不荷电，这时高分子溶液的许多性质发生变化，如黏度、渗透压、溶解度、电导等都变为最小值。高分子溶液的这种性质，在药剂学中有重要用途。

高分子化合物含有大量亲水基团，能与水形成牢固的水化膜，可阻止高分子化合物分子之间的相互凝聚，这种性质对高分子化合物的稳定性起重要作用。

2. 渗透压　高分子溶液有较高的渗透压，渗透压的大小与高分子溶液的浓度有关。分子量在 50000 左右的高分子化合物，其溶液的渗透压可用下式表示：

$$\pi/C_g=RT/M+BC_g \tag{8-3}$$

式中，π 为渗透压，C_g 为 1L 溶液中溶质的克数，R 为气体常数，T 为绝对温度，M 为分子量，B 为特定常数，它是由溶质和溶剂相互作用的大小来决定的。

3. 黏性　高分子溶液是黏稠性流动液体，黏稠性大小用黏度表示。测定高分子溶液的黏度，可以确定高分子化合物的分子量。

（二）溶胶的性质

1. 光学性质　当强光线通过溶胶剂时，从侧面可见到圆锥形光束，称为丁达尔效应（Tyndall effect）。这是由于胶粒粒度小于自然光波长引起光散射所致。溶胶剂的浑浊程度用浊度表示，浊度愈大表明散射光愈强。

2. 电学性质　溶胶剂由于双电层结构而荷电，可以荷正电，也可以荷负电。在电场的作用下胶粒或分散介质产生移动，在移动过程中产生电位差，这种现象称为界面动电现象。溶剂的电泳现象就是界面动电现象所引起的。动电电位愈高电泳速度就愈快。

3. 动力学性质　溶胶剂中的胶粒在分散介质中有不规则的运动，这种运动称为布朗运动。布朗运动是由于胶粒受溶剂水分子不规则地撞击产生的。胶粒愈小运动速度愈大。溶胶粒子的扩散速度、沉降速度及分散介质的黏度等都与溶胶的动力学性质有关。

四、胶体溶液的稳定性

（一）高分子溶液的稳定性

亲水胶体溶液的稳定性主要与水化作用有关。高分子水溶液的质点周围可形成较坚固的水化膜，水化膜可阻碍质点的相互聚集。如向高分子溶液中加入少量电解质，不会由于反离子的作用（ζ 电位降低）而聚集。但若破坏其水化膜，则会发生聚集而引起沉淀。破坏水化膜的方法之一是加入脱水剂，如乙醇、丙酮等。如图 8-7 所示。

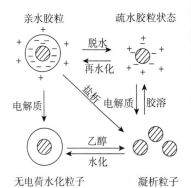

图 8-7　胶粒稳定示意图

在药剂学中制备高分子物质如右旋糖酐、羧甲基淀粉钠等，都是利用加入大量乙醇，使它们失去水化膜而沉淀。控制加入乙醇的浓度，可将不同分子量的产品分离。另一种方法是加入大量的电解质，由于电解质强烈的水化作用，夺去了高分子质点水化膜的水分而使其沉淀，这一过程称为盐析，在制备生化制品时经常使用。引起盐析作用的主要是电解质的阴离子。不同电解质的阴离子盐析能力是不同的。按对亲水胶体的凝结能力由强到弱，将电解质的阴离子排列成的顺序称为感胶离子序（lyotropic series）：枸橼酸离子>酒石酸离子>SO_4^{2-}>$CHCOO^-$>Cl^->Br^->I^->CNS^-。

高分子溶液在放置过程中也会自发地聚集而沉淀，称为陈化现象。陈化速度受许多因素影响，如光线、空气、电解质、pH 值、絮凝剂等。高分子的质点聚集成大粒子而产生沉淀，称为絮凝，含药材提取物的制剂在放置过程中经常发生该现象。带相反电荷的两种高分子的溶液混合时，可因电荷中和而发生絮凝。这时两种高分子均失去它们原有的一些性质，如表面活性、水化性等。

（二）溶胶的稳定性

1. 溶胶的稳定性　溶胶胶粒上既有使其带电的离子，也含有一部分反离子，形成的带电层称为吸附层。另一部分反离子散布在吸附层的外围，形成与吸附层电荷相反的扩散层。这种由吸附层和扩散层构成的电性相反的电层称双电层，又称扩散双电层。由于双电层的存在，在电场中胶粒与扩散层之间发生相对移动，表现出电位差，在滑动面上的电位称 ζ 电位。溶胶 ζ 电位的高低可以表示胶粒与胶粒之间的斥力，阻止胶粒因碰撞而发生聚集，所以大多数情况下可用 ζ 电位作为估计溶胶稳定性的指标。溶胶质点还因具有双电层而水化，使胶粒外形成水化膜。胶粒的电荷愈多，扩散层就愈厚，水化膜也就愈厚，溶胶愈稳定。

2. 影响溶胶稳定性的因素

（1）电解质的作用　电解质的加入对 ζ 电位影响很大，如使扩散层变薄，较多的离子进入吸附层，使吸附层有较多的电荷被中和，胶粒的电荷变少，使水化膜也变薄，胶粒易合并聚集。

（2）高分子化合物对溶胶的保护作用　溶胶中加入高分子溶液到一定浓度时，能显著地提高溶胶的稳定性，使其不易发生聚集，这种现象称为保护作用，形成的胶体溶液称为保护胶体。

（3）溶胶的相互作用　胶粒带有相反电荷的溶胶互相混合，也会发生沉淀。与电解质作用的不同之处在于，两种溶胶的用量应恰使电荷相反的胶粒所带的总电荷相等时，才会完全沉淀，否则可能不完全沉淀，甚至不沉淀。

五、胶体溶液的制备与举例

（一）高分子溶液的制备

高分子溶液制备多采用溶解法。

高分子溶液溶解首先要经过溶胀过程。溶胀是指水分子渗入到高分子化合物分子间的空隙中，与高分子中的亲水基团发生水化作用而使体积膨胀，使高分子空隙间充满水分子。这一过程称为有限溶胀。由于高分子空隙间存在水分子，降低了高分子的分子间作用力（范德华力），溶胀过程继续进行，最后高分子化合物完全分散在水中而形成高分子溶液，这一过程称为无限溶胀。无限溶胀过程常需加以搅拌或加热等步骤才能完成。例如将明胶碎成小块，放于水中浸泡3~4h，使其吸水膨胀，这是有限溶胀过程，然后加热并搅拌使其形成明胶溶液，这是无限溶胀过程。琼脂、阿拉伯胶、西黄蓍胶、羧甲基纤维素钠等在水中的溶解均属于这一过程。甲基纤维素则可直接溶于冷水中。淀粉遇水立即膨胀，但无限溶胀过程必须加热至60~70℃才能制成淀粉浆。胃蛋白酶、蛋白银等高分子药物，其有限溶胀和无限溶胀过程都很快，制备时需将其撒于水面，待其自然溶胀后再搅拌可形成溶液，如果将它们撒于水面后立即搅拌则易形成团块，并在团块周围形成水化层，使溶胀过程变得相当缓慢，影响制备。

（二）溶胶的制备

溶胶的制备可采用分散法和凝聚法。

1. 分散法

（1）研磨法　即机械粉碎的方法，适用于脆而易碎的药物，对于柔韧性的药物必须使其硬化后才能研磨。

（2）胶溶法　是使聚集起来的粗粒重新分散的方法，而不是使脆的粗粒分散成溶胶。将制得的沉淀，经洗涤除去过多的电解质，加入少量的稳定剂可制得溶胶。如$Fe(OH)_3$新鲜沉淀加入稳定剂$FeCl_3$（起作用的是其中的FeO^+离子），经搅拌可得$Fe(OH)_3$溶胶。

（3）超声波分散法　利用超声波（频率大于16000Hz）所产生的能量来进行分散的方法。当超声波直接进入粗分散系统后，可产生相同频率的振动波，使粗粒分散成胶体粒子。

2. 凝聚法　药物在真溶液中可因物理条件（如溶剂组成）的改变或化学反应而形成沉淀，若条件控制适度，使该溶液有合适的过饱和度，就可以使形成的质点大小恰好符合溶胶分散相质点的要求。

例　聚维酮碘溶液

【处方】聚维酮碘100g　蒸馏水适量　共制成1000mL

【制法】称取聚维酮碘，撒布于蒸馏水面上徐徐溶解，加蒸馏水至足量，即得。

【性状】本品为红棕色液体。

【功能与主治】用于化脓性皮炎、皮肤真菌感染、小面积轻度烧烫伤，也用于小面积皮肤、黏膜创口的消毒。

【用法与用量】外用。用棉签蘸取少量，由中心向外周局部涂搽。一日1~2次。

【规格】100mL：10g。

【贮藏】避光，密封贮存。

【注解】聚维酮碘含有效碘8.5%~12.0%，无定形粉末，可溶于水或乙醇，无碘的挥发性，对皮肤黏膜无刺激性，不引起过敏反应，局部应用时不与蛋白结合。

本品为胶体溶液，属消毒防腐药，对细菌、病毒、真菌均有较强的杀灭作用，可用于黏膜或体腔。凡对碘过敏者、甲状腺患者及肾损害的患者禁用。

第六节 乳浊液型液体制剂

一、概述

乳浊液型液体制剂也称乳剂，系指两种互不相溶的液体经乳化制成的非均相分散体系的液体制剂。其中一种液体往往是水或水溶液，另一种则是与水不相溶的有机液体，又称为"油"。一种液体以细小液滴的形式分散在另一种液体中，分散的液滴称为分散相、内相或不连续相，包在液滴外面的另一种液体称为分散媒、外相或连续相。一般分散相液滴的直径在 $0.1 \sim 100 \mu m$ 范围之间。

乳剂的基本类型有两种：①油为分散相，分散在水中，称为水包油（O/W）型乳剂；②水为分散相，分散在油中，称为油包水（W/O）型乳剂。另外，也可以形成复乳，如水包油包水型（W/O/W）或油包水包油型（O/W/O）。

乳剂根据乳滴的大小分为三种：①普通乳（emulsions），乳滴大小一般在 $1 \sim 100 \mu m$，外观呈乳白色不透明的液体；②亚微乳（submicronemulsions），乳滴大小一般在 $0.1 \sim 1 \mu m$，常作为胃肠道外给药的载体，如静脉脂肪乳；③微乳（microemulsions），也称为纳米乳（nanoemulsions），乳滴大小一般在 $0.01 \sim 0.1 \mu m$，处于胶体分散系统范围，外观呈透明或半透明液体。

二、乳剂形成的理论

（一）界面张力学说

当水相与油相混合时，用力搅拌即可形成液滴大小不同的乳剂，但很快会合并分层。这是因为形成乳剂的两种液体之间存在界面张力，两相间的界面张力愈大，界面自由能也愈大，形成乳剂的能力就愈弱。两种液体形成乳剂的过程，也是两相液体间新界面形成的过程，乳滴愈细新增加的界面就愈多，而乳剂粒子的界面自由能也就越大。这时乳剂就有降低界面自由能的趋势，促使乳滴变大甚至分层。为保持乳剂的分散状态和稳定性，必须降低界面张力，用界面活性较强的肥皂进行实验，证实降低油水两相界面张力时，可将油相分散为液滴，形成较稳定的 O/W 型乳剂。

（二）乳化膜学说

乳剂中加入乳化剂时，乳化剂被吸附于乳滴的表面上，在降低油、水之间的界面张力和表面自由能的同时，乳化剂也在乳滴周围有规律地定向排列成界面膜，而阻止乳滴的合并。在乳滴周围形成的乳化剂膜称为乳化膜（emulsifying layer）。乳化剂在乳滴表面上排列越整齐，乳化膜就越牢固，乳剂也就越稳定。而乳剂的类型取决于膜两侧界面张力的大小，如图8-8所示。

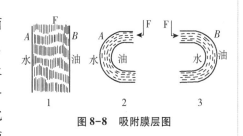

图8-8 吸附膜层图

乳化剂 F 与水相、油相之间存在着界面张力 A 和 B。若乳化剂的亲水性大于亲油性，在界面上能更多地伸向水层，能更多地降低水侧的界面张力，即 B>A，B 表面收缩力大，膜层向油的一面弯曲，油就形成小油滴，分散在水中，即形成 O/W 型乳剂。例如用钠肥皂作乳化剂时，因其亲水性大于亲油性，降低水侧的界面张力多，使 $B>A$，形成 O/W 型乳剂。若用钙肥皂作乳化剂，因其亲油性大于亲水性，更多地降低油侧的界面张力，使 $A>B$，膜层向水的一面弯曲，形成 W/O 型乳剂。

常见的乳化膜有以下三种类型：

（1）单分子乳化膜 表面活性剂类乳化剂被吸附于乳滴表面，有规律地定向排列成单分子乳化剂层，称为单分子乳化膜，增加了乳剂的稳定性。若乳化剂是离子型表面活性剂，形成的单分子乳化膜是离子化的，乳化膜本身带有电荷，由于电荷互相排斥，阻止乳滴的合并，使乳剂更加稳定。

（2）多分子乳化膜 亲水性高分子化合物类乳化剂吸附于乳滴的表面可形成多分子乳化膜。强亲水性多分子乳化膜不仅会阻止乳滴的合并，也会增加分散介质的黏度，使乳剂更稳定。如用阿拉伯胶作乳化剂就能形成多分子乳化膜。

（3）固体微粒乳化膜 作为乳化剂使用的固体微粒对水相和油相有不同的亲合力，因而对油、水两相界面张力有不同程度的降低，在乳化过程中固体微粒被吸附于乳滴表面排列成固体微粒膜，阻止乳滴合并，增加乳剂的稳定性。这样的固体微粒层称为固体微粒乳化膜。如硅藻土、氢氧化镁等都可作为固体微粒乳化剂使用。

三、常用的乳化剂

（一）乳化剂的种类

1. 表面活性剂 这类乳化剂乳化能力强，性质较稳定，易形成单分子乳化膜，混合使用效果更好。常用的有阴离子型表面活性剂，如肥皂、十二烷基硫酸钠或十六烷基硫酸钠等，以及非离子型表面活性剂如聚山梨酯类、脂肪酸山梨坦类等。

2. 天然或合成乳化剂 这类乳化剂种类较多，包括来自植物、动物及纤维素衍生物等乳化剂。由于分子量大，扩散到界面较慢，需先用高浓度乳化剂制备初乳，再用分散介质稀释。

（1）阿拉伯胶 主要含阿拉伯酸的钾、钙、镁盐。因阿拉伯胶羧基解离，膜带负电，可形成物理障碍和静电斥力而阻止分散相聚集。阿拉伯胶所含阿拉伯酸本身极易溶于水，可作为有效的乳化剂。含阿拉伯胶的乳剂在 pH 值 2~10 较稳定。

（2）明胶 为蛋白质，形成的界面膜可随 pH 值的不同而带正电或负电，在等电点时所得的乳剂最不稳定。用量为油的 1%~2% 时，可形成 O/W 型乳剂。若与阿拉伯胶合用，pH 值在明胶的等电点下可产生聚集而影响乳化作用。

（3）磷脂 为卵黄提取的卵磷脂或大豆提取的豆磷脂，乳化作用较强，可形成 O/W 型乳剂，一般用量为 1%~3%，可供内服或外用，纯品可作注射用。

（4）胆固醇 系用羊毛脂皂化分离而得。主要含有羊毛醇，具有吸水性，能形成 W/O 型乳剂。

（5）西黄蓍胶 该品水溶液的黏度较高，乳化能力较差，通常与阿拉伯胶合用以增加乳剂的黏度。

其他还有白及胶、酪蛋白、果胶、琼脂、海藻酸盐及甲基纤维素等。

3. 固体粉末 不溶性的固体粉末可用作水油两相的乳化剂。由于这类固体粉末能分别被油水两相润湿到一定程度，因而聚集在两相间形成膜，防止分散相液滴彼此接触合并，且不受电解质的影响。常用的有：氢氧化镁、氢氧化铝、二氧化硅、硅藻土、白陶土等亲水性固体粉末，乳化时可形成 O/W 型乳剂；而氢氧化钙、氢氧化锌、硬脂酸镁、炭黑等为亲油性固体粉末，乳化时可形成 W/O 型乳剂。

（二）乳化剂的选用

选择适宜的乳化剂是配制稳定乳剂的重要条件。在选择时应根据药物的性质、油的类型、是否含电解质、需要制备的乳剂类型、乳剂的黏度等综合考虑。

1. 根据乳剂类型选择 一般 O/W 型乳剂应选择 HLB 值在 8~18 的表面活性剂、高分子溶液等作乳化剂；W/O 型乳剂应选择 HLB 在 3~8 值的表面活性剂等作乳化剂。

2. 根据乳剂给药途径选择 一般口服乳剂应选择无毒的天然乳化剂或某些亲水性高分子化合物类乳化剂；外用乳剂应选择无刺激性、无过敏性的乳化剂；注射用乳剂应选择如磷脂、泊洛沙姆等无毒、无溶血性的乳化剂。

3. 混合乳化剂的使用 为了使乳化剂发挥较好的效果，如增加界面膜的强度，调节 HLB 值，增加乳剂的黏度与稳定性等，通常可将几种乳化剂混合使用。在混合使用时应注意相互间的配伍禁忌。乳化剂混合使用必须符合油相对 HLB 值的要求，乳化油相所需的 HLB 值见表8-2。若油的 HLB 值为未知，可通过实验加以确定。

表8-2 乳化油相所需 HLB 值

名称	所需 HLB 值		名称	所需 HLB 值	
	W/O 型	O/W 型		W/O 型	O/W 型
液体石蜡（轻）	4	10.5	鲸蜡醇	—	15
液体石蜡（重）	4	10~12	硬脂醇	—	14
棉籽油	5	10	硬脂酸	—	15
植物油	—	7~12	精制羊毛酯	8	15
挥发油	—	9~16	蜂蜡	5	10~16

4. 辅助乳化剂的使用 在乳剂制备时，为增加乳剂稳定性，有时还要使用一些辅助乳化剂。辅助乳化剂是指与乳化剂合用能增加乳剂稳定性的物质。辅助乳化剂的乳化能力一般很弱或无乳化能力，但其能提高乳剂的黏度，或可调节乳化剂 HLB 值，与乳化剂形成复合凝聚膜，增强乳化膜的强度，防止乳滴合并。常用的增加水相黏度的辅助乳化剂有海藻酸钠、羧甲基纤维素钠、甲基纤维素、琼脂、阿拉伯胶、果胶、藻土等；增加油相黏度的辅助乳化剂有硬脂酸、硬脂醇、鲸蜡醇、蜂蜡、单硬脂酸甘油酯等；常用的形成复合凝聚膜的辅助乳化剂有乙醇、丙二醇、正丁醇、甘油、PEG400 等，在亚微乳、微乳中通常需要加入这些辅助乳化剂以增强稳定性。

四、乳剂的稳定性

（一）影响乳剂稳定性的因素

1. 乳化剂的性质与用量 乳剂制备包括分散过程与稳定过程。分散过程主要是借助机械力将分散相分割成微小液滴，使之均匀地分散于连续相中；稳定过程是使乳化剂在被分散的液滴周围形成界面膜，以防止液滴集聚合并。应使用能显著降低界面张力的乳化剂或能形成较牢固界面膜的乳化剂，以利于乳剂的稳定。

一般乳化剂用量越多，则乳剂越易于形成且稳定。但用量过多，往往造成外相过于黏稠不易倾倒，且造成浪费。一般用量为所制备乳剂量的 0.5%～10%。

2. 分散相的浓度与乳滴大小 当乳剂中分散相的浓度达到 74% 以上时，容易转相或破裂。根据经验，一般最稳定的乳剂分散相浓度为 50% 左右，74% 以上时易发生不稳定现象。乳剂的稳定性还与乳滴的大小有关，乳滴越小乳剂就越稳定。乳剂中乳滴大小是不均一的，小乳滴通常填充于大乳滴之间，使乳滴聚集性增加，因而容易引起乳滴的合并。为了保持乳剂稳定，在制备乳剂时应尽可能保持乳滴大小均匀。

3. 油相、水相的密度差 乳剂中油水相的密度差越大，乳滴越容易分层。通常采取加入附加剂以增加外相黏度和密度，调节油水相的密度差。

4. ζ 电位 乳剂中加入电解质或离子型乳化剂等附加剂，乳滴可吸附体系中的离子而荷电，表面电荷用 ζ 电位表示。乳滴因带相同的电荷而存在排斥力，阻碍了乳滴的聚集和合并，有利于乳剂的稳定。若乳剂中由于引入其他电解质等引起乳滴 ζ 电位降低时，就会出现絮凝现象，可能影响乳剂的稳定。

5. 黏度与温度 乳剂的黏度越大越稳定，但所需乳化的功亦越大。黏度与界面张力均随温度的提高而降低，故提高温度有利于乳化，但过热、过冷均可使乳剂稳定性降低甚至破裂。实验证明，最适宜的乳化温度为 50～70℃。但贮存的温度以室温为最佳，温度升高可促进分层。

（二）乳剂不稳定的现象

乳剂不稳定现象包括分层、絮凝、转相、破裂及酸败等。

1. 分层 乳剂在放置过程中，体系中分散相会逐渐集中在顶部或底部的现象称为分层（delamination），又称乳析。分层的主要原因是由分散相与分散介质间的密度差造成的。经过振摇后，分层的良好乳剂应能很快再均匀分散。乳剂的分层速度符合 Stokes 定律，如减少乳滴的直径，增加连续相的黏度，降低分散相与连续相之间的密度差均能降低分层速度。其中最常用的方法是适当增加连续相的黏度。

2. 絮凝 由于 ζ 电位的降低，乳滴聚集成团的现象，称为絮凝（flocculation）。絮凝时乳滴的聚集和分散是可逆的。但絮凝的出现说明乳剂的稳定性已降低，通常是乳剂破裂的前期。

3. 转相 乳剂由 O/W 型转成 W/O 型或者相反的变化称为转相（又称变型）（phase inversion）。这种转相通常是由于外加物质使乳化剂的性质改变而引起的。例如钠肥皂可以形成 O/W 型的乳剂，但加入足量的氯化钙溶液后，生成的钙肥皂可使其转变成 W/O 型。

4. 破裂 乳剂絮凝后分散相乳滴合并，且与连续相分离成不相混溶的两层液体的现象称为破裂（demulsification）。破裂后的乳剂再加以振摇，也不能恢复到原来状态，所以破裂是不可逆的。

5. 酸败 乳剂受外界因素（光、热、空气等）及微生物作用，使体系中油或乳化剂发生变质的现象称为酸败（rancidify）。通常可以加抗氧剂、防腐剂等方法加以阻止。

五、乳剂的制备

（一）干胶法

本法的特点是先制备初乳，在初乳中油、水、胶有一定的比例，若用植物油，其比例为 4∶2∶1；若用挥发油比例为 2∶2∶1；而用液体石蜡比例为 3∶2∶1。本法适用于阿拉伯胶或阿拉伯胶与西黄蓍胶的混合胶。制备时先将阿拉伯胶分散于油中，研均，按比例加水，用力研磨制成初乳，再加水将初乳稀释至全量，混匀，即得。

（二）湿胶法

本法也需制备初乳，初乳中油、水、胶的比例与上法相同。先将乳化剂分散于水中，再将油加入，用力搅拌使成初乳，加水将初乳稀释至全量，混匀，即得。

（三）新生皂法

油水两相混合时，两相界面生成新生态皂类乳化剂，再搅拌制成乳剂。植物油中含有硬脂酸、油酸等有机酸，加入氢氧化钠、氢氧化钙、三乙醇胺等，在高温下（70℃以上）或振摇，以生成的新生皂为乳化剂，可形成乳剂。若以生成的钙盐为乳化剂，则可形成 W/O 型乳剂。

（四）两相交替加入法

向乳化剂中每次少量交替地加入水或油，边加边搅拌，也可形成乳剂。天然胶类、固体微粒乳化剂等可用本法制备乳剂。当乳化剂用量较多时本法是一个很好的方法。本法应注意每次须少量加入油相和水相。

（五）机械法

机械法是将油相、水相、乳化剂混合后用乳化机械制成乳剂。机械法制备乳剂可不考虑混合顺序，借助于机械提供的强大能量，很容易制成乳剂。乳化机械主要有以下几种。

（1）搅拌乳化装置　小量制备可用乳钵，大量制备可用搅拌机，分为低速搅拌乳化装置和高速搅拌乳化装置。

（2）乳匀机　借强大推动力将两相液体通过乳匀机的细孔而形成乳剂。制备时可先用其他方法初步乳化，再用乳匀机乳化，效果较好。

（3）胶体磨　利用高速旋转的转子和定子之间的缝隙产生强大剪切力使液体乳化。对要求不高的乳剂可用本法制备。

（4）超声波乳化装置　利用 10～50kHz 高频振动来制备乳剂。可制备 O/W 型和 W/O 型乳剂，但黏度大的乳剂不宜用本法制备。

（六）乳剂中添加其他药物的方法

如药物能溶于内相，可先加于内相液体中，然后制成乳剂；若药物溶于外相，则将药物先溶于外相液体中再制成乳剂；若需制成初乳，可将溶于外相的药物溶解后再用以稀释初乳；若药物不溶于内相也不溶于外相，可用亲和性大的液相研磨，再制成乳剂，也可以在制成的乳剂中研磨药物，使药物混悬均匀。有的成分（如浓醇或大量电解质）可使胶类脱水，影响乳剂的形成，应先将这些成分稀释，然后逐渐加入。

六、举例

例　香砂养胃乳剂

【处方】木香 70g　砂仁 70g　白术 100g　陈皮 100g　茯苓 100g　半夏（制）100g　香附（醋制）70g　枳实（炒）70g　豆蔻（去壳）70g　厚朴（姜制）70g　广藿香 70g　甘草 30g

【制法】以上 12 味，并另取生姜 30g、大枣 50g 提取挥发油，药液备用；药渣加水煎煮两次，每次 1h，合并煎液，静置滤过，滤液减压浓缩成相对密度 1.14~1.18（75℃）的清膏，加乙醇使含醇量为 80%，静置 48h，取上清液回收乙醇，药液加水适量，调 pH 值为 4，静置 48h，滤过，滤液加 0.3% 苯甲酸钠及甜味剂、阿拉伯胶适量，在强力搅拌下加入挥发油和聚山梨酯 80 适量，加水至 1000mL，继续搅拌 10min，分装，即得。

【性状】本品为棕黄色乳状液体；气芳香，味甘、微苦。

【功能与主治】温中和胃，理气燥湿。用于脾胃寒湿气滞，症见不思饮食，呕吐酸水，胃脘满闷，四肢倦怠。

【用法与用量】口服，一次 10mL，一日 2 次。

【规格】每支装 10mL。

【贮藏】避光、密封贮存。

第七节　混悬型液体制剂

一、概述

混悬型液体制剂系指难溶性固体药物以微粒状态分散于分散介质中形成的非均相液体制剂，也称为混悬剂（suspension）。混悬剂中药物微粒一般在 0.5~10μm 之间，小者可为 0.1μm，大者可达 50μm 或更大。所用分散介质大多为水，也可用植物油。

制成混悬剂的条件是：难溶性药物需制成液体制剂供临床应用；药物的剂量超过了溶解度而不能制成溶液剂；两种溶液混合时药物的溶解度降低而析出固体药物；欲使药物达到长效，都可以考虑制成混悬剂。但为安全起见，毒剧药或剂量小的药物不应制成混悬剂使用。

混悬剂的质量要求应严格，药物本身的化学性质应稳定，在使用或贮存期间含量应符合要求；混悬剂中微粒大小根据用途不同而有不同要求；粒子的沉降速度应很慢，沉降后不应有结块现象，轻摇后应迅速均匀分散。

二、影响混悬剂物理稳定性的因素

混悬剂分散相微粒的布朗运动不显著，易受重力作用而沉降，因而属于动力学不稳定体系。因微粒有较大的界面能，容易聚集，又属于热力学不稳定体系。因此混悬剂的处方设计应考虑微粒的聚集与沉降，其影响因素如下：

（一）微粒间的排斥力与吸引力

混悬剂中的微粒由于解离或吸附而带电，微粒间因带相同电荷而存在排斥力，同时也存在吸引力（范德华力）。当两种力平衡时，微粒间能保持一定距离。

但是当两微粒逐渐靠近，吸引力略大于排斥力时可形成疏松的聚集体，即粒子虽然聚集在一起却呈絮状结构，但粒子间存在液膜，不结成饼状，振摇时容易分散；当粒子间距进一步缩小，由于微粒带相同电荷而使产生的排斥力变得明显，达一定距离排斥力呈最大值时，这时斥力最明显，对混悬剂的稳定性并不是最佳条件；如果由于振摇或微粒的热运动等原因而使粒子间距再略微缩小，则微粒互相强烈吸引，会挤出其间的溶剂而结成硬块，无法再分散。故要制成稳定的混悬剂，以体系中吸引力略大于排斥力为最好。

（二）混悬微粒的沉降

混悬液中药物微粒与液体介质之间存在密度差，如药物微粒密度较大，由于重力作用，静置时会发生沉降。在一定条件下，沉降速度符合 Stokes 定律：

$$V = \frac{2r^2(\rho_1 - \rho_2)g}{9\eta} \tag{8-4}$$

式中，V 为微粒沉降速度（cm/s），r 为微粒半径（cm），ρ_1、ρ_2 分别为微粒和分散介质的密度（g/mL），η 为分散介质的黏度 [g/（cm·s）]，g 为重力加速度常数（cm/s^2）。

由 Stokes 定律可看出，沉降速度 V 与 r^2、（$\rho_1 - \rho_2$）成正比，与 η 成反比。V 愈大动力学稳定性愈小。为了增加混悬液的动力学稳定性，在药剂学中可以采取的措施：减小粒径（r 减至 1/2，V 降至 1/4）；增加介质黏度 η；调节介质密度以降低（$\rho_1 - \rho_2$）。沉降体积比是描述混悬剂沉降性能的指标，系指混悬剂静止放置后 3h 后，沉降物的体积与沉降前混悬剂的体积之比。一般沉降体积比越大，则表示混悬剂越稳定。

（三）微粒成长与晶型的转变

难溶性药物制成混悬剂时，药物粒子大小不可能完全相同。在体系中微粒的粒径相差愈多，溶解度相差愈大，小粒子具有较大的溶解度。混悬剂中的小微粒逐渐溶解变得愈来愈小，大微粒变得愈来愈大，沉降速度加快，致使混悬剂的稳定性降低。所以在制备混悬剂时，不仅要考虑微粒的粒度，而且还要考虑其粒度的一致性。

许多有机药物结晶内部结构具有不同的晶型，称为多晶型。同一药物的多晶型中，只有一种晶型最稳定，其他亚稳定型都会在一定时间内转化为稳定型。但亚稳定型的溶出速度与溶解度均大于稳定型，且体内吸收也好。混悬剂中如具有多晶型药物，易出现亚稳定型不断向稳定型转变产生结块、沉降，不仅破坏了混悬剂的稳定性，还可能降低药效。可以增加分散介质黏度和加入抑制剂等方法克服。

（四）絮凝与反絮凝

混悬剂中的混悬微粒因分散度大而易聚集，而微粒表面所荷的同种电荷相斥阻止其聚集。当加入适当电解质时，可使 ζ 电位降低，以减小微粒间的排斥力。ζ 电位降低到一定程度后，混悬剂中的微粒形成疏松的絮状聚集体，使混悬剂处于稳定状态。混悬微粒形成絮状聚集体的过程称为絮凝，加入的电解质称为絮凝剂。为了得到稳定的混悬剂，一般应控制 ζ 电位在 20~25mV 范围内，使其恰好能产生絮凝作用。反之，向絮凝状态的混悬剂中加入电解质，使絮凝状态变为非絮凝状态的过程称为反絮凝。

（五）分散相的浓度和温度

分散相的浓度增加，混悬剂的稳定性降低。温度对混悬剂的影响更大，温度变化不仅改变药物的溶解度和溶解速度，还能改变微粒的沉降速度、絮凝速度、沉降容积，从而改变混悬剂的稳定性。

三、混悬剂的稳定剂

混悬剂的稳定剂主要起润湿、助悬、絮凝或反絮凝等作用，以使混悬剂稳定。

（一）润湿剂

用疏水性药物配制混悬液时，必须加入润湿剂，使药物能被水润湿。润湿剂作用原理是降低固-液二相界面张力，因此一些表面活性剂如聚山梨酯类、聚氧乙烯脂肪醇醚以及长链烃基或烷烃芳基的硫酸盐和磺酸盐均可用作润湿剂。

（二）助悬剂

助悬剂的作用是增加混悬液中分散介质的黏度，从而降低药物微粒的沉降速度，它又能被药物微粒表面吸附，形成机械性或电性的保护膜，防止微粒间互相聚集或结晶的转型，或者使混悬剂具有触变性，从而使混悬剂的稳定性增加。

通常可根据药物微粒的性质与含量，选择不同的助悬剂。

1. 低分子物质 如甘油、糖浆等。内服混悬剂使用糖浆时兼用矫味作用。

2. 高分子物质 天然高分子助悬剂常用的有阿拉伯胶，用量 5%～15%；西黄蓍胶，用量 0.5%～1%；琼脂，用量 0.35%～0.5%；海藻酸钠、白及胶或果胶亦可使用。在使用天然高分子助悬剂时应加入防腐剂（如苯甲酸类、尼泊金类或酚类）。合成类高分子助悬剂常用的有：甲基纤维素、羧甲基纤维素钠、羟乙基纤维素、羟丙基甲基纤维素、聚维酮、聚乙烯醇等。它们的水溶液均透明，一般用量为 0.1%～1%，性质稳定，受 pH 影响小，但与某些药物有配伍变化。如甲基纤维素与鞣质或盐酸有配伍变化，羧甲基纤维素钠与三氯化铁或硫酸铝也有配伍变化。

3. 硅酸类 如胶体二氧化硅、硅酸铝、硅藻土等。硅藻土是胶体水合硅酸铝，无臭，有泥味，在水中带负电荷，吸附大量的水形成高黏度的糊状物，能阻碍微粒聚集。它的配伍禁忌少，不需加防腐剂，但遇酸或酸式盐能降低其水化性，通常配成的混悬剂在 pH 7 以上更稳定。

4. 触变胶 利用触变胶的触变性提高混悬剂的稳定性。如单硬脂酸铝溶解于植物油中可形成典型的触变胶，在静置时形成凝胶可防止微粒沉降，振摇时变为溶胶有利于混悬剂倒出，常用作混悬型滴眼剂的助悬剂。

（三）絮凝剂与反絮凝剂

混悬剂中加入适量的电解质，可使 ζ 电位降低到一定程度，即微粒间的排斥力稍低于吸引力，微粒呈疏松的絮状聚集体，经振摇又可恢复成均匀的混悬剂，这个现象叫絮凝，所加入的电解质称为絮凝剂。如加入电解质后使 ζ 电位升高，阻碍微粒之间的碰撞聚集，这个过程称为反絮凝，能起反絮凝作用的电解质称为反絮凝剂，适宜的反絮状体系也有利于混悬剂的稳定性。

同一电解质可因用量不同，在混悬剂中起絮凝作用（降低 ζ 电位）或反絮凝剂作用（升高 ζ 电位）。如枸橼酸盐、枸橼酸氢盐、酒石酸盐、酒石酸氢盐、磷酸盐和一些氯化物（如三氯化铝）等，既可作絮凝剂亦可作反絮凝剂。

四、混悬液的制备

制备混悬剂时，应使混悬微粒有适当的分散度，并应尽可能分散均匀，以减少微粒的沉降速度，使混悬剂处于稳定状态。混悬剂的制备分为分散法和凝聚法。

（一）分散法

分散法是将粗颗粒的药物粉碎成符合混悬剂微粒要求的粒度，再分散于分散介质中制成混悬剂的方法。对于亲水性药物，一般先将药物粉碎到一定细度，再加处方中的液体适量，研磨到适宜的分散度，最后加入处方中的剩余液体使成全量。疏水性药物制备混悬剂时，药物细粉遇水后不能被水润湿，很难均匀分散，这时必须加一定量的润湿剂，与药物研匀，再加液体混匀制成混悬剂。少量制备可用乳钵，大量生产可用乳匀机、胶体磨等机械。处方中的液体可以是水，也可是其他液体成分。药物粉碎时可采用加液研磨，通常 1 份药物可加 0.4~0.6 份液体。对于质重、硬度大的药物，采用"水飞法"，可使药物粉碎到极细的程度。

（二）凝聚法

1. 物理凝聚法 物理凝聚法是将分子和离子分散状态的药物溶液，用物理方法使其在分散介质中凝聚成混悬液的方法。一般将药物制成热饱和溶液，在搅拌下加至另一种不同性质的液体中，使药物快速结晶。可先制成 10μm 以下（占 80%~90%）微粒，再将微粒分散于适宜介质中制成混悬剂。醋酸可的松滴眼剂就是用凝聚法制备的，将醋酸可的松溶于氯仿中，滤过，将氯仿溶液在搅拌下加至汽油中，加完后再搅拌 30min，滤出结晶，120℃真空干燥，可得 10μm 以下占75%，20μm 以下占 5%，个别粒径为 40μm 以下的微晶。将微晶分散于水中可制成滴眼液。

2. 化学凝聚法 化学凝聚法是用化学反应法使两种药物生成难溶性的药物微粒，再混悬于分散介质中制成混悬剂的方法。为使微粒细小均匀，化学反应通常在稀溶液中进行，并应急速搅拌。胃肠道透视用 $BaSO_4$ 混悬剂就是用本法制成的。化学凝聚法现已少用。

五、举例

例 炉甘石洗剂

【处方】炉甘石 150g 氧化锌 50g 甘油 50mL 羧甲基纤维素钠 2.5g 蒸馏水加至 1000mL

【制法】取炉甘石、氧化锌，加甘油和适量蒸馏水共研成糊状，另取羧甲基纤维素钠加蒸馏水溶胀后，分次加入上述糊状液中，随加随搅拌，再加蒸馏水使成 1000mL，搅匀，即得。

【性状】本品为淡粉红色的混悬液，放置后能沉淀，但经振摇后仍应成为均匀的混悬液。

【功能与主治】用于急性瘙痒性皮肤病，如湿疹、皮炎、荨麻疹、痱子、皮肤瘙痒等。

【用法与用量】局部外用，用时摇匀，取适量涂于患处，一日 2~3 次。

【规格】每瓶 100mL，含炉甘石 15%，氧化锌 5%，甘油 5%。

【贮藏】避光、密封贮存。

【注解】

（1）《中国药典》2020 年版规定，炉甘石按干燥品计算，含氧化锌不得少于 40%。因此，洗剂中含锌化合物量以 ZnO 计应不少于 11%（15%×40%+5%）。

（2）炉甘石与氧化锌均为水中不溶的亲水性药物，能被水润湿。故先加甘油研成细糊状，再与羧甲基纤维素钠水溶液混合，使粉末周围形成水的保护膜，以阻碍颗粒的聚合，振摇时易悬浮。

第八节 液体制剂的矫臭、矫味与着色

一、液体制剂的色、香、味

许多药物有不良嗅味，如氯霉素和生物碱类有苦味，鱼肝油有腥味，溴化钾、碘化钾等盐类有咸味，蓖麻油难以咽下，慢性病患者长期服用某一药物亦易引起厌恶。患者为服药而烦恼，儿童患者更是拒绝服药，或是服下后引起恶心呕吐，既影响疗效又浪费药品。所以矫正药物的不良嗅味，提高药剂质量，使患者愿意接受与服用，是关系到医疗效果的重要措施。但在采取这一措施时，也要考虑添加物质与药物是否有配伍禁忌，是否影响制剂的稳定性。

二、矫味剂与矫臭剂

矫味剂系指能改善味觉的物质。有的矫味剂同时兼具矫臭的作用，有的在使用中需另加芳香剂矫味。

（一）甜味剂

具有甜味的物质有天然品与合成品（包括半合成品）两大类。天然甜味剂有糖类、糖醇类、苷类，其中糖类最常用；蜂蜜在中药制剂中除作黏合剂外，也是甜味剂；甘草甜素是甘草中的主要甜味成分；天然甜菊苷，从甜叶菊中提取精制而得；目前蛋白糖也得到广泛应用；人工甜味剂常用糖精钠，其用量已受到限制，口服量每日每公斤体重不可超过 5mg。

（二）芳香剂

在药品生产中有时需要添加少量香料或香精以改善药品的气味。这些香料与香精称为芳香剂。常用芳香剂分天然挥发性芳香油（如薄荷油、橙皮油等）及其制剂（如桂皮水、枸橼酸等）、人工合成香精（如香蕉香精、菠萝香精等）两类。

（三）胶浆剂

高分子胶浆因其黏稠，可以干扰味蕾的味觉而矫味，对于刺激性药物可以降低刺激性，对涩酸味亦可以矫正。在胶浆剂中加入 0.02% 糖精钠或 0.025% 甜菊苷可增加胶浆剂的矫味能力。常用的胶浆剂有淀粉、羧甲基纤维素钠、甲基纤维素、海藻酸钠、阿拉伯胶及西黄蓍胶胶浆等。

（四）泡腾剂

酸式碳酸盐与有机酸（如枸橼酸、赖氨酸）混合后，产生二氧化碳，溶于水呈酸性，能麻痹味蕾而矫味，常用于苦味制剂。

（五）化学调味剂

麸氨酸钠能矫正鱼肝油的腥味，消除铁盐制剂的铁金属味。

三、着色剂

着色剂又称色素，根据来源分为分天然色素和人工合成色素两类，只有食用色素才可作为内服液体制剂的着色剂。我国目前批准的合成食用色素有胭脂红、苋菜红、柠檬黄、靛蓝、日落黄、姜黄以及亮蓝，这些色素均溶于水，一般用量为 0.0005% ~ 0.001%（不宜超过万分之一）。外用液体制剂中常用的着色剂有伊红（或称曙红，适用于中性或弱碱性溶液）、品红（适用于中性、弱酸性溶液）以及美蓝（或称亚甲蓝，适用于中性溶液）等合成色素。

第九节　口服溶液剂、口服乳剂和口服 混悬剂的质量要求与检查

　　口服溶液剂系指原料药物溶解于适宜溶剂中制成的供口服的澄清液体制剂。口服混悬剂系指难溶性固体原料药物分散在液体介质中制成的供口服的混悬液体制剂。也包括干混悬剂或浓混悬液。口服乳剂系指两种互不相溶的液体制成的供口服的水包油型液体制剂。用适宜的量具以小体积或以滴计量的口服溶液剂、口服混悬剂或口服乳剂称为滴剂。

　　口服溶液剂、口服混悬剂和口服乳剂在生产与贮藏期间应符合下列规定：①除另有规定外，口服溶液剂的溶剂、口服混悬剂的分散介质常用纯化水；②根据需要可加入适宜的附加剂，如抑菌剂、分散剂、助悬剂、增稠剂、助溶剂、润湿剂、缓冲剂、乳化剂、稳定剂、矫味剂以及色素等，其品种与用量应符合国家标准的有关规定。除另有规定外，在制剂确定处方时，该处方的抑菌效力照《中国药典》2020 年版四部通则抑菌效力检查法检查，应符合规定；③制剂应稳定、无刺激性，不得有发霉、酸败、变色、异物，产生气体或其他变质现象；④口服滴剂包装内一般应附有滴管和吸球或其他量具；⑤除另有规定外，应避光、密封贮存；⑥口服乳剂的外观应呈均匀的乳白色，以半径为 10cm 的离心机每分钟 4000 转离心 15min，不应有分层现象。乳剂可能会出现相分离的现象，但经振摇应易再分散；⑦口服混悬剂应分散均匀，放置后若有沉淀物，经振荡应易再分散；⑧口服混悬剂在标签上应注明"用前摇匀"，以滴计量的滴剂在标签上要标明每毫升或每克液体制剂相当的滴数。

　　除另有规定外，口服溶液剂、口服混悬剂和口服乳剂应进行以下相应检查。

　　1. 装量　除另有规定外，单剂量包装的口服溶液剂、口服混悬液和口服乳剂的装量，照《中国药典》2020 年版四部通则装量检查法检查，应符合规定。即取供试品 10 袋（支），将内容物分别倒入经标化的量入式量筒内，检视，每支装量与标示装量相比较，均不得少于其标示量。凡规定检查含量均匀度者，一般不再进行装量检查。

　　多剂量包装的口服溶液剂、口服混悬剂、口服乳剂和干混悬剂照《中国药典》2020 年版四部通则最低装量检查法检查，应符合规定。

　　单剂量包装的干混悬剂照《中国药典》2020 年版四部通则最低装量检查法检查，应符合规定。即取供试品 20 袋（支），分别精密称定内容物，计算平均装量，每袋（支）装量与平均装量相比较，装量差异限度应在平均装量的 ±10% 以内，超出装量差异限度的不得多于 2 袋（支），并不得有 1 袋（支）超出限度的 1 倍。凡规定检查含量均匀度者，一般不再进行装量差异检查。

　　2. 沉降体积比　口服混悬剂照《中国药典》2020 年版四部通则沉降体积比检查法检查，沉降体积比应不低于 0.90。即用具塞量筒取供试品 50mL，密塞，用力振摇 1min，记下混悬物的开始高度 H_0，静置 3h，记下混悬物的最终高度 H，按下式计算：

$$沉降体积比 = H/H_0$$

　　干混悬剂按各品种项下规定的比例加水振摇，应均匀分散，并照上法检查沉降体积比，应符合规定。

　　3. 干燥失重　除另有规定外，干混悬剂照《中国药典》2020 年版四部通则干燥失重测定法检查，减失重量不得过 2.0%。

　　4. 微生物限度　除另有规定外，照《中国药典》2020 年版四部通则非无菌产品微生物限度检查：微生物计数法和控制菌检查法检查，应符合规定。

【思考题】

1. 举例分析不同 *HLB* 值表面活性剂在药剂中的作用。

2. 试述乳剂有哪些变质现象，并分析其原因。

3. 根据硫黄的理化性质分析，在制备硫黄洗剂时，应选择哪些附加剂？

4. 甘草在中药复方中应用广泛，被称为"国老"。现代研究表明，甘草中的甘草酸有助于提高其他难溶性成分的溶解度。请结合表面活性剂的性质，分析甘草酸的增溶机制，理解甘草"调和诸药"的特点。

5. 中药混悬剂存在颗粒不细腻、易沉降、不易再分散与涂布等物理不稳定问题。试述影响混悬剂稳定性的因素及稳定化措施。

第九章

注射剂

扫一扫，查阅本章数字资源，含PPT、音视频、图片等

【学习要求】

1. 掌握注射剂的含义、分类、特点；中药注射用原液的制备；注射剂的制备；热原的含义、性质、污染途径、除去方法及热原的检查方法；注射剂的质量要求。

2. 熟悉注射剂常用溶剂的种类；注射用水的质量要求及制备；注射用油（供注射用大豆油）的质量要求；注射剂常用附加剂的种类、性质及适用范围；中药注射剂的常见质量问题。

3. 了解注射剂容器的种类及处理方法；输液、注射用无菌粉末、混悬型注射液及乳状液型注射液的制备。

第一节 概 述

一、注射剂的含义与特点

注射剂系指原料药物或与适宜的辅料制成的供注入体内的无菌制剂。注射剂可分为注射液、注射用无菌粉末与注射用浓溶液等。是临床应用最广泛的剂型之一。注射剂由药物、溶剂、附加剂及特制的容器所组成。注射给药是一种不可替代的临床给药途径，尤其适用于急救患者。其中中药注射剂（Traditional Chinese Medicine injection）可由饮片经提取、纯化后制成。

注射剂具有以下特点：

1. 药效迅速，作用可靠 注射给药可直接以液体形式进入人体血管组织或器官内，药物吸收快，作用迅速。尤其是静脉注射，药物直接进入血液循环，尤其适用于抢救危重病患者。同时注射给药不经消化道及肝脏，也可免受消化道众多因素对药物作用的影响，因此剂量准确，作用可靠。

2. 适用于不宜口服给药的药物 某些药物由于其本身的性质导致其在胃肠道内不易被吸收，易被消化液所破坏或对胃肠道有刺激性，制成注射剂可避免上述问题。

3. 适用于不能口服给药的患者 临床上常见一些昏迷、抽搐、惊厥状态或者由于消化系统疾患，吞咽功能丧失或者障碍的患者，选择注射给药是有效的给药途径。

4. 可使药物发挥定位定向的局部作用 注射剂可通过关节腔、穴位等部位定位注射给药，使药物发挥局部作用，达到预期的治疗目的。如盐酸普鲁卡因用于局部麻醉注射，消痔灵注射液可用于痔核注射，当归注射液可穴位注射。

　　但是注射剂也存在不足之处。如注射给药不方便且注射时会产生疼痛；由于注射剂是一类直接进入体内的制剂，所以质量要求比其他剂型严格，使用不当易发生危险。应根据医嘱由技术熟练的医护人员注射，以保证安全。此外，其制造过程复杂，生产费用较高，价格较贵。

　　注射剂的应用迄今已有一百多年的历史，由于它可在皮内、皮下、肌内、静脉、椎管内及穴位等部位给药，可以很好地发挥药物的疗效并为疾病的诊疗提供可靠的有效途径，成为当前临床尤其是急救诊疗应用中最广泛的剂型。因而品种和使用数量都有很大发展。近年来，新型注射制剂技术的研究取得了较大的突破，脂质体、微球、微囊等新型注射给药系统已实现商品化。

　　中药注射液最早出现在20世纪30年代，第一个品种是柴胡注射液，主要用于治疗流行性感冒。经过半个多世纪的发展，已成为急症治疗的中药制剂中不可或缺的一个重要剂型。目前中药注射液的研制不仅在选用的新工艺新技术上，而且在制剂分析技术和方法上都已形成了较为完善的质量保证体系。但临床治疗用药水平的提高给中药注射剂的发展提出了更高更迫切的要求，中药注射剂的研究与开发，为中药实现现代化的重要内容之一，发展潜力巨大，应当给予充分的重视。依靠现代科学技术手段，从整体上推动中药注射剂的进步，使之提高到一个新的水平已成为当务之急。

二、注射剂的分类

　　注射剂可分为注射液、注射用无菌粉末与注射用浓溶液。

　　1. 注射液　系指原料药物或与适宜的辅料制成的供注入体内的无菌液体制剂，包括溶液型、乳状液型或混悬型等注射液。可用于皮下注射、皮内注射、肌内注射、静脉注射、静脉滴注、鞘内注射、椎管内注射等。其中，供静脉滴注用的大容量注射液（除另有规定外，一般不小于100mL，生物制品一般不小于50mL）也可称为输液。中药注射剂一般不宜制成混悬型注射液。

　　（1）溶液型注射液　包括水溶液和油溶液（非水溶剂）两类。对于在水中易溶且稳定的药物，或本身在水中溶解度不大但用增溶或助溶方法能增加溶解度的药物，均可配成水溶液，水溶液型注射剂最为常用。有些在水中难溶或注射后希望延长药效的药物可制成油溶液，油溶液型注射剂一般仅供肌肉注射用。

　　（2）乳状液型注射液　水不溶性的液体药物，可根据临床医疗的需要制成乳状液型注射剂。不得用于椎管注射。供静脉注射用的乳状液型注射剂中90%的乳滴粒径应控制在1μm以下，不得有大于5μm的乳滴。

　　（3）混悬型注射液　某些难溶于水的药物，在水溶液中不稳定的药物或注射后要求延长药效作用的药物，可制成水或油的混悬液。除另有规定外，混悬型注射液中原料药物粒径应控制在15μm以下，含15～20μm（间有个别20～50μm）者，不应超过10%，若有可见沉淀，振摇时应容易分散均匀。混悬型注射液不得用于静脉注射或椎管内注射。

　　2. 注射用无菌粉末　亦称为粉针剂，系指原料药物或与适宜辅料制成的供临用前用无菌溶液配制成注射液的无菌粉末或无菌块状物，一般采用无菌分装或冷冻干燥法制得。可用适宜的注射用溶剂配制后注射，也可用静脉输液配制后静脉滴注。以冷冻干燥法制备的生物制品注射用无菌粉末，也可称为注射用冻干制剂。遇水不稳定的药物，通常可制备成粉针剂。

　　3. 注射用浓溶液　系指原料药物与适宜辅料制成的供临床前稀释后注射用的无菌浓溶液。

三、注射剂的给药途径

　　根据医疗的需要，注射剂有不同的给药途径。给药途径不同，注射剂作用特点和质量要求也有差异。

1. 皮内注射（intradermal injection） 注射于表皮与真皮之间，一般注射剂量在 0.2mL 以下。该部位药物吸收少而缓慢，故常用于药物的过敏性试验或者临床疾病的诊断。

2. 皮下注射（subcutaneous injection） 注射于真皮与肌肉之间，一般注射量为 1~2mL。皮下注射剂主要是水溶液，药物吸收速度稍慢。由于人体皮下感觉比肌肉敏感，故具有刺激性的药物混悬液，一般不宜作皮下注射。

3. 肌内注射（intramuscular injection） 注射于肌肉组织，一次注射量在 5mL 以下，该部位药物的吸收比皮下注射快，刺激性也相对较小，药物的水溶液、油溶液、混悬液、乳状液型注射剂均可作肌肉注射，注射油溶液、混悬液及乳状液具有一定的延效作用，且乳状液有一定的淋巴靶向性。

4. 静脉注射（intravenous injection） 注射于静脉内，有静脉推注和静脉滴注两种方式。静脉推注一次注射量一般在 50mL 以下，静脉滴注用量大，一次注射量可达数千毫升。静脉注射药物直接进入血液中，产生药效最快，常作急救、补充体液和提供营养之用，多为水溶液和平均粒径<1μm 的乳状液。油溶液和一般混悬液型注射剂以及能导致溶血和蛋白质沉淀的药物，均不能作静脉注射。大剂量静脉注射时应严格控制药液的 pH 值、不溶性微粒及渗透压，静脉给药不得加抑菌剂。

5. 椎管内注射（vertebra injection） 包括硬膜外注射和蛛网膜下腔注射。椎管内注射剂必须严格控制质量，其渗透压必须与脊椎液相等，pH 值控制在 5.0~8.0 之间，且不得添加抑菌剂。混悬型注射液不得用于椎管内注射。

此外，还有动脉注射、脑池内注射、心内注射、关节腔注射、滑膜腔注射、鞘内注射及穴位注射等给药途径。

第二节 热 原

一、热原的含义与组成

热原（pyrogen）是指能引起恒温动物体温异常升高的致热物质。它包括细菌性热原、内源性高分子热原、内源性低分子热原及化学热原等。大多数细菌都能产生热原，致热能力最强的是革兰阴性杆菌，霉菌甚至病毒也能产生热原。

微生物代谢产物中内毒素是产生热原反应的最主要致热物质。内毒素（endotoxin）是由磷脂、脂多糖和蛋白质所组成的复合物，存在于细菌的细胞膜与固体膜之间，其中脂多糖是内毒素的主要成分，具有特别强的致热活性。不同的菌种脂多糖的化学组成也有差异，一般脂多糖的分子量越大其致热作用也越强。

含有热原的注射剂，特别是输液剂注入人体时，有 30~90min 的潜伏期，然后，就会出现发冷、寒战、体温升高、身痛、发汗、恶心呕吐等不良反应，有时体温可升至40℃左右，严重者还会出现昏迷、虚脱，甚至危及生命，临床上称上述现象为"热原反应"。有人认为细菌性热原自身并不引起发热，而是由于热原进入体内后使体内多形性核白细胞及其他细胞释放一种内源性热原，作用于视丘下部体温调节中枢，可能引起 5-羟色胺的升高而导致发热。

二、热原的基本性质

1. 水溶性 热原含有磷脂、脂多糖和蛋白质，能溶于水，其浓缩的水溶液往往带有乳光。

2. 不挥发性　热原本身不挥发，但因溶于水，在蒸馏时，可随水蒸气雾滴进入蒸馏水中，故蒸馏水器均应有完好的隔沫装置，以防止热原污染。

3. 耐热性　热原的耐热性较强，一般经 60℃ 加热 1h 不受影响，100℃ 也不会发生热解，但在 180℃ 加热 3~4h，250℃ 加热 30~45min 或 650℃ 加热 1min 可使热原彻底破坏。虽然现已发现某些热原也具有热不稳定性，但必须注意，在通常采用的注射剂灭菌条件下，热原不能被破坏。

4. 滤过性　热原体积较小，在 1~5nm 之间，一般滤器均可通过，不能截留去除，但活性炭可吸附热原，纸浆滤饼对热原也有一定的吸附作用。

5. 其他性质　热原能被强酸、强碱、强氧化剂如高锰酸钾、过氧化氢以及超声波破坏。热原在水溶液中带有电荷，也可被某些离子交换树脂所吸附。

三、注射剂热原的污染途径

热原是微生物的代谢产物，注射剂中热原污染的途径与微生物的污染直接相关。

1. 溶剂带入　系注射剂产生热原的主要原因。注射剂的溶剂主要有注射用水及注射用油。如注射用水在制备时操作不当或蒸馏水器结构不合理，都有可能使蒸馏水中带有热原。即使原有的注射用水或注射用油不带有热原，但如果贮存时间较长或存放容器不洁，也有可能由于微生物污染而产生大量热原。注射用水或注射用油应新鲜使用，蒸馏器质量要好，环境应洁净。因此，注射剂的配制，要注意溶剂的质量，最好是新鲜制备的溶剂。

2. 原辅料带入　原辅料本身质量不佳，特别是用生物方法制造的辅料易滋生微生物，贮存时间过长或包装不符合要求甚至破损，均易受到微生物污染而导致热原产生。有些以中药为原料的制剂，原料中带有大量微生物，提取处理的条件不当以及用微生物方法制造的药品如葡萄糖、乳糖、右旋糖酐等，都容易产生热原，应用时应当注意。

3. 容器或用具带入　注射剂制备时所用的用具、管道、装置、灌装注射剂的容器，如未按 GMP 要求认真清洗处理，均易使药液污染而导致热原产生。因此，注射剂制备时，在相关工艺过程中涉及的用具、器皿、管道及容器，均应按规定的操作规程作清洁或灭菌处理，符合要求后方能使用。

4. 制备过程带入　制备过程中室内卫生差，操作时间过长，产品灭菌不及时或不合格，工作人员未严格执行操作规程，产品原料投入到成品产出的时间过长，产品灌封后未及时灭菌或灭菌不彻底，这些因素都会增加微生物的污染机会而产生热原。因此，在注射剂制备的各个环节，都必须严格按 GMP 规定操作，并尽可能缩短生产周期。

5. 使用过程带入　注射剂本身不含热原，但使用后仍出现有热原反应，这往往是由于注射器具的污染造成的不良后果。注射剂尤其是输液剂在临床使用时所用的相关器具，必须无菌无热原，这也是防止热原反应发生所不能忽视的环节。

四、除去注射剂中热原的方法

根据热原的基本性质和注射剂制备过程中可能被热原污染的途径，除去注射剂中的热原可从以下两个方面着手。

（一）除去药液或溶剂中热原的方法

1. 吸附法　活性炭是常用的吸附剂，用量一般为溶液体积的 0.1%~0.5%。使用时，将一定量的针用活性炭加入溶液中，煮沸，搅拌 15min 即能除去液体中大部分热原。活性炭的吸附作用强，除了吸附热原外，还有脱色、助滤作用。但由于用活性炭处理吸附热原，也会吸附溶液中的药物成分，如生物碱、黄酮等，故应注意控制使用量。此外也有活性炭与硅藻土配合应用者，吸附除去热原的效果良好。

2. 离子交换法 热原分子上含有磷酸根与羧酸根，带有负电荷，因而可以被碱性阴离子交换树脂吸附。用离子交换树脂吸附除去注射剂中热原，已有成功的报道，并在大生产中采用。

3. 凝胶滤过法 也称分子筛滤过法，是利用凝胶物质作为滤过介质，当溶液通过凝胶柱时，分子量较小的成分渗入到凝胶颗粒内部而被阻滞，分子量较大的成分则沿凝胶颗粒间隙随溶剂流出。制备的注射剂，其药物分子量明显大于热原分子时，可用此法除去热原。国内有用二乙氨基乙基葡聚糖凝胶 A-25（分子筛）制备无热原去离子水的报道。

4. 超滤法 本法利用高分子薄膜的选择性与渗透性，在常温条件下，依靠一定的压力和流速，达到除去溶液中热原的目的。用于超滤的高分子薄膜孔径可控制在 1~5nm，其滤过速度快，除热原效果明显。国内报道，采用醋酸纤维素超滤膜处理含有热原的溶液，结果显示，除去热原的效果可靠。

5. 反渗透法 本法通过三醋酸纤维素膜或聚酰胺膜除去热原，效果好，具有较高的实用价值。

6. 其他方法 采用二次以上湿热灭菌法，或适当提高灭菌温度和时间，处理含有热原的葡萄糖或甘露醇注射液亦能得到热原检查合格的产品。微波也可破坏热原。

（二）除去容器或用具上热原的方法

1. 高温法 对于耐高温的容器或用具，如注射用针筒及其他玻璃器皿，在洗涤干燥后，经 180℃加热 2h 或 250℃加热 30min，可以破坏热原。

2. 酸碱法 对于耐酸碱的玻璃容器、瓷器或塑料制品，用强酸强碱溶液处理，可有效地破坏热原，常用的酸碱液为重铬酸钾硫酸洗液、硝酸硫酸洗液或稀氢氧化钠溶液。

上述方法可除去注射剂溶液、溶剂中或容器或用具上的热原，应根据实际情况合理选用。

五、热原与细菌内毒素的检查方法

静脉注射剂等应按各品种项下的规定，照《中国药典》2020 年版四部通则热原检查法或细菌内毒素检查法检查。

（一）热原检查法

本法系将一定剂量的供试品，静脉注入家兔体内，在规定的时间内，观察家兔体温升高的情况，以判断供试品中所含热原限度是否符合规定。具体实验方法和结果判断标准见《中国药典》2020 年版四部通则热原检查法。

为确保实验结果正确，避免其他因素的影响或干扰，对供试验用家兔的筛选、实验操作室的环境条件以及试验操作方法均应有严格要求。试验所用的注射器具和与供试品溶液接触的器皿，应在 250℃加热 30min，也可采用其他适宜的方法除去热原。

为了提高家兔热原测定法的精确度和效率，国产 RY 型热原测试仪，采用直肠热电偶代替直肠温度计，同时测量 16 只动物，在实验中将热电偶固定于家兔肛门内，其温度可在仪表中显示，具有分辨率高、数据准确的特点，可提高检测效率。

（二）细菌内毒素检查法

本法系利用鲎试剂来检测或量化由革兰阴性菌产生的细菌内毒素，以判断供试品中热原的限度是否符合规定的一种方法。

细菌内毒素是药物所含热原的主要来源，细菌内毒素检查法利用鲎试剂与细菌内毒素产生凝集反应的原理，来判断供试品细菌内毒素的限量是否符合规定。鲎试剂为鲎科动物东方鲎的血液变形细胞溶解物的无菌冷冻干燥品。鲎试剂中含有能被微量细菌内毒素激活的凝固酶原和凝固蛋白质。凝固酶原经内毒素激活转化成具有活性的凝固酶，进一步促使凝固蛋白原转变为凝固蛋白而形成凝胶。

细菌内毒素检查有两种方法，即凝胶测定法和光度测定法。供试品检测时可使用其中任何一种方法进行试验。当测定结果有争议时，除另有规定外，以凝胶法结果为准。具体实验方法和结果判断见《中国药典》2020 年版四部通则细菌内毒素检查法（通则 1143）。

细菌内毒素检查法灵敏度高，操作简单，试验费用少，尤其适用于生产过程中热原的检测控制，可迅速获得结果。但容易出现"假阳性"结果，且对革兰阴性菌之外的细菌内毒素不够灵敏，故不能取代家兔的热原试验法。

第三节　注射剂的溶剂和附加剂

注射剂所用溶剂应安全无害，并与其他药用成分兼容性良好，不得影响活性成分的疗效和质量。一般分为水性溶剂和非水性溶剂。

水性溶剂最常用的为注射用水，也可用 0.9% 氯化钠溶液或其他适宜的水溶液。非水性溶剂常用植物油，主要为供注射用的大豆油，其他还有乙醇、丙二醇和聚乙二醇等。供注射用的非水性溶剂，应严格限制其用量，并应在各品种项下进行相应的检查。

一、注射用水

（一）制药用水

《中国药典》2020 年版四部通则将制药用水因其使用的范围不同而分为饮用水、纯化水、注射用水和灭菌注射用水。制药用水的原水通常为饮用水。

1. 饮用水　为天然水经净化处理所得的水，其质量必须符合现行的中华人民共和国国家标准《生活饮用水卫生标准》。饮用水可以作为药材净制时的漂洗、制药用具的粗洗用水。除另有规定外，也可作为饮片的提取溶剂。

2. 纯化水　为饮用水经蒸馏法、离子交换法、反渗透法或其他适宜的方法制备的制药用水。不含任何附加剂，其质量应符合《中国药典》2020 年版二部纯化水项下的规定。纯化水可以作为配制普通药物制剂的溶剂或试验用水；可作为中药注射剂、滴眼剂等灭菌制剂所用饮片的提取溶剂；口服、外用制剂配制用溶剂或稀释剂；非灭菌制剂用器具的精洗用水。也可以作非灭菌制剂所用饮片的提取溶剂。纯化水不得用作注射剂的配制与稀释。

3. 注射用水　为纯化水经蒸馏所得的水，应符合细菌内毒素试验要求。注射用水必须在防止细菌内毒素产生的设计条件下生产、贮藏及分装。其质量应符合《中国药典》2020 年版二部注射用水项下的规定。注射用水可以作为配制注射剂、滴眼剂等的溶剂或稀释剂及容器的清洗。

注射用水的储存方式和静态储存期限应经过验证确保水质符合要求，例如可以在80℃以上保温或70℃以上保温循环或4℃以下的状态存放。

4. 灭菌注射用水 为注射用水按照注射剂生产工艺制备所得。不含任何添加剂。主要用于注射用无菌粉末的溶剂或注射剂的稀释剂。其质量应符合《中国药典》2020年版二部灭菌注射用水项下的规定。

（二）注射用水的质量要求

注射用水的质量在《中国药典》2020年版二部中有严格规定，其性状应为无色透明液体；无臭。pH值应为5.0~7.0。氨含量不超过0.00002%。每1mL含细菌内毒素的量应小于0.25内毒素单位（EU）。微生物限度，每100mL中需氧菌总数不得过10cfu。此外，硝酸盐与亚硝酸盐、电导率、总有机碳、不挥发物与重金属照《中国药典》2020年版二部纯化水项下的方法检查，应符合规定。

（三）注射用水的制备

制备注射用水的流程，通常是将饮用水先经细过滤器滤过，再经电渗析法与反渗透法去除大部分离子，用离子交换法制为纯化水。将纯化水以蒸馏法制为注射用水。具有代表性的制备注射用水的总体流程如图9-1所示。

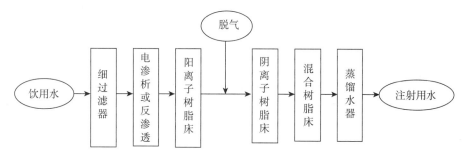

图9-1 制备注射用水流程示意图

目前也有厂家直接用反渗透法制备纯化水后再用多效蒸馏法制备注射用水。

1. 纯化水的制备

（1）**离子交换法** 本法的主要特点是制得的水化学纯度高，设备简单，节约燃料和冷却水，成本低。

离子交换法净化处理原水制备纯水的基本原理是，当水通过阳离子交换树脂时，水中阳离子被树脂所吸附，树脂上的阳离子H^+被置换到水中，并和水中的阴离子组成相应的无机酸。常用的离子交换树脂有阳、阴离子交换树脂两种，如732型苯乙烯强酸性阳离子交换树脂，极性基团为磺酸基，可用简式$RSO_3^-H^+$（氢型）或$RSO_3^-Na^+$（钠型）表示；717型苯乙烯强碱性阴离子交换树脂，极性基团为季铵基团，可用简式$RN^+(CH_3)_3OH^-$（羟型）或$RN^+(CH_3)_3Cl^-$（氯型）表示。钠型和氯型比较稳定，便于保存，故市售品需用酸碱转化为氢型和羟型后才能使用。

离子交换法处理原水的工艺，一般可采用阳床、阴床、混合床的组合形式，混合床为阴、阳树脂以一定比例混合组成。大生产时，为减轻阴树脂的负担，常在阳床后加脱气塔，除去二氧化碳，使用一段时间后，需再生树脂或更换。

一般原水通过离子交换树脂联合床系统的处理，可除去水中绝大部分的阳离子与阴离子，对于热原与细菌也有一定的清除作用。目前生产过程中，通常通过测定比电阻来控制去离子水的质量,一般要求比电阻值在100万 Ω·cm 以上,测定比电阻的仪器常用 DDS-Ⅱ型电导仪。

(2)反渗透法 反渗透法是20世纪60年代发展起来的新技术。《美国药典》从19版开始收录此法,为制备纯化水的法定方法之一。

反渗透法制备纯化水,具有能耗低、水质好、设备使用与保养方便等优点,它为纯化水的制备开辟了新途径,目前国内也有进行相关研究的报道。

当两种不同浓度的水溶液(如纯水和盐溶液)用半透膜隔开时,稀溶液中的水分子通过半透膜向浓溶液一侧自发流动,这种现象叫渗透。由于半透膜只允许水通过,而不允许溶解性固体通过,因而渗透作用的结果,必然使浓溶液一侧的液面逐渐升高,水柱静压不断增大,达到一定程度时,液面不再上升,渗透达到动态平衡,这时浓溶液与稀溶液之间的水柱静压差即为渗透压。若在浓溶液一侧加压,当此压力超过渗透压时,浓溶液中的水可向稀溶液做反向渗透流动,这种现象称为反渗透,反渗透的结果能使水从浓溶液中分离出来,渗透与反渗透的原理如图9-2所示。

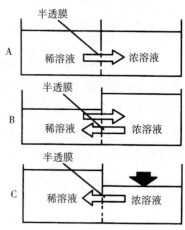

图9-2 渗透与反渗透原理示意图

用反渗透法制备纯化水,常选择的反渗透膜有醋酸纤维素膜和聚酰胺膜,膜孔大小在0.5~10nm 之间。

(3)电渗析法 电渗析净化是一种制备初级纯水的技术。该法对原水的净化处理较离子交换法经济,节约酸碱,特别是当原水中含盐量较高(≥300mg/L)时,离子交换法已不适用,而电渗析法仍然有效。但本法制得的水比电阻较低,一般在5万~10万 Ω·cm,因此常与离子交换法联用,以提高净化处理原水的效率。

电渗析技术净化处理原水的基本原理,是依靠外加电场的作用,使原水中含有的离子发生定向迁移,并通过具有选择透过性阴、阳离子交换膜,使原水得到净化,如图9-3所示。

当电渗析器的电极接通直流电源后,原水中的离子在电场作用下发生迁移,阳离子膜显示强烈的负电场,排斥阴离子,而允许阳离子通过,并使阳离子向负极运动;阴离子膜则显示强烈的正电场,排斥阳离子,只允许阴离子通过,并使阴离子向正极运动。在电渗析装置内的两极间,多组交替排列的阳离子膜与阴离子膜,形成了除去离子区间的"淡水室"和浓聚离子区间的"浓水室",以及在电极两端区域的"极水室"。原水通过电渗析设备就可以合并收集从各"淡水室"流出的纯水。

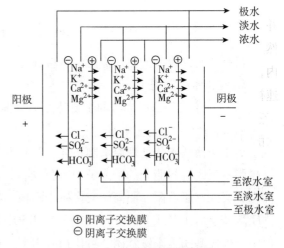

图9-3 电渗析原理示意图

电渗析法净化处理原水,主要是除去原水中带电荷的某些离子或杂质,对于不带电荷的物质除去能力极差,故原水在用电渗析法净化处理前,必须通过适当方式除去水中含有的不带电荷的杂质。关于电渗析法的设备和净化处理原水的具体工艺流程可参考有关文献资料。

2. 蒸馏法制备注射用水 本法是《中国药典》2020 年版规定注射用水为纯化水经蒸馏所得的水,此法制得的注射用水质量可靠,但制备过程耗能较多。

蒸馏法制备注射用水是将纯化水先加热至沸腾，使之汽化为蒸汽，然后将蒸汽冷凝成液体。汽化过程中，水中含有的易挥发性物质挥发逸出。而含有的不挥发杂质及热原，仍然留在残液中，因而经冷凝得到的液体为纯净的蒸馏水。

蒸馏法制备注射用水的蒸馏设备，主要有下列几种：

（1）多效蒸馏水器 多效蒸馏水器的最大特点是节能效果显著，热效率高，能耗仅为单蒸馏水器的三分之一，并且出水快、纯度高、水质稳定，配有自动控制系统，成为目前药品生产企业制备注射用水的重要设备。多效蒸馏水器通常有三效、四效、五效。

五效蒸馏水机其基本结构如图9-4所示。

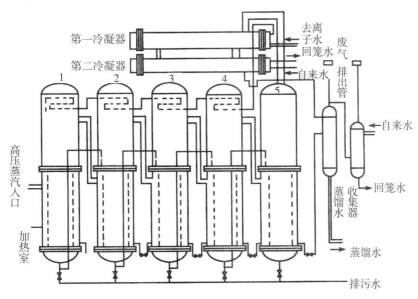

图9-4 五效蒸馏水机结构示意图

五效蒸馏水器由5只圆柱形蒸馏塔和冷凝器及一些控制元件组成。在前四级塔内装有盘管，并互相串联起来。蒸馏时，进料水（一般为去离子水）先进入冷凝器，由塔5进来的蒸汽预热，然后依次进入4级塔、3级塔、2级塔、1级塔，此时进料水温度达到130℃或更高，在1级塔内，进料水在加热时再次受到高压蒸汽加热，一方面蒸汽本身被冷凝为回笼水，一方面进料水迅速被蒸发，蒸发的蒸汽进入2级塔加热室成为供2级塔热源，并在其底部冷凝为蒸馏水，都汇集于蒸馏水收集器，废气则从废气排出管排出。多效蒸馏水器的出水温度在80℃以上，有利于蒸馏水的保存。

多效蒸馏水器的性能取决于加热蒸汽的压力和级数，压力越大，产量越高，效数越多，热的利用效率也越高。多效蒸馏水器的选用，应根据实际生产需要，结合出水质量、能源消耗、占地面积等因素综合考虑，一般以四效以上较为合理。

（2）气压式蒸馏水器 主要由自动进水器、热交换器、加热室、蒸发室、冷凝器及蒸汽压缩机等组成，目前国内已有生产。该设备具有多效蒸馏器的优点，利用离心泵将蒸汽加压，提高了蒸汽利用率，而且不需要冷却水，但使用过程中电能消耗较大。

二、注射用非水性溶剂

对于不溶或难溶于水，或在水溶液中不稳定或有特殊用途（如水溶性药物制备混悬型注射液等）的药物，可选用非水性溶剂制备注射剂，常用的有供注射用的大豆油、乙醇、甘油、丙二醇、聚乙二醇等。

1. 大豆油（供注射用） 《中国药典》2020年版四部规定供注射用大豆油系由豆科植物大豆的种子提炼制成的脂肪油，为淡黄色的澄清液体，无臭或几乎无臭；可与乙醚或三氯甲烷混溶，在乙醇中极微溶解，在水中几乎不溶；相对密度应为0.916~0.922；折光率应为1.472~1.476；酸值应不大于0.2；皂化值应为188~200；碘值应为126~140。还规定了吸光度、过氧化物、不皂化物、棉籽油、碱性杂质、水分、重金属、砷盐、脂肪酸组成、无菌（供无除菌工艺的无菌制剂用）和微生物限度等检查项，应符合规定。

2. 甘油（供注射用） 《中国药典》2020年版四部规定，供注射用甘油为1,2,3-丙三醇，按无水物计算，含$C_3H_8O_3$不得少于98.0%；为无色、澄清的黏稠液体，味甜，有引湿性，水溶液（1→10）显中性，与水或乙醇能任意混溶，在丙酮中微溶，在三氯甲烷或乙醚中均不溶；相对密度在25℃时不小于1.257。折光率应为1.470~1.475。还规定了供注射用甘油的红外光谱鉴别法；酸碱度、颜色、氯化物、硫酸盐、醛与还原性物质、糖、脂肪酸与脂类、易炭化物和有关物质（包括二甘醇、乙二醇和1,2-丙二醇等）、水分、炽灼残渣、铵盐、铁盐、重金属、砷盐、微生物限度、细菌内毒素和无菌（供无除菌工艺的无菌制剂用）等检查项；以及含量测定等。依法检查和测定，应符合规定。

3. 丙二醇（供注射用） 《中国药典》2020年版四部规定，供注射用丙二醇为1,2-丙二醇，含$C_3H_8O_2$不得少于99.5%；为无色澄清的黏稠液体，无臭，有引湿性，与水、乙醇或三氯甲烷能任意混溶；相对密度在25℃时应为1.035~1.037。还规定了供注射用丙二醇色谱和红外光谱鉴别法；酸度、硫酸盐、氯化物、有关物质（包括二甘醇、一缩二丙二醇、二缩三丙二醇、环氧丙烷和乙二醇等）、氧化性物质、还原性物质、水分、炽灼残渣、重金属、砷盐、细菌内毒素和无菌（供无除菌工艺的无菌制剂用）等检查项；以及含量测定等。依法检查和测定，应符合规定。

4. 聚乙二醇（供注射用） 聚乙二醇为环氧乙烷和水缩聚而成的混合物。分子式以$H(OCH_2CH_2)_nOH$表示，其中n代表氧乙烯基的平均数。《中国药典》2020年版四部收载有聚乙二醇300（供注射用）和聚乙二醇400（供注射用）。

《中国药典》2020年版四部规定，聚乙二醇300（供注射用）为无色澄清的黏稠液体，微臭，在水、乙醇、乙二醇中易溶，在乙醚中不溶；相对密度为1.120~1.130。运动黏度在25℃时应为59~73mm²/s；以及平均分子量（应为285~315）、酸碱度、溶液的澄清度与颜色、乙二醇、二甘醇、三甘醇环氧乙烷和二氧六环、甲醛、水分、还原性物质、炽灼残渣、重金属、砷盐、细菌内毒素和无菌（供无除菌工艺的无菌制剂用）等项检查。依法检查，应符合规定。

《中国药典》2020年版四部规定聚乙二醇400（供注射用）为无色或几乎无色的黏稠液体，略有特臭；在水或乙醇中易溶，在乙醚中不溶；相对密度为1.110~1.140；运动黏度应为37~45mm²/s。还规定了平均分子量（应为380~420）、酸碱度、溶液的澄清度与颜色、乙二醇、二甘醇、三甘醇环氧乙烷和二氧六环、甲醛、水分、还原性物质、炽灼残渣、重金属、砷盐、细菌内毒素和无菌（供无除菌工艺的无菌制剂用）等相应的检查。依法检查，应符合规定。

此外，还有乙醇、油酸乙酯、苯甲酸苄酯、二甲基乙酰胺、肉豆蔻异丙基酯、乳酸乙酯等可选作注射剂的混合溶剂。

三、注射剂的附加剂

配制注射剂时，可根据需要加入适宜的附加剂，如渗透压调节剂、pH调节剂、增溶剂、助溶剂、抗氧剂、抑菌剂、乳化剂、助悬剂等。所用附加剂应不影响药物疗效，避免对检验产生干扰，使用浓度不得引起毒性或明显的刺激性。

（一）增加主药溶解度的附加剂

这类附加剂包括增溶剂与助溶剂，添加的目的是为了增加主药在溶剂中的溶解度，以达到治疗所需的目的。常用的品种有：

1. 聚山梨酯 80（吐温 80） 中药注射剂常用的增溶剂，肌肉注射液中应用较多，因有降压作用与轻微的溶血作用，在静脉注射液中应慎用。常用量为 0.5%~1%。

含鞣质或酚性成分的注射液，若溶液偏酸性，加入聚山梨酯 80 后可致使溶液变浊；含酚性成分的注射液，加入聚山梨酯 80，可降低杀菌效果；聚山梨酯 80 也能使注射剂中苯甲醇、三氯叔丁醇等抑菌剂的作用减弱。此外，含有聚山梨酯 80 的注射液，在灭菌过程中会出现起昙现象，通常在温度降低后可恢复澄明。

使用聚山梨酯 80 时，一般先将其与被增溶物混匀，然后加入其他溶剂或药液稀释，这样可提高增溶效果。《中国药典》2020 年版四部对聚山梨酯 80（供注射用）的质量要求做了明确规定。

2. 胆汁 动物胆汁所含主要成分是胆酸类的钠盐，具有较强的界面活性，常用量为 0.5%~1.0%。常用的胆汁有牛胆汁、猪胆汁、羊胆汁等。胆汁除含胆酸盐类外，还含有胆色素、胆固醇及其他杂质成分，故不能直接用来作为注射剂的增溶剂，通常要经过加工处理成胆汁浸膏后才能应用。

应用胆汁为增溶剂，要注意药液的 pH。一般溶液 pH 值在 6.9 以上时，性质稳定；而溶液 pH 值在 6.0 以下时，胆酸易析出，不仅降低增溶效果，同时也影响注射剂的澄明度。

3. 甘油 甘油是鞣质和酚性物质良好的溶剂，一些以鞣质为主要成分的中药注射剂，用适当浓度的甘油作溶剂，可有效提高溶解度，保持药液的澄明度，用量一般为 15%~20%。

4. 其他 一些"助溶剂"可用于中药注射剂的配制，以提高药物的溶解度，如有机酸及其钠盐、酰胺与胺类。也有通过复合溶剂系统的应用，达到提高药物的浓度、确保注射剂澄明度的目的。

（二）帮助主药混悬或乳化的附加剂

这类附加剂主要是指助悬剂或乳化剂，添加的目的是为了使混悬型注射液和乳状液型注射液具有足够的稳定性，应具备无抗原性、无热原、无毒性、无刺激性、不溶血，有高度的分散性和稳定性，使用剂量小，能耐热，在灭菌条件下不改变助悬或乳化功能，粒径小，不妨碍正常注射给药，保证临床用药的安全有效。

常用于注射剂的助悬剂有明胶、聚维酮、羧甲基纤维素钠及甲基纤维素等。常用的乳化剂有聚山梨酯 80、油酸山梨坦（司盘 80）、普流罗尼克（pluronic）F-68、卵磷脂、豆磷脂等。

（三）防止主药氧化的附加剂

这类附加剂包括抗氧剂、惰性气体和金属络合剂，添加的目的是为了防止注射剂由于主药的氧化产生的不稳定现象。

1. 抗氧剂 抗氧剂为一类易氧化的还原剂。当抗氧剂与药物同时存在时，抗氧剂首先与氧发生反应，以防药物被氧化，保证药品的稳定。

注射剂中抗氧剂的选用，应综合考虑主药的理化性质和药液的 pH 等因素，注射剂中常用抗氧剂的性质、用量及其适用范围如表 9-1 所示。

表 9-1 注射剂中常用的抗氧剂

名称	溶解性	常用量	适用范围
亚硫酸钠	水溶性	0.1%~0.2%	水溶液偏碱性，常用于偏碱性药液
亚硫酸氢钠	水溶性	0.1%~0.2%	水溶液偏酸性，常用于偏酸性药液
焦亚硫酸钠	水溶性	0.1%~0.2%	水溶液偏酸性，常用于偏酸性药液
硫代硫酸钠	水溶性	0.1%	水溶液呈中性或微碱性，常用于偏碱性药液
硫脲	水溶性	0.05%~0.2%	水溶液呈中性，常用于中性或偏酸性药液
维生素 C	水溶性	0.1%~0.2%	水溶液呈中性，常用于偏酸性或微碱性药液
二丁基苯酚（BHT）	油溶性	0.005%~0.02%	油性药液
叔丁基对羟基茴香醚（BHA）	油溶性	0.005%~0.02%	油性药液
维生素 E（α-生育酚）	油溶性	0.05%~0.075%	油性药液，对热和碱稳定

2. 惰性气体 注射剂制备过程中常用高纯度的 N_2 或 CO_2 置换药液和容器中的空气，可避免主药的氧化，一般统称为惰性气体。惰性气体可在配液时直接通入药液，或在灌注时通入容器中。

3. 金属络合物 药液中由于微量金属离子的存在，往往会加速其中某些化学成分的氧化分解，因此需要加入金属络合剂，使之与金属离子生成稳定的络合物，避免金属离子对药物成分氧化的催化作用，产生抗氧化的效果。注射剂中常用的金属络合剂有乙二胺四乙酸（EDTA）、乙二胺四乙酸二钠（EDTA-Na$_2$）等，常用量为 0.03%~0.05%。

（四）抑菌剂

多剂量包装的注射液可加适宜的抑菌剂，抑菌剂的用量应能抑制注射液中微生物的生长，除另有规定外，在制剂确定处方时，该处方的抑菌效力按照《中国药典》2020 年版四部通则抑菌效力检查法检查，应符合规定。加有抑菌剂的注射液，仍应采用适宜的方法灭菌。静脉给药与脑池内、硬膜外、椎管内用的注射液均不得加抑菌剂。常用的抑菌剂为 0.5% 苯酚、0.3% 甲酚、0.5% 三氯叔丁醇、0.01% 硫柳汞等。

（五）调整 pH 值的附加剂

这类附加剂包括酸、碱和缓冲剂，添加的目的是为了减少注射剂由于 pH 值不当而对机体造成局部刺激，增加药液的稳定性以及加快药液的吸收。

调整注射剂的 pH 值，应根据药物的性质和临床用药的要求，结合药物的溶解度、稳定性、人体生理的耐受性以及局部刺激性等多方面因素综合考虑，原则上尽可能使药液接近中性，一般应控制 pH 值在 4.0~9.0 之间。

注射剂中常用的 pH 值调整剂有盐酸、枸橼酸、氢氧化钾（钠）、枸橼酸钠及缓冲剂磷酸二氢钠和磷酸氢二钠等。

（六）减轻疼痛的附加剂

注射剂使用时产生的刺激性疼痛，是由多种因素造成的，添加减轻疼痛的附加剂不能从根本上解决问题，因而要针对产生问题的原因，采取针对性的有效措施，才能真正消除或减轻药物注射带来的疼痛或刺激。

目前，注射剂中常用的减轻疼痛的附加剂有：

1. 苯甲醇　常用量为 1%~2%，注射时吸收差，连续注射可使局部产生硬块。同时也会影响药物的吸收。

2. 盐酸普鲁卡因　常用量为 0.2%~1%，使用时作用时间较短，一般可维持 1~2h，在碱性溶液中易析出沉淀。个别患者注射时可出现过敏反应，应予以注意。

3. 三氯叔丁醇　常用量为 0.3%~1%，既有止痛作用，又有抑菌作用。

4. 盐酸利多卡因　常用量为 0.2%~0.5%，止痛作用比普鲁卡因强，作用也较持久，而且过敏反应的发生率低。

（七）调整渗透压的附加剂

渗透压与血浆渗透压相等的溶液称为等渗溶液。正常人体血液的渗透压摩尔浓度范围为 285~310 毫渗透压摩尔浓度（mOsmol/kg），0.9% 的氯化钠溶液或 5% 的葡萄糖溶液的渗透压摩尔浓度与人体血液相当。高于或低于血浆渗透压的溶液相应地称为高渗溶液或低渗溶液。无论是高渗溶液还是低渗溶液注入人体时，均会对机体产生影响。肌肉注射时人体可耐受的渗透压范围相当于 0.45%~2.7% 氯化钠溶液所产生的渗透压，即相当于 0.5~3 个等渗浓度。在静脉注射时当大量低渗溶液注入血液后，水分子穿过细胞膜进入红细胞内，使红细胞胀破，造成溶血现象，这将使人感到头胀、胸闷，严重的可发生麻木、寒战、高烧、尿中出现血红蛋白。一般正常人的红细胞在 0.45% 氯化钠溶液中就会发生溶血，在 0.35% 氯化钠溶液中可完全溶血。而当静脉注入高渗溶液时，红细胞内水分因渗出而发生细胞萎缩，尽管只要注射速度缓慢，机体血液可自行调节使渗透压恢复正常，但在一定时间内也会影响正常的红细胞功能。因此，静脉注射必须注意渗透压的调整。对于脊椎腔内注射，由于脊椎液量少，循环缓慢，渗透压的紊乱很快就会引起头痛、呕吐等不良反应，所以也必须使用等渗溶液。

常用的渗透压调整剂有氯化钠、葡萄糖等。渗透压的调整方法有冰点降低数据法和氯化钠等渗当量法。

1. 冰点降低数据法　一般情况下，血浆冰点值为 -0.52℃。根据物理化学原理，任何溶液其冰点降低到 -0.52℃，即与血浆等渗。等渗调节剂的用量可用式 9-1 计算。

$$W = \frac{0.52 - a}{b} \qquad (9-1)$$

式中，W 为配制 100mL 等渗溶液需加入的等渗调节剂的量（%，g/mL）；a 为药物溶液的冰点下降度；b 为用于调整等渗的调节剂 1%（g/mL）溶液的冰点下降度。

例 1　1% 氯化钠的冰点下降度为 0.58℃，血浆的冰点下降度为 0.52℃，求等渗氯化钠溶液的浓度。

已知 $b = 0.58$，纯水 $a = 0$，代入式 9-1 得：

$$W = \frac{0.52 - a}{b} = \frac{0.52 - 0}{0.58} = 0.9 \ (\text{g}/100\text{mL})$$

即配制 100mL 氯化钠等渗溶液需用 0.9g 氯化钠，换句话说，0.9% 氯化钠溶液为等渗溶液。

例 2　配制 2% 盐酸普鲁卡因溶液 100mL，需加氯化钠多少，才能使之成为等渗溶液？

从表 9-2 查得，本例 $a = 0.12 \times 2 = 0.24$（℃），$b = 0.58$℃

代入式 9-1 得：$W = (0.52 - 0.24)/0.58 = 0.48$（g/100mL）

即需要添加氯化钠 0.48g，才能使 2% 的盐酸普鲁卡因溶液 100mL 成为等渗溶液。

例 3　配制 100mL 的 50% 金银花注射液，需加多少氯化钠才能使之成为等渗溶液？

对于成分不明或无冰点降低数据的药物配制注射液，可通过实验测定该药物溶液的冰点降低数据，然后再代入相关公式进行计算。

经试验测定，50% 金银花注射液的冰点下降度为 0.05℃，代入式 9-1 得：

$$W = (0.52 - 0.05)/0.58 = 0.81 \ (g/100mL)$$

即需加入 0.81g 氯化钠，才能使 100mL 的 50% 的金银花注射液成为等渗溶液。

表 9-2　一些药物水溶液的冰点降低数据与氯化钠等渗当量

名称	1% 水溶液（kg/L）冰点降低值/℃	1g 药物氯化钠等渗当量（E）	等渗浓度溶液的溶血情况		
			浓度/%	溶血/%	pH 值
硼酸	0.28	0.47	1.9	100	4.6
盐酸乙基吗啡	0.19	0.15	6.18	38	4.7
硫酸阿托品	0.08	0.13	8.85	0	5.0
盐酸可卡因	0.09	0.14	6.33	47	4.4
氯霉素	0.06				
依地酸钙钠	0.12	0.21	4.50	0	6.1
盐酸麻黄碱	0.16	0.28	3.2	96	5.9
无水葡萄糖	0.10	0.18	5.05	0	6.0
葡萄糖（含 H_2O）	0.091	0.16	5.51	0	5.9
氢溴酸后马托品	0.097	0.17	5.67	92	5.0
盐酸吗啡	0.086	0.15			
碳酸氢钠	0.381	0.65	1.39	0	8.3
氯化钠	0.58		0.9	0	6.7
青霉素 G 钾		0.16	5.48	0	6.2
硝酸毛果芸香碱	0.133	0.22			
聚山梨酯 80	0.01	0.02			
盐酸普鲁卡因	0.12	0.21	5.05	91	5.6
盐酸狄卡因	0.109	0.18			

2. 氯化钠等渗当量法　氯化钠等渗当量是指 1g 药物呈现的等渗效应相当于氯化钠的克数，用 E 表示。一些药物的 E 值见表 9-2。如硫酸阿托品的 E 值为 0.13，即 1g 硫酸阿托品在溶液中，能产生与 0.13g 氯化钠相同的渗透压效应。通过查阅文献，了解药物的 E 值，也能计算出配制该药物等渗溶液所需添加的氯化钠克数。

例 4　取硫酸阿托品 2.0g，盐酸吗啡 4.0g，配制成注射液 200mL，需加氯化钠多少才能使之成为等渗溶液？

从表 9-2 查知，硫酸阿托品的 E 值为 0.13，盐酸吗啡的 E 值为 0.15。

处方中硫酸阿托品与盐酸吗啡相当于氯化钠的量为 $0.13 \times 2 + 0.15 \times 4 = 0.86g$，使上述注射液 200mL 成为等渗溶液时所需添加氯化钠的克数为 $1.8g - 0.86g = 0.94g$。

上述计算可归纳成下列公式：

$$X = 0.009V - (G_1E_1 + G_2E_2 + \cdots + G_nE_n) \tag{9-2}$$

式 9-2 中，X 为 V mL 药液中应加氯化钠克数；G_1、G_2、G_n 为药液中溶质的克数；E_1、E_2、

E_n 分别是第 1 种、第 2 种、第 n 种药物的 E 值。

3. 等渗溶液与等张溶液　等渗溶液（isoosmotic solution）系指渗透压与血浆渗透压相等的溶液，属于物理化学概念。等张溶液（isotonic solution）系指渗透压与红细胞膜张力相等的溶液，属于生物学概念。

等渗溶液是指渗透压与血浆渗透压相等的溶液，因为渗透压是溶液的依数性之一，可用物理化学实验方法求得，因而等渗是一个物理化学概念。但是按这个概念计算出某些药物的等渗浓度，如表 9-2 所示的硼酸、盐酸麻黄碱、盐酸可卡因、盐酸乙基吗啡等，配制成等渗溶液，依然会出现不同程度的溶血现象。这就说明，不同物质的等渗溶液不一定都能使红细胞的体积和形态保持正常。因此需要提出等张溶液的概念。

一个药物的等张浓度，可用溶血法进行测试。将人的红细胞放在各种不同浓度（0.36% ~ 0.45%）的氯化钠溶液中，则出现不同程度的溶血；同样，将人的红细胞放入某种待测药物的不同浓度的溶液中，也将出现不同程度的溶血。将两种溶液的溶血情况进行比较，凡溶血情况相同的则认为其渗透压也相同，根据渗透压的大小与摩尔浓度成正比的原理，可列出下式：

$$P_{NaCl} = i_{NaCl} \cdot C_{NaCl} \qquad P_D = i_D \cdot C_D \qquad (9-3)$$

式 9-3 中，P 为渗透压；C 为摩尔浓度；i 为渗透系数；D 为被测药物。

如果待测药物的渗透压与氯化钠的渗透压相等，即 $P_{NaCl} = P_D$，则：

$$i_{NaCl} \times A/NaCl 的分子量 = i_D \times B/被测药物的分子量 \qquad (9-4)$$

式 9-4 中，A 为溶液 100mL 氯化钠的克数；B 为溶液 100mL 中被测药物的克数；i_{NaCl} 为 1.86。

根据式 9-4，可以计算出药物的 i 值。已知药物的 i 值，则可推算出药物的等张浓度。

例 5　求相当于 0.9% 氯化钠的无水葡萄糖的等张浓度。

已知葡萄糖的 i 值为 0.55，氯化钠的 i 值为 1.86，氯化钠分子量以 58 计算，葡萄糖分子量以 180 计算，代入式 9-4 得：

$$1.86 \times 0.9/58 = 0.55 \times B/180$$

$$B = 1.86 \times 0.9 \times 180/(58 \times 0.55) = 9.4 \ (g)$$

计算结果表明，相当于 0.9% 氯化钠的无水葡萄糖的等张浓度为 9.4%。

一些药物的溶血法 i 值如表 9-3 所示。

表 9-3　一些药物的溶血法 i 值

药物名称	溶血法 i 值	相当于 0.9% 氯化钠的百分浓度（无水药物）
硫酸阿托品	1.91	10.16
氯化钙	2.76	1.15
葡萄糖酸钙	2.77	4.45
葡萄糖	0.55	9.39
乳糖	1.20	8.16
氯化镁	2.90	0.94
硫酸镁	1.99	1.73
甘露醇	1.37	3.83
氯化钾	1.77	1.20

续表

药物名称	溶血法 i 值	相当于0.9%氯化钠的百分浓度（无水药物）
苯甲酸钠	1.85	2.24
枸橼酸钠	4.02	1.84
硫酸钠	3.19	1.27
山梨醇	1.36	3.83
蔗糖	1.37	7.16
溴化钠	1.95	1.51

同一药物的溶血 i 值与物化 i 值（即用物理化学方法求得的系数）相等或接近时，该药物的等张浓度与等渗浓度相等或接近；溶血 i 值大于物化 i 值时，药物的等张浓度低于等渗浓度；溶血 i 值小于物化 i 值时，药物的等张浓度高于等渗浓度。

第四节　注射剂的制备

一、注射剂制备的工艺流程

注射剂的生产过程包括原辅料的准备与处理、配制、灌封、灭菌、质量检查和包装等步骤。制备不同类型的注射剂，其具体操作方法和生产条件有区别，一般工艺流程如图9-5所示。

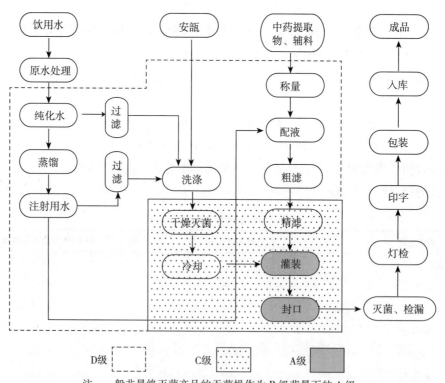

注：一般非最终灭菌产品的无菌操作为B级背景下的A级。

图9-5　注射剂生产工艺流程示意图

注射剂的制备，要设计合理的工艺流程，也要具备与各生产工序相适应的环境和设施，这是提高注射剂产品质量的基本保证。注射剂生产厂房设计时，应根据实际生产流程，对生产车间布局、上下工序衔接、设备及材料性能进行综合考虑，总体设计要符合《药品生产质量管理规范》

的规定。

二、中药注射剂原料的准备

中药注射剂无论是单方还是复方，其配制原料可有三种形式：①以中药中提取的单体有效成分为原料；②以中药中提取的有效部位为原料；③以中药中提取的总提取物为原料。

以中药中单体有效成分或有效部位为配制原料的注射剂，澄明度好，质量稳定，是中药注射剂研究开发的重点，其原料的制备按中药化学中介绍的方法进行提取分离。

目前中药注射剂的配制原料仍以总提取物为主。现重点介绍此类中药原料的制备。

（一）中药的预处理

选用的中药原料必须首先确定品种与来源，经鉴定符合要求后，还要进行预处理，预处理过程包括挑选、洗涤、切制、干燥等操作，必要时还需进行粉碎或灭菌。

（二）中药注射用原液的制备

对于处方中药物有效成分尚不清楚，或某一有效部位并不能代表和概括原方药效的组方，应根据处方组成中药物所含成分的基本理化性质，结合中医药理论确定的功能主治，并考虑该处方的传统用法、剂量，以及制成注射剂后注射的部位和作用时间等，选择合适的溶剂，确定提取与纯化方法，以最大限度地除去杂质，保留有效成分，制成可供配制注射剂成品用的原液（或相应的干燥品），通常也称为半成品或提取物。目前常用的制备方法如下：

1. 蒸馏法　本法是提取挥发性成分的常用方法，适用于处方组成中含有挥发油或其他挥发性成分的药物。

通常将中药加工成薄片或粗粉，加入蒸馏容器内，加适量的水使其充分润湿膨胀，然后直接加热蒸馏或通水蒸气蒸馏，经冷凝收集馏出液即得。必要时可以将收集得到的蒸馏液再蒸馏一次，以提高馏出液中挥发性成分的纯度或浓度，收集重蒸馏液至规定量，即可作为注射用原液供配制注射剂用。蒸馏的次数不宜过多，以免操作过程中，受热时间过长，导致某些挥发性成分的氧化或分解，影响药效。

蒸馏法制得的原液，一般不含或含少量电解质，渗透压偏低，如直接配制注射剂，需加入适量的氯化钠调整渗透压。

2. 水醇法　中药中大部分成分既溶于水又溶于醇，利用相关成分在水中或乙醇中具有不同溶解度的特性，先以水为溶剂提取中药中有效成分，然后再用不同浓度的乙醇除去杂质，纯化制成注射用原液。

水醇法较普遍地用于中药注射用原液的制备。在水煎液中加入一定量的乙醇，调整至适当的浓度，即可部分或绝大部分除去水溶性杂质。一般含醇量达50%~60%时，可沉淀除去淀粉、无机盐等；含醇量达75%时，可除去蛋白质和多糖。但有些杂质成分如鞣质、水溶性色素、树脂等，用此法不易完全除去。

水醇法制备中药注射用原液，乙醇沉淀处理可以一次完成，也可以反复处理2~3次，每次处理时药液的含醇量应逐渐提高。通过3次乙醇沉淀处理，若原液还不能达到配制注射剂的要求，应考虑改用其他方法制备。

3. 醇水法　本法依据的原理与水醇法相同，先以乙醇为溶剂提取，可显著减少某些醇中溶解度小的杂质如黏液质、淀粉、蛋白质等成分的提出，有利于提取液中相关成分的进一步纯化与精制。

醇水法通常采用渗漉或回流操作，工序简单，药液受热时间较短。所用乙醇浓度的选择，主要根据药物所含有效成分的性质，如苷类成分可用 60%～70%乙醇，生物碱类成分可用 70%～80%乙醇，挥发油则可用 90%以上乙醇。

醇水法也不能除尽鞣质，往往影响注射剂成品的澄明度。同时，醇水法提取时，由于中药中脂溶性色素溶解较多，常使得制成的原液色泽较深。

4. 双提法 本法是蒸馏法和水醇法的结合。中药复方中所含药物成分的性质各异，要同时保留药物的挥发性成分和非挥发性成分，选用双提法较为适宜。双提法的一般工艺流程如图 9-6 所示。

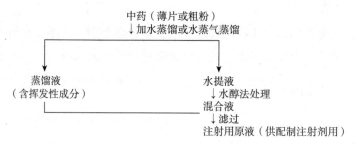

图 9-6　双提法的工艺流程示意图

5. 超滤法 本法利用超滤膜为滤过介质，在常温、加压的条件下，将中药提取液中不同分子量的物质加以分离，达到纯化药液的目的。用此法制备中药注射用原液，具有工艺流程简单、生产周期短、可在常温下操作、有效成分损失少、杂质去除效果好的特点，特别是中药提取纯化过程，不接触有机溶剂，有利于保证有效成分的稳定和注射剂的临床疗效。

应用超滤法，能否有效除去杂质、保留有效成分的关键在于超滤膜的选择，包括选择适宜的制膜材料与超滤膜孔径。目前国内应用较多的滤膜是醋酸纤维膜和聚砜膜，截留分子量在10000～30000 的滤膜孔径范围，用于中药注射液的制备较适宜。超滤法的工艺流程如图 9-7 所示。

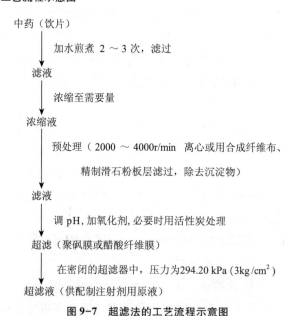

图 9-7　超滤法的工艺流程示意图

除上述方法外，中药注射用原液的制备，也可采用透析法、离子交换法、有机溶剂萃取法、大孔树脂吸附法、酸碱沉淀法、反渗透法。

（三）除去注射剂原液中鞣质的方法

鞣质（tannin）是多元酚的衍生物，广泛存在于植物的茎、皮、根、叶及果实中，既溶解于水又溶解于乙醇，有较强的还原性。一般中药提取纯化方法制成的中药注射用原液，都不易将鞣质除尽，配制成注射剂成品后经灭菌，就可能产生沉淀，影响注射液的澄明度。同时，鞣质又能与蛋白质形成不溶性的鞣酸蛋白，当含有一定量鞣质的注射液肌肉注射后，机体的局部组织就会形成硬块，导致刺激疼痛。因而，中药注射用原液除去鞣质，对于提高中药注射剂的质量具有重要意义，也是中药注射剂临床应用安全有效的保证。目前常用的除鞣质方法有：

1. 明胶沉淀法　本法利用蛋白质可与鞣质在水溶液中形成不溶性鞣酸蛋白沉淀的性质，除去鞣质。具体操作时，一般可在中药水提取液中，加适量2%~5%的明胶溶液，边加边搅拌，直至溶液中不再产生明显沉淀为止，静置滤过，滤液适当浓缩，加乙醇使含醇量达75%以上，以沉淀滤除溶液中存在的过量明胶。

研究表明，鞣质与蛋白质反应在pH值4~5时最完全，所以最好选择在此pH值条件下进行处理。操作中也可加明胶后不滤过直接加乙醇处理，称之为改良明胶法。该法可降低明胶对中药中黄酮类成分和蒽醌类成分的吸附作用，使相关成分的损失量减少。

2. 醇溶液调pH值法　本法也称碱性醇沉法，利用鞣质可与碱成盐，在高浓度乙醇中难溶而析出的原理，沉淀除去鞣质。具体操作时，一般在中药水提浓缩液中加入适量乙醇，使溶液的含醇量达80%以上，放置冷藏，滤除沉淀，再用40%氢氧化钠溶液调节滤液pH值至8.0，滤液中的鞣质因生成钠盐不溶于醇而析出，再次放置滤除沉淀即可。此法除鞣质较完全，醇浓度与pH值越高，鞣质除去越多。但也应注意，中药中有效成分若也能与氢氧化钠反应成盐，则同样产生沉淀而被除去。故醇溶液调pH值不宜超过8。

3. 聚酰胺吸附法　聚酰胺是由酰胺聚合而成的一类高分子物质。本法利用聚胺分子内存在的酰胺键对酚类化合物具有较强的吸附作用而吸附除去鞣质。具体操作时，一般在中药水提浓缩液中，加适量乙醇除去蛋白质、多糖，然后将此醇溶液通过聚酰胺柱，醇溶液中的鞣质因其分子中的羟基与酰胺键形成氢键而被吸附。

应当注意，聚酰胺分子内存在的酰胺键与硝基化合物、酸类成分、醌类成分也都能形成氢键，而同样产生吸附作用。因此，必须考虑应用聚酰胺吸附法可能对中药注射用原液中的有效成分产生的影响。

4. 其他方法　根据实际情况，除去鞣质还可采用酸性水溶液沉淀法、超滤法、铅盐沉淀法等。

三、注射剂的容器与处理

注射剂的容器直接同药物接触，为保证注射剂的质量与稳定性，注射剂生产时必须重视容器的选择与处理。

（一）注射剂容器

注射剂常用容器有玻璃安瓿、玻璃瓶、塑料安瓿、塑料瓶（袋）、预装式注射器等。容器的密封性，须用适宜的方法确证。除另有规定外，容器应符合有关注射用玻璃容器和塑料容器的国家标准规定。

1. 安瓿　安瓿分玻璃安瓿和塑料安瓿。常用玻璃安瓿的式样包括曲颈安瓿和粉末安瓿两种，其中曲颈易折安瓿使用方便，可避免折断后玻璃屑和微粒对药液的污染，故国家药品监督管理部门已强制推行使用该种安瓿。曲颈易折安瓿有点刻痕易折安瓿和色环易折安瓿两种。粉末安瓿用于分装注射用固体粉末或结晶性药物，现已基本淘汰。安瓿的颜色有无色透明和琥珀色两种，无色安瓿有利于药液澄明度检查，琥珀色安瓿可滤除紫外线，适合于盛装光敏性药物，但由于含有氧化铁，应注意与所灌装药物之间可能发生的配伍变化。目前制造安瓿的玻璃主要有中性玻璃、含钡玻璃和含锆玻璃。中性玻璃化学稳定性好，适用于近中性或弱酸性注射剂；含钡玻璃耐碱性好，适用于碱性较强的注射剂；含锆玻璃耐酸碱性能好，不易受药液侵蚀，适用于酸碱性强的药液和钠盐类的注射液等。

2. 西林瓶 常见容积为 10mL 和 20mL，应用时都需配有橡胶塞，外面用铝盖压紧，有时铝盖上再外加一个塑料盖。主要用于分装注射用无菌粉末，如双黄连粉针剂多采用此容器包装。容器用胶塞特别是多剂量包装注射液用的胶塞要有足够的弹性和稳定性，其质量应符合有关国家标准规定。除另有规定外，容器应足够透明，以便内容物的检视。

3. 预装式注射器 为一种新型的注射用包装注射形式。长期以来注射用药物的包装一直采用安瓿或西林瓶，使用时抽入注射器后再进行注射。预装式注射器是把液体药物直接装入注射器中保存，使用时直接注射。其特点是：①预装式注射器高品质注射器组件与药物有良好的相容性，同时注射器本身具有很好的密封性，药物可以长期储存。②省去药液从玻璃包装到针筒的转移，比医护人员手工灌注药液更加精确，能避免药品的浪费，对于昂贵的生化制剂和不易制备的疫苗制品更有意义。③能预防注射中的交叉感染或二次污染。④可在注射容器上注明药品名称，临床上不易发生差错。所以近年越来越多的制药企业采用并应用于临床，未来的几年预装式注射器有可能取代传统型玻璃安瓿、西林瓶、普通注射器的趋势。

（二）注射剂容器的质量要求

注射剂的容器不仅要盛装各种不同性质的注射剂，而且还要经受高温灭菌和在各种不同环境条件下的长期贮存。常用的注射剂玻璃容器应符合下列要求：①安瓿玻璃应无色透明，以便于检查注射剂的澄明度、杂质以及变质情况。②应具有低的膨胀系数和优良的耐热性，能耐受洗涤和灭菌过程中产生的冲击，在生产过程中不易冷爆破裂。③要有足够的物理强度，能耐受热压灭菌时所产生的压力差，生产、运输、贮藏过程中不易破损。④应具有较高的化学稳定性，不易被药液侵蚀，也不改变溶液的 pH 值。⑤熔点较低，易于熔封。⑥不得有气泡、麻点与砂粒。

塑料容器的主要成分是热塑性聚合物，附加成分含量较低，但有些仍含有不等量的增塑剂、填充剂、抗静电剂、抗氧化剂等。因此，选择塑料容器时，有必要进行相应的稳定性试验，依据试验结果才能决定能否应用。

（三）安瓿的质量检查

为了保证注射剂的质量，安瓿使用前要经过一系列的检查，检查项目与方法，均可按《中国药典》的规定。生产过程中还可根据实际需要确定具体内容，但一般必须通过物理和化学检查。

1. 物理检查 主要检查外观，包括尺寸、色泽、表面质量、清洁度及耐热耐压性能等。

2. 化学检查 主要检查安瓿的耐酸性能、耐碱性能及中性检查等。

3. 装药试验 当安瓿用料变化或盛装新研制的注射剂时，经一般理化性能检查后，仍需作必要的装药试验，以进一步考察容器与药物有无相互作用。

（四）安瓿的洗涤

安瓿洗涤的质量对注射剂成品的合格率有较大影响。目前国内多数药厂使用的安瓿洗涤设备有三种：喷淋式安瓿洗瓶机组、气水喷射式洗瓶机组和超声波安瓿洗瓶机。以超声波安瓿洗瓶机为主。

图 9-8 是超声波安瓿洗瓶机工作原理示意图。如图所示，超声波安瓿洗涤机由 18 等分圆盘、18（排）×9（针）的针盘、上下瞄准器、装瓶斗、推瓶器、出瓶器、水箱等构件组成。输送带由缺齿轮传动，作间歇运动，每批送瓶 9 支。整个针盘有 18 个工位，每个工位有 9 针，可以安

排 9 支安瓿同时进行清洗。针盘由螺旋锥齿轮、螺杆一等分圆盘传动系统传动，当主轴转过一周则针盘转过 1/18 周，即一个工位。

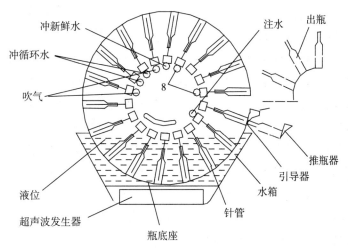

图 9-8　超声波安瓿洗瓶机的工作原理图

该机的作用原理是：浸没在清洗液中的安瓿在超声波发生器的作用下，使安瓿与液体接触的界面处于剧烈的超声振动状态时所产生的一种"空化"作用，将安瓿内外表面的污垢冲击剥落，从而达到安瓿清洗的目的。

在整个超声波洗瓶过程中，应注意不断将污水排出并补充新鲜洁净的纯化水，严格执行操作规范。

（五）安瓿的干燥与灭菌

未经干燥的安瓿只能在洗涤后立即使用，否则洗涤后均应干燥（灌装与水不相混溶的药物，安瓿也应干燥）。

安瓿一般可在烘箱中 120~140℃ 干燥 2h 以上。供无菌操作药物或低温灭菌药物的安瓿，则需 150~170℃ 干热灭菌 2h。

工厂大生产中，现在多采用隧道式烘箱进行安瓿的干燥，此设备主要由红外线发射装置与安瓿自动传递装置两部分组成，隧道内平均温度在 200℃ 左右，一般小容量的安瓿约 10min 即可烘干，可连续化生产。还有一种电热红外线隧道式自动干燥灭菌机，附有局部层流装置，安瓿在连续的层流洁净空气保护下，经过 350℃ 的高温，很快达到干热灭菌的目的，洁净程度高。

由于电热红外线耗电量大，近年来具有节能特点的远红外线加热技术，已经广泛用于安瓿的干燥与灭菌。一般在碳化硅电热板的辐射源表面涂上远红外涂料，如氧化钛、氧化锆等氧化物，便可辐射远红外线，温度可达 250~350℃，一般 350℃ 经 5min，就能达到安瓿干燥灭菌的目的，效率高，质量好。

经灭菌处理的空安瓿应妥善保管，存放空间应有洁净空气保护，存放时间不应超过 24h。

四、注射剂的配液与滤过

中药注射剂的处方组成可以是单方或复方。处方中的药经适当方法提取纯化后，所得的中药有效成分、有效部位或总提取物作为原料配制注射剂，可按一般注射剂的制备工艺与方法进行操作。在注射剂的生产过程中应尽可能缩短配制时间，防止微生物与热原的污染及原料药物变质。

（一）注射液的配制

《中药、天然药物注射剂基本技术要求》中规定，中药、天然药物注射剂处方中的原料应为具有法定标准的有效成分、有效部位、提取物、药材、饮片等。注射剂用药材一般应固定品种、药用部位、产地、产地加工、采收期等。以炮制品入药的应明确详细的炮制方法。

《中国药典》2020 年版四部通则规定：注射剂所用的原辅料应从来源及生产工艺等环节进行严格控制并应符合注射用的质量要求。除另有规定外，制备中药注射剂的饮片等原料药物应严格按各品种项下规定的方法提取、纯化，制成半成品、成品，并应进行相应的质量控制。

1. 原料投料量的计算 以中药的有效成分或有效部位投料时，可按规定浓度或限（幅）度计算投料量；以总提取物投料时，可按提取物中指标成分含量限（幅）度计算投料量。在注射剂配制后，因受灭菌条件的影响，其中可测成分的含量若下降，则应根据实际需要，适当增加投料量。

以往当原料中有效成分不明确或无指标成分可测定时，可用中药比量法表示注射液浓度，即以每毫升相当于原中药多少克表示，但这种表示方法不能用于新开发的注射剂品种。

2. 配液用具的选择与处理 配液用具必须采用化学稳定性好的材料制成，如玻璃、搪瓷、不锈钢、耐酸耐碱陶瓷及无毒聚氯乙烯、聚乙烯塑料等。一般塑料不能耐热，高温易变形软化，铝质容器稳定性差，均不宜使用。

配液用具在使用前要用洗涤剂或清洁液处理，洗净并沥干。临用时，再用新鲜注射用水荡涤或灭菌后备用。每次用具使用后，均应及时清洗，玻璃容器中也可加入少量硫酸清洁液或 75% 乙醇放置，以免长菌，临用前再按规定方法洗净。

3. 配液方法 小量配制注射液时，一般可在中性硬质玻璃容器或搪瓷桶中进行。大量生产时，常以带有蒸汽夹层装置的配液锅为容器配制注射液。

配液方式有两种。一种是稀配法，即将原料加入所需的溶剂中一次配成注射剂所需浓度，本法适用于原料质量好，小剂量注射剂的配制；另一种是浓配法，即将原料先加入部分溶剂配成浓溶液，加热溶解滤过后，再将全部溶剂加入滤液中，使其达到注射剂规定浓度，本法适用于原料质量一般，大剂量注射剂的配制。为保证质量，浓配法配成的药物浓溶液也可用热处理冷藏法处理（即先加热至 100℃，再冷却至 0~4℃，静置），经处理后的浓溶液滤过后，再加入全部溶剂量。

若处方中几种原料的性质不同，溶解要求有差异，配液时也可分别溶解后再混合，最后加溶剂至规定量。

有些注射液由于色泽或澄明度的原因，配制时需加活性炭（供注射用）处理，活性炭有较好的吸附、脱色、助滤及除杂质作用，能提高药液澄明度和改善色泽。应用时，常把针用活性炭，加入药液中加热煮沸一定时间，并适当搅拌，稍冷后即滤过。但必须注意，活性炭（供注射用）使用前应在 150℃ 干燥 3~4h，进行活化处理，一般用量为 0.1%~1%，同时也不能忽视活性炭可能对有效成分的吸附，从而影响药物含量的问题，要经过实验比较研究，才能评价其使用效果。

配液所用注射用水，贮存时间不得超过 12h。配液所用注射用油，应在使用前经 150~160℃ 灭菌 1~2h，待冷却后即刻进行配制。

药液配制后，应进行半成品质量检查，检查项目主要包括 pH 值、相关成分含量等，检验合格后才能进一步滤过和灌封。

（二）注射液的滤过

注射液的滤过一般分两步完成，即先初滤再精滤。操作时应根据不同的滤过要求，结合药液中沉淀物的多少，选择合适的滤器与滤过装置。

注射液的初滤常以滤纸或滤布等为滤材，用布氏滤器减压滤过，大生产时则常采用板框压滤器或砂滤棒。精滤通常用 G_4 垂熔玻璃滤器和微孔滤膜滤器。

注射液的滤过通常有高位静压滤过、减压滤过及加压滤过等方法，其具体装置有以下几种：

1. 高位静压滤过装置　此种装置是在生产量不大，缺乏加压或减压设备的情况下应用。特别是在楼房里生产更为合适，配制药液在楼上，灌封在楼下，利用药液本身的静压差在管道中进行滤过，该法压力稳定，滤过质量好，但滤速较慢。

2. 减压滤过装置　此种装置适用于各种滤器，设备要求简单，但压力不够稳定，操作不当，易引起滤层松动，直接影响滤过质量。一般可采用减压连续滤过装置。

该装置的整个系统都处于密闭状态，滤过的药液不易被污染，但必须注意进入滤过系统中的空气也应当经过滤过处理。

3. 加压滤过装置　此种装置在药厂大生产时普遍采用，其特点是压力稳定，滤速快，由于全部装置保持正压，操作过程对滤层的影响较小，外界空气不易漏入滤过系统，滤过质量好而且稳定。加压滤过装置中采用离心泵和压滤器等耐压设备，适用于配液、滤过及灌封等工序在同一平面使用。操作时，注射液经砂滤棒或垂熔玻璃球预滤后，再经微孔滤膜器精滤。工作压一般为 $98.1 \sim 147.15kPa$（$1 \sim 1.5kg/cm^2$）。

五、注射剂的灌封

注射剂的灌封包括药液的灌装与容器的封口，这两部分操作应在同一室内进行，操作室的环境要严格控制，达到尽可能高的洁净度（例如 A 级）。

注射液滤过后，经检查合格应立即灌装和封口，以避免污染。

（一）注射液的灌装

药液的灌装，力求做到剂量准确，药液不沾瓶颈口，不受污染。灌入容器的药液量可按规定适当多于标示量，以补偿注射剂使用时药液在容器壁黏附和注射器及针头吸留而造成的药量损失。灌装标示装量为不大于 50mL 的注射剂时，具体灌装增加装量如表 9-4。除另有规定外，多剂量包装的注射剂，每一容器的装量一般不得超过 10 次注射量，增加的装量应能保证每次注射用量，如表 9-4 所示。

表 9-4　注射液灌装时应增加的灌装量

标示装量	增加装量	
	易流动液	黏稠液
0.5mL	0.10mL	0.12mL
1.0mL	0.10mL	0.15mL
2.0mL	0.15mL	0.25mL
5.0mL	0.30mL	0.50mL
10.0mL	0.50mL	0.70mL
20.0mL	0.60mL	0.90mL
50mL 以上	2%	3%

为使药液灌装量准确，每次灌装前，必须用精确的量筒校正灌注器的容量，并试灌若干次，然后按《中国药典》2020年版四部通则注射剂装量检查法检查，符合装量规定后再正式灌装。

药液的灌装分手工灌装与机器灌装两种。手工灌装使用竖式或横式单针灌注器，也有双针或多针灌注器，其结构原理基本相同。

大生产时，药液的灌装多在自动灌封机上进行，灌装与封口由机械联动完成。

（二）安瓿的封口

安瓿封口要做到严密不漏气，顶端圆整、光滑，无尖头或小泡。为保证封口的质量，现封口方法一般均采用拉封技术。

注射剂灌装后应尽快熔封或严封。接触空气易变质的原料药物，在灌装过程中，应排出容器内的空气，可填充二氧化碳或氮等气体，立即熔封或严封。

对温度敏感的原料药物在灌封过程中应控制温度，灌封完成后应立即将注射剂置于规定的温度下贮存。

图9-9为自动安瓿拉丝灌封机工作原理示意图。工作时，空安瓿置于落瓶斗中，由拨轮将其分支取出并放置于齿板输送机构上。齿板输送机构倾斜安装在工作台上，由双曲柄机构带动，将安瓿一步地自右向左输送。当空瓶输送到药液针架的下方时，针架被凸轮机构带动下移，针头伸入瓶内进行灌装。灌封完毕针架向上返回，安瓿经封口火焰封口后，送入出瓶斗中。瓶内药液由定量灌注器控制装置，凸轮控制定量灌注器的活塞杆上下移动，完成吸、排药液的任务，调整杠杆可以调节灌注药液的量。

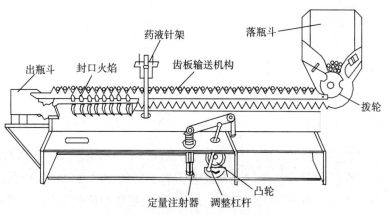

图 9-9　安瓿自动灌封机结构示意图

为了进一步提高注射剂生产的质量与效率，我国已设计制成多种规格的洗、灌、封联动机和割、洗、灌、封联动机，该机器将多个生产工序在一台机器上联动完成。常见的洗灌封联动机的结构如图9-10所示。该联动线的工艺流程是：

安瓿上料→喷淋水→超声波洗涤→第一次冲循环水→第二次冲循环水→压缩空气吹干→冲注射用水→三次吹压缩空气→预热→高温灭菌→冷却→螺杆分离进瓶→前充气→灌药→后充气→预热→拉丝封口→计数→出成品。

清洗机主要完成安瓿超声波清洗和水气清洗，杀菌干燥机多采用远红外高温灭菌，灌封机完成安瓿的充氮灌药和拉丝封口。灭菌干燥和灌封都在100级层流区域内进行。

洗灌封联动机实现了水针剂从洗瓶、烘干、灌液到封口多道工序生产的联动，缩短了工艺过程，减少了安瓿间的交叉污染，明显地提高了水针剂的生产质量和生产效率，且其结构紧凑，自

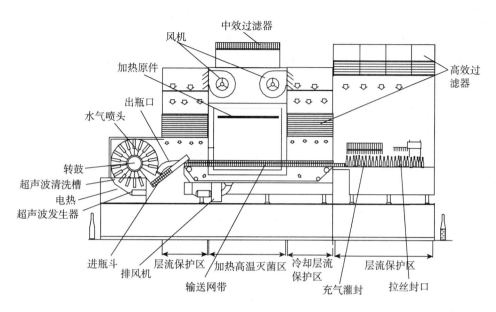

图 9-10　洗灌封联动机的结构示意图

动化程度高，占地面积小。

注射剂灌装与封口过程中，对于一些主药遇空气易氧化的产品，还要通入惰性气体以置换安瓿中的空气。常用的惰性气体有氮气和二氧化碳。高纯度的氮气可不经处理直接应用，纯度差的氮气以及二氧化碳必须经过处理后才能应用。通气时，1~2mL 的安瓿可先灌装药液后通气；5~10mL 安瓿应先通气，后灌装药液，最后再通气。若多台灌封机同时运行时，为保证产品通气均匀一致，应先将气体通入缓冲缸，使压力均匀稳定，再分别通入各台灌封机，各台机器上也应有气体压力测定装置，用以控制调节气体压力。惰性气体的选择，要根据药物品种而确定，一般以氮气为好，二氧化碳易使安瓿爆裂，同时有些碱性药液或钙制剂，也会与二氧化碳发生反应，选用时应注意。

灌装与封口过程中，因操作方法或生产设备的原因，常可能出现如下问题：①灌装剂量不准确，可能是剂量调节装置的螺丝松动。②安瓿封口不严密出现毛细孔，通常是熔封火焰的强度不够。③安瓿出现大头（鼓泡）或瘪头现象，前者多是火焰太强，后者则是安瓿受热不均匀。④安瓿产生焦头，往往是药液灌装时沾染瓶颈所致，其原因可能是药液灌装太急，溅起的药液黏附在瓶颈壁上；灌装针头往安瓿中注药后未能及时回药，顶端还带有药液水珠，粘于瓶颈；灌装针头安装位置不正，尤其是安瓿瓶口粗细不匀，注药时药液沾壁；压药与针头打药的动作配合不好，造成针头刚进瓶口就注药或针头临出瓶口才注完药液；针头升降轴不够润滑，针头起落迟缓等。上述问题的存在，均会影响注射剂的质量，应根据具体情况，分析原因，改进操作方法或调整设备运行状态，从根本上解决问题。

六、注射剂的灭菌与检漏

灌封后的注射剂应及时灭菌。一般注射剂从配制到灭菌，应在 12h 内完成。灭菌方法和条件主要根据药物的性质选择确定，其原则是既要保持注射剂中相关药物的稳定，又必须保证成品达到完全灭菌的要求，必要时可采取几种灭菌方法联用。在避菌条件较好的情况下生产的注射剂，一般 1~5mL 的安瓿可用流通蒸汽 100℃灭菌 30min，10~20mL 的安瓿 100℃灭菌 45min，灭菌温度和时间还可根据药品的具体情况做适当调整。凡对热稳定的产品，也可采用热压灭菌方法进行灭菌处理。灭菌效果的 F_0 值应大于 8。

注射剂灭菌后，应采用适宜方法进行容器检漏，其目的是将熔封不严，安瓿顶端留有毛细孔或裂缝的注射剂检出剔除。安瓿有泄漏情况，药液容易流出，微生物或空气也可由此进入安瓿，将直接导致药液变质，故检漏处理对于保证注射剂质量也是十分必要的。

大量生产时，检漏一般应用灭菌检漏两用器，使用时，在灭菌过程完成后，可稍开锅门，从进水管放进冷水淋洗安瓿使温度降低，然后密闭锅门并抽气使灭菌器内压力逐渐降低。此时安瓿如有漏气，安瓿内的空气也会随之被抽出，当真空度达到 85.12~90.44kPa 时，停止抽气，将有色溶液（如 0.05%曙红或酸性大红 G 溶液）吸入灭菌器内，待有色溶液浸没安瓿后，关闭色水阀，开放气阀，并把有色溶液抽回贮液器中，开启锅门，将锅内注射剂取出，淋洗后检查，即可检出带色的漏气安瓿。

少量生产时，也可在灭菌过程完成后，立即将注射剂取出，放置于适当的容器中，趁热将冷的有色溶液加到容器内，安瓿遇冷而降低内部压力，有色溶液即可从毛细孔或裂缝中进入安瓿而使漏气安瓿检出。

此外也可将安瓿倒置或横放于灭菌器内，在升温灭菌时，安瓿内部空气受热膨胀形成正压，药液则从漏气安瓿顶端的毛细孔或裂缝中压出，灭菌结束后变成空安瓿而被检出剔除。该方法操作简便，灭菌与检漏同时完成，可酌情选择。

七、注射剂的印字、包装与贮存

注射剂经质量检验合格后即可进行印字包装。每支注射剂上应标明品名、规格、批号等。印字可用手工或印字机。用印字机可使印刷质量提高，也加快了印字速度。目前，药厂大批量生产时，广泛采用印字、装盒、贴签及包装等联成一体的印包联动机，大大提高了印包工序效率。注射剂一般用纸盒，内衬瓦楞纸分割成行包装。塑料包装是近年来发展起来的一种新型包装形式，安瓿塑料包装一般有热塑包装和发泡包装。

注射剂的标签或说明书中应标明其中所用辅料的名称，如有抑菌剂还应标明抑菌剂的种类及浓度；注射用无菌粉末应标明配制溶液所用的溶剂种类，必要时还应标注溶剂量。

除另有规定外，注射剂应避光贮存。

八、注射剂举例

输液、注射用无菌粉末、混悬型及乳状液型注射剂，将分别在后面章节中作专门讨论，此处仅以溶液型注射剂为例。

例 1 灯盏细辛注射液

【处方】灯盏细辛 800g

【制法】灯盏细辛加水煎煮二次，第一次加 10 倍量水煎煮 2h，第二次加 5 倍量水，煎煮 2h，合并煎液，滤过，滤液减压浓缩至相对密度为 1.15~1.25（75℃）的清膏。取清膏加 3 倍量水稀释，加 5%氢氧化钠溶液调节 pH 值至 7.5~8.5，滤过，滤液加 10%硫酸溶液调节 pH 值至 2~3，滤过，得滤液和沉淀。取沉淀，用等量水溶解，加 10%氢氧化钠溶液调节 pH 值至 5~6，滤过，滤液加 20%硫酸溶液调节 pH 值至 1~2，滤过，沉淀用 90%乙醇等量洗涤 4 次，再用适量的 65%乙醇溶解，加 0.5%氢氧化钠溶液调节 pH 值至 5~6，滤过，滤液加 10%盐酸溶液调节 pH 值至 1~2，滤过，沉淀用 90%乙醇等量洗涤 4 次，真空干燥，干膏粉备用；取滤液，通过聚酰胺柱，分别用 4 倍量水、4 倍量 40%乙醇、2 倍量 70%乙醇洗脱，弃去水洗脱液，收集 40%乙醇洗脱液、

70%乙醇洗脱液，回收乙醇并浓缩至相对密度为 1.03~1.08（70℃）的清膏，加 5%氢氧化钠溶液调节 pH 值至 7.5~8.5，用乙酸乙酯萃取 2 次，每次 3 倍量，取碱水层用 10%盐酸溶液调节 pH 值至 2~3，用乙酸乙酯萃取 2 次，每次 3 倍量，收集乙酸乙酯提取液，减压回收乙酸乙酯溶液，剩余稠膏加 5 倍量水，煮沸，浓缩至相对密度为 1.20~1.30（45℃）的清膏，与上述备用干膏粉分别加注射用水适量，用 5%氢氧化钠溶液调节 pH 值至 7.5~8.5，滤过，滤液备用；另取氯化钠 8g、活性炭 0.2g，加适量注射用水溶解煮沸，滤过，滤液与上述备用滤液合并，混匀，再加注射用水至 1000mL，滤过，灌封，灭菌，即得。

【性状】本品为棕色澄明液体。

【功能与主治】活血祛瘀，通络止痛。用于瘀血阻滞，中风偏瘫，肢体麻木，口眼㖞斜，言语謇涩及胸痹心痛；缺血性中风、冠心病心绞痛见上述证候者。

【用法与用量】肌内注射，一次 20~40mL，一日 2~3 次；穴位注射，每穴 0.5~1.0mL，多穴总量 6~10mL；静脉注射，一次 20~40mL，一日 1~2 次，用 0.9%氯化钠注射液 250~500mL 稀释后缓慢滴注。

本品在酸性条件下，其酚酸类成分可能游离析出，故静脉滴注时不宜和其他酸性较强的药物配伍。如药液出现浑浊或沉淀，则不能继续使用。

【规格】每支装（1）2mL；（2）10mL。

【贮藏】密封。

【注解】

（1）灯盏细辛注射液由灯盏细辛经提取精制而成。灯盏细辛又名灯盏花、灯盏草，是云南著名中草药，主要含有咖啡酰奎宁酸类和黄酮类成分。

（2）根据灯盏细辛中有效物质的性质，采用煎煮提取水溶性成分，再经酸碱处理，聚酰胺柱、乙酸乙酯萃取等方法，达到精制除杂、提高有效物质的含量的目的。加入活性炭脱色，氯化钠调节渗透压。

（3）为控制灯盏细辛注射液的质量，采用薄层色谱法建立了成品中灯盏细辛的鉴别方法；并进行 pH、蛋白质、鞣质、树脂、草酸盐、钾离子、异常毒性、溶血与凝聚、热原等检查；采用高效液相色谱法测定成品中野黄芩苷（$C_{21}H_{18}O_{12}$）的含量，采用紫外分光光度法测定成品中总咖啡酸酯的含量。（详见 2020 年版《中国药典》一部第 923 页灯盏细辛注射液项下相关内容）

例 2　清开灵注射液

【处方】胆酸 3.25g　珍珠母（粉）50.0g　猪去氧胆酸 3.75g　栀子 25.0g　水牛角（粉）25.0g　板蓝根 200.0g　黄芩苷 5.0g　金银花 60.0g

【制法】以上 8 味药，板蓝根加水煎煮二次，每次 1h，合并煎液，滤过，滤液浓缩至 200mL，加乙醇使含醇量达 60%，冷藏，滤过，滤液回收乙醇，加水，冷藏备用。栀子加水煎煮二次，第一次 1h，第二次 0.5h，合并煎液，滤过，滤液浓缩至 25mL，加乙醇使含醇量达 60%，冷藏，滤过，滤液回收乙醇，加水，冷藏备用。金银花加水煎煮二次，每次 0.5h，合并煎液，滤过，滤液浓缩至 60mL，加乙醇使含醇量达 75%，滤过，滤液调节 pH 值至 8.0，冷藏，回收乙醇，再加乙醇使含醇量达 85%，冷藏，滤过，滤液回收乙醇，加水，冷藏备用。水牛角粉用氢氧化钡溶液、珍珠母粉用硫酸溶液分别水解 7~9h，滤过，合并滤液，调节 pH 值至 3.5~4.0，滤过，滤液加乙醇使含醇量达 60%，冷藏，滤过，滤液回收乙醇，加水，冷藏备用。将栀子液、板蓝根液和水牛角、珍珠母水解混合液合并后，加到胆酸、猪去氧胆酸的 75%乙醇溶液中，混匀，加乙醇使含醇量达 75%，调节 pH 值至 7.0，冷藏，滤过，滤液回收乙醇，加水，冷藏备用。黄芩苷用注射用水溶解，调节 pH 值至 7.5，加入金银花提取液，混匀，与上述各备用液合并，混匀，并加注射用水至 1000mL，再经活性炭处理后，冷藏，灌封，灭菌，即得。

【性状】本品为棕黄色或棕红色的澄明液体。

【功能与主治】清热解毒，化痰通络，醒神开窍。用于热病，神昏，中风偏瘫，神志不清；急性肝炎、上呼吸道感染、肺炎、脑血栓形成、脑出血见上述证候者。

【用法与用量】肌内注射，一日 2~4mL。重症患者静脉滴注，一日 20~40mL，以 10%葡萄糖注射液 200mL 或 0.9%氯化钠注射液 100mL 稀释后使用。

【规格】（1）每支装 2mL；（2）每支装 10mL。

【贮藏】密闭。

【注解】

（1）清开灵注射液由"安宫牛黄丸"剂型改革而来。安宫牛黄丸具有清热解毒、辟秽通窍、镇静安神的功效，用以治疗温邪内陷，高热烦躁，神昏谵语，抽搐惊厥，疗效显著。长期以来，与局方至宝丹、紫雪丹并被誉为抢救温病重症的"三宝"。原方载于清·吴鞠通所著的《温病条辩》，处方及制备工艺：牛黄、郁金、犀角、黄连、朱砂、栀子、黄芩、雄黄各一两，珍珠五钱，冰片、麝香各二钱五分。研为细末，炼蜜为丸，每丸重一钱。金箔为衣，蜡护。由于对于该类患者丸剂服用不便，并且起效慢，为此将该制剂剂型改革为注射剂。

方中清热解毒、镇静安神类药有牛黄、犀角、珍珠、黄连、栀子、黄芩、朱砂、金箔等。牛黄为君药，其具清热镇静作用的主要成分为胆酸盐类。犀角、珍珠的有效成分均为其所含蛋白质及其水解产物。该类药物的主要有效成分以溶于水中的胆酸盐类、氨基酸类和苷类为主。芳香化浊、辟秽开窍类药有郁金、冰片、麝香、雄黄等，其有效成分均为挥发性物质，难溶于水。为此在原方清热镇静类药物中，去掉药源稀少的牛黄，以其主要有效成分牛胆酸和猪胆酸代替；去掉价格昂贵的犀角、珍珠，以有效成分基本相同的水牛角、珍珠母代替；去掉抑菌作用因受氨基酸拮抗而削弱的黄连，另加板蓝根以增强清热解毒功用。形成清开灵注射液处方。

（2）根据方中药物有效物质的性质，采用适宜方法进行提取、精制。板蓝根、栀子、金银花分别采用"水醇法"制备，即分别加水煎煮提取，适当浓缩后，然后用适宜浓度乙醇沉淀，将上清液制备成原料。其中金银花采用两次醇沉，以提高除杂效果。珍珠母和水牛角分别经过酸水解、碱水解后中和，以水解液形式入药，主要含有氨基酸和无机元素成分。经水醇法、水解法等方法制得的原料均不同程度地含有大分子杂质，如蛋白质、多糖、核酸、鞣质等。为了去除这些杂质，清开灵注射液制备中采用醇溶液调 pH 值法去除大分子杂质，以提高其注射剂安全性。

（3）为控制清开灵注射液的质量，采用薄层色谱法建立了成品中栀子、胆酸、猪去氧胆酸、黄芩苷的鉴别方法；为了避免在制剂投料过程中金银花与山银花的混用，建立了成品中山银花的检查方法；并进行 pH、蛋白质、鞣质、树脂、草酸盐、钾离子、异常毒性、溶血与凝聚、热原等检查；为进一步控制产品质量建立指纹图谱。采用高效液相色谱法测定成品胆酸（$C_{24}H_{40}O_5$）、猪去氧胆酸（$C_{24}H_{40}O_4$）、栀子苷（$C_{17}H_{24}O_{10}$）、黄芩苷（$C_{21}H_{18}O_{10}$）的含量。测定了产品中的总氮量。（详见 2020 年版《中国药典》一部第 1657 页清开灵注射液项下相关内容）

（4）为提高用药的安全性，避免配伍应用出现不良反应或配伍变化，目前清开灵注射液不能与硫酸庆大霉素、青霉素 G 钾、肾上腺素、阿拉明、乳糖酸红霉素、多巴胺、山梗菜碱、硫酸美芬丁胺等药物配伍使用，且使用时如产生沉淀或浑浊则不得使用。清开灵注射液稀释以后，必须在 4h 内使用。

例3 当归注射液

本品为当归提取物的灭菌水溶液，每 2mL 相当于药材 0.1g。

【处方】 当归 50g　苯甲醇 10mL　氯化钠 8g　注射用水加至 1000mL

【制法】 取当归粗粉，加蒸馏水约 1000mL，浸渍 30min，按蒸馏法收集蒸馏液 800mL，备用。药渣按煎煮法水煎二次，每次 30min，合并水煎液，浓缩至 50mL，加两倍量乙醇，搅拌，冷藏，沉淀，过滤，滤液回收乙醇，浓缩至 20～25mL，再加乙醇至含醇量达 80%，冷藏滤过，滤液回收乙醇至无醇味，与上述蒸馏液合并，滤过，加苯甲醇、氯化钠，搅拌溶解，加注射用水至 1000mL，用 G₄ 垂熔玻璃漏斗滤过，灌封于 2mL 的安瓿中，100℃ 灭菌 30min 即得。

【性状】 本品为淡黄色或黄色的澄明液体。

【功能与主治】 活血止痛。用于各种疼痛，如头痛、坐骨神经痛、面神经麻痹、痛经及妇科疾病。

【用法与用量】 穴位注射，每穴 0.3～0.5mL，一日或隔日 1 次。

【规格】 每支 2～5mL（5%）。

【贮藏】 密封。

【注解】

（1） 当归含挥发油 0.2%～0.4%，其主成分为藁本内酯、正丁烯酞内酯等。故本品采用双提法提取，以保留其有效成分。

（2） 方中苯甲醇为止痛剂，氯化钠为等渗调节剂。

（3） 本品也可以 70%乙醇为溶剂，采用渗漉法提取制备。

例4 参麦注射液

本品为红参、麦冬等提取物的灭菌水溶液，每毫升含总皂苷以人参皂苷 Re（$C_{48}H_{82}O_{18}$）计，不得少于 0.80mg。

【处方】 红参 100g　麦冬 200g　注射用水加至 1000mL

【制法】 取红参、麦冬，用 80%乙醇 600mL，置水浴上回流提取二次，每次 2h，滤过药渣用 80%乙醇 200mL 分次洗涤，合并上述滤液和洗涤液，冷藏，静置 12h，滤过，于滤液中按体积加入 1%活性炭，搅拌 1h，滤过，滤液减压回收乙醇至无醇味，添加注射用水至约 1000mL，于 100℃ 灭菌 30min，加 10%氢氧化钠溶液调节 pH 值至 7.5，冷藏 48h 以上，滤过，滤液加聚山梨酯 80 适量，并调 pH 值至 7.5，加注射用水至 1000mL，滤过，灌封，100℃ 流通蒸汽灭菌即得。

【性状】 本品为微黄色至淡棕色的澄明液体。

【功能与主治】 益气固脱，养阴生津，生脉。用于治疗气阴两虚性休克，冠心病，病毒性心肌炎，慢性肺心病，粒细胞减少症。

【用法与用量】 肌肉注射，每次 2～4mL，一日 1 次。静脉滴注，一次 20～100mL，用 5%葡萄糖注射液稀释后使用，或遵医嘱。

【规格】 ①2mL；②5mL；③10mL；④20mL；⑤50mL；⑥100mL。

【贮藏】 密封，遮光。

【注解】

（1） 本品以醇提水沉法制备。在制备过程中，若采用大孔树脂吸附处理，则可有效提高提取物中人参皂苷的含量。

（2）制备过程中，用活性炭吸附杂质和脱色，所用活性炭应选用针用规格，为保证吸附完全，也可用水浴适当加热。

（3）药液中含有聚山梨酯 80，灭菌后应注意及时振摇，防止产生起浊现象而影响注射剂澄明度。

第五节　输　液

一、输液的特点与种类

输液（infusion solution）是指供静脉滴注用的大体积（除另有规定外，一般不小于 100mL）注射液，也称静脉输液。

输液的使用剂量大，直接进入血循环，故能快速产生药效，是临床救治危重和急症患者的主要用药方式。其作用多样，适用范围广，临床主要用于纠正体内水和电解质的紊乱，调节体液的酸碱平衡，补充必要的营养、热能和水分，维持血容量。也常把输液剂作为一种载体，将多种注射液如抗生素、强心药、升压药等加入其中供静脉滴注，以使药物迅速起效，并维持稳定的血药浓度，确保临床疗效的发挥。

目前临床上常用的输液可分为：

1. 电解质输液　用于补充体内水分、电解质，纠正体内酸碱平衡等。如氯化钠注射液、复方氯化钠注射液、乳酸钠注射液等。

2. 营养输液　用于补充供给体内热量、蛋白质和人体必需的脂肪酸和水分等。如葡萄糖注射液、氨基酸输液、脂肪乳剂输液等。

3. 胶体输液　这是一类与血液等渗的胶体溶液，由于胶体溶液中的高分子不易通过血管壁，可使水分较长时间保持在血液循环系统内，产生增加血容量和维持血压的效果。称血浆代用液，但不能代替全血。可用于因出血、烫伤、外伤所引起的休克或失血症。半衰期维持 5~7h，无利尿作用，且在血液中停留期间，不影响人体组织与血液正常的生理功能。胶体输液有多糖类、明胶类、高分子聚合物等，如右旋糖酐、淀粉衍生物、明胶、聚维酮等。

4. 含药输液　如氧氟沙星输液。

二、输液的制备

由于输液的注射量大，又是直接注入静脉，故除另有规定外，输液应尽可能与血液等渗。输液的配制过程更应严格控制。质量要求也更严格。

（一）输液制备的工艺流程

玻璃瓶包装输液制备的一般工艺流程如图 9-11 所示。

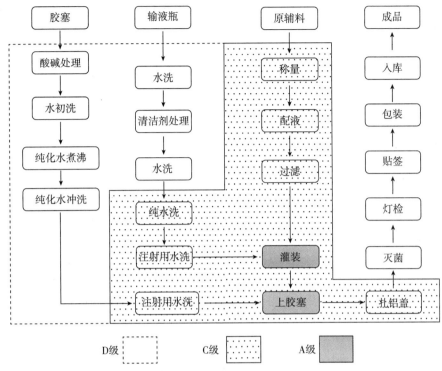

图 9-11　玻璃瓶包装输液制备的一般工艺流程示意图

（二）输液容器与包装材料处理

输液的容器有输液瓶、无毒软性聚氯乙烯塑料袋、非 PVC 复合膜软袋和聚丙烯塑料瓶。我国目前仍以输液瓶为主。

1. 输液容器及其处理　《中国药典》2020 年版四部注射剂（通则 0102）规定，除另有规定外，容器应足够透明，以便内容物检视。输液瓶一般为无色透明的玻璃瓶，为硬质中性玻璃制成，需配有胶塞（及含隔离膜者）、铝盖或外层塑料盖。其耐热、耐腐蚀，物理化学性质稳定，阻隔性好。玻璃瓶质量、清洁度应符合国家有关标准。外观应光滑，无色透明，无条纹，无气泡，无毛口等；瓶口内径光滑圆整，大小合适，以利密封，避免在储存期间，由于漏气造成污染。

除玻璃输液瓶外，目前也常采用聚丙烯塑料瓶，质轻，无毒，耐热，耐腐蚀，化学稳定性高，机械强度高，其抗碎性是玻璃瓶所无法比拟的，并且可热压灭菌，但透明度及阻隔性较差。另外也有软包装输液剂，采用无毒聚氯乙烯（PVC）塑料软袋和非 PVC 复合膜软袋。其重量轻，不易破损，耐压，便于运输和储存。尤其是非 PVC 复合膜软袋，由于其材料质量优良，具有很低的透水性、透气性及迁移性，适用于绝大多数药物的包装，在国外日益广泛取代玻璃瓶而用于输液包装。

玻璃瓶输液容器洗涤是否洁净，对药液可见异物影响较大。洗涤工艺的设计应与容器的洁净程度有关。一般有直接水洗、清洁剂处理（如酸洗、碱洗）等方法。如果生产输液瓶的车间达到规定净化级别要求，瓶子出炉后，立即密封，这样的输液瓶只要用滤过注射用水冲洗即可。塑料袋一般不洗涤，直接采用无菌材料压制。一般洗瓶是水洗与碱洗法相结合，碱洗法是用 2% 氢氧化钠溶液（50~60℃）冲洗，也可用 1%~3% 的碳酸钠溶液，由于碱对玻璃有腐蚀作用，故碱液与玻璃接触时间不宜过长（数秒钟内）。碱洗法操作方便，利于流水线生产，也能消灭细菌与热原。目前，采用滚筒式洗瓶机和箱式洗瓶机，提高洗涤效率和洗涤质量。在药液灌装前，必须用微孔滤膜滤过的注射用水倒置冲洗。

2. 胶塞及其处理　胶塞主要用于注射用无菌粉末、输液等制剂瓶包装封口，根据所使用的橡胶材料，可分为天然橡胶塞和合成橡胶塞。天然胶塞由于气密性、抗老化能力差等缺点已经被淘汰，而合成的丁基胶塞以其优良的气密性和化学稳定性被广泛使用。《中国药典》2020年版四部注射剂（通则 0102）规定，容器用胶塞特别是多剂量包装注射液用的胶塞要有足够的弹性和稳定性，其质量应符合有关国家标准规定。

输液使用的丁基胶塞，采用全自动胶塞清洗机，将原来胶塞的洗涤、硅化、烘干等人工独立操作的多道工序，改在全封闭清洗箱中，从进料到出料，分工序连续一机操作完成。同时整个操作过程由可编程序控制，全自动操作，也可用手动操作。胶塞的洗涤、灭菌及出料，由于在一机内连续完成，无中间转序环节，避免了交叉污染，洗涤时又采用了先进的超声技术，清洗质量十分可靠，可直接用于生产。

药用丁基胶塞在使用时应注意：应在洁净区域打开包装。药品生产企业应在 D 级洁净区打开外包装，在 C 级洁净区打开内包装。采用注射用水进行清洗，清洗次数不宜超过两遍，最好采用超声波清洗，清洗过程中切忌搅拌，应尽可能地减少胶塞间的摩擦。干燥灭菌最好采用湿热灭菌法，121℃、30min 即可。如果条件不允许湿热灭菌，只能干热灭菌，则时间最好不要超过两个小时。在胶塞干燥灭菌的过程中，应尽量设法减少胶塞间的摩擦。

由于胶塞的组成比较复杂，如果其质量欠佳，在与注射液接触后，胶塞其中少量物质可能进入药液，影响药物制剂质量，故有很多生产企业开始使用覆膜丁基胶塞，覆膜丁基胶塞是在原丁基药用胶塞的基础上，将胶料与膜在高温高压条件下同步热合而成，杜绝了任何化学黏结剂对输液的潜在危害；膜材料的独特性使胶塞表面光滑，避免或减轻了一般药用丁基胶塞存在的最大弱点——胶塞表面静电吸附使胶屑及其他微粒难以清洗，并消除了因胶塞表面硅化而引起的挂珠及假性微粒的增加，以及硅油对某些药品造成的安全隐患。

3. 铝塑组合盖　普通铝盖由于使用时不易开启，尤其是注射用无菌粉末及输液铝盖，因医疗机构使用量大，开启时容易致伤医护人员而感染病菌，国家药品监督管理部门颁布了相关文件规定，宜采用铝塑组合盖等易开启盖替代普通铝盖，逐步淘汰普通铝盖。玻璃输液瓶铝塑组合盖有以下几种：①两件组合型，系由撕开式保护铝盖和中心孔铝盖组成；②三件组合型，系在撕开式保护铝盖和中心孔铝盖加垫片；③拉环型；④不开花型。另外，还有铝塑组合盖系在铝盖之上再加一塑料盖。

（三）原辅料的质量要求

输液所用的原辅料质量必须严格控制。

输液应选用优质高纯度的供注射用规格的原料配制。原料不纯，含有杂质，均有可能影响成品的质量，有的还会在注射后产生副作用。若不易获得专供注射用规格的原料，医疗上又急需而只能采用高纯度化学试剂时，应按《中国药典》规定项目，进行质量检验，必要时要做注射剂安全性检查，证明符合要求后方可选择应用。

每批原料使用前应检查包装是否严密，有否受潮、发霉、变质等现象。如发现有包装破损、原料受潮、霉变等问题，该批原料则不能使用。否则会因原料污染热原而影响输液质量。有些利用微生物发酵方法制得的原料（如右旋糖酐），还应根据实际情况进行异常毒性和过敏反应检查，以确保临床使用安全。

输液配制所用的溶剂必须是符合要求的新鲜注射用水。

输液配制过程中，涉及的辅料应按注射用规格的要求进行选择。如用以除去溶液中的热原、色素、胶体微粒等杂质并兼有助滤作用的活性炭，要选择供注射用活性炭。

（四）配液与滤过

输液的配制多采用带有夹层的不锈钢或搪瓷玻璃罐，可以加热，还带有搅拌装置。

输液的配制方法一般有两种。

1. 浓配法 药液配制多用此法。配制时，先将药物配成浓溶液，如葡萄糖配成 50%～70% 浓度，氯化钠配成 20%～30% 浓度，加活性炭煮沸吸附后，滤过，再用滤过的注射用水稀释至所需浓度。

2. 稀配法 凡原料质量较好，药液浓度不高，配液量不太大可用此法。配制时，将原料直接溶解于注射用水配成所需浓度，加活性炭吸附处理后，药液再经粗滤、精滤，即可供灌装。

配制输液时，活性炭（供注射用）的用量一般为溶液总量的 0.02%～0.5%，吸附时间 20～30min，效果良好，分次吸附法比一次吸附法效果更好。

输液的滤过是除去药液中的杂质，保证输液质量的重要操作步骤之一，必须选择适当的滤材、滤器和滤过方法。

输液的滤过方法、滤过装置与一般注射剂相同，多采用加压滤过法，效果较好。滤过时可分预滤与精滤两步进行。用陶质砂滤棒、垂熔玻璃滤器、板框式压滤机或微孔钛滤棒等作为滤过材料进行预滤，操作时，可在滤棒上先吸附一层活性炭，并在滤过开始后，反复进行回滤直到滤液符合质量要求为止，滤过过程中，不要随便中断操作，以免冲动滤层，影响滤过质量。精滤多采用微孔滤膜作为滤过材料，常用滤膜的孔径为 0.65μm 或 0.8μm，也可采用双层微孔滤膜，上层为 3μm 微孔膜，下层为 0.8μm 微孔膜。经精滤处理后的药液，即可进行灌装。目前，输液生产时也有将预滤与精滤同步进行的，采用加压三级滤过装置，即：砂滤棒→垂熔玻璃滤球→微孔滤膜。三级滤过装置通过密闭管道连接，既提高了滤过效率，也保证了滤液的质量。

（五）灌封与灭菌

灌封室的洁净度应为 A 级或局部 A 级。玻璃瓶输液的灌封由药液灌注、塞丁基胶塞、轧铝盖组成。滤过和灌装均应在持续保温（50℃）条件下进行，防止细菌粉尘的污染。灌封要按照操作规程连续完成，即药液灌装至符合装量要求后，立即对准瓶口塞入丁基胶塞，轧紧铝盖。灌封要求装量准确，铝盖封紧。目前药厂多采用回转式自动灌封机、自动放塞机、自动落盖轧口机等完成联动化、机械化生产，提高了工作效率和产品质量。灌封完成后，应进行检查，对于轧口不严的输液应剔出，以免灭菌时冒塞或储存时变质。

输液灌封后，应及时进行灭菌处理，一般灭菌过程应在 4h 内完成。灭菌时，采用热压灭菌法，即 115℃、68.7kPa（0.7kg/cm²）维持 30min，也可根据成品容量的大小，酌情确定灭菌条件，以保证灭菌质量。对于塑料袋装输液剂的灭菌条件通常为 109℃热压灭菌 45min 或 111℃灭菌 30min。

（六）举例

例 1 5%葡萄糖注射液

【处方】注射用葡萄糖 50g　1%盐酸适量　注射用水加至 1000mL

【制法】取处方量葡萄糖，加入煮沸的注射用水中，使成 50%～70% 浓溶液，加盐酸适量调节 pH 值至 3.8～4.0，加活性炭 0.1%～0.2%（g/mL）混匀，煮沸 20～30min，趁热滤除活性炭，滤液中加入注射用水至 1000mL，测定 pH 值、含量，合格后，经预滤及精滤处理，灌装，封口，115℃、68.7kPa 热压灭菌 30min 即得。

【性状】本品为无色的澄明液体。

【功能与主治】具有补充体液、营养、强心、利尿、解毒作用。用于大量失水、血糖过低等。

【用法与用量】静脉注射，每日 500～1000mL，或遵医嘱。

【规格】5%×250mL。

【贮藏】密闭保存。

【注解】

（1）葡萄糖注射液有时会产生絮凝状沉淀或小白点，一般是由于原料不纯或滤过时漏炭等原因所致。通常采用浓配法，并加入适量盐酸，中和蛋白质、脂肪等胶粒上的电荷，使之凝聚后滤除。同时在酸性条件下加热煮沸，可使糊精水解、蛋白质凝集，通过加适量活性炭吸附，以除去絮凝状沉淀或小白点。

（2）葡萄糖注射液不稳定的主要表现为溶液颜色变黄和 pH 值下降。成品的灭菌温度愈高、时间愈长，变色的可能性愈大，尤其在 pH 值不适合的条件下，加热灭菌可引起显著变色。葡萄糖溶液的变色原因，一般认为是葡萄糖在弱碱性溶液中能脱水形成 5-羟甲基呋喃甲醛（5-HMF），5-HMF 再分解为乙酰丙酸和甲酸。同时形成一种有色物质。颜色的深浅与 5-HMF 产生的量成正比。pH 值为 3.0 时葡萄糖分解最少，故配液时用盐酸调节 pH 值至 3.8～4.0，同时严格控制灭菌温度和受热时间，使成品稳定。

例 2　0.9%氯化钠注射液

【处方】注射用氯化钠 9g　注射用水加至 1000mL

【制法】取处方量氯化钠，加注射用水至 1000mL，搅匀，滤过，灌装，封口，115℃、68.7kPa 热压灭菌 30min 即得。如氯化钠质量差，可先配成 20%～30% 的浓溶液，加适量活性炭，煮沸 20～30min，粗滤除去活性炭，加注射用水至全量，精滤，灌装，灭菌，即可。

【性状】本品为无色的澄明液体。

【功能与主治】为电解质补充剂。用于治疗因大量出汗、剧泻、呕吐等所致的脱水，或用于大量出血与手术后补充体液。

【用法与用量】静脉滴注，常用量为 500～1000mL。

【规格】①100mL∶0.9g；②250mL∶2.25g。

【贮藏】密闭保存。

【注解】

（1）本品 pH 值应为 4.5～7.5。

（2）本品久贮后对玻璃有侵蚀作用，产生具有闪光的硅酸盐脱片或其他不溶性的偏硅酸盐沉淀。一旦出现则不能使用。

（3）本品对水肿与心力衰竭患者慎用。

三、输液质量问题讨论

（一）输液存在的问题

输液的质量要求严格，目前质量方面存在的主要问题是染菌、热原和可见异物与不溶性微粒问题，应引起充分的注意。

1. 染菌问题　由于输液生产过程中严重污染、灭菌不彻底、瓶塞松动、漏气等原因，致使输液出现浑浊、霉团、云雾状、产气等染菌现象，也有一些外观并无太大变化。如果使用这种输液，会引起脓毒症、败血病、热原反应，甚至死亡。

2. 热原问题　目前在临床上使用输液时，热原反应时有发生，关于热原的污染途径和防止办法在本章第二节已有详述。但使用过程中的污染引起的热原反应，所占比例不容忽视，如输液器等的污染。因此，一方面要加强生产过程的控制，同时更应重视使用过程中的污染。尽量使用全套或一次性输液器，包括插管、导管、调速及加药装置、末端滤过、排除气泡及针头等，并在输液器出厂前进行灭菌，避免热原污染。

3. 可见异物与不溶性微粒的问题　输液中的微粒包括炭黑、碳酸钙、氧化锌、纤维素、纸屑、黏土、玻璃屑、细菌、真菌、真菌芽孢和结晶体等。若输液中如含有大量肉眼看不见的微粒、异物，其对人体的危害是潜在的、长期的，可引起过敏反应、热原反应等。较大的微粒，可造成局部循环障碍，引起血管栓塞；微粒过多，会造成局部堵塞和供血不足，组织缺氧，产生水肿和静脉炎；异物侵入组织，由于巨噬细胞的包围和增殖而引起肉芽肿。

微粒产生的原因有：

（1）原料与辅料质量问题　如注射用葡萄糖有时含有水解不完全的产物糊精、少量蛋白质、钙盐等杂质；氯化钠、碳酸氢钠中含有较高的钙盐、镁盐和硫酸盐；氯化钙中含有较多的碱性物质。这些杂质的存在，可使输液产生乳光、小白点、浑浊。活性炭杂质含量多，不仅影响输液的可见异物检查指标，而且还影响药液的稳定性。因此，原辅料的质量必须严格控制。

（2）胶塞与输液容器质量问题　胶塞与输液容器质量不好，在储存中有杂质脱落而污染药液。有人对输液中的"小白点"进行分析，发现有钙、锌、硅酸盐与铁等物质；对储存多年的氯化钠输液检测有钙、镁。这些物质主要来自胶塞和玻璃输液容器。有人对聚氯乙烯袋装输液与玻璃瓶装输液进行对比试验，将检品不断振摇 2h，发现前者产生的微粒比后者多 5 倍，经薄层层析和红外光谱分析，表明微粒为对人体有害的增塑剂二乙基邻苯二甲酸酯（DEHP）。

（3）工艺操作中的问题　如生产车间空气洁净度差，输液瓶、丁基胶塞等容器和附件洗涤不净，滤器选择不当，滤过方法不好，灌封操作不合要求，工序安排不合理等。

（4）医院输液操作以及静脉滴注装置的问题　无菌操作不严、静脉滴注装置不净或不恰当的输液配伍都可引起输液的污染。

（5）其他问题　如丁基胶塞的硅油污染问题等。

（二）解决办法

1. 按照输液用的原辅料质量标准，严格控制原辅料的质量。

2. 提高丁基胶塞及输液容器质量。

3. 尽量减少制备生产过程中的污染，严格灭菌条件，严密包装。

4. 合理安排工序，加强工艺过程管理，采取单向层流净化空气，及时除去制备过程中新产生的污染微粒，采用微孔滤膜滤过和生产联动化等措施，以提高输液的澄明度。

5. 在输液器中安置终端过滤器（0.8μm 孔径的薄膜），可解决使用过程中微粒污染。

第六节　注射用无菌粉末与其他注射剂

一、注射用无菌粉末

（一）注射用无菌粉末的含义

注射用无菌粉末，简称粉针剂，系指原料药物或与适宜辅料制成的供临用前用无菌溶液配制成注射液的无菌粉末或无菌块状物。可用适宜的注射用溶剂配制后注射，也可用静脉输液配制后静脉滴注。注射用无菌粉末在标签中应标明所用溶剂种类，必要时还应标注溶剂量。凡对热不稳定或在水溶液中易分解失效的药物，如一些抗生素、医用酶制剂及生化制品，均需用无菌操作法制成粉针剂，临用前加适当溶剂溶解、分散供注射用。近年来，为提高中药注射剂的稳定性，将某些中药注射剂制成粉针剂供临床应用，收到令人满意的效果，如双黄连粉针剂、茵栀黄粉针剂等。

注射用无菌粉末应按无菌操作制备。其质量要求与溶液型注射剂基本一致，其质量检查应符合《中国药典》2020 年版的各项检查。

（二）注射用无菌粉末的制备

注射用无菌粉末的制备方法有两种，即无菌粉末直接分装法和无菌水溶液冷冻干燥法。

1. 无菌粉末直接分装法

（1）原材料准备　对直接无菌分装的原料，应了解药物粉末的理化性质，测定物料的热稳定性，临界相对湿度，粉末的晶形和松密度，以便确定适宜的分装工艺条件。

无菌原料可用灭菌溶剂结晶法、喷雾干燥法或冷冻干燥法制得，必要时进行粉碎和过筛。

（2）容器的处理　安瓿或小瓶、丁基胶塞处理及相应的质量要求同注射剂和输液剂。各种分装容器洗净后，需经干热灭菌或红外线灭菌后备用。已灭菌好的空瓶应存放在有净化空气保护的贮存柜中，存放时间不超过 24h。

（3）分装　分装必须在高度洁净的灭菌室中按照灭菌操作法进行。根据分装药物的性质控制分装条件。分装后，小瓶立即加塞并用铝盖密封。

（4）灭菌　能耐热品种，可选用适宜灭菌方法进行补充灭菌，以保证用药安全。对不耐热品种，应严格无菌操作，控制无菌分装过程中的污染，成品不再灭菌处理。

2. 水溶液冷冻干燥法　冷冻干燥法是先将药物配制成注射溶液，再按规定方法进行除菌滤过，滤液在无菌条件下立即灌入相应的容器中，分装后应及时冷冻干燥，除去容器中药液的水分，得干燥粉末，最后在无菌条件下封口即得。冻干后残留水分应符合相关品种的要求。

本法制得的粉针剂，常会出现含水量过高、喷瓶、产品外观萎缩或成团等问题。这些问题可通过改进冷冻干燥的工艺条件或添加适量的填充剂得到解决。目前，粉针剂中常用的填充剂（也称为支架剂）主要有葡萄糖、甘露醇、氯化钠等。

（三）举例

例　注射用双黄连（冻干）
本品为金银花、连翘、黄芩提取物的无菌粉末。
【处方】金银花 2500g　连翘 5000g　黄芩 2500g

【制法】取金银花提取物和连翘提取物，用注射用水约 8000mL 加热溶解，并添加注射用水至 10000mL，冷藏 24h，上清液滤过，超滤，超滤液中加入黄芩苷粉末，调至 pH 值 6.5～7.0，加热煮沸 15min，冷藏 48h，上清液滤过，滤液浓缩至相对密度为 1.35（70～80℃），分装成 1000 瓶，冷冻干燥，压盖密封即得。

【性状】本品为黄棕色无定形粉末或疏松固体状物；味苦、涩；有引湿性。

【功能与主治】清热解毒，辛凉解表。用于治疗急性上呼吸道感染、急性支气管炎、急性扁桃体炎、轻型肺炎等症。

【用法与用量】静脉滴注。临用前，先以适量注射用水充分溶解，再用生理盐水或 15% 葡萄糖注射液 500mL 稀释。每次每公斤体重 60mg，每日一次，或遵医嘱。

【规格】每支 600mg。

【贮藏】密封，避光，置阴凉处。

【注解】

（1）"双黄连"由金银花、黄芩、连翘三味中药组成。金银花为君药，黄芩、连翘为臣药，中医学认为这三味中药具有良好的清热解毒、表里双清作用。

（2）根据处方中药味所含有效物质的性质，金银花、连翘提取物以水提醇沉法制得；配制注射剂所用黄芩苷粉末用水煎法提取，并经酸碱法纯化处理制得。制成冻干粉针剂以提高产品的稳定性。

（3）为控制制剂的质量，采用薄层色谱法建立了成品中黄芩、连翘的鉴别方法；为进一步控制产品质量建立指纹图谱。进行 pH 值、水分、蛋白质、鞣质、树脂、草酸盐、钾离子、重金属、砷盐、无菌、溶血与凝聚、热原等检查；采用高效液相色谱法测定成品绿原酸（$C_{16}H_{18}O_9$）、黄芩苷（$C_{21}H_{18}O_{10}$）、连翘苷（$C_{27}H_{34}O_{11}$）的含量。［详见 2020 年版《中国药典》一部第 1194 页注射用双黄连（冻干）项下相关内容］

二、混悬型注射液

将不溶性固体药物分散于液体分散介质中制成的，可供肌肉注射的药剂称为混悬型注射液。对于无适当溶剂可溶解的不溶性固体药物，或在水溶液中不稳定而制成的水不溶性衍生物，或希望固体微粒在机体内定向分布及需要发挥长效作用的药物均可采用适当的方法制成混悬型注射液。

（一）混悬型注射液的质量要求

制备混悬型注射液过程中，要采取必要的措施，保证粒子大小符合质量标准的要求。除另有规定外，混悬型注射液中原料药物粒径应控制在 15μm 以下，含 15～20μm（间有个别 20～50μm）者，不应超过 10%，若有可见沉淀，振摇时应容易分散均匀。混悬型注射液不得用于静脉注射或椎管内注射；中药注射剂一般不宜制成混悬型注射液。

（二）混悬型注射液的制备

混悬型注射液的制备与一般混悬剂的制法相似。首先应根据药物的性质及注射剂给药的要求，选择合适的溶剂、润湿剂与助悬剂。溶剂一般选用注射用水或注射用油；制备水性混悬剂所需的润湿剂，一般选用聚山梨酯 80，常用量为 0.1%～0.2%（g/mL）；助悬剂一般选用羧甲基纤维素钠、甲基纤维素、低聚海藻酸钠等，用量为 0.5%～1%。

混悬型注射液中固体药物的分散方法有微粒结晶法、机械粉碎法、溶剂化合物法。制备时将药物微晶混悬于含有稳定剂（润湿剂及助悬剂）的溶液中，用超声波处理使其分散均匀，滤过，调 pH 值，灌封，灭菌即得。

三、乳状液型注射液

乳状液型注射液是以难溶于水的挥发油、植物油或溶于脂肪油中的脂溶性药物为原料，加入乳化剂和注射用水经乳化制成的供注射给药的乳状液。有油/水（O/W）型与水/油（W/O）型或水/油/水（W/O/W）型复乳。

制备乳状液型注射液过程中，要采取必要的措施，保证粒子大小符合质量标准的要求。《中国药典》2020 年版四部通则要求：乳状液型注射液，不得有相分离现象，不得用于椎管注射；静脉用乳状液型注射液中 90% 的乳滴粒径应在 1μm 以下，不得有大于 5μm 的乳滴。除另有规定外，输液应尽可能与血液等渗。供静脉注射用的乳状液，简称静脉注射乳剂，除作为补充能量外，还具有对某些脏器的定向分布作用和淋巴系统的指向性，因此，将抗癌药物制成乳状液型注射剂供静脉注射应用，可提高药物的抗癌疗效。

（一）乳状液型注射液的原辅料选用

乳状液型注射液的原辅料，包括溶剂、脂肪油、乳化剂、等渗调节剂等。静脉乳剂所选用的原辅料均应符合注射要求，尤其是乳化剂的选择，以天然品纯化的大豆卵磷脂、蛋黄卵磷脂及合成品普流罗尼克 F-68 为好。

（二）乳状液型注射液的制备

乳状液为热不稳定体系，在高温下易聚合成大油滴。为保证体系的稳定性，乳状液型注射液的制备方法应使分散相微粒的大小适当，粒度应均匀。制备过程中常采用乳化器械帮助乳化，在实验室中一般可用高速组织捣碎机，大生产时一般应用二步高压乳匀机。

（三）举例

例　鸦胆子油静脉乳剂

本品为鸦胆子油的灭菌乳状液。

【处方】鸦胆子油（纯化）100mL　大豆卵磷脂（纯化）10g　甘油（注射用）25mL　注射用水加至 1000mL

【制法】将大豆卵磷脂与预热的（80℃）注射用水及甘油混合，于高速组织捣碎机内，以每分钟 8000 转的速度搅拌 3min，反复 3 次，制成均匀的磷脂分散液。加入鸦胆子油（预热至 80℃），于上述同样条件下进行 3 次高速搅拌，使成初乳。加预热的注射用水达 1000mL 后，转入高压乳匀机，在 $3.089×10^4$ kPa（315kg/cm^2）压力下，匀化至乳滴为 1μm 左右，经 4 号垂熔玻璃漏斗滤过后灌封于 10mL 安瓿内，充氮气，100℃灭菌 30min 即得。

【性状】本品为乳白色的均匀乳状液体。

【功能与主治】抗癌药。用于肺癌、肺癌脑转移及消化道肿瘤。

【用法与用量】静脉滴注。一次 10~30mL，一日 1 次（本品须加灭菌生理盐水 250mL，稀释后立即使用）。

【规格】每支 10mL。

【贮藏】密闭，避光，置冷暗处保存。

【注解】

（1）鸦胆子油是苦木科植物鸦胆子 *Brucea javanica*（L.）Merr. 果实中的脂肪油。

（2）本品为鸦胆子油与适量乳化剂制成的 O/W 型乳状液型注射剂。处方中的大豆卵磷脂为乳化剂，甘油为等渗调整剂。

第七节　注射剂的质量要求及中药注射剂安全问题讨论

一、注射剂的质量要求

除另有规定外，注射剂应进行以下相应检查。

1. 装量　注射液及注射用浓溶液照下述方法检查，应符合规定。

检查法　供试品标示装量不大于 2mL 者，取供试品 5 支（瓶）；2mL 以上至 50mL 者，取供试品 3 支（瓶）。开启时注意避免损失，将内容物分别用相应体积的干燥注射器及注射针头抽尽，然后缓慢连续地注入经标化的量入式量筒内（量筒的大小应使待测体积至少占其额定体积的 40%，不排尽针头中的液体），在室温下检视。测定油溶液、乳状液或混悬液时，应先加温（如有必要）摇匀，再用干燥注射器及注射针头抽尽后，同前法操作，放冷（加温时），检视。每支（瓶）的装量均不得少于其标示量。

标示装量为 50mL 以上的注射液及注射用浓溶液照《中国药典》2020 年版四部通则最低装量检查法检查，应符合规定。

也可采用重量除以相对密度计算装量。准确量取供试品，精密称定，求出每 1mL 供试品的重量（即供试品的相对密度精密称定用干燥注射器及注射针头抽出或直接缓慢倾出供试品内容物的重量），再除以供试品相对密度，得出相应的装量。

预装式注射器和弹筒式装置的供试品：标示装量不大于 2mL 者，取供试品 5 支（瓶）；2mL 以上至 50mL 者，取供试品 3 支（瓶）。供试品与所配注射器、针头或活塞装配后将供试品缓慢连续注入容器（不排尽针头中的液体），按单剂量供试品要求进行装量检查，应不低于标示量。

2. 装量差异　除另有规定外，注射用无菌粉末照下述方法检查，应符合规定。

检查法　取供试品 5 瓶（支），除去标签、铝盖，容器外壁用乙醇擦净，干燥，开启时注意避免玻璃屑等异物落入容器中，分别迅速精密称定；容器为玻璃瓶的注射用无菌粉末，首先小心开启内塞，使容器内外气压平衡，盖紧后精密称定。然后倾出内容物，容器用水或乙醇洗净，在适宜条件下干燥后，再分别精密称定每一容器的重量，求出每瓶（支）的装量与平均装量。每瓶（支）装量与平均装量相比较（如有标示装量，则与标示装量相比较），应符合下列规定，如有 1 瓶（支）不符合规定，应另取 10 瓶（支）复试，应符合规定。

表 9-5　注射剂装量差异

平均装量或标示装量	装量差异限度
0.05g 及 0.05g 以下	±15%
0.05g 以上至 0.15g	±10%
0.15g 以上至 0.50g	±7%
0.50g 以上	±5%

凡规定检查含量均匀度的注射用无菌粉末，一般不再进行装量差异检查。

3. 渗透压摩尔浓度 生物膜，例如人体的细胞膜或毛细血管壁，一般具有半透膜的性质，溶剂通过半透膜由低浓度向高浓度溶液扩散的现象称为渗透，阻止渗透所需要施加的压力，称为渗透压。在涉及溶质的扩散或通过生物膜的液体转运各种生物过程中，渗透压都起着极其重要的作用。在制备注射剂、眼用液体制剂等药物制剂时，必须关注其渗透压。处方中添加了渗透压调节剂的制剂，均应控制其渗透压摩尔浓度。

静脉输液、营养液、电解质或渗透利尿药（如甘露醇注射液）等制剂，应在药品说明书上标明其渗透压摩尔浓度，以便临床医生根据实际需要对所用制剂进行适当的处置（如稀释）。正常人体血液的渗透压摩尔浓度范围为 285~310mOsmol/kg，0.9%氯化钠溶液或 5%葡萄糖溶液的渗透压摩尔浓度与人体血液相当。

渗透压摩尔浓度的单位，通常以每千克溶剂中溶质的毫渗透压摩尔来表示，可按下列公式计算毫渗透压摩尔浓度（mOsmol/kg）：

$$\text{毫渗透压摩尔浓度（mOsmol/kg）} = \frac{\text{每千克溶剂中溶解的溶质克数}}{\text{分子量}} \times n \times 1000$$

除另有规定外，静脉输液及椎管注射用注射液按各品种项下的规定，照《中国药典》2020 年版四部通则渗透压摩尔浓度测定法测定，应符合规定。

4. 可见异物 系指存在于注射剂、眼用液体制剂和无菌原料药中，在规定条件下目视可以观测到的不溶性物质，其粒径或长度通常大于 50μm。

注射剂、眼用液体制剂应在符合药品生产质量管理规范（GMP）的条件下生产，产品在出厂前应采用适宜的方法逐一检查并同时剔除不合格产品。临用前，需在自然光下目视检查（避免阳光直射），如有可见异物，不得使用。

除另有规定外，照《中国药典》2020 年版四部通则可见异物检查法检查，应符合规定。

5. 不溶性微粒 系用以检查静脉用注射剂（溶液型注射液、注射用无菌粉末、注射用浓溶液）及供静脉注射用无菌原料药中不溶性微粒的大小及数量。

除另有规定外，用于静脉注射、静脉滴注、鞘内注射、椎管内注射的溶液型的注射液、注射用无菌粉末及注射用浓溶液照《中国药典》2020 年版四部通则不溶性微粒检查法检查，均应符合规定。

6. 中药注射剂有关物质 系指中药材经提取、纯化制成注射剂后，残留在注射剂中可能含有并需要控制的物质。

除另有规定外，一般应检查蛋白质、鞣质、树脂等，静脉注射液还应检查草酸盐、钾离子等。按各品种项下规定，照《中国药典》2020 年版四部通则注射剂有关物质检查法检查，应符合有关规定。

7. 重金属及有害元素残留量 除另有规定外，中药注射剂照《中国药典》2020 年版四部通则铅、镉、砷、汞、铜测定法测定，按各品种项下每日最大使用量计算，铅不得超过 12μg，镉不得超过 3μg，砷不得超过 6μg，汞不得超过 2μg，铜不得超过 150μg。

8. 无菌 照《中国药典》2020 年版四部通则无菌检查法检查，应符合规定。

9. 细菌内毒素或热原 除另有规定外，静脉用注射剂按各品种项下的规定，照《中国药典》2020 年版四部通则细菌内毒素检查法或热原检查法检查，应符合规定。

《中国药典》2020 年版四部通则注射剂安全性检查法应用指导原则要求：静脉用注射剂，均应设细菌内毒素（或热原）检查。其中，化学药品注射剂一般首选细菌内毒素检查；中药注射剂一般首选热原检查项，若该药本身对家兔的药理作用或毒性反应影响热原检测结果，可选择细菌内毒素检查。临床用药剂量较大，生产工艺易污染细菌内毒素的肌肉注射用注射剂，应考虑设细菌内毒素检查。

10. 注射剂安全性检查　注射剂安全性检查包括异常毒性、细菌内毒素（或热原）、过敏反应、溶血与凝聚、降压物质（包括组胺类物质）等检查。

《中国药典》2020年版四部制剂通则要求，必要时注射剂应进行相应的安全性检查，均应符合要求。

《中国药典》2020年版四部通则注射剂安全性检查法应用指导原则要求：根据处方、工艺、用法及用量等设定相应的检查项目并进行适用性研究。其中，细菌内毒素检查与热原检查项目间、降压物质检查与组胺类物质检查项目间，可以根据适用性研究结果相互替代，选择两者之一作为检查项目。

（1）异常毒性检查　系将一定量的供试品溶液注入小鼠体内，规定时间内观察小鼠出现的死亡情况，以判定供试品是否符合规定。

静脉用注射剂及肌肉注射用注射剂所用原料系动植物来源或微生物发酵液提取物，组分结构不清晰或有可能污染毒性杂质且又缺乏有效的理化分析方法的静脉用注射剂，应考虑设立异常毒性检查。

（2）降压物质检查　系通过静脉注射限值剂量供试品，观察对麻醉猫的血压反应，以判定供试品中所含降压物质的限值是否符合规定。供试品的不合格表明药品中含有限值以上的影响血压反应的物质，临床用药时可能引起急性降压不良反应。

（3）组胺类物质检查　系将一定浓度的供试品和组胺对照品依次注入离体豚鼠回肠浴槽内，分别观察出现的收缩反应幅度并加以比较，以判定供试品是否符合规定的一种方法。不合格供试品表明含有组胺和类组胺物质，在临床上可能引起血压下降和类过敏反应等严重的不良反应。

静脉用注射剂所用原料系动植物来源或微生物发酵液提取物时，组分结构不清晰或有可能污染组胺、类组胺样降血压物质的静脉用注射剂，特别是中药注射剂，如缺乏相关的理化分析方法且临床发现类过敏反应，应考虑设立降压物质或组胺类物质检查项。检查项目一般首选降压物质检查项，但若降血压药理作用与该药具有的功能主治有关，或对猫的反应干扰血压检测，可选择组胺类物质检查项替代。

所用原料系动植物来源或微生物发酵液提取物时，组分结构不清晰或有可能污染异源蛋白或未知过敏反应物质的肌肉注射用注射剂，如缺乏相关理化分析方法且临床发现过敏反应，应考虑设立过敏反应检查项。

（4）过敏反应检查　系将一定量的供试品皮下或腹腔注射入豚鼠体内致敏，间隔一定时间后静脉注射供试品进行激发，观察豚鼠出现过敏反应的情况，以此判定供试品是否符合规定。供试品不合格表明注射剂含有过敏反应物质，临床用药时可能使患者致敏或产生过敏反应，引起严重不良反应。

静脉用注射剂所用原料系动植物来源或微生物发酵液提取物时，组分结构不清晰且有可能污染异源蛋白或未知过敏反应物质的静脉用注射剂，如缺乏相关的理化分析方法且临床发现过敏反应，应考虑设立过敏反应检查项。

（5）溶血与凝聚检查　系将一定量供试品与2%兔红细胞混悬液混合，温育一定时间后，观察其对红细胞的溶血与凝聚反应以判定供试品是否符合规定。

中药注射剂应考虑设溶血与凝聚检查项。

（6）其他检查 椎管内、腹腔、眼内等特殊途径的注射剂，其安全性检查项目一般应符合静脉用注射剂的要求，必要时应增加其他安全性检查项目，如刺激性检查、细胞毒性检查。注射剂用辅料使用面广，用量大，来源复杂，与药品的安全性直接相关。在质量控制中，应根据辅料的来源、性质、用途、用法用量，配合理化分析方法，设立必要的安全性检查项目。原料和生产工艺特殊的注射剂必要时应增加特殊的安全性检查项目，如病毒检查、细胞毒性检查等。

11. 主药含量 《中药、天然药物注射剂基本技术要求》规定：有效成分制成的注射剂，主药成分含量应不少于90%。多成分制成的注射剂，所测成分应大于总固体量的80%。注射剂中含有多种结构类型成分的，应分别采用 HPLC 和/或 GC 等定量方法测定各主要结构类型成分中至少一种代表性成分的含量。此外，应对未测定的其他成分进行研究。处方中含有毒性成分或已上市单一成分药品的，应测定其含量。注射剂质量标准中含测指标均应规定其含量的上下限。

12. 中药材指纹图谱 系指中药材经适当处理后，采用一定的分析手段，得到的能够标示该中药材特性的共有峰的图谱。如原药材需经过特殊炮制（如醋制、酒制、炒炭等），则应制定原药材和炮制品指纹图谱的检测标准。

为加强中药注射剂质量管理，国家药品监督管理局在 2000 年 8 月制定了《中药注射剂指纹图谱研究的技术要求（暂行）》，以确保中药注射剂的质量稳定、可控，中药注射剂在固定中药材品种、产地和采收期的前提下，需制定中药材、有效部位或中间体、注射剂的指纹图谱。指纹图谱的建立是根据 10 批次以上供试品的检测结果所给出的相关参数，制定指纹图谱。

再有《中药、天然药物注射剂基本技术要求》要求：原料（药材、饮片、提取物、有效部位等）、中间体、注射剂成品均应分别研究建立指纹图谱。还应进行标定原料、中间体、注射剂成品各指纹图谱之间的相关性研究。指纹图谱的研究应全面反映注射剂所含成分的信息，必要时应建立多张指纹图谱。经质量研究明确结构的成分，应当在指纹图谱中得到体现，一般不低于已明确成分的 90%，对于不能体现的成分应有充分合理的理由。指纹图谱的评价可采用相对峰面积、相对保留时间、非共有峰面积或者相似度等指标进行评价。同时，也可根据产品特点增加特征峰比例等指标及指纹特征描述，并规定非共有峰数及相对峰面积。指纹图谱的评价还可选用对照提取物对照的方法。

二、中药注射剂安全问题讨论

中药注射剂是以中医药理论为指导，采用现代的科学技术和方法，从中药或中药复方中提取的有效物质制成的注射剂，是我国继承和发展中医药文化的特色创新。1977 年版《中国药典》收载了 23 种中药注射剂，但 1985 年版《中国药典》删除了所有的中药注射剂，1995 年又开始收载，但仅有止喘灵注射液一个品种。2005 年版增加了灯盏细辛注射液和清开灵注射液，目前 2020 年版《中国药典》一部收载 4 种：止喘灵注射液、灯盏细辛注射液、注射用双黄连、清开灵注射液。

随着中药注射剂种类的增加和临床应用的不断扩大，不良反应也有逐渐增多的趋势。2004 年国家食品药品监督管理局下发了关于葛根素引起急性血管内溶血的通知，2006 年 7 月国家食品药品监督管理局通知暂停鱼腥草等 7 个中药注射液的临床使用。2008 年卫生部出台了《关于进一步加强中药注射剂生产和临床使用管理的通知》，2007 年国家食品药品监督管理局制定了《中药、天然药物注射剂基本技术要求》，2009 年下发了《关于开展中药注射剂安全性再评价工作的通知》、2010 年下发了《中药注射剂指纹图谱研究的技术要求（暂行）》等文件，以监督中药注射剂的安全应用。

中药注射剂不良反应主要表现为：①过敏反应：表现为突发的心慌、胸闷、呼吸困难、喉头水肿。皮肤过敏反应均表现为皮疹及皮肤瘙痒。②发热：以中度及高热为主，伴有或不伴有寒战。③消化道反应：主要表现为恶心、呕吐、腹痛、腹泻、黄疸、转氨酶升高等。④血液系统损害：表现为出血、溶血性贫血、白细胞减少、血小板减少、过敏性紫癜等。⑤心血管系统损害：以心律失常多见，亦见有心绞痛、心肌损伤、血压骤升或骤降等。⑥中枢神经系统反应：以头痛、头晕、眩晕、兴奋、烦躁等为主。⑦运动系统反应：包括腰背剧痛、肌肉震颤、关节肿胀疼痛等。⑧其他：急性肾衰竭、急性肺水肿、静脉炎等。

（一）中药注射剂的生产质量问题

1. 药材来源　药材是生产中药注射剂的源头，如果药材出现问题，将很难保证中间体和最终产品的质量，进而对产品的安全性产生影响。不同来源的同一药材质量差别较大，有效成分及杂质的含量也不同，不但影响中药注射剂的质量控制，同时可能产生不可预知的不良反应。如丹参存在种子种苗不断退化的情况，使不同产地的丹参药材质量存在很大差异，如不同地区的丹参中含丹参酮ⅡA 的含量差别较大，有的相差达 16 倍。

因此，针对药材来源不稳定可能导致中药注射剂产品质量不稳定的情况，建议采用《中药材生产质量管理规范》（GAP），固定药材的基原、药用部位、产地、采收期、产地加工、贮存条件等，建立相对稳定的药材基地，并加强药材生产全过程的质量控制，尽可能采用规范化种植的药材。同时，通过指纹图谱特征性的相关鉴定，有效鉴别药材的真伪优劣，控制最初药材的品质。

2. 制备工艺　制备工艺研究是中药注射剂安全性、有效性研究的基础，通过对产品有效成分、有效物质及其有害成分等的研究，才能客观、准确地判断中药注射剂的安全与否。在提取工艺上，许多中药注射剂只是将原药材经过简单的提取工艺制备而成。在注射剂生产过程中为提高有效成分的溶解度、稳定性而加入助溶剂、稳定剂等添加剂，也是引发中药注射剂安全性问题的因素之一。

因此，为提高中药注射剂的安全性，应采用新技术、新设备完善中药注射剂的制备工艺，如超声提取法、超滤、渗滤等设备，保证产品质量的均一稳定。配料时直接加入的辅料应符合注射用要求，其质量标准中一般应包含热原（细菌内毒素）检查、无菌检查、有关物质检查等检查项目。注射剂用辅料无药用标准的，应研究建立符合注射用要求的质量标准。并根据 GMP 要求进行生产，严格执行工艺规程，以减少外来异物污染制剂的机会。

3. 质量标准　质量标准是药品不可或缺的重要指标，由于中药的化学成分极其复杂，加上原料药材、生产工艺存在许多不稳定因素，为制定严格的质量标准带来很大困难。目前中药注射剂基本上还是采用指标成分或个别有效成分作为质量控制标准，不能完整对中药注射剂中其他成分进行质量控制。而中药注射剂所含的成分复杂，标准要求过低，难以保证中药注射剂的质量，容易导致不良反应的发生。

针对中药注射剂的特点开展相应的质量研究，加强产品的风险分析、评估与控制，建立全面、系统的质量研究与风险控制网络，从而保证中药注射剂的质量均一、稳定、安全、有效。如《中国药典》2020 年版一部对清开灵注射液增加了指纹图谱的测定。

（二）中药注射剂的配伍使用问题

中药注射剂加入输液中静脉滴注或与其他药物配伍现象在临床日益增多，注射剂联合用药可减少注射的次数，还可增加药物的协同作用。但是中药注射液由于成分复杂，在与其他药物联合应用时，可能发生配伍变化，使不良反应的发生率增高。中药注射剂联合用药发生配伍禁忌呈混浊、沉淀、变色，或产生气泡等现象，主要原因为混合后 pH 值发生改变，使有效成分溶解度降低而析出，增加了微粒的数量，而微粒进入血管后引起微血管阻塞造成局部栓塞性出血、血肿、损伤和坏死，导致肺部肉芽肿及栓塞，引起不良反应的增加。《中国药典》2020 年版一部明确规定清开灵注射液以 10% 葡萄糖注射液 200mL 或氯化钠注射液 100mL 稀释后使用，如经 10% 葡萄糖或氯化钠注射液稀释后，出现沉淀、浑浊亦不得使用；并且已确认清开注射液不能与硫酸庆大霉素、青霉素 G 钾、肾上腺素、阿拉明、乳糖酸红霉素、多巴胺、山梗菜碱、硫酸美芬丁胺等药物配伍使用。

另外，超出药品适应证用药，用药剂量过大，疗程过长，滴注速度过快等临床使用不恰当会造成中药注射剂安全问题。

总之，中药注射剂安全性问题涉及诸多方面，是个复杂的系统工程，需要引起我们的高度重视。中药注射剂采用现代化提取工艺、高科技控制手段从药材、辅料、中间体到终产品，建立一整套生产及质量控制体系，完善中药注射剂质量标准，来评价最终产品的安全性与有效性。并且在临床使用中应采用合理配液方法，控制滴注速度，加强用药观察，以确保中药注射剂的安全、有效、合理用药。

第八节　眼用液体制剂

一、眼用液体制剂概述

眼用液体制剂（ophthalmic liquid preparation）系指供滴眼、洗眼或眼内注射用以治疗或诊断眼部疾病的液体制剂。分为滴眼剂、洗眼剂和眼内注射溶液三类。中药眼用液体制剂系由提取物、饮片制成的直接用于眼部发挥治疗作用的眼用液体制剂（滴眼剂）。眼用液体制剂也有以固态药物形式包装，另备溶剂，临用前配成溶液或混悬液的制剂。

滴眼剂系指由原料药物与适宜辅料制成的供滴入眼内的无菌液体制剂。可分为溶液、混悬液或乳状液。

洗眼剂系指由原料药物制成的无菌澄明水溶液，供冲洗眼部异物或分泌液、中和外来化学物质的眼用液体制剂。

眼内注射溶液系指由原料药物与适宜辅料制成的无菌澄明溶液，供眼周围组织（包括球结膜下、筋膜下及球后）或眼内注射（包括前房注射、前房冲洗、玻璃体内注射、玻璃体内灌注等）的无菌眼用液体制剂。

眼用液体制剂在生产与储存中应符合下列有关规定：

1. 滴眼剂中可加入调节渗透压、pH 值、黏度以及增加原料药物溶解度和制剂稳定性的辅料，所用辅料不应降低药效或产生局部刺激。

2. 除另有规定外，滴眼剂应与泪液等渗。混悬型滴眼剂的沉降物不应结块或聚集，经振摇应易再分散，并检查沉降体积比。除另有规定外，每个容器的装量应不超过 10mL。

3. 洗眼剂属用量较大的眼用制剂，应尽可能与泪液等渗并具有相近的 pH 值。除另有规定外，每个容器的装置应不超过 200mL。

4. 多剂量眼用制剂一般应加适当抑菌剂，尽量选用安全风险小的抑菌剂，产品标签应标明抑菌剂种类和标示量。除另有规定外，在制剂确定处方时，该处方的抑菌效力照《中国药典》

2015 年版四部通则抑菌效力检查法检查应符合规定。

5. 眼内注射溶液、眼内插入剂、供外科手术用和急救用的眼用制剂，均不得加抑菌剂或抗氧剂或不适当的缓冲剂，且应采用一次性使用包装。

6. 包装容器应无菌、不易破裂，其透明度应不影响可见异物检查。

7. 除另有规定外，眼用制剂应遮光密封贮存，启用后最多可使用 4 周。

二、眼用液体制剂的作用机理

（一）眼的药物吸收途径

眼是视觉器官，由眼球、眼内容物、眼的附属器三部分组成，其结构如图 9-12 所示。

眼的药物吸收途径主要有两条，即药物溶液滴入结膜囊内通过角膜和结膜吸收。一般认为滴入眼中药物首先进入角膜内，药物透过角膜至前房，进而到达虹膜。药物经结膜吸收途径是通过巩膜，到达眼球后部。

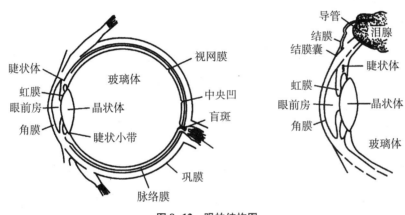

图 9-12　眼的结构图

眼用液体制剂滴入给药时，大部分药物集中在结膜的下穹隆中，借助于毛细管力、扩散力和眨目反射等，使药物进入角膜前的薄膜层中，并由此渗入到角膜中，角膜前薄膜由脂质外层、水性中层和黏蛋白层组成，它与水性或脂性药物均能相容。

药物采用滴入方式给药不能透入或透入太慢时，可将药物直接注射进入结膜下，此时药物可借助于简单扩散，通过巩膜进入眼内，对睫状体、脉络膜和视网膜发挥作用。若将药物作眼球后注射，药物则以简单扩散方式进入眼后段，可对眼球后的神经及其他结构发挥作用。

此外，药物尚可通过眼以外部位给药后经分布到达眼睛，但要达到有效治疗浓度，必须加大药物剂量。因此，作用于眼部的药物，一般情况下以局部给药为宜。

（二）影响药物眼部吸收的因素

药物在眼的吸收，同其疗效有直接的关系。影响药物眼部吸收的主要因素如下：

1. 药物从眼睑缝隙的流失　人正常泪液的容量约为 7μL，若不眨眼最多只能容纳药液 30μL，若眨眼则药液的损失将达 90% 左右。溢出的药液大部分沿面颊淌下，或从排出器官进入鼻腔或口腔中，然后进入胃肠道。因此滴眼剂应用时，若每次增加药液的用量，将使药液有较多的流失；同时由于泪液每分钟能补充总体的 16%，角膜或结膜囊内存在的泪液和药液的容量越小，泪液稀释药液的比例就越大。基于上述原因，若增加滴药的次数，则有利于提高主药的利用率。

2. 药物经外周血管消除 滴眼剂中药物进入眼睑和结膜囊的同时，也通过外周血管迅速从眼组织消除。结膜含有许多血管和淋巴管，当由外来物引起刺激时，血管处于扩张状态，透入结膜的药物有很大比例进入血液中。

3. 药物的脂溶性与解离度 药物的脂溶性与解离度同药物透过角膜和结膜的吸收有关。角膜的外层为脂性上皮层，中间为水性基质层，最内为脂性内皮层，因而脂溶性物质（分子型药物）较易渗入角膜的上皮层和内皮层，水溶性物质（或离子型药物）则比较容易渗入基质层。具有两相溶解的药物，容易透过角膜。完全解离或完全不解离的药物则不能透过完整的角膜。而当角膜有某种程度的损伤时，药物的透过可发生很大的改变，通透性将大大增加。结膜下是巩膜，水溶性药物易通过，而脂溶性药物则不易渗入。

4. 刺激性 滴眼剂的刺激性较大时，能使结膜的血管和淋巴管扩张，增加了药物从外周血管的消除；同时由于泪液分泌增多，不仅将药物浓度稀释，而且增加了药物的流失，从而影响了药物的吸收作用，降低药效。

5. 表面张力 滴眼剂的表面张力对其泪液的混合及对角膜的透过均有较大影响。表面张力愈小，愈有利于泪液与滴眼剂的混合，也有利于药物与角膜上皮层的接触，使药物容易渗入。

6. 黏度 增加黏度可延长滴眼剂中药物与角膜的接触时间，例如 0.5% 甲基纤维素溶液可使药物与角膜接触的时间可延长约 3 倍，从而有利于药物的透过吸收，能减少药物的刺激。

三、眼用液体制剂的附加剂

为了保证眼用溶液剂的安全、有效、稳定，满足临床用药的需要，除了主药以外，还可加入适当的附加剂。主要有以下几种。

（一）调整 pH 值的附加剂

确定眼用溶液剂的 pH 值，要结合药物的溶解度、稳定性、刺激性等多方面因素考虑，为了使药物稳定并避免刺激性，常选用适当的缓冲液作溶剂，使眼用溶液剂的 pH 值稳定在一定的范围内。

常用的缓冲液有：

1. 磷酸盐缓冲液 以无水磷酸二氢钠和无水磷酸氢二钠各配成一定浓度的溶液，临用时二液按不同比例混合后得 pH 值 5.9~8.0 的缓冲液，具体比例见表 9-6。其中二液等量配合成的 pH 值为 6.8 的缓冲液，最为常用。

表 9-6　磷酸盐缓冲溶液

pH 值	0.8%（g/mL）磷酸二氢钠（mL）	0.947%（g/mL）磷酸氢二钠（mL）	使 100mL 溶液等渗应加氯化钠克数	pH 值	0.8%（g/mL）磷酸二氢钠（mL）	0.947%（g/mL）磷酸氢二钠（mL）	使 100mL 溶液等渗应加氯化钠克数
5.91	90	10	0.48	6.98	40	60	0.45
6.24	80	20	0.47	7.17	30	70	0.44
6.47	70	30	0.47	7.38	20	80	0.43
6.64	60	40	0.46	7.73	10	90	0.43
6.81	50	50	0.45	8.04	5	95	0.42

2. 硼酸缓冲液 将硼酸配成浓度为 1.9%（g/mL）的溶液，其 pH 值为 5，可直接作眼用溶液剂的溶剂。

3. 硼酸盐缓冲液　以硼酸和硼砂各配成一定浓度的溶液，临用时二液按以下比例混合得 pH 值为 6.7~9.1 的缓冲液，具体比例见表 9-7。

表 9-7　硼酸盐缓冲液

pH 值	0.24% (g/mL) 硼酸（mL）	1.91% (g/mL) 硼砂（mL）	使 100mL 溶液 等渗应加 氯化钠克数	pH 值	0.24% (g/mL) 硼酸（mL）	1.91% (g/mL) 硼砂（mL）	使 100mL 溶液 等渗应加 氯化钠克数
6.77	97	3	0.22	8.20	65	35	0.25
7.09	94	6	0.22	8.41	55	45	0.26
7.36	90	10	0.22	8.60	45	55	0.27
7.60	85	15	0.23	8.60	40	60	0.27
7.87	80	20	0.24	8.84	30	70	0.28
7.94	75	25	0.24	8.98	20	80	0.29
8.08	70	30	0.25	9.11	10	90	0.30

缓冲溶液贮备液应灭菌贮藏，并添加适量抑菌剂，以防微生物生长。

（二）调节渗透压的附加剂

一般眼用溶液剂的渗透压调整在相当于 0.8%~1.2% 氯化钠浓度的范围即可。滴眼剂是低渗溶液时应调整成等渗溶液，但因治疗需要也可采用高渗溶液，而洗眼剂则应力求等渗。

调整渗透压常用的附加剂有氯化钠、硼酸、葡萄糖、硼砂等，渗透压调节的计算方法与注射剂相同，即用冰点降低数据法或氯化钠等渗当量法。

（三）抑菌剂

眼用液体制剂属多剂量剂型，要保证在使用过程中始终保持无菌，必须添加适当的抑菌剂。常用的抑菌剂见表 9-8。

表 9-8　常用抑菌剂及其使用浓度

抑菌剂	浓度	抑菌剂	浓度
氯化苯甲羟胺	0.01%~0.02%	苯乙醇	0.5%
硝酸苯汞	0.002%~0.004%	对羟基苯酸甲酯与 丙酯的混合物	甲酯 0.03%~0.1%， 丙酯 0.01%
硫柳汞	0.005%~0.01%	三氯叔丁醇	0.35%~0.5%

单一的抑菌剂，不能达到理想效果，可采用复合抑菌剂使抑菌效果明显增强，如少量的依地酸钠能使其他抑菌剂对绿脓杆菌的抑制作用增强，对眼用液体制剂较为适宜。

（四）调整黏度的附加剂

适当增加滴眼剂的黏度，既可延长药物与作用部位的接触时间，又能降低药物对眼的刺激性，有利于发挥药物的作用。常用的有甲基纤维素、聚乙烯醇、聚维酮、聚乙二醇等。

（五）其他附加剂

根据眼用溶液剂中主药的性质，也可酌情加入增溶剂、助溶剂、抗氧剂等，其用法用量参见有关章节。

四、眼用液体制剂的制备

（一）制备工艺流程

眼用液体制剂的制备工艺流程如图 9-13 所示。

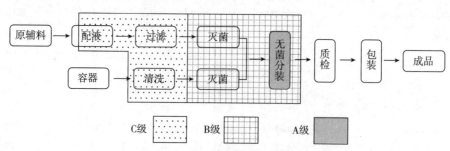

图 9-13 眼用液体制剂流程示意图

用于手术、伤口、角膜穿透伤的滴眼剂及眼用注射溶液按注射剂生产工艺制备，分装于单剂量容器中密封或熔封，最后灭菌，不加抑菌剂，一次用后弃去，保证无污染。洗眼剂用输液瓶包装，其清洁方法按输液包装容器处理。主药不稳定者，全部以严格的无菌生产工艺操作制备。若药物稳定，可在分装前大瓶装后灭菌，然后再在无菌操作条件下分装。

（二）滴眼剂容器的处理

滴眼剂的容器有玻璃瓶与塑料瓶两种。中性玻璃对药液的影响小，配有滴管并封以铝盖的小瓶，可使滴眼剂保存较长时间，故对氧敏感药物多用玻璃瓶。遇光不稳定药物可选用棕色瓶。玻璃滴瓶用前须洗刷干净，装于耐酸尼龙丝网袋内，浸泡于重铬酸钾浓硫酸清洁液中 4~8h 后取出，先用常水冲洗除尽清洁液，再用滤过澄明的纯化水冲洗。经干热灭菌或热压灭菌备用。橡胶帽、塞的洗涤方法与输液瓶的橡胶塞处理方法相同，但由于无隔离膜，应注意吸附药物问题。

塑料滴眼瓶由聚烯烃吹塑制成，立即封口，不易污染且价廉、质轻、不易碎裂，较常用。但塑料中的增塑剂或其他成分会溶入药液中，使药液不纯；同时塑料瓶也会吸附某些药物，使含量降低影响药效；塑料瓶有一定的透气性，不适宜盛装对氧敏感的药物溶液。塑料滴眼瓶的清洗处理：切开封口，应用真空灌装器将滤过注射用水灌入滴眼瓶中，然后用甩水机将瓶中水甩干，如此反复三次，最后在密闭容器内用环氧乙烷灭菌后备用。

（三）药液的配制与过滤

滴眼剂所用器具于洗净后干热灭菌，或用杀菌剂（用 75% 乙醇配制的 0.5% 度米芬溶液）浸泡灭菌，用前再用纯化水及新鲜的注射用水洗净。

药物、附加剂用适量溶剂溶解，必要时加活性炭（0.05%~0.3%）处理，经滤棒、垂熔玻璃滤球和微孔滤膜滤至澄明，加溶剂至全量，灭菌后半成品检查。眼用混悬剂配制，可将药物微粉化后灭菌；另取表面活性剂、助悬剂加适量注射用水配成黏稠液，再与药物用乳匀机搅匀，添加注射用水至足量。

中药眼用溶液剂，先将中药按注射剂的提取和纯化方法处理，制得浓缩液后再进行配液。

（四）药液的灌装

眼用液体制剂配成药液后，应抽样进行定性鉴别和含量测定，符合要求方可分装于无菌容器中。普通滴眼剂每支分装 5~10mL 即可，供手术用的眼用液体制剂可装于1~2mL的小瓶中，再用适当的灭菌方法灭菌。

小量生产时常用简易真空灌装器分装。大生产常用减压真空灌装法分装。分装后，经澄明度检查，并抽样作菌检，合格后即可供临床应用。

五、鱼腥草滴眼液

【处方】鲜鱼腥草 2000g

【制法】取鲜鱼腥草，加水进行水蒸气蒸馏，收集初馏液 2000mL，再进行重蒸馏，收集重蒸馏液 1000mL，加入等量注射用水，再进行重蒸馏，收集精馏液 900mL，加入氯化钠 7g、聚山梨酯 805g 及羟苯乙酯 0.3g，混匀，加注射用水使成 1000mL，滤过，灌封，即得。

【性状】本品为近无色或微黄色的澄明液体。

【功能与主治】清热，解毒，利湿。用于风热疫毒上攻所致的暴风客热、天行赤眼、天行赤眼暴翳，症见两眼刺痛、目痒、流泪；急性卡他性结膜炎、流行性角结膜炎见上述证候者。

【用法与用量】滴入眼睑内，一次 1 滴，一日 6 次。治疗急性卡他性结膜炎，7 天为一疗程；治疗流行性角结膜炎，10 天为一疗程。

【规格】每瓶装 8mL。

【贮藏】密闭，遮光，置阴凉处。

【注解】

（1）鱼腥草别名折耳根、狗心草等，在我国应用历史悠久，现代研究发现鱼腥草有抗氧化、抑菌、抗病毒、抗炎等作用。20 世纪 70 年代，我国自主研发了鱼腥草注射液，在此基础上，研制成具有抗菌抗病毒双重功效的鱼腥草滴眼液。它是国内第一个中药滴眼液，填补了相关空白。

（2）制备时采用水蒸气蒸馏法提取挥发油，挥发油的主要成分为鱼腥草素、甲基正壬酮、月桂烯等。聚山梨酯为增溶剂，溶解挥发油，使鱼腥草滴眼液成澄明溶液。氯化钠为渗透压调节剂，羟苯乙酯为防腐剂。

（3）为控制鱼腥草滴眼液的质量，采用薄层色谱法建立了成品中鱼腥草的鉴别方法；为进一步控制产品质量建立气相特征指纹图谱。采用气相色谱法测定成品甲基正壬酮（$C_{11}H_{22}O$）的含量。（详见 2020 年版《中国药典》一部第 1191 页鱼腥草滴眼液项下相关内容）

六、眼用液体制剂的质量要求与检查

1. 可见异物 除另有规定外，滴眼剂照《中国药典》2020 年版四部通则滴眼剂项下可见异物检查法的方法检查，应符合规定；眼内注射溶液照《中国药典》2020 年版四部通则注射液项下可见异物检查法检查，应符合规定。

2. 粒度 除另有规定外，含饮片原粉的眼用制剂和混悬型眼用制剂照《中国药典》2020 年版四部眼用制剂粒度和粒度分布测定法测定，粒度应符合规定。

3. 沉降体积比 混悬型滴眼剂（含饮片细粉的滴眼剂除外）照《中国药典》2020 年版四部通则眼用制剂的沉降体积比方法检查，沉降体积比应不低于 0.90。

4. 装置 除另有规定外，单剂量包装的眼用液体制剂照《中国药典》2020 年版四部通则眼用制剂装量方法检查，应符合规定。

检查法 取供试品 10 个，将内容物分别倒入经标化的量入式量筒（或适宜容器）内，检视，每个装量与标示装量相比较，均不得少于其标示量。

多剂量包装的眼用制剂，照《中国药典》2020 年版四部通则最低装量检查法检查，应符合规定。

5. 渗透压摩尔浓度　除另有规定外，水溶液型滴眼剂、洗眼剂和眼内注射溶液按各品种项下的规定，照《中国药典》2020 年版四部通则透压摩尔浓度测定法测定，应符合规定。

6. 无菌　除另有规定外，照《中国药典》2020 年版四部通则无菌检查法检查，应符合规定。

【思考题】

1. 注射剂与其他剂型相比有哪些特点？

2. 注射剂应检查哪些质量项目？标准是什么？

3. 热原的组成是什么？对人体有什么危害？热原污染的途径是什么？如何除去热原？

4. 注射用水、纯化水、制药用水与灭菌注射用水有什么区别？对注射用水有哪些质量要求？

5. 结合清开灵注射液的研制过程，谈谈中药注射剂研发思路。

6. 当前，随着中药注射剂不良反应报道量的提高，人们对中药注射剂的安全性提出很多质疑，谈谈你对这一现象的认识。

第十章

外用膏剂

【学习要求】

1. 掌握软膏剂与乳膏剂、膏药、贴膏剂的含义、特点与制备。

2. 熟悉外用膏剂的透皮吸收机制及影响因素；软膏剂与乳膏剂、膏药、贴膏剂、贴剂的基质种类与性质；白膏药、贴剂、凝胶剂、糊剂、眼用半固体制剂、鼻用半固体制剂的含义、特点与制备。

3. 了解各类外用膏剂的质量检查。

第一节　概　述

一、含义

外用膏剂系指采用适宜的基质将原料药物制成专供外用的半固体或近似固体的一类剂型，包括软膏剂、乳膏剂、膏药、贴膏剂（橡胶贴膏剂、凝胶贴膏剂）、眼用膏剂、鼻用膏剂等。

软膏剂和膏药（铅硬膏）在我国应用甚早，橡胶贴膏则源于国外。贴剂近年来有了迅速的发展，凝胶贴膏因能容纳多量中药提取物而受到重视；传统的铅硬膏通过穴位经络发挥药物通经走络、行滞祛瘀、开窍透骨、祛风散寒的作用。膏药疗法源远流长，疗效显著，是中医内病外治的重要手段。近年来，随着新技术与新辅料的应用，中药外用膏剂不断创新发展，如将柔性纳米脂质体、纳米乳等与高分子材料共组合制成贴膏剂、凝胶剂等经皮给药系统，从而增加中药成分经皮吸收，达到"内病外治"的全身作用效果，或缓释、滞留真皮层达到长效局部作用。《中国药典》2020年版收载的中药成方制剂中收录外用膏剂36种，其中软膏剂12种，乳膏剂4种，橡胶贴膏14种，黑膏药6种。

二、特点

外用膏剂易涂布或黏贴于皮肤、黏膜或创面上，起保护创面、润滑皮肤和局部治疗作用，或透过皮肤或黏膜起全身治疗作用。药物透过皮肤起全身治疗作用具有下列优点：①能避免肝脏的首过效应；②避免胃肠道刺激及吸收不良；③维持恒定持久的释药速率；④减少给药次数等。

三、分类

外用膏剂按基质及形态分为五类。

1. 软膏剂（ointment）与乳膏剂（emulsifiable paste）　软膏剂系指原料药物与油脂性或水

溶性基质混合制成的均匀的半固体外用制剂。乳膏剂系指原料药物溶解或分散于乳状液型基质中形成的均匀半固体制剂。类似软膏剂的有乳膏剂、糊剂、凝胶剂等。

2. 贴膏剂（adhesive plaster） 系指将原料药物与适宜的基质制成膏状物、涂布于背衬材料上供皮肤贴敷、可产生全身性或局部作用的一种薄片状制剂。包括橡胶贴膏（原橡胶膏剂）与凝胶贴膏（原巴布剂或凝胶膏剂）。

3. 膏药（plaster） 系指饮片、食用植物油与红丹（铅丹）或官粉（铅粉）炼制成膏料，摊涂于裱褙材料上制成的供皮肤贴敷的外用制剂。前者称为黑膏药，后者称为白膏药。

4. 贴剂（patch） 指原料药物与适宜的材料制成的供黏贴在皮肤上的可产生全身性或局部作用的一种薄片状制剂，如东莨菪碱贴剂。

另有其他采用空白贴膏共同使用的敷料或软膏剂。如藏药消痛贴膏，将药芯袋黏附于空白胶布上，药芯袋内容物为药物粉末，临用前用润湿剂将药芯袋润湿后黏贴于皮肤。

四、药物经皮吸收机制与影响因素

（一）药物经皮吸收机制

外用膏剂的经皮吸收，如清代名医徐洄溪对膏药"治里者"解释为"用膏贴之，闭塞其气，使药性从毛孔而入其腠理，通经贯络，或提而出之，或攻而散之，较之服药尤有力，此至妙之法也。"外用膏剂的经皮吸收系指其中的药物通过皮肤进入血液的过程。包括释放、渗透及吸收进入血液循环三个阶段。释放系指药物从基质中脱离出来并扩散到皮肤或黏膜表面；穿透系指药物通过表皮进入真皮、皮下组织，对局部组织起治疗作用；吸收系指药物通过皮肤微循环或与黏膜接触后通过血管或淋巴管进入体循环而产生全身作用。

1. 皮肤的构造 正常人皮肤的构造如图10-1所示，由表皮、真皮两部分组成，表皮在皮肤的最外层，由外到内可分为角质层、透明层、颗粒层、棘层及基底层等5层。角质层由死亡的角质细胞形成层状紧密结构，细胞中充满了蛋白质与类脂质，能防止水分蒸发，是抵御外来物质进入的第一道屏障。表皮内无血管，药物在表皮内不能吸收；真皮内有皮脂腺、毛囊及汗腺，并有丰富的毛细血管、淋巴管、神经等；皮脂腺多与毛发并存，开口于毛囊上部，汗腺导管贯穿于真皮中，开口至表皮；皮下脂肪组织在真皮之下，分布有许多血管、淋巴管及汗腺。

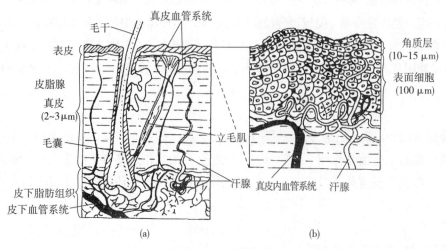

图10-1 皮肤的构造

（a）皮肤的断面图 （b）表皮扩大图

2. 经皮吸收途径　药物的经皮吸收主要有以下两个途径：

（1）完整的表皮途径　是药物经皮吸收的主要途径。完整表皮的角质层细胞及其细胞间隙具有类脂膜性质，有利于脂溶性药物以非解离型透过皮肤，而解离型药物较难透过。

（2）皮肤附属器途径　即通过皮脂腺、毛囊及汗腺吸收。在吸收初期药物穿透皮肤附属器比完整表皮快，当吸收达到稳态后，则附属器途径可忽略，且其所占面积只有皮肤总面积的1%左右，故不是主要的吸收途径。大分子和离子型药物可能主要通过这些转运途径转运。

（二）影响因素

影响经皮吸收的因素可以用式 10-1 说明：

$$dQ/dt = KCDA/T \qquad (10\text{-}1)$$

式中，dQ/dt 为达到稳定时的药物透皮速率；K 为药物皮肤/基质分配系数；C 为溶于基质中的药物浓度；D 为药物在皮肤屏障中的扩散系数；A 为给药面积；T 为有效屏障厚度。分配系数 K 是药物在皮肤与基质中相对溶解度的指数。当 A、D、T 不变时，C 是透皮药物最重要的理化性质。K、C 的乘积可代表药物的热力学活性，即药物与基质亲和力越弱，在基质中浓度越高，透皮速率越大。影响药物经皮吸收的因素如下：

1. 皮肤生理因素

（1）种属与个体差异　不同动物、动物与人之间皮肤的渗透性差异很大。同种动物性别、年龄不同，其渗透性也有较大差别。

（2）皮肤的部位　药物的穿透吸收速度与皮肤角质层的厚度、附属器密度等有较大关系。一般角质层薄、毛孔多的部位则较易透入。不同部位的皮肤通透性大小顺序为：耳郭后部>腹股沟>颅顶盖>脚背>前下臂>足底。对全身作用的经皮吸收制剂宜选择角质层薄、施药方便的部位。

（3）皮肤的健康状况　如皮肤患湿疹、溃疡或切伤、烧伤时，皮肤角质层屏障作用下降或丧失，药物易于穿透，吸收速度和吸收程度大大增加（溃疡皮肤渗透性为正常皮肤的3~5倍），但可能产生毒副作用。而硬皮病、牛皮癣及老年角化病等皮肤病使角质层致密硬化，药物渗透性降低。

（4）皮肤的温度与湿度　皮肤温度增加，血液循环加快，吸收增加。皮肤湿度大，有利于角质层的水合作用，引起角质层肿胀，细胞间隙疏松，药物渗透性增加。

（5）皮肤的结合与代谢作用　药物与皮肤蛋白质或脂质等的结合是可逆性结合，可延长药物渗透时滞，也可能在皮肤内形成药物的贮库。酶代谢对多数药物和皮肤吸收不产生明显的首过效应。

2. 药物性质

（1）油水分配系数　角质层具有类脂质持性，非极性强，一般脂溶性药物比水溶性药物易穿透皮肤，但组织液是极性的，因此既有一定脂溶性又有一定水溶性的药物（分子具有极性基团和非极性基团）更易穿透。有机弱酸或有机弱碱性药物的分子型比离子型脂溶性大，故较易透过皮肤吸收。

（2）分子大小　药物的扩散系数与分子量的平方根或立方根成反比，分子量超过600的较难透过角质层。

（3）熔点　熔点愈高的药物和水溶性或亲水性药物，在角质层的渗透速率较低。

3. 基质性质

（1）基质的种类与组成　直接影响药物在基质中的理化性质及贴敷处皮肤的生理功能。油脂性强的基质封闭性强，如中药膏药能阻止皮肤内水分与汗液蒸发，有利于角质层的水合作用，从而降低药物穿透阻力，透皮吸收效果较好。而水溶性的基质如聚乙二醇对药物释放虽快，但几乎不能阻止水分的蒸发，不利于药物穿透与透皮吸收。

（2）基质对药物的亲和力　若两者亲和力大，药物的皮肤/基质分配系数小，药物难以从基质向皮肤转移，不利于吸收。

（3）基质的 pH　pH 影响弱酸性和弱碱性药物的分子形式，当基质的 pH 小于弱酸性药物的 pK_a 或大于弱碱性药物的 pK_a 时，这些药物的分子型（非解离型）增加，脂溶性加大有利于穿透。故可根据药物的 pK_a 值来调节基质的 pH，增加非离子型的比例，提高渗透性。

4. 附加剂

（1）表面活性剂　自身可以渗入皮肤并与皮肤成分相互作用，促进药物穿透。通常非离子表面活性剂的作用大于阴离子表面活性剂，且刺激性较小，但表面活性剂的用量与药物的穿透不一定成正比，一般以 1%~2% 为宜。用量高，药物被增溶在胶团中，不易释放。

（2）渗透促进剂　系指能加速药物穿透皮肤的一类物质。它们能可逆地降低皮肤的屏障性能，增加药物的渗透性而不损害皮肤的其他功能。促渗机制包括溶解角质层类脂、干扰脂质分子的有序排列、增加其流动性，或提高皮肤的水合作用等。常用的透皮吸收促进剂有表面活性剂、有机溶剂类、月桂氮䓬酮及其同系物、有机酸、角质保湿剂及萜烯类。

月桂氮䓬酮又称氮酮（azone），是一种新型透皮促进剂。对皮肤、黏膜的刺激性小，毒性小。本品对亲水性药物的渗透作用强于亲脂性药物。处方中的乙醇、丙二醇、油酸等能加强其促渗透作用。氮酮的促渗透作用具有浓度依赖性，有效浓度常在 1%~6%，但促渗透作用常不随浓度提高而增加，最佳浓度应根据实验确定。

其他渗透促进剂尚有丙二醇、甘油、聚乙二醇等多元醇、角质保湿剂尿素、吡咯酮类等，一般单独应用效果较差，常配伍使用。中药挥发油经实验证明具有较强的透皮促进能力，如薄荷油、桉叶油、松节油等。

5. 其他　制剂中药物浓度、用药面积、应用次数及应用时间等一般与药物的吸收量成正比。其他如气温、相对湿度、局部摩擦、脱脂及离子导入应用等均有助于药物的透皮吸收。

第二节　软膏剂与乳膏剂

一、概述

软膏剂系指原料药物与油脂性或水溶性基质混合制成的均匀的半固体外用制剂。因原料药物在基质中分散状态不同，分为溶液型软膏剂和混悬型软膏剂。溶液型软膏剂为原料药物溶解（或共熔）于基质或基质组分中制成的软膏剂；混悬型软膏剂为原料药物细粉均匀分散于基质中制成的软膏剂。

乳膏剂系指原料药物溶解或分散于乳状液型基质中形成的均匀半固体制剂。乳膏剂由于基质不同，可分为水包油型乳膏剂和油包水型乳膏剂。

软膏剂与乳膏剂主要起润滑、保护和局部治疗作用，少数能经皮吸收产生全身治疗作用，多用于慢性皮肤病，禁用于急性皮肤损害部位。

二、基质

理想的软膏剂与乳膏剂基质具有以下特点：①应有适当稠度，润滑，无刺激性；②性质稳定，能与多种药物配伍，不发生配伍禁忌；③不妨碍皮肤的正常功能，有利于药物的释放吸收；④易清洗，不污染衣物。但实际应用中，很少有基质能完全符合上述要求，应根据医疗用途及皮肤的生理病理状况，使用混合基质或添加附加剂，以保证制剂的质量。

软膏基质的吸水能力常用水值表示，水值系指在规定温度下（20℃）100g 基质能容纳的最大水量（以克表示）。如白凡士林的水值为 9.5，羊毛脂为 185。

（一）软膏剂基质

1. 油脂性基质 油脂性基质包括动植物油脂类、类脂类及烃类等。共同的特点是润滑、无刺激性，对皮肤的保护及软化作用强；能防止水分蒸发，促进水合作用，对表皮增厚、角化、皲裂有软化保护作用；能与大多数药物配伍。但油腻性与疏水性大，不易用水吸除，不宜用于急性且有多量渗出液的皮肤疾病，对药物的释放穿透作用较差。

（1）油脂类 系从动物或植物得到的高级脂肪酸甘油酯及其混合物。受温度、光线、氧气或微生物等影响引起分解、氧化和酸败，可加抗氧剂和防腐剂改善。常用的有动物油、植物油、氢化植物油等。中药油膏常以麻油与蜂蜡熔合为基质。

（2）类脂类 系高级脂肪酸与高级醇化合而成的酯类，其物理性质与油脂类似，化学性质较油脂稳定，常与油脂类基质合用。

①羊毛脂：又称无水羊毛脂，有良好的吸水性，可吸水 150%、甘油 140% 及 70% 的乙醇 40%。羊毛脂与皮脂组成接近，故有利于药物渗透；但过于黏稠而不宜单用，常与凡士林合用，以提高凡士林的吸水性和渗透性。

②蜂蜡：主要成分为棕榈酸蜂蜡醇酯，含少量游离的高级脂肪醇，可作为 W/O 型辅助乳化剂，调节软膏的稠度。熔程为 62~67℃。

③鲸蜡：主要为棕榈酸鲸蜡醇酯，并含少量高级脂肪酸酯，有辅助乳化作用，熔点 42~50℃，不易酸败，有较好的润滑性，主要用于调节基质的稠度。

（3）烃类 系石油分馏得到的各种烃的混合物，大部分为饱和烃类，不易被皮肤吸收，适用于保护性软膏；不溶于水，与多数植物油、挥发油混溶。

①凡士林：又称软石蜡，为液体烃类与固体烃类形成的半固体混合物，熔程为 38~60℃，能与大多数药物配伍，具有适宜的稠度和涂展性，无刺激性，能与蜂蜡、脂肪、植物油（除蓖麻油）熔合。本品油腻性大，吸水能力差，能吸收其重量 5% 的水，故不适用于有多量渗出液的患处。凡士林中加入适量羊毛脂、某些高级醇类或表面活性剂可增加其吸水性和释药性。

②固体石蜡与液体石蜡：前者为各种固体烃的混合物，后者为液体烃的混合物。用于调节软膏剂的稠度。其优点是结构均匀，与其他基质熔合后不会析出，故优于蜂蜡。

（4）硅酮类 为不同分子量的聚二甲基硅氧烷的总称，简称硅油。其通式为 $CH_3[Si(CH_3)_2 \cdot O]_n \cdot Si(CH_3)_3$，常用二甲聚硅与甲苯聚硅，黏度随分子量增大而增加。其最大优点是在应用温度范围内（−40~150℃）黏度变化极小。本品润滑作用好，易于涂布，无刺激性，疏水性强，与羊毛脂、硬脂酸、聚山梨酯、脂肪酸山梨坦等均能混合，用于乳膏剂；也常与油脂性基质合用制成防护性软膏。本品对眼有刺激性，不宜用作眼膏基质。

2. 水溶性基质 水溶性基质由天然或合成的高分子水溶性物质组成。高分子物质溶解后形成凝胶，则属凝胶剂，如羧甲基纤维素钠。目前常用的水溶性基质主要是聚乙二醇类。水溶性基质易涂展，能吸收组织渗出液。一般释放药物较快，无油腻性，易洗除。对皮肤、黏膜无刺激性，可用于糜烂创面及腔道黏膜。其缺点是润滑作用较差。

聚乙二醇（polyethylene glycol，PEG）为乙二醇的高分子聚合物，药剂中常用平均分子量在300~6000者。PEG700以下是液体，PEG1000、PEG1500及PEG1540是半固体，PEG2000以上是固体，若取不同平均分子量的聚乙二醇以适当比例相混合，可制成稠度适宜的基质。PEG化学性质稳定，可与多数药物配伍，耐高温，不易霉败。易溶于水，能与乙醇、丙酮、氯仿混溶。吸湿性强，可吸收分泌液，对皮肤有一定刺激性，长期使用可致皮肤脱水干燥。

【处方1】聚乙二醇3350 400g　聚乙二醇400 600g

【处方2】聚乙二醇3350 500g　聚乙二醇400 500g

【制法】称取两种聚乙二醇，在水浴上加热至65℃熔化，搅拌均匀至冷凝。

处方2所制得的软膏较稠。若药物为水煎液或药物水溶液（6%~25%的量），可用30~50g硬脂酸代替等量的聚乙二醇30~50g，以调节稠度。

（二）乳膏剂基质

乳膏剂基质是由水相、油相借乳化剂的作用在一定温度下乳化而成的半固体基质，可分为水包油型（O/W）和油包水型（W/O）两类。油相物质多为固体或半固体，如硬脂酸、蜂蜡、石蜡、高级醇等，为调节稠度加入液状石蜡、凡士林、植物油等。水相为蒸馏水或药物的水溶液及水溶性的附加剂。

乳膏剂基质对油、水均有一定亲和力，能与创面渗出液混合，对皮肤正常功能影响小；W/O型乳膏剂油腻性比油脂性基质小，能吸收部分水分，水分从皮肤表面蒸发时有缓和冷却作用，习称冷霜。O/W型乳膏剂，能与水混合，无油腻性，易洗除，习称雪花膏。O/W型乳膏剂可促使药物与皮肤接触，药物释放、穿透较快，但也可促使病变处分泌物反向吸收而致炎症恶化，故湿疹等分泌物较多的病变部位不宜使用；易干燥、发霉，需加入保湿剂和防腐剂。遇水不稳定的药物不宜制成乳膏剂。通常W/O型乳膏剂基质pH不大于8.5，O/W型pH不大于8.3。

乳膏剂基质常用乳化剂及稳定剂如下：

1. 阴离子表面活性剂

（1）一价皂　常用钠、钾、铵的氢氧化物或三乙醇胺等有机碱与脂肪酸（如硬脂酸）作用生成的新生皂配制软膏，为O/W型乳化剂。硬脂酸用量中仅一部分与碱反应生成肥皂，其余的硬脂酸与油相物质一起被乳化形成分散相，并可增加基质的稠度。用硬脂酸制成的O/W型乳膏剂基质光滑美观，水分蒸发后留有一层硬脂酸薄膜而具保护作用，常加入适量的凡士林、液状石蜡等油脂性基质调节其稠度和涂展性。

此类基质的缺点是易被酸、碱、钙离子、镁离子或电解质等破坏。制备用水宜用蒸馏水或离子交换水，制成的软膏在pH值5~6以下时不稳定。

例　含有机氨皂的乳膏剂基质

【处方】硬脂酸120g　单硬脂酸甘油酯35g　液状石蜡60g　凡士林10g　羊毛脂50g　三乙醇胺4g　羟苯乙酯1g　蒸馏水加至1000g

【制法】取硬脂酸、单硬脂酸甘油酯、液状石蜡、凡士林、羊毛脂置容器内，水浴加热至熔化，继续加热至70~80℃；另取三乙醇胺、羟苯乙酯及蒸馏水，加热至70~80℃，缓缓倒入硬脂酸等油相中，边加边搅拌，至乳化完全，放冷即得。

处方中三乙醇胺与部分硬脂酸形成硬脂酸胺皂，为O/W型乳化剂。硬脂酸胺皂的碱性较弱，适于药用制剂。单硬脂酸甘油酯，乳化能力弱，是W/O型辅助乳化剂，能增加油相的吸水能力。

（2）高级脂肪醇硫酸酯类　常用十二烷基硫酸钠（月桂醇硫酸钠），其水溶液呈中性，对皮肤刺激性小，在 pH 值 4~8 内较稳定，不受硬水影响，能与肥皂、碱类、钙镁离子配伍，但与阳离子表面活性剂可形成沉淀而失效。常用量为 0.5%~2.0%。

例　含十二烷基硫酸钠的乳膏剂基质

【处方】硬脂醇 250g　十二烷基硫酸钠 10g　白凡士林 250g　甘油 120g　羟苯乙酯 1g　蒸馏水加至 1000g

【制法】取十二烷基硫酸钠、甘油、羟苯乙酯、蒸馏水，加热至 70~80℃，缓缓加入已加热至同温度的硬脂醇、白凡士林油相中，随加随向同一方向搅拌，至乳化凝结。

方中十二烷基硫酸钠为主要乳化剂，能形成 O/W 型乳膏剂基质。硬脂醇既是油相，又起辅助乳化、稳定及增加基质稠度的作用。白凡士林可防止基质水分蒸发并留下油膜，有利于角质层水合而产生润滑作用。甘油为保湿剂，并有助于防腐剂的溶解。

（3）多价皂　由二价、三价金属如钙、镁、锌、铝与脂肪酸作用形成的多价皂，在水中溶解度小，形成的 W/O 型基质较一价皂形成的 O/W 型基质更稳定。如硬脂酸铝，或氢氧化钙与处方中脂肪酸（如硬脂酸）作用生成的脂肪酸钙。

2. 非离子表面活性剂

（1）聚山梨酯类　为 O/W 型乳化剂。对黏膜和皮肤刺激性小，并能与电解质配伍。为调节制品的 *HLB* 值与稳定性常与其他乳化剂（如脂肪酸山梨坦、十二烷基硫酸钠）合用。

例　含聚山梨酯 80 的乳膏剂基质

【处方】硬脂酸 150g　白凡士林 100g　单硬脂酸甘油酯 100g　聚山梨酯 80 50g　硬脂山梨坦 60 20g　羟苯乙酯 1g　蒸馏水 479mL

【制法】取硬脂酸、白凡士林、单硬脂酸甘油酯水浴上加热熔融，保温于 70℃左右，加入硬脂酸山梨坦 60 与羟苯乙酯使溶解；另取蒸馏水加热至 80℃，加入聚山梨酯 80 溶解混匀。将上述油相缓缓加入水相，边加边搅拌至冷凝，即得。

处方中聚山梨酯 80 为主要乳化剂，硬脂酸山梨坦 60 为 W/O 型乳化剂，用以调节适宜的 *HLB* 值而形成稳定的 O/W 型乳膏剂基质，硬脂酸、单硬脂酸甘油酯为增稠剂与稳定剂，并使制得的基质细腻光亮。

（2）聚氧乙烯醚的衍生物类　①平平加 O：为 O/W 型乳化剂，*HLB* 值为 15.9，在冷水中溶解度比热水中大，溶液 pH6~7，对皮肤无刺激性，有良好的乳化、分散性能。②柔软剂 SG：为硬脂酸聚氧乙烯酯，O/W 型乳化剂，可溶于水，pH 近中性，渗透性较大，常与平平加 O 等混合应用。③乳化剂 OP：为烷基酚聚氧乙烯醚类，O/W 型乳化剂，可溶于水，用量一般为油相总量的 2%~10%。

（3）脂肪酸山梨坦类　为 W/O 型乳化剂。常与 O/W 型乳化剂如聚山梨酯类合用于 O/W 型基质中，用于调节 *HLB* 值并使之稳定；或与高级脂肪醇等合用于 W/O 型基质中，能吸收少量水分，对皮肤黏膜刺激性小。

例　含聚山梨坦的乳膏剂基质

【处方】白凡士林 400g　硬脂醇 180g　倍半油酸山梨醇酯 5g　羟苯乙酯 1g　尼泊金丙酯 1g　蒸馏水加至 1000g

【制法】取白凡士林、硬脂醇、倍半油酸山梨醇酯及尼泊金丙酯置蒸发皿，水浴上加热至 75℃熔化，保温备用。另取羟苯乙酯加入适量蒸馏水，加热至 80℃，待溶解后，趁热加至上述油相中，不断搅拌至冷凝。

本品为 W/O 型乳膏剂基质。透皮性良好，涂展性亦佳，可吸收少量分泌液。

3. 高级脂肪醇类及其他弱 W/O 乳化剂　主要作为 W/O 型乳化剂，有一定吸水作用，也常作为 O/W 型基质的辅助乳化剂，以调整适当的 *HLB* 值达到油相所需范围，并有稳定与增稠作用。常用的品种有十六醇（鲸蜡醇）、十八醇（硬脂醇）、单硬脂酸甘油酯、蜂蜡、羊毛脂、胆甾醇等。

例　含十八醇的乳膏剂基质

【处方】蜂蜡 30g　硬脂醇 30g　胆甾醇 30g　白凡士林加至 1000g

【制法】将以上 4 种基质在水浴上加热熔化混匀，搅拌至冷凝。

本品加等量水后仍稠度适中。与药物水溶液配伍，成为 W/O 型软膏，可吸收分泌液。可用于遇水不稳定的药物制备软膏。

三、制备

（一）工艺流程图（图 10-2）

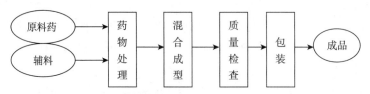

图 10-2　软膏剂、乳膏剂制备工艺流程示意图

（二）制法

1. 软膏剂制法

（1）基质的处理　油脂性基质应先加热熔融，再于 150℃灭菌 1h 并除去水分。忌用直火加热灭菌，蒸汽加热夹层中压力应达到 490.35kPa 左右。

（2）成型

①研和法：指将饮片细粉用少量基质研匀或用适宜液体研磨成细糊状，再递加其余基质研匀的制备方法。适用于软膏基质较软，在常温下通过研磨即可与药物均匀混合；或不宜加热、不溶性及量少的药物的制备。少量制备时在软膏板上用软膏刀将药物与基质分次递加调和而成，也可在乳钵中研匀。

②熔融法：指将基质加热熔化，再将药物分次加入，边加边搅拌直至冷凝的方法。适用于软膏处方中基质熔点不同，常温下不能混合均匀者；主药可溶于基质；或药材需用植物油加热浸提。

2. 乳膏剂制法　乳化法：将处方中的油溶性组分一起加热至 80℃左右，另将水溶性组分溶于水中，加热至 80℃左右，两相混合，搅拌至乳化完全并冷凝。乳化法中油、水两相有 3 种混合方法：①两相同时混合，适用于连续的或大批量的操作，需要一定的设备，如输送泵、连续混合装置等；②分散相加到连续相中，适用于含小体积分散相的乳膏剂系统；③连续相加到分散相中，适用于多数乳膏剂系统，在混合过程中引起乳膏剂的转型，能产生更为细小的分散相粒子。

3. 包装与贮藏　生产中多采用密封性好的锡制、铝制或塑料软膏管包装，内包装材料应不与药物或基质发生理化作用，无菌产品的内包装材料应无菌。

软膏剂、乳膏剂用于烧伤治疗如为非无菌制剂的，应在标签上标明"非无菌制剂"；产品说明书中应注明"本品为非无菌制剂"，同时在适应证下应明确"用于程度较轻的烧伤（Ⅰ度或浅Ⅱ度）"；注意事项下规定"应遵医嘱使用"。

除另有规定外，软膏剂应避光密封贮存。乳膏剂应避光密封置25℃以下贮存，不得冷冻。

（三）注意事项

1. 不溶性药物或直接加入的药材　预先制成细粉，过六号筛。制备时取药粉先与少量基质或液体成分如液状石蜡、甘油、植物油等研成糊状，再不断递加其余基质；或将药物细粉在不断搅拌下加到熔融的基质中，继续搅拌至冷凝。

2. 可溶于基质的药物　应溶解于基质或基质组分中。饮片可以先用适宜方法提取，过滤后将油提取液与油相基质混合。水溶性药物一般先用少量水溶解，以羊毛脂吸收，再与油脂性基质混匀；或直接溶解于水相，再与水溶性基质混合。脂溶性药物加入油相，或用少量有机溶剂溶解后再与油相混合。遇水不稳定的药物不宜选用水溶性基质或O/W型乳膏剂。

3. 中药煎剂、浸膏等　可先浓缩至稠膏状，再与基质混合。固体浸膏可加少量溶剂如水、稀醇等使之软化或研成糊状，再与基质混匀。

4. 共熔组分　应先共熔再与基质混合，如樟脑、薄荷脑、麝香草酚等并存时，可先研磨至共熔后，再与冷至40℃左右的基质混匀。

5. 挥发性、易升华的药物，或遇热易结块的树脂类药物　应使基质降温至40℃左右，再与药物混合均匀。

6. 辅料的添加　软膏剂、乳膏剂根据需要可加入保湿剂、抑菌剂、增稠剂、稀释剂、抗氧剂及透皮促进剂。除另有规定外，加入抑菌剂的软膏剂、乳膏剂在制剂确定处方时，该处方的抑菌效力应符合《中国药典》2020年版四部附录抑菌效力检查法（通则1121）的规定。

四、举例

例1　黄连膏

【处方】黄连三钱（11.175g）　当归尾五钱（18.625g）　生地黄一两（37.250g）　黄柏三钱（11.175g）　姜黄三钱（11.175g）　芝麻油、黄蜡适量

【制法】取芝麻油十二两，将药炸枯，捞去渣，下黄蜡四两熔化尽，用夏布将油滤净，倾入瓷碗内，以柳枝不时搅之，候凝为度，即得。

【性状】本品为黄色至棕黄色软膏；气清香。

【功能与主治】清热润燥，解毒止痛。用于湿热蕴结、热毒炽盛所致的疮疡肿痛，症见红、肿、热、痛。

【用法与用量】外用，取适量摊于纱布上贴于患处，每隔1~2日换一次；或涂敷患处，一日1~3次。

【规格】20克/盒。

【贮藏】密封遮光，置阴凉处。

【注解】

（1）黄连膏是中药经典名方，出自清朝吴谦《医宗金鉴》卷六十五。"此证生于鼻窍内，初觉干燥疼痛，状如粟粒，甚则鼻外色红微肿，痛似火炙。由肺经壅热，上攻鼻窍，聚而不散，致成此疮。内宜黄芩汤清之，外用油纸捻粘辰砂定痛散，送入鼻孔内。若干燥者，黄连膏

抹之立效。"

（2）本方以黄连为君，泻火解毒，又能清热燥湿，尤善疗疮。黄柏、生地黄为臣，黄柏泻下焦之火，以增黄连疗疮之效；生地黄甘寒质润，为清热凉血之要药，内专凉血滋阴，外润皮肤荣泽。当归尾、姜黄为佐药，当归尾活血通络，养血润燥，并能制约君、臣药寒凉凝血之弊；两药相配，血运气行则营卫畅通，营卫畅通则邪无滞留，使瘀去肿散痛止。芝麻油、黄蜡为佐药兼使药，解毒疗疮，润泽肌肤，且能作赋形之用。本方诸药相配，清消并举，邪正兼顾，祛邪不伤正，扶正不留邪，共奏泻火解毒、凉血润燥、活血止痛之功。黄连膏可通过皮肤涂抹透达腠理使药物直达病所，不仅发挥局部治疗作用，现代药理研究表明其还能通过吸收入血产生抗炎、抗菌、抗病毒等作用。

（3）黄连膏系传统油膏剂，以植物油炸取方中诸药，提取脂溶性活性成分，加入黄蜡熔化均匀而成。其中植物油与黄蜡共为脂溶性基质，黄蜡起到增加稠度的作用。

例 2 老鹳草软膏

【处方】老鹳草 1000g　对羟基苯甲酸乙酯 0.3g　羊毛脂 50g　凡士林加至 1000g

【制法】取老鹳草加水煎煮两次，每次 1h，合并煎液，滤过，滤液浓缩后加等量乙醇使沉淀，静置 12~24h，滤取上清液，浓缩至相对密度为 1.20，加对羟基苯甲酸乙酯、羊毛脂与凡士林，混匀即得。

【性状】本品为棕黄色至棕褐色或褐紫色的软膏。

【功能与主治】除湿解毒，收敛生肌。用于湿毒蕴结所致的湿疹、痈、疔、疮及小面积水、火烫伤。

【用法与用量】外用，涂敷患处。1 日 1 次。

【规格】15 克/支。

【贮藏】密闭。

【注解】

（1）本品原料药物提取后，采用醇沉法除去杂质，可以提高有效成分的含量。

（2）处方中对羟基苯甲酸乙酯作为防腐剂，羊毛脂与凡士林合用，可以提高凡士林的吸水性和渗透性。

例 3 丹皮酚软膏（丹皮酚霜）

【处方】丹皮酚 50g　丁香油 7mL　硬脂酸 110g　单硬脂酸甘油酯 25g　碳酸钾 9g　三乙醇胺 3mL　甘油 100g　水 720mL

【制法】取按乳化法制成的基质，加热至 70℃，加入丹皮酚与丁香油，混匀，即得。

【功能与主治】抗过敏药，有消炎止痒作用。用于各种湿疹，皮炎，皮肤瘙痒，蚊虫叮咬红肿等各种皮肤疾患，对过敏性鼻炎和防治感冒也有一定效果。

【用法与用量】外用，涂敷患处，每日 2~3 次；防治感冒可涂鼻下上唇处，鼻炎涂鼻腔内。

【规格】15 克/支。

【贮藏】密闭。

【注解】

（1）本品为白色或微黄色的 O/W 型软膏；采用 TLC 鉴别丹皮酚；pH 检查应为 7.0~7.8。

（2）基质中部分硬脂酸与碳酸钾作用生成硬脂酸钾，与三乙醇胺作用生成硬脂酸三乙醇胺皂，两者共同作为 O/W 乳化剂，三乙醇胺皂能使软膏细腻有光泽。

（3）剩余的硬脂酸作为油相并有调节软膏稠度的作用，涂于皮肤后水分蒸发后可形成薄膜，具有保护作用。

（4）单硬脂酸甘油酯既是弱 W/O 型乳化剂，又可以作辅助乳化剂与稳定剂，并有调节稠度的作用，甘油作为保湿剂有润滑作用。

五、质量要求与检查

1. 外观　软膏剂与乳膏剂应均匀、细腻、具有适当的黏稠度，易涂布于皮肤或黏膜上，不融化，黏稠度随季节变化小，并无刺激性。应无酸败、变色、变硬、融化、异臭、油水分离、胀气等变质现象。

2. 粒度　除另有规定外，混悬型软膏剂、含饮片细粉的软膏剂照下述方法检查，应符合规定。

检查法　取供试品适量，置于载玻片上涂成薄层，薄层面积相当于盖玻片面积，共涂 3 片，照《中国药典》2020 年版四部附录粒度和粒度分布测定法（通则 0982 第一法）测定，均不得检出大于 $180\mu m$ 的粒子。

3. 装量　按《中国药典》2020 年版四部通则最低装量检查法（通则 0942）检查，应符合规定。

4. 无菌　用于烧伤 [除程度较轻的烧伤（Ⅰ度或浅Ⅱ度外）] 或严重创伤的软膏剂与乳膏剂，按《中国药典》2020 年版四部附录无菌检查法检查，应符合规定。

表 10-1　软膏剂（半固体）的最低装量限度

标示装量	平均装量	每个容器装量
20g（mL）及 20g（mL）以下	不少于标示装量	不少于标示量的 93%
50g（mL）以上至 50g（mL）	不少于标示装量	不少于标示量的 95%
50g（mL）以上至 500g（mL）	不少于标示装量	不少于标示量的 97%

5. 微生物限度　除另有规定外，照《中国药典》2020 年版四部附录微生物计数法、控制菌检查法检查，应符合规定。

6. 稳定性　将软膏分别置恒温箱（39℃±1℃）、室温（25℃±1℃）及冰箱（0℃±1℃）中 1~3 个月，进行加速试验，应符合有关规定。将乳膏剂分别放置于 55℃恒温 6h 与 -15℃恒温 24h 进行耐热、耐寒检查，一般 O/W 型基质能耐热，但不耐寒；而 W/O 型基质不耐热，常于 38~40℃即有油分离出。或将软膏 10g 置于离心管中，以 2500r/min 离心 30min，不应有分层现象。

第三节　贴膏剂

贴膏剂系指将原料药物与适宜的基质制成膏状物、涂布于背衬材料上供皮肤贴敷、可产生全身性或局部作用的一种薄片状柔性制剂。包括橡胶贴膏（原橡胶膏剂）与凝胶贴膏（原巴布剂或凝胶贴膏）。

一、橡胶贴膏

（一）概述

橡胶贴膏系指原料药物与橡胶等基质混匀后涂布于背衬材料上制成的贴膏剂。

橡胶贴膏黏着力强，与黑膏药相比可直接贴于皮肤，对衣物污染较轻，携带使用均方便。常用于治疗风湿痛、跌打损伤等；不含药者又称胶布，可保护伤口、防止皮肤皲裂。橡胶贴膏由于膏层薄，容纳药物量少，维持时间相对较短。

（二）组成

1. 膏料层 由药物和基质组成，为橡胶贴膏的主要部分。基质主要由以下成分组成：

（1）橡胶 为基质的主要原料，具有良好的黏性、弹性，不透气，不透水。

（2）软化剂 可使生胶软化，增加可塑性，增加成品柔软性、耐寒性及黏性。常用的软化剂有凡士林、羊毛脂、液状石蜡、植物油等。

软化剂的用量应适当。

（3）增黏剂 常用松香，因松香中含有的松香酸可加速橡胶贴膏的老化，选择软化点70~75℃（最高不超过77℃）、酸价170~175者。

国外普遍采用甘油松香酯、氢化松香、β-蒎烯等新型材料取代天然松香作增黏剂，具有抗氧化、耐光、耐老化和抗过敏等性能。

（4）填充剂 常用氧化锌。其有缓和的收敛作用，并能增加膏料与裱褙材料间的黏着性。氧化锌与松香酸生成的松香酸锌盐，能降低松香酸对皮肤的刺激性。锌钡白（俗称立德粉），常用作热压法制备橡胶贴膏的填充剂，其特点是遮盖力强，胶料硬度大。

2. 背衬材料 一般采用漂白细布。

3. 盖衬材料 多用硬质纱布、塑料薄膜或玻璃纸等，以避免膏片互相黏着及防止挥发性成分的挥散。

（三）制备

橡胶贴膏常用制法有溶剂法与热压法。

1. 工艺流程图（图10-3）

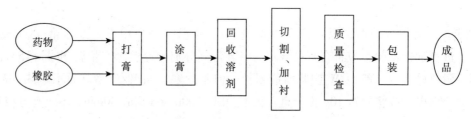

图10-3 橡胶贴膏制备工艺流程示意图

2. 制法

（1）药料处理 药料用适当的有机溶剂和方法提取、滤过、浓缩后备用。能溶于橡胶基质中的药物如薄荷脑、冰片、樟脑等可直接加入。

（2）制备胶浆 胶浆由药物和基质混合制成，一般制法如下：

①压胶：取生橡胶洗净，干燥后切成大小适宜的条块，在炼胶机中塑炼成网状胶片，摊开放冷、去静电。

②浸胶：将网状胶片浸入适量汽油中，浸泡18~24h（冬季浸泡时间宜长，夏季宜短）至完全溶胀成凝胶状。浸泡时需密闭，以防汽油挥发引起火灾。

③打膏：将胶浆移入打膏机中搅拌3~4h后，依次加入凡士林、羊毛脂、松香、氧化锌等制成基质，再加入药物浸膏或细粉，继续搅拌成均匀胶浆，在滤胶机上压过筛网，即得膏浆。

（3）涂膏 将膏料置于装好背衬材料的涂料机上，见图10-4，通过上下滚筒均匀涂布膏料，或调节两滚筒间的距离来控制涂膏厚度与涂膏量。

（4）回收溶剂 涂了膏料的胶布，以一定速度进入封闭的溶剂回收装置，见图10-5，经蒸汽加热管加热，溶剂（汽油）沿罩管及溶剂蒸气导管经鼓风机，送入冷凝系统吸收和排出。

（5）切割加衬与包装 将膏布在切割机上切成规定的宽度，再移至纱布卷筒装置上，见图10-6，使膏面覆上脱脂硬纱布或塑料薄膜等以避免黏合，最后切成小块后包装。

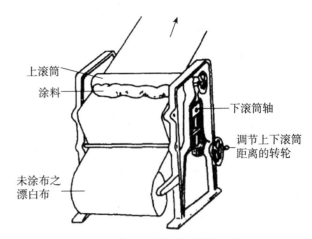

图10-4 橡胶贴膏涂料机的涂布部分

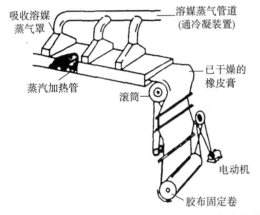

图10-5 橡胶贴膏涂料机的溶剂回收装置与拉布部分

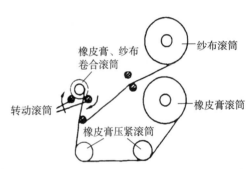

图10-6 橡胶贴膏纱布卷筒装置

橡胶贴膏还可用热压法制备，将胶片用处方中的油脂性药物等浸泡，待溶胀后再加入其他药物和立德粉或氧化锌、松香等，炼压均匀，涂膏盖衬。此法不用汽油，无须回收装置，但成品欠光滑。

（四）贮藏

密封，置阴凉处。

（五）举例

例 少林风湿跌打膏

【处方】生川乌16g 生草乌16g 乌药16g 白及16g 白芷16g 白蔹16g 土鳖虫16g 木瓜16g 三棱16g 莪术16g 当归16g 赤芍16g 肉桂16g 大黄32g 连翘32g 血竭10g 乳香（炒）6g 没药（炒）6g 三七6g 儿茶6g 薄荷脑8g 水杨酸甲酯8g 冰片8g

【制法】以上二十三味，除薄荷脑、水杨酸甲酯、冰片外，血竭、乳香、没药、三七、儿茶粉碎成粗粉，用90%乙醇制成相对密度1.05的流浸膏，其余生川乌等十五味，加水煎煮三次，第一、二次各3h，第三次2h，合并煎液，滤过，滤液浓缩至相对密度为1.25～1.30（80℃）的稠膏。与上述流浸膏合并，待冷却后加入薄荷脑、水杨酸甲酯、冰片，混匀，另加8.5～9.0倍重的由橡胶、松香等制成的基质，制成涂料，进行涂膏，切段，盖衬，打孔，切成小块，即得。

【功能与主治】散瘀活血，舒筋止痛，祛风散寒。用于跌打损伤，腰肢酸麻，腹内积聚，风湿痛。

【用法与用量】贴患处。

【规格】①5cm×7cm；②8cm×9.5cm。

【贮藏】密封，置阴凉处。

【注解】

（1）本品为微红色的片状橡胶贴膏，布面具有小圆孔，气芳香；GC 鉴别冰片、薄荷脑、水杨酸甲酯；含膏量检查，本品每100cm^{2}含膏量不得少于1.5g。

（2）三七等五味药多数含极性较小的脂溶性有效成分，故以高浓度乙醇提取，同时便于与用汽油等脂溶性溶剂溶解的橡胶混匀。

（3）薄荷脑、水杨酸甲酯、冰片三味药均系脂溶性提取物或化学药物，可直接溶于基质中。

（4）冰片、水杨酸甲酯与薄荷脑有促透皮作用，利于药物经皮渗透至关节腔发挥药效。

二、凝胶贴膏

（一）概述

凝胶贴膏原称巴布膏剂（简称巴布剂），系指原料药物与适宜的亲水性基质混匀后，涂布于背衬材料上制成的贴膏剂。凝胶贴膏由古老的泥罨剂发展而来，20 世纪 70 年代开始，日本、欧洲等对其不断改进，由泥状凝胶贴膏发展成为定型凝胶贴膏。

凝胶贴膏与传统中药黑膏药和橡胶贴膏相比，具有以下特点：①与皮肤生物相容性好，亲水高分子基质具透气性、耐汗性，无致敏性，无刺激性。②载药量大，尤其适于中药浸膏。③释药性能好，有利于药物透皮吸收，与皮肤亲和性强，可提高角质层的水化作用。④采用透皮吸收控释技术，使血药浓度平稳，药效持久。⑤使用方便，不污染衣物，易洗除，反复揭贴仍能保持黏性。

（二）组成

1. 背衬材料　为基质的载体，常用无纺布、棉布、纸等。

2. 盖衬材料　起保护膏体的作用，常用聚丙烯、聚乙烯及聚酯薄膜、玻璃纸、塑料薄膜、硬质纱布等。

3. 膏体　由基质和药物构成。基质选用的条件是：不影响主药稳定性、无副作用；有适当的黏性和弹性；能保持膏体形状，不因汗水、温度作用而软化，也不残留在皮肤上；具有一定稳定性与保湿性，无刺激性与过敏性等。基质的原料主要有以下几个部分。

（1）基质　是基质骨架材料，也是持黏力与剥离强度的主要因素。包括天然、半合成或合成的高分子材料。如阿拉伯胶、海藻酸钠、西黄芪胶、明胶、羟丙甲基纤维素、甲（乙）基纤维素、羧甲基纤维素及其钠盐、聚丙烯酸及其钠盐、聚乙烯醇、聚维酮等。

（2）保湿剂　决定基质的柔韧性和初黏力。常用甘油、丙二醇、聚乙二醇、山梨醇以及它们的混合物。

（3）填充剂　影响膏体成型性，常用微粉硅胶、二氧化钛、碳酸钙、高岭土及氧化锌。

（4）透皮吸收促进剂　提高药物经皮渗透性能。可用氮酮、二甲基亚砜、尿素等，氮酮与丙二醇合用能提高促渗透作用。中药挥发性物质如薄荷脑、冰片、桉叶油等也有促渗透作用。

根据药物的性质，还可加入表面活性剂、液状石蜡等其他附加剂。

（三）制备

1. 工艺流程图（图 10-7）

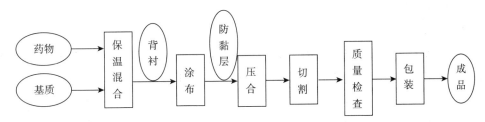

图 10-7　凝胶贴膏制备工艺流程示意图

2. 制法　凝胶贴膏的制备工艺主要包括原料药物前处理、基质成型与制剂的成型三部分。基质原料类型及其比例，基质与药物的比例，配制程序等均影响凝胶贴膏的成型。

（四）贮藏

密封，置阴凉处。

（五）举例

例　三七凝胶贴膏

【处方】三七提取物 2g　薄荷脑 2g　樟脑 3g　卡波姆 2.4g　甘油 7.7g　PVP 6g　明胶 0.5g
三乙醇胺适量　氮酮和丙二醇适量　蒸馏水加至 100g，制成 4 帖

【制法】用 3 倍量甘油将卡波姆 C-934 充分浸润过夜，加入适量蒸馏水制成浓度为 3% 的卡波姆凝胶，以三乙醇胺调节此凝胶至 pH 为 7.0±0.2，充分研匀（Ⅰ）；常法制备甘油明胶（Ⅱ）；以适量蒸馏水溶解 PVP，制成 50%PVP 水溶液（Ⅲ）。将已过 100 目筛的三七提取物粉末与Ⅰ混合，研和均匀，加入事先制好的氮酮-丙二醇，充分研匀，然后加入已在 60℃ 水浴上预热混匀的Ⅱ、Ⅲ混合物中，用力研和，使成均一膏体。另取容器将薄荷脑、樟脑研磨形成低共熔物，将此共熔物与前述均一膏体迅速混合，快速研匀，铺涂于无纺布背衬上，适当加压，使成 $0.25g/cm^2$，置 45~50℃ 烘箱中干燥至膏体重量为 $0.10g/cm^2$，取出，覆盖聚乙烯膜，裁成 8cm× 12cm 大小，包装，密封保存。

【功能与主治】散瘀活血，用于治疗跌打肿痛及急性软组织损伤。

【用法与用量】外用，洗净患处，贴敷，2~3 日更换 1 次。

【注解】

（1）本品为类白色片状凝胶贴膏。

（2）三七凝胶贴膏是一个亲水凝胶型透皮系统。方中卡波姆-934、PVP、明胶合用为黏合剂；甘油作为保湿剂。

（3）三乙醇胺用以调节 pH 使卡波姆成为稠厚的凝胶状，可增加膏体的赋形性与持黏力；氮酮-丙二醇为双相透皮促进剂。

（4）凝胶贴膏中因膏体基质成分复杂，须按要求顺序分别处理、溶解与混合各组分才能制得均匀、具较好黏附性与赋形性的膏体。

三、质量要求与检查

1. 外观　膏面应光洁，厚薄均匀，色泽一致，无脱膏、失黏现象。背衬面应平整、洁净、无漏膏现象。盖衬的长度和宽度应与背衬一致。

2. 含膏量

（1）橡胶贴膏　取供试品 2 片（每片面积大于 35cm² 的应切取 35cm²），除去盖衬，精密称定，置于有盖玻璃容器中，加适量有机溶剂（如三氯甲烷、乙醚等）浸渍，并时时振摇，待背衬与膏料分离后，将背衬取出，用上述溶剂洗涤至背衬无残附膏料，挥去溶剂，在 105℃ 干燥 30min，移置干燥器中，冷却 30min，精密称定，减失重量即为膏重，按标示面积换算成 100cm² 的含膏量。

（2）凝胶贴膏　取供试品 1 片，除去盖衬，精密称定，置烧杯中，加适量水，加热煮沸至背衬与膏体分离后，将背衬取出，用水洗涤至背衬无残留膏体，晾干，在 105℃ 干燥 30min，移置干燥器中，冷却 30min，精密称定，减失重量即为膏重，按标示面积换算成 100cm² 的含膏量。

3. 耐热性　除另有规定外，橡胶贴膏取供试品 2 片，除去盖衬，在 60℃ 加热 2h，放冷后，背衬应无渗油现象，膏面应有光泽，用手指触试应仍有黏性。

4. 赋形性　取凝胶贴膏供试品 1 片，置 37℃、相对湿度 64% 的恒温恒湿箱中 30min，取出，用夹子将供试品固定在一平整钢板上，钢板与水平面的倾斜角为 60°，放置 24h，膏面应无流淌现象。

5. 黏附力　除另有规定外，凝胶贴膏黏附力照《中国药典》2020 年版四部附录黏附力测定法（通则 0952）测定、橡胶贴膏黏附力照《中国药典》2020 年版四部附录黏附力测定法（通则 0952）测定，均应符合各品种项下的规定。

6. 含量均匀度　除另有规定外，凝胶贴膏（除来源于动、植物多组分且难以建立测定方法的凝胶贴膏外）含量均匀度照《中国药典》2020 年版四部附录含量均匀度检查法测定，应符合规定。

7. 微生物限度　除另有规定外，照《中国药典》2020 年版四部附录非无菌产品微生物限度检查法、控制菌检查法检查，橡胶贴膏与凝胶贴膏应符合规定。

第四节　贴　剂

一、概述

贴剂系指原料药物与适宜的材料制成的供贴敷在皮肤上的，可产生全身性或局部作用的一种薄片状柔性制剂。贴剂仅适合于药理作用强、剂量小（<50mg/d）、分子量小（<600）、在水和油中溶解度均较大（>1mg/mL）的药物。对皮肤有刺激性、过敏性的药物不宜制成贴剂。

贴剂可用于完整皮肤表面，也可用于有疾患或不完整的皮肤表面。其中用于完整皮肤表面能将药物透过皮肤进入血液循环系统起全身作用的贴剂称为透皮贴剂。透皮贴剂通过扩散而起作用，药物从贮库中扩散直接进入皮肤和血液循环，若有控释膜和黏贴层则通过上述两层进入皮肤和血液循环。透皮贴剂的作用时间由其药物含量及释药速率所决定。

贴剂主要由背衬层、药物贮库层、黏贴层以及临用前需除去的保护层组成。保护层起防黏和保护制剂的作用，通常为防黏纸、塑料或金属材料，当除去时，应不会引起贮库及黏贴层等的剥离。贴剂的保护层活性成分不能透过，通常水也不能透过。

二、分类

按释药方式可分贮库型与骨架型两大类：前者是药物和吸收促进剂等被控释膜或其他控释材料包裹成为贮库，由控释膜或控释材料的性质控制药物的释放速率；后者是药物溶解或均匀分散在聚合物骨架中，由骨架的组成成分控制药物的释放。这两类贴剂又可按其结构特点分成膜控释型、黏胶分散型、骨架扩散型和微贮库型等类型。

三、制备

根据其类型与组成可分骨架黏合工艺、涂膜复合工艺、充填热合工艺三种类型。

1. 骨架黏合工艺 是在骨架材料溶液中加入药物，浇铸冷却成型，切割成小圆片，黏贴于背衬膜上，加保护膜而成。

2. 涂膜复合工艺 是将药物分散在高分子材料如压敏胶溶液中，涂布于背衬膜上，加热烘干使溶解高分子材料的有机溶剂蒸发。可以进行第二层或多层膜的涂布，最后覆盖上保护膜，亦可以制成含药物的高分子材料膜，再与各层膜叠合或黏合。

3. 充填热合工艺 是在定型机械中，于背衬膜与控释膜之间定量充填药物储库材料，热合封闭，覆盖上涂有胶黏层的保护膜。

贴剂所用的材料及辅料应符合国家标准有关规定，无毒，无刺激性，性质稳定，与原料药物不起作用。常用的材料为铝箔-聚乙烯复合膜、防黏纸、乙烯-醋酸乙烯共聚物丙烯酸或聚异丁烯压敏胶、硅橡胶和聚乙二醇等。

贴剂根据需要可加入表面活性剂、乳化剂、保湿剂、抑菌剂、抗氧剂或透皮促进剂。

原料药物可以溶解在溶剂中，填充入贮库，贮库应无气泡和泄漏。原料药物如混悬在制剂中则必须保证混悬和涂布均匀。

黏贴层涂布应均匀，用有机溶剂涂布的贴剂，应对残留溶剂进行检查。

采用乙醇等溶剂应在标签中注明过敏者慎用。

四、贮藏

密封，置阴凉处。

五、质量要求与检查

1. 外观 应完整光洁，有均一的应用面积，冲切口应光滑无锋利的边缘。

2. 黏附力 除另有规定外，照贴剂黏附力测定法（通则0952）测定，应符合规定。

3. 含量均匀度 照《中国药典》2020年版四部附录含量均匀度检查法（通则0941）测定，应符合规定。

4. 重量差异 中药贴剂按如下重量差异检查法测定，应符合规定（进行含量均匀度检查的品种，可不进行重量差异检查）。检查法：除另有规定外，取供试品20片，精密称定总重量，求出平均重量，再分别称定每片的重量，每片重量与平均重量相比较，重量差异限度应在平均重量的±5%以内，超出重量差异限度的不得多于2片，并不得有1片超出限度1倍。

5. 释放度 照《中国药典》2020年版四部附录溶出度与释放度测定法（通则0931）测定，应符合规定。

6. 微生物限度　除另有规定外，照《中国药典》2020 年版四部附录微生物计数法（通则 1105）和控制菌检查法（通则 1106）及非无菌药品微生物限度标准（通则 1107）检查，应符合规定。

六、举例

例　东莨菪碱贴剂

【处方】

组成	药库层（份）	黏贴层
聚异丁烯 MML-100	29.2	318
聚异丁烯 LM—MS	36.5	398
矿物油	584	63.6
东莨菪碱	15.7	4.6
氯仿	860.2	360.2

【制备】　按药库层处方和黏附层处方量称取各成分，分别溶解，将药库层溶液涂布在 65μm 厚的铝塑膜上，烘干或自然干燥，形成约 50μm 厚的药库层；将黏附层溶液涂布在 200μm 厚的硅纸上，干燥，制成约 50μm 厚的黏附层；将 25μm 厚的聚丙烯控释膜复合到药库层上，将黏附层复合到控释膜的另一面，切成 1cm² 的圆形贴剂。所设计的释药量为初始量150~250μg/（cm²·h），维持量 3~3.5μg/（cm²·h）。

【功能与主治】　解除平滑肌痉挛、改善微循环、抑制腺体分泌、解除迷走神经对心脏的抑制、散大瞳孔和兴奋呼吸中枢等。用于防治晕动病及各类呕吐，减少胃酸分泌，辅助临床麻醉等。

【用法与用量】　外用，贴于耳后。

【规格】　1.5 毫克/片。

【贮藏】　密封，置阴凉处。

【注解】

（1）本品为 1cm² 的圆形片状贴剂。

（2）东莨菪碱被认为是防治晕动病的最有效的药物，然而其常规口服及注射制剂存在较大的副作用，该药适宜制成经皮给药系统，因为其药理作用强（口服或肌注 200mg 即可产生疗效），分子量小（303.4），有适宜的亲水性及亲脂性（pKa 7.6），半衰期短（小于 1h），对皮肤无刺激性，当以一定速率连续释放东莨菪碱，便可产生确切疗效并延长作用时间。

（3）本品为膜控型经皮给药系统。第一层为背衬层，由铝塑膜或其他非渗透性聚合物构成，能防止挥发性成分的逸出，也是该制剂的支持层；第二层为药库层，药物以一定浓度溶于或以极小粒子分散于矿物油及高分子材料（如聚丙烯、聚异丁烯）胶浆中；第三层为控释膜层，控制药物从药库层中的释放速率；第四层为黏贴层，含有少量的药物，分布在与贮库层相似的胶浆中，该层提供首剂量并能黏贴在皮肤上；第五层为覆盖层（保护层），使用时揭去，常由防黏纸或玻璃纸等构成。

第五节 膏 药

一、概述

膏药系指饮片、食用植物油与红丹（铅丹）或宫粉（铅粉）炼制成膏料，摊涂于裱褙材料上制成的供皮肤贴敷的外用制剂。前者称为黑膏药，后者称为白膏药。

膏药是一种历史悠久的中药传统剂型，早在晋代葛洪所著的《肘后备急方》中已有油、丹熬炼而成"膏"的记载。晋刘宋《刘涓子鬼遗方》中亦有多种"薄巾"的记载，"薄"指软膏，"贴"指膏药。唐、宋以来对膏药的应用更加广泛，清代吴师机所著《理瀹骈文》为膏药在应用方面的专著，中医临床及民间仍然广泛使用膏药，全面论述了膏药的应用和制备。目前膏药以黑膏药居多。膏药可发挥局部或全身治疗作用，外治可消肿、拔毒、生肌，主治肌肤红肿、痈疽、疮疡等症；内治可以活血通络、祛风止痛、消痞，主治跌打损伤、风湿痹痛等。其作用比软膏剂持久，并可随时中止给药。

二、黑膏药

（一）概述

黑膏药的基质是食用植物油与红丹经高温炼制的铅硬膏，黑膏药一般为黑色坚韧固体，用前须烘热软化后贴于皮肤上。

（二）基质

1. 植物油 应选用质地纯净、沸点低、熬炼时泡沫少、制成品软化点及黏着力适当的植物油。以麻油最好，棉籽油、豆油、菜油、花生油等亦可应用，但炼制时易产生泡沫。

2. 红丹 又称樟丹、黄丹、铅丹、陶丹，为橘红色粉末，质重，主要成分为四氧化三铅（Pb_3O_4），含量应在95%以上。红丹使用前应炒除水分，过五号筛。

（三）制备

1. 工艺流程图（图10-8）

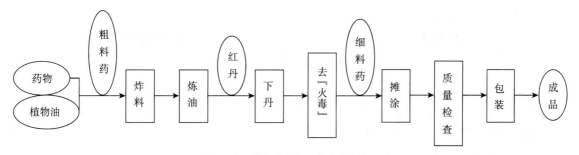

图10-8 黑膏药制备工艺流程示意图

2. 制法

（1）提取药料 药料的提取按其质地有先炸后下之分，少量制备可用铁锅，将药料中质地坚硬的药材、含水量高的肉质类、鲜药类药材置铁丝笼内移置炼油器中，加盖。植物油由离心泵输入，加热先炸，油温控制在 200~220℃；质地疏松的花、草、叶、皮类等药材宜在上述药料炸至枯黄后入锅，炸至药料表面呈深褐色，内部焦黄色。炸好后将药渣连笼移出，得到药油。提取中，应用水洗器喷淋逸出的油烟，残余烟气由排气管排出室外。提取时需防止泡沫溢出。

药料与油经高温处理，有效成分可能破坏较多。现也有采用适宜的溶剂和方法提取有效成分，例如将部分饮片用乙醇提取，浓缩成浸膏后再加入膏药中，可减少成分的损失。

（2）炼油　将去渣后的药油继续加热熬炼，使油脂在高温下氧化聚合、增稠。炼油温度控在320℃左右，炼至"滴水成珠"，即取油少许滴于水中，以药油聚集成珠不散为度。炼油为制备膏药的关键，炼油过"老"则膏药质脆，黏着力小，贴于皮肤易脱落。炼油过"嫩"则膏药质软，贴于皮肤易移动。

（3）下丹　系指在炼成的油中加入红丹反应生成脂肪酸铅盐的过程。红丹投料量为植物油的1/3~1/2。下丹时将炼成的油送入下丹锅中，加热至近 300℃时，在搅拌下缓慢加入红丹，保证油与红丹充分反应，至成为黑褐色稠厚状液体。为检查膏药老、嫩程度，可取少量样品滴入水中数秒钟后取出，若手指拉之有丝不断则太嫩，应继续熬炼。若拉之发脆则过老。膏不黏手，稠度适中，表示合格。膏药亦可用软化点测定仪测定，以判断膏药老嫩程度。

（4）去"火毒"　油丹炼合而成的膏药若直接应用，常对皮肤局部产生刺激性，轻者出现红斑，瘙痒，重者出现发疱、溃疡，这种刺激的因素俗称"火毒"。传统视为经高温熬炼后膏药产生的"燥性"，在水中浸泡或久置阴凉处可除去。现代认为，是油在高温下氧化聚合反应中生成的低分子分解产物，如醛、酮、低级脂肪酸等。通常将炼成的膏药以细流倒入冷水中，不断强烈搅拌，待冷却凝结取出，反复搓揉，制成团块并浸于冷水中去尽"火毒"。

（5）摊涂药膏　将去"火毒"的膏药团块用文火熔化，如有挥发性的贵重药材细粉应在不超过 70℃温度下加入，混合均匀。按规定量涂于皮革、布或多层韧皮纸制成的裱褙材料上，膏面覆盖衬纸或折合包装，于干燥阴凉处密闭贮藏。

3. 注意事项

（1）挥发性药物、矿物药、贵重类药可先研成细粉，在摊涂前投入熔化的膏料中混匀，麝香等可研成细粉，待摊涂后撒于膏药表面，温度不超过 70℃。

（2）一般药材应适当粉碎，以为提取做准备。制备用的红丹、宫粉应干燥，无吸潮结块。

4. 举例

例　狗皮膏

【处方】生川乌80g　生草乌40g　羌活20g　独活20g　青风藤30g　香加皮30g　防风30g　铁丝威灵仙30g　苍术20g　蛇床子20g　麻黄30g　高良姜9g　小茴香20g　官桂10g　当归20g　赤芍30g　木瓜30g　苏木30g　大黄30g　油松节30g　续断40g　川芎30g　白芷30g　乳香34g　没药34g　冰片17g　樟脑34g　肉桂11g　丁香15g

【制法】以上二十九味，乳香、没药、丁香、肉桂分别粉碎成粉末，与樟脑、冰片粉末配研，过筛，混匀；其余生川乌等二十三味药，酌予碎断，与食用植物油3495g同置锅内炸枯，去渣，滤过，炼至滴水成珠。另取红丹 1040~1140g，加入油内，搅匀，收膏，将膏浸泡于水中。取膏，用文火熔化，加入上述粉末，搅匀，分摊于兽皮或布上，即得。

【功能与主治】祛风散寒，活血止痛。用于风寒湿邪，气滞血瘀引起的痹病，症见四肢麻木，腰腿疼痛，筋脉拘挛；或跌打损伤，闪腰岔气，局部肿痛；或寒湿瘀滞所致脘腹冷痛，行经腹痛，湿寒带下，积聚痞块。

【用法与用量】外用。用生姜擦净患处皮肤，将膏药加温软化，贴于患处或穴位。

【规格】　每张净重：①12g；②15g；③24g；④30g。

【贮藏】　密闭，置阴凉干燥处。

【注解】

（1）本品为摊于兽皮或布上的黑膏药。

（2）含挥发性成分的丁香、肉桂、樟脑、冰片与树脂类药材乳香、没药等细料药，不"炸料"，而是去"火毒"后在较低温度下混合加入，以保留特殊气味和有效成分。

（3）方中乳香、没药、冰片与樟脑等可溶于膏药基质。

（4）炼油炼至滴水成珠，因为炼油过"老"则膏药质脆，黏着力小，贴于皮肤易脱落。炼油过"嫩"则膏药质软，贴于皮肤易移动。

（四）制备常见问题及解决措施

1. 提取的合理性问题　药料与植物油高温加热，目的是提出有效成分。但植物油只能溶解部分非极性的成分，而水溶性成分多数不溶解于油，且部分有效成分经高温可能破坏或挥发。将"粗料药"采用适宜的溶剂和方法提取浓缩成膏或部分粉碎成粉加入可减少成分损失。实验表明油冷浸提不出成分，提示传统工艺将药材榨至"外枯内焦黄"的合理性。

2. 油的高温反应是否合理　高温炼制使油发生了热增稠与复杂的氧化、聚合反应，最后形成凝胶而失去脂溶性，并能与药材水煎膏均匀混合。现有用压缩空气炼油或强化器装置炼油，只需45min或更短时间可达到滴水成珠的程度，且安全不易着火，成品中的丙烯醛也大为减少。倘若持续高温加热，油脂氧化聚合过度，则变成脆性固体，影响炼油质量。

3. 油与红丹的化合　油与红丹等共同高温熬炼过程生成脂肪酸铅盐，是膏药基质的主要成分，它使不溶性的铅氧化物成为可溶状态，产生表面活性作用，增加皮肤的通透性及药物的吸收；同时也是使植物油氧化分解、聚合的催化剂，使之生成树脂状物质，进而影响膏药的黏度和稠度。若反应过度，反应液老化焦枯，会致成品硬脆不合要求。将油丹反应温度控制在320℃左右可解决这一问题。黑膏药基质中铅离子的存在，可以造成人体内血铅浓度过高及环境污染，在一定程度阻碍了黑膏药的发展。

4. 去"火毒"问题　"火毒"很可能是油在高温时氧化分解产生的刺激性低分子产物，如醛、酮、低级脂肪酸等，其中一部分能溶于水，或有挥发性，故经水洗、水浸或长期放置于阴凉处可以除去。

5. 安全防护　膏药熬炼过程中，温度高至300℃以上，操作不当，油易溢锅、起火，同时油的分解、聚合等产生大量的浓烟及刺激性气体，需排入洗水池中，经水洗后排出。选择在密闭容器内，在郊区空旷场所，并配备防火设备、排气管道、防护用具情况下熬炼，可保证安全。

三、白膏药

白膏药系指原料药物、食用植物油与宫粉［碱式碳酸铅 $2PbCO_3 \cdot Pb(OH)_2$］炼制成的膏料，摊涂于裱褙材料上制成的供皮肤贴敷的外用制剂。

白膏药的制法与黑膏药基本相同，唯下丹时油温要冷却到100℃左右，缓缓递加宫粉，以防止产生大量二氧化碳气体使药油溢出。宫粉的氧化作用不如红丹剧烈。宫粉用量较红丹多，与油的比例为1∶1或1.5∶1，允许有部分多余的宫粉存在。加入宫粉后需搅拌，在将要变黑时投入冷水中，成品为黄白色。

四、质量要求与检查

1. 外观 膏药的膏体应油润细腻，光亮，老嫩适宜，摊涂均匀，无飞边缺口。黑膏药应乌黑、无红斑；白膏药应无白点。加温后能黏贴于皮肤上且不移动。

2. 软化点 用于测定膏药在规定条件下受热软化时的温度情况以检测膏药的老嫩程度，并可间接反映膏药的黏性。照《中国药典》2020 年版四部附录膏药软化点测定法通则 2102 检测，测定膏药因受热下坠达 25mm 时的温度的平均值，应符合规定。

3. 重量差异限度 取供试品 5 张，分别称定每张总重量。剪取单位面积（cm²）的裱褙，折算出裱褙重量。膏药总重量减去裱褙重量即为药膏重量，与标示量相比较不得超出表 10-2 中规定。

表 10-2　膏药重量差异限度

标示重量	重量差异限度
3g 或 3g 以下	±10%
3g 以上至 12g	±7%
12g 以上至 30g	±6%
30g 以上	±5%

五、贮藏

膏药应密闭，置阴凉处贮存。

第六节　凝胶剂、糊剂与眼用、鼻用半固体制剂

一、凝胶剂

（一）概述

凝胶剂系原料药物与能形成凝胶的辅料制成的具凝胶特性的稠厚液体或半固体制剂。除另有规定外，凝胶剂限局部用于皮肤及体腔，如鼻腔、阴道和直肠。

按基质不同，凝胶剂可分为溶液型凝胶、乳状液型凝胶、混悬型凝胶。乳状液型凝胶剂又称为乳胶剂。由高分子基质如西黄蓍胶制成的凝胶剂也可称为胶浆剂。小分子无机原料药物如氢氧化铝凝胶剂是由分散的药物小粒子以网状结构存在于液体中，属两相分散系统，也称混悬型凝胶剂。混悬型凝胶剂可有触变性，静止时形成半固体而搅拌或振摇时成为液体。

凝胶剂应避光，密闭贮存，并应防冻。

凝胶剂用于烧伤治疗如为非无菌制剂的，应在标签上标明"非无菌制剂"；产品说明书中应注明"本品为非无菌制剂"，同时在适应证下应明确"用于程度较轻的烧伤（Ⅰ度或浅Ⅱ度）"；注意事项下规定"应遵医嘱使用"。

（二）基质

凝胶剂基质属单相分散系统，有水性与油性之分。水性凝胶基质一般由水、甘油或丙二醇与纤维素衍生物、卡波姆、海藻酸盐、西黄蓍胶、明胶、淀粉等构成。油性凝胶基质由液体石蜡与

聚氧乙烯或脂肪油与胶体硅或铝皂、锌皂制成。水性凝胶基质较常见，其特性与水溶性软膏基质基本一致。必要时可加入保湿剂、防腐剂、抗氧剂、透皮促进剂、增稠剂等附加剂。

（三）制备

饮片需经适宜方法提取、纯化，以半成品投料制备。先按基质配制方法配成水凝胶基质，注意基质的有限溶胀与无限溶胀阶段；药物若溶于水，先溶于部分水或甘油中，必要时加热，制成溶液加于凝胶基质中；若不溶于水，可先用少量水或甘油研细、分散，再与基质搅拌棍匀，最后加入保湿剂、防腐剂混匀即得。

（四）举例

例 肿痛凝胶

【处方】七叶莲 18g 滇草乌 18g 三七 18g 雪上一枝蒿 18g 金铁锁 18g 金叶子 18g 八角莲 18g 葡萄根 18g 白芷 18g 灯盏细辛 18g 披麻草 18g 白芷 18g 栀子 18g 火把花根 18g 重楼 18g 薄荷脑 6g 甘草 6g 冰片 6g 麝香 0.08g 药膜树脂 40 188g 甘油 47g 制成 1000g

【制法】以上十九味饮片，麝香、冰片、薄荷脑加乙醇溶解，其余七叶莲等 16 味粉碎成粗粉，混匀，用 65%～70% 的乙醇作溶剂渗漉，收集渗漉液 960mL，冷藏 48h，滤过，备用。取药膜树脂 40，加入上述备用药液，搅拌均匀，室温溶胀 24h，水浴加热使溶解，冷至 4℃时，加入薄荷脑等乙醇溶液及甘油，搅拌均匀，分装，即得。

【功能与主治】消肿镇痛，活血化瘀，舒筋活络，化痞散结。用于跌打损伤，风湿关节痛，肩周炎，痛风，乳腺小叶增生。

【用法与用量】取本品适量，涂一薄层于患处，待药形成一层薄膜，约 12h 后将药膜揭下，次日再涂上新药膜即可。

【规格】30 克/瓶。

【贮藏】密封，置阴凉处。

【注解】

（1）本品为棕色黏稠液体；采用 TLC 鉴别薄荷脑；GC 测定薄荷脑含量，本品含薄荷脑（$C_{10}H_{20}O$）不得少于 0.33%；pH 应为 4.5～6.5。

（2）本品为含醇凝胶剂，方中贵重药麝香与冰片、薄荷脑不用提取，宜单独处理。

（3）其余药味的 65%～70% 乙醇渗漉液不经浓缩，过滤后直接作为药膜树脂 40 的分散媒制成凝胶；在低温下加入挥发性的薄荷脑等乙醇溶液；甘油作为保湿剂。

（五）质量要求与检查

1. 外观 凝胶剂应均匀、细腻，在常温时保持凝胶状，不干涸或液化。混悬型凝胶剂中胶粒应分散均匀，不应下沉、结块。

2. 粒度 除另有规定外，混悬型凝胶剂照下述方法检查，应符合规定。

检查法 取供试品适量，置于载玻片上，涂成薄层，薄层面积相当于盖玻片面积，共涂 3 片，照《中国药典》2020 年版四部附录粒度和粒度分布测定法（通则 0982）测定，均不得检出大于 180μm 的粒子。

3. 装量 照《中国药典》2020 年版四部附录最低装量检查法（通则 0942）检查，应符合规定。

4. 无菌 除另有规定外，用于烧伤［除程度较轻的烧伤（I度或浅II度外）］、严重创伤或临床必须无菌的，照《中国药典》2020年版四部附录无菌检查法（通则1101）检查，应符合规定。

5. 微生物限度 除另有规定外，照《中国药典》2020年版四部附录微生物计数法（通则1105）和控制菌检查法（通则1106）及非无菌药品微生物限度标准（通则1107）检查，应符合规定。

二、糊剂

（一）概述

糊剂系指大量的原料药物固体粉末（一般25%以上）均匀地分散在适宜的基质中所组成的半固体外用制剂。糊剂具较高稠度、较大吸水能力和较低的油腻性，一般不影响皮肤的正常功能，具收敛、消毒、吸收分泌物作用，适用于亚急性皮炎、湿疹等渗出性慢性皮肤病。

（二）分类

根据基质的不同，糊剂可分为水溶性糊剂、脂肪性糊剂两类。前者系以甘油明胶、甘油或其他水溶性物质如药汁、酒、醋、蜂蜜等与淀粉等固体粉末调制而成。赋形剂本身具有辅助治疗作用，适于渗出液较多的创面。后者系以凡士林、羊毛脂或其混合物为基质制成。

（三）制备

饮片需粉碎成细粉（过六号筛），或采用适当方法提取制得干浸膏并粉碎成细粉，再与基质拌匀调成糊状。基质需加热时控制在70℃以下，以免淀粉糊化。

糊剂基质应均匀、细腻，涂于皮肤或黏膜上应无刺激性。应无酸败、异臭、变色与变硬现象。

（四）举例

例　皮炎糊

【处方】白屈菜500g　白鲜皮根500g　淀粉100g　冰片1g

【制法】将白屈菜和白鲜皮根分别粉碎成粗末，用pH 4.0的醋酸水与70%乙醇渗漉，制成流浸膏，加入淀粉，加热搅拌成糊状。然后将冰片溶于少量乙醇中，加入搅匀，即得。

【功能与主治】消炎，祛湿，止痒。用于稻田皮炎、脚气等。

【用法与用量】涂患处，一日数次。

【注解】

（1）白屈菜和白鲜皮中含生物碱类成分，故调pH 4.0并用70%的乙醇渗漉提取。

（2）淀粉作为糊剂中的固体粉末；冰片量少，直接加入水性基质中不易混匀，故溶于少量乙醇后加入。

三、眼用半固体制剂

（一）概述

眼用半固体制剂系指直接用于眼部发挥治疗作用的无菌半固体制剂。可以分为眼膏剂、眼用乳膏剂、眼用凝胶剂等。眼膏剂系指由原料药物与适宜基质均匀混合，制成溶液型或混悬型膏状的无菌眼用半固体制剂。眼用乳膏剂系指由原料药物与适宜基质均匀混合，制成乳膏状的无菌眼用半固体制剂。眼用凝胶剂系指原料药物与适宜辅料制成的凝胶状无菌眼用半固体制剂。

眼用半固体制剂较一般滴眼剂的疗效持久且能减轻对眼球的摩擦。

眼膏剂的原料药物与基质必须纯净。常用基质由凡士林、液状石蜡、羊毛脂（8∶1∶1）混合而成。羊毛脂具有较强的吸水性和黏附性，较单用凡士林更易与药液及泪液混合和附着在眼黏膜上，促进药物渗透。基质应均匀、细腻、无刺激性，并易涂布于眼部，便于药物分散和吸收。

（二）制备

眼膏剂的制备应在清洁避菌条件下进行。基质用前必须加热滤过，并于150℃干热灭菌1h灭菌，必要时可酌加适宜抑菌剂和抗氧剂等。基质与药物的混合方法基本同软膏剂、乳膏剂或凝胶剂。

（三）注意事项

（1）在水、液状石蜡或其他溶媒中溶解并稳定的药物可先溶于少量溶剂中，再逐渐加入其余基质混匀。

（2）不溶性药物应先粉碎成极细粉，再用液状基质逐渐递增研匀。

（3）多剂量眼用制剂一般应加适当抑菌剂，尽量选用安全风险小的抑菌剂，产品标签应标明抑菌剂种类和标示量。除另有规定外，在制剂确定处方时，该处方的抑菌效力应符合《中国药典》2020年版四部附录抑菌效力检查法的规定。

（4）眼用半固体制剂的基质应过滤并灭菌，不溶性原料药物应预先制成极细粉。眼膏剂、眼用乳膏剂、眼用凝胶剂应均匀、细腻、无刺激性，并易涂布于眼部，便于原料药物分散和吸收。除另有规定外，每个容器的装量应不超过5g。

（5）启用后最多可使用4周。

（四）举例

例 马应龙八宝眼膏

【处方】炉甘石32.7g 琥珀0.15g 人工麝香0.38g 人工牛黄0.38g 珍珠0.38g 冰片14.8g 硼砂1.2g 硇砂0.05g

【制法】以上八味，炉甘石、琥珀、珍珠、硼砂、硇砂分别粉碎成极细粉；麝香、牛黄、冰片分别研细，与上述粉末配研，过筛，加入经灭菌、滤过后放冷的液体石蜡20g中，搅匀，再加入到已干热灭菌、滤过并冷至约50℃的凡士林890g和羊毛脂40g中搅匀凝固，即得。

【功能与主治】退赤，去翳。用于眼睛红肿痛痒，流泪，沙眼，眼睑红烂等。

【用法与用量】点入眼睑内，一日2~3次。

【规格】2克/支。

【贮藏】密封，置阴凉处。

【注解】

（1）本品为浅土黄色至浅黄棕色的软膏，气香，有清凉感；理化鉴别冰片、炉甘石。

（2）麝香、牛黄、冰片等与处方中矿物类药材配研能达到更好的粉碎效果。

（3）羊毛脂与凡士林合用，可提高凡士林的吸水性和渗透性。

（五）质量要求与检查

除另有规定外，眼用半固体制剂还应符合相应剂型通则项下有关规定，如眼用凝胶剂还应符合凝胶剂的规定。

1. 粒度　除另有规定外，含饮片原粉的眼用半固体制剂照下述方法检查，粒度应符合规定。

检查法　取 3 个容器的半固体型供试品，将内容物全部挤于适宜的容器中，搅拌均匀，取适量（或相当于主药 10μg）置于载玻片上，涂成薄层，薄层面积相当于盖玻片面积，共涂 3 片；照《中国药典》2020 年版四部附录粒度和粒度分布测定法（通则 0982 第一法）测定，每个涂片中大于 50μm 的粒子不得过 2 个（含饮片原粉的除外），且不得检出大于 90μm 的粒子。

2. 金属性异物　除另有规定外，眼用半固体制剂照下述方法检查，应符合规定。

检查法　取供试品 10 个，分别将全部内容物置于底部平整光滑、无可见异物和气泡、直径为 6cm 的平底培养皿中，加盖，除另有规定外，在 85℃保温 2h，使供试品摊布均匀，室温放冷至凝固后，倒置于适宜的显微镜台上，用聚光灯从上方以 45°角的入射光照射皿底，放大 30 倍，检视不小于 50μm 且具有光泽的金属性异物数。10 个容器中每个含金属性异物超过 8 粒者，不得过 1 个，且其总数不得过 50 粒；如不符合上述规定，应另取 20 个复试；初、复试结果合并计算，30 个中每个容器中含金属性异物超过 8 粒者，不得过 3 个，且其总数不得过150 粒。

3. 装量差异　除另有规定外，单剂量包装的眼用半固体制剂照下述方法检查，应符合规定。

检查法　取供试品 20 个，分别称定内容物重量，计算平均装量，每个装量与平均装量相比较（有标示装量的应与标示装量相比较）超过平均装量±10%者，不得过 2 个，并不得有超过平均装量±20%者。

凡规定检查含量均匀度的眼用制剂，一般不再进行装量差异检查。

4. 无菌　除另有规定外，照《中国药典》2020 年版四部附录无菌检查法（通则 1101）检查，应符合规定。

四、鼻用半固体制剂

（一）概述

鼻用半固体制剂系指直接用于鼻腔发挥局部或全身治疗作用的半固体制剂，包括鼻用软膏剂、鼻用乳膏剂、鼻用凝胶剂等。

鼻用软膏剂系指由原料药物与适宜基质均匀混合，制成溶液型或混悬型膏状的鼻用半固体制剂。鼻用乳膏剂系指由原料药物与适宜基质均匀混合，制成乳膏状的鼻用半固体制剂。鼻用凝胶剂系指原料药物与适宜辅料制成的凝胶状无菌鼻用半固体制剂。

（二）制备

鼻用半固体制剂的制备应在清洁避菌条件下进行。基质用前必须加热滤过，并于 150℃ 干热灭菌 1h 灭菌，必要时可酌加适宜抑菌剂和抗氧剂等。基质与药物的混合方法基本同软膏剂、乳膏剂或凝胶剂。

鼻用制剂可根据主要原料药物的性质和剂型要求选适宜的辅料。通常含有调节黏度、控制 pH 值、增加原料物溶解、提高制剂稳定性或能够赋形的辅料。除另有规定外，多剂量水性介质鼻用制剂应当添加适宜浓度的抑菌剂，制剂确定处方时，该处方的抑菌效力应符合《中国药典》

2020 年版四部附录抑菌效力检查法（通则 1121）的规定，制剂本身如有足够的抑菌性能，可加抑菌剂。

（三）注意事项

（1）在水、液状石蜡或其他溶媒中溶解并稳定的药物可先溶于少量溶剂中，再逐渐加入其余基质混匀。

（2）不溶性药物应先粉碎成极细粉，再用液状基质逐渐递增研匀。

（3）鼻用半固体制剂的基质应过滤并灭菌，不溶性原料药物应预先制成极细粉。

（4）鼻用半固体制剂多剂量包装容器应配有完整和适宜的给药装置。容器应无毒并洁净，不应与原料药物或辅料发生理化用，容器的瓶壁要有一定的厚度且均匀，除另有规定外，装量应不超过 10mL 或 5g。

（5）多剂量包装者在启用后最多可使用 4 周。

（四）质量要求与检查

除另有规定外，鼻用半固体制剂还应符合相应剂型通则项下有关规定，如鼻用凝胶剂还应符合凝胶剂的规定。

1. 装量差异 除另有规定外，单剂量包装的鼻用半固体制剂照下述方法检查，应符合规定。

检查法 取供试品 20 个，分别称定内容物重量，计算平均装量，每个装量与平均装量相比较（有标示装量的应与标示装量相比较）超过平均装量±10%者，不得过 2 个，并不得有超过平均装量±20%者。

凡规定检查含量均匀度的鼻用制剂，一般不再进行装量差异检查。

2. 无菌 除另有规定外，用于手术、创伤或临床必须无菌的鼻用半固体制剂，照《中国药典》2020 年版四部附录无菌检查法（通则 1101）检查，应符合规定。

3. 微生物限度 除另有规定外，照《中国药典》2020 年版四部附录微生物计数法（通则 1105）和控制菌检查法（通则 1106）及非无菌药品微生物限度标准（通则 1107）检查，应符合规定。

【思考题】

1. 外用膏剂中哪些剂型是传统中药剂型？请综述其发展现状及趋势。

2. 凝胶贴膏与凝胶剂相比有什么异同点？凝胶贴膏制备过程中常出现什么问题？应如何克服？

3. 中药原生药粉调敷是中医骨伤科优势特色疗法，但常出现刺激性和过敏性等安全性问题；橡胶贴膏等现代外用制剂也存在相似的安全性问题。请分析外用制剂产生刺激性和过敏性问题的原因，并提出改进剂型降低不良反应的方法。

4. 研究发现薄荷、肉桂等中药的挥发油具有经皮透皮促进能力。请综述中药挥发油促进药物渗透皮肤的机理。

5. 黑膏药是经典的传统中药剂型，制备工艺烦琐复杂，并在质量控制、生产环保等方面均存在不足。请综述黑膏药存在的问题，并对如何发展提出建议。

扫一扫，查阅本章数字资源，含PPT、音视频、图片等

【学习要求】

1. 掌握栓剂的含义和特点；药物吸收的途径与影响吸收的因素；热熔法制备栓剂的工艺要求；置换价的含义及其计算方法。

2. 熟悉栓剂常用基质的种类、特点以及栓剂的质量要求。

3. 了解栓剂的发展概况以及包装贮藏要求。

第一节 概 述

一、栓剂的含义

栓剂（suppository）系指原料药物与适宜基质等制成供腔道给药的固体制剂。

栓剂在常温下为固体，纳入人体腔道后，在体温下能迅速软化、熔融或溶解于分泌液，逐渐释放药物而产生局部或全身作用。

中药栓剂是我国传统剂型之一，古代称坐药或塞药，主要起局部作用。《养生方》《伤寒杂病论》《肘后备急方》《备急千金要方》《证治准绳》等医籍中均有栓剂制备与应用的记载。《本草纲目》中也有耳用栓、鼻用栓、阴道栓、尿道栓、直肠栓的记述。近几十年，具有全身治疗作用的栓剂的研究有了新进展，为适应临床治疗疾病的需要或不同性质药物的要求，出现了双层栓、中空栓、泡腾栓、微囊栓、骨架控释栓、渗透泵栓、凝胶缓释栓、海绵栓等新型栓剂。目前，《中国药典》2020年版一部收载的中药成方制剂中共有栓剂11种。

二、栓剂的特点

栓剂在腔道可起到润滑、抗菌、消炎、止痛、止血、杀虫止痒、收敛等局部治疗作用，也可通过吸收入血发挥解热、镇痛、镇静、兴奋、扩张支气管和血管等全身治疗作用。

栓剂在直肠吸收比口服吸收干扰因素少，药物不易受胃肠道 pH 或酶的破坏而失去活性；可避免刺激性药物对胃肠道的刺激；减少药物受肝脏首过效应的影响，同时可减少药物对肝脏的毒副作用；便于不能或不愿吞服药物的患者使用。

栓剂的不足之处在于使用不便。

三、栓剂的分类

（一）按给药途径分类

栓剂按给药途径分，主要有直肠栓和阴道栓。

1. 直肠栓　直肠栓的形状有鱼雷形、圆锥形、圆柱形等，每颗重约 2g，长 3~4cm，以鱼雷形较为常用，塞入肛门后，由于括约肌的收缩引入直肠。

2. 阴道栓　阴道栓的形状有球形、卵形、圆锥形、鸭嘴形等，每颗重 2~5g，直径 1.5~2.5cm，以鸭嘴形较常用。栓剂形状如图 11-1 所示。

此外，还有尿道栓、鼻用栓、耳用栓等。

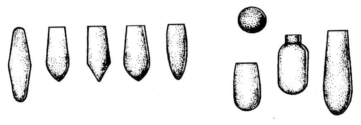

(a) 直肠栓外形　　　　　　(b) 阴道栓外形

图 11-1　常用栓剂的形状

（二）按制备工艺和释药特点分类

按特殊制备工艺可制成双层栓、中空栓或其他控释、缓释栓。

1. 双层栓　双层栓一般有两种：一种是内外层含不同药物的栓剂，另一种是上下两层，分别使用水溶性基质或脂溶性基质，将不同或同一种药物分隔在不同层内，避免配伍禁忌或使药物具有不同的释放速度；或上半部为空白基质，可阻止药物向上扩散，减少药物经直肠上静脉的吸收，提高药物的生物利用度。

2. 中空栓　中空栓可达到快速释药的目的，中空部分填充各种不同的固体或液体药物，溶出速度比普通栓剂要快。通过对栓壳的调整也可制成控释中空栓剂。各种中空栓的形状，如图 11-2 所示。

3. 泡腾栓　基质中加入有机酸（如枸橼酸等）和弱碱（如碳酸氢钠等），遇到体液后产生泡腾作用，有利于药物的分散。多为阴道用栓。

4. 其他缓释、控释栓

（1）微囊栓　将药物微囊化后制成的栓剂，具有缓释作用；或同时含药物细粉和微囊的复合微囊栓，兼具速释和缓释两种功能。

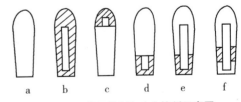

a　　b　　c　　d　　e　　f

图 11-2　普通栓剂与中空栓剂示意图
a. 普通栓剂　b. 中空栓剂
c、d、e、f. 控释型中空栓剂

（2）骨架控释栓　以高分子物质为骨架材料，与药物混合制成的栓剂，具有控释作用。

（3）渗透泵栓　为采用渗透泵原理制成的控释型长效栓剂。最外层为一层不溶性微孔膜，药物从微孔中慢慢渗出而维持药效。

（4）凝胶缓释栓　以凝胶为载体的栓剂，在体内不溶解不崩解，能吸收水分而逐渐膨胀，达到缓释的目的。

四、栓剂中药物的吸收途径及其影响因素

（一）药物吸收途径

以直肠给药发挥全身作用，通常通过以下两条途径：一条是通过直肠上静脉，经门静脉进入肝脏代谢后进入大循环；另一条是通过直肠中、下静脉，经髂内静脉绕过肝脏进入下腔静脉，直接入大循环起全身作用。如图 11-3 所示。

通常经直肠吸收的药物 50%~70%可不经门静脉进入肝脏。药物吸收途径与栓剂纳

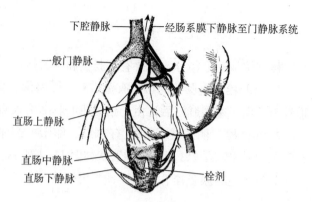

图 11-3　直肠给药的吸收途径

入肛门的位置有关，当栓剂位于距肛门 6cm 处时，大部分药物经直肠上静脉进入门静脉。为避免或减少肝脏的首过作用，栓剂纳入肛门的位置以距肛门 2cm 处为宜。

研究显示，直肠淋巴系统也是栓剂中药物（尤其是大分子药物）吸收的一条途径。

（二）药物吸收的影响因素

1. 生理因素　直肠黏膜的 pH 对药物的吸收速度起着重要的作用。一般直肠液的 pH 值为 7.4，且无缓冲能力。药物进入直肠后，直肠液的 pH 值取决于溶解的药物，药物吸收难易视环境 pH 对被溶解药物的影响而定。栓剂在直肠保留的时间越长，吸收越趋于完全。此外直肠环境如粪便存在，也会影响药物的扩散及药物与吸收表面的接触。一般充有粪便的直肠比空直肠药物吸收少，因此使用栓剂前应排便。

2. 基质因素　栓剂纳入腔道后，药物首先要从融化的基质中释放出来并溶解于分泌液，或从基质中很快释放直接到达肠黏膜而被吸收。因此，对于欲发挥全身作用的栓剂，要求药物能从基质中迅速释放，但因基质种类和性质的不同，使药物释放的速度也不同。在油脂性基质中，水溶性药物释放较快，而在水溶性基质或在油水分配系数小的油脂性基质中，脂溶性药物更易释放。栓剂基质中加入表面活性剂可以增加药物的亲水性，加速药物向分泌液转移，有助于药物的释放和吸收，但表面活性剂浓度较大时，产生的胶团可将药物包裹，阻碍药物的释放，反而不利于吸收。

3. 药物因素　药物的影响因素主要有以下几个方面：①溶解度：药物水溶性较大时，易溶解于分泌液，有利于吸收；溶解度小的药物则吸收也少。难溶性药物应制成溶解度大的盐类或衍生物，有利于吸收。②粒度：以混悬、分散状态存在于栓剂中的药物，其粒度越小，越易溶解吸收。③脂溶性与解离度：当药物释放到达肠壁时，脂溶性药物较易吸收，非解离型的药物比解离型的药物容易吸收。此外，还应考虑药物占比、药物对基质的影响，以及因此带来的对吸收的影响。

第二节 栓剂的基质与附加剂

一、栓剂的基质

栓剂的基质不仅能使药物成型，而且对剂型特性和药物的释放具有重要影响。

优良的栓剂基质应符合下列要求：①室温时具有适宜的硬度，纳入腔道时不变形、不碎裂。遇体温易软化、熔化或溶解。②对黏膜无刺激性、无毒性、无过敏性。释药速度须符合治疗要求。③性质稳定，与主药混合后不起反应，不影响主药的作用和含量测定。④具有润湿或乳化的能力，能混入较多的水分。⑤油脂性基质的熔点与凝固点之差要小。⑥适于热熔法等制备，易于洗除。

栓剂的基质主要分为油脂性和水溶性两种。

（一）油脂性基质

1. 天然油脂 由某些天然植物的种仁提取精制而得。

①可可脂（cocoa butter）：由梧桐科植物可可树的种子提炼制成的固体脂肪。为淡黄白色固体，可塑性好，无刺激性，能与多种药物配伍使用。熔点为31~34℃，加热至25℃开始软化，遇体温即能迅速熔化。10~20℃时易粉碎成粉末。

本品含多种脂肪酸（如硬脂酸、棕榈酸和油酸）的甘油三酯。由于所含各酸的比例不同，组成甘油酯混合物的熔点也不同，为同质多晶型。具有 α、β 及 γ 三种晶型。其中 α、γ 两种晶型不稳定，熔点分别为22℃、18℃；β 晶型较稳定，熔点为34℃。当油脂加热超过其熔点时，β 稳定型部分转变为不稳定的异构晶体，而使熔点下降，导致制备困难，但一般于室温下放置一定时间可逐渐复原。因此通常应缓缓加热升温，待基质熔化至2/3时停止加热，使其逐步熔化，以避免晶体转型而影响栓剂成型。

②香果脂（oleum linderae）：由樟科植物香果树的成熟种仁脂肪油提取或精制而成。为白色结晶性粉末或淡黄白色块状物，气微，味淡。熔点30~36℃，25℃以上时开始软化，酸值小于3，皂化值260~280，碘值1~5。与乌桕脂配合使用可克服易于软化的缺点。

③乌桕脂（oleum sapii）：由乌桕科植物乌桕树种子外层固体脂肪精制而成。为白色或黄白色固体，味特臭而无刺激性。熔点38~42℃，软化点31.5~34℃。释药速度较可可脂缓慢。

2. 半合成与全合成脂肪酸甘油酯 半合成脂肪酸甘油酯系由天然植物油（如椰子油或棕榈油等）水解、分馏所得 C_{12}~C_{18} 游离脂肪酸，经部分氢化再与甘油酯化而得到的甘油三酯、二酯、一酯的混合酯。具有适宜的熔点，不易酸败，为目前取代天然油脂较理想的栓剂基质。也存在晶型转变现象，较高温度贮存时可导致熔点升高，软化时限延长，融变时限超标。国内已投产的有半合成椰油酯、半合成山苍子油酯、半合成棕榈油酯等，现已广泛应用。全合成脂肪酸甘油酯有硬脂酸丙二醇酯等。

①半合成椰油酯（coconut ester）：由椰油、硬脂酸与甘油酯化而成。为乳白色或黄白色蜡状固体。有四种规格，即34型（熔点33~35℃）、36型（熔点35~37℃）、38型（熔点37~39℃）、40型（熔点39~41℃）。最常用的为36型，酸值小于2，皂化值215~235，碘值小于4，羟值小于60，无毒性，无刺激性。

②半合成山苍子油酯（litsea cubeba oil ester）：由山苍子油水解、分离得月桂酸，加硬脂酸

与甘油经酯化而成。为黄色或乳白色块状物，具油脂光泽。各酯混合比例不同，成品的熔点也不同，有 34 型 (33~35℃)、36 型 (35~37℃)、38 型 (37~39℃)、40 型 (39~41℃) 等不同规格。其中 38 型最为常用。

③半合成棕榈油酯 (palmitate)：由棕榈油经碱化、酸化加入硬脂酸与甘油经酯化而得。为乳白色固体，熔点分别为 33.2~33.6℃、38.1~38.3℃ 和 39~39.8℃。刺激性小，抗热能力强，化学性质稳定。

④硬脂酸丙二醇酯 (glycol stearate)：由硬脂酸与 1,2-丙二醇经酯化而得，是硬脂酸丙二醇单酯与双酯的混合物，为乳白色或微黄色蜡状固体，略有脂肪臭。遇热水可膨胀，熔点 36~38℃，酸值小于 2，皂化值 175，碘值小于 1，羟值 116~126，对腔道黏膜无明显刺激性。

3. 氢化植物油（hydrogenated vegetable oil）　由植物油部分或全部氢化而得的白色固体脂肪。如氢化棉籽油 (熔点 40.5~41℃)、部分氢化棉籽油 (熔点 35~39℃)、氢化椰子油 (熔点 34~37℃)、氢化花生油等。性质稳定，无毒，无刺激性，不易酸败，价廉，但释药能力较差，加入适量表面活性剂可以改善。

（二）水溶性基质

1. 甘油明胶（glycerol-gelatin）　系用明胶、甘油与水以适当比例加热融合，滤过，放冷，凝固而成。制品有弹性，在体温下能软化并缓慢地溶于分泌液中，故作用缓和而持久。多用作阴道栓剂基质。

明胶是胶原水解产物，凡与蛋白质能产生配伍变化的药物如鞣酸、重金属盐等均不能用甘油明胶作基质。此外，甘油明胶易滋长霉菌等微生物，使用时需加适量防腐剂。

2. 聚乙二醇类（polyethylene glycols，PEG）　为环氧乙烷和水缩聚而成的混合物，具有不同的聚合度、分子量和物理性状。分子量 200、400 及 600 者为透明无色液体，随分子量增加逐渐呈半固体到固体，4000 以上为固体，熔点也随之升高。常用的如 PEG1000、PEG4000、PEG6000 的凝固点分别为 33~38℃、50~56℃、53~59℃。通常用不同分子量的 PEG 以一定比例加热融合，制成适当硬度的栓剂基质。

本品无生理作用，遇体温不熔化，能缓缓溶于体液而释放药物，吸湿性较强，对黏膜有一定刺激性。加入约 20% 的水，可减轻其刺激性，也可在纳入腔道前先用水湿润，或在栓剂表面涂一层鲸蜡醇或硬脂醇薄膜以减轻刺激。PEG 基质栓应贮存于干燥处。

常用的基质处方如：

①聚乙二醇 4000 33%　聚乙二醇 6000 47%　水 20%

②聚乙二醇 1540 33%　聚乙二醇 6000 47%　水 20%

3. 聚氧乙烯（40）硬脂酸酯类（polyoxyl 40 stearate）　系聚乙二醇的单硬脂酸酯和二硬脂酸酯的混合物，并含游离乙二醇。国产商品代号 S-40，国外商品名 Myrj52。为白色或淡黄色蜡状固体，熔点 39~45℃，皂化值 25~35，酸值不大于 2。

4. 泊洛沙姆（poloxamer）　系乙烯氧化物、丙烯氧化物的嵌段聚合物，随聚合度增大，物态呈液体、半固体至蜡状固体，易溶于水。较常用型号为 poloxamer 188 与 poloxamer 407，为白色或类白色蜡状固体，前者熔点为 52℃，后者熔点为 53~57℃。能起到缓释与延效作用。

此外，还可根据药物的性质，加入乳化剂后制成乳剂型基质的栓剂。

二、栓剂的附加剂

除基质外，附加剂对栓剂剂型的成型和药物释放也具有重要影响。常用附加剂如下：

1. 吸收促进剂　①非离子型表面活性剂：如用聚山梨酯 80 等非离子表面活性剂，能促进药物细粉与基质的混合，改善药物的吸收；②泡腾剂：如用碳酸氢钠和己二酸制备成泡腾栓，可加快栓剂中药物的分散速度，利于药物渗入黏膜皱襞；③氮酮类：氮酮为一种高效无毒的透皮吸收促进剂，也已用于栓剂；④其他：如胆酸等也具有促进吸收的作用。

2. 吸收阻滞剂　如海藻酸、羟丙甲纤维素（HPMC）、硬脂酸和蜂蜡、磷脂等，可用于缓释栓剂。

3. 增塑剂　如聚山梨酯 80、脂肪酸甘油酯、蓖麻油、甘油或丙二醇，可使脂肪性基质具有弹性，降低脆性。

4. 抗氧剂　如没食子酸、鞣酸、抗坏血酸等具有抗氧化作用的药物，可提高栓剂的稳定性。

5. 防腐剂　如苯甲酸钠、三氯叔丁醇等，可防止水溶性基质腐败变质。

其他还有增强栓剂抗热性的附加剂如甘露醇等。

三、栓剂基质与附加剂的选用

栓剂基质与附加剂的选用要考虑以下几点：①用药目的，如是起局部治疗还是全身治疗作用；②用药部位，如是阴道给药还是直肠给药；③药物的理化性质，如药物在基质中的溶解情况；④适宜的基质与附加剂，可控制药物的释放与吸收。

（一）基质的选用

1. 根据临床治疗目的选用基质　栓剂可起局部治疗和全身治疗作用。用于局部作用的栓剂要求释药缓慢持久，可选用熔化或溶解速度慢的基质，但基质液化时间也不宜过长，否则会使药物不能全部释放，同时使患者感到不适；用于全身作用的栓剂要求释药迅速，可选用融化或溶解速度快的基质。一般而言，水溶性基质在腔道中液化时间较长，释药缓慢。一些基质进入人体腔道后的液化时间见表 11-1。

表 11-1　一些基质进入人体腔道后的液化时间

基质名称	可可脂	半合成椰油酯	一般脂肪性基质	甘油明胶	聚乙二醇
液化时间（min）	4~5	4~5	10	30~50	30~50

2. 根据药物的理化性质选用基质　栓剂在临床应用时，药物首先要从基质中释放出来才能被人体吸收发挥作用，药物在基质中的溶解情况直接影响药物的释放与吸收。一般而言，药物在基质中的溶解度大，不利于药物的释放。因此，要保证栓剂中药物的释放与吸收，应选择与药物溶解行为相反的基质，即一般水溶性药物选择脂溶性基质，脂溶性药物选择水溶性基质。

（二）附加剂的选用

在确定基质种类和用量的同时，选择适宜的附加剂，以外观色泽、光洁度、硬度和稳定性，或融变时限、溶出度与释放度等为指标，筛选出适宜的基质配方。

（三）置换价

置换价（displacement value，DV）系指药物的重量与同体积基质的重量之比值。栓剂模型的容积是固定的，通常的 1g 或 2g 栓剂是指纯基质（常为可可脂）栓的重量，由于药物与基质相对密度不同，加入药物所占体积不一定是等重量基质体积，为使栓剂含药量准确，必须测定置换价，从而准确计算基质用量。测定方法如下：制纯基质栓，称其平均重量为 G，另制药物含量为

$X\%$的含药栓，得平均重量为 M，每粒平均含药量为 $W=M\times X\%$，则可计算某药物对某基质的置换价 (f)。置换价在栓剂生产中对保证投料的准确性有重要意义。

置换价 (f) 的计算公式为：

$$f=\frac{W}{G-(M-W)} \tag{11-1}$$

上式中，W 为每粒含药栓中的平均含药量，G 为纯基质栓每粒平均重，M 为含药栓每粒平均重，$M-W$ 为含药栓中基质的重量，$G-(M-W)$ 为两种栓中基质的重量之差，即与药物同容积的基质的重量。

例 制备鞣酸栓 50 粒，每粒含鞣酸 0.2g，用可可脂为基质，模孔重量为 2.0g，鞣酸对可可脂的置换价为 1.6（部分药物对可可脂的置换价可以从文献中查到）。求需基质多少克？每栓的实际重量是多少克？

解 已知，$G=2.0g$　$W=0.2g$　$f=1.6$

（1）先求含药栓每粒的实际重量

因为，$f=\dfrac{W}{G-(M-W)}$

所以，$M=(G+W)-W/f=(2+0.2)-0.2/1.6=2.075$（g）

即，每粒栓的实际重量为 2.075g。

（2）再求 50 粒鞣酸栓所需基质重量

$2.075\times50-0.2\times50=93.75$（g）

实际生产中还应考虑到操作过程中的损耗。

第三节　栓剂的制备

一、一般栓剂的制备

栓剂的制法有热熔法、冷压法、搓捏法 3 种，可根据基质与药物的性质选用。热熔法最为常用，油脂性基质与水溶性基质都可用此法制备。

（一）热熔法（**fusion method**）工艺流程图（图 **11-4**）

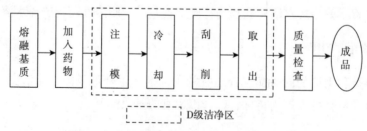

图 11-4　热熔法制备栓剂的一般工艺流程示意图

（二）热熔法的制备过程

1. 栓模准备

（1）栓模的选用　根据用药途径和制备工艺特点选择合适的模型，并清洗干燥，备用。栓剂模型如图 11-5 所示。

（2）润滑剂的选用 为便于脱模，制备时常需在模孔内涂布润滑剂，有些基质本身不黏模，可不用润滑剂，如可可脂、聚乙二醇类。所用的润滑剂通常有两类：①用于油脂性基质栓剂的润滑剂：软肥皂、甘油各 1 份与 90% 乙醇 5 份混合制成的醇溶液；②用于水溶性基质栓剂的润滑剂：液状石蜡或植物油等油类物质。

2. 药物的处理与混合

（1）油溶性药物 如樟脑、中药醇提物等可直接混入已熔化的油脂性基质中，使之溶解。如加入的药物量大降低基质的熔点或使栓剂过软时，可加适量石蜡或蜂蜡调节硬度。

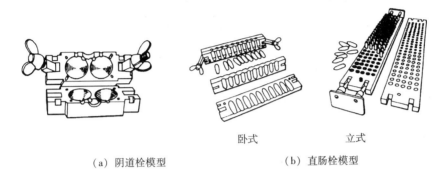

（a）阴道栓模型　（b）直肠栓模型

卧式　　立式

图 11-5　栓剂模型

（2）水溶性药物 如水溶性稠浸膏、生物碱盐等，可以直接加入已熔化的水溶性基质中，或用少量水制成浓溶液，用适量羊毛脂吸收后与油脂性基质混合。

（3）难溶性药物 如中药细粉、某些浸膏粉、矿物药等，应制成细粉或最细粉，通过七号筛，再与基质混合。混合时可采用等量递增法。

（4）含挥发油的中药 量大时可考虑加入适宜的乳化剂与水溶性基质混合，制成乳剂型栓剂。

3. 栓剂的成型 小量加工用手工灌模的方法。将熔融的含药基质，倾入冷却并涂有润滑剂的栓模中（稍微溢出模口为度）。放冷，待完全凝固后，削去溢出部分，开模取出，即得栓剂。工业生产已实现机械自动化操作，自动化制栓机可完成填充、排出、清洁模具等操作。自动旋转式制栓机如图 11-6 所示，产量为 3500～6000 粒/小时。此外，栓剂灌封机组可自动完成栓剂的制壳、灌装、冷却、封口、印批号、计数剪切等功能。

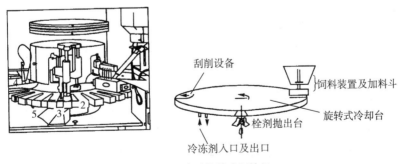

刮削设备
饲料装置及加料斗
旋转式冷却台
栓剂抛出台
冷冻剂入口及出口

图 11-6　自动旋转式制栓机

4. 栓剂的包装与贮藏 栓剂所用包装材料或容器应无毒性，并不得与药物或基质发生理化作用。小量包装系将栓剂分别用蜡纸或锡纸包裹后，置于小硬纸盒或塑料盒内，应避免互相粘连和受压。应用栓剂自动化机械包装设备，可直接将栓剂密封于塑料壳中。

除另有规定外，栓剂应在 30℃ 以下密闭贮存与运输，防止因受热、受潮而变形、发霉、变质。甘油明胶栓及聚乙二醇栓应置于密闭容器中，以免吸湿或水分蒸发。

（三）注意事项

1. 熔融基质温度不宜过高，最好采用水浴或蒸汽浴以免局部过热。加热时间不宜太长（有 2/3 量基质熔融时即可停止加热），以减少晶型转变对栓剂成形的影响。

2. 注模时温度不宜过高，以免不溶性药物或其他与基质相对密度不同的组分在模孔内沉降。注模时应连续，速度适宜，以避免过快导致模具中空气来不及溢出而影响质量，过慢发生液层凝固造成栓剂断裂。

3. 冷却温度不宜过低，冷却不宜过快或时间过长，以免栓剂发生严重收缩和碎裂。

二、特殊栓剂的制备

（一）双层栓剂

实验室小量制备内外层含不同药物的双层栓剂，栓模由圆锥形内模和外套组成，如图 11-7 所示。先将内模插入模型外套中固定好，将外层的基质和药物熔融混合，注入内模与外套之间，待凝固后，取出内模，再将已熔融的基质和药物注入内层，熔封而成。

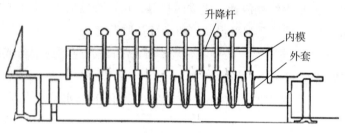

图 11-7 双层栓模型

（二）中空栓剂

中空栓剂的空心部分可填充药物。先将基质制成栓壳，再将药物封固在栓壳内。实验室小量制备时，可在普通栓模上方插入一个不锈钢管，固定，沿边缘注入熔融的基质，待基质凝固后，拔出钢管，在栓壳的中空部分注入药物，最后用相应的基质封好尾部即成。

三、举例

例 1 双黄连栓（小儿消炎栓）

【处方】金银花 2500g　黄芩 2500g　连翘 5000g　半合成脂肪酸酯 780g

【制法】以上三味，黄芩加水煎煮 3 次，第一次 2h，第二、三次各 1h，合并煎液，滤过，滤液浓缩至 1.03~1.08（80℃），浓缩液在 80℃ 时加入 2mol/L 盐酸溶液，调节 pH 值至 1.0~2.0，保温 1h 后，静置 24h，滤过，沉淀物加 6~8 倍量水，用 40% 氢氧化钠调 pH 值至 7.0~7.5，加等量乙醇，搅拌使溶解，滤过。滤液用 2mol/L 盐酸溶液调节 pH 值至 2.0，60℃ 保温 30min，静置 12h，滤过，沉淀用水洗至 pH 值 5.0，继用 70% 乙醇洗至 pH 值 7.0。沉淀物加水适量，用 40% 氢氧化钠溶液调 pH 值至 7.0~7.5，搅拌使溶解。金银花、连翘加水煎煮 2 次，每次 1.5h，合并煎液，滤过，滤液浓缩至相对密度为 1.20~1.25（70~80℃）的清膏，冷至 40℃ 时搅拌下缓慢加入乙醇，使含醇量达 75%，静置 12h，滤取上清液，回收乙醇，浓缩液再加乙醇使含醇量达 85%，充分搅拌，静置 12h，滤取上清液，回收乙醇至无醇味。加上述黄芩提取物水溶液，搅匀，并调 pH 值至 7.0~7.5，减压浓缩成稠膏，低温干燥，粉碎。另取半合成脂肪酸酯加热熔化，保温在 40℃±2℃，加入上述干膏粉，混匀，注模，制成 1000 粒。

【性状】　本品为棕色或深棕色栓剂。

【功能与主治】　疏风解表，清热解毒。用于外感风热所致的感冒，症见发热、咳嗽、咽痛；上呼吸道感染、肺炎见上述证候者。

【用法与用量】　直肠给药，小儿一次 1 粒，一日 2~3 次。

【规格】　每粒重 1.5g。

【贮藏】　密闭，置阴凉干燥处。

【注解】

(1) 双黄连栓含金银花、黄芩、连翘，金银花为君药，芳香疏散，散肺经热邪，解心胃热毒。黄芩清肺热，清热燥湿，泻火解毒；连翘清热解毒，透散表邪，清心火散上焦之热，与黄芩共为臣药。临床常用于外感风热所致的发热、咳嗽、咽痛、病毒或细菌感染引起的肺炎、上呼吸道感染、扁桃体炎等，是一种广谱抗病毒、抗菌常用中成药。

(2) 研究表明，黄芩苷是黄芩的有效成分，采用酸、碱提取纯化黄酮类化合物时，应当注意温度和碱度都不宜过高，以免破坏黄酮类化合物的母核；酸度也不宜过高，否则酸会与黄酮类化合物生成盐而溶解。有机酸类是金银花重要的药效物质，且绿原酸含量较高。连翘主要含有苯乙醇及其苷类、木脂素类、黄酮类成分，其中连翘苷、连翘酯苷 A 为抗炎、抑菌的主要成分。金银花、连翘配伍后提取可以增加绿原酸、连翘苷的提取率。绿原酸、连翘苷、连翘酯苷 A 热稳定性差，随干燥温度升高，连翘苷、连翘酯苷 A 的含量皆会降低，故采用减压干燥以减少浸膏干燥时间。与基质混合、注模时应控制温度，以免过高使成分损失、药物沉降，影响成品中药物含量和均匀度。

(3) 双黄连栓采用薄层色谱法鉴别了黄芩、金银花、连翘；采用高效液相色谱法测定了黄芩苷（$C_{21}H_{18}O_{11}$）、连翘苷（$C_{27}H_{34}O_{11}$）的含量，进一步控制了栓剂质量（详见 2020 年版《中国药典》一部第 775 页双黄连栓项下相关内容）。

例 2　治糜康栓（治糜灵栓）

【处方】　黄柏 500g　苦参 500g　儿茶 500g　枯矾 400g　冰片 100g

【制法】　以上五味，儿茶、枯矾粉碎成细粉；冰片研细；黄柏、苦参加水煎煮三次，第一次 2h，第二、三次各 1h，合并煎液；滤过，滤液浓缩至相对密度为 1.09~1.11（80℃±5℃）的清膏，加乙醇使含醇量为 75%，静置使沉淀，取上清液回收乙醇，浓缩至适量，喷雾干燥，与上述细粉混匀，过筛，加入用聚氧乙烯单硬脂酸酯 2000~2060g 及甘油 20mL 制成的基质中，混匀，注入栓剂模中，冷却，制得 1000 粒，即得。

【性状】　本品为棕色至棕褐色的鸭嘴形栓剂。

【功能与主治】　清热解毒，燥湿收敛。用于湿热下注所致带下病，症见带下量多、色黄质稠、有臭味，或有大便干燥；细菌性阴道病、滴虫性阴道炎、宫颈糜烂见上述症状者。

【用法与用量】　每次 1 粒，隔一日 1 次，睡前清洗外阴部，将栓剂推入阴道深部，10 日为一疗程。

【规格】　每粒重 3g。

【贮藏】　30℃以下密闭保存。

【注解】

（1）治糜康栓处方来源于临床经验方，黄柏、苦参能清热解毒，儿茶活血止痛、止血生肌，枯矾收敛燥湿，冰片芳香去秽，除脏腑气血之郁滞，是痈疽疮疡之佳药。诸药合用，直达病所，收效快。现代研究表明，上述药物可减轻局部充血，增强收敛消炎作用，抑制腺体分泌，减少炎症渗出，使糜烂面蛋白凝固，通过影响细胞的营养和代谢而抗菌。

（2）治糜康栓根据处方中饮片性质及所含有效成分，儿茶、冰片等贵细药及枯矾直接粉碎，最大程度保留有效成分。将黄柏、苦参煎煮，水提液浓缩后醇沉处理除去杂质，并喷雾干燥，减少成分长时间受热损失。聚氧乙烯单硬脂酸酯具有吸湿性，在制备、包装、贮存过程均需注意环境湿度不宜过高。同时为了保证栓剂在贮藏过程中不失水，加入甘油为保湿剂。

（3）治糜康栓采用薄层色谱法鉴别了黄柏、苦参、儿茶、冰片；采用高效液相色谱法测定了盐酸小檗碱（$C_{20}H_{17}NO_4 \cdot HCl$）的含量，进一步控制了栓剂质量（详见 2020 年版《中国药典》一部第 1204 页治糜康栓项下相关内容）。

第四节　栓剂的质量要求与检查

1. 外观　栓剂外形应完整光滑，无裂缝，不起霜或变色，从纵切面观察栓剂中药物与基质应混合均匀。有适宜的硬度，塞入腔道后能熔化、软化或溶化，贮藏期间能保持不变形，无发霉变质。

2. 重量差异　取供试品 10 粒，精密称定总重量，求得平均粒重后，再分别称定每粒的重量，每粒重量与平均粒重相比较（有标示粒重的中药栓剂，每粒重量应与标示粒重比较），按表 11-2 所示规定，超出重量差异限度的栓剂不得多于 1 粒，并不得超出限度 1 倍。凡规定检查均匀度的栓剂，一般不再进行重量差异检查。

表 11-2　栓剂的重量差异限度

标示粒重或平均粒重	重量差异限度
1.0g 及 1.0g 以下	±10%
1.0g 以上至 3.0g	±7.5%
3.0g 以上	±5%

3. 融变时限　除另有规定外，照《中国药典》2020 年版四部融变时限检查法检查，应符合规定。

4. 微生物限度　除另有规定外，照《中国药典》2020 年版四部非无菌产品微生物限度检查：微生物计数法、控制菌检查法及非无菌产品微生物限度标准检查，应符合规定。

【思考题】

1. 如何根据用药部位的生理特点及用药目的，合理选用栓剂基质？
2. 除教材已经列出的以外，还可能有哪些因素影响栓剂中药物的吸收？
3. 除 2020 年版《中国药典》制剂通则规定的内容外，根据栓剂的用药特点还可以增加哪些检查项以控制栓剂质量？
4. 双黄连栓剂相较于双黄连口服液、片剂、颗粒剂和胶囊剂，有何优点？

第十二章

胶 剂

扫一扫，查阅本
章数字资源，含
PPT、音视频、
图片等

【学习要求】

1. 掌握胶剂的含义、分类与制备。
2. 熟悉胶剂原辅料的选择方法。
3. 了解胶剂的质量要求与检查。

第一节　概　述

一、胶剂的含义

胶剂（glue）系指以动物皮、骨、甲或角用水煎取胶质，浓缩成稠胶状，经干燥后制成的固体块状内服制剂。胶剂的主要成分为动物胶原蛋白及其水解产物，尚含多种微量元素，主要用于补血、祛风及妇科调经，以治疗虚劳、羸瘦、吐血、衄血、崩漏、腰腿酸软等症。

我国应用胶剂治疗疾病历史悠久，早在《五十二病方》中就有胶类药物的临床应用记载，先秦《周礼·考工记·弓人》中载有"鹿胶青白、马胶赤白、牛胶火赤、鼠胶黑、鱼胶饵、犀胶黄"之说，表明早期药用胶的多样化。汉代《神农本草经》中载有"白胶"（即鹿角胶）和"阿胶"（即傅致胶），胶剂至汉代已成为临床常用药物，医圣张仲景善用阿胶治妇科及血液等疾病，临床疗效确切；《伤寒杂病论》中以阿胶配伍的胶艾四物汤、炙甘草汤等经典名方沿用至今。随着社会发展和生活水平的不断提高，作为药食同源的阿胶在美容养颜、强身健体、抗衰老等保健养生领域被广泛应用。

二、胶剂的分类

胶剂按原料不同可分为以下几类。

1. 皮胶类　原料为动物皮。现将用驴皮制成的胶称为阿胶；用牛皮制成的胶称为黄明胶；用猪皮制成的胶称为新阿胶。新阿胶是 20 世纪 70 年代因驴皮紧缺，阿胶供不应求的情况下研制而投产的。

2. 角胶类　主要指鹿角胶，原料为雄鹿骨化的角。熬胶所剩的角渣也供药用，称为鹿角霜。

3. 骨胶类　原料为动物的骨骼，有豹骨、狗骨及鱼骨等。

4. 甲胶类　原料为乌龟的背甲及腹甲或鳖的背甲，经提取浓缩制成，前者称龟甲胶，后者称鳖甲胶。

5. 其他胶类 原料为含有蛋白质的动物类中药，如以牛肉为原料制成的称霞天胶，以龟甲和鹿角为原料制成的混合胶剂称龟鹿二仙胶。

第二节 原辅料的选择

一、原料的选择

原料的优劣直接影响产品的质量和出胶率，各种原料均应取自健康强壮的动物。

1. 皮类 驴皮以张大，毛色黑，质地肥厚，伤少无病者为佳，且以冬板（冬季剥取的驴皮）质佳，春秋板（春秋季剥取的驴皮）次之，伏板（夏季剥取的驴皮）最差；牛皮以毛色黄，皮张厚大，无病的北方黄牛皮为佳；猪皮以质地肥厚，新鲜者为佳。

2. 角类 鹿角以砍角（鹿猎获后砍下的角）质优，脱角（春季鹿自脱之角）质次，霜脱角（野外自然脱落，经风霜侵蚀，质白有裂纹之角）质最差。

3. 龟甲和鳖甲 龟甲为乌龟的背甲和腹甲。其腹甲习称龟板，以血板质佳（板大质厚，颜色鲜艳者），且以产于洞庭湖一带者最为著名，俗称汉板，由于对光照之，微呈透明，色粉红，又称血片。鳖甲也以个大、质厚、未经水煮者为佳。

4. 骨类 以骨骼粗大、质地坚实、质润色黄之新品为佳。

二、辅料的选择

为了矫味矫臭、沉淀杂质、辅助成型，胶剂制备过程中常加入糖、油、酒、明矾等辅料。

1. 糖类 以色白洁净无杂质的冰糖为佳。目的是增加胶剂的透明度和硬度，并有矫味作用。如无冰糖，也可用白糖代替。

2. 油类 以纯净新制者为佳，常用品种有花生油、豆油、麻油。目的是降低胶的黏度以便于切胶，且在浓缩收胶时可使锅内气泡易于逸散。

3. 酒类 多为黄酒，且以绍兴酒为佳。目的是矫味矫臭，在出胶前喷入，还有利于锅内气泡逸散。

4. 明矾 以色白洁净者为佳。目的是沉淀胶液中的杂质，提高透明度。

5. 阿胶 某些胶剂熬制时常加少量阿胶。目的是增加黏度使易于凝固成型，并可在药理上发挥协同作用。

6. 水 选用去离子水或低硬度的淡水。

第三节　胶剂的制备

一、工艺流程图

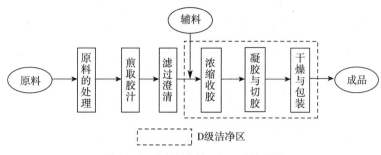

图 12-1　胶剂制备的一般工艺流程图

二、制法

1. 原料的处理　胶剂所用的原料应以水漂洗或浸漂，除去非药用部分（附着的毛、脂肪、筋、膜、血及其他不洁物等），切成小块或锯成小段，漂净，备用。动物皮类用水浸泡至皮质柔软后（夏季 3 日，冬季 6 日，春秋季 4~5 日，每日换水一次），用刀刮去腐肉、脂肪、筋膜及毛，工业生产可用蛋白分解酶除毛，用皂角水或碱水以滚筒式洗皮机洗除脂肪及可能存在的腐烂之物，再用水冲洗至中性；骨角类原料用水浸洗，除去腐肉和筋膜（夏季 20 日，冬季 45 日，春秋季 30 日，每日换水一次），取出后亦可用皂角水或碱水洗除油脂，再以水反复冲洗干净。

2. 煎取胶汁　将处理好的原料置提取器中，加水煎煮数次至煎煮液清淡为止，合并煎煮液，静置。煎取胶汁的方法有两种，分别为直火煎煮法和蒸球加压煎煮法。前者生产工具简单，劳动强度大，生产周期长，目前很少应用。后者将处理好的原料置于洁净的蒸球内，密封，加水，进行加压提取，可显著提高工效，降低生产能耗。

3. 滤过澄清　每次煎煮完毕应趁热用六号筛滤过。由于胶汁黏度较大，杂质不易沉降，一般在胶汁中加 0.05%~0.1% 的明矾（先用水溶解）沉淀杂质，搅拌后静置数小时，分取上清液，再用板框压滤机滤过。

4. 浓缩收胶　浓缩是使胶原蛋白继续水解，进一步除去杂质及水分的过程。取澄清胶汁，加热浓缩，并不断搅拌，及时除浮沫，浓缩至胶液不透纸（将胶液滴于滤纸上，四周不见水迹），使含水量26%~30%，相对密度为 1.25 左右时，加入豆油，搅匀，再加入糖，搅拌使全部溶解，继续浓缩至"挂旗"，在强力搅拌下加入黄酒，此时锅底产生大量气泡，俗称"发锅"，直至胶液无水蒸气逸出为宜，浓缩后的胶液在常温下应能凝固。

5. 凝胶与切胶　将浓缩好的胶液趁热倾入已涂有少量麻油的凝胶盘内，8~12℃ 静置 12~24h，胶液即凝固成凝胶，俗称胶坨。将凝胶切成一定规格的小片，此过程俗称"开片"，可机器切胶，也可手工切胶。

6. 干燥　胶片切成后，摊放在干燥防尘晾胶室的晾胶床上，在通风阴凉的条件下进行干燥。一般每隔48h 或 3~5 天将胶片翻动一次，使两面水分均匀散发，以免成品发生弯曲现象。数天之后，待胶片干燥至一定程度，装入木箱内，密闭闷之，使内部水分向胶片表面扩散，此操作称为

"闷胶"，亦称"伏胶"。2~3天后，将胶片取出，再放至晾胶床上晾胶。晾胶与闷胶反复操作2~3次。为缩短干燥时间，也可用烘房设备通风晾胶。

7. 包装 胶片充分干燥后，用微湿毛巾擦拭至表面光亮，晾干，用朱砂或金箔印上品名。将印字的胶块送入隧道式灭菌箱以紫外灯照射灭菌，或将胶块摆放于紫外线灭菌间，每面照射30分钟即可。完成灭菌的胶块按要求装盒，密闭贮存于阴凉干燥处。

胶剂包装后也可采用辐射灭菌法完成灭菌。

三、注意事项

1. 原料的处理 要特别注意除去腐烂之物。由于细菌和酶的作用，易使动物蛋白腐败分解，产生游离的挥发性盐基氮（挥发性碱性总氮），如游离氨、挥发性低链烃胺、芳香胺类等，此类物质大多具有特殊异臭味和毒性，特别是芳香胺类毒性更大，临床应用常易出现恶心、呕吐、头痛，甚至血压不稳定。

2. 加压煎煮的压力、时间和水量 蒸球加压煎煮法提取工艺操作关键是控制适宜的压力、时间和水量。压力一般以 0.08MPa 蒸汽压力（表压）为佳，如压力过大，温度过高，胶原蛋白的水解产物氨基酸可部分发生分解反应，使挥发性盐基氮含量增高；如温度过低，水解时间短，会使胶原蛋白水解程度受到影响，平均分子量偏高，特性黏数大，凝胶切块时发生黏刀现象；同时，由于胶液中混有较多大质点颗粒，使胶的网状结构失去均衡性，干燥后易破裂成不规则的小胶块。时间和加水量视胶剂原料的种类而定，一般加水量应浸没原料，煎提 8~48h，反复 3~7次，至煎煮液清淡为度，合并煎煮液。此外，还应定期减压排气，如每隔 60min 排气 1 次，以降低挥发性盐基氮的含量。

3. 滤过澄清 滤过澄清时，明矾用量不宜过大，否则易使胶汁变涩、变苦，故目前有些厂家已将明胶助沉法改为自然沉降法，或采用中、高速离心法滤过，既能克服胶液黏度大、不便滤过的缺点，又有利于工厂管道流水线作业。

4. 浓缩收胶 浓缩收胶时浓缩的程度若不够，含水量过多，成品在干燥后常出现四周高、中间低的"塌顶"现象；各种胶剂的浓缩程度应有所不同；浓缩的过程中要不断地除去浮沫（胶原蛋白在浓缩过程中水解产生的水不溶性成分），俗称"打沫"，以提高胶剂的质量。

四、举例

例1 阿胶

本品为马科动物驴的干燥皮或鲜皮经煎煮、浓缩制成的固体胶。

【制法】将驴皮浸泡去毛，切块洗净，分次水煎，滤过，合并滤液，浓缩（可分别加入适量的黄酒、冰糖及豆油）至稠膏状，冷凝，切块，晾干，即得。

【性状】本品呈长方形、方形块或丁状。棕色至黑褐色，有光泽。质硬而脆，断面光亮，碎片对光照呈棕色半透明。气微，味微甘。

【性味与归经】甘，平。归肺、肝、肾经。

【功能与主治】补血滋阴，润燥，止血。用于血虚萎黄，眩晕心悸，肌痿无力，心烦不眠，虚风内动，肺燥咳嗽，劳嗽咯血，吐血尿血，便血崩漏，妊娠胎漏。

【用法与用量】3~9g，烊化兑服。

【贮藏】密闭。

【注解】

（1）阿胶药用历史悠久，在东汉末期，其药用已具雏形，在《神农本草经》中被列为上品，较为详细地论述了其性味功效："味甘，性平。主心腹，内崩，劳极，洒洒如疟状，腰腹痛，四肢酸疼，女子下血安胎，久服益气轻身。"历代医家典籍直至各版《中国药典》均对阿胶有翔实记录。

（2）文献考证提示，在唐代以前，阿胶原料以牛皮为主，兼用猪、驴、马等皮；在唐宋时期以牛皮和驴皮为主要原料；明代以后阿胶原料主要以驴皮为主，而以牛皮所制称为黄明胶；中华人民共和国成立后，阿胶原料均规范为以优质驴皮为原料。《本草纲目》记载："阿胶，本经上品。弘景曰：出东阿，故名阿胶。"据历代文献记载，本品以山东东阿所产品质佳。

（3）影响阿胶质量因素诸多，主要包括原辅料的质量和工艺各环节过程质量控制，尽可能做到过程专属性指标量化控制。《中国药典》对阿胶的鉴别、检查（水分、重金属及有害元素、水不溶物等）、含量测定（主要氨基酸成分、特征多肽）等质量指标检测方法做了翔实的规定（详见2020年版《中国药典》一部第197页阿胶项下相关内容）。现代研究也有采用分子生物学技术和方法，针对阿胶中动物源性DNA成分，建立阿胶的真伪鉴定方法，并定量分析样品中驴源性成分。

（4）阿胶参考制剂处方：驴皮50.0kg，冰糖3.3kg，花生油1.7kg，黄酒1.0kg。

例2 鹿角胶

本品为鹿角经水煎煮、浓缩制成的固体胶。

【制法】将鹿角锯段，漂泡洗净，分次水煎，滤过，合并滤液（或加入白矾细粉少量），静置，滤取胶液，浓缩（可加适量黄酒、冰糖及豆油）至稠膏状，冷凝，切块，晾干，即得。

【性状】本品呈扁方形块或丁状。黄棕色或红棕色，半透明，有的上部有黄白色泡沫层。质脆，易碎，断面光亮。气微，味微甜。

【性味与归经】甘、咸，温。归肾、肝经。

【功能与主治】温补肝肾，益精补血。用于肝肾不足所致腰膝酸冷，阳痿遗精，虚劳羸瘦，崩漏下血，便血尿血，阴疽肿痛。

【用法与用量】3~6g，烊化兑服。

【规格】每块重6g。

【贮藏】密闭。

【注解】

（1）鹿角胶的应用历史悠久，早在汉代《周礼·考工记》中就记载了鹿角胶。鹿得天地阳气之精华，鹿角胶可温补肾阳。《神农本草经》收载的白胶即为鹿角胶，列为上品，有"气味甘平，主治伤中劳绝，腰痛羸瘦，补中益气，妇人血闭无子，止痛安胎，久服轻身延年"的记载。《本草正》言其味甘咸，性温，与《中国药典》记载一致。

（2）制备过程中浓缩程度对成品品质影响较大，应防止浓缩"过老"而使成品色泽不够光泽，且易碎裂，可采用相对密度、黏度等相关指标进行过程质量控制。《中国药典》对鹿角胶成品的相关质量指标检测方法做了翔实的规定（详见2020年版《中国药典》一部第335页鹿角胶项下相关内容）。现代也可采用分子生物学方法对鹿源性成分进行定性定量检测。

（3）鹿角胶参考制剂处方：鹿角50.0kg，冰糖2.5kg，花生油0.75kg，黄酒1.5kg。

例3 龟甲胶

本品为龟甲经水煎煮、浓缩制成的固体胶。

【制法】将龟甲漂泡洗净，分次水煎，滤过，合并滤液（或加入白矾细粉少许），静置，滤取胶液，浓缩（可加适量黄酒、冰糖及豆油）至稠膏状，冷凝，切块，晾干，即得。

【性状】本品呈长方形或方形的扁块或丁状。深褐色。质硬而脆，断面光亮，对光照视时呈半透明状。气微腥，味淡。

【性味与归经】咸、甘，凉。归肝、肾、心经。

【功能与主治】滋阴，养血，止血。用于阴虚潮热，骨蒸盗汗，腰膝酸软，血虚萎黄，崩漏带下。

【用法与用量】3~9g，烊化兑服。

【贮藏】密闭。

【注解】

（1）《神农本草经》中未记载龟甲胶，单就其原料龟甲（尊为上品）有"味咸平，主漏下赤白，破癥瘕，痎疟，五痔，阴蚀，湿痹，四肢重弱，小儿囟不合，久服，轻身不饥"的记载，后世众多医学典籍予以引用或有类似记载。龟甲胶在历代典籍中出现频率不高，本草考证与现代研究较少，原因可能与龟甲收集不易，而且质地坚硬，胶质极不易煎出，熬胶过程烦琐等有关。随着现代养殖规模化和科技的不断进步，龟甲原料和生产技术等方面的改善和提升，龟甲胶产量逐年显著提升，临床应用更为广泛。

（2）龟甲胶药用历史悠久，它起源于龟甲，而后独立于龟甲，成为我国传统名贵中药材，体现了中医药不断传承、探索和创新的发展历程。相比龟甲，龟甲胶功效更为纯正，性味更为浓厚，得到众多医学经典及医学大家的推崇和认可。

（3）基于龟甲胶原料特性，制备中浓缩的程度应大于驴皮胶、鹿角胶，否则不易凝成胶块。《中国药典》对龟甲胶成品的相关质量指标检测方法做了翔实的规定（详见 2020 年版《中国药典》一部第 188 页龟甲胶项下相关内容）。

第四节　胶剂的质量要求与检查

1. 性状　胶剂应为色泽均匀、无异常臭味的半透明固体。溶于热水后应无异物。

2. 水分　取供试品 1g，置扁形称量瓶中，精密称定，加水 2mL，置水浴上加热使溶解后再干燥，使厚度不超过 2mm，照《中国药典》2020 年版四部水分测定法（通则 0832 第二法）测定，不得过 15.0%。

3. 总灰分　照《中国药典》2020 年版四部灰分测定法（通则 2302）测定，应符合各胶剂项下规定。

4. 重金属　照《中国药典》2020 年版四部重金属检查法（通则 0821 第二法）检查，应符合各胶剂项下规定。

5. 砷盐　照《中国药典》2020 年版四部砷盐检查法（通则 0822）检查，应符合各胶剂项下规定。

6. 微生物限度　照《中国药典》2020 年版四部非无菌产品微生物限度检查：微生物计数法（通则 1105）和控制菌检查法（通则 1106）及非无菌药品微生物限度标准（通则 1107）检查，应符合规定。

【思考题】

1. 胶剂多以块状形式应用于临床，规格较为单一，临床和生产中以烊化溶解应用为主。试分析该剂型在临床应用中存在的不足，能否通过剂型改进加以优化。

2. 阿胶为临床常用经典中药品种，请系统归纳阿胶在医疗保健、健康养生方面的应用。

3. 龟甲和龟甲胶在临床应用中有何异同？对比龟甲胶和龟板胶在制备工艺、临床应用中的异同点。

第十三章

散 剂

扫一扫，查阅本章数字资源，含PPT、音视频、图片等

【学习要求】

1. 掌握散剂的一般制备方法，以及含毒性药散剂、含低共熔混合物散剂、含液体散剂、眼用散剂等的制备原则和方法；等量递增混合原则。

2. 熟悉散剂的含义、特点、分类、质量要求与检查。

3. 了解散剂的包装与贮藏。

第一节 概 述

一、散剂的含义

散剂（powder）系指原料药物或与适宜的辅料经粉碎、均匀混合制成的干燥粉末状制剂。

散剂作为传统剂型之一，最早记载于《黄帝内经》，医药典籍《五十二病方》《伤寒论》《金匮要略》等均记载了多种散剂，迄今仍是常用剂型之一。《珍珠囊补遗药性赋》中有"散者散也，去急病用之"的记载，《本草纲目》中有"汤散荡涤之急方，下咽易散而行速也"的论述，说明散剂具有易分散、奏效快的特点。

二、散剂的特点

散剂具有以下特点：

1. 分散度大，起效迅速。

2. 制备简便，剂量可随症加减。

3. 运输、携带方便，适用范围广，对溃疡、外伤等能起到收敛保护作用。

4. 服用时口感差，剂量较大的还会造成服用困难。

5. 比表面积大，一般其嗅味、刺激性、吸湿性及化学活性等表现强烈，且挥发性成分易散失。故腐蚀性强，易吸潮变质的药物不宜制成散剂。

三、散剂的分类

1. 按医疗用途 分为口服散剂和局部用散剂。口服散剂一般溶于或分散于水、稀释液或者其他液体中服用，也可直接用水送服。局部用散剂可供皮肤、口腔、咽喉、腔道等处应用；专供

治疗、预防和润滑皮肤的散剂也可称为撒布剂或撒粉。

2. 按药物组成 分为单方散剂和复方散剂。

3. 按药物性质 分为一般散剂和特殊散剂。特殊散剂分为含毒性药物散剂、低共熔混合物散剂、含液体药物散剂和眼用散剂。

4. 按剂量 分为单剂量散剂和多剂量散剂。

第二节　散剂的制备

一、一般散剂的制备

(一) 工艺流程图 (图 13-1)

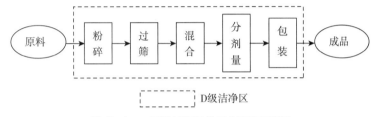

图 13-1　一般散剂制备的工艺流程示意图

(二) 制法

1. 粉碎与过筛 根据药物的性质、用药要求等，选择适当的方法和设备对药物进行粉碎、过筛。(具体内容在第五章粉碎、筛析、混合中已介绍)

2. 混合 散剂要求混合均匀，色泽一致。混合是制备散剂的关键操作，应注意混合时间。大生产中主要使用混合设备（三维立体混合机、混合筒等），实验室或少量制备时主要用乳钵，制备时可以采用以下方法：

(1) 打底套色法　是对药粉进行混合的一种传统的经验方法。"打底"系将量少、色深的药粉放入已饱和表面能的乳钵中，再将量多、色浅的药粉逐渐分次加入乳钵中混合均匀，即是"套色"。该法只侧重色泽，违背了药粉等量容易混匀的原则。

(2) 等量递增法　亦称"配研法"，遵循药物粉末等比、等量容易混合均匀的原则，将量小的组分与等量的其他组分混合，均匀后再加入与混合物等量的组分混合，如此倍量增加，始终保持等量，直至将其他组分完全混入为止。该法混合效果好，省时，适用于含毒性药物、贵重药、剂量小药物的散剂。

3. 分剂量 分剂量是将混合均匀的散剂按剂量要求进行分装的过程。多剂量包装的散剂应附分剂量的用具，含毒性药物的内服散剂应单剂量包装。常用方法如下：

(1) 重量法　系指用戥秤或天平逐包称量。该法剂量准确，但操作麻烦，效率低，难以机械化。适用于含毒性药物、贵重细料药物的散剂。

(2) 容量法　系指用容量代替重量，用容量药匙或分量器等进行分剂量。该法效率高，可机械化生产，适用于大多数散剂。

散剂自动包装机、定量分包机均系利用容量法分剂量的原理设计，但药粉的密度、吸湿性、流动性、黏附性以及分剂量的速度等对分剂量准确性均有影响，应注意及时检查并加以调整。

二、包装与贮藏

药品的包装材料直接接触药品，是药品的有机组成部分，必须符合国家药品监督管理部门的药品包装材料标准，否则直接影响药品质量。同时还应考虑药品包装材料与药物相容性，它对于选择适宜的包装材料起指导作用。

（一）包装

散剂的比表面积大，吸湿性强，易出现潮解、结块、流动性下降、变色、分解、微生物污染等现象，不仅降低药物的稳定性，也影响散剂的质量和用药安全。防潮是保证散剂质量的一项重要措施。选择适宜的包装材料和密封贮存方法很重要。包装材料的种类、主要特性和应用如下：

1. 包装纸袋（盒）

（1）玻璃纸　质软透明，油脂不易透过，但水蒸气或可溶于水的气体容易透过，适宜包装含挥发性或油脂性药物的散剂，不宜包装易吸湿、风化或被气体分解的散剂。

（2）有光纸　表面光滑，不易吸附药物，但油脂、气体、水易透过，适宜包装不易吸湿、不含挥发性药物的散剂。

（3）蜡纸　透气、透湿性较小，防潮、防风化、防二氧化碳侵入。但可吸收部分挥发性药物，适宜包装易吸湿变质的散剂，不宜包装含挥发性药物的散剂。

2. 空硬胶囊　可掩盖药物的不良气味，便于服用。适宜包装有不良嗅味的散剂。

3. 玻璃瓶（管）　为常用包装材料，化学性质较稳定，透气透湿性较小，密闭性好，适用于包装贵重药、挥发性药、含毒性药、引湿性药物的散剂，光敏性药物应选用棕色玻璃瓶（管）。

4. 塑料袋（瓶）　主要成分为聚丙烯、聚乙烯、聚氯乙烯等高分子聚合物。为常用包装材料，质软透明，比玻璃轻，不易破碎，携带方便，但透气透湿性、化学稳定性、耐热性等不如玻璃，容易泄漏物质或吸附药物，也容易老化。不宜包装含挥发性药物或易吸湿风化、被气体分解的散剂。

5. 复合膜（袋）　复合膜系指各种塑料与纸、金属或其他塑料通过黏合剂组合而成的膜，将复合膜热合可制成复合膜袋。除具有塑料的优点外，其透过性较弱，密封性好，防湿防潮性较好。为常用的新型包装材料，适宜包装大多数散剂。

（二）贮藏

含挥发性药物或易吸潮的散剂应密封贮藏，一般散剂应密闭贮存，以减少湿度（水分）、温度、光线、微生物等因素的影响。

例　六一散

【处方】滑石粉 600g　甘草 100g

【制法】以上二味，甘草粉碎成细粉，与滑石粉以等量递增法混匀，过筛，即得。

【性状】本品为浅黄白色的粉末；具甘草甜味，手捻有润滑感。

【功能与主治】清暑利湿。用于感受暑湿所致的发热、身倦、口渴、泄泻、小便黄少；外用治痱子。

【用法与用量】调服或包煎服。一次 6~9g，一日 1~2 次；外用，扑撒患处。

【贮藏】密闭，防潮。

【注解】

（1）六一散始载于《黄帝素问宣明论方》，原名益元散，一名天水散，后人通称为六一散，既取"天一生水，地六成之"之义；又说明方药用量比例，以示区别加朱砂之益元散。现收载于2020年版《中国药典》。本方药性平和，清热而不留湿，利水而不伤阴，是清暑利湿的著名方剂。

（2）六一散中滑石味淡体滑，能清热利小便，使三焦湿热从小便而出，为君药。甘草生用能清热和中，又同滑石合成甘寒生津之用，使小便利而津液不伤，为臣药。两药合用，共奏清暑利湿之效。现代研究表明，六一散具有解热、消炎、利尿、抗菌及保护黏膜等作用，体现中医药对机体多途径、多靶点的综合调节。

（3）六一散其工科学，甘草、滑石粉碎为细粉，分散度大、起效迅速，粉碎粒度符合局部用散剂及儿科用散剂的要求；采用等量递增法保证二药混合均匀。

（4）六一散其质可控，采用显微鉴别法鉴别滑石粉、甘草；采用薄层色谱法鉴别甘草；采用高效液相色谱法测定甘草中甘草酸的含量（详见2020年版《中国药典》一部第738页六一散项下相关内容）。

三、特殊散剂的制备

（一）含毒性药物散剂

散剂中如含有毒性药物，因毒性药物的剂量小，称取费时，服用容易损耗，造成剂量误差。因此，一般在毒性药物中添加一定比例量的辅料稀释制成倍散，以保证剂量的准确性。

倍散的制备与一般散剂相似，不同之处在于倍散的稀释比例与服用药物剂量有关。

剂量在0.01~0.1g时，可制成10倍散（药物与稀释剂比例为1∶9）；剂量在0.01g以下时，可制成100倍散或1000倍散。中药中含毒性药物如马钱子，需要以马钱子粉入药，马钱子粉是按2020年版《中国药典》一部马钱子项下规定，测定含量后，用淀粉稀释至规定含量，以调制粉入药。

稀释剂应选用无显著药理作用，与主药不发生作用，不影响主药含量测定的惰性物质。常用品种有乳糖、淀粉、糊精、蔗糖、碳酸钙、硫酸钙等，其中以乳糖最佳。

在倍散中常加胭脂红、靛蓝等着色剂，目的是确保倍散在制备中混合均匀，同时也可借助颜色深浅来识别倍散的稀释倍数。

例　九分散

【处方】马钱子粉调制品250g　乳香（制）250g　没药（制）250g　麻黄250g

【制法】以上四味，麻黄、乳香（制）、没药（制）粉碎成细粉；马钱子粉与上述粉末以等量递增法配研，过筛，混匀，即得。

【性状】本品为黄褐色至深黄褐色的粉末，遇热或重压易黏结；气微香，味微苦。

【功能与主治】活血散瘀，消肿止痛。用于跌打损伤，瘀血肿痛。

【用法与用量】口服。一次2.5g，一日1次，饭后服用；外用，创伤青肿未破者以酒调敷患处。

【规格】每袋装2.5g。

【贮藏】密闭，防热，防潮。

【注意事项】本品含毒性药，不可多服；孕妇禁用；小儿及体弱者遵医嘱服用；破伤出血者不可外敷。

【注解】

（1）九分散源于清代《急救应验良方》（善化堂本），因每服九分（约 3g）故名，现收载于 2020 年版《中国药典》。

（2）九分散中马钱子通络止痛，散结消肿，为君药。乳香、没药活血消肿止痛，共为臣药。麻黄辛温，解散寒凝，宣通气血，为佐药。四药相合，共奏活血散瘀、消肿止痛之功。现代研究表明，九分散具有显著的抗炎、镇痛、改善微循环、抗凝血等作用，体现了中医药整体治疗的优势。

（3）九分散其工科学，根据处方中饮片性质及所含有效成分，马钱子不能生用，应将其炮制以降低毒性，并用淀粉稀释制成马钱子粉（详见 2020 年版《中国药典》一部第 53 页马钱子粉项下相关内容），再与方中其他药粉配研。乳香、没药为树脂类药物，其生品气味辛烈，对胃刺激性较强，配制之前应当将二者醋炙，缓和其刺激性，矫臭矫味；同时，由于生品乳香、没药弹性较大，难以粉碎，醋炙还能大大减少粉碎难度；除此之外，醋炙还有增强活血止痛、收敛生肌等功效。

（4）九分散其质可控，采用显微鉴别法鉴别马钱子、麻黄、乳香、没药；采用薄层色谱法鉴别马钱子、麻黄；采用薄层色谱扫描法测定马钱子中士的宁的含量（详见 2020 年版《中国药典》一部第 498 页九分散项下相关内容）。

（二）含低共熔混合物散剂

两种或两种以上的药物经混合后出现润湿或液化的现象，称为低共熔现象。

一般低共熔现象与药物的品种及其所用比例量、生产环境等有关，通常在混合后较快发生，但有时需等一段时间后才出现，制备时需注意其状态。樟脑与薄荷脑、薄荷脑与冰片、樟脑与水杨酸苯酯等都能产生低共熔现象。

一般药物形成低共熔物后药理作用的变化，通常有以下几种情况：①药物形成低共熔物后，药理作用增强或无明显变化，宜先形成低共熔物，再与方中其他药物混合。②药物形成低共熔物后，药理作用减弱，则应分别用其他组分稀释，避免出现低共熔现象。

例 避瘟散

【处方】朱砂 662g　香排草 180g　檀香 156g　冰片 138g　丁香 42g　人工麝香 1.4g　薄荷脑 138g　姜黄 18g　白芷 42g　零陵香 18g　甘松 18g　玫瑰花 42g　木香 36g

【制法】以上十三味，除人工麝香、冰片、薄荷脑外，朱砂水飞成极细粉；其余檀香等九味粉碎成细粉，过筛，混匀；将冰片、薄荷脑（低共熔混合物）同研至液化，另加入甘油 276g，搅匀；将人工麝香研细，与上述粉末以等量递增法配研，过筛，混匀，与液化的冰片和薄荷脑研匀，即得。

【性状】本品为朱红色的粉末；气香，味凉。

【功能与主治】祛暑避秽，开窍止痛。用于夏季暑邪引起的头目眩晕、头痛鼻塞、恶心、呕吐、晕车晕船。

【用法与用量】口服。一次 0.6g。外用适量，吸入鼻孔。

【贮藏】密封，置阴凉干燥处。

【注解】

（1）避瘟散为清末民初经验方，由百年老店长春堂研制，现收载于 2020 年版《中国药典》。

（2）避瘟散中朱砂镇心安神解毒，为君药。香排草清热解毒凉血；檀香、冰片、丁香、麝香、薄荷脑开窍辟秽，共为臣药。姜黄、白芷、零陵香、甘松、木香、玫瑰花理气止痛，醒脾开胃，共为佐药。诸药合用，共奏祛暑辟秽、开窍止痛之功。现代研究表明，避瘟散能显著缓解伤风引起的头痛、鼻塞清涕、夏季中暑以及各种原因引起的晕动症，诸症合治体现了中医药整体治疗的优势。

（3）避瘟散其工科学，根据处方中饮片性质及所含有效成分，冰片、薄荷脑一定比例混合时，熔点会降低，出现混合物润湿或液化现象，故混合制备时应先将两者形成低共熔物，再与方中其他药物配研混合。方中诸药均含挥发性成分，制成散剂比煎煮能减少挥发性成分的损失，避免疗效降低。

（4）避瘟散质量可控，采用薄层色谱法鉴别薄荷脑、冰片；为了进一步控制君药的质量，采用滴定法测定朱砂中硫化汞含量（详见2020年版《中国药典》一部第1875页避瘟散项下相关内容）。

（三）含液体药物散剂

当处方中含有液体时，如挥发油、非挥发性液体药物、流浸膏、饮片煎液及稠浸膏，应根据药物的性质、用量及处方中其他固体组分的量来处理：①当液体组分量较少时，可用方中的其他固体组分吸收后混匀；②当液体组分量较多，方中其他固体组分不能完全将其吸收时，可加适宜辅料（如乳糖、淀粉、蔗糖、磷酸钙等）吸收；③当液体组分过多，且属于非挥发性成分时，可采取加热等方法除去大部分水，使呈稠膏状，再加方中其他固体组分或辅料，低温干燥，混匀。

例 乌贝散

【处方】海螵蛸（去壳）850g 浙贝母150g

【制法】以上二味，海螵蛸、浙贝母粉碎成细粉，加入陈皮油1.5g，以等量递增法混匀，过筛，即得。

【性状】本品为黄白色的粉末，气微香，味咸、微苦。

【功能与主治】制酸止痛，收敛止血。用于肝胃不和所致的胃脘疼痛，泛吐酸水，嘈杂似饥；胃及十二指肠溃疡见上述症状者。

【用法与用量】饭前口服。一次3g，一日3次；十二指肠溃疡者可加倍服用。

【规格】每瓶装45g。

【贮藏】密闭，防潮。

【注意事项】忌食辛辣刺激性食物及含乌头、附子类药。忌情绪激动或生闷气。不适用于脾胃阴虚者，主要表现为口干，舌红少津，大便干。孕妇慎用。

【注解】

（1）乌贝散为清代民间验方，现收载于2020年版《中国药典》。

（2）乌贝散中海螵蛸咸涩，有制酸止痛、生肌敛疮、止血之功，为君药。浙贝母苦寒，善开郁结、止疼痛、消胀满、清肝火、制酸止血，助海螵蛸制酸止痛止血，为臣药。陈皮油理气调中、健运脾胃，为佐药。三药合用，共奏制酸止痛、收敛止血之功。现代药理研究表明，乌贝散能中和胃酸，抑制胃液分泌，治疗湿热夹瘀型胃溃疡，能够有效改善患者的症状与胃黏膜形态，有效清除幽门螺杆菌，使其复发率明显降低。在中医整体观念的指导下，综合施治，体现了中医药整体防病治病的独特优势。

（3）乌贝散其工科学，根据处方中饮片性质及所含有效成分，陈皮油为液体，量少，可用海螵蛸、浙贝母的混合细粉吸收至混合均匀，以保证剂量的准确性。方中海螵蛸主要含有碳酸钙、壳角质和黏液质等成分，而碳酸钙在水中的溶解度很小，水煎会浪费药材，降低疗效，因此制成散剂，但本品为多剂量包装，需附分剂量工具，以保证每次服用量准确。

（4）乌贝散质量可控，采用显微鉴别法鉴别海螵蛸、浙贝母；采用薄层色谱法鉴别浙贝母；采用高效液相色谱法测定浙贝母中贝母甲素和贝母乙素含量（详见 2020 年版《中国药典》一部第 729 页乌贝散项下相关内容）。

（四）眼用散剂

眼用散剂的用药部位为眼睛，要求粉末粒度一般为极细粉，且均匀细腻，以减少对眼睛的机械刺激性。无致病菌，不得含有绿脓杆菌和金黄色葡萄球菌。用于眼部损伤或眼手术后的散剂，必须绝对无菌。

制备时应注意：一般采用水飞法或其他适宜的方法制成极细粉。所用配制用具应灭菌，并在清洁、避菌的条件下进行操作。成品应采用适宜的方法进行灭菌，密封保存。

例   障翳散

【处方】人工麝香 40g 丹参 111g 茺蔚子 111g 红花 111g 牛胆干膏 12g 羊胆干膏 18g 盐酸小檗碱 20g 青葙子 111g 决明子 222g 蝉蜕 222g 荸荠粉 160g 硼砂 20g 木通 111g 黄芪 111g 山药 100g 没药 111g 海藻 111g 昆布 111g 炉甘石（水飞）111g 珍珠 40g 琥珀 30g 海螵蛸 200g 天然冰片 80g 维生素 B_2 40g 无水硫酸钙 40g

【制法】以上二十五味，人工麝香、天然冰片分别研成极细粉，备用；将茺蔚子、青葙子用纱布包扎，与丹参、红花、决明子、蝉蜕、没药、黄芪、昆布、海藻、木通用水浸渍 3h 后，加水煎煮二次，每次 1.5h，合并煎液，滤过，滤液浓缩至约 1400mL，加乙醇使含醇量达 75%，冷藏 24h，取上清液，浓缩至相对密度为 1.16～1.18（20）的清膏，加入炉甘石（水飞），混匀，烘干，粉碎成极细粉，药粉备用；其余牛胆干膏等十一味，烘干，分别研成极细粉，加入上述炉甘石等的极细粉与辅料适量，混匀，过筛，与上述人工麝香等极细粉采用等量递增法配研，混匀，制成 1000g，即得。

【性状】本品为黄色的粉末，气芳香；与滴眼用溶液混合后为浅棕黄色混悬液。

【功能与主治】行滞祛瘀，退障消翳。用于老年性白内障及角膜翳属气滞血瘀证。

【用法与用量】外用。临用时，将本品倒入滴眼用溶液瓶中，摇匀后滴入眼睑内，一次 2～3 滴，一日 3～4 次，或遵医嘱。孕妇禁用。

【规格】每瓶装 0.3g。

【贮藏】密封。

【注解】

（1）障翳散由杭州胡庆余堂制药厂根据名医秘方研制而成，现收载于 2020 年版《中国药典》。

（2）障翳散中麝香、丹参、红花、茺蔚子具有开窍通经、行血散瘀、退翳明目之功，共为君药。牛胆干膏、羊胆干膏、盐酸小檗碱、青葙子、决明子、蝉蜕、荸荠粉、硼砂、木通可清肝明目，泻火解毒，消肿退翳；黄芪、山药健脾运气，以助行血通窍而明目，共为臣药。没药、昆布、海藻、珍珠、琥珀、海螵蛸、炉甘石（水飞）化滞散瘀，软坚散结，去目内外翳障，同为佐药。冰片通达诸窍，散郁火，消肿止痛，助诸药上行目窍，退翳明目，为使药。合并维生素 B_2、无水硫酸钙而为用，全方可奏行滞祛瘀、退障消翳之功。现代药理学研究表明，障翳散中大多数药均具有消炎、抗菌、抗病原体、解热、防腐、抗凝血和扩张外周血管等作用，具有综合调节、整体观念等中医药优势和特色。

（3）障翳散其工科学，根据处方中饮片性质，茺蔚子、青葙子、丹参等十一味药材按传统汤剂制法采用水煎煮，其中青葙子、茺蔚子，为了避免其漂浮在水面，不利煎煮，采取包煎的形式。将浓缩后的水煎液采用醇沉法处理，可进一步除去水煎液中的杂质，以减少用药剂量。其余十四味分别属于贵重、质地坚硬、用量少等药材，为减少损失，采用单独粉碎成极细粉入药。

（4）障翳散质量可控，采用薄层色谱法鉴别丹参、决明子、盐酸小檗碱、牛胆干膏；采用气相色谱法鉴别冰片；采用高效液相色谱法测定（避光操作）维生素 B_2 的含量；采用气相色谱法测定人工麝香中麝香酮的含量；其他检查（粒度、微生物限度等）应符合眼用制剂项下有关规定；所用滴眼用溶液、牛胆干膏和羊胆干膏应符合相应质量标准（详见 2020 年版《中国药典》一部第 1819 页障翳散项下相关内容）。

第三节　散剂的质量要求与检查

1. 粒度 除另有规定外，用于烧伤或严重创伤的中药局部用散剂及儿科用散剂，照下述方法检查，应符合规定。检查法取供试品 10g，精密称定，照《中国药典》2020 年版四部粒度和粒度分布测定法（通则 0982 单筛分法）测定。中药通过六号筛的粉末重量，不得少于 95%。

2. 外观均匀度 取供试品适量，置光滑纸上，平铺约 5cm²，将其表面压平，在明亮处观察，应色泽均匀，无花纹与色斑。

3. 水分 中药散剂照《中国药典》2020 年版四部水分测定法（通则 0832）测定，除另有规定外，不得超过 9.0%。

4. 装量差异 单剂量包装的散剂，照《中国药典》2020 年版规定方法检查，应符合规定。检查法除另有规定外，取供试品 10 袋（瓶），分别精密称定每袋（瓶）内容物的重量，求出内容物的装量与平均装量。每袋（瓶）装量与平均装量相比较［凡有标示装量的散剂，每袋（瓶）装量应与标示装量相比较］，按表中的规定，超出装量差异限度的散剂不得多于 2 袋（瓶），并不得有 1 袋（瓶）超出装量差异限度的 1 倍。装量差异限度要求见表 13-1。

表 13-1　散剂装量差异限度要求

平均装量或标示装量	装量差异限度
0.1g 及 0.1g 以下	±15%
0.1g 以上至 0.5g	±10%
0.5g 以上至 1.5g	±8%
1.5g 以上至 6.0g	±7%
6.0g 以上	±5%

5. 装量 除另有规定外，多剂量包装的散剂，照《中国药典》2020 年版四部最低装量检查法（通则 0942）检查，应符合规定。散剂的装量限度要求见表 13-2。

表 13-2　散剂装量限度要求

标示装量	平均装量	每个容器装量
20g 以下	不少于标示装量	不少于标示装量的 93%
20g 至 50g	不少于标示装量	不少于标示装量的 95%
50g 以上	不少于标示装量	不少于标示装量的 97%

6. 无菌　除另有规定外，用于烧伤［除程度较轻的烧伤（Ⅰ°或浅Ⅱ°外）］、严重创伤或临床必需无菌的局部用散剂，照《中国药典》2020 年版四部无菌检查法（通则 1101）检查，应符合规定。

7. 微生物限度　除另有规定外，照《中国药典》2020 年版四部非无菌产品微生物限度检查：微生物计数法（通则 1105）和控制菌检查法（通则 1106）及非无菌药品微生物限度标准（通则 1107）检查，应符合规定。

【思考题】

1. 散剂是最古老的传统剂型之一，古代《伤寒论》和《神农本草经》等著作中均有大量记载，与传统汤剂相比，它有哪些优缺点？如何进行创新性地开发？

2. 相较于散剂，煮散是将原药材或饮片粉碎成一定粒度与水共煎，去渣取汁制成的中药液体制剂。查阅资料，说明煮散制粒现煮的目的，并比较煮散与散剂的异同点。

3. 基于中医药传承与创新的发展思路，比较传统散剂与现代散剂有何异同点；现代散剂制备有哪些新技术？

4. 阿魏散中阿魏含有难闻的挥发性成分，在口腔中会加重苦味，引起恶心呕吐等不良反应，分析如何改进患者的服用顺应性。

第十四章

丸　剂

扫一扫，查阅本章数字资源，含PPT、音视频、图片等

【学习要求】

1. 掌握泛制法、塑制法、滴制法制备丸剂的基本理论和方法；水丸、蜜丸、水蜜丸、浓缩丸、滴丸的含义与特点；丸剂生产中可能出现的问题与解决措施。

2. 熟悉糊丸、蜡丸的含义、特点与制法；各类丸剂的质量检查。

3. 了解丸剂包衣种类与方法；包装与贮藏。

第一节　概　述

一、丸剂的含义

丸剂（pill）系指原料药物与适宜的辅料制成的球形或类球形固体制剂。根据制备方法和辅料不同，分为蜜丸、水蜜丸、水丸、糊丸、蜡丸、浓缩丸、滴丸等多种类型，主要供内服。

丸剂是中药传统剂型之一。该剂型最早记载于《五十二病方》。汉代以前，丸剂制备是以药性为主要依据。《神农本草经》卷一中指出："药性有宜丸者、宜散者……并随药性，不得违越。"其后逐渐发展了多种丸剂种类和制法。《黄帝内经》对丸剂的名称、原料、黏合剂、加工方法、规格、剂量、服法等做了叙述。《伤寒杂病论》《太平惠民和剂局方》等医药著作中均有用蜂蜜、糖、淀粉糊、动物药汁作黏合剂制丸的记载。金元时期始创丸剂包衣，明代有朱砂包衣，清代有用川蜡为衣料以起到缓释或肠溶作用，且一直沿用至今。古代医药家对疾病与丸剂剂型的关系及应用特点也有深刻认识。陶弘景《本草经集注》中提出："疾有宜服丸者、服散者……亦兼用所病之源，以为其制耳。"《苏沈良方》曰："欲速用汤，稍缓用散，甚缓者用丸。"李东垣《用药法象》曰："丸者缓也，不能速去病，舒缓而治之也。"这些论述与现代药学理论基本一致。

20 世纪 80 年代以来，中药制剂又创制与引进了滴丸等新型丸剂，以及挤出滚圆制丸法、离心造丸法、流化床喷涂制丸法等新型微丸制备技术。进入 21 世纪后，先进的制丸设备如全自动制丸机组、螺旋振动干燥机、微波干燥机等已经广泛使用，工业化的制丸生产线已经实现了制丸、干燥、包装的自动化与联动化，使丸剂的生产效率、质量可控性获得了提高。这些进展使传统丸剂的内涵获得了丰富与发展。目前，丸剂仍然是中成药中最常用的剂型之一。《中国药典》2020 年版一部收载丸剂品种 483 个，占制剂品种总数的 30.06%。其中蜜丸、水丸和浓缩丸三种

剂型最常用。

二、丸剂的特点

1. 传统丸剂药效作用迟缓　如蜜丸、浓缩丸、糊丸、蜡丸在胃肠道中溶散缓慢，发挥药效迟缓，但作用持久，故多用作治疗慢性病药、滋补药的剂型。

2. 有些新型丸剂可起速效作用　如速效救心丸、苏冰滴丸等以水溶性材料为基质的丸剂，溶化快，奏效迅速，可用于急救。

3. 可缓和某些药物的毒副作用　有些毒性、刺激性药物，通过选用米粉、米糊或面糊、蜂蜡等作为赋形剂，制成糊丸、蜡丸等，可延缓其吸收，减弱毒性和不良反应。如妇科调经蜡丸。

4. 可减缓药物成分挥发或掩盖异味　如用泛制法制备丸剂时，可将芳香性或有特殊不良气味的药物泛制在丸心层，减缓其挥散或掩盖其不良气味。

5. 丸剂的缺点　除滴丸外，丸剂多以原粉入药，服用剂量偏大，小儿服用困难；生产过程中控制不严时，易导致制剂微生物超标。

三、丸剂的分类

1. 根据赋形剂分类　可分为蜜丸、水丸、水蜜丸、浓缩丸、糊丸、蜡丸等。

2. 根据制法分类　可分为泛制丸、塑制丸、滴制丸等。

四、丸剂的制备方法

丸剂的制备方法主要有泛制法、塑制法和滴制法，近年来也发展了一些新的制丸方法。

1. 泛制法　系指在泛丸机或糖衣机中，交替加入药粉与赋形剂，使药粉润湿、翻滚、黏结成粒、逐渐增大并压实的一种制丸方法，又称机制法。用于水丸、水蜜丸、糊丸、浓缩丸、微丸等的制备。

2. 塑制法　系指药材细粉加适宜黏合剂，混合均匀，制成软硬适宜、可塑性较大的丸块，再依次制丸条、分粒、搓圆而成的一种制丸方法，又称丸块制丸法或机制法。用于蜜丸、水蜜丸、水丸、浓缩丸、糊丸、蜡丸、微丸的制备。

3. 滴制法　系指药材提取物或有效成分与基质加热熔融混匀，滴入与之不相混溶的冷凝介质中，冷凝成丸的一种制丸方法。用于滴丸剂的制备。

4. 其他方法　现代发展有离心造丸法、挤出-滚圆成丸法、流化床喷涂制丸法等制备微丸技术及与压片工艺相似的压制法制丸技术，如复方丹参丸等。

第二节　水　丸

一、概述

1. 水丸的含义　水丸（water pill）系指饮片细粉以水（或根据具体制法用黄酒、醋、稀药汁、糖汁、含5%以下炼蜜的水溶液等）为黏合剂制成的丸剂。

水丸传统采用泛制法，现代工业化生产中主要采用塑制法。

2. 水丸的特点　①以水或水性液体为赋形剂，服用后药物在体内易溶散、吸收，显效较蜜丸、糊丸、蜡丸快。②一般不另加其他固体赋形剂，实际含药量高。③泛制法制丸时，可将易挥发、有刺激气味、性质不稳定的药物泛入内层，降低对消化道的刺激性，提高稳定性；也可将速释药物泛入外层，缓释药物泛入内层，或将药物分别包衣，以达到控制药物释放速度和部位的目的。④丸粒小，表面致密光滑，既便于吞服又不易吸潮，利于贮藏。⑤泛制法制丸工时长、经验性强、丸粒规格与溶散时限较难控制；塑制法制丸生产效率高、生产过程易于控制，丸形圆整、溶散快，因此，在工业化生产中应用广泛。

3. 水丸的规格 水丸的规格历代均以实物比拟，如芥子大、梧桐子大、赤小豆大等。现代统一以重量为标准。如灵宝护心丹每10丸重0.08g，竹沥达痰丸每50丸重3g，麝香保心丸每丸重22.5mg。

二、水丸的赋形剂

水丸的制备是依靠水等极性液体赋形剂润湿药材细粉，诱导其黏性，使之黏结并滚圆成型。其中有些赋形剂如酒、醋、药汁等还具有协同和改变药物性能的作用。

1. 水 常用纯化水或冷沸水。水本身无黏性，但可诱导中药某些成分，如黏液质、胶质、多糖、淀粉，使之产生黏性泛制成丸。

2. 酒 常用白酒和黄酒。酒性大热，味甘、辛。借"酒力"发挥引药上行、祛风散寒、活血通络、矫腥除臭等作用。由于酒中含有不同浓度的乙醇，能溶解树脂、油脂，使药材细粉产生黏性，但高浓度乙醇不溶解蛋白质、多糖等成分，故其诱导药材细粉黏性较水小，应根据药粉中的成分酌情选用。如在制备六神丸时，以水为润湿剂，其黏合力太强不利于制丸，可用酒代替水。

3. 醋 常用米醋，含乙酸3%~5%。醋性温，味酸苦。具有引药入肝、理气止痛、行水消肿、解毒杀虫、矫味矫臭等作用。另外可使药粉中生物碱成盐，增加其溶解度，利于吸收，提高药效。

4. 药汁 当处方中含有一些不易制粉的药材时，可根据其性质提取或压榨制成药汁，既可起赋形剂作用，又可以减少服用量，保存药性。如富含纤维的药材、质地坚硬的药材、黏性大难以制粉的药材等可煎汁；树脂类、浸膏类、可溶性盐类，以及液体药物（如乳汁、牛胆汁）可加水溶化后泛丸；新鲜药材捣碎压榨取汁泛丸。

其他还有用糖汁、低浓度蜂蜜水溶液为赋形剂泛丸。如牛黄上清丸、牛黄清心丸（局方）和舒肝丸的泛制，即是使用含4%以下炼蜜的水溶液。

三、水丸的制备

（一）泛制法

1. 工艺流程图（图14-1）

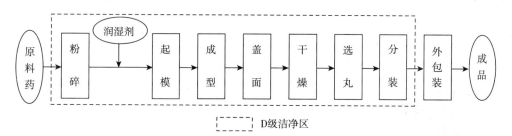

图14-1 泛制法制丸的工艺流程示意图

2. 制法

（1）原料的准备 药材饮片应进行洗涤、干燥、灭菌。除另有规定外，将饮片粉碎成细粉或最细粉。起模和盖面工序一般用过七号筛的细粉，或根据处方规定选用方中特定药材的细粉；成型工序用过五~六号筛的药粉。需制汁的药材按规定制备。

（2）起模　系指制备丸粒基本母核的操作。丸模通常为直径约1mm左右的球形粒子，是泛丸成型的基础。起模的方法主要有以下两种：

①粉末直接起模：在泛丸锅中喷少量水，在其上撒布少量药粉使之润湿，转动泛丸锅，刷下锅壁附着的药粉，再喷水、撒粉，如此反复循环多次，使药粉逐渐增大，至泛成直径约1mm的球形颗粒时，筛取一号筛与二号筛之间的丸粒，即成丸模。

②湿颗粒起模：将药粉用水润湿、混匀，制成软材，过二号筛，取颗粒置泛丸锅中，经旋转、滚撞、摩擦，即成圆形，取出过筛分等，即得丸模。

（3）成型　系指将已经筛选均匀的丸模，逐渐加大至成品规格的操作，即在丸模上反复加水湿润、撒粉、黏附滚圆。必要时可根据中药性质不同，采用分层泛入的方法。

（4）盖面　系指将已近成品规格并筛选均匀的丸粒，用药材细粉或清水继续在泛丸锅内滚动，使达到规定的成品粒径标准的操作。通过盖面使丸粒表面致密、光洁、色泽一致。根据盖面用的材料不同，分为干粉盖面、清水盖面和粉浆盖面三种方式。

（5）干燥　泛制丸含水量大，易发霉，应及时干燥。干燥温度一般控制在80℃以下，含挥发性成分的水丸，应控制在50~60℃。可采用热风循环干燥、微波灭菌干燥、沸腾干燥、螺旋震动干燥等设备。

（6）选丸　丸粒干燥后，用筛选设备分离出不合格丸粒，以保证丸粒圆整、大小均匀、剂量准确。

①滚筒筛：设备由三级不同孔径的筛网构成滚筒，筛孔由小到大。丸粒在筛筒内螺旋滚动，通过不同孔径的筛孔，落入料斗而大小分档。如图14-2所示。

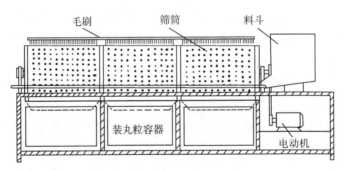

图14-2　丸粒滚筒筛示意图

②立式检丸器：丸粒靠自身重量顺螺旋轨道向下自然滚动，利用滚动时产生的离心力不同，将圆整与畸形的丸粒分开。外侧出料口收集合格丸粒，内侧出料口收集畸形丸粒。如图14-3所示。

筛选好的丸粒质量检查合格后即可包装。

3. 注意事项

（1）起模是泛制法制备丸剂的关键操作。因为丸模的形状直接影响成品的圆整度，其粒径和数量影响成品丸粒的规格及药物含量均匀度。起模成功的关键在于选择黏性适宜的药粉起模，如黏性过大，加水后易黏成团块；黏性过小或无黏性，药粉松散不易黏结成丸模。

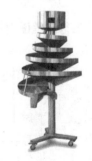

图14-3　立式检丸器示意图

起模用粉量的计算　生产中起模用药粉量可根据经验公式计算：

$$C : 0.625 = D : X$$

$$X = \frac{0.625 \times D}{C}$$

式中，C 为成品水丸 100 粒干重（g）；D 为药粉总重（kg）；X 为一般起模用粉量（kg）；0.625 为标准模子 100 粒重量（g）。

（2）加粉加水量及其比例也是影响成品丸圆整度、粒径和数量的关键因素。起模过程中，每次的加水加粉量应小，以避免水量过多使小粒子粘连，丸模数量少。若粉量过多，每次粒子黏附不完，会不断产生更多的小粒子，丸模长不大。在成型过程中，随着丸粒的逐渐增大，每次加水、加粉量也相应地逐渐增加。同时，在每次加粉后，应有适当的滚转时间，以使丸粒圆整致密。

（3）对于起模和增大过程中产生的废丸、粉块等，可用水调成糊，过 60 目筛，当作赋形剂在丸粒增大过程中或盖面时应用。

（二）塑制法

1. 工艺流程图（图 14-4）

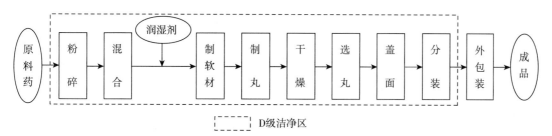

图 14-4 塑制法制水丸的工艺流程示意图

2. 制法

（1）原料的准备 药材饮片应进行洗涤、干燥、灭菌。制成能通过五号筛的细粉，混合均匀。

（2）制软材 称取药粉置搅拌机内，按照一定比例加入纯水，搅拌混合均匀，制成软材。

（3）制丸 将软材均匀地投入制丸机料斗内，调整推料与切丸速度，制丸。将制得的药丸通过传送带送至滚筒筛内，进行筛选。中药水丸机的构造和工作原理参见蜜丸项下中药自动制丸机内容。

（4）干燥 将筛选后的合格湿药丸送入干燥机中，控制适当温度干燥。

（5）选丸 将干燥后毛药丸送入选丸机中，筛选除去畸形丸、烂丸及丸重偏小的不合格药丸。

（6）盖面 将检验合格的毛药丸置糖衣锅内，转动糖衣锅，加入适量的乙醇水溶液，撒入预留的药粉盖面，取出，干燥，即得。

3. 注意事项

（1）制丸操作过程中，应喷洒适量 95% 乙醇防止丸粒粘连。定时称量丸重，及时调整推料与切丸速度，保证丸重差异合格。

（2）盖面操作中，乙醇水溶液为纯水与等量的 95% 乙醇混合液。乙醇水溶液用量为毛药丸重的 6% 左右。

四、泛制法制丸常见问题与解决措施

1. 外观色泽不匀，粗糙　主要原因是：①药粉过粗，致丸粒表面粗糙，有花斑或纤维毛。②盖面时药粉用量不够或未搅拌均匀。③静态干燥时未及时翻动，导致水分不能均匀蒸发，形成朝上丸面色浅，朝下丸面色深的"阴阳面"。可针对性采取措施解决。如适当提高饮片粉碎细度、成型后用细粉盖面、湿丸干燥时及时翻动使水分蒸发均匀等。

2. 丸粒不圆整、均匀度差　主要原因有：①丸模不合格。②药粉过粗，粒度不匀。泛制过程中粗粒成为丸核黏附药粉，不断产生新的丸模。③加水加粉量不当，分布不均匀。水加入量过多会造成丸粒粘连或并粒；太少无法在丸面分布均匀，使吸附药粉不均匀，致丸型不圆整；药粉过多每次吸附不完，会产生粉饼或新丸模。应注意控制适当的加水加粉量；丸粒润湿均匀后再撒入药粉，并配合泛丸机的滚动用手从里向外搅动均匀；及时筛除过大过小的丸粒。

3. 皱缩　主要原因是湿丸滚圆时间太短，丸粒未被压实，内部存在多余水分，干燥后水分蒸发，导致丸面塌陷所致。因此，应控制好泛丸速度，每次加粉后丸粒应有适当的滚动时间，使丸粒圆整、坚实致密。

4. 溶散超时限　丸剂溶散主要依靠其表面的润湿性和毛细管作用。水分通过泛丸时形成的空隙和毛细管渗入丸内，瓦解药粉间的结合力而使药丸溶散。导致溶散超限的原因主要有：①药料的性质：方中含有较多黏性成分的药材，在润湿剂的诱发和泛丸时碰撞下，黏性逐渐增大，使药物结合过于紧密，空隙率降低，水分进入速度减慢；方中含有较多疏水性成分的药材时，会阻碍水分进入丸内。针对这些问题，可通过加适量崩解剂来缩短溶散时间。②粉料细度：粉料过细成型时会增加药丸的致密程度，减少颗粒间空隙和毛细管的形成，水分进入速度减慢甚至难以进入，故一般泛丸时所用药粉过五号筛或六号筛即可。③赋形剂的性质和用量：赋形剂的黏性愈大、用量愈多，丸粒愈难溶散。针对不同药材，可适当加崩解剂，或用低浓度乙醇起模。④泛丸时程：泛丸滚动时间愈长，粉粒之间滚压黏结愈紧，表面毛细孔隙堵塞亦愈严重。因此，泛丸时，应根据要求尽可能增加每次的加粉量，缩短滚动时间，加速溶散。⑤含水量及干燥条件：实验研究表明，丸剂的含水量与溶散时间基本上成反比关系，即含水量低溶散时间长。此外，不同的干燥方法、温度及速度均会影响丸剂的溶散时间。如干燥温度过高，湿丸中的淀粉类成分易糊化，黏性成分易形成不易透水的胶壳样屏障，阻碍水分进入，延长溶散时限。目前多采用塑制法制丸，并采用微波干燥，可以有效改善丸剂的溶散超限问题。

5. 微生物限度超标　主要原因有：①药材灭菌不彻底。②生产过程中卫生条件控制不严，辅料、制药设备、操作人员及车间环境再污染。③包材未消毒灭菌，或包装不严。可采取的防菌灭菌措施有：①在保证药材有效成分不被破坏前提下，对药材可以采取淋洗、流通蒸汽灭菌、高温迅速干燥等综合措施，亦可采用干热灭菌、热压灭菌法等。含热敏性成分的药材可采用乙醇喷洒灭菌或环氧乙烷灭菌；包材及成品可用环氧乙烷气体灭菌或辐射灭菌等。②按 GMP 要求，严格控制生产环境、人员、设备的卫生条件。

五、举例

例　防风通圣丸

【处方】防风 50g　荆芥穗 25g　薄荷 50g　麻黄 50g　大黄 50g　芒硝 50g　栀子 25g　滑石 300g　桔梗 100g　石膏 100g　川芎 50g　当归 50g　白芍 50g　黄芩 100g　连翘 50g　甘草 200g　白术（炒）25g

【制法】以上十七味，滑石粉粉碎成极细粉；其余防风等十六味粉碎成细粉，过筛，混匀，用水制丸，干燥，用滑石粉包衣，打光，干燥，即得。或以上十七味粉碎成细粉，过筛，混匀，用水制丸，干燥，即得。

【性状】本品为包衣或不包衣的水丸，丸芯颜色为浅棕色至黑褐色；味甘、咸、微苦。

【功能与主治】解表通里，清热解毒。用于外寒内热，表里俱实，恶寒壮热，头痛咽干，小便短赤，大便秘结，瘰疬初起，风疹湿疮。

【用法与用量】口服。一次 6g，一日 2 次。

【规格】每 20 丸重 1g。

【贮藏】密封。

【注解】

（1）防风通圣丸处方来源于金代刘完素《黄帝素问宣明论方·风门》的"防风通圣散"方，改制为丸剂。本方为解表、清热、攻下三者并用之剂，通治表里、气血、三焦，主治外感风邪，内有蕴热，表里皆实之证。由于外感风邪，邪在于表以致憎寒壮热；风热上攻，故头目昏眩，目赤睛痛，耳鸣鼻塞；内有蕴热，则口苦口干，便秘溲赤；风热上淫，以致咽喉不利、胸膈痞闷、咳呕喘满、涕唾稠黏。至于疮疡肿毒、肠风痔漏、丹斑瘾疹等，则由于风热壅盛，侵及血分所致。组方注重从气分、血分解其郁热以治标，又注重健其脾胃，养其阴血，通调全身气机以治本，具有祛邪而不伤正、扶正而不助邪之特点，王好古谓其"刘氏用药，务在推陈致新，不使少有怫郁，正造化新新不停之义，医不知此，是无术也"。

（2）方中防风、荆芥穗、薄荷、麻黄疏风、解表，使风邪从汗而解，为君药。大黄、芒硝泄热通便；配栀子、滑石清热利湿，使里热从二便而解；配石膏、黄芩、连翘、桔梗清解肺胃之热，兼助君药透散表邪，共为臣药。更以当归、川芎、白芍养血活血；配白术健脾燥湿，共为佐药。甘草甘平，伍桔梗能清热解毒利咽，并和中调药，为使药。全方配伍，汗不伤表，下不伤里，从而达到疏风解表、泄热通便之效。

（3）原制法采用芒硝溶液泛丸，再滑石粉包衣，制成的药丸外观比较粗糙，易吸潮，脱壳，影响了产品质量。现改为水制丸，再以滑石粉包衣，滑石粉既是药物又用作包衣剂，节省了辅料，同时也可防止薄荷、荆芥中挥发性成分的散失。在滑石粉中加入 10% 的 $MgCO_3$ 可增加洁白度，并增强其附着力。包衣前丸粒应充分干燥，包衣时撒粉用量要均匀，黏合剂浓度要适量否则易造成花斑。有将滑石粉与糖浆按照一定比例制成混浆对药丸进行混浆包衣，克服了糖衣法包衣中滑石粉与糖浆分层包衣的缺点，使层与层之间的结合更加牢固，外观光洁平整，无脱壳和变色现象，保证了药品的质量及稳定性。

（4）防风通圣丸质量可控，采用薄层色谱法建立了成品中荆芥穗、大黄、栀子、麻黄、防风的鉴别方法；采用高效液相色谱法测定成品中黄芩苷（$C_{21}H_{18}O_{11}$）的含量（详见 2020 年版《中国药典》一部第 941 页防风通圣丸项下相关内容）。

第三节 蜜 丸

一、概述

1. 蜜丸的含义 蜜丸（honeyed pill）系指饮片细粉以炼蜜为黏合剂制成的丸剂。蜜丸采用塑制法制备。

2. 蜜丸的特点　蜂蜜是蜜丸剂的主要赋形剂，其主要成分是葡萄糖和果糖，另含有有机酸、挥发油、维生素、无机盐等营养成分。中医认为其具有补中、润燥、止痛、解毒、缓和药性、矫味矫臭等作用。因此，蜜丸临床上多用于镇咳祛痰药、补中益气药等，蜂蜜对药材细粉的黏合力强，与药粉混合后丸剂不易硬化，有较大的可塑性。制成的丸粒光洁、滋润。蜜丸在胃肠道中缓缓溶散释药，作用缓慢持久。

3. 蜜丸的规格　蜜丸按丸重分两种规格。每丸重量在 0.5g（含 0.5g）以上的称大蜜丸，每丸重量在 0.5g 以下的称小蜜丸。

二、蜂蜜的选择

蜂蜜有多种来源，质量也有差异。优质的蜂蜜可以使蜜丸柔软、光滑、滋润，且贮存期内不变质。药用蜂蜜应达到以下质量要求：①外观呈半透明、带光泽、浓稠的液体，白色至淡黄色或橘黄色至黄褐色，久放或遇冷渐有白色颗粒状结晶析出。气芳香，味极甜。②25℃时相对密度在1.349 以上。③水分不得过 24.0%。④酸度、寡糖检查应符合要求。⑤碘试液检查，应无淀粉、糊精。⑥5-羟甲基糠醛不得过 0.004%；蔗糖和麦芽糖分别不得过 5.0%。⑦果糖（$C_6H_{12}O_6$）和葡萄糖（$C_6H_{12}O_6$）的总量不得少于 60.0%，果糖与葡萄糖含量比值不得小于 1.0。

特别要注意来源于曼陀罗花、雪上一枝蒿等有毒花的蜂蜜，其蜜汁色深，味苦麻而涩，有毒，不可药用。

目前社会上对蜂蜜的需要量与日俱增，同时由于各种原因致使蜂蜜质量极不稳定，有用果糖、葡萄糖浆代替蜂蜜生产蜜丸、糖浆剂、煎膏剂的研究报道。

三、蜜丸的制备

（一）工艺流程图（图 14-5）

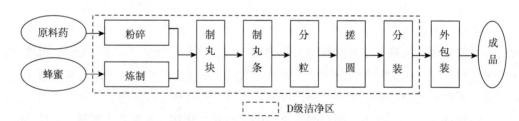

图 14-5　蜜丸的制备工艺流程示意图

（二）制法

1. 蜂蜜的炼制　蜂蜜的炼制是指将蜂蜜加水稀释溶化，滤过，加热熬炼至一定程度的操作。炼蜜是为了除去杂质、降低水分含量、破坏酶类、杀死微生物、增强黏合力。常用夹层锅以蒸汽为热源进行炼制，既可以用常压炼制，也可以减压炼制。

蜂蜜根据炼制程度，分为嫩蜜、中蜜、老蜜三种规格。规格不同，黏性不同，以适应不同性质的药材细粉制丸。

（1）嫩蜜　将蜂蜜加热至 105~115℃，使含水量为 17%~20%，相对密度为 1.35 左右，色泽与生蜜相比无明显变化，稍有黏性。适合于含较多油脂、黏液质、胶质、糖、淀粉、动物组织等黏性较强的药材细粉制丸。

（2）中蜜 又称炼蜜。是将嫩蜜继续加热，温度达到116~118℃，含水量为14%~16%，相对密度为1.37左右，出现浅黄色有光泽的翻腾的均匀细气泡，用手捻有黏性，当两手指分开时无白丝出现。适于中等黏性的药材细粉制丸。

（3）老蜜 将中蜜继续加热，温度达到119~122℃，含水量在10%以下，相对密度为1.40左右，出现红棕色的较大气泡，手捻之甚黏，当两手指分开出现长白丝，滴水成珠。适于黏性差的矿物质或和纤维质药材细粉制丸。

2. 物料的准备 将药材饮片依法淋洗、干燥、灭菌后，粉碎成细粉或最细粉，混匀，按处方药材性质将蜂蜜炼制成适宜规格。

3. 制丸块 制丸块又称和药、合坨。这是塑制法的关键工序。将适量的炼蜜加入药材细粉中，用捏合机充分混匀，制成软硬适宜、具有一定可塑性的丸块。捏合机如图14-6所示。

4. 制丸条、分粒与搓圆 蜜丸生产中，常用以下两类设备制丸。

（1）三辊蜜丸机 将已制备好的丸块，间断投入到机器的进料口中，在螺旋推进器的推进下挤出连续药条，经输送带传送，自动切条，自动推条进入模辊切割分粒、搓圆成型。出条、切丸等工序由光电讯号系统控制。设备如图14-7所示。

（2）全自动制丸机 可制备蜜丸、水蜜丸、浓缩丸、水丸，可以一机多用，如图14-8所示。其主要部件由加料斗、推进器、出条嘴、导轮及一对刀具组成。药料在加料斗内经推进器的挤压作用通过出条嘴制成丸条，丸条经导轮递至刀具切、搓，制成丸粒。

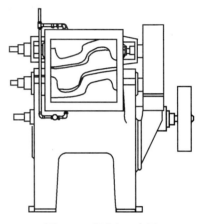

图14-6 捏合机示意图

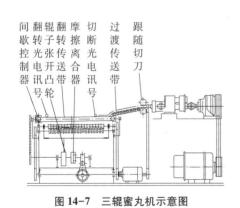

图14-7 三辊蜜丸机示意图

图14-8 全自动制丸机示意图

完整的丸剂生产线包括混合机、炼药机、制丸机、干燥灭菌机、提升机、筛选机、包衣机等。

（三）注意事项

1. 蜂蜜的选择与炼制是保证蜜丸质量的关键。蜂蜜炼制的程度，应根据处方中药材的性质、粉末的粗细、含水量的高低、当时的气温及湿度，决定所需黏合剂的黏性强度来炼制蜂蜜。在其他条件相同情况下，一般冬季多用稍嫩蜜，夏季用稍老蜜。

2. 丸块的软硬程度及黏度直接影响丸粒成型和在贮存中是否变形。优良的丸块应能随意塑形而不开裂，手搓捏而不黏手，不黏附器壁。

影响丸块质量的因素有：①炼蜜程度：蜜过嫩则粉末黏合不好，丸粒搓不光滑；蜜过老则丸块发硬，难以搓丸。②和药蜜温：炼蜜应趁热加入药粉中，粉蜜容易混合均匀。若方中含有大量的叶、茎、全草或矿物性药材，粉末黏性很小，需用老蜜趁热加入；若方中有多量树脂类、胶类、糖及油脂类药味时，药粉黏性较强且遇热易融化。加入热蜜后融化使丸块黏软不易成型，待冷后又变硬，不利制丸，并且服用后丸粒不易溶散，则需用温蜜和药。蜜温以 60~80℃ 为宜。方中含有冰片等芳香挥发性药物，也应用温蜜和药。③用蜜量：药粉与炼蜜的比例一般是 1∶1~1∶1.5。含糖类、胶质等黏性强的药粉用蜜量宜少；含纤维较多、质地轻松、黏性极差的药粉，用蜜量宜多，可高达 1∶2 以上；夏季用蜜量应少，冬季用蜜量宜多。

3. 制丸时，为避免丸块黏附器具，操作时可用适量的润滑剂。一般机制蜜丸用乙醇做润滑剂，传统制丸用麻油与蜂蜡的融合物做润滑剂。

4. 蜜丸一般成丸后即分装，以保证丸药的滋润状态。有时为防止蜜丸霉变和控制含水量，也可进行适当干燥。一般采用微波干燥或远红外辐射干燥，可达到干燥和灭菌的双重效果。

四、塑制法制蜜丸常见问题与解决措施

1. 表面粗糙 主要原因有：①药粉过粗；②蜜量过少且混合不均匀；③润滑剂用量不足；④药料含纤维多；⑤矿物类或贝壳类药量过大等。可针对性地采用粉碎性能好的粉碎机，提高药材的粉碎度；加大用蜜量或用较老的炼蜜；制丸机传送带与切刀部位涂足润滑剂；将富含纤维类药材或矿物类药材提取浓缩成稠膏兑入炼蜜中等方法解决。

2. 空心 主要原因是丸块揉搓不够。在生产中应注意控制好和药及制丸操作；有时是因药材油性过大，蜂蜜难以黏合所致，可用嫩蜜和药。

3. 丸粒过硬 蜜丸在存放过程中变得坚硬。其原因有：①炼蜜过老；②和药蜜温过低；③用蜜量不足；④含胶类药材比例大，和药时蜜温过高使其烊化后又凝固；⑤蜂蜜质量差或不合格。可针对原因，采取控制好炼蜜程度或和药蜜温、调整用蜜量、使用合格蜂蜜等措施解决。

4. 皱皮 蜜丸贮存一定时间后，在其表面呈现皱褶现象。主要原因有：①炼蜜较嫩，含水量过多，水分蒸发后导致蜜丸萎缩；②包装不严，蜜丸湿热季节吸湿而干燥季节失水；③润滑剂使用不当。可针对原因采取相应措施解决。

5. 微生物限度超标 原因与解决措施同泛制法制丸。另外，采用热蜜和药，缩短制丸操作时间，也可以有效降低微生物数量。

五、举例

例 牛黄解毒丸

【处方】人工牛黄 5g 雄黄 50g 石膏 200g 大黄 200g 黄芩 150g 桔梗 100g 冰片 25g 甘草 50g

【制法】以上八味，除人工牛黄、冰片外，雄黄水飞成极细粉；其余石膏等五味粉碎成细粉；将人工牛黄、冰片研细，与上述细粉配研，过筛，混匀。每 100g 粉末加炼蜜 100~110g 制成大蜜丸，即得。

【性状】本品为棕黄色的大蜜丸；有冰片香气，味微甜而后苦、辛。

【功能与主治】清热解毒。用于火热内盛，咽喉肿痛，牙龈肿痛，口舌生疮，目赤肿痛。

【用法与用量】口服，一次1丸，一天2~3次。

【规格】每丸重3g。

【贮藏】密封。

【注解】

（1）牛黄解毒丸处方来源于《全国中药成药处方集》"牛黄解毒丸"天津方。

（2）方中牛黄味苦性凉，功善清热凉心解毒，为君药。生石膏味辛能散，大寒，可清热泻火，除烦止渴；黄芩味苦性寒，清热燥湿，泻火解毒；大黄苦寒沉降，清热泻火，泻下通便，开实火下行之途，共为臣药。雄黄、冰片清热解毒，消肿止痛；桔梗味苦辛，宣肺利咽，共为佐药。甘草味甘性平，调和诸药，为使药。诸药合用，共奏清热解毒泻火之效。

（3）方中牛黄、冰片、雄黄需单独粉碎为极细粉，再与其他细粉配研，混匀。方中药粉黏性适中，故采用炼蜜制丸。

（4）牛黄解毒丸质量可控，采用粉末显微法鉴别成品中的黄芩、甘草、大黄、桔梗、雄黄、石膏；采用薄层色谱法鉴别成品中的人工牛黄、冰片、大黄、黄芩；采用砷盐检查法检测三氧化二砷限度；采用高效液相色谱法测定成品中黄芩苷（$C_{21}H_{18}O_{11}$）含量（详见2020年版《中国药典》一部第693页牛黄解毒丸项下相关内容）。

第四节　浓缩丸与水蜜丸

一、浓缩丸

（一）概述

1. 浓缩丸的含义　浓缩丸（concentrated pill）系指将饮片或部分饮片提取浓缩后，与适宜的辅料或其余饮片细粉，以水、炼蜜或炼蜜和水为黏合剂制成的丸剂，又称药膏丸、浸膏丸。根据所用黏合剂的不同，分为浓缩水丸、浓缩蜜丸和浓缩水蜜丸。目前生产的浓缩丸主要是浓缩水丸。

2. 浓缩丸的特点　浓缩丸在晋代葛洪的《肘后备急方》中就有记载。方中全部或部分药材经过提取浓缩后，体积减小，便于服用与携带；利于储藏，不易霉变。目前一些水丸、蜜丸等品种也改成了浓缩丸。但是需要注意，浓缩丸的药材经过提取、浓缩和干燥工序，受热时间较长，工艺处理不当，可能会使有些成分稳定性受到影响，导致药效降低。

（二）浓缩丸的制备

浓缩丸的制备方法主要有泛制法和塑制法，比较常用的是塑制法。用于制备小丸（粒径0.5~3.5mm）的方法，目前发展有挤出-滚圆法、离心造丸法、流化床喷涂法等。

1. 塑制法

（1）工艺流程图（图14-9）

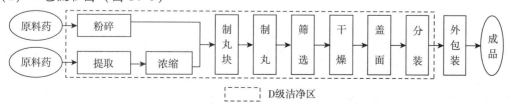

D级洁净区

图14-9　塑制法制备浓缩丸工艺流程示意图

（2）制法

①原料的准备：药材饮片的提取、粉碎处理，应根据处方的功能主治和药材性质确定。通常质地坚硬、黏性大、体积大、富含纤维的药材，宜提取制膏；贵重药材、体积小、淀粉多的药材，宜粉碎制成细粉。药材提取与制粉的比例，须根据出膏率、出粉率以及采用的制丸工艺等情况综合分析确定，使服用剂量控制在一个合理可行的范围内。

②制丸：取处方中部分药材饮片提取浓缩成膏做黏合剂，其余粉碎成细粉，混合均匀，制成可塑性丸块，制丸条，分粒，搓圆，选丸，干燥，再用适宜浓度的乙醇、药材细粉或辅料盖面打光，即得。

（3）注意事项　①一般处方中膏多粉少时用塑制法制丸。②药材的提取、粉碎比例，一般以提取浓缩的稠膏与药粉混合即可制成适宜丸块为宜，必要时可加适量的细粉或炼蜜进行调节。③制丸操作过程中，要喷洒95%乙醇防止丸粒粘连。④制备成丸后，应及时进行干燥。一般干燥温度控制在80℃以下；含挥发性成分或淀粉较多的丸剂应在60℃以下干燥。不宜加热干燥的应采用其他适宜的干燥方法。⑤药丸崩解过于迟缓时，可加适量崩解剂如羧甲基淀粉钠等改善。

2. 泛制法　取处方中部分药材饮片提取浓缩成膏做黏合剂，其余粉碎成细粉用于泛丸。或将稠膏与饮片细粉混合，干燥，粉碎成细粉，以水或适宜浓度的乙醇为润湿剂泛丸。一般处方中膏少粉多时，宜用本法。

3. 挤出-滚圆法　挤出-滚圆制丸法系将浸膏粉或提取的药效部位与辅料混匀，用水等润湿剂制成适宜软材，经挤出机筛孔挤压成高密度圆柱形条状物。挤出的条状物倒入高速旋转的齿盘上，被高速旋转的摩擦板切割成圆柱形颗粒。在滚圆机中，利用高速旋转的齿盘产生的离心力、丸粒与齿盘和筒壁间的摩擦力及齿盘与筒体之间的气体推动力的综合作用，使圆柱形颗粒处于三维螺旋旋转滚动状态，丸粒受到均匀的揉擦作用，使其迅速滚制成圆球形。

挤出-滚圆制丸法具有制丸效率高、粒度分布带窄、圆整度高、脆碎度小、密度大、丸粒表面光滑等优点，对中药水提浸膏粉制丸尤为适宜。将小丸进一步包衣可控制释药，这是目前最广泛应用的制备小丸方法。

（1）工艺流程图（图14-10）

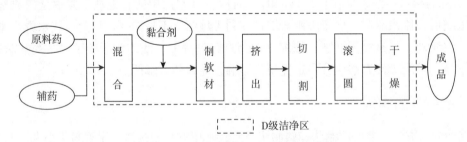

D级洁净区

图14-10　挤出-滚圆制丸法工艺流程示意图

（2）制法

①物料的混合润湿。将原料药与辅料混合均匀，加入适量的润湿剂或黏合剂，将混合物捏合成为湿度均匀的松散或团状软材。

②挤出。将软材送入挤出机料斗，在挤出机螺杆送料器的推动下，进入挤压仓，在挤压器的挤压下，通过孔板，形成致密、直径相等且表面较光滑的圆柱状挤出物。

③滚圆成丸。将条形圆柱状挤出物倒入高速旋转的齿盘上，条状物被高速旋转的摩擦板切割成短圆柱形颗粒并进行高速滚制，经过一定时间后形成质地坚实表面圆整的微丸。打开卸料口，在转盘转动下出料。

④干燥。

（3）注意事项 影响小丸质量的工艺因素主要有软材的质量、挤出速度、滚圆速度、滚圆时间等。软材挤出速度太快，挤出物料过紧，表面粗糙呈鳞片状，导致小丸圆整度不高，并且温度升高现象严重，不利于物料性质的稳定，且温度升高造成软材中水分丧失，成型性变差；而挤出速度慢，则耗时太长，生产效率低下。理想的挤出物料应光滑致密、色泽均一。

滚圆速度为条状物料提供剪切力和离心力，使之变为圆球状。滚圆速度的大小直接影响小丸的成型。滚圆速度低，剪切力不够，难以将物料打断成丸，得到短棒或哑铃状丸粒较多；滚圆速度高，剪切力能够在物料进入滚圆锅的瞬间将其打断并滚圆成光滑的球状。

在一定范围内滚圆时间越长，小丸圆整度越好；时间过长，则丸粒会增大或发生粘连；时间过短，物料来不及塑变成型，圆整度差，并且丸中水分来不及挤出，易相互粘连或堆压变形。

对于上述工艺因素，通常用微丸粒径、圆整度、脆碎度、堆密度、流动性以及药物的溶出度和微丸表面的微观结构等作质量评价指标，通过实验优选出适当的工艺参数。

4. 离心造丸法 离心造丸法系母核投入离心流化床内并鼓风，利用离心力与摩擦力形成粒子流，再将雾化的黏合剂或润湿剂及物料细粉分别喷入其中，母核在运动状态下吸纳黏合剂雾滴、黏附主药干粉，逐渐增大成丸。药物既可以作为母核，也可以溶液、混悬液或者干燥粉末的形式沉积在预制成型的丸核表面。

离心造粒法成丸速度快，真球度高，药粉粘锅结团少，可进行多层缓释微丸制备。但是密度和强度较挤出-滚圆法低，不适合流动性差及黏性大的物料制丸。该方法可以使起模、成丸、包衣在同一台机器内完成。

（1）工艺流程图 （图14-11）

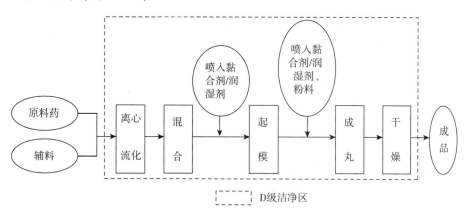

图14-11 离心造丸法工艺流程示意图

（2）制法

①起模：将部分药物与辅料的混合粉投入离心机流化床内，开启离心机和风机鼓风，使物料成涡旋回转的流化状态，用喷枪喷射入适量的雾化浆液，使粉料粘结成球形母核。

②成丸：将干燥筛分后的模粒投入离心机流化床内，调节气流温度，按比例喷射雾化浆液和药物粉料，使母核增大成一定粒度的球形小丸。

③干燥：根据工艺需要，可继续将成品微丸投入离心机流化床内，喷射入雾化的包衣液，使小丸表面包上一定厚度的衣膜。

（3）注意事项 制丸过程中，丸粒的成型受离心机齿盘的转速、喷浆速度（喷浆流量）、供粉速度、浆液雾化压力、鼓风量、鼓风温度等多因素影响。其中喷浆速度与供粉速度是微丸成长的关键因素，必须调节并保持二者的适当比例，才能得到合格的小丸。

5. 流化床喷涂法 流化床喷涂法系采用切喷装置的流化床，将流态化的物料粉末或丸心在转盘的旋转作用与通入空气的吹动下，沿流化床周边以螺旋运动的方式旋转，黏合剂或药液喷入后，使其聚结成粒或增大，并在离心力的作用下，颗粒沿光滑壁面不断滚动，从而形成质地致密、表面光滑的小丸。该方法可以使起模、制粒、干燥、包衣在同一台机器内完成。

影响成丸的因素参见片剂、颗粒剂相关内容。

（三）举例

例1 安神补心丸

【处方】丹参300g 五味子（蒸）150g 石菖蒲100g 安神膏560g

【制法】安神膏系取合欢皮、菟丝子、墨旱莲各300g及女贞子（蒸）400g、首乌藤500g、地黄200g、珍珠母2000g，以上七味，加水煎煮两次，第一次3h，第二次1h，合并煎液，滤过，滤液浓缩至相对密度为1.21（80~85℃）的清膏，即得。将丹参、五味子（蒸）、石菖蒲粉碎成细粉，与安神膏混合制丸，干燥，打光或包糖衣，即得。

【性状】本品为棕褐色的浓缩水丸；或为包糖衣的浓缩水丸，除去糖衣后显棕褐色；味涩、微酸。

【功能与主治】养心安神。用于心血不足、虚火内扰所致的心悸失眠、头晕耳鸣。

【用法与用量】口服，一次15丸，一日3次。

【规格】每15丸重2g。

【贮藏】密封。

【注解】

（1）安神补心丸处方来源于上海中医药大学"养阴安神汤"协定处方。

（2）本方中丹参苦而微寒，主入心经，功能养血活血，凉血清心除烦，为君药。五味子味酸性温，温润敛阴，补肾宁心，益气生津；石菖蒲辛苦性温，芳香燥散，开窍聪耳，宁神定志，共为臣药。安神膏中的首乌藤、地黄、墨旱莲、女贞子、菟丝子能滋养肝肾，补益精血，又能凉血除烦，宁心安神；合欢皮善解郁悦心安神；珍珠母则长于平肝镇心定悸，共为佐药。全方合用，共奏滋阴补血、养心安神之功。

（3）本品为浓缩丸，取部分中药提取成浓缩膏做黏合剂，与部分药粉混合制丸减少了服用量。药理实验研究表明，安神膏水煎煮液对实验动物有镇静、降低或调节血压的作用，利于药物吸收，起效快。

（4）安神补心丸质量可控，采用粉末显微法和薄层色谱法鉴别成品中的丹参、五味子、石菖蒲；采用高效液相色谱法测定成品中丹酚酸B（$C_{36}H_{30}O_{16}$）和五味子醇甲（$C_{24}H_{32}O_7$）含量（详见2020年版《中国药典》一部第933页安神补心丸项下相关内容）。

例2 葛根芩连丸

【处方】葛根1000g 黄芩375g 黄连375g 炙甘草250g

【制法】以上四味，取黄芩、黄连，分别用50%的乙醇作溶剂，浸渍24h后渗漉，收集渗漉液，回收乙醇，并适当浓缩；葛根加水先煎30min，再加入黄芩、黄连药渣及炙甘草，继续煎煮2次，每次1.5h，合并煎液，滤过，滤液浓缩至适量，加入上述浓缩液，继续浓缩至稠膏，减压低温干燥，粉碎成最细粉，用乙醇为润湿剂，泛丸，制成300g，过筛，于60℃以下干燥，即得。

【性状】本品为深棕褐色至类黑色的浓缩水丸；气微，味苦。

【功能与主治】解肌透表，清热解毒，利湿止泻。用于湿热蕴结所致的泄泻腹痛，便黄而黏，肛门灼热；及风热感冒所致的发热恶风，头痛身痛。

【用法与用量】口服。一次 3 袋；小儿一次 1 袋，一日 3 次；或遵医嘱。

【规格】每袋装 1g。

【贮藏】密封。

【注解】

（1）葛根芩连丸处方来源于汉代张仲景《伤寒论》"葛根芩连汤"方。

（2）方中葛根解肌退热，生津止渴，升阳止泻，通经活络，为君药。黄芩、黄连清热燥湿，泻火解毒，止痢，为臣药。甘草和中缓急，调和药性，为佐使药。全方合用，共奏解肌透表、清热解毒、利湿止泻之功。

（3）方中黄芩、黄连中的有效成分在乙醇中溶解度大，故选用乙醇保证提取完全，防止有效成分长时间受热破坏，故选用渗漉法提取。葛根为方中主药，炙甘草含水溶性有效成分，黄芩、黄连中亦含水溶性成分，采用水煎煮保证提取完全；为了保证葛根中的有效成分提取充分，先将葛根提取 30min，避免炙甘草、黄芩、黄连煎煮时间过长，无效成分溶出过多。泛丸时物料均为中药提取物，黏性大，采用乙醇泛丸为宜。为避免小儿服药出现误入呼吸道的危险，可用水将药丸化开服用。

（4）葛根芩连丸质量可控，采用薄层色谱法鉴别成品中葛根、黄芩、黄连；采用高效液相色谱法测定成品中葛根素（$C_{21}H_{20}O_9$）和盐酸小檗碱（$C_{20}H_{17}NO_4 \cdot HCl$）含量（详见 2020 年版《中国药典》一部第 1712 页葛根芩连丸项下相关内容）。

二、水蜜丸

（一）概述

水蜜丸系指饮片细粉以炼蜜和水为黏合剂制成的丸剂。具有丸粒小，光滑圆整，易于吞服的特点。将炼蜜用沸水稀释后作黏合剂，同蜜丸相比，可省蜂蜜，降低成本，并利于贮存。

（二）制法

水蜜丸可用塑制法和泛制法制备。

采用塑制法制备时，一般黏性的药材，每 100g 细粉用炼蜜 40g 左右；如含糖、淀粉、黏液质、胶质类较多的药材，需用低浓度的蜜水为黏合剂，每 100g 药粉用炼蜜 10~15g；如含纤维和矿物质较多的药材，则每 100g 药粉用炼蜜 50g 左右。炼蜜与水的比例为 1：2.5~3.0。将炼蜜加水，搅匀，煮沸，滤过，即可。

采用泛制法制备时，应注意起模时必须用水，以免黏结。成型时为使水蜜丸的丸粒光滑圆整，蜜水加入的方式应按低浓度→高浓度→低浓度的顺序依次加入。先用浓度低的蜜水加大丸粒，待逐步成型时，用浓度稍高的蜜水，已成型后，再改用浓度低的蜜水撞光。否则，蜜水浓度过高会造成丸粒黏结。

由于水蜜丸中含水量高，成丸后应及时干燥，防止发霉变质。

（三）举例

例 六味地黄丸

【处方】熟地黄 160g 酒萸肉（制）80g 牡丹皮 60g 山药 80g 茯苓 60g 泽泻 60g

【制法】以上六味，粉碎成细粉，过筛，混匀。每100g粉末加炼蜜30～50g与适量的水，制丸，干燥，制成水蜜丸，即得。

【性状】本品为棕黑色的水蜜丸，味甜而酸。

【功能与主治】滋阴补肾。用于肾阴亏损，头昏耳鸣，腰膝酸软，骨蒸潮热，盗汗遗精，消渴。

【用法与用量】口服，一次6g，一日2次。

【贮藏】密封。

【注解】

（1）六味地黄丸处方来源于北宋钱乙《小儿药证直诀》"地黄丸"方。

（2）方中重用甘温之品熟地黄，取其补血滋阴、填精益髓之功，为君药。山药补脾养胃，补肾涩精；酒萸肉补益肝肾，并能涩精固脱，共为臣药。茯苓渗湿健脾，助山药健运；泽泻利湿泄热而降肾浊，并能减熟地黄之滋腻；牡丹皮清泄虚热，并制酒萸肉之温性，共为佐药。诸药合用，共奏滋补肾阴之功。

（3）方中熟地黄和酒萸肉黏性大，应用串料粉碎。全方药材黏性适中，采用蜜水为黏合剂制丸即可，而且蜂蜜还可协助主药滋阴润肠。

（4）六味地黄丸质量可控，采用显微鉴别成品中的山药、茯苓、熟地黄、牡丹皮、酒萸肉、泽泻；采用薄层色谱法鉴别成品中酒萸肉、牡丹皮、泽泻；采用高效液相色谱法测定成品中莫诺苷（$C_{17}H_{26}O_{11}$）和马钱苷（$C_{17}H_{26}O_{10}$）含量（详见2020年版《中国药典》一部第742页六味地黄丸项下相关内容）。

第五节　糊丸与蜡丸

一、糊丸

（一）概述

1. 糊丸的含义　糊丸（flour and water paste pill）系指饮片细粉以米粉、米糊或面糊等为黏合剂制成的丸剂。

2. 糊丸的特点　糊丸以米糊、面糊为黏合剂，干燥后丸粒坚硬，在胃内溶散迟缓，释药缓慢，故可延长药效。同时能减少药物对胃肠道的刺激，故适宜于含有毒性或刺激性较强的药物制丸。与古人所说"稠面糊为丸，取其迟化"相吻合。但需注意，如果黏合剂稠度太大，会出现丸剂溶散时间超限，发生霉败现象。

（二）糊丸的制备

1. 原料的准备

（1）药材的处理　将药材饮片依法淋洗、干燥、灭菌后，粉碎成细粉。

（2）制糊方法　糯米粉、黍米粉、面粉和神曲粉皆可用来制糊。其中，以糯米粉黏合力最强，面粉糊使用较广泛，黏合力也较好。

制糊有冲糊法、煮糊法、蒸糊法三种。其中冲糊法应用较多。

冲糊法是将糊粉加少量温水调匀成浆，冲入沸水，不断搅拌成半透明糊状；煮糊法是将糊粉加适量水混合均匀制成块状，置沸水中煮熟，呈半透明状；蒸糊法是将糊粉加适量水混合均匀制成块状，置蒸笼中蒸熟后使用。

2. 制法　糊丸可用泛制法、塑制法制备。一般泛制法制备的糊丸溶散较快。

（1）泛制法　泛丸时需要注意：①起模时应用水作润湿剂，因为面糊、米糊黏性大。在加大成型过程中，再逐渐将稀糊泛入。②糊中若有块状物必须滤过除去，以防泛丸时粘连。另外，要使糊分布均匀。③控制好糊粉的用量与稀稠。一般糊粉占药粉总量的5%~10%。糊粉用量过少、糊稀，则达不到迟缓溶化的目的；反之，则丸粒过于坚实，难以溶散。

（2）塑制法　将制好的糊，稍凉倾入药材细粉中，充分搅拌，揉搓成丸块，再制成丸条，分粒，搓圆，干燥，即成。

制丸时需要注意：①保持丸块润湿状态。糊丸的丸块极易变硬，致使丸粒表面粗糙，甚至出现裂缝；在制备过程中常以湿布覆盖丸块，或补充适量水搓揉，同时尽量缩短制丸时间。②糊粉的用量，一般以糊粉为药粉总量的30%~35%较适宜。可以根据处方中糊粉量确定制糊法。若有多余的糊粉则炒熟后掺入药粉中制丸。③糊丸干燥温度应控制在60℃以下，切忌高温烘烤，否则会出现丸粒外干内湿软，或出现裂隙、崩碎现象。

（三）举例

例　小金丸

【处方】麝香或人工麝香30g　木鳖子（去壳去油）150g　制草乌150g　枫香脂150g　醋乳香75g　醋没药75g　醋五灵脂150g　酒当归75g　地龙150g　香墨12g

【制法】以上十味，除麝香或人工麝香外，其余木鳖子（去壳去油）等九味粉碎成细粉，将麝香或人工麝香研细，与上述粉末配研，过筛。每100g粉末加淀粉25g，混匀，另用淀粉5g制稀糊，泛丸，低温干燥，即得。

【性状】本品为黑褐色的糊丸；气香，味微苦。

【功能与主治】散结消肿，化瘀止痛。用于痰气凝滞所致的瘰疬、瘿瘤、乳岩、乳癖，症见肌肤或肌肤下肿块一处或数处，推之能动，或骨及骨关节肿大，皮色不变，肿硬作痛。

【用法与用量】打碎后口服，一次1.2~3g，一日2次；小儿酌减。

【规格】①每100丸重3g；②每100丸重6g；③每10丸重6g；④每瓶（袋）装1.6g。

【贮藏】密封。

【注解】

（1）小金丸处方源于清代王洪绪《外科证治全生集》，原名小金丹。

（2）方中制草乌温经散寒，通络止痛，为君药；地龙活血通经，木鳖子消痰散结，当归、五灵脂、乳香、没药活血散瘀，共为臣药；佐以枫香脂、香墨消肿解毒，麝香辛香走窜，温经通络，解毒止痛；诸药合用，共奏散结消肿，化瘀止痛之功效。

（3）方中草乌有毒，乳香、没药等对胃有刺激性，故选用淀粉制糊丸使药物缓慢释放。

（4）小金丸质量可控，采用显微鉴别成品中的麝香、木鳖子、制草乌、酒当归、地龙、香墨；采用薄层色谱法鉴别成品中当归、乳香；采用薄层色谱法检查双酯型生物碱限量；采用气相色谱法测定成品中麝香酮（$C_{16}H_{30}O$）含量（详见2020年版《中国药典》一部第596页小金丸项下相关内容）。

二、蜡丸

（一）概述

1. 蜡丸的含义 蜡丸（wax pill）系指饮片细粉以蜂蜡为黏合剂制成的丸剂。

2. 蜡丸的特点 蜂蜡主要含脂肪酸、游离脂肪醇等成分，极性小，不溶于水。蜡丸在体内外均不溶散，药物通过微孔或蜂蜡逐步溶蚀等方式缓慢持久地释放，故可延长药效，并能防止药物中毒或防止对胃肠道的刺激。与古人所说"蜡丸取其难化而旋旋取效或毒药不伤脾胃"相吻合。蜂蜡是现代骨架型缓释制剂中的缓控释材料之一。目前蜡丸品种不多，主要原因是无法控制其释放药物的速率。

（二）蜡丸的制备

1. 制法 蜡丸常采用塑制法制备。将精制的蜂蜡加热熔化，冷却至60℃左右，待蜡液开始凝固，表面有结膜时，加入药粉，迅速搅拌至混合均匀，趁热制丸条，分粒，搓圆。

2. 注意事项 ①蜂蜡需精制。通常是将蜂蜡加适量水加热熔化，搅拌使杂质下沉，静置，冷后取出上层蜡块，刮去底面杂质，反复几次，即可。②控制好制备的温度。因为蜂蜡本身黏性小，主要利用其熔化后能与药粉混合均匀，当接近凝固时具有可塑性而制丸。温度过高或过低，药粉与蜡易分层，无法混匀。蜂蜡熔点62~67℃，整个制丸操作需60℃保温。③控制好蜂蜡用量。一般药粉与蜂蜡比例为1:0.5~1。若药粉黏性小，用蜡量可适当增加；含结晶水的矿物药（如白矾、硼砂等）多，则用蜡量应适当减少。

（三）举例

例 妇科通经丸

【处方】巴豆（制）80g 干漆（炭）160g 醋香附200g 红花225g 大黄（醋炙）60g 沉香163g 木香225g 醋莪术163g 醋三棱163g 郁金163g 黄芩163g 艾叶（炭）75g 醋鳖甲163g 硇砂（醋制）100g 醋山甲163g

【制法】以上十五味，除巴豆外，其余醋香附等十四味粉碎成细粉，过筛，与巴豆细粉混匀。每100g粉末加黄蜡100g制丸。每500g蜡丸用朱砂粉7.8g包衣，打光，即得。

【性状】本品为朱红色的蜡丸，除去包衣后显黄褐色；气微，味微咸。

【功能与主治】破瘀通经，软坚散结。用于气血瘀滞所致的闭经、痛经、癥瘕。

【用法与用量】每早空腹，小米汤或黄酒送服。一次3g，一日1次。

【规格】每10丸重1g。

【贮藏】密封。

【注解】

（1）妇科通经丸处方源于清代济南千芝堂药店的妇科良药"保坤丹"验方。

（2）血结气滞，运行不畅，瘀血阻闭胞脉，常致月经不调，癥瘕痞块。方中以红花性微温味辛，活血祛瘀通经，为君药。配以三棱、莪术、干漆性温味辛，破血祛瘀；鳖甲、穿山甲性平味咸，为血肉有情之品，活血通经，软坚散结；巴豆辛热，硇砂咸苦辛温，为有毒之品，消积破瘀之力最强，共同以加强君药化瘀软坚作用，共为臣药。香附、木香、沉香、郁金、艾叶性温味辛苦，以行气解郁，使气行则血行，血行则瘀去痛止，为佐药；瘀血久留易于化热，故伍以大黄、黄芩，以清热泻火，大黄兼能活血祛瘀，故亦为佐药。全方配伍，共奏破瘀通经、解郁止痛之功。

（3）巴豆有大毒，经炮制后虽然毒性有一定降低，但仍需采用黄蜡制丸，以保证其在体内缓慢释放，避免严重的泻下等毒副作用。

（4）妇科通经丸质量控制简单，仅采用薄层色谱法鉴别成品中大黄、黄芩（详见 2020 年版《中国药典》一部第 941 页妇科通经丸项下相关内容）。

第六节 滴 丸

一、概述

1. 滴丸的含义 滴丸（dripping pill）系指原料药物与适宜的基质加热熔融混匀，滴入不相混溶、互不作用的冷凝介质中制成的球形或类球形制剂，其制备方法称为滴制法。

滴制法制丸始于 1933 年，丹麦药厂用滴制法制备了维生素 A、D 丸。我国于 1958 年开始研究，《中国药典》1977 年版开始收载滴丸剂型。目前已上市的中药滴丸有 20 多个品种，如复方丹参滴丸、速效救心丸等已在临床广泛使用。

2. 滴丸的特点 ①起效迅速，生物利用度高。滴丸是用熔融法制成的固体分散体，药物在基质中以分子、胶体或微晶状态高度分散，采用水溶性基质可提高药物的溶解性，加快药物的溶出速度和吸收速度，故能提高药物的生物利用度。②缓释、长效作用。以非水溶性基质制成的滴丸，属于骨架型缓释制剂，药物从基质中释放缓慢，呈现长效作用。③生产车间无粉尘，利于劳动保护；设备简单，操作方便，生产工序少，工艺周期短，生产效率高。④工艺条件易于控制，剂量准确，质量稳定。⑤与空气等外界因素接触面积小，易氧化和具有挥发性的药物分散于基质中，可增加其稳定性。⑥可以使液体药物固体化，如芸香油滴丸含油量达 83.5%。⑦可多部位用药。滴丸每丸重量可以从 5mg 到 600mg，既可口服，也可在耳、鼻、口腔等局部给药。⑧载药量较小，服药数量较大，限制了中药滴丸品种的应用。

二、滴丸基质与冷凝液

1. 滴丸基质 滴丸中主药以外的附加剂称为基质。基质应具备以下条件：①与主药不发生化学反应，不影响药物的疗效与检测；②熔点较低，受热可熔化成液体，遇骤冷能凝固，室温下保持固体状态；③对人体无害。

基质分水溶性与非水溶性两大类。水溶性基质常用的有聚乙二醇类（PEG）、硬脂酸钠、甘油明胶、聚氧乙烯单硬脂酸酯（S-40）、聚醚（poloxamer）等；非水溶性基质常用的有硬脂酸、单硬脂酸甘油酯、蜂蜡、虫蜡、氢化植物油等。

2. 冷凝介质 用于冷却滴出的液滴，使之冷凝成固体丸剂的液体称为冷凝介质。应符合以下要求：①安全无害，不溶解主药和基质，也不与主药和基质发生化学反应；②密度与液滴密度相近，使滴丸在冷凝介质中，缓缓下沉或上浮，以使其能充分凝固，丸形圆整。

水溶性基质的冷凝介质主要有液状石蜡、甲基硅油、植物油等；非水溶性基质的冷凝介质可用水、不同浓度乙醇、无机盐溶液等。

三、滴丸的制备

（一）工艺流程图（图 14-12）

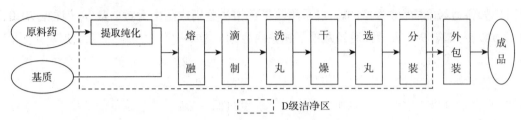

图 14-12 滴丸的制备工艺流程示意图

（二）制法

1. 原料的处理 滴丸载药量较小，因此应根据有效成分的性质，选用适宜的方法将药材进行提取、纯化处理，制成有效成分、有效部位或提取物。

2. 制备成型 将药物溶解、混悬或乳化在熔融的基质中，保持恒定的温度（80~100℃），经过一定大小管径的滴头，匀速滴入冷凝介质中，液滴收缩、凝固形成的丸粒缓缓下沉于器底，或浮于冷凝液的表面，取出，脱冷凝液，干燥，即成滴丸。必要时可包衣。

根据药物与基质的性质，以及滴丸与冷凝液的密度差异，可选择由上向下滴或由下向上滴的滴制设备。生产常用滴丸机组示意图如图 14-13 所示。

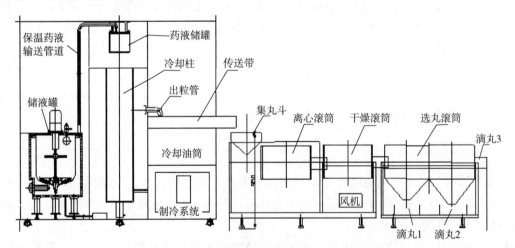

图 14-13 DWJ-2000D-D 自动化滴丸机组及示意图

（三）注意事项

为保证滴丸的圆整度与丸重差异合格，滴制过程中要注意保持药液恒温，滴制液静液压恒定，控制适当的滴距及滴速，保持好冷凝液的温度梯度。

四、制备滴丸常见问题与解决措施

滴丸成型与内在质量的影响因素：基质和药物的性质与比例，药物与基质混合物的熔融温度，固化成型的冷凝温度，滴管内外径，滴距，滴速，冷凝剂的密度、黏度与表面张力等。因此滴丸的制备多是应用优选实验法，以滴丸圆整度、硬度、拖尾、丸重差异、沉降情况、耐热性、流动性、成型率、溶散时限等质量指标来确定最佳工艺参数。处方与工艺参数控制不当，常会出现下述问题。

1. 丸重差异超限 主要原因有：①药物与基质未完全熔融、混合不均匀。②滴制压力不均衡。③滴制液温度不恒定。④滴速控制不当。滴速快，丸重大；滴速慢，丸重小。⑤滴头与冷却液面距离过大，液滴溅落破碎等。解决办法有升高配料罐、滴液罐和滴头温度；药物与基质在配料罐中充分搅拌混合均匀，并保持恒温；在滴液罐内通入适当压力的压缩空气，使滴制液静压恒定；调节滴距为最小状态（小于15mm）；控制稳定的滴速；及时冷却等。

2. 圆整度差 主要原因是：①冷凝液未控制好温度梯度。滴出的液滴经空气滴到冷凝液的液面时，会变形并带进空气，此时如冷凝液上部温度过低，液滴未收缩成丸前就凝固，导致滴丸不圆整，丸内空气来不及逸出形成空洞、拖尾。②冷凝液选择不当。液滴与冷凝液的相对密度差过大或冷凝液的黏度小，使液滴在冷凝液中移动的速度过快，易成扁形。针对性的解决措施有调节制冷系统参数，保证冷却液的温度从上到下逐渐降低形成梯度，使液滴有足够时间收缩和释放气泡；更换合适的冷凝液。

3. 滴头堵塞 主要原因是滴罐和滴头温度过低，滴液凝固所致。此外，药物与基质密度差异过大致药物沉淀，或药物成分间或与基质间发生反应，聚集成细小颗粒引起堵塞。解决措施为升高滴液罐和滴头的温度，并保持恒温；搅拌药液；调整处方，选用适宜的基质。

4. 药丸破损 因集丸离心机转速过高所致。应重新设置变频器，调节转速。

5. 滴丸不够干燥 冷却液残留较多，吹风强度和时间不足。解决措施为保证离心机脱冷却剂85%以上；提高吹风强度和时间。

五、举例

例 复方丹参滴丸

【处方】丹参 90g 三七 17.6g 冰片 1g

【制法】以上三味，冰片研细；丹参、三七加水煎煮，煎液滤过，滤液浓缩，加入乙醇，静置使沉淀，取上清液，回收乙醇，浓缩成稠膏，备用；取聚乙二醇适量，加热使熔融，加入上述稠膏和冰片细粉，混匀，滴入冷却的液体石蜡中，制成滴丸，或包薄膜衣，即得。

【性状】本品为棕色的滴丸，或为薄膜衣滴丸，除去包衣后显黄棕色至棕色；气香，味微苦。

【功能与主治】活血化瘀，理气止痛。用于气滞血瘀所致的胸痹，症见胸闷、心前区刺痛，冠心病心绞痛见上述症状者。

【用法与用量】吞服或舌下含服。一次10丸，一日3次，28日为一疗程，或遵医嘱。

【规格】每丸重25mg；薄膜衣滴丸每丸重27mg。

【贮藏】密封。

【注解】

（1）复方丹参滴丸处方源于上海医科大学附属华山医院临床经验方。本制剂将复方丹参提取物及冰片分散到聚乙二醇中制成滴丸，药物的分散度和溶出速度获得提高，临床产生速效作用。

（2）中医学认为冠心病、心绞痛属于"胸痹心痛证"，胸痹的病机以阳微阴弦为主，心气不足，胸阳不振，心血瘀滞，心脉不通是该病病机的关键。复方丹参滴丸方中丹参味苦性微寒，清而兼补，活血通脉，祛瘀养血，行血止痛，为君药；三七味苦甘而温，化瘀止血，通瘀止痛，为臣药；冰片味辛苦性凉，芳香开窍，引药入心，通阳定痛，为佐药。三药合用，共奏活血化瘀、通窍止痛之效，使血脉得通，痹痛可止。

（3）丹参、三七采用水提法在于将丹参中水溶性的酚酸类成分和三七中皂苷全部提取出来，但出膏量较大，故采用乙醇沉淀，以除去蛋白质、淀粉和多糖等杂质，减少服用量。冰片研细，易分散在熔融混匀的聚乙二醇和丹参、三七提取物中，成品采用薄膜包衣，可防止冰片的升华和保证外观的美观；冰片的升华作用会导致滴丸形成花斑，应注意贮存。

（4）复方丹参滴丸质量可控，采用薄层色谱法鉴别成品中冰片、三七、丹参；采用高效液相指纹图谱方法鉴别成品的真伪，整体上控制成品质量；采用高效液相色谱法测定成品中丹参素（$C_9H_{10}O_5$）的含量（详见 2020 年版《中国药典》一部第 1311 页复方丹参滴丸项下相关内容）。

第七节　丸剂的包衣

在丸剂的表面上包裹一层物质，使之与外界隔绝的操作称为包衣。包衣后的丸剂称为包衣丸剂。

一、丸剂包衣的目的

丸剂包衣的主要目的为：①掩盖恶臭、异味，使丸面平滑、美观，便于吞服。②防止主药氧化、变质或挥发。③防止吸潮及虫蛀。④根据医疗的需要，将处方中一部分药物作为包衣材料包于丸剂的表面，在服用后首先发挥药效。⑤包肠溶衣可避免药物对胃的刺激，或肠溶缓释。

二、丸剂包衣的种类

丸剂包衣主要有药物衣、保护衣、肠溶衣三类。

1. 药物衣　包衣材料是丸剂处方的组成部分，用于包衣既可首先发挥药效，又可保护丸粒、增加美观。中药丸剂包衣多属此类。常见的有：朱砂衣，如七珍丸、梅花点舌丸、七味广枣丸等；甘草衣，如羊胆丸等；黄柏衣，如四妙丸等；雄黄衣，如痢气丹、化虫丸等；青黛衣，如当归龙荟丸、千金止带丸等；百草霜衣，如六神丸、麝香保心丸等；滑石衣，如分清五苓丸、防风通圣丸、香砂养胃丸等；其他还有礞石衣，如竹沥达痰丸；牡蛎衣，如海马保肾丸；金箔衣，如局方至宝丹等。

2. 保护衣　选取处方以外不具明显药理作用且性质稳定的物质作为包衣材料，使主药与外界隔绝而起保护作用。这一类包衣材料主要有：糖衣，如木瓜丸、安神补心丸等；薄膜衣，如香附丸等。

3. 肠溶衣　选取肠溶材料将丸剂包衣后使之在胃液中不溶散而在肠液中溶散。

三、丸剂包衣的方法

1. 原材料的处理　将所用包衣材料粉碎成极细粉。目的是使丸剂表面光滑。除蜜丸外，将用于包衣的丸粒充分干燥，使之具有一定的硬度，以免包衣时由于受长时间撞动摩擦而发生碎裂变形，或在包衣干燥时，衣层发生皱缩或脱壳。

丸粒包衣时需用适宜的黏合剂，常用的黏合剂有 10%～20% 的阿拉伯胶浆、10%～20% 的糯米粉糊、单糖浆及胶糖混合浆等。

2. 包衣方法　包药物衣一般采用泛制法，如水丸包朱砂衣。包衣时将干燥的丸粒置包衣锅中，加适量黏合剂进行转动、撞击等操作，当丸粒表面均匀润湿后，缓缓撒入朱砂极细粉。如此反复操作 5～6 次，将规定量的朱砂全部包严丸粒为止。取出药丸低温干燥，再用虫蜡粉打光，即得。朱砂极细粉的用量一般为干丸重量的 10%。

蜜丸无须使用黏合剂，因为蜜丸表层呈润湿状态时具有一定的黏性，撒布包衣药粉经撞动滚转即能黏着于丸粒的表面。

糖衣及薄膜衣的包衣方法参见片剂包衣的相关内容。

第八节 丸剂的质量要求与检查

一、性状

丸剂外观应圆整，大小、色泽应均匀，无粘连现象。蜜丸应细腻滋润，软硬适中。蜡丸表面应光滑无裂纹，丸内不得有蜡点和颗粒。滴丸表面无冷凝液介质黏附。

二、水分

照《中国药典》2020 年版四部水分测定法测定。除另有规定外，蜜丸和浓缩蜜丸中所含水分不得过 15.0%；水蜜丸和浓缩水蜜丸不得过 12.0%；水丸、糊丸和浓缩水丸不得过 9.0%。蜡丸不检查水分。

三、重量差异

水丸、蜜丸、水蜜丸、浓缩丸、糊丸、蜡丸和滴丸，照《中国药典》2020 年版四部制剂通则（丸剂）规定方法检查，均应符合规定。见表 14-1、14-2 规定。

表 14-1　重量差异限度要求

标示重量（或平均重量）	重量差异限度	标示重量（或平均重量）	重量差异限度
0.05g 及 0.05g 以下	±12%	1.5g 至 3g	±8%
0.05g 至 0.1g	±11%	3g 至 6g	±7%
0.1g 至 0.3g	±10%	6g 至 9g	±6%
0.3g 至 1.5g	±9%	9g 以上	±5%

表 14-2　滴丸重量差异限度要求

标示重量（或平均重量）	重量差异限度	标示重量（或平均重量）	重量差异限度
0.03g 及 0.03g 以下	±15%	0.1g 至 0.3g	±10%
0.03g 至 0.1g	±12%	0.3g 以上	±7.5%

包糖衣丸剂应检查丸芯的重量差异并应符合规定，包糖衣后不再进行重量差异检查。其他包衣丸剂应在包衣后检查重量差异并应符合规定；凡进行装量差异检查的单剂量包装及进行含量均匀度检查的丸剂，不再进行重量差异检查。

四、装量差异

单剂量包装的丸剂，照《中国药典》2020 年版四部制剂通则（丸剂）规定方法检查，均应符合规定。见表 14-3 规定。

表 14-3　单剂量丸剂装量差异限度

标示装量	装量差异限度
0.5g 或 0.5g 以下	±12%
0.5g 至 1g	±11%
1g 至 2g	±10%
2g 至 3g	±8%
3g 至 6g	±6%
6g 至 9g	±5%
9g 以上	±4%

五、装量

装量以重量标示的多剂量包装丸剂，照《中国药典》2020 年版四部最低装量检查法检查，应符合规定。见表 14-4 要求。以丸数标示的多剂量包装丸剂，不检查装量。

表 14-4　最低装量要求

标示装量	平均装量	每个容器装量
20g 以下	不少于标示装量	不少于标示装量的 93%
20g 至 50g	不少于标示装量	不少于标示装量的 95%
50g 至 500g	不少于标示装量	不少于标示装量的 97%

六、溶散时限

照《中国药典》2020 年版四部崩解时限检查法（通则 0921）片剂项下的方法加挡板进行检查。除另有规定外，小蜜丸、水蜜丸和水丸应在 1h 内全部溶散；浓缩水丸、浓缩蜜丸、浓缩水蜜丸和糊丸应在 2h 内全部溶散。滴丸剂不加挡板检查，应在 30min 内全部溶散，包衣滴丸应在 1h 内全部溶散。如操作过程中供试品黏附挡板妨碍检查时，应另取供试品 6 丸，不加挡板进行检查。

上述检查应在规定时间内全部通过筛网。如有细小颗粒状物未通过筛网，但已软化无硬心者可作合格论。

蜡丸照《中国药典》2020 年版四部崩解时限检查法片剂项下的肠溶衣片检查法检查，应符合规定。

除另有规定，大蜜丸及研碎、嚼碎后或用开水、黄酒等分散后服用的丸剂不检查溶散时限。

七、微生物限度

《中国药典》2020 年版四部制剂通则（丸剂）规定，以动物、植物、矿物质来源的非单体成分制成的丸剂，照非无菌产品微生物限度检查，应符合规定。

第九节　丸剂的包装与贮藏

一、丸剂常用包装材料与包装方法

各类丸剂的性质不同，包装材料和包装方法亦不相同。小丸常用玻璃瓶、塑料瓶、瓷瓶等包装。为防止运输时冲击，常用棉花、纸填塞瓶内空隙，并以铝塑薄膜封口，或用软木塞浸蜡、塑料内衬浸蜡为内盖再外盖密封。大蜜丸、小蜜丸多用纸盒、蜡壳、塑料小圆盒、铝塑泡罩等材料包装。

蜜丸用纸盒、塑料小圆盒包装时，先用蜡纸包裹，装于蜡浸过的纸盒内，封盖后再浸蜡，密封防潮。或将药丸装于两个螺口相嵌形成的塑料小圆球内，外面蘸取一层蜡衣，将接口封严。

目前丸剂基本上实现了机械化包装。如气动式丸剂包装机、中药蜡壳蜜丸包装机、蜜丸铝塑泡罩包装机等，大大减少了微生物的污染。

二、蜡壳包装

蜡壳包装系指先将蜡制成一个圆形空壳，割开两个相连的半球形蜡壳，装入丸剂，再密封而成。蜡壳通透性差，可隔绝空气、水分、光线，防止丸剂吸潮、虫蛀、氧化变质，同时能保证有效成分不会挥发。因此，蜡壳包装从唐代创用，至今一直沿用。凡含芳香性药物或贵重药材的丸剂，多采用蜡壳包装，确保丸剂在贮存期内不发霉变质。

1. 蜡壳原料组成 一般用蜂蜡与石蜡的混合物，常用石蜡调节蜡壳的硬度。蜡壳以软不变形，硬不裂口（切口时不产生裂缝）为佳。机制蜡壳配方常通过实验优选。如 LW-1500 型蜡壳包装机制蜡壳所用配方：食用石蜡 2.95kg、聚乙烯 125g、松香 550g、钙化松香 550g、凡士林 250g、蓖麻油 150g。所制蜡壳可塑性和柔曲性好。

2. 蜡壳的制备 将原料置于锅内加热熔化，控制在 65~74℃以保持熔融状态，取用水浸湿的木球，除去表面水分后插在铁签上，立即浸入熔融蜡液中 1~2s，取出，使剩余的蜡液滴尽后，再同法浸入，如此重复操作数次，至蜡壳厚薄适中，再浸于 18~25℃冷水中使凝固取出，取下蜡球，水滴用布吸干，将蜡壳割成两个相连的半球，取出木球，即得蜡壳，置阴凉通风处干燥。

3. 装丸 将两个半球形蜡壳掰开，装入药丸后使两个半球形蜡壳吻合，用封口钳将切口烫严，再插在铁钎上浸一次蜡，使切割处熔封，整丸成一圆球，插铁钎的小孔用封口钳或小烙铁烫严。在封口的蜡壳较厚处印刻丸名，即可。

现代工业化生产中，采用自动扣壳机将蜜丸扣入塑料壳中，再用自动蜜丸蘸蜡机蘸蜡密封的包装工艺。

三、丸剂的贮存

丸剂应密封贮存，防止受潮、发霉、虫蛀、变质。

【思考题】

1. 丸剂历史悠久，而且现在仍然是中成药最常用的剂型之一，你认为其原因是什么？

2. 在现代新药研发中，传统丸剂往往不是主要选择剂型，你认为造成此现象的原因是什么？传统丸剂该如何发展？

3. 传统丸剂中药物溶出释放行为与现代的缓控释制剂有何区别？你觉得该如何提高丸剂中成分（特别是毒性成分）溶出释放的可控性呢？

第十五章

颗粒剂

扫一扫，查阅本章数字资源，含PPT、音视频、图片等

【学习要求】

1. 掌握颗粒剂的含义、特点、分类及制备方法。
2. 熟悉颗粒剂的质量检查。

第一节　概　述

一、颗粒剂的含义

颗粒剂（granule）系指原料药物与适宜的辅料混合制成具有一定粒度的干燥颗粒状制剂。规定的粒度范围是不能通过一号筛与能通过五号筛的总和不得超过15%。

中药颗粒剂剂型始于我国20世纪70年代，称之为冲剂，2000年版《中国药典》之后更名为颗粒剂。近50年来，中药提取纯化技术的提高以及新辅料和新设备的发展，使颗粒剂的品种迅速增加，服用剂量缩小，质量显著提高。2020年版《中国药典》已收载了中药颗粒剂226个品种，已发展成为主要的中药固体制剂剂型之一。近些年来，国内外发展的一些新型颗粒剂，如细粒剂是《日本药局方》第9修订版收载的新剂型，与普通颗粒剂相比较，细粒剂的粒度较小，在105~500μm范围内。国内中药提取制成的可溶性配方颗粒，粒度似细粒剂范畴，系一种新型中医临床配方用药，是对传统中药饮片的补充。日本、中国台湾等把生药粉碎与部分浸膏混合制成混悬型单味浓缩细粒用于调剂冲服，我国无糖型颗粒剂也常制成细小颗粒。近期发展的防潮颗粒、缓释颗粒及肠溶颗粒剂是通过包衣和用不同高分子辅料制得。目前，中药经典名方颗粒作为古代经典名方的传承和创新，已成为研究的热点，其临床应用前景广阔。新的浸提技术、新辅料、新设备的应用以及生物利用度、质量控制和稳定性等研究为今后颗粒剂的发展提供了空间。

二、颗粒剂的特点

颗粒剂是在汤剂、散剂、糖浆剂、药酒等剂型的基础上发展起来的新剂型。具有以下特点：①吸收快，显效迅速；②剂量小，口感好，可调色、香、味，尤其适合儿童用药；③生产设备简单易操作；④服用、携带、贮藏和运输都很方便。颗粒剂剂型克服了汤剂的煎煮不便、服用量大以及液体制剂易霉变等缺点。在制剂生产中，制粒还可以改善粉体的流动性，克服粉尘飞散和粉

末吸湿、团聚结块的缺点。不足之处：①成本相对较高；②含有中药浸膏或以糖为主要赋形剂的颗粒剂容易吸潮结块、潮解，从而发生微生物繁殖、药物降解等变化，故应注意选择密封防潮的包装材料和干燥条件贮存。

三、颗粒剂的分类

根据溶解性能和溶解状态，颗粒剂分为可溶颗粒（通称为颗粒）、混悬颗粒、泡腾颗粒、肠溶颗粒；根据释放特性不同，还有缓释颗粒等。

1. 可溶颗粒 可分为水溶颗粒和酒溶颗粒。水溶颗粒加水冲溶药液澄清（如感冒退热颗粒，小柴胡颗粒），中药颗粒剂大多为此类；酒溶颗粒溶于白酒，服用前加一定量的饮用酒溶解成药酒饮用，如养血愈风酒颗粒，木瓜酒颗粒。

2. 混悬颗粒 难溶性原料药物（如中药饮片细粉等）与适宜辅料混合制成的颗粒剂。临用前加水或其他适宜的液体振摇即可分散成混悬液。中药混悬颗粒如复脉颗粒、橘红颗粒等。

3. 泡腾颗粒 利用有机酸与弱碱遇水作用产生二氧化碳气体，使药液产生气泡呈泡腾状态。泡腾颗粒中的原料药物应是易溶性的，加水产生气泡后应能溶解。常用作泡腾崩解剂的有机酸有枸橼酸、酒石酸等，弱碱常用碳酸氢钠。冲服时酸碱颗粒遇水中和产生二氧化碳气体，促使颗粒快速崩散，具速溶性。同时，二氧化碳溶于水后呈酸性，并有刺激味蕾的矫味作用，如阿胶泡腾颗粒、山楂泡腾颗粒。若再配以芳香剂和甜味剂等，则具有碳酸饮料的风味。

4. 肠溶颗粒 采用肠溶材料包裹颗粒或其他适宜方法制成的颗粒剂。肠溶颗粒耐胃酸而在肠液中释放活性成分或控制药物在肠道内定位释放，可防止药物在胃内分解失效，避免对胃的刺激。

5. 缓释颗粒 在规定的释放介质中缓慢地非恒速释放药物的颗粒剂。

将单剂量颗粒用机压法或模压法压制成块状，又称块状颗粒（如南板蓝根块状颗粒）。

第二节 制粒方法

一、制粒的目的

制粒是指往粉体药料中加入适宜的润湿剂和黏合剂，经加工制成具有一定形状与大小的颗粒状物体的操作。制得的颗粒可能是最终产品也可能是中间产品，如在颗粒剂中颗粒即是终产品，而在片剂或胶囊剂的生产中则是中间体。

制粒的目的：①粉体药料流动性差，制成颗粒可改善其流动性；②多组分药物制粒后可防止各成分的离析；③防止生产中粉尘飞散及在器壁上吸附；④在片剂生产中可改善其压力的均匀传递。

二、制粒的方法与设备

（一）湿法制粒

湿法制粒常用于对湿、热稳定的药物制粒。

1. 挤出制粒 药粉加入适量的润湿剂或黏合剂制成软材后，用强制挤压的方式使其通过具有一定孔径的筛网或孔板而制粒的方法。这类制粒设备有摇摆挤压式、旋转挤压式、螺旋挤压式等。

(1) 摇摆式挤压制粒机 如图 15-1 所示。主要构造是在加料斗底部装有一个由六根钝三角形棱柱状转动轴，转动轴一端连于一个半月形齿轮带动的转轴上，另一端用一圆形帽盖将其支撑住，借机械动力作摇摆式往复转动，使加料斗内的软材压过装于转动轴下的筛网而成为颗粒。挤压式制粒机的特点：①结构简单，操作方便，拆装和清理方便；②颗粒的粒度由筛网的孔径大小调节，粒子表面较粗，形状呈角柱状，粒度分布较窄；③颗粒的松软程度可由不同黏合剂及其加入量调节，以适应不同需要；④适用于处方中辅料用量大的中药浸膏的制粒；⑤制粒过程经过混合、制软材、制粒、干燥、整粒等操作，程序多，劳动强度较大，易污染。中药提取物在挤压制粒过程中，制软材（捏合）是关键步骤，应根据物料的性质选择适当的润湿剂或黏合剂，以能制成适宜软材最小用量为原则，黏合剂用量过多时软材被挤压成条状，并重新黏合在一起；黏合剂用量少时不能制成完整的颗粒，而成粉粒状。摇摆式制粒机多使用尼龙筛网，软材的黏性太大、筛网安装过紧，在强制挤压过程中易导致筛网孔径变化、断裂，生产中应及时检查并更换。与摇摆式制粒机车间相配备的设备有用于制软材的槽形混合机和整粒机等。目前，生产中有以摇摆制粒机与沸腾干燥机及整粒机组合应用的联动生产线，日产量可达到 2~5 吨。

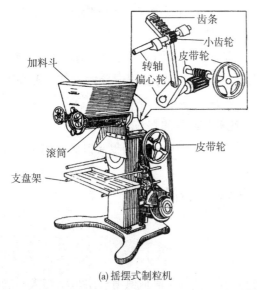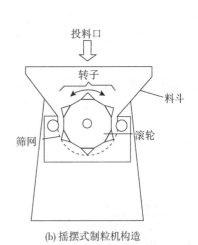

(a) 摇摆式制粒机　　　　　　　　　　(b) 摇摆式制粒机构造

图 15-1　摇摆式制粒机

(2) 旋转式制粒机 如图 15-2 所示。工作原理是通过减速机齿轮箱变速、变向，使碾刀和压料叶做相向旋转，压料时通过斜面把物料下压，通过离心力和曲线推力，碾刀把物料向筛筒网孔外挤压，从而形成所需颗粒。常见设备有环模式辊压旋转式和蓝式叶片旋转式两种类型。环模式辊压旋转制粒机是在圆筒状钢皮筛网内通过辊压轮旋转将软材挤出由刮刀切割制粒；蓝式叶片旋转挤压制粒机的轴心上由一组呈 S 形相对旋转的刀片切割，将软材经"切割-挤压"通过不锈钢筛筒的孔将微潮湿的粉料碾挤成颗粒。旋转制粒机的特点：①挤压力度强，颗粒整齐光洁美观；②机体工作时封闭，操作简便，自动出料，清洁保养方便；③制粒成型率高，选择筛筒孔径可以制成直径 0.8mm、1mm、1.2mm、1.5mm 等圆柱形状的颗粒；④特别适用对黏性要求较高的物料；⑤不适用于固体、浆状物料的制粒，因制粒过程中产热，故也不适用于有强黏结性粉料的制粒。利用旋转制粒设备也可粉碎废片和干块并碾挤成颗粒。

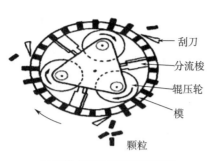
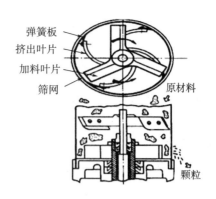

(a) 环模式辊压旋转挤压制粒机　　　(b) 蓝式叶片旋转挤压制粒机

图 15-2　旋转式制粒机

（3）螺旋挤压式制粒机　如图 15-3 所示。将粉体原料、赋形剂、湿润黏合剂等均匀混合制成的松散或团状软材，从进料口进入螺杆滚筒中，在螺杆送料器的推动下，进入挤压仓，依靠螺杆推进力将湿粉料软材强制挤出孔板，形成致密的颗粒。螺旋挤压式制粒的特点：①设备简单，操作简便，但需先混合制备湿粉料；②颗粒均匀致密呈圆柱状，外观光滑美观，不易松散；③螺杆推进挤压力量强大，适用对黏性较高要求的物料。用不同孔径筛板可获得不同大小颗粒。中药提取物采用本法制粒需注意黏合剂、提取物及辅料的比例及颗粒的松散度，并且要注意药物的崩解、溶出情况。此外需注意筛板因反复被挤压易爆裂。

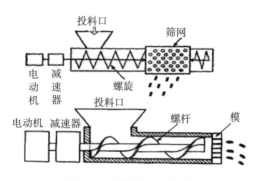

图 15-3　螺旋挤压式制粒机

2. 高速搅拌制粒　如图 15-4 所示。又称快速搅拌制粒。主要由混合容器、搅拌桨、切割刀、盖（附有可密闭的加料口）及电动机所组成。搅拌制粒的工作原理是：开动机器，于盖面加料口上方加入黏合剂溶液，在搅拌桨的作用下使物料混合、翻动、分散甩向器壁后向上运动，形成从盛器底部沿器壁抛起旋转的波浪，波峰正好通过高速旋转的切割刀，使均匀混合的物料在切割刀的作用下将大块颗粒绞碎、切割成带有一定棱角的小块，小块间互相摩擦形成较大颗粒，并和搅拌桨的搅拌作用相呼应，使颗粒互相挤压、滚动而形成均匀的颗粒。粒度的大小由外部破坏力与颗粒内部团聚力所平衡的结果而定，通过调整搅拌桨叶和切割刀的转速可控制粒度的大小。搅拌制粒时影响粒径大小与致密性的主要因素有：①黏合剂的种类、加入量、加入方式；②原料粉末的粒度（粒度越小，越有利于制粒）；③搅拌速度；④搅拌器的形状与角度、切割刀的位置等。高速搅拌制粒的特点：①在一个容器内进行混合、捏合、制粒全过程，混合均匀，黏合剂用量少，捏合能力强；②和传统的挤压制粒相比，生产过程密闭，省工序，操作简单快速；③制成的湿颗粒呈松散雪花状，无坚实团块，且细粉少，很适合改善粉体流动性以灌装胶囊、细粒剂、压片前制粒以及化学药物的干糖浆、干混悬剂等的制备。制备颗粒剂可再将此颗粒通过挤压制粒获得满意颗粒。

以上湿法制粒法制得的湿颗粒均需要经过干燥过程，长时间的加热易使有色成分发生变化，导致颗粒色泽的不均匀；且以乙醇作为润湿剂制得的湿颗粒，在干燥时需注意防爆，以保证安全生产。

3. 流化喷雾制粒　如图 15-5 所示。指利用气流使药粉（或辅料）呈悬浮流化状态，再喷入黏合剂（或中药流浸膏）液体，使粉末聚结成粒的方法。由于混合、制粒（或包衣）、干燥在容器内一次完成，故又称"沸腾制粒""一步制粒"。流化床多功能干燥制粒机是在沸腾干燥技术上发展起来的新型制药设备，主要由主机、空气处理系统、喷雾系统、主风道系统、排气系统、电控柜等组成。其工作原理是：气流在鼓风机的吹动下，经空气过滤器、换热器、送风道，从气流分布板进入流化床制粒室，物料粉末粒子在流化床中呈环形流化状态，受到经过净化后的加热空气预热和混合，将黏合剂溶液（或中药流浸膏）经供液蠕动泵与压缩空气经各自管道进入喷头，雾化成细小液滴，喷洒在流化床制粒室中与粉末混合，使若干粒子聚集成含有黏合剂的团粒，由于热空气对物料的不断干燥，使团粒中水分蒸发，黏合剂凝固，一部分细粉上升到过滤袋被捕集，到一定时间，左排风阀关闭，左室滤袋在气缸作用下上下抖动，被抖下的粉末落回流化床中再次制粒。抖袋后左排风阀又开启，一定时间后右排风阀关闭，过滤室右室滤袋抖动。左右两室依次循环交替抖动，清理捕集到的粉末使过滤袋保持畅通，最终完成干燥、制粒工序。此过程不断重复进行，形成均匀的多微孔球状颗粒，继续流化干燥至颗粒中含水量适宜即得。可通过调整设备参数，达到获得不同粒度粒子的目的。适合粉体造粒增加流动性以灌装胶囊、压片。本设备尤其适用于小丸或颗粒等固体剂型的薄膜包衣或缓释控释的包衣，但应注意气流和负压造成的撞击力，因此要求被包衣的制剂有较强硬度，否则表面易破损。一些不加糖或低糖型中药颗粒剂流化制粒应注意中药浸膏粉较多时高温下易软化黏结。流化床制得的颗粒细小均匀，流动性好，热交换迅速，适用于对湿和热敏感的药物制粒。缺点是动力消耗大，药物粉末飞扬，极细粉不易全部回收。运用此设备制粒时，决定生产质量和效率的重要工艺操作参数是排风量、喷枪压力和喷液流量、物料温度以及药物与不同辅料混合比例等。

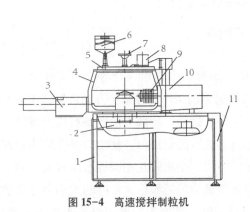

图 15-4　高速搅拌制粒机

1. 扶梯　2. 搅拌传动　3. 出料装置　4. 夹层锅
5. 盖板部分　6. 加浆部分　7. 刮粉机构　8. 监视孔
9. 切割刀　10. 切割刀传动　11. 机身

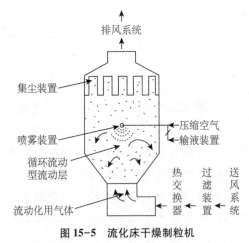

图 15-5　流化床干燥制粒机

（二）干法制粒

干法制粒是靠压缩力作用使粒子间产生结合力，基本工作原理为重压成粒的物理过程，无须加热干燥步骤。将药物提取物与辅料混合均匀后，依靠重压或辊压机挤压成薄片状，再经磨碎和过筛，制成一种预定大小的颗粒。其优点主要包括：①使药物免受湿、热的影响；②制得的颗粒较为紧实，粒度均匀，比重增大，体积缩小，有利于生产；③可以缩短工时，减少生产设备；④经过喷雾干燥的细粉可以直接采用干法制粒；⑤以干法制粒机制成的颗粒因流动性好，可以直接压片或灌装胶囊。适用于热敏性物料及遇水易分解的药物。常用滚压法和重压法制备，又称干挤制粒和干压制粒。

（1）滚压法制粒　如图 15-6 所示。滚压法制粒是将药物和辅料混匀后，使之通过转速相同的两个滚动圆筒间的缝隙压成所需硬度的薄片，然后通过颗粒机破碎制成一定大小的颗粒的方法。目前国内已有滚压、碾碎、整粒的整体设备，如国产干挤制粒机，通过它可直接干挤压成颗粒，既简化了工艺又提高了颗粒的质量。

（2）重压法制粒　又称压片法制粒。将药物与辅料混匀后，用较大压力的压片机压成大片（直径为 20~25mm），然后再粉碎成所需大小的颗粒。生产过程分进料、重压和粉碎三个过程，并在一台机器上同步完成。

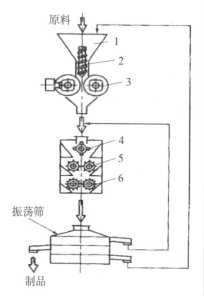

图 15-6　干法滚压制粒构造
1. 料斗　2. 加料器　3. 压轮
4. 粗碎轮　5. 中碎轮　6. 细碎轮

干法制粒过程中，因各种物料的性质及结晶性状不一，给干法制粒带来困难，在粉碎制成颗粒时极易产生较多的细粉，造成成品率低。另外，辊压中可因压力过大使受压物料内部温度快速升高而使颗粒内部产生"焦化"现象。目前已通过更新辊压控制技术，使干法制粒的工艺参数能够被精确、重复地调整，从而高效地生产出高质量的颗粒，同时成型后的产品呈不规则颗粒状或者块状，不需要干燥，减少了资源及人工的浪费，是一种环保的制粒技术。

第三节　颗粒剂的制备

一、水溶颗粒的制备

（一）工艺流程图（图 15-7）

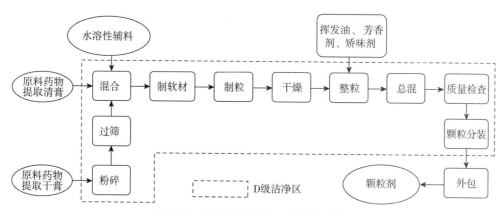

图 15-7　水溶性颗粒制备工艺流程示意图

（二）制法

1. 中药的提取　除另有规定外，饮片应按各品种项下规定的方法进行提取、纯化、浓缩成规定相对密度的清膏。水溶颗粒一般多采用煎煮法提取有效组分，也可采用渗漉法、浸渍法、回流法等提取方法，必要时应采用综合提取法。含挥发油的中药多采用煎煮法加水蒸气蒸馏法，简称"双提法"。对于热敏性物料及挥发油为主要成分的药材，应采用一些新的浸提方法如超临界流体提取法、连续逆流提取法等低温动态浸提新工艺。微波提取、超声波提取也逐步应用于生产。

2. 提取液的纯化　中药水提液纯化的常用方法是水提醇沉法。将水煎液浓缩至一定浓度（以相对密度 d 为参数，一般为 $d=1.10$ 左右或浓度为 $1:1$），除另有规定外，一般加入 $1\sim3$ 倍量乙醇至含醇量达 $40\%\sim70\%$，充分混合均匀，静置冷藏 $12h$ 以上，采用合适的方法滤过，滤液回收乙醇后，再继续浓缩至清膏［相对密度为 $1.30\sim1.35$（测定温度为 $50\sim60℃$）］，或继续干燥成干浸膏备用。根据不同品种，水提液也可经过滤除杂质后直接浓缩成清膏，或采用高速离心、膜分离、大孔树脂吸附、澄清剂絮凝沉淀等方法除去杂质。提取纯化液还可调节适宜密度采用喷雾干燥后再湿法或干法制粒。有些药材根据化学成分特点也可采用醇提水沉法或其他方法。

3. 辅料的选择　水溶颗粒常用的辅料为糖粉和糊精。糖粉是药用蔗糖经低温（$60℃$）干燥，粉碎过 $80\sim100$ 目筛的细粉，是可溶颗粒的优良稀释剂，并有矫味及黏合作用。糖粉易吸湿结块，应注意密封保存。结块的糖粉重新干燥粉碎过筛后才能使用，否则颗粒呈现白点。糊精系淀粉的水解产物，宜选用可溶性糊精，一份糊精能在三份热水中溶解成胶体溶液，在醇中不溶。糊精使用前应低温干燥，过筛。其他赋形剂尚有乳糖、可溶性淀粉、甘露醇、羟丙基淀粉（HPS）等。制备颗粒剂时可根据需要适当添加矫味剂和芳香剂（参阅第八章液体药剂第八节）。芳香挥发性成分（如挥发油）可用少量乙醇溶解喷于颗粒中，混匀密闭，使之均匀渗透分散于颗粒中；或制成 β-环糊精（β-CD）包合物，再混匀于制成的颗粒中，可提高挥发性成分的稳定性，但应注意，经过 β-CD 包合后重量增加较多，服用剂量增大，挥发油包合后的包封率及溶出情况等也需重视。此外，为了防潮和掩盖药物的不良气味，颗粒剂也可包薄膜衣（参阅第十七章第四节）。同时为了便于区分或美观，可添加适量色素。

4. 制软材　是湿法制粒的关键工序，即将赋形剂（混悬颗粒则为部分中药细粉或加稀释剂）置适宜的设备内混合均匀，加入药物清膏（或干膏粉）搅拌混匀，加适量一定浓度的乙醇调整湿度，制成"手捏成团、轻按即散"的软材的过程。软材黏性太强制得的颗粒坚硬，软材黏度太弱制得的颗粒松散，细粉多。

制软材时，辅料的用量可根据清膏的相对密度、黏性强弱适当调整，一般清膏、糖粉、糊精的比例为 $1:3:1$，也可单用糖粉为辅料，辅料总用量一般不宜超过清膏量的 5 倍。若采用干膏细粉制粒，辅料的用量一般不超过其重量的 2 倍。

软材的软硬度（或干湿度）与制粒操作的难易及颗粒的质量密切相关。若软材过软，制粒时易黏附在筛网中或压出来的颗粒呈条状物，可加入适当辅料调整湿度；若软材过黏则形成团块不易压过筛网，可适当调整药物浸膏与辅料的比例，或加入高浓度乙醇调整并迅速过筛；若软材太干，黏性不足，通过筛网后呈疏松的粉粒或细粉过多，可加入适当的黏合剂，如一定浓度的糖浆、聚维酮（PVP）-K30、聚维酮（PVP）-K 90、HPMC 等。混悬型颗粒剂还可用低浓度淀粉浆增加黏度。

5. 制颗粒　可采用湿法或干法制粒，其中以湿法制粒在生产中常用，主要有挤出制粒法、快速搅拌制粒法、旋转制粒法、流化喷雾制粒法等（详见本章第二节）。

一般小量制备可用手工制粒筛，通过更换筛网得到不同规格的颗粒（常用 $10\sim14$ 目筛）。大生产多用沸腾制粒干燥机等。黏性较差的药料宜选用螺旋挤压式制粒机制粒。药料黏性较强用摇摆制粒机，该设备制粒时需注意筛网安装应松紧适中，加料量不宜过多，压力亦不宜太大。如使用高速搅拌制粒设备，颗粒较为松散时可考虑黏合剂的品种和用量以及再通过挤压制粒机获得满意粒度。

6. 干燥 湿颗粒制成后，应及时干燥。湿粒久置易结块变形。干燥温度一般以 60~80℃ 为宜。干燥时应逐渐升温，以免因颗粒表面干燥过快结成硬壳而影响内部水分的蒸发，且颗粒中的糖粉骤遇高温时会熔化，使颗粒变得坚硬，尤其是糖粉与柠檬酸共存时，温度稍高更易黏结成块。

颗粒的干燥程度应适宜，含水量一般控制在 2% 以内。生产中常用的干燥设备有沸腾干燥机、隧道式干燥设备、烘箱等。沸腾干燥由于热风与物料形成流态化达到气固两相的热质动态交换，增强了传热传质的过程，因此在较短时间内就可干燥。使用烘箱则应注意颗粒置放厚度，及时翻动，以免颗粒间受压结块。

7. 整粒 湿颗粒干燥后，可能会有部分结块、粘连。因此，颗粒干燥冷却后需过筛。一般通过一号筛除去粗大颗粒，通过五号筛筛去细粉，使颗粒均匀。筛下的细粉与未过筛的粗粒可重新粉碎制粒，或并入下次同一批号药粉中混匀制粒。常用的筛分设备有旋转振动筛及振动过筛机等。

8. 挥发油的加入 除另有规定外，挥发性成分溶于适量乙醇中，均匀喷入干燥颗粒中，混匀，密闭至规定时间，或用 β-环糊精（β-CD）包合后加入颗粒中混匀。β-CD 不足之处是水溶性较差，油与辅料包合的比例为 1∶6~1∶8（mL/g），使剂量增加较大。近年来研究的淀粉衍生物如辛烯基琥珀酸淀粉酯（SSOS）在水中的溶解度大，与挥发油形成分散均匀的乳液，经喷雾干燥形成微囊化固体粉末，不需经过冷藏、滤过、低温干燥，生产时间短，操作简便，而且包封率高，辅料用量小。与 β-CD 相比，应用 SSOS，油与辅料比例常用 1∶4（mL/g），可大幅度降低生产成本，缩小剂量。

9. 包装 整粒后的干燥颗粒应及时密封防止吸潮，经过质量检查合格后包装。生产上一般采用自动颗粒包装机进行分装。选用不易透气、透湿的包装材料，如复合铝塑袋、铝箔袋或不透气的塑料瓶等。并应干燥贮存，防止受潮。

（三）注意事项

1. 传统的挤出制粒法是颗粒剂生产中最常用的方法，但制粒前需要对物料进行混合和制软材等多个敞开操作工序，分别使用混合机、制粒机等多台设备，因此应特别注意卫生条件，防止污染。目前，多功能沸腾干燥制粒机集混合、制粒（或包衣）、干燥在容器内一次完成，在工业生产中更为常用。干法制粒可避免引入水分，尤其适合于对湿热不稳定药物的颗粒剂的制备。

2. 为了防潮、掩盖药物的不良气味，颗粒可包薄膜衣，必要时包衣颗粒应检查残留溶剂。

3. 根据不同品种的化学性质，可以在制粒前后加入矫味剂、稳定剂、缓冲剂、着色剂、抗氧剂等水溶性辅料，以保证产品的色、香、味和药物稳定性。

二、酒溶颗粒的制备

酒溶颗粒是由酒剂改进而发展起来的，酒剂液体剂型改进成固体剂型后便于运输、保存、减小体积、降低成本。饮片通常使用相当于 60% 左右浓度乙醇的白酒提取，所含有效成分及所加辅料应能溶于白酒，通常可酌情加糖或其他可溶性矫味剂。服用前加入一定量的饮用白酒即溶解成为澄清的液体，可替代药酒服用。酒溶颗粒的提取，除另有规定外，一般可采用渗漉法、浸渍法或回流法等方法，提取液回收乙醇后，浓缩至稠膏状，备用。制粒、干燥、整粒、包装等工艺同水溶颗粒。

三、混悬颗粒的制备

（一）工艺流程图（图 15-8）

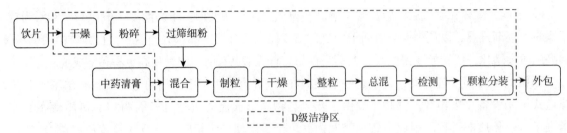

图 15-8　混悬颗粒制备工艺流程示意图

（二）制法

中药混悬颗粒是部分饮片提取的清膏加饮片细粉（必要时加适宜辅料）制成的颗粒剂，用水冲溶不能全部溶解而成混悬液体。饮片细粉通常兼有稀释、分散黏性的赋形剂和治疗的双重作用。

一般将处方中含有热敏性、挥发性、湿敏性活性成分以及贵重细料药等粉碎成细粉，过六号筛，备用；一般性中药饮片，以水为溶剂煎煮提取，煎液（必要时纯化）浓缩至清膏备用；将清膏与饮片细粉及适量辅料混匀，制成软材，制颗粒，60℃以下干燥，整粒，分装即得。

（三）注意事项

1. 混悬剂是固液分散的热力学动力学不稳定体系。难溶性化学药物对制备混悬剂要求较高，均要求溶出度、ZETA 电位、含量均匀性、沉降比等多项测定考察。还需正确选择辅料以免造成沉降过快、溶出降低、药物降解、有关物质含量升高等结果。

2. 中药混悬颗粒剂虽没有上述质量要求，但也应粉碎成细粉再和辅料混匀，粒度不宜大以免迅速沉降，或造成吞咽服用困难。目前中药混悬颗粒因外观和口感不佳产品较少。

四、泡腾颗粒的制备

（一）工艺流程图（图 15-9）

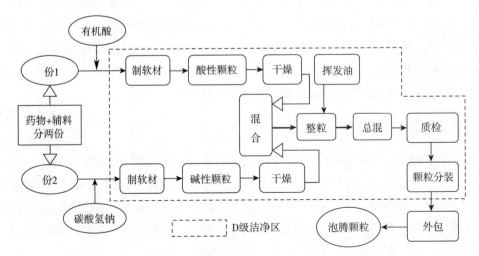

图 15-9　泡腾颗粒剂制备工艺流程示意图

（二）制法

将处方药料按水溶颗粒提取、纯化得到清膏或干膏细粉，分成两份，一份中加入有机酸及其他适量辅料制成酸性颗粒，干燥备用；另一份中加入弱碱及其他适量辅料制成碱性颗粒，干燥备用。再将两种颗粒混合均匀，整粒，包装即得。

（三）注意事项

1. 应严格控制干燥颗粒中的水分，以免服用前酸碱发生反应。如果贮存、包装不当，颗粒间仍可吸潮进行酸碱反应而达不到颗粒冲服时泡腾崩解的质量要求。

2. 可用 PEG6000 等对碳酸氢钠进行混合分散和表面包裹，可有效隔离碳酸氢钠与柠檬酸的直接接触，增加泡腾颗粒的贮存稳定性。

五、块状颗粒剂的制备

块状颗粒的制法有两种，模压法和机压法。模压法，用模具将制好的颗粒（需控制一定含水量）压制成块，干燥即得。机压法为干颗粒中加水溶性润滑剂后，采用压力较大的花篮式单冲压块机冲压成块制得。块状颗粒因药物总表面积减少，防潮和稳定性能增加，包装亦整齐美观。但应注意模压法因经湿颗粒入模压制，经烘干干燥，使药物坚实、密度增加，延缓崩解，如一旦工序染菌菌检不合格，需粉碎重制，费工费时，故产品较少。

六、举例

例1　连花清瘟颗粒

【处方】连翘 170g　金银花 170g　炙麻黄 57g　炒苦杏仁 57g　石膏 170g　板蓝根 170g　绵马贯众 170g　鱼腥草 170g　广藿香 57g　大黄 34g　红景天 57g　薄荷脑 5.0g　甘草 57g

【制法】以上十三味，广藿香加水蒸馏提取挥发油，收集挥发油，水提取液滤过，备用；连翘、炙麻黄、鱼腥草、大黄用 70%乙醇加热回流提取二次，第一次 2h，第二次 1.5h，提取液滤过，合并，回收乙醇，备用；金银花、石膏、板蓝根、绵马贯众、甘草、红景天加水煎煮至沸，加入炒苦杏仁，煎煮二次，第一次 1.5h，第二次 1h，煎液滤过，滤液合并，加入广藿香提油后备用的水溶液，浓缩至相对密度为 1.10~1.15（60℃），加乙醇使含醇量达 70%，在 4℃冷藏 24h，滤过，滤液回收乙醇，与上述连翘等四味的备用醇提取液合并，浓缩至相对密度为 1.25~1.35（60℃），加入糖粉和糊精，混合均匀，制颗粒，干燥，过筛，筛出适量细粉，将薄荷脑、广藿香挥发油用适量乙醇溶解，喷入细粉中，混匀，与上述颗粒混匀，密闭 30min，制成 1000g，即得。

【性状】本品为棕黄色至棕褐色的颗粒；气微香，味微苦。

【功能与主治】清瘟解毒，宣肺泄热。用于治疗流行性感冒属热毒袭肺证，症见发热，恶寒，肌肉酸痛，鼻塞流涕，咳嗽，头痛，咽干咽痛，舌偏红，苔黄或黄腻。在新型冠状病毒肺炎的常规治疗中，可用于轻型、普通型引起的发热、咳嗽、乏力。

【用法与用量】口服。一次 1 袋，一日 3 次。新型冠状病毒肺炎轻型、普通型疗程 7~10 天。

【规格】每袋装 6g。

【贮藏】密封，置阴凉处。

【注解】

（1）连花清瘟方是 2003 年"非典"时期研发的治疗流感的创新中药，在甲型 H1N1 流感和新型冠状病毒肺炎疫情防控中均发挥了重要作用。该方组方源于汉代张仲景《伤寒论》的麻杏石甘汤和清代吴鞠通《温病条辨》银翘散中主要药味，同时汲取明代吴又可《瘟疫论》治疫证用大黄的经验，并配伍红景天、绵马贯众、板蓝根、广藿香、鱼腥草，体现了"气卫同治，表里双解；先证用药，截断病势；整体调节，多靶治疗"的组方特色。

（2）连花清瘟颗粒以连翘为君，外疏肌表，内清郁热。以金银花、炙麻黄为臣，助连翘清热之功，同时炙麻黄宣肺疏表，宣畅肺络。以绵马贯众、板蓝根、大黄、石膏、广藿香、红景天、薄荷脑、鱼腥草、炒苦杏仁为佐药，增加清热、抗病毒效果；同时广藿香芳香辟秽、宣畅气机、化湿畅中，红景天益气养阴、清肺解毒，薄荷脑芳香开窍、疏散风热，鱼腥草清肺解毒、消痈排脓，炒苦杏仁肃肺止咳。以甘草为使药，解毒、调和诸药。现代研究表明，连花清瘟颗粒具有显著的抗流感病毒、抗菌、抗炎、增强免疫力等作用，多靶点、多环节阻断疾病各病理环节的恶性循环，体现了中医药整体治疗的优势。

（3）连花清瘟颗粒其工科学，根据处方中饮片性质及所含有效成分，广藿香采用双提法（水蒸气蒸馏法加煎煮法）提取其挥发油与水溶性成分；连翘、炙麻黄、鱼腥草、大黄采用70%乙醇加热回流提取其脂溶性成分；金银花、石膏、板蓝根、绵马贯众、甘草、红景天、炒苦杏仁按传统汤剂制法采用水提法煎煮，其中炒苦杏仁在其他药材加水煎煮至沸后加入（后下）是为了减少其所含苦杏仁苷的损失，保存药效。将水提液浓缩后采用醇沉法处理可进一步除去提取液中的杂质，减少服用剂量。方中芳香挥发性成分薄荷脑及广藿香挥发油用制粒后的细粉吸收再混入，可以减少挥发性成分的损失。

（4）连花清瘟颗粒其质可控，其法定标准中建立了金银花、甘草、鱼腥草、炙麻黄、薄荷脑的薄层色谱方法；为了避免在制剂投料过程中金银花与山银花的混用，建立了方中山银花的检查方法；采用高效液相色谱法测定成品中连翘苷（$C_{27}H_{34}O_{11}$）的含量，进一步控制了君药的质量（详见2020年版《中国药典》一部第1015页连花清瘟颗粒项下相关内容）。

（5）该制剂基于中药经典名方开发成颗粒剂，体现了"还原经典、重现经典、传承经典、验证经典、规范经典"，是中药经典名方传承与创新的典范。

例2　阿胶泡腾颗粒

【处方】由阿胶、白糖、碳酸氢钠、柠檬酸等组成。

【制法】将方中阿胶、白糖粉碎，过筛，分成两等份。一份加入碳酸氢钠等混匀，制成碱性颗粒，干燥，整粒；另一份中加入柠檬酸等混匀，制成酸性颗粒，干燥，整粒，将两种干燥颗粒混匀，喷入香精，密封一定时间后，铝塑袋分装。

【功能与主治】补血滋阴，润燥，止血。用于血虚萎黄，眩晕心悸，肌萎无力，心烦不眠，虚风内动，肺燥咳嗽，劳嗽咳血，吐血尿血，便血崩漏，妊娠胎漏。

【用法与用量】开水冲服，1次1袋，一日3次或遵医嘱。

【规格】每袋装6g（相当于阿胶2.5g）。

【贮藏】密封，防潮。

【注解】阿胶具有特异气味，制成泡腾颗粒可以矫味，改善口感。

例3　六味地黄颗粒

【处方】熟地黄320g　酒萸肉160g　牡丹皮120g　山药160g　茯苓120g　泽泻120g

【制法】以上六味，熟地黄、茯苓、泽泻加水煎煮二次，每次2h，煎液滤过，滤液浓缩至相对密度为1.32~1.35（80℃）的稠膏，备用；酒萸肉、山药、牡丹皮粉碎成细粉，与浓缩液混合，加糊精适量和甜蜜素溶液适量，并加75%乙醇适量，制粒，干燥，制成颗粒1000g，即得。

【性状】本品为棕褐色的颗粒；味微甜、酸、微苦，有特异香气。

【功能与主治】滋阴补肾。用于肾阴亏损，头晕耳鸣，腰膝酸软，骨蒸潮热，盗汗遗精，消渴。

【用法与用量】开水冲服。一次1袋，一日2次。

【规格】每袋装5g。

【贮藏】密封，置干燥处。

【注解】

（1）六味地黄方最早源自"医圣"张仲景所著《金匮要略》中的"金匮肾气丸"，后经北宋名医、儿科鼻祖钱乙化裁而得，收载于《小儿药证直诀》，是由熟地黄等三味补药及泽泻等三味泻药组成的"滋阴补肾"经典方剂。

（2）六味地黄方中重用熟地黄，滋阴补肾，填精益髓，为君药。酒萸肉补养肝肾，并能涩精；山药补益脾阴，亦能固精，共为臣药。三药相配，滋养肝脾肾，称为"三补"。但熟地黄的用量是酒萸肉与山药两味之和，故以补肾阴为主，补其不足以治本。配伍泽泻利湿泄浊，并防熟地黄之滋腻恋邪；牡丹皮清泻相火，并制酒萸肉之温涩；茯苓淡渗脾湿，并助山药之健运。三药为"三泻"，渗湿浊，清虚热，平其偏胜以治标，均为佐药。六味合用，三补三泻，其中补药用量重于"泻药"，是以补为主；肝脾肾三阴并补，以补肾阴为主，这是本方的配伍特点。现代研究表明，六味地黄颗粒可调节机体免疫功能，增强全身及肾脏局部的防御功能；具有延缓衰老、心血管保护、调节血糖、预防和治疗亚健康、治疗老年性痴呆、抗肿瘤等作用，体现了"药有个性之特长，方有合群之妙用"的组合应用形式。

（3）六味地黄颗粒其工科学，本方采用部分中药提取的清膏加饮片细粉制成混悬性颗粒。根据处方中饮片性质及所含有效成分，熟地黄、茯苓、泽泻采用煎煮法提取水溶性成分。酒萸肉、山药、牡丹皮粉碎成细粉入药，其原因是酒萸肉中活性成分熊果酸不论水提、醇提均提取不完全，粉碎能较好地保留活性成分；牡丹皮中的丹皮酚具有挥发性，粉碎处理能够减少因高温提取造成的丹皮酚损失；山药粉性较强，经粉碎处理，兼具有稀释、分散清膏黏性的作用，便于提取液后续的收膏操作，减少辅料的用量，从而降低服用剂量。

（4）六味地黄颗粒其质可控，其法定标准中建立了酒萸肉、牡丹皮、山药的显微鉴别方法；采用薄层色谱法建立了成品中熟地黄、酒萸肉、牡丹皮、茯苓的鉴别方法；采用高效液相色谱法测定成品中莫诺（$C_{17}H_{26}O_{11}$）和马钱苷（$C_{17}H_{26}O_{10}$）的总量及丹皮酚（$C_9H_{10}O_3$）的含量，进一步控制了方中酒萸肉与牡丹皮的质量（详见2020年版《中国药典》一部第746页六味地黄颗粒项下相关内容）。

（5）六味地黄方在我国有着悠久的用药历史，是经典方剂的代表，为适应临床的不同需要，除了颗粒剂之外，其剂型种类繁多，制备工艺也有所不同，包括丸剂、颗粒剂、胶囊剂、片剂、口服液等。

第四节　颗粒剂的质量要求与检查

一、性状

颗粒剂应干燥，颗粒均匀，色泽一致，无吸潮、软化、结块、潮解等现象。

二、粒度

除另有规定外，照粒度和粒度分布测定法（通则 0982 第二法 双筛分法）测定，取供试品 30g，称定重量，置规定的药筛中，保持水平状态过筛，左右往返，边筛边轻叩 3min。不能通过一号筛和能通过五号筛的颗粒和粉末总和，不得过 15%。

三、水分

中药颗粒剂照《中国药典》2020 年版四部水分测定法（通则 0832）测定，除另有规定外，不得过 8.0%。

四、溶化性

可溶颗粒检查法：取供试品 10g（中药单剂量包装取 1 袋），加热水 200mL，搅拌 5min，立即观察。可溶颗粒应全部溶化，允许有轻微浑浊。泡腾颗粒检查法：取供试品 3 袋，将内容物分别转移至盛有 200mL 水的烧杯中，水温为 15~25℃，应迅速产生气体而呈泡腾状，5min 内颗粒均应完全分散或溶解在水中。肠溶颗粒与缓释颗粒应进行释放度（通则 0931）检查，混悬颗粒及已规定检查溶出度或释放度的颗粒剂可不进行溶化性检查。颗粒剂按上述方法检查，均不得有异物，中药颗粒还不得有焦屑。

五、装量差异

单剂量包装的颗粒剂，按下述方法检查，应符合规定。

检查法　取单剂量分装的颗粒剂供试品 10 袋（瓶），除去包装，分别精密称定每袋内容物的重量，每袋（瓶）的装量与平均装量［凡无含量测定的颗粒剂或有标示装量颗粒剂，每袋（瓶）装量应与标示装量比较］相比较，超出装量差异限度的不得多于 2 袋（瓶），并不得有 1 袋（瓶）超出限度 1 倍。凡规定检查含量均匀度的颗粒剂，一般不再进行装量差异检查。

表 15-1　单剂量颗粒剂装量差异限度

平均装量或标示装量	装量差异限度
1.0g 或 1.0g 以下	±10%
1.0g 至 1.5g	±8%
1.5g 至 6.0g	±7%
6.0g 以上	±5%

六、装量

多剂量包装的颗粒剂照《中国药典》2020 年版四部通则最低装量检查法（通则 0942）检查，应符合规定。

七、微生物限度

以动物、植物、矿物质来源的非单体成分制成的颗粒剂、生物制品颗粒剂，照《中国药典》

2020 版四部通则非无菌产品微生物限度检查，微生物计数法（通则 1105）和控制菌检查（通则 1106）及非无菌药品微生物限度（通则 1107）标准检查，应符合规定。规定检查杂菌的生物制品颗粒剂，可不进行微生物限度检查。

【思考题】

针对有关"中医药传承创新发展"的意见，试着查阅文献资料从中药经典名方开发的角度，谈谈中药颗粒剂如何传承与创新。

【学习要求】

1. 掌握硬胶囊剂、软胶囊剂的含义、特点与制法。
2. 熟悉胶囊剂的分类；胶囊剂的质量要求。

第一节　概　述

一、胶囊剂的含义

胶囊剂（capsule）系指原料药物或与适宜辅料充填于空心胶囊或密封于软质囊材中制成的固体制剂，可分为硬胶囊、软胶囊（胶丸）、缓释胶囊、控释胶囊和肠溶胶囊，主要供口服用。

胶囊剂是由改善服药方法而发展起来的一种剂型。公元前 1500 年第一粒胶囊在埃及诞生，1730 年维也纳药剂师开始使用淀粉胶囊，1840 年软胶囊制造技术在巴黎获得专利，1846 年两节式硬胶囊制造技术在法国获得专利，1872 年第一台胶囊制造充填机在法国诞生。近代随着电子及机械工业的发展和一些先进设备的问世，胶囊剂从理论到生产、从品种到产量都有了快速的增长，已成为应用最广泛的口服剂型之一。

二、胶囊剂的特点

胶囊剂在中药制剂中发展很快，主要是由于其具有以下一些特点：

1. 能掩盖药物不良臭味、提高药物稳定性　因药物装在胶囊壳中与外界隔离，避开了水分、空气、光线的影响，对具不良臭味或不稳定的药物有一定程度上的遮蔽、保护与稳定作用。

2. 药物的生物利用度较高　胶囊剂中的药物是以粉末或颗粒状态直接填装于囊壳中，不受压力等因素的影响，所以在胃肠道中能迅速分散、溶出和吸收，其生物利用度高于丸剂、片剂等剂型。

3. 可弥补其他固体剂型的不足　含油量高的药物或液态药物难以制成丸剂、片剂等，但可制成软胶囊剂。

4. 可定时定位释放药物　如可先将药物制成颗粒，然后用不同释放速度的高分子材料包衣（或制成微囊），按需要的比例混匀后装入空胶囊中，制成缓释、肠溶等多种类型的胶囊剂。另外还可根据需要将药物制成直肠或阴道等给药的胶囊剂。

5. 利于识别 胶囊剂囊壁能着色、印字，利于识别。

但以下情况不宜选用胶囊剂：①能溶解胶囊壁的药物水溶液或乙醇溶液；②氯化物、溴化物等易溶性药物；③易风化或易吸湿的药物；④胃刺激性强的药物；⑤使胶囊囊壳变性、溶解或失水的药物。

三、胶囊剂的分类

胶囊剂可分为硬胶囊（hard capsule）、软胶囊（胶丸）（soft capsule）、缓释胶囊（sustained release capsules）、控释胶囊（controlled release capsules）和肠溶胶囊（enteric capsule）。

1. 硬胶囊剂 系指采用适宜的制剂技术，将原料药物或加适宜辅料制成的均匀粉末、颗粒、小片、小丸、半固体或液体等，充填于硬质空心胶囊中的胶囊剂。

2. 软胶囊剂 系指将一定量的液体原料药物直接包封，或将固体原料药物溶解或分散在适宜的辅料中制备成溶液、混悬液、乳状液或半固体，密封于软质囊材中的胶囊剂。

3. 缓释胶囊剂 系指在规定的释放介质中缓慢地非恒速释放药物的胶囊剂。

4. 控释胶囊剂 系指在规定的释放介质中缓慢地恒速释放药物的胶囊剂。

5. 肠溶胶囊剂 系指用肠溶材料包衣的颗粒或小丸充填于胶囊而制成的硬胶囊，或用适宜的肠溶材料制备而得的硬胶囊或软胶囊。肠溶胶囊不溶于胃液，但能在肠液中崩解而释放活性成分。

第二节 胶囊剂的制备

一、硬胶囊剂的制备

（一）工艺流程图（图 16-1）

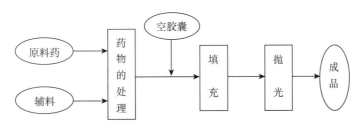

图 16-1 硬胶囊剂制备的一般工艺流程示意图

（二）制法

1. 空胶囊的规格与选择 空胶囊的主要成囊材料是明胶，也可使用羟丙基甲基纤维素、羟丙基淀粉、普鲁兰多糖等。囊材中还常加增塑剂、着色剂、防腐剂和成型助剂，以改善胶囊的物理性质，提高辨识度。空胶囊由囊体与囊帽组成。一般由专门的工厂生产，不同类型的空心胶囊其质量应分别符合《中国药典》2020 年版四部各项下有关规定。

（1）空胶囊的规格 空胶囊共有八种规格，由大到小依次为 000、00、0、1、2、3、4、5号，常用的为 0~3 号，如图 16-2 所示。随着胶囊号数由小到大，其容积由大到小，详见表16-1。

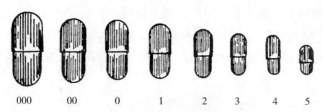

000   00   0   1   2   3   4   5

图 16-2 空胶囊的规格

表 16-1 常用空胶囊的号数与容积

空胶囊号数	0	1	2	3	4	5
容积（mL）	0.75	0.55	0.40	0.30	0.25	0.15

（2）空胶囊的选择 空胶囊的选择一般凭经验与试装确定，常用的方法是先测定待填充物料的堆密度，然后根据应装剂量计算该物料容积，决定应选胶囊的号数。

2. 药物的处理 硬胶囊剂中填充的药物除特殊规定外，一般均要求是混合均匀的细粉、颗粒、小丸、半固体或液体。若纯药物粉碎至适宜粒度能满足硬胶囊剂的填充要求，即可直接填充。多数药物由于流动性差等各方面的原因，均需加入一定的稀释剂、润滑剂、助流剂等辅料才能满足填充或临床的要求。常加入的辅料有蔗糖、乳糖、微晶纤维素、改良性淀粉、二氧化硅、滑石粉、硬脂酸镁等，可改善物料流动性或避免分层。另外，也可在药物中加入辅料制成颗粒后进行填充。

以中药为原料的处方剂量小的或细料药等，可直接粉碎成细粉，混匀后填充；剂量较大的可先将部分中药粉碎成细粉，其余中药经提取浓缩成稠膏后与细粉混匀，干燥，研细，过筛，混匀后填充，或将全部中药经提取浓缩成稠膏后加适当辅料，制成颗粒，经干燥混匀后填充；对于经处理后性质稳定的半固体或液体也可直接填充。

3. 药物的填充 胶囊剂的填充方法有自动硬胶囊填充机填充，样品量少时，也可采用手动填充。见图 16-3、图 16-4。

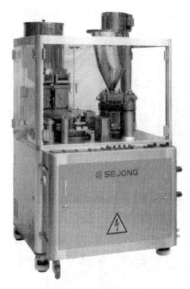

图 16-3 胶囊灌装机

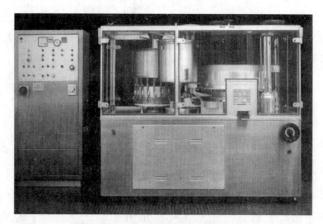

图 16-4 全自动胶囊灌装机

自动硬胶囊填充机主要由机架、传动系统、回转台部件、胶囊送进机构、胶囊分离机构、颗粒充填机构、粉剂充填组件、废胶囊剔除机构、胶囊封合机构、成品胶囊排出机构等组成。工作流程为：送囊→囊帽、囊体分离→剔除废囊→充填物料→锁囊→出囊。根据填充原理不同，自动硬胶囊填充机的填充方式有四种类型（图16-5）：a 型是螺状推进药物进入囊体；b 型是柱塞上下往复将药物压进囊体；c 型是药物粉末或颗粒自由流入囊体；d 型是在填充管内先将药物压成单剂量的小圆柱，再进入囊体中。从填充原理看，a 型与 b 型填充机适于流动性较好的药物；c 型填充机适于自由流动性好的药粉；d 型填充机适于聚集性较强的药粉如结晶类药物和易吸湿的药物如中药浸膏等。

4. 硬胶囊剂的抛光　填充后，即在自动硬胶囊填充剂上完成套合胶囊帽工序（锁囊）。目前几乎都是使用锁口式胶囊，其密闭性好，不必封口，易于控制质量。硬胶囊剂为确保外观质量，必要时应进行除粉打光处理，质量检查合格后，即可包装。

5. 硬胶囊剂的包装与贮藏　硬胶囊剂经质量检查合格后，要妥善包装，使其在贮运中免于受潮、破碎、变质。

胶囊剂易受温度与湿度的影响，因此包装材料必须具有良好的密封性能。现常用的有玻璃瓶、塑料瓶和铝塑泡罩式包装。用玻璃瓶和塑料瓶包装时，应先将容器洗净、干燥，装入一定数量的胶囊剂后，容器内间隙处塞入干燥的软纸、脱脂棉，或塑料盖内带弹性丝，防止震动。瓶口密封，可用铁螺盖内衬橡皮垫圈或加塑料内盖，或以木塞封蜡，再加胶木盖旋紧。易吸湿变质的胶囊剂，还可在瓶内加放一小袋烘干的硅胶作吸湿剂。铝塑泡罩式包装，卫生美观，便于携带。

除另有规定外，胶囊剂应密封贮存，其存放环境温度不高于30℃，温度应适宜，防止受潮、发霉、变质。

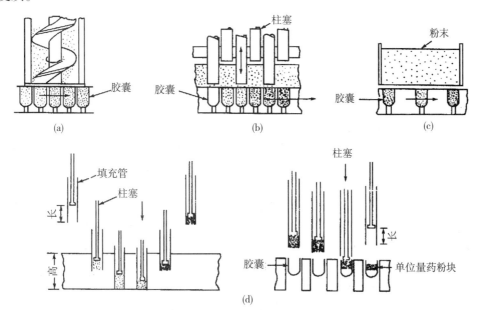

图 16-5　硬胶囊剂自动填充机的类型

（a）螺状推进药物进入囊体　（b）柱塞上下往复将药物压进囊体　（c）药物粉末或颗粒自由流入囊体

（d）先将药物压成单剂量的小圆柱，再进入囊体

（三）注意事项

1. 填充小剂量的药粉，尤其是麻醉、毒性药物，应先用适当的稀释剂稀释一定的倍数（按散剂倍散制备操作），混匀后填充。

2. 填充易引湿或混合后发生共溶的药物，可根据情况分别加入适量的稀释剂，混合后填充。

3. 疏松性药物小量填充时，可加适量乙醇或液体石蜡混匀后填充。

4. 胶囊剂装量差异超限，其产生的原因主要有囊壳因素、药物因素、填充设备因素等。可以通过加入适宜辅料或者制颗粒等方法改善药物的流动性，使填充准确，同时对填充设备要及时维修保养，确保正常运转。

5. 胶囊剂吸潮问题可通过改进制备工艺（如制粒、防潮包衣），利用玻璃瓶、双铝箔包装及铝塑包装等方法解决。

（四）举例

例1　银翘解毒胶囊

【处方】金银花 200g　连翘 200g　薄荷 120g　荆芥 80g　淡豆豉 100g　牛蒡子（炒）120g　桔梗 120g　淡竹叶 80g　甘草 100g

【制法】以上九味，金银花、桔梗分别粉碎成细粉；薄荷、荆芥提取挥发油，蒸馏后的水溶液另器收集；药渣与连翘、牛蒡子、淡竹叶、甘草加水煎煮 2 次，每次 2h，合并煎液，滤过，滤液备用；淡豆豉加水煮沸后，于 80℃温浸 2 次，每次 2h，合并浸出液，滤过，滤液与上述滤液及蒸馏后的水溶液合并，浓缩成稠膏，加入金银花、桔梗细粉，混匀，制成颗粒，干燥，放冷，喷加薄荷等挥发油，混匀，装入胶囊，制成 1000 粒，即得。

【性状】本品为硬胶囊，内容物为浅棕色至棕褐色的颗粒和粉末；气芳香，味苦、辛。

【功能与主治】疏风解表，清热解毒。用于风热感冒，症见发热头痛、咳嗽口干、咽喉疼痛。

【用法与用量】口服。一次 4 粒，一日 2~3 次。

【规格】每粒装 0.4g。

【贮藏】密封。

【注解】

（1）该处方源于清代吴鞠通《温病条辨》中银翘散方，经演变而得。本方证为温病初起，卫气被郁，肺失宣降所致发热头痛，微恶风寒，无汗或有汗不畅。方中金银花、连翘芳香清热，既轻宣透表，又清热解毒，重用为君。薄荷、牛蒡子辛凉宣散，疏散风热，清利头目；豆豉、荆芥辛而微温，透邪外出，两药虽为辛温解表药，但辛而不烈，温而不燥，配伍在辛凉药中，可增强透表之力，共为臣药。桔梗宣肺止咳；淡竹叶清上焦热，为佐药。甘草调和诸药为使。本方的配伍特点：一是于辛凉之中配伍少量辛温之品，既有利于透邪，又不违辛凉之意；二是疏散风热与清热解毒相配，既外散风热，又解毒辟秽，从而构成清疏兼顾、以疏为主之剂，为"辛凉平剂"。

（2）金银花和桔梗粉性较强，粉碎成细粉作为粉料，既可充分保留有效物质，又可节省辅料，降低成本；薄荷和荆芥含挥发油，采用双提法可保证挥发油和水溶性成分同时提出；淡豆豉采用温浸法可防止糊化和便于过滤。挥发油与疏风解表的功效作用密切相关。可将挥发油溶于适量乙醇喷入干颗粒中，并密闭放置一定时间，以使其充分渗入颗粒内。由于挥发油易挥发，遇光和热不稳定，目前多将挥发油类成分先用 β-环糊精制成包合物，再与其他药物混匀制成颗粒，以增加其稳定性。

（3）该产品的质量标准中建立了金银花、连翘、薄荷、荆芥、牛蒡子、甘草的薄层色谱鉴别；采用高效液相色谱法测定绿原酸（$C_{16}H_{18}O_9$）的含量，控制了君药的质量（详见 2020 年版《中国药典》一部第 1631 页品种项下【含量测定】相关内容）

例2　复方丹参胶囊

【处方】丹参 450g　三七 141g　冰片 8g

【制法】以上三味，三七粉碎成细粉；冰片用乙醇溶解，用 β-环糊精包合，备用；丹参用乙醇加热回流提取 1.5h，提取液滤过，滤液回收乙醇并浓缩至适量，备用；药渣用 50% 乙醇加热回流提取 1.5h，提取液滤过，滤液回收乙醇并浓缩至适量，备用；药渣加水煎煮 2h，煎液滤过，滤液浓缩至适量，与上述各浓缩液合并，浓缩，加入三七细粉，混匀，干燥，粉碎成细粉，再加入冰片 β-环糊精包合物，混匀，装入胶囊，制成 1000 粒，即得。

【性状】　本品为硬胶囊，内容物为棕黄色至棕褐色的颗粒和粉末；气芳香，味微苦。

【功能与主治】　活血化瘀，理气止痛。用于气滞血瘀所致的胸痹，症见胸闷、心前区刺痛；冠心病、心绞痛见上述证候者。

【用法与用量】　口服。一次 3 粒，一日 3 次。

【规格】　每粒装 0.3g。

【贮藏】　密封。

【注解】

（1）复方丹参方是现代研制方，由上海中药二厂于 1975 年研制。方中丹参活血化瘀，行血止痛；三七化瘀止血，通络止痛；冰片芳香开窍，引药入心，通阳定痛。诸药共奏化瘀痹、通心脉、开窍止痛之功效，临床用于治疗冠心病、胸闷、心绞痛。

（2）三七为贵细药材，采用单独粉碎，直接以生药粉入药。方中冰片易挥发，且有一定的胃肠道刺激，采用 β-环糊精包合可提高其稳定性，减少刺激性。丹参活性成分主要有丹参酮类脂溶性成分和丹酚酸类水溶性成分两大类，先采用乙醇提取脂溶性成分，再用水提取水溶性成分，从而最大化地保留有效成分。

（3）该产品质量标准中建立了丹参、三七、冰片的薄层色谱鉴别；采用高效液相色谱法分别测定丹参酮（$C_{19}H_{18}O_3$）和丹酚酸 B（$C_{36}H_{30}O_{16}$）的含量，控制了君药丹参的质量；测定三七皂苷 R_1（$C_{47}H_{80}O_{18}$）、人参皂苷 Rg_1（$C_{42}H_{72}O_{14}$）、人参皂苷 Re（$C_{48}H_{82}O_{18}$）和人参皂苷 Rb_1（$C_{54}H_{92}O_{23}$）含量，以四种成分的总量控制三七质量（详见 2020 年版《中国药典》一部第 1308 页品种项下【含量测定】相关内容）。

二、软胶囊剂的制备

（一）工艺流程图（图 16-6）

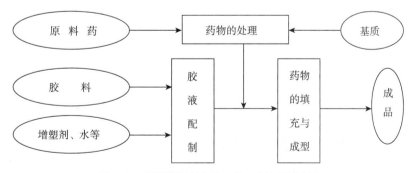

图 16-6　软胶囊剂制备的一般工艺流程示意图

（二）制法

1. 囊材选择与胶液制备　软胶囊的囊材主要由胶料（明胶或阿拉伯胶）、增塑剂（甘油、山梨醇或两者的混合物）、附加剂（防腐剂、遮光剂、色素、芳香剂等）和水组成，具弹性和可塑性，是软胶囊的特点和形成基础，其弹性与明胶、增塑剂和水三者比例有关，重量比例通常是干明胶：增塑剂：水 = 1 :（0.4~0.6）: 1。

胶料一般为明胶、阿拉伯胶。明胶应符合《中国药典》2020 版四部有关规定，还应符合胶冻力标准（勃氏 150~250）、黏度（6.67%明胶液黏度 25~45cP）、含铁量（15ppm 以下）及微生物限度等；防腐剂常用对羟基苯甲酸甲酯–羟基苯甲酸丙酯（4 : 1），用量一般为明胶量的 0.2%~0.3%；色素常用食用规格的水溶性染料；香料常用 0.1%的乙基香兰醛或 2%的香精；遮光剂常用二氧化钛，每 1kg 明胶原料常加 2~12g；加 1%的富马酸可增加胶囊的溶解性；加二甲基硅油可改善空心胶囊的机械强度，提高防潮防霉能力。

2. 软胶囊的大小选择 软胶囊有球形（亦称胶丸）、卵形、椭圆形、筒形等多种形状。在保证填充药物达到治疗量的前提下，软胶囊的容积要求尽可能减小。液体药物包囊时按剂量和比重计算囊核大小。混悬液制成软胶囊时，所需软胶囊的大小，可用"基质吸附率"来决定。基质吸附率系指 1g 固体药物制成填充胶囊的混悬液时所需液体基质的克数。影响固体药物基质吸附率的因素有固体颗粒的大小、形状、物理状态（纤维状、无定形、结晶状）、密度、含湿量以及亲油性或亲水性等。

3. 药物的处理 由于囊壁以明胶为主，对蛋白质性质无影响的药物和附加剂、各种油类或对明胶无溶解作用的液体药物或混悬液，甚至固体药物均可填充。填充物必须是组分稳定、疗效及生产效能高、体积小、与空心胶囊有良好的相容性、具有良好的流变学性质和适应在 35℃时生产的非挥发性物质。药物含水量超过 5%，或含低分子量水溶性或挥发性有机物如乙醇、酮、酸、酯类等，均能使软胶囊软化或溶解，因而此类物质不宜填充。O/W 型乳剂可使乳剂失水破坏，醛类可使明胶变性，也不能填充。液体药物可用磷酸盐、乳酸盐等缓冲液调整，使 pH 控制在 4.5~7.5 为宜，因强酸性可引起明胶的水解而漏泄，强碱性可引起明胶变性而影响溶解释放。不同种类药物的处理方法如下：

（1）液体药物和药物溶液 油类或脂溶性药物常用油作溶剂或分散介质制成药物溶液。比混悬液更易包裹并具有较好的物理稳定性和较高的生物利用度。如药物是亲水的，可在药物中保留 3%~5%的水分。

（2）混悬液和乳浊液 固体粉末（80 目以下）混悬分散在油状基质介质（植物油或挥发油）或非油状基质（聚乙二醇、吐温 80、丙二醇和异丙醇等）中，还应加有助悬剂。对于油状基质，通常使用的助悬剂是 10%~30%的油蜡混合物，其组成为，氢化大豆油 1 份，黄蜡 1 份，短链植物油（熔点 33℃~38℃）4 份；对于非油状基质，则常用 1%~15%聚乙二醇 4000 或聚乙二醇 6000。有时还可加入抗氧剂、表面活性剂来提高软胶囊剂的稳定性与生物利用度。软胶囊剂只能填充 W/O 乳浊液。含油类药物的胶囊尽可能使其含水量降低，防止制备贮藏时影响软胶囊质量，这类药物加入食用纤维素往往能克服水分的影响。如玉米油 222g、水合氯醛 48g、精制纤维素 30g，加水搅拌制成 W/O 乳剂后，制成软胶囊的成品率可达 97.84%。

（3）固体药物 多数固体粉末或颗粒也可包成胶丸，药物粉末应通过五号筛，并要混合均匀。

4. 药物的填充与成型 软胶囊剂生产时，填充药物与成型同时进行。软胶囊的成型方法可分为压制法（模压法）和滴制法两种。

（1）压制法 取配好的囊材胶液，涂于平坦的钢板表面上，使厚薄均匀，然后以约 90℃的温度加热，使表面水分蒸发，制成韧性适宜的具有一定弹性的软胶片，再将药液（或药粉）置于两个胶片之间，用钢板模或旋转模压制软胶囊。目前生产上主要采用旋转模压法，其制囊机及模压过程如图 16-7 所示（模具的形状可为椭圆形、球形或其他形状）。

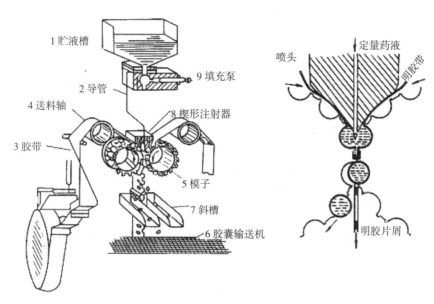

图 16-7　滚模式软胶囊机工作原理示意图

滚模式软胶囊机的成套设备由软胶囊压制主机、输送机、干燥机、电控柜、明胶桶和料桶等部分组成，其中主机是关键设备部分。

滚模式软胶囊机的主机制囊工作原理是：由主机两侧的胶皮轮和明胶盒共同制备的胶皮相对进入滚模夹缝处，药液通过供料泵经导管注入楔形喷体内，借助供料的压力将药液及胶皮压入两滚模的凹槽中，由于滚模的连续转动，使两条胶皮呈两个半球形（或其他定义形），将药液包封于胶膜内，剩余的胶皮被切断分离。如图 16-7 所示，药液由贮槽 1 经导管 2 流入楔形注射器 8。由相反方向向两侧送料轴传送过来的软胶片 3，相对地进入两个轮状模子 5 的夹缝处。此时，药液借填充泵 9 的推动，定量地落入两胶片之间，由于旋转的轮状模子连续转动，将胶片与药液压入两模的凹槽中，使胶片呈两个半球形将药液包裹，形成一个球形囊状物，剩余的胶片被切断分离。填充的药液量由填充泵准确控制。软胶囊的形状由轮状模子的形状控制。

软胶囊形状、装量的大小随滚模及配套件的变化而变化。目前，软胶囊的形状有圆柱形、球形、橄榄形、管形、栓形、鱼形等。软胶囊的装量以量滴为单位，一滴约等于 0.06mL。非球形软胶囊的类型分为标准型、细长型、粗短型等。

（2）滴制法　滴制法系指通过滴制机制备软胶囊剂的方法。即将明胶液与药液分别由滴制机双层滴头的外层与内层以不同速度流出，一定量的明胶液将定量的油状液包裹后，滴入另一种不相混溶的液体冷却剂中，胶液接触冷却液后，由于表面张力作用而使之形成球形，并逐渐凝固成软胶囊剂。如图 16-8 所示。

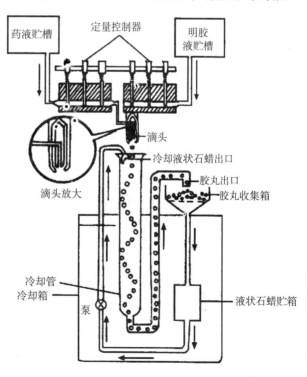

图 16-8　软胶囊（胶丸）滴制法生产过程示意图

5. 软胶囊的包装与贮藏　其要求与硬胶

囊剂基本相同。

（三）注意事项

1. 软胶囊制备过程中水分有挥发，最终胶囊囊材中含水量为7%~9%。软胶囊区别于硬胶囊的是增塑剂比例较高（大于20%）。若增塑剂用量过低，则囊壁会过硬，反之则过软。选择硬度时，应考虑到药物性质、药物与囊壁的相互影响，如吸湿性药物应采用胶冻力高、黏度小的明胶。

2. 制备明胶液时，明胶一般先加适量水膨胀，甘油及余下的水加热混匀后加入膨胀的明胶，搅拌熔化后保温静置，去泡沫，滤过，保温待用。

3. 采用滴制法制备软胶囊剂时，影响其质量的因素主要包括：①明胶液的处方组成比例；②胶液的黏度；③药液、胶液及冷却液三者的密度；④胶液、药液及冷却液的温度；⑤软胶囊剂的干燥温度。在实际生产过程中，根据不同的品种，必须经过试验，才能确定最佳的工艺条件。

（四）举例

例1　藿香正气软胶囊

【处方】苍术195g　陈皮195g　厚朴（姜制）195g　白芷293g　茯苓293g　大腹皮293g　生半夏195g　甘草浸膏24.4g　广藿香油1.95mL　紫苏叶油0.98mL

【制法】以上十味，苍术、陈皮、厚朴、白芷用乙醇提取2次，合并醇提取液，浓缩成清膏；茯苓、大腹皮加水煎煮2次，合并煎液，滤过；生半夏用冷水浸泡，每8h换水1次，泡至透心后，另加干姜16.5g，加水煎煮2次，滤过；与上述滤液合并，浓缩后醇沉，取上清液浓缩成清膏；甘草浸膏打碎后水煮化开，醇沉，取上清液浓缩制成清膏，将上述各清膏合并，加入广藿香油、紫苏叶油与适量辅料，混匀，制成软胶囊1000粒，即得。

【性状】本品为软胶囊剂，内容物为棕褐色的膏状物；气芳香，味辛、苦。

【功能与主治】解表化湿，理气和中。用于外感风寒、内伤湿滞或夏伤暑湿所致的感冒，症见头痛昏重、胸膈痞闷、脘腹胀痛、呕吐泄泻；胃肠型感冒见上述证候者。

【用法与用量】口服。一次2~4粒，一日2次。

【规格】每粒装0.45g。

【贮藏】密封，置阴凉干燥处。

【注解】

（1）该方源于宋代《太平惠民和剂局方》藿香正气散，有解表和中、理气化湿功效，主治湿邪为患的多种病证，被尊为"祛湿圣药"。该方经加减后而得，方中重用藿香辛温芳香，外解表邪，内化湿浊，理气和中，辟秽止呕，为君药。紫苏、白芷助君药解表散寒，且有芳香化湿之功；半夏、陈皮燥湿祛痰，和胃降逆；厚朴、大腹皮化湿散满，下气宽中，使气行则湿浊易去，以上均为臣药。湿滞之成，由于脾不健运，故又以苍术、茯苓健脾化湿，为佐药。甘草益气健脾，调和诸药，为使药。

（2）该方最初开发的制剂为藿香正气水，其中含乙醇（酒精）40%~50%，是一种酊剂。尽管疗效明显，但含有乙醇，口感较差，对胃刺激性较大。后经科研工作者大量研究，明确方中苍术、陈皮、厚朴、白芷含大量挥发性和脂溶性成分，用乙醇进行提取；半夏有毒性，先用冷水浸泡，再加干姜煎煮，达到降低毒性、增强祛湿止呕的作用。经改进的工艺最大化地保留有效成分，去除杂质成分，降低剂量。由于藿香正气方中含有大量的芳香性成分，对发挥解表化湿、理气和中的功效具有重要作用，而且方中药物含大量挥发油成分，制成软胶囊较佳，其生物利用度高于其他固体制剂，提高了挥发油类成分的稳定性，并可克服原剂型（酊剂）服用时口感差、刺激性大等缺点。藿香正气软胶囊是我国第一个复方中成药软胶囊制剂，开创了软胶囊用于中成药的先河。

（3）该产品的质量标准中建立了苍术、陈皮、厚朴、广藿香油、白芷、甘草的薄层色谱鉴别；采用高效液相色谱法测定厚朴酚（$C_{18}H_{18}O_2$）与和厚朴酚（$C_{18}H_{18}O_2$）两种成分总含量控制成品中厚朴的含量，测定橙皮苷（$C_{28}H_{34}O_{15}$）的含量控制成品中陈皮的含量（详见 2020 年版《中国药典》一部第 1882 页品种项下【含量测定】相关内容）。

例 2　牡荆油胶丸

【处方】牡荆油 20g　食用植物油 230g

【制法】取牡荆油与大豆油混匀，制成胶丸 1000 丸，即得。

【性状】本品为黄棕色透明胶丸，内容物为淡黄色至橙黄色的油质液体；有特殊香气。

【功能与主治】祛痰，止咳，平喘。用于慢性支气管炎。

【用法与用量】口服，一次 1~2 丸，一日 3 次。

【规格】每丸含牡荆油 20mg。

【贮藏】密封，遮光，置阴凉处。

【注解】

（1）牡荆油为马鞭草科植物牡荆 *Vitex negundo* L. var. *cannabifolia*（Sieb. et Zucc.）Hand. - Mazz. 的叶经水蒸气蒸馏提取的挥发油，主要成分为 β-丁香烯，临床常用于治疗慢性支气管炎见咳嗽气喘者。

（2）牡荆油为挥发油类药物，以植物油为基质制成软胶囊，可加快药物的溶出，提高生物利用度，提高疗效，还可增加其稳定性，减少药物的不良气味。胶丸的制备包括明胶液的制备、油液的制备、滴制、整丸与干燥等过程。明胶液通常由明胶、甘油、水组成。明胶需先加入适量水使其膨胀，再加入热的甘油和水中，搅拌，熔化，混合均匀并保温待用。牡荆油与经加热灭菌、澄清的食用植物油充分搅匀，即得油液。制丸时，需将牡荆油液放入明胶液贮槽内（60℃左右保温），选用不溶解明胶的冷却液，通常用液状石蜡，温度以 10~17℃ 为宜，滴头温度为 40~50℃。滴制的胶丸应进行整丸与干燥，最后经质量检查合格后，即可包装。

（3）该产品质量标准中采用理化鉴别法鉴别牡荆油，采用薄层色谱对挥发油进行鉴定，采用挥发油测定法测定挥发油的含量，并用气相色谱法测定 β-丁香烯（$C_{15}H_{24}$）的含量来控制牡荆油（详见 2020 年版《中国药典》一部第 1037 页品种项下【含量测定】相关内容）。

三、肠溶胶囊剂的制备

肠溶胶囊的制备有两种方法，一种是明胶与甲醛作用生成甲醛明胶，使明胶无游离氨基存在，失去与酸结合能力，只能在肠液中溶解。但此种处理法受甲醛浓度、处理时间、成品贮存时间等因素影响较大，使其肠溶性极不稳定。另一类方法是在明胶壳表面包被肠溶衣料，如用 PVP 作底衣层，然后用蜂蜡等作外层包衣，也可用丙烯酸Ⅱ号、CAP 等溶液包衣等，其肠溶性较为稳定。

四、缓释和控释胶囊剂的制备

缓释、控释胶囊的制备方法有两种：一种是将药物制成缓释、控释型颗粒或小丸等后填充于胶囊中；另一种是对胶囊壳进行缓释、控释包衣，以达到药物缓释、控释的目的。

第三节　胶囊剂的质量要求与检查

一、性状

胶囊剂应整洁，不得有黏结、变形、渗漏或囊壳破裂现象，并应无异臭。其内容物应干燥、疏松、混合均匀；小剂量药物，应先用适宜稀释剂稀释并混合均匀。

二、水分

中药硬胶囊剂应进行水分检查。取供试品内容物，照水分测定法（《中国药典》2020年版第四部通则0832）测定，除另有规定外，供试品内容物水分不得过9.0%。硬胶囊内容物为液体或半固体者不检查水分。

三、装量差异

检查法除另有规定外，照《中国药典》2020年版四部制剂通则胶囊剂部分进行测定。取供试品20粒（中药取10粒），分别精密称定重量，倾出内容物（不得损失囊壳），硬胶囊囊壳用小刷或其他适宜的用具拭净；软胶囊或内容物为半固体或液体的硬胶囊囊壳用乙醚等易挥发性溶剂洗净，置通风处使溶剂挥尽，再分别精密称定囊壳重量，求出每粒内容物的装量与平均装量。每粒装量与平均装量相比较（有标示装量的胶囊剂，每粒装量应与标示装量比较），超出装量差异限度的不得多于2粒，并不得有1粒超出限度1倍。

表16-2 胶囊剂装量差异限度

平均装量或标示装量	装量差异限度
0.30g以下	±10%
0.30g及0.30g以上	±7.5%（中药±10%）

凡规定检查含量均匀度的胶囊剂，一般不再进行装量差异的检查。

四、崩解时限

除另有规定外，照《中国药典》2020年版四部通则0921崩解时限检查法检查，均应符合规定。

凡规定检查溶出度或释放度的胶囊剂，一般不再进行崩解时限的检查。

五、微生物限度

以动物、植物、矿物质来源的非单体成分制成的胶囊剂，生物制品胶囊剂，照非无菌产品微生物限度检查：微生物计数法（《中国药典》2020年版四部通则1105）和控制菌检查（《中国药典》2020年版四部通则1106）及非无菌药品微生物限度标准（《中国药典》2020年版四部通则1107）检查，应符合规定。规定检查杂菌的生物制品胶囊剂，可不进行微生物限度检查。

六、定性和定量检查

应按2020年版《中国药典》或其他相关标准和方法进行药物的定性鉴别和主药的含量测定。

【思考题】

1. 试从制剂"安全、有效、稳定"的角度，分析哪些药物不宜制成胶囊剂。
2. 中药硬胶囊剂存在的吸湿、装量差异、崩解时限超限等问题，应该如何解决？
3. 试述硬胶囊填充药物时应该注意的问题。
4. 试从软胶囊的优点分析哪些药物适合制成软胶囊。

第十七章

片　剂

扫一扫，查阅本章数字资源，含PPT、音视频、图片等

【学习要求】

1. 掌握片剂的定义、特点、分类与应用；片剂常用辅料种类、性质和应用。

2. 熟悉湿法制粒压片法、干法制粒压片法和粉末直接压片法；片剂包衣的目的、种类、包衣材料、包衣方法；片剂质量检查项目与方法。

3. 了解压片过程与机理及压片过程中可能发生的问题与解决方法。

第一节　概　述

一、片剂的含义

片剂（tablet）系指原料药物或与适宜的辅料混匀制成的圆形或异形的片状固体制剂，中药片剂包括浸膏片、半浸膏片和全粉片等。

片剂始创于 19 世纪 40 年代。随着压片生产技术与机械设备的不断改进，片剂的生产和应用得到了迅速发展，也使其成为现今最常用的剂型之一。中药片剂的研究和生产始于 20 世纪 50 年代，它是在汤剂、丸剂、散剂等传统剂型的基础上，借鉴化药片剂的成型原理与技术快速发展起来的现代中药剂型。随着新型制粒技术、压片技术、包衣技术、生产联动化及新辅料等各方面的创新发展，对改善生产条件、提高片剂质量和生物利用度起到了重要的作用，使得中药片剂的品种和数量不断增加，还涌现出越来越多的中药片剂新剂型，如分散片、缓释片、口崩片等。目前，《中国药典》2020 年版收载中药片剂品种 322 个，中药片剂已成为品种多、产量大、用途广、服用和贮存方便、质量稳定的主要剂型。

二、片剂的特点

片剂已成为临床上应用广泛的常用剂型之一，这是由于片剂有如下优点：①片剂的溶出度及生物利用度通常较丸剂好；②剂量准确，片剂内药物含量差异较小；③质量稳定，片剂为干燥固体，易氧化变质及易潮解的药物可借包衣加以保护，光线、空气、水分等对其影响较小；④服用、携带、运输和贮存等较方便；⑤机械化生产，生产效率高，成本低。

片剂也存在一些缺点：片剂中需加入多种赋形剂，制备中需经压缩成型，有时影响其生物利用度，溶出度较散剂及胶囊剂差，儿童及昏迷患者不易吞服；含挥发性成分的片剂贮存较久时含

量下降。

三、片剂的分类

按给药途径结合制备与作用分类如下：

（一）口服片剂

口服片剂是应用最广泛的一类，在胃肠道内崩解吸收而发挥疗效。

1. 普遍压制片（compressed tablet）　又称为素片，系指药物与赋形剂混合，经制粒、压制而成的片剂。一般不包衣的片剂即属此类，应用广泛。如复方甘草片、葛根芩连片等。

2. 包衣片（coated tablet）　系指在片芯（压制片）外包有衣膜的片剂。按照包衣物料或作用不同，可分为糖衣片、薄膜衣片、肠溶（衣）片等。肠溶片包括两种，为防止原料药物在胃内分解失效，对胃的刺激性或控制原料药物在肠道内定位释放，可包肠溶衣；为治疗结肠部位疾病等，可包结肠定位肠溶衣。肠溶衣除另有规定外，应进行释放度检查。如元胡止痛片、银翘解毒片、痢速宁肠溶衣片等。

3. 咀嚼片（chewable tablet）　系指于口腔中咀嚼后吞服的片剂。适用于小儿、吞咽困难的患者及需在胃部快速起作用的药物。咀嚼片的生产一般用湿法制粒，不需加入崩解剂，即使在缺水情况下也可按时用药。药片嚼碎后便于吞服，并能加速药物溶出，提高疗效。如健胃消食片、金莲花咀嚼片等。

4. 泡腾片（effervescent tablet）　系指含有碳酸氢钠和有机酸，遇水可产生气体而呈泡腾状的片剂。泡腾片中的原料药物应是易溶性的，加水产生气泡后应能溶解。泡腾片遇水快速崩解，特别适用于儿童、老年人和不能吞服固体制剂的患者。又可以溶液形式服用，药物奏效迅速，生物利用度高，比液体制剂携带方便。如清开灵泡腾片、大山楂泡腾片等。

5. 分散片（dispersible tablet）　系指在水中能迅速崩解并均匀分散的片剂。分散片中的原料药物应是难溶的，分散于水中后能形成有一定黏度的混悬液。分散片可加水分散后口服，也可含于口中吮服或吞服。分散片应进行溶出度、分散均匀性检查，分散片具有服用方便、吸收快、生物利用度高和不良反应小等优点。如独一味分散片。

6. 口崩片（orally disintegrating tablet）　系指在口腔内不需要用水即能迅速崩解或溶解的片剂。一般适合于小剂量原料药物，常用于吞咽困难或不配合服药的患者，可用直接压片和冷冻干燥法制备。口崩片除冷冻干燥法制备者外，应在 60s 内全部崩解。采用水溶性好的山梨醇、木糖醇、赤藓醇等作为填充剂和矫味剂。如伪麻黄碱口腔速崩片。

7. 多层片（multilayer tablet）　系指由两层或多层组成的片剂。各层含不同药物，或各层药物相同而辅料不同。这类片剂有两种，一种分上下两层或多层；另一种是先将一种颗粒压成片芯，再将另一种颗粒包压在片芯之外，形成片中有片的结构。制成多层片的目的是：①避免复方制剂中不同药物之间的配伍变化；②制成长效片剂，一层由速释颗粒制成，另一层由缓释颗粒制成，如复方氨茶碱片；③改善片剂的外观。

8. 缓释片（sustained release tablet）　系指在规定的释放介质中缓慢地非恒速释放药物的片剂。具有服用次数少、作用时间长的优点。如正清风痛宁缓释片。

9. 控释片（controlled release tablet）　系指在规定的释放介质中缓慢地恒速释放药物的片剂。具有血药浓度平稳、服药次数少、作用时间长的优点。

（二）口腔用片剂

1. 含片（buccal tablet） 系指含于口腔中缓慢溶化产生局部或全身作用的片剂。含片中的原料药物一般是易溶性的，主要起局部消炎、杀菌、收敛、止痛或局部麻醉等作用，多用于口腔及咽喉疾患。口含片比一般内服片大而硬，味道适宜。如西瓜霜润喉片、复方草珊瑚含片等。口含片按崩解试验检查，10min 内不应全部崩解或溶化。

2. 舌下片（sublingual tablet） 系指置于舌下能迅速溶化，药物经舌下黏膜吸收发挥全身作用的片剂。可防止胃肠液 pH 及酶对药物的不良影响，避免药物的肝脏首过效应。舌下片中的原料药物应易于直接吸收，辅料应是易溶性的，应在 5min 内全部崩解溶化，主要适用于急症的治疗。如硝酸甘油片、喘息定片等。此外，还有一种唇颊片，将药片放在上唇与门齿牙龈一侧之间的高处，通过颊黏膜吸收，既有速效作用又有长效作用。如硝酸甘油唇颊片。

3. 口腔贴片（buccal patch） 系指黏贴于口腔，经黏膜吸收后起局部或全身治疗作用的片剂。这类片剂含有聚羧乙烯（CVP）、羟丙基甲基纤维素（HPMC）、羧甲基纤维素（CMC）、羟丙基纤维素（HPC）等较强黏着力的赋形剂，对黏膜黏着力强，能控制药物的溶出。贴于口腔黏膜，可缓慢释放药物，用于治疗口腔或咽喉部位疾患。也能通过口腔黏膜下毛细血管吸收，进入体循环，避免肝脏的首过作用。如冰硼贴片、硝酸甘油贴片等。口腔贴片应检查溶出度或释放度。

（三）外用片

1. 阴道片与阴道泡腾片（vaginal tablet） 系指置于阴道内应用的片剂。主要在局部起杀菌、消炎作用，形状应易于置于阴道内，可借助器具送入阴道。阴道片在阴道内应易溶化、溶散、融化或崩解并易释放药物。具有局部刺激性的药物，不得制成阴道片。阴道片应进行融变时限检查，阴道泡腾片还应进行发泡量检查。如鱼腥草素泡腾片、灭敌刚片等。

2. 外用溶液片（solution tablet） 系指加一定量的缓冲溶液或水溶解后制成一定浓度溶液的非包衣片或薄膜衣片，供外用。如供滴眼用的白内停片、供漱口用的复方硼砂漱口片等。若溶液片中药物口服有毒，应加鲜明标记或制成异形片，以引起用者注意，如供消毒用的升汞片等。外用溶液片的组成成分必须均为可溶物。

（四）其他片剂

1. 可溶片（soluble tablet） 系指临用前能溶解于水的非包衣片或薄膜包衣片剂。可溶片应溶解于水中，溶液可呈轻微乳光，可供口服、外用、含漱等。

2. 微囊片（microcapsule tablet） 系指固体或液体药物利用微囊化工艺制成干燥的粉粒，经压制而成的片剂。如牡荆油微囊片、羚羊感冒微囊片等。

四、中药片剂的类型

中药片剂按原料处理的方法可分成四种类型，即浸膏片、半浸膏片、全粉片和提纯片。

1. 全浸膏片 系指将药材用适宜的溶剂和方法提取制得浸膏，以全量浸膏制成的片剂。如通塞脉片、穿心莲片等。

2. 半浸膏片 系指将部分药材细粉与浸膏混合制成的片剂。如牛黄解毒片、银翘解毒片等。此类型在中药片剂中应用最多。

3. 全粉片 系指将处方中全部药材粉碎成细粉，加适宜的辅料制成的片剂。如参茸片、安胃片等。

4. 提纯片　系指将处方中药材经过提取，得到单体或有效部位，以此提纯物细粉为原料，加适宜的辅料制成的片剂。如北豆根片、正青风痛宁片等。

第二节　片剂的辅料

片剂由药物和辅料两部分组成。辅料为片剂中除主药外一切物质的总称，亦称赋形剂。压片所用的药物应具备以下性能：①有良好的流动性和可压性；②有一定的黏着性；③润滑性好，不黏冲头和模圈；④遇体液能迅速崩解、溶解、吸收而产生应有的疗效。很少有药物完全具备这些性能，因此，必须另加辅料或适当处理使之达到上述要求。

片剂的辅料必须具有较高的化学稳定性，不与主药起反应，不影响主药的释放、吸收和含量测定，对人体无害，来源广，成本低。完全惰性的辅料很少，辅料对片剂的性质甚至药效有时可产生很大的影响，因此应重视辅料的选择。片剂辅料一般包括稀释剂、吸收剂、润湿剂、黏合剂、崩解剂及润滑剂。

一、稀释剂与吸收剂

稀释剂和吸收剂统称为填充剂。为了应用和生产的方便，片剂的直径一般不小于 6mm，片重多在 100mg 以上。当药物剂量小于 100mg，或中药片剂中含浸膏量多或浸膏黏性太大，制片困难时，需加入稀释剂。当原料药中含有较多挥发油、脂肪油或其他液体时，需加吸收剂吸收。稀释剂与吸收剂的加入可保证片剂一定体积，使片剂含药量均匀，能改善药物压缩成型性。

1. 淀粉（starch）　本品为白色细腻的粉末，由支链淀粉和直链淀粉组成。淀粉有玉米淀粉、马铃薯淀粉等，其中常用的是玉米淀粉。淀粉含水量一般为 12%~15%；性质稳定，可与大多数药物配伍；不溶于冷水及乙醇，但在水中加热到 62~72℃可糊化；遇水膨胀，遇酸或碱在潮湿或加热情况下可逐渐水解而失去膨胀作用；具有吸湿性。

淀粉为最常用的稀释剂，也可作为吸收剂或崩解剂。淀粉的可压性不好，作稀释剂用量不宜过多，必要时与糖粉、糊精、乳糖等混合使用，改善其可压性。此外，含淀粉较多的中药，如葛根、天花粉、山药、贝母等，粉碎成细粉后也可作稀释剂，兼有吸收剂和崩解剂的作用。

2. 糖粉（powdered sugar）　本品系由结晶性蔗糖经低温干燥、粉碎而成的白色粉末，味甜。糖粉是可溶性片剂的优良稀释剂，兼有矫味和黏合作用，多用于含片、咀嚼片、分散片、泡腾片、可溶片及纤维性强或质地疏松的药物压片。糖粉黏合力强，能增加片剂的硬度，使片剂表面光滑美观，但吸湿性较强，在中药浸膏制粒、压片中用量过多会使制粒、压片困难。长期贮存会使片剂的硬度过大，造成片剂崩解或药物溶出困难。酸性或碱性强的药物能促使蔗糖转化，增加其引湿性，故不宜配伍使用。除含片或可溶片外，蔗糖一般不单独使用，常与糊精、淀粉等配合使用。

3. 糊精（dextrin）　本品为白色或类白色无定形粉末，不溶于醇，微溶于水，能溶于沸水成黏胶状溶液，黏性强，并呈弱酸性。糊精是淀粉水解的中间产物，除糊精外，还含有可溶性淀粉及葡萄糖等，因水解程度不同有若干规格，其黏度各不相同。糊精常与淀粉合用作为片剂的填充剂，兼有黏合剂作用。如用量大于 50%，不宜用淀粉浆作黏合剂，可用 40%~50% 乙醇为润湿剂，以免颗粒过硬。

4. 乳糖（lactose）　本品为白色结晶性粉末，由等分子葡萄糖及半乳糖组成。略带甜味，能溶于水，难溶于醇，性质稳定，可与大多数药物配伍。乳糖无吸湿性，有良好的可压性，制成的片剂光洁美观，不影响药物的溶出，对主药的含量测定影响较小，是优良的片剂稀释剂。乳糖有数种规格，普通乳糖由结晶法制成，结晶多呈楔形；喷雾干燥乳糖的粒子多呈球形，流动性、可压性较好，可供粉末直接压片。乳糖自动物乳中提取制成，国内产量较少，价格贵。国内多用淀粉 7 份、糊精 1 份、糖粉 1 份的混合物代替乳糖使用。

5. 微晶纤维素（microcrystalline cellulose，MCC）　本品为由纤维素部分水解而制得的晶体粉末，白色，无臭，无味，不溶于水。根据粒径和含水量不同有若干规格。商品名为 Avicel，规格有 PH101、PH102、PH201、PH301 等。其中 PH102 粒径最大，平均粒径为 90μm，PH105 最小，平均粒径为 25μm，PH103 含水量较少。广泛用作片剂辅料的为 PH101 和 PH102 两种规格。PH101 为标准型，用于湿法制粒。PH102 粒径大，流动性好，可用于粉末直接压片。微晶纤维素在加压过程中呈塑性变形，加之毛细管作用，极易引水入内破坏粒子之间的结合力，使片子崩解。微晶纤维素的摩擦系数小，当药物或其他辅料的含量不超过 20% 时，压片时一般不需加润滑剂。微晶纤维素对药物的容纳量较大，受压缩时粒子间借氢键而结合，压成的药片硬度较大。其缺点是价格比常用的淀粉、糊精、糖粉等高，故如不是特殊需要，一般不单独使用。当微晶纤维素含水量超过 3% 时，在混合及压片过程中，易产生静电，出现分离和条痕现象，可预先干燥除去部分水分。因此微晶纤维素除作为稀释剂外，兼具黏合、助流、崩解等作用。本品有吸湿性，应贮放于干燥处。

6. 预胶化淀粉（pregelatinized starch）　亦称可压性淀粉。本品由玉米淀粉经部分胶化或全部胶化而成。目前上市品种是部分预胶化淀粉，为白色或类白色粉末，其中部分是完整的淀粉颗粒，部分是水解破坏而凝聚成的球粒。其流动性好，休止角小于 40°，压缩成型性好，有自身润滑作用。可作填充剂，又兼作黏合剂和崩解剂，多用于粉末直接压片，有改善小剂量药物含量均匀性的作用。预胶化淀粉含有未改性和改性的淀粉，因而可作为黏合剂用于湿法制粒，并且保留了崩解性能。

7. 糖醇类　甘露醇、山梨醇为白色、无臭、具甜味的结晶性粉末或颗粒，在口中溶解时吸热，有凉爽感。常用于咀嚼片、口崩片，但价格稍贵，常与蔗糖配合使用。近年开发的赤藓糖醇，口服后不产生热能，口腔内 pH 值不下降，有较强的凉爽感，有利于牙齿保护，是制备口腔崩解片的最佳辅料，但价格较贵。

8. 无机盐类　一些无机钙盐，如硫酸钙、磷酸氢钙及磷酸钙，常用作片剂的稀释剂和吸收剂，吸收挥发油或脂肪油。其性质稳定，无臭无味，微溶于水，可与多种药物配伍，制成的片剂外观光洁，硬度、崩解性均好。磷酸氢钙及磷酸钙对易吸湿药物有降低引湿作用，为中药浸出物、油类及含油浸膏类的良好吸收剂，压成的片剂较坚硬。其他如氧化镁、碳酸镁、碳酸钙、氢氧化铝凝胶粉及活性炭等，都可作为片剂的吸收剂，用于吸收挥发油和脂肪油。

二、润湿剂与黏合剂

润湿剂和黏合剂在片剂中具有黏结固体粉末的作用。润湿剂系指本身没有黏性，但能诱发物料黏性，以利于制粒的液体，适用于具有黏性物料的制粒压片。制粒中常用的润湿剂为蒸馏水和乙醇。黏合剂是指本身具有黏性，能增加物料的黏合力的物质，适用于没有黏性或黏性差的中药提取物或原药粉制粒压片。黏合剂的用量与含量可通过优化试验或经验确定。

1. 水　药物本身若具有一定黏性，如中药半浸膏粉，用水润湿即能黏结制粒。但用水作润湿剂时，干燥温度高，故对不耐热、遇水易变质或易溶于水的药物不宜应用。在中药片剂制粒中，如浸膏黏性较强，用水润湿可出现结块、湿润不均匀、干燥后颗粒硬度大等现象。实际生产中很少单独使用，常以低浓度的淀粉浆或各种浓度乙醇代替。

2. 乙醇 可用于遇水易分解、在水中溶解度大或遇水黏性太大的药物。不同浓度的乙醇是中药浸膏制粒的常用润湿剂，常用浓度为30%~70%。乙醇浓度愈高，粉料被润湿后黏性愈小。用乙醇作润湿剂时应迅速搅拌，立即制粒，迅速干燥。如中药浸膏黏性强，乙醇浓度应适当提高。乙醇易燃易爆，使用时应注意安全生产。

3. 淀粉浆 是淀粉加水在70℃左右受热糊化而得，为最常用的黏合剂。淀粉浆的常用浓度为8%~15%，若物料的可压性较差，浓度可适当提高。淀粉浆含有大量水分，遇物料后水分能够逐渐扩散到物料中，均匀地湿润物料，且黏性较好，有利于片剂崩解。淀粉浆的制法主要有煮浆法和冲浆法。冲浆法是先将淀粉混悬于少量（1~1.5倍）水中，然后根据浓度要求冲入适量的沸水，不断搅拌糊化而成；煮浆法是将淀粉混悬于全量的水中，加热并不断搅拌，直至糊化。

4. 聚维酮（povidone，PVP） 根据分子量不同有多种规格，其中最常用的型号是K30（分子量6万）。聚维酮可溶于乙醇或水。常用10%水溶液作黏合剂，3%~15%的乙醇溶液用于对水敏感药物的制粒，也适于疏水性物料并可改善药物的润湿性。PVP为溶液片、泡腾片、咀嚼片等的优良黏合剂，也可用作直接压片的干黏合剂。

5. 纤维素衍生物 系将天然的纤维素经处理后制成的各种纤维素的衍生物。常用浓度为5%左右。

（1）羟丙基甲基纤维素（hydroxypropylmethyl cellulose，HPMC） 是纤维素的羟丙甲基醚化物，易溶于冷水，不溶于热水。制备羟丙基甲基纤维素水溶液时，先将其加入总体积20%~30%的热水（80~90℃）中，充分分散与水化，然后降温，不断搅拌使溶解，加冷水至总体积。一般用其2%~8%的水溶液或乙醇溶液做黏合剂，用于吸湿性较强的中药颗粒有抗湿作用。

（2）甲基纤维素（methyl cellulose，MC） 本品在冷水中溶解，在热水及乙醇中几乎不溶，可用于水溶性及水不溶性物料的制粒，颗粒的压缩成型性好。

（3）羟丙基纤维素（hydroxypropyl cellulose，HPC） 本品在低于38℃水中可形成透明的胶体溶液，加热至50℃形成高度溶胀的絮状沉淀。可溶于甲醇、乙醇、丙二醇和异丙醇。本品溶液可用于湿法制粒，干品用作粉末直接压片的干燥黏合剂。

（4）羧甲基纤维素钠（carboxymethyl cellulose sodium，CMC-Na） 是纤维素的羧甲基醚化物的钠盐，溶于水，不溶于乙醇。含本品的片剂在高湿条件下可吸收大量水，在贮存过程中会改变片剂的硬度及崩解性。常用于可压性较差的药物压片。

6. 糖浆、炼蜜、饴糖、液状葡萄糖 这四种黏合剂性质相似，黏性很强，适用于纤维性强、质地疏松或弹性较大的动物组织类药物。

（1）糖浆 常用浓度为50%~70%（g/g），黏性很强，不宜用于酸性或碱性较强的药物，以免产生转化糖，增加颗粒的引湿性，不利于压片和片剂的稳定。

（2）炼蜜 系指经过加热熬炼的蜂蜜，常根据物料黏性特点或处方要求配制成不同浓度进行制粒，常用于含有生药原粉的中药片剂。

（3）饴糖 俗称麦芽糖，常用浓度25%或75%，本品呈浅棕色稠厚液体，不宜用于白色片剂，制成的颗粒不易干燥，压成的片子易吸潮。

（4）液状葡萄糖 系淀粉不完全水解产物，含糊精、麦芽糖等。常用浓度有25%与50%两种。本品对易氧化的药物如亚铁盐有稳定作用。有引湿性，制成的颗粒不易干燥，压成的片子亦易吸潮。

7. 阿拉伯胶浆、明胶浆 两者的黏合力均大，压成的片剂硬度大，适用于松散且不易制粒的药物，或要求硬度大的片剂如口含片。常用浓度为10%~20%。使用时必须注意浓度与用量，若浓度太大，用量过多，会影响片剂的崩解度。

8. 其他 海藻酸钠、聚乙二醇及硅酸铝镁等也可用作黏合剂。

此外，中药稠膏具有一定黏性，既能起治疗作用，又可起黏合剂的作用。

三、崩解剂

崩解剂系指促使片剂在胃肠液中迅速崩解成细小颗粒的辅料。由于药物压成片剂后，孔隙率小，结合力强，在水中崩解需要一定的时间。片剂的崩解是药物溶出的第一步，为使片剂能迅速发挥药效，除了缓控释片、口含片、咀嚼片、舌下片外，一般均需加入崩解剂。中药半浸膏片中含有药材细粉，遇水后能缓慢崩解，一般不需另加崩解剂。

1. 常用的崩解剂

（1）干淀粉（dry starch） 是一种常用的崩解剂。用前在100~105℃下干燥1h，使含水量在8%以下，常用量为配方的5%~20%。干淀粉的吸水性较强，适用于水不溶性或微溶性药物的片剂，对易溶性药物的崩解作用较差。淀粉的可压性、流动性不好，用量多时可影响物料流动性及片剂的硬度。

（2）羧甲基淀粉钠（CMS-Na） 本品为白色粉末，不溶于乙醇，吸水膨胀性强，吸水后体积能膨胀增大至200~300倍，是一种性能优良的崩解剂，可用于不溶性药物及可溶性药物片剂的崩解剂，常用量为2%~6%。研究及生产实践表明，全浸膏片用3%的CMS-Na、疏水性半浸膏片用1.5%的CMS-Na，能明显缩短崩解时限，增加素片硬度。

（3）低取代羟丙基纤维素（L-HPC） 本品为白色或类白色结晶粉末，在水中不易溶解，具有很好的吸水速度和吸水量，吸水后体积膨胀，吸水膨胀率为500%~700%，是良好的片剂崩解剂。根据粒径与取代度，有多种型号，如LH-11、LH-21、LH-31等。LH-11粒径最大，可作粉末直接压片。另一方面它的毛糙结构与药粉和颗粒之间有较大的镶嵌作用，使黏性强度增加，可提高片剂的硬度和光洁度。L-HPC具有崩解黏结双重作用，常用量为2%~5%。

（4）交联聚维酮（PVPP） 本品为一种流动性良好的白色粉末，在水、有机溶剂及强酸、强碱溶液中均不溶解，在水中迅速溶胀，无黏性，崩解性能优越。

（5）交联羧甲基纤维素钠（CCNa） 本品为白色、细颗粒状粉末，不溶于水，能吸收数倍于本身重量的水而膨胀至原体积的4~8倍，有良好的崩解作用。与羧甲基淀粉钠合用，崩解效果更好，但与干淀粉合用时崩解作用会降低。

崩解剂的加入方法：①内加法：崩解剂与处方粉料混合在一起制颗粒。崩解作用起自颗粒的内部，使颗粒全部崩解。由于崩解剂包于颗粒内，与水接触较迟缓，且淀粉等在制粒过程中已接触湿和热，崩解作用较弱。②外加法：崩解剂加于压片前的干颗粒中。片剂的崩解发生在颗粒之间，崩解速度较快，但崩解后往往呈颗粒状态。③内外加法：部分崩解剂在制粒过程中加入，部分崩解剂加入压片前的干颗粒中。此种方法可使片剂的崩解既发生在颗粒内部又发生在颗粒之间，效果较好。崩解剂用量应视具体品种而定，一般加入比例为内加3份，外加1份。

（6）泡腾崩解剂（effervescent disintegrants） 由碳酸盐和有机酸组成。常用碳酸氢钠和枸橼酸、酒石酸组成的混合物，专用于泡腾片。泡腾片遇水时产生大量二氧化碳气体，片剂在几分钟内迅速崩解。含有泡腾崩解剂的片剂，应密闭包装，避免受潮造成崩解剂失效。

（7）表面活性剂（surfactants） 为崩解辅助剂。能增加药物的润湿性，促进水分透入，使片剂容易崩解。可用于疏水性或不溶性药物。常用的表面活性剂有聚山梨酯80、溴化十六烷基三甲铵、十二烷基硫酸钠、硬脂醇磺酸钠等，用量一般为0.2%。表面活性剂的使用方法：①溶解于黏合剂内；②与崩解剂混合后加于干颗粒中；③制成醇溶液喷在干颗粒上。第三种方法最能缩短崩解时间。单独使用表面活性剂崩解效果不好，必须与干燥淀粉等混合使用。

2. 片剂的崩解机理

（1）毛细管作用　崩解剂在片剂中保持有孔隙结构，形成易被水湿润的毛细管孔道，片剂经加压成形后，内部存在大量微小孔隙，片剂接触水后，水随毛细管迅速进入片剂内部，促使崩解。如淀粉及其衍生物，纤维素类衍生物。

（2）膨胀作用　崩解剂遇水膨胀，促使片剂崩解。如羧甲基淀粉钠、低取代羟丙基纤维素。

（3）产气作用　泡腾崩解剂遇水能产生气体，借气体的膨胀使片剂崩解。

（4）酶解作用　有些酶对片剂中某些辅料有作用，当将它们配制在同一片剂中时，遇水即能迅速崩解，如以淀粉浆作黏合剂时，可将淀粉酶加到干颗粒中，由此压制的片剂遇水即能崩解。用酶作崩解剂的方法应用不多，常用的黏合剂及其相应作用的酶有：淀粉与淀粉酶、纤维素类与纤维素酶、树胶与半纤维素酶、明胶与蛋白酶、蔗糖与转化酶、海藻酸盐类与角叉菜胶酶等。

四、润滑剂

为了保证压片时顺利加料和出片，减少黏冲，降低颗粒之间、药片与冲模之间的摩擦力，使片剂光滑美观，在压片前常加入一定量的润滑剂。广义的润滑剂包括助流剂、抗黏剂和润滑剂。

助流剂为降低颗粒之间摩擦力，改善粉体流动性，减少重量差异的辅料。

抗黏剂为防止压片时产生黏冲，保证压片操作的顺利进行以及使片剂表面光洁的辅料。

润滑剂为降低压片和推出片时药片与冲模壁之间的摩擦力，保证压片时应力分布均匀，防止裂片的辅料。

润滑剂可分为以下三类。

（一）疏水性及水不溶性润滑剂

1. 硬脂酸镁（magnesium stearate）　为白色粉末，细腻轻松，有良好的附着性，易与颗粒混匀，能够明显减小颗粒与冲模之间的摩擦力，且片面光洁美观，是性能优良、最常用的润滑剂。用量一般为 0.3%～1%，如果用量过大，由于其本身疏水性，会影响片剂润湿，而延长片剂的崩解时间。此外，硬脂酸镁呈碱性，可降低某些药物的稳定性。

2. 滑石粉（talc）　其成分为含水硅酸镁，为白色结晶粉末，不溶于水。是一种优良的助流剂，用后可以分布均匀，减低颗粒表面的粗糙性，增加颗粒的润滑性和流动性。常用量一般为 0.1%～3%。本品不溶于水，但有亲水性，对片剂的崩解作用影响不大。常与硬脂酸镁合用，以改善后者的疏水性。本品颗粒细而比重大，附着力较差，在压片中可因振动易与颗粒分离并沉在颗粒底部，造成黏冲、片面色泽不匀等问题，使用时应予注意。

3. 氢化植物油（hydrogenated vegetable oils）　由精制植物油经催化氢化制得，常用量 1%～6%。应用时将本品溶于轻质液体石蜡或己烷中，然后喷于颗粒上，以利于分布均匀，己烷可在减压条件下除去。本品润滑性能好，常与滑石粉合用。

（二）水溶性润滑剂

1. 聚乙二醇（PEG4000，PEG6000）　本品为水溶性，溶解后可得到澄明溶液。50μm 以下的 PEG 颗粒压片时具有良好的润滑效果，用于可溶性片剂。

2. 十二烷基硫酸镁　本品为水溶性表面活性剂，具有良好的润滑作用。能增强片剂的机械强度，促进片剂的崩解、药物的溶出。十二烷基硫酸钠具有相同作用。

（三）助流剂（glidant）

助流剂可黏附在颗粒或粉末的表面，将粗糙表面的凹陷处填满，将颗粒隔开，降低颗粒间的摩擦力，故可改善流动性。

1. 微粉硅胶（colloidal silicon dioxide） 为白色的轻质粉末，无臭无味，化学性质稳定，比表面积大，特别适宜于油类和浸膏类等药物，与 1~2 倍的油混合仍呈粉状。其亲水性能强，用量在 1% 以上时可加速片剂的崩解，有利于药物的吸收。为优良的助流剂，可用于粉末直接压片，常用量为 0.1%~1.0%。

2. 氢氧化铝凝胶 本品为极轻的凝胶粉末，在显微镜下观察其形状为极细小的球状聚合体，表面积大，有良好的可压性，常作为粉末直接压片的助流剂和干燥黏合剂。

此外，氧化镁也可用作某些片剂的助流剂，用量 1%~2%。滑石粉具有良好的润滑性和流动性，与硬脂酸镁合用兼具助流抗黏作用。

必须指出，不少片剂辅料往往兼有几种作用，例如淀粉可用作稀释剂或吸收剂，同时也是良好的崩解剂，淀粉加水加热糊化后又可用作黏合剂；糊精可用作稀释剂，也是良好的干燥黏合剂。中药片剂的原料药物，既有治疗作用，也兼作辅料，如含淀粉较多的药物细粉可用作稀释剂和崩解剂；药物的稠膏也可用作黏合剂。因此，必须掌握各类辅料和原料药物的特点，在设计处方中灵活运用，达到既节省辅料，又能提高片剂质量的目的。

第三节　片剂的制备

片剂的制法可分为颗粒压片法和直接压片法两大类，目前以颗粒压片法应用最多。颗粒压片法又可分为湿法制粒压片法和干法制粒压片法。直接压片法可分为粉末直接压片法和半干式颗粒（空白颗粒）压片法。实际工作中以湿法制粒压片法应用较为普遍。

一、湿法制粒压片法

（一）工艺流程

本法适用于药物不能直接压片，且遇湿、热不起变化的片剂制备。一般生产流程如下（图 17-1）。

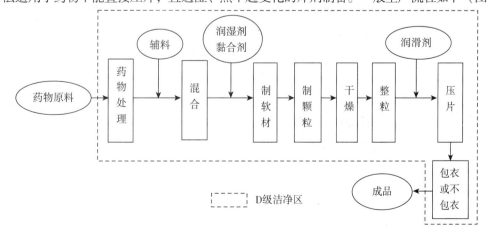

图 17-1　片剂制备的一般工艺流程示意图

（二）原料处理

1. 中药原料的处理　中药材品种多，性质各异，成分复杂，因此需经处理方可投入生产。中药原料预处理的目的：①去除无效成分、杂质，保留有效成分，减少服用量；②方便操作，便于生产；③选用部分处方药料用作赋形剂。中药原料处理的一般原则如下：

（1）按处方选用合格的药材，进行洁净、灭菌、炮制和干燥处理，制成净药材。

（2）生药原粉入药：含淀粉较多的饮片、贵重药、剧毒药、树脂类药及受热有效成分易破坏的饮片等，一般粉碎成 100 目左右的细粉。如山药、桔梗、浙贝母、牛黄、雄黄、大黄、木香等。

（3）含水溶性有效成分的饮片，或含纤维较多、黏性较大、质地松泡或坚硬的药材，以水煎煮，浓缩成稠膏。必要时采用高速离心或加乙醇等纯化方法去除杂质，再制成稠膏或干浸膏。如大腹皮、丝瓜络、茅根、熟地、大枣及磁石等。

（4）含挥发性成分较多的饮片宜用双提法，即先用水蒸气蒸馏法提取挥发油成分，药渣再加水煎煮或将蒸馏后剩余药液制成稠膏或干浸膏粉。

（5）含醇溶性成分的饮片，可用适宜浓度的乙醇或其他溶剂以回流、渗漉、浸渍等方法提取，回收乙醇后再浓缩成稠膏。如刺五加、丹参等。

（6）有效成分明确的饮片采用特定的方法和溶剂提取后制片。

中药片剂中的稠膏，一般可浓缩至相对密度 1.2~1.3，有时可达 1.4，根据处方中药粉量而定。或将稠膏浓缩至密度 1.1 左右，喷雾干燥或减压干燥成干浸膏。

2. 化学药品原、辅料的处理　湿法制粒压片用的主药及辅料，在混合前一般均需经过粉碎、过筛等处理，细度一般为通过五至六号筛。剧毒药、贵重药及有色的原、辅料宜粉碎得更细些，易于混匀，含量准确，并可避免压片时产生花斑现象。有些原、辅料贮藏中易受潮发生结块，需经干燥处理后再粉碎、过筛。药物与辅料的混合应按等量递增法进行。

（三）制颗粒

1. 制颗粒的目的　大多数片剂都需要先制成颗粒后才能进行压片。颗粒的制备是颗粒法制片的关键性操作。药物制成颗粒后压片有如下目的：

（1）增加物料的流动性　细粉流动性差，增加片剂的重量差异或出现松片，影响片剂的含量，药物粉末的休止角一般为 65°左右，而颗粒的休止角一般为 45°左右，制成颗粒后，可增加物料的流动性。

（2）改善可压性　制粒能减少细粉吸附和容存的空气，以减少药片的松裂。细粉比表面积大，吸附和容存的空气多，当冲头加压时，粉末中部分空气不能及时逸出而被压在片剂内，当压力移去后，片剂内部空气膨胀，以致产生松片、顶裂等现象。

（3）避免粉末分层　处方中有数种原、辅料粉末，密度不一。在压片过程中，由于压片机的振动，使重者下沉，轻者上浮，产生分层现象，以致含量不准。

2. 制颗粒的方法

（1）不同原料的制粒方法　根据对中药原料处理方法的不同，可分以下四类。

①药材全粉制粒法：系将处方中全部药材细粉混匀，加适量的黏合剂或润湿剂制成软材，挤压过筛制粒的方法。黏合剂或润湿剂需根据药粉性质选择，若药粉中含有较多矿物质、纤维性及

疏水性成分，黏性不足时，应选用黏合力强的黏合剂，如糖浆、炼蜜、饴糖，或与淀粉浆合用；若处方中含有较多黏性成分，选用水、醇等润湿剂即可。此法适用于剂量小的贵重细料药、毒性药及几乎不具有纤维性的药材细粉制片。本法具有简便、快速、经济的优点，但必须注意药材的净化与灭菌，使片剂符合卫生标准。

②部分药材细粉与稠浸膏混合制粒法：系将处方中部分药材提取制成稠浸膏，另一部分药材粉碎成细粉，两者混合后若黏性适中可直接制成软材、制颗粒的方法。此法可根据药材性质及出膏率而决定打粉的药材量，还应考虑使片剂能快速崩解，力求使稠浸膏与药材细粉混合后恰可制成适宜的软材。目前多以处方量的 10%~30% 药材打粉，其余制稠浸膏。若两者混合后黏性不足，需另加适量的黏合剂或润湿剂制粒。若两者混合后黏性太大难以制粒，或制成的颗粒试压时出现花斑、麻点，须将稠浸膏与药材细粉混匀，烘干，粉碎成细粉，再加润湿剂制软材、制颗粒。此法最大优点是稠浸膏与药材细粉除具有治疗作用外，稠浸膏还起黏合剂作用，药材细粉具有稀释剂、崩解剂作用。与药材全粉制粒法及全浸膏制粒法相比，节省辅料，操作简便。因此，此法在中药片剂制备中应用最多，适用于大多数片剂颗粒的制备。

③全浸膏制粒法：系将处方中全部药材提取制成浸膏再制粒的方法。目前生产上有以下几种情况：若干浸膏黏性适中，吸湿性不强时，可直接粉碎成通过二至三号筛（40 目左右）的颗粒。颗粒宜粉碎细些，避免压片时产生花斑、麻点。真空干燥法制得的浸膏疏松易碎，直接过筛即可。若干浸膏黏性太大，直接粉碎成颗粒而颗粒太硬者，应将干浸膏粉碎成细粉，过五至六号筛，加适量辅料，加润湿剂，制软材、制颗粒。所用润湿剂乙醇浓度应视浸膏粉黏性而定，黏性愈大乙醇浓度应愈高。乙醇最好以喷雾法加入，分布较均匀。也有药厂将干浸膏粉用喷雾转动制粒法制粒。

制备干浸膏的方法常用减压干燥和喷雾干燥。浸膏粉制粒法所得颗粒质量较好，压出的药片外观光滑，色泽均匀，硬度易控制。但工序复杂，费工时。全浸膏片不含药材细粉，服用量少，易达到卫生标准。本法适用于处方量大，不含贵重药、细料药的品种，尤其适用于有效成分含量较低的药材制片。

④提纯物制粒法：将提纯物细粉（有效成分或有效部位）与适量稀释剂、崩解剂等混匀后，加入黏合剂或润湿剂，制软材、制颗粒。

（2）常用制粒方法 有挤出制粒法、高速搅拌制粒法、流化喷雾制粒法等（参见第十五章第二节制粒方法）。

3. 湿颗粒的干燥 湿颗粒制成后应及时干燥，以免结块或受压变形。干燥温度一般为60~80℃，温度过高可使颗粒中含有的淀粉粒糊化，延长片剂崩解，含浸膏的颗粒会软化结块。含挥发性及苷类成分中药颗粒的干燥应控制在60℃以下，避免有效成分散失或破坏。对热稳定的药物，干燥温度可提高至80~100℃，以缩短干燥时间。干燥温度应逐步上升，以防颗粒表面水分迅速蒸发形成干燥硬壳，影响颗粒内部水分的散发。颗粒干燥的程度一般凭经验掌握，含水量以3%~5%为宜。含水量过高会产生黏冲现象，含水量过低则易出现顶裂现象。

4. 干颗粒的质量要求 颗粒除必须具有适宜的流动性和可压性外，尚需符合以下要求。

（1）主药含量 干颗粒在压片前应进行含量测定，应符合该品种的要求。

（2）含水量 干颗粒中含水量对中药片剂成型及片剂质量影响很大，一般为3%~5%。由于不同品种本身性质各异，颗粒含水量要求不同。应反复试验，制定合适的含水量标准。

如舒筋活血片干颗粒含水量为2%~4%，鸡血藤浸膏片为4%~6%。一般化学药品片剂含水量为1%~3%。但个别品种例外，如四环素片含水量在12%~14%。目前生产中测定颗粒水分多使用红外线快速水分测定仪，或隧道式水分测定仪。

（3）颗粒大小、松紧及粒度　颗粒大小应根据片重及药片直径选用，大片可用较大颗粒或小颗粒压片，但小片必须用较小颗粒，否则会造成较大的片重差异。同样大小中药片的颗粒比化学药品片要细小些，可避免压片时产生花斑。中药片一般选用通过二号筛或更细的颗粒。

干颗粒的松紧与片剂的物理外观有关，干颗粒以手指轻捻能碎成有粗糙感的细粉为宜。颗粒过硬、过紧，压片易产生麻点，崩解时间延长；颗粒太松易碎成细粉，压片时易产生松片。

干颗粒应由粗细不同的颗粒组成，一般干颗粒中20～30目的粉粒以20%～40%为宜，且无通过六号筛的细粉。若粗粒过多，压成的片剂重量差异大；而细粉过多，则可能产生松片、裂片、边角毛缺及黏冲等现象。

5. 干颗粒压片前的处理

（1）整粒　整粒的目的是将干颗粒过筛，使其中的团块状物、条状物分散成均匀的颗粒。常用整粒机，也可用挤压式制粒机，筛网的孔径一般与制湿粒时相同。若颗粒较疏松，宜选用孔径较大的筛网。

（2）总混　又称配粒、混料，是将处方中的挥发性成分、其他液体成分及崩解剂、润滑剂等加入颗粒中混匀的操作。

加挥发油、挥发性药物及液体物料：从干颗粒中用五号筛筛出部分细粉或细粒吸收挥发油或液体药物，再以等量递增法与颗粒混匀。若挥发油量超过0.6%时，先以吸收剂吸收，再与颗粒混匀。油溶液或挥发性固体，先用少量乙醇溶解，再均匀喷入颗粒中混匀。以上各法最后均应放置桶内密闭贮放数小时，使挥发性成分在颗粒中渗透均匀。近年也有将挥发油制成β-环糊精包合物加于颗粒中，以便于制粒压片，且可减少挥发油在贮存过程中的挥发损失。

加润滑剂及崩解剂：外加的崩解剂应先干燥，过筛，在整粒时加入干颗粒中，充分混合。润滑剂常在整粒后用六号筛筛入干颗粒中混匀。混匀后移置容器内密闭，抽样检验合格后压片。

（四）压片

1. 片重的计算　干颗粒经整粒和质量检查之后，如符合要求，即可计算片重后进行压片。

若处方中规定了每批药料应制的片数及每片重量时，则所得的干颗粒重应等于片数与片重之积，即干颗粒总重量（主药加辅料）等于片数乘片重。当干颗粒总重量小于片数乘片重时，应补加淀粉等使两者相等。

（1）投料规定了每批药料应制的片数及每片重量时，则干颗粒总重量（主药加辅料）应等于片数乘片重，片重可按下式计算：

$$片重 = \frac{干颗粒重 + 压片前加入的辅料重}{理论片数}$$

（2）中药片剂试制过程中，处方药料的片数与片重未定时，可按下式计算片重：

$$单服颗粒重 = \frac{干颗粒总重量(g)}{单服次数}$$

$$片重 = \frac{单服颗粒重(g)}{单服片数}$$

（3）半浸膏片的片重，可由下式求得。

$$片重 = \frac{干颗粒重 + 压片前加入的辅料重}{理论片数}$$

$$= \frac{（成膏固体重 + 原粉重）+ 压片前加入的辅料重}{原中药总重量 / 每片原中药量}$$

$$= \frac{（中药重量 × 收膏\% + 原粉重）+ 压片前加入的辅料重量}{原中药总重量 / 每片原中药量}$$

（4）若已知每片主药含量时，可通过测定颗粒中主药含量再确定片重。

$$片重 = \frac{每片含主药量}{干颗粒测得的主药百分含量}$$

2. 压片机　常用的压片机有两类。

（1）单冲压片机　结构如图 17-2 所示，主要由转动轮、冲模系统、三个调节器（压力、片重、出片）、加料斗及一个能左右移动的饲粒器四部分组成。冲模系统包括上、下两个冲头和一个模圈，是压片机的压片部分，模圈嵌入模台上，上下冲头固定于上下冲杆上。上冲连接一个压力调节器，调节上冲在模圈内的位置，下降的位置越低，压力越大，所得的片剂越硬越薄。下冲连接一个出片调节器和一个片重调节器。出片调节器用于调节下冲上升的高度，使恰与模圈上缘相平，将压成的片剂由模孔中顶出。片重调节器用来调节下冲下降的位置，实际是调节颗粒在模孔中的填充量而调节片重。下冲在模圈内位置越低，颗粒填充量越大，片子越重；反之片子则轻。

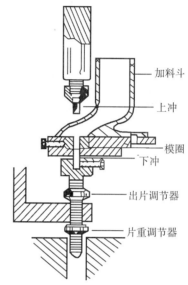

图 17-2　单冲压片机主要构造示意图

单冲压片机的压片过程见图 17-3：①上冲抬起，饲粒器移动到模孔之上；②下冲下降到适宜的深度，使容纳的颗粒重恰等于片重，饲粒器在模孔上面摆动，颗粒填满模孔；③饲粒器由模孔上移开，使模孔中的颗粒与模孔的上缘相平；④上冲下降并将颗粒压缩成片；⑤上冲抬起，下冲随之上升到与模孔上缘相平，饲粒器再次移到模孔之上，将压成之药片推开，并进行第二次饲粒，如此反复进行。

单冲压片机有多种型号，其基本结构相似，仅压力调节及片重调节等的具体结构有差异。此外还有花篮式压片机，其压片过程与单冲压片机相似。

图 17-3　单冲压片机压片流程示意图

片剂的形状和大小取决于冲头和模圈的形状和直径。冲模通常为圆形。圆形冲头有不同的弧度，深弧度的一般用于包糖衣的双凸片的压制。冲头上可刻有药品的名称、主药含量或通过直径的线条，使片剂易于识别或折断。冲模的直径随片重而定，常用者在 6.5～12.5mm。另外还有压制异形片的冲模如三角形、椭圆形等。

单冲压片机的产量约为每分钟 80 片，多用于新产品的试制或小量生产；压片时由单侧加压（由上冲加压），所以压力分布不够均匀，易出现裂片，噪声较大。

（2）旋转式压片机　是目前生产中广泛使用的压片机。主要由动力部分、传动部分及工作部分组成。

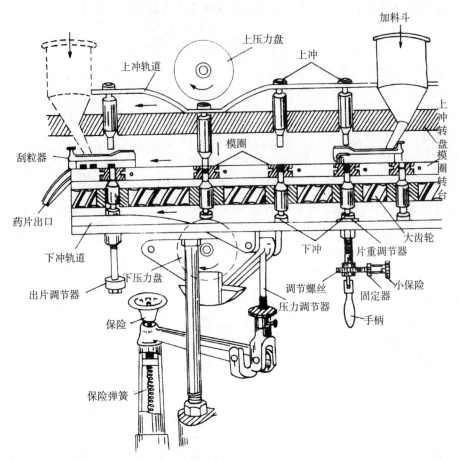

图 17-4　旋转式压片机压片过程示意图

旋转式压片机的压片过程如图 17-4 所示，下冲转到饲粒器之下时，由于位置较低，颗粒流满模孔；下冲转到片重调节器时，再上升到适宜高度，经刮粒器将多余的颗粒刮去；当上冲和下冲转动到两个压力盘之间时，两个冲之间的距离最小，将颗粒压缩成片。当下冲继续转动到出片调节器时，下冲抬起并与机台中层的上缘相平，药片被刮粒器推开。

旋转式压片机有多种型号，按冲头数有 16、19、27、33、55 冲等多种。按流程有单流程（上、下压轮各一个）和双流程（两套上、下压轮）之分。双流程压片机有两套压力盘，每一副冲头旋转一周，可压制两片。双流程压片机加料方式合理，片重差异较小；由上、下两侧加压，压力分布均匀；生产效率较高。中药片剂生产常用的有双 19、双 33 和双 35 型压片机。

现代的自动压片机都装置有自动剔除废片（片重及压力不合格），以及自动调节片重等机构，其基本原理是测定压片机适宜部件的"应变"以测定压制各药片的压力。在上、下冲间的距离恒定时，压力过大或过小，该片的片重必过大或过小，可根据压力信号由一自动机构将不合格药片剔除并自动调节。现代压片机上应设有性能良好的除尘设备，以满足 GMP 的要求。近年来国外已发展有电子自动程序控制的封闭式压片机，可防止粉尘飞扬，能自动调节片重及厚度、剔除片重不合格的药片及在压片过程中能自动取样、计数、计量和记录且无人操作。

二、干法制粒压片法

干法制粒压片系指不用润湿剂或液态黏合剂而将粉末物料或干浸膏制成颗粒进行压片的方法。制备中物料不经过湿和热的处理，可提高不稳定药物的产品质量，节省工时。但干法制颗粒需用特殊设备，各种物料的性质不一，给干法制粒带来困难。在中药片剂生产中除干浸膏直接粉碎成颗粒应用稍多外，仅少数产品使用此法。

干法制粒压片与湿法制粒压片不同之处主要在于后者制粒需用润湿剂或黏合剂，而前者不用，药材的前处理原则及压片工艺是相同的。常用的干法制粒主要有滚压法制粒和重压法制粒（参见第十五章第二节）。

重压法的大片不易制好，大片破碎时细粉多，需反复重压、击碎，耗时、费料，且需有重型压片机，故目前应用较少。

三、粉末直接压片

粉末直接压片系指药物粉末与适宜的辅料混匀后，不经制颗粒而直接压片的方法。粉末直接压片可省去制粒、干燥等工序，缩短工艺过程，有利于自动化连续生产；生产过程中无湿热过程，提高了药物的稳定性；片剂崩解后为药物的原始粒子，比表面积大，有利于药物的溶出，提高药效。目前国外应用较广泛，有些国家粉末直接压片的品种可达40%以上，国内也有一些厂家在研究应用。

进行直接压片的药物粉末应具有良好的流动性、可压性和润滑性。但多数药物不具备这些特点，目前常通过采用以下措施加以解决。

1. 改善压片原料的性能 若粉末流动性差，粉末直接压片时会发生片重差异大，易造成裂片等问题。通过加入优良的药用辅料，以改善压片原料的性能。可用于粉末直接压片的优良辅料有：各种型号的微晶纤维素、改性淀粉、喷雾干燥乳糖、微粉硅胶、氢氧化铝凝胶及磷酸氢钙二水合物等。

2. 改进压片机械的性能 粉末直接压片时，加料斗内粉末常出现空洞或流动时快时慢的现象，以致片重差异较大。生产上一般采用振荡器或电磁振荡器予以克服，即利用上冲转动时产生的动能来撞击物料，使粉末均匀流入模孔。对于粉末中存在的空气多，压片时易产生顶裂问题，可以适当加大压力，改进设备，增加预压过程（分次加压的压片机），减慢车速，使受压时间延长等方法来克服。漏粉现象可安装吸粉器加以回收。亦可安装自动密闭加料设备以克服药粉飞扬。

四、压片时常见问题与解决措施

在压片过程中有时会出现松片、黏冲、崩解迟缓、裂片、叠片、片重差异超限、变色或表面有斑点及微生物污染等问题，对这些问题产生的原因，归纳起来常从下面三个方面考虑：①颗粒的质量：是否过硬，过松，过湿，过干，大小悬殊，细粉过多等；②空气湿度：是否太高；③压片机是否正常：如压力大小，车速是否过快，冲模是否磨损等。实际工作中应根据具体情况具体分析，及时解决。

（一）松片

片剂硬度不够，置中指和食指之间，用拇指轻轻加压就能碎裂的现象称为松片。松片产生原因和解决办法如下：

1. 润湿剂或黏合剂选择不当或用量不足，致使压片物料细粉过多；或药料含纤维多、动物角质类药量大，缺乏黏性又具弹性，致使颗粒松散不易压片；或黏性差的矿物类药量多；或颗粒质地疏松，流动性差，致填充量不足而产生松片。可将原料粉碎成通过六号筛的细粉，再加适量润湿剂或选用黏性较强的黏合剂如明胶、饴糖、糖浆等重新制粒予以克服。

2. 颗粒含水量不当。颗粒过干，弹性变形较大，压成的片子硬度较差。如含水量过多，不但压片时易黏冲，片剂硬度亦减低。可采用相应方法，调节颗粒最适宜的含水量。

3. 药料中含挥发油、脂肪油等成分较多，易引起松片。若油为有效成分，可加适当的吸收剂如碳酸钙、磷酸氢钙和氢氧化铝凝胶粉等吸油，也可制成微囊或包合物等。若油为无效成分，可用压榨法或脱脂法去除。

4. 制剂工艺不当，如制粒时乙醇浓度过高；润滑剂、黏合剂不适；药液浓缩时温度过高，使部分浸膏炭化，黏性降低；或浸膏粉碎不细，黏性减小等。解决方法应针对原因解决，也可采用新技术改进制剂工艺。

5. 冲头长短不齐，颗粒所受压力不同，或下冲下降不灵活致模孔中颗粒填充不足也会产生松片，应更换冲头。压力过小或车速过快，受压时间过短，常引起松片，可适当增大压力，减慢车速。用小的冲模压较厚的药片比压大而薄的药片硬度好，凸片硬度好。

6. 片剂露置过久，吸湿膨胀而松片。片剂应在干燥、密闭条件下贮藏、保管。

（二）黏冲

压片时，冲头和模圈上常有细粉黏着，使片剂表面不光、不平或有凹痕的现象称为黏冲。冲头上刻有文字或模线者尤易发生黏冲现象。

黏冲产生原因及解决办法如下：

1. 颗粒太潮，浸膏易吸湿，室内温度、湿度过高等均易产生黏冲。应将颗粒重新干燥，室内保持干燥。

2. 润滑剂用量不足或选用不当，应增加润滑剂用量或选用合适润滑剂，与颗粒充分混合。

3. 冲模表面粗糙或冲头刻字（线）太深，应更换冲模，或将冲头表面擦净使光滑。

（三）裂片

片剂受到震动或经放置后从腰间开裂或从顶部脱落一层称裂片。检查方法为取数片置小瓶中轻轻振摇或自高处投入硬板地面，应不产生裂片；或取 20~30 片置于手掌中，两手相合，用力振摇数次，检查是否有裂片现象。

裂片的原因及解决方法如下：

1. 制粒时黏合剂或润湿剂选择不当或用量不足致细粉过多，或颗粒过粗过细，可采用与松片相同的处理方法，选择合适的黏合剂或加入干燥黏合剂予以解决。

2. 颗粒中油类成分较多或药物含纤维成分较多时易引起裂片，可分别加吸收剂或糖粉予以克服。

3. 颗粒过分干燥引起的裂片，可喷洒适量稀乙醇湿润，或与含水量较大的颗粒掺合，或在地上洒水使颗粒从空气中吸收适当水分后压片。

4. 冲模不合要求，如模圈使用日久因摩擦而造成中间孔径大于口部直径，片剂顶出时易裂片；冲头磨损向内卷边，上冲与模圈不吻合，压力不均匀，使片剂部分受压过大而造成顶裂，可更换冲模予以解决。

5. 压力过大或车速过快，颗粒中空气来不及逸出造成裂片，可调节压力或减慢车速克服。

（四）片重差异超限

片剂重量差异超过药典规定的限度称为片重差异超限。产生的原因及解决办法如下：

1. 颗粒粗细相差悬殊，或黏性、引湿性强的药物颗粒流动性差，致使压片时模孔中颗粒填入量忽多忽少，使片重差异增大。解决办法：重新制粒，或筛去过多的细粉，调节颗粒至合适的含水量。

2. 润滑剂用量不足或混合不匀，可使颗粒的流速不一，致片重差异变大，应适量增加润滑剂，并充分混匀。

3. 加料器不平衡，如双轨压片机的前后两只加料器高度不同，颗粒的流速不一；或加料器堵塞；或下冲塞模时下冲不灵活，致颗粒填充量不一，应停止检查，调整机器正常后再压片。

（五）崩解超限

片剂崩解时间超过药典规定的时限称为崩解超限。崩解迟缓的原因及解决办法如下：

1. 崩解剂的品种及加入方法不当，用量不足，或干燥不够均可影响片剂的崩解。应调整崩解剂的品种或用量，改进加入方法，如采用崩解剂内外加入法，有利于崩解。

2. 黏合剂黏性太强或用量过多，或疏水性润滑剂用量太多等，应选用适宜的黏合剂或润滑剂，并调整用量，或适当增加崩解剂用量。

3. 颗粒粗硬或压力过大，致使片剂坚硬，崩解迟缓，溶出变慢，应将颗粒适当破碎，或适当降低压力。

4. 含胶质、糖或浸膏的片子贮存温度较高或引湿后，崩解时间会延长，应注意贮放条件。

（六）变色或表面斑点

变色或表面斑点系指片剂表面出现花斑或色差，使片剂外观不符合要求。产生的原因及解决办法为：

1. 中药浸膏制成的颗粒过硬；有色颗粒松紧不匀；或润滑剂未混匀等。可将颗粒重新粉碎，用合适的润湿剂重新制粒，润滑剂细筛后加入，与颗粒充分混匀。

2. 上冲润滑油过多落入颗粒产生油斑，可在上冲头装一橡皮圈防止油垢滴入颗粒，并经常擦拭机械。

（七）引湿受潮

中药片剂，尤其是浸膏片，由于含有易引湿的蛋白质、黏液质、鞣质、树胶及无机盐等成分，在制备过程及压成片剂后，易引湿受潮、黏结，以至霉坏变质。解决引湿的方法如下：

1. 干浸膏中加入适量辅料，如磷酸氢钙、氢氧化铝凝胶粉、淀粉、活性炭等。

2. 提取液加乙醇沉淀，除去部分水溶性杂质；或加入原药量 10%～20% 的中药细粉。

3. 5%～15% 的玉米朊乙醇液或 PVA 溶液喷雾或混匀于浸膏颗粒中，干后压片。

4. 片剂包糖衣、薄膜衣，可减少引湿性。

5. 改进包装，在包装容器中放 1 小包干燥剂。

五、注意事项

1. 在口含片、咀嚼片中加入疏水性润滑剂，会影响口感，应尽量减少其用量，或用亲水性润滑剂。

2. 泡腾片生产过程中应严格防止物料吸收水分，制粒与压片车间的温度、相对湿度应严格控制。

3. 中药分散片中崩解剂如 PVPP、CMS-Na、CCNa 常用量 4%~8%，用量过多会延长片剂崩解时间。

第四节　片剂的包衣

一、片剂包衣的目的、种类与要求

片剂包衣（tablet coating）是在压制片（片芯或素片）表面包裹适宜材料的衣层或衣料的一种单元操作。被包的压制片称为片芯，包成的片剂称为包衣片。

（一）片剂包衣的目的

包衣的主要目的：①避光，防潮，隔离空气，提高药物稳定性；②掩盖药物不良气味，提高患者顺应性；③降低药物对胃的刺激作用，避免被胃液或胃酶破坏，为使药物到达小肠释放，可将药物包肠溶衣；④实现药物分别在胃内和肠内发挥疗效，将需在肠内起作用的成分制成片芯，在胃内起作用的成分作为衣层压包于片芯外层制成多层片，口服后，外层先在胃内崩解，而片芯则到达肠内后崩解；⑤增强片剂美观度，便于识别片剂品种。

（二）片剂包衣的种类

根据包衣材料，包衣主要分为糖衣和薄膜衣。其中薄膜衣又包括胃溶型、肠溶型和水不溶型三种，有些多层片也起到包衣作用。

（三）片剂包衣的要求

对于包衣片剂，除符合一般片剂质量要求外，为确保包衣质量，片芯必须具有适宜的弧度，棱角小，以保证衣料能够全部覆盖于片芯表面。此外，硬度比一般片剂要大些，脆性应小些，以免因片芯硬度不够，在多次滚转时破碎而造成废片。同时在包衣前需将破碎片或片粉筛去。衣层应均匀牢固，与片芯无相互作用，崩解度应符合有关要求，在较长的贮藏时间内保持光亮美观、色泽一致、无裂纹等。

二、片剂包衣的方法与设备

片剂包衣的方法有滚转包衣法（trunodle pan coating）、流化包衣法（fluidized bed coating）和压制包衣法（compression coating）等。

（一）滚转包衣法

滚转包衣法又称锅包衣法，是常用的包衣方法，可以包糖衣和薄膜衣。运用滚转包衣法包衣的设备有普通包衣机、埋管包衣机、高效包衣机等。

1. 普通包衣机　如图 17-5 所示，主要由包衣锅、动力部分、加热器及鼓风系统组成。

包衣锅是用化学性质稳定、导热性能优良的金属材料制成，如紫铜或不锈钢等。包衣锅形状有荸荠形、球形（莲蓬形）等。其中，荸荠形锅滚动快，锅内片剂相互摩擦机会较多，而且容易用手搅拌，加蜡后也容易打光；球形锅的容量比较大。包衣锅的转轴一般与水平成30°~45°角，有利于锅内片剂在转动时既能随锅的转动方向滚动又能沿轴方向滚动。包衣锅的转速应根据锅的大小与包衣物的性质适当调整，调节转速的目的在于使片剂在锅内能随锅转动带至高处，成弧线运动而落下，作均匀而有效的翻转。

包衣机的加热器是在包衣锅下备有一电炉，由电热丝组成，并配有温度调节开关。加热器应经常清理，清除电热丝上的粉尘，并需防止触电事故。包衣锅上方装有除尘设备，可防止粉尘飞扬。包衣机的鼓风装置向锅内吹冷风或热风。吹风干燥通常用鼓风机，空气通过热源可成为热风。冷热吹风可加速衣层的干燥。温度与风量视需要调节。

采用普通包衣机包衣的基本过程如下：包衣锅以适宜速度旋转，锅内药片随之滚动，人工间歇地喷洒包衣材料分散液，热空气连续吹入包衣锅，提高干燥速度。当包衣达到规定的质量要求时，即可停止包衣，出料。

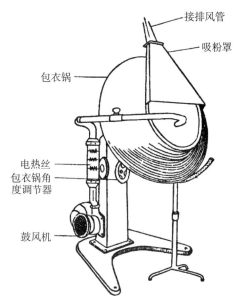

图 17-5 荸荠形包衣机

普通包衣机存在许多不足，如锅内空气交换效率低、干燥速率低、气路无密闭等。

2. 埋管包衣机 如图 17-6 所示，是在普通包衣锅内采用埋管装置，埋管内配有气流式喷头，插入包衣锅中翻动的片床内，包衣液受压缩空气作用由喷头直接喷洒在药片上，同时热空气从埋管吹出穿透整个片床，提高干燥速率。

3. 高效包衣机 高效包衣机与普通包衣机相比，干燥效率较高，是目前常用的包衣设备。根据锅型结构，高效包衣机可分为网孔式、间歇网孔式和无孔式三种类型。以网孔式高效包衣机为例（图 17-7），其工作原理如下：包衣时，片芯在有网孔的滚筒内随滚筒旋转而做连续复杂的轨迹运动，蠕动泵将包衣液输送至喷雾装置，然后喷洒在片芯表面。排风系统在负压条件下经滚筒上部供给热风，热风穿过片芯，从滚筒底部排出，从而加快包衣液干燥速率。

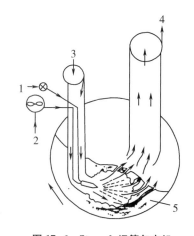

图 17-6 Strunck 埋管包衣机
1. 压缩空气进口 2. 液体进口 3. 热空气进气管
4. 排气管 5. 片床

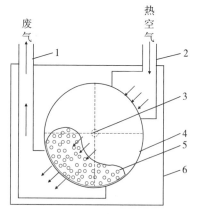

图 17-7 网孔式高效包衣机工作原理示意图
1. 排风管 2. 进风管 3. 喷雾装置
4. 锅体 5. 片芯 6. 锅体

（二）流化包衣法

流化包衣法也称沸腾包衣法或悬浮包衣法。如图 17-8 所示。其原理与流化喷雾制粒相似，利用急速上升的空气气流使片剂处于悬浮或沸腾状态，上下翻动，同时将包衣液输入流化床并雾化，使片芯的表面黏附一层包衣材料，通入热空气使包衣材料干燥，如法包若干层衣料，至达到规定质量要求。

流化包衣法具有包衣速率高、工序少、自动化程度高、包衣容器密闭、无粉尘、用料少等优点，但采用该法制得的包衣片通常包衣层太薄，在包衣过程中药片悬浮运动易相互碰撞造成破损。

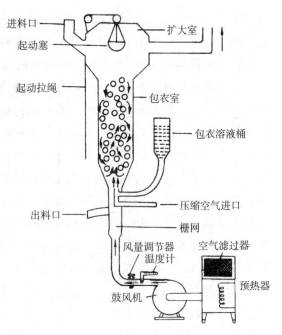

图 17-8　流化包衣机示意图

（三）压制包衣法

压制包衣法也称干法包衣或干压包衣法。压制包衣法一般将包衣材料制成干颗粒，利用包衣机，把包衣材料的干颗粒压在片芯的外层，形成一层干燥衣。

压制包衣设备有两种类型：一种为压片与包衣在不同机器中进行；另一种为二者在同一机器上进行（联合式包衣机），由一台压片机与一台

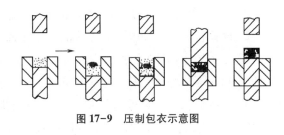

图 17-9　压制包衣示意图

包衣机联合组成，压片机压出的片芯自模孔抛出时立即送至包衣机包衣。压制包衣过程如图 17-9 所示。

此设备适用于包糖衣、肠溶衣或含有药物的衣层。该法可以避免水分和温度对药物的影响；包衣物料亦可为各种药物成分，适用于有配伍禁忌的药物，或需延效的药物压制成多层片；该法包衣生产流程短，劳动条件好，能量损耗低。但对机器设备的精度要求高，应用时须根据实际情况合理选用。

三、片剂包衣材料与工艺

（一）薄膜衣

薄膜衣（film coating）系指在片芯之外包一层比较稳定的高分子聚合物衣膜。由于该衣膜比糖衣薄，所以称薄膜衣，又称保护衣。片剂包薄膜衣的目的在于防止空气中湿气、氧气等侵入片剂，增加稳定性，并可掩盖不良气味。

薄膜衣的优点：节省物料，简化操作，工时短而成本低；衣层牢固光滑，衣层薄，片芯增重少（薄膜衣片重仅增加 2%~4%，而糖衣可使片重增大 50%~100%）；对崩解的影响小；片剂包衣后原来标记仍可显出；便于生产工艺的自动化等。但进行薄膜衣包衣操作时有机溶剂不能回收，不利于环境卫生和劳动保护。为此，可采用水分散体包衣法替代有机溶剂包衣法。另外，由

于衣层薄，片剂原来的颜色不易完全掩盖，不如糖衣美观。在包薄膜衣前可以先在片芯上包几层粉衣层，消除片剂棱角和色泽差异，然后包薄膜衣，此法为糖衣和薄膜衣两种工艺的结合，生产上称"半薄膜衣"。

1. 薄膜衣材料 主要包括成膜材料、增塑剂、着色剂和掩蔽剂、溶剂以及其他辅助材料等。薄膜材料必须具备的性能：①能充分溶解或均匀分散于适宜的介质中，易于包衣操作；②在规定的 pH 值条件下溶解或崩裂；③能形成坚韧连续的薄膜，且美观光洁，对光线、热、湿度均稳定；④无毒，无不良的臭味；⑤能与色素及其他材料混合使用等。常用的薄膜衣材料如下：

（1）成膜材料 薄膜衣成膜材料按衣层作用的性质分类可分为胃溶型、肠溶型及水不溶型。

1）胃溶型薄膜衣材料 该类材料可以在水或胃液中溶解。

①羟丙基甲基纤维素（HPMC）：是广泛应用的薄膜包衣材料。本品能溶解于任何 pH 值的胃肠液内，以及 70% 以下的乙醇、丙酮、异丙醇或异丙醇和二氯甲烷的混合溶剂（1∶1）中，不溶于热水及 60% 以上的糖浆；具有极优良的成膜性能，膜透明坚韧，包衣时无黏结现象。

②羟丙基纤维素（HPC）：其溶解性能与 HPMC 相似，常用 2% 水溶液包薄膜衣，但在干燥过程中易产生较大的黏性，不易控制，且具有一定吸湿性，为此，可加入少量滑石粉改善或与其他薄膜衣材料混合使用。

③Ⅳ号丙烯酸树脂：丙烯酸树脂是丙烯酸与甲基丙烯酸酯的共聚物，具有多种型号。丙烯酸树脂国外商品名为 Eudragit。Ⅳ号丙烯酸树脂与 Eudragit E 的性状类似，是目前常用的较理想的胃溶型薄膜衣材料。本品可溶于乙醇等有机溶剂，不溶于水，其优点是形成的衣膜性质较好，无色透明、光滑、平整，在胃中溶解迅速，且具有一定的防潮性能。

④聚维酮（PVP）：本品易溶于水及多种溶剂，形成的衣膜坚固，但具有一定的吸湿性。

⑤聚乙烯缩乙醛二乙胺基醋酸酯：本品可溶于乙醇等有机溶剂，不溶于水，但可溶于人工胃液中。其特点是具有一定的防潮性能，包衣时常用 5%~7% 乙醇溶解。

2）肠溶型薄膜衣材料 是指具有耐酸性，在胃液中不溶解，但在肠液中或 pH 值较高的水溶液中可以溶解的成膜材料。片剂包肠溶衣，可避免片剂在胃中溶解或破坏，在 37℃ 的人工胃液中 2h 以内不崩解或溶解，洗净后在人工肠液中 1h 崩解或溶解，并释放出药物。片剂是否包肠溶衣取决于药物性质和使用目的。凡属遇胃液性质不稳定的药物，如胰酶片；对胃刺激性太强的药物，如口服锑剂；作用于肠道的驱虫药、肠道消毒药，或需要其在肠道保持较久的时间以延长作用的药物，如痢速宁片等，均需包肠溶衣。

①丙烯酸树脂类聚合物：丙烯酸树脂类聚合物中甲基丙烯酸-甲基丙烯酸甲酯的共聚物可对抗胃液的酸性，由于聚合组成比例不同有两种规格，国内产品称Ⅱ号、Ⅲ号丙烯酸树脂，国外产品称 Eudragit L 型、Eudragit S 型。国产Ⅱ号、Ⅲ号丙烯酸树脂，可溶于乙醇、甲醇或异丙醇与二氯甲烷（1∶1）或异丙醇与丙酮（1∶1）的混合溶剂中。成膜性良好，其中Ⅱ号树脂在肠液中的溶解时间比较容易控制，外观较差，但包衣时不易粘连，Ⅲ号树脂成膜性能较好，外观细腻，光泽优于Ⅱ号树脂，但包衣时易粘连。因此，为获得较好包衣效果，可将Ⅱ号、Ⅲ号树脂混合使用。

②邻苯二甲酸醋酸纤维素（CAP）：本品不溶于水和乙醇，但能溶于丙酮或乙醇与丙酮的混合溶剂。包衣时一般用 8%~12% 的乙醇丙酮混合液，成膜性能好，操作方便，包衣后的片剂不溶于酸性溶液中，但能溶于 pH 值 5.8~6.0 的缓冲液中，同时胰酶促进 CAP 消化，因此在小肠上端（微酸性及消化酶的环境下）能使 CAP 衣溶化。但 CAP 具有吸湿性，若发生水解则产生游离酸和醋酸纤维素，导致其在肠液中不溶解。因此，本品常与增塑剂或疏水性辅料配合应用，增加

衣膜韧性及增强包衣层的抗透湿性。

其他高分子材料如羟丙甲纤维素酞酸酯（HPMCP）、醋酸羟丙甲纤维素琥珀酸酯（HPMCAS）等也可以作为肠溶型薄膜衣材料。

3）水不溶型薄膜衣材料　是指在水中不溶解的薄膜衣材料，如乙基纤维素（EC）和醋酸纤维素等。该类材料在丙酮等有机溶剂中可溶解，成膜性能良好。为了改善衣膜通透性，控制衣膜释放速率，可加入水溶性聚合物，也可加入适当致孔剂。

（2）增塑剂　系指能增加成膜材料可塑性的材料。当温度低于成膜材料高分子化合物的玻璃化转变温度时，其物理性质会发生变化，如大分子的可动性（mobility）变小，使包成的衣层变硬而脆，缺乏柔韧性，容易破裂。加入增塑剂的作用是降低发生上述变化的温度，使其降至室温以下，增加衣膜柔韧性。常用的增塑剂多为无定形聚合物，其分子量较大，且与成膜材料的亲和力较强。水溶性增塑剂有甘油、聚乙二醇、丙二醇、甘油三醋酸酯等；非水溶性增塑剂有蓖麻油、乙酰化甘油一酸酯等。非水溶性增塑剂可降低水蒸气的透过性，因而，可增加制剂的稳定性，其用量根据试制确定。

（3）溶剂　溶剂用于溶解、分散成膜材料和增塑剂。常用的有机溶剂有乙醇、丙酮等，有机溶剂溶液黏度低，且易挥发除去，但存在使用量大、有一定的毒性和易燃等缺点。近年来国内外已尝试以水为溶剂，以克服有机溶剂的不足。原则上应用有机溶剂的薄膜材料，也可用水作溶剂，其中包括能溶于水的纤维素类。但水包衣浆有时黏性太大，为此，可制成稀醇液。水不溶性的成膜材料可制成乳浊液，例如，丙烯酸树脂的 O/W 型乳浊液，黏度较低。水分在包衣过程中蒸发较慢，所以包衣操作和包衣设备均应有利于水分蒸发，以确保成膜材料分布均匀，且水分快速挥散。

（4）着色剂和掩蔽剂　其目的是易于识别片剂类型及改善产品外观，掩盖有色斑的片芯和不同批号的片芯色调差异。若着色剂的掩盖能力较差，可添加不溶性着色剂和色淀（色淀是由吸附剂吸附色素而制成）。为了提高掩盖作用，还可添加适量二氧化钛。但着色剂特别是不溶性的着色剂和色淀以及掩盖剂二氧化钛等也能对衣膜性能引起一些不良影响。一般添加量少时，降低水蒸气的透过性，但过量时，反而增加水蒸气透过性。

（5）致孔剂　也称释放速度调节剂。一些亲水性物质如蔗糖、盐类、表面活性剂、PEG、HPMC、HPC 等均可作为致孔剂。此外，有些固体物质如二氧化硅等也可以用作致孔剂。当衣膜一旦遇到水，致孔剂迅速溶解，使衣膜产生微孔，从而调节药物的释放速率。

通常，薄膜衣包衣液是由以上多种薄膜衣材料混合而成，其品种和数量均应有严格的配伍，以确保形成连续、光滑、致密、持久的薄膜衣。为了提高包衣效率和质量，可以采用新型薄膜包衣材料即薄膜包衣粉（亦称薄膜包衣预混剂）。薄膜包衣粉是由适宜的成膜材料、增塑剂、着色剂等多种成分组合而成的粉状固体，弥补了单一薄膜包衣材料的不足。配制包衣液时仅需根据用量将薄膜包衣粉溶解或分散于适宜溶剂中即可，操作简便。采用薄膜包衣粉作为包衣材料制得的包衣片表面光洁、细腻，外观较好；衣膜具有较好的防潮、避光、掩味等作用，提高药物稳定性；能够掩盖中药片芯的色泽。根据薄膜包衣粉的功能分类，可以分为缓释型、控释型及延释型等。在实际应用时，应根据薄膜衣的类型、中药片芯的物理特性和表面性能等选用合适的薄膜衣包衣粉进行包衣，以保证包衣材料与片芯表面具有较好的亲和力。

2. 薄膜衣的包衣方法　薄膜包衣的一般工艺流程如图 17-10 所示。

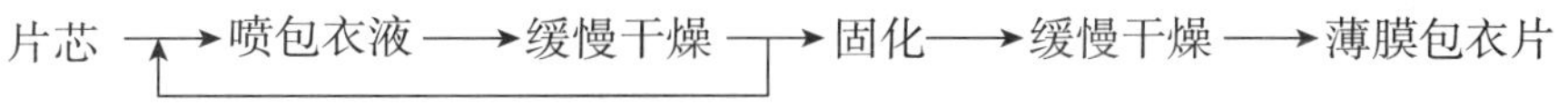

片芯 ──→ 喷包衣液 ──→ 缓慢干燥 ┐ 固化 ──→ 缓慢干燥 ──→ 薄膜包衣片

图 17-10　薄膜包衣工艺流程示意图

操作过程如下：①将片芯置入预热的包衣锅内，锅内有适当形状的挡板；②喷入适量的包衣液，使片芯表面均匀润湿；③吹入 40℃ 缓和热风，缓慢蒸发溶剂；④重复操作②与③使片芯增重至符合要求；⑤多数薄膜衣需要在室温或略高于室温下放置 6~8h，使薄膜衣固化；⑥若使用有机溶剂，应在 50℃ 下继续缓慢干燥 12~24h，以除尽残余的有机溶剂。

用普通包衣锅进行包衣过程中应启动排风和吸尘装置，以防有毒、易燃有机溶剂的危害。当以水为分散介质时，也可采用埋管包衣锅以加速水分的蒸发。有些包衣锅有夹层，内壁有很多小孔，热空气由夹层通过小孔进入包衣锅内，可加快干燥速度。也可采用具有密闭系统的流化包衣法包薄膜衣，其步骤与一般包衣相似。如包半薄膜衣，先包数层粉衣层，再按上法包薄膜衣。

以普通包衣锅采用水性薄膜包衣粉作为包衣材料进行包衣为例，其具体包衣方法为：预先配制包衣液，将薄膜包衣粉以均衡的速度在搅拌状态下分散于纯化水中，持续搅拌约 45min，至分散均匀，必要时可过筛（100 目），滤液备用。将片芯置于包衣锅内，锅内装入适当形状的挡板，以利于片芯的翻转，通入热风使片床温度达到适宜温度（具体温度参数的设定应考虑包衣目的、片芯性质、包衣材料性质、包衣设备等因素，根据实验来确定；温度低，片面易粘连；温度高，衣膜易粗糙），调节喷枪角度和流速，使包衣液能均匀分布于片芯表面。调节包衣锅转速（转速低，衣膜附着力较强；转速高，衣膜附着力差，易剥落），调节并控制喷雾压力（使包衣液以雾状喷出，雾滴粒径均匀，分散度大，易形成平滑衣膜），使片芯表面均匀湿润。喷雾速度应由小逐渐增大（使片面略湿润，又应避免片面粘连），喷雾过程中衣膜应及时干燥。持续以上操作直至片面光滑、色泽均匀，片芯增重达到要求。

3. 片剂包薄膜衣过程中出现的问题及解决方法

（1）碎片粘连（picking）和剥落（peeling）　由于包衣液加入的速度过快，未能及时干燥，可能导致片剂相互粘连，重新分离时一个片面上的衣膜碎片脱落粘在另一片面上。小片称碎片粘连，大片称剥落。出现该情况时，应适当降低包衣液的加入速率，提高干燥速率。

（2）起皱和"橘皮"膜（orange peel）　主要由干燥不当引起，衣膜尚未铺展均匀，已被干燥。有波纹出现，即有起皱现象，喷雾时高低不平有如"橘皮"样粗糙面。出现这些现象或先兆时应立即控制蒸发速率，并且在前一层衣层完全干燥前继续添加适量的包衣液。若由于成膜材料的性质引起，则应改换材料。

（3）起泡（blistering）和桥接（bridging）　薄膜衣下表面有气泡或刻字片衣膜使标志模糊，表明膜材料与片芯表面之间黏着力不足，前者称为起泡，后者称为桥接。此时需改进包衣液组成、增加片芯表面粗糙度，或在片芯内添加能与衣膜内某些成分形成氢键的物质如微晶纤维素等，以提高衣膜与片芯表面的黏着力。另外，在包衣材料中使用增塑剂可提高衣膜的塑性。操作时降低干燥温度，延长干燥时间，也有利于克服上述现象。

（4）色斑（mottling）和起霜　色斑是指可溶性着色剂在干燥过程中迁移至表面而不均匀分布所产生的斑纹。起霜是指有些增塑剂或组成中有色物质在干燥过程中迁移到衣层表面，呈灰暗色且不均匀分布的现象。有色物料在包衣分散液内分布不匀，也会出现色斑现象。在配制包衣液时，必须注意着色剂或增塑剂与成膜材料间的亲和性及与溶剂的相溶性，充分搅拌，并延长包衣时间，缓慢干燥。

（5）出汗　衣膜表面有液滴或呈油状薄膜。原因主要是包衣溶液的配方组成不当，组成间有配伍禁忌，必须调整配方予以克服。

（6）崩边　由于包衣液喷量少、包衣锅转速过快而导致片芯边缘附着包衣液量少造成。出现该情况时，应适当提高包衣液的加入速率，降低包衣锅的转速，提高衣膜强度和附着力。

（二）糖衣

糖衣（sugar coating）系指以蔗糖为主要包衣材料的衣层。糖衣具有一定防潮、隔绝空气的作用；可掩盖不良气味；可改善外观并易于吞服。糖衣层可迅速溶解，是最早应用的包衣类型。

1. 糖衣的包衣材料　有糖浆、胶浆、滑石粉、白蜡等。

（1）糖浆　采用干燥粒状蔗糖制成，浓度为65%~75%（g/g）。本品宜新鲜配制，保温使用。对于包有色糖衣，则需在糖浆中加入0.03%可溶性食用色素，配成有色糖浆。

（2）胶浆　天然胶浆有15%明胶浆、35%阿拉伯胶浆、1%西黄蓍胶浆、4%白及胶浆及35%桃胶浆等。另外，玉米朊的乙醇溶液和丙烯酸树脂等也可用于糖衣包衣材料。

（3）滑石粉　用于包衣的滑石粉为过100目筛的白色或微黄色细粉。

（4）白蜡　通常指四川产的白色米心蜡，又名虫蜡。80~100℃条件下加热白蜡，通过六号筛，加入约2%二甲基硅油，冷却后备用。使用时粉碎通过五号筛。其他如蜂蜡、巴西棕榈蜡等也可应用。

2. 糖衣的包衣过程　一般为：隔离层→粉衣层→糖衣层→有色糖衣层→打光。根据具体需要，有的工序可以省略或合并。

（1）隔离层　是指在片芯外层起隔离作用的衣层。包隔离层的目的在于：①防止药物吸潮；②防止因酸性药物促进蔗糖转化而造成糖衣破坏；③增加片剂硬度。

包隔离层的物料通常用邻苯二甲酸醋酸纤维素乙醇溶液、胶浆等。

一般需包3~5层。干燥温度一般为30~50℃。

（2）粉衣层　又称粉底层。目的是为了消除片剂的棱角，片面包平。

包粉衣层时，加入适量润湿黏合剂如明胶、阿拉伯胶水溶液、糖浆等，并撒入适量滑石粉或蔗糖粉，一般包15~18层。直至片芯的棱角全部消失、圆整、平滑。

（3）糖衣层　包糖衣层的目的是利用糖浆在片剂表面缓缓干燥，蔗糖晶体连结而成坚实、细腻的薄膜，增加衣层的牢固性和美观度。除包衣物料仅用糖浆而不用滑石粉之外，包糖衣层与包粉衣层方法基本相同。一般干燥温度约为40℃，包10~15层。

（4）有色糖衣层　亦称色层或色衣，包衣物料是带颜色的糖浆。其目的是使片衣有一定的颜色，以便于区别不同品种，避免药物见光分解破坏。具体操作方法与上述包糖衣层类似，一般为8~15层。先用浅色糖浆，逐渐用深色糖浆，在此过程中，温度应逐渐下降至室温；含挥发油类或片芯本身颜色较深的片剂，均应包深色衣。

（5）打光　是指在片衣表面擦上一层极薄的蜡层，其目的是使片衣表面光亮美观，同时有防潮作用。一般使用川蜡、棕榈蜡、蜂蜡等。

混合浆包衣是片剂生产的第二代工艺，目前我国有些中药片剂采用混合浆包衣。混合浆包衣系指将单糖浆、胶浆和滑石粉等包衣材料混合，形成白色分散液，必要时可加入着色剂，应用数控喷雾包衣机包衣。该方法采用程序控制，可实现自动化生产。包衣密闭，对环境污染小，符合GMP要求。工艺简单易掌握，可缩短操作时间，减轻工人劳动强度，提高片剂质量。

3. 片剂包糖衣过程中出现的问题及解决方法

（1）糖浆粘锅　由于糖浆量过多，黏性过大，且搅拌不均匀所致。应保持糖浆的含糖量恒定，用量适宜，锅温不宜过低。

（2）糖浆不粘锅 锅壁表面的蜡未除尽时，可出现糖浆不粘锅的现象，应洗净锅壁或再涂一层热糖浆，撒一层滑石粉。

（3）脱壳或掉皮 片芯未能及时干燥会产生掉皮现象。在包衣时应注意层层干燥。

（4）片面裂纹 产生片面裂纹可能有以下几方面的原因：①糖浆与滑石粉用量不当，干燥温度过高，速率过快，粗糖晶析出而产生片面裂纹，为此，应注意糖浆与滑石粉的用量，控制干燥温度与速率；②衣层过脆，缺乏韧性，此时可适量加入塑性较强的材料或使用增塑剂；③在北方严寒地区可能由于片芯和衣层的膨胀系数差异较大，低温时衣层脆性过强所致，应注意贮藏温度。

（5）花斑或色泽不均 产生该现象的原因较多：若由于片面粗糙不平，粉衣层和糖衣层未包匀，或粉衣层过薄，片面着色不均，则可适当增加粉衣层厚度；若有色糖浆用量过少，未搅拌均匀，则选用浅色糖浆，分散均匀；若衣层未干就打光，则洗去蜡料，重新包衣；若因中药片受潮稳定性下降，则调整处方或改善工艺。

第五节 片剂的包装

适宜的包装与贮存是保证片剂质量的重要措施，应满足密封、防潮、防震以及使用方便等基本要求，使片剂免受环境条件（光、热、湿、微生物等）的影响以及因运输、搬动等引起的摩擦和碰撞，以保证药物的稳定性与有效性。包装材料、容器的选择应根据药物的性质，结合给药剂量、途径和方法来确定。

片剂的包装一般有多剂量和单剂量两种形式。

一、多剂量包装

系指几十、几百片合装在一个容器中。常用的容器有玻璃瓶（管）、塑料瓶（盒）及由软性薄膜、纸塑复合膜、金属箔复合膜等制成的药袋。

1. 玻璃瓶（管） 具有良好的保护性能；不透入水汽和空气；本身化学惰性，价廉易得，棕色玻璃还有避光作用。其主要缺点是质重、性脆易碎。

2. 塑料瓶（盒） 为广泛应用的包装容器，主要原料为聚乙烯、聚氯乙烯和聚苯乙烯等。其优点是质地轻巧，不易破碎，易制成各种形状。缺点是其对环境的隔离作用不如玻璃制品，也并非完全的化学惰性，其塑料成分有吸附作用。另外，塑料容器还会因温度、水汽及药物的作用等变形或硬化。

3. 软塑料薄膜袋 该材料价格低廉，工序简单，每个小袋均可印有标签，便于识别和应用。但其包装的密闭性较差，且片剂易受压而破碎或磨损。

二、单剂量包装

单剂量包装系指片剂每片独立包装。单剂量包装提高了对产品的保护作用，使用方便，外形美观。

1. 泡罩式 是用底层材料（无毒铝箔）和热成型塑料薄板（无毒聚氯乙烯硬片），经热压形成的水泡状包装，罩泡透明，坚硬，美观，如图 17-11（a）所示。

2. 窄条式 是由两层膜片（铝塑复合膜、双纸铝塑复合膜等）经黏合或加压形成的带状包装，如图 17-11（b）所示。较罩泡式简便，成本也略低。

单剂量包装还有许多问题有待改进：首先在包装材料上应从防潮、轻巧及美观等方面着手，不仅有利于贮运过程中片剂的质量稳定，而且也有利于片剂产品的销售和与国际市场接轨；另外，还应解决包装速度和劳动效率的问题，这些可以从机械化、自动化、联动化等方面着手。目前，国外已应用光电控制的自动数片机和铝塑热封包装机，大大提高了包装质量和工作效率。国内也正日益重视和发展对包装新材料、新技术和新设备的研究与引进。

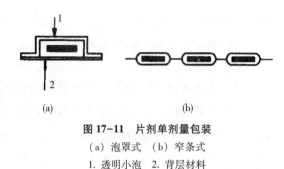

图 17-11　片剂单剂量包装
（a）泡罩式　（b）窄条式
1. 透明小泡　2. 背层材料

第六节　片剂的质量检查

片剂质量直接影响其药效和用药的安全性。因此，片剂应符合药典要求，必须进行相关质量检查。经检查合格后方可供临床使用。片剂的质量检查主要分以下几方面。

一、性状

一般抽取样品 100 片平铺于白底板上，置于 75W 光源下 60cm 处，在距离片剂 30cm 处肉眼观察 30s，检查结果应符合下列规定：完整光洁；色泽均匀；杂色点 80~100 目应<5%；麻片<5%；中药粉末片除个别外<10%，并不得有严重花斑及特殊异物；包衣片有畸形者不得>0.3%。

二、鉴别

抽取一定数量的片剂，按照处方原则首选君药与臣药进行鉴别，贵重药、毒性药也须鉴别，以确定其处方中各药物存在。

三、含量测定

抽取 10~20 片样品合并研细，选择处方中的君药（主药）、贵重药、毒性药依法测定每片的平均含量，即代表片剂内主要药物的含量应在规定限度以内。但由于有些中药片剂的主要药物成分还不明确，含量测定的方法还未确定，因此目前不做含量测定，需进一步研究解决。

四、重量差异

片剂的重量差异又称片重差异。在片剂生产过程中，有些因素如颗粒的均匀度和流速、润滑剂的均匀度等都会引起片剂重量差异。重量差异大，则影响片内主要药物的含量，因此，必须将各种片剂的重量差异控制在最低限度内。片剂重量差异应符合《中国药典》2020 年版四部通则规定，如表 17-1 所示。

表 17-1　片剂重量差异限度

标示片重或平均片重	重量差异限度
0.30g 以下	±7.5%
0.30g 及 0.30g 以上	±5%

检查方法：取供试品 20 片，精密称定总重量，求得平均片重后，再分别精密称定各片的重量，每片重量与平均片重相比较（凡无含量测定的片剂或有标示片重的中药片剂，每片重量应与标示片重比较），超出重量差异限度的不得多于 2 片，并不得有 1 片超出限度的一倍。

除按上述检查法检查外，糖衣片的片芯应检查重量差异并符合规定，包糖衣后不再检查重量差异。除另有规定外，其他包衣片应在包衣后检查重量差异并应符合规定。

凡规定检查含量均匀度的片剂，一般不再进行重量差异检查。

五、崩解时限

一般内服片剂都应在规定的条件和时间内，在规定介质中崩解。即片剂崩解成能通过直径 2mm 筛孔的颗粒或粉末。《中国药典》2020 年版四部通则崩解时限检查法，规定了崩解仪的结构、实验方法和标准。凡规定检查溶出度、释放度或分散均匀性的制剂不再进行崩解时限检查。

仪器装置，采用升降式崩解仪，主要结构为一能升降的金属支架与下端镶有筛网的吊篮，并附有挡板。

检查方法，是将吊篮通过上端的不锈钢轴悬挂于支架上，浸入 1000mL 烧杯中，杯内盛有温度为 37℃±1℃ 的水，调节水位高度使吊篮上升时筛网在水面下 15mm 处，下降时筛网距烧杯底部 25mm。

除另有规定外，取供试品 6 片，分别置于吊篮的玻璃管中，每管加挡板 1 块，启动崩解仪进行检查，全粉片各片均应在 30min 内全部崩解，浸膏（半浸膏）片、糖衣片各片均应在 1h 内全部崩解。如有 1 片不能完全崩解，则另取 6 片复试，均应符合规定。

薄膜衣片按上述装置与方法检查，可改在盐酸溶液（9→1000）中进行检查，应在 1h 内全部崩解。如有 1 片不能完全崩解，应另取 6 片复试，均应符合规定。

肠溶衣片按上述装置与方法，先在盐酸溶液（9→1000）中检查 2h，每片均不得有裂缝、软化或崩解等现象；继将吊篮取出，用少量水洗涤后，每管加入挡板，再按上述方法在磷酸盐缓冲液（pH6.8）中进行检查，1h 内应全部崩解。如有 1 片不能完全崩解，应另取 6 片复试，均应符合规定。

泡腾片可取 1 片置 250mL 烧杯中，烧杯内盛有 200mL 水，水温为 20℃±5℃，有许多气泡放出，当片剂或碎片周围的气体停止逸出时，片剂应溶解或分散于水中，无聚集的颗粒剩留。除另有规定外，同法检查 6 片，各片均应在 5min 内崩解。如有 1 片不能完全崩解，应另取 6 片复试，均应符合规定。

凡含有药材浸膏、树脂、油脂或大量糊化淀粉的片剂，如有小部分颗粒状物未通过筛网，但已软化无硬心者可作符合规定论。

六、硬度（或脆碎度）

片剂应有足够的硬度，以免在包装、运输等过程中破碎或被磨损，以保证剂量准确。此外，硬度与片剂的崩解、溶出也有密切关系。因此，硬度要求是片剂的重要标准之一。《中国药典》虽未做统一规定，但各生产单位都有各自的内控标准。生产和科研中常用方法如下：

1. 破碎强度　习惯上也称为硬度。常用的仪器有孟山都硬度测定器（图 17-12）和国产片剂四用仪（有径向加压测定强度的装置）。一般认为，用孟山都硬度测定器测定片剂的硬度以不低于 4kg 为理想；用国产片剂四用仪，中药压制片硬度在 2～3kg，化学药物压制片小片在 2～3kg，大片在 3～10kg 为理想。

2. 脆碎度　片剂由于磨碎和振动常出现碎片、顶裂或破裂的现象。《中国药典》2020 年版四部特殊检查法中规定了片剂脆碎度检查法，常采用片剂脆碎度检查仪（试验器，图 17-13）测定，片重≤0.65g 取若干片（总重约 6.5g），片重>0.65g 取 10 片。除去片表面脱落粉末，精密称重，置圆筒内，转动 100 次。取出，同法除去粉末，精密称重，减失重量不得过 1%，且不得检出断裂、龟裂及粉碎的片。本试验一般仅作 1 次。如减失重量超过 1%，应复检 2 次，3 次的平均减失重量不得过 1%，并不得检出断裂、龟裂及粉碎的片。

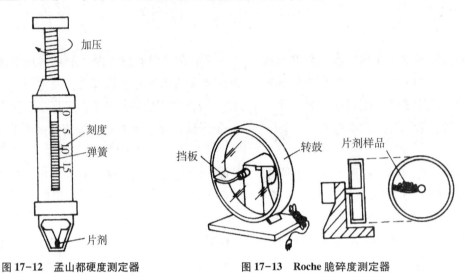

图 17-12　孟山都硬度测定器　　　　　图 17-13　Roche 脆碎度测定器

七、溶出度

溶出度系指活性药物从片剂、胶囊剂或颗粒剂等普通制剂在规定条件下溶出的速率和程度。溶出度检查是测定固体制剂中有效成分溶出的一种理想的体外测定方法。片剂服用后，有效成分为胃肠道所吸收，才能达到治疗疾病的目的。其疗效虽然可以通过临床观察，或测定体内血药浓度、尿内药物及其代谢物浓度来评定，但以此作为产品的质量控制是有实际困难的。一般片剂需测定崩解时限，但崩解度合格并不保证药物可以快速且完全地从崩解形成的细粒中溶出，也就不保证疗效。因此，一般的片剂规定测定崩解时限，对于有下列情况的片剂，药典规定检查其溶出度以控制或评定质量：①含有在消化液中难溶的药物；②与其他成分容易相互作用的药物；③在久贮后溶解度降低的药物；④剂量小、药效强、副作用大的药物。凡检查溶出度的片剂，不再进行崩解时限的检查。《中国药典》2020 年版收载的溶出度检查方法有转篮法（第一法）、桨法（第二法）、小杯法（第三法）、桨碟法（第四法）、转筒法（第五法）、流池法（第六法）和往复筒法（第七法）。

八、含量均匀度

含量均匀度用于检查单剂量的固体、半固体和非均相液体制剂含量符合标示量的程度。每一个单剂标示量小于 25mg 或主药含量小于每一个单剂重量 25% 者均应检查含量均匀度。

九、微生物限度

微生物限度检查法系检查非无菌制剂及其原料、辅料受微生物污染程度的方法。微生物限度按照非无菌产品微生物限度检查（《中国药典》2020 年版四部通则）：微生物计数法（通则

1105）和控制菌检查法（通则 1106）及非无菌药品微生物限定标准（通则 1107）检查，应符合规定。

第七节 片剂举例

例1 复方陈香胃片

【处方】陈皮 84g 木香 20g 石菖蒲 11g 大黄 20g 碳酸氢钠 17g 重质碳酸镁 17g 氢氧化铝 84g

【制法】以上七味，陈皮、木香、石菖蒲、大黄粉碎成细粉；氢氧化铝、碳酸氢钠、重质碳酸镁分别过 100 目筛后，与上述细粉及适量的蔗糖、淀粉、糊精、微粉硅胶、硬脂酸镁混匀，制颗粒，压制成 1000 片或 500 片，即得。

【性状】本品为浅棕红色的片；气香，味淡。

【功能与主治】行气和胃，制酸止痛。用于脾胃气滞所致的胃脘疼痛、脘腹痞满、嗳气吞酸；胃及十二指肠溃疡、慢性胃炎见上述证候者。

【用法与用量】口服。小片一次 4 片，大片一次 2 片，一日 3 次。

【规格】每片重 0.28g（含碳酸氢钠 17mg，重质碳酸镁 17mg，氢氧化铝 84mg）；每片重 0.56g（含碳酸氢钠 34mg，重质碳酸镁 34mg，氢氧化铝 168mg）。

【贮藏】密封。

【注解】

（1）陈皮、木香、石菖蒲含有挥发油，可行气止痛、健脾和中。氢氧化铝、碳酸氢钠、重质碳酸镁均为抗酸药，可中和过多的胃酸。大黄有健胃、解毒作用。

（2）为保留挥发性成分及大黄的解毒作用，故本品制成全粉末片。

例2 银翘解毒片

【处方】金银花 200g 连翘 200g 薄荷 120g 荆芥 80g 淡豆豉 100g 牛蒡子（炒）120g 桔梗 120g 淡竹叶 80g 甘草 100g

【制法】以上九味，金银花、桔梗分别粉碎成细粉，过筛；薄荷、荆芥提取挥发油，蒸馏后的水溶液另器收集；药渣与连翘、牛蒡子（炒）、淡竹叶、甘草加水煎煮二次，每次 2h，滤过，合并滤液；淡豆豉加水煮沸后，于 80℃ 温浸二次，每次 2h，合并浸出液，滤过。合并以上各药液，浓缩成稠膏，加入金银花、桔梗细粉及淀粉或滑石粉适量，混匀，制成颗粒，干燥，放冷，加入硬脂酸镁，喷加薄荷、荆芥挥发油，混匀，压制成 1000 片，或包薄膜衣，即得。

【性状】本品为浅棕色至棕褐色的片或薄膜衣片，除去包衣后显浅棕色至棕褐色；气芳香，味苦、辛。

【功能与主治】疏风解表，清热解毒。用于风热感冒，症见发热头痛、咳嗽口干、咽喉疼痛。

【用法与用量】口服。一次 4 片，一日 2~3 次。

【规格】①素片：每片重 0.5g；②薄膜衣片：每片重 0.52g。

【贮藏】密封。

【注解】

（1）清代吴鞠通《温病条辨》称本方为"辛凉平剂"，是治疗风温初起之常用方，传统剂型为散剂。方中重用金银花、连翘为君药，二药气味芳香，既能疏散风热、清热解毒，又可辟秽化浊，在透散卫分表邪的同时，兼顾温热病邪易蕴而成毒及多夹秽浊之气的特点。薄荷、牛蒡子味辛而性凉，功善疏散上焦风热，兼可清利头目，解毒利咽；荆芥、淡豆豉辛而微温，可协君药开皮毛以解表散邪，俱为臣药。淡竹叶清热生津；桔梗合牛蒡子宣肃肺气而止咳利咽，同为佐药。甘草合桔梗利咽止痛，兼可调和药性，为佐使药。

（2）该片剂属半浸膏片，工艺为湿法制粒压片。金银花含有遇热不稳定的有效成分，桔梗粉性较强，两者粉碎入药，既可保留其有效成分，又药辅合一，可起到填充剂和崩解剂的作用，大大减少辅料用量。其他中药材采用水提工艺制备得到稠膏，以减少服用剂量，同时药辅合一，可起到黏合剂的作用。

（3）薄荷、荆芥的有效成分既含挥发油，又含水溶性成分，故采用双提法提取，即先用蒸馏法提取挥发油，药渣与其他药材混合后煎煮法提取。该操作符合中医复方合煎的传统经验，可以充分发挥药物各成分间的相互作用，有利于成分的溶出和作用的发挥。淡豆豉采用80℃温浸提取是为了防止长时间煎煮造成过滤困难。

（4）采用稠膏与生药粉混匀制粒工艺，需要根据药材性质及出膏率来决定要粉碎的药味及其用量，目标是两者混匀后恰可以制成适宜软材。稠膏的相对密度与黏稠度、生药粉的吸水能力及吸水后的内聚性均会影响颗粒的制备、药物的混匀等。

（5）该中药片剂制备的关键技术点包括药材提取出膏率的控制、稠膏相对密度的控制、薄荷与荆芥挥发油提取时间和加入方法的控制以及生药粉粒度及其分布的控制等。

（6）该中药片剂质量可控，采用薄层色谱法建立了成品中金银花、连翘、荆芥、牛蒡子的鉴别方法；采用高效液相色谱法测定成品中绿原酸（$C_{16}H_{18}O_9$）和连翘苷（$C_{27}H_{34}O_{11}$）的含量，进一步控制了君药的质量（详见2020年版《中国药典》一部第1628页银翘解毒片项下相关内容）。

例3 芩暴红止咳片

【处方】满山红1050g 暴马子皮1050g 黄芩500g。

【制法】以上三味，黄芩加水煎煮三次，第一次2h，第二、三次每次1h，煎液滤过，滤液合并，浓缩至相对密度为1.03~1.08（80℃）的清膏，用稀盐酸调节pH值至1.0~2.0，在80℃保温1h，室温放置24h，滤过，沉淀用乙醇洗至pH4.0，继续用水洗至pH7.0，低温干燥，粉碎，备用。满山红用水蒸气蒸馏法提取挥发油，蒸馏后的水溶液另器保存；药渣加水煎煮二次，每次2h，煎液滤过，滤液合并。暴马子皮加水煎煮三次，第一次2h，第二、三次每次1h，煎液滤过，滤液合并，与上述满山红药液合并，浓缩至适量，低温减压干燥，粉碎，加入上述黄芩提取物和适量的辅料，制成颗粒，干燥。满山红挥发油与适量的碳酸钙混匀，再与上述颗粒混匀，压制成1000片，包糖衣或薄膜衣，即得。

【性状】本品为糖衣片或薄膜衣片，除去包衣后显棕褐色；味苦、涩。

【功能与主治】清热化痰，止咳平喘。用于痰热壅肺所致的咳嗽、痰多；急性支气管炎及慢性支气管炎急性发作见上述证候者。

【用法与用量】口服。一次3~4片，一日3次。

【规格】薄膜衣片每片重0.4g。

【贮藏】密封。

【注解】

（1）满山红为杜鹃花科植物兴安杜鹃的叶。叶中含多种黄酮类、酚类成分及挥发油等，挥发油中止咳、祛痰、平喘的有效成分为大牻牛儿酮。故用双提法提取。

（2）黄芩用水煎法提取，提取液经酸碱法纯化处理制得黄芩苷。

（3）暴马子皮为木犀科植物暴马丁香的干燥树皮，水能提取出清肺祛痰的酚酸性及黄酮类成分。

（4）本处方药物量大且均为普通药材，故制成全浸膏片。

例4 正清风痛宁片

【处方】盐酸青藤碱 20g

【制法】取盐酸青藤碱，粉碎成细粉，加淀粉或预胶化淀粉等辅料适量，混合均匀，制粒，干燥，压制成 1000 片，包肠溶薄膜衣，即得。

【性状】本品为肠溶薄膜衣，除去包衣后显白色或类白色；味苦。

【功能与主治】祛风除湿，活血通络，消肿止痛。用于风寒湿痹病，症见肌肉酸痛，关节肿胀、疼痛、屈伸不利、僵硬，肢体麻木；类风湿性关节炎及风湿性关节炎见上述证候者。

【用法与用量】口服，一次 1~4 片，一日 3 次，两个月为一个疗程。

【规格】每片含盐酸青藤碱 20mg。

【贮藏】遮光，密闭保存。

【注解】

（1）本品为盐酸青藤碱提纯物（含量不低于 97%）制备的提纯片。盐酸青藤碱为防己科植物青藤或毛青藤的藤茎中提取得到的单体生物碱。

（2）本品用药剂量偏大，可引起皮疹，对胃有一定刺激性。制成肠溶片，可减少其副作用。

【思考题】

1. 现代片剂剂型向使用更灵活方便、更有效的方向发展，如口崩片可以不用水服用，分散片可吞服也可冲水服用，缓控释片剂降低给药次数同时减少不良反应，但中药复方片剂在此类新剂型中的应用十分有限。中药复方片剂的研发主要存在哪些问题？今后发展前景如何？

2. 中药片剂的发展日新月异，多学科知识的交融以及新技术的应用显著推动其快速发展。如何将中医药理论与现代技术相结合进一步发展中药片剂？

3. 中药片剂使用方便，但临床使用中发现有些片剂发挥药效并不理想，有待于进一步提高。提高中药片剂口服生物利用度的方法和策略有哪些？

4. 与化药片剂中的药物成分相比，中药处方往往药味多，提取所得的浸膏量均较大，浸膏各方面性质更复杂，故中药片剂在制备过程中面临更多的问题。如何基于中药片剂自身特点，解决中药片剂成型与质量方面的问题？

扫一扫,查阅本章数字资源,含PPT、音视频、图片等

【学习要求】

1. 掌握气雾剂和喷雾剂的含义、分类与特点;抛射剂的含义、种类及用量;气雾剂的制备方法和质量检查。

2. 熟悉气雾剂的组成;药物经肺吸收的机理及影响因素;喷雾剂的制备方法和质量检查。

3. 了解气雾剂的阀门系统;粉雾剂含义、分类及工艺流程。

第一节　气雾剂

一、概述

(一) 气雾剂的含义

气雾剂 (aerosols) 系指原料药物或原料药物和附加剂与适宜的抛射剂共同装封于具有特制阀门系统的耐压容器中,使用时借助抛射剂的压力将内容物呈雾状物喷出,用于肺部吸入或直接喷至腔道黏膜、皮肤的制剂。内容物喷出后呈泡沫状或半固体状,则称之为泡沫剂或凝胶剂/乳膏剂。

药用气雾剂始于 20 世纪 40 年代。古代用莨菪加热水置于瓶中,以其气雾治疗牙虫;用胡荽加水煮沸,以其香气治疗痘疹等,均为气雾剂的雏形。近几十年来,气雾剂在定量吸入、全身治疗等方面的研究逐渐深入,以速效、高效为特色,在治疗呼吸系统疾病、心血管系统疾病、外科出血、烧伤等方面发挥了重要作用。如用于心绞痛急性发作的宽心气雾剂,用于止咳平喘的华山参气雾剂,用于上呼吸道感染的双黄连气雾剂。气雾剂也是外科和皮肤黏膜用药的理想剂型,如用于外科跌打损伤的云南白药气雾剂,用于急性湿疹的湿疡气雾剂。此外,气雾剂还是腔道给药治疗疾病的理想剂型,如分别用于治疗鼻炎和中耳炎的鼻炎气雾剂、耳用气雾剂,在定量给药的同时,能在鼻黏膜和耳道内表面形成药物薄膜,有利于发挥药效。

目前中药气雾剂临床应用品种较少,主要原因是气雾剂要求药物活性强、剂量小,且气雾剂的抛射剂品种少、生产操作技术要求高,而中药组方药味多,活性成分复杂,提取分离困难,药液色泽深,制备气雾剂难度大。因此,对中药气雾剂的配方和工艺还有待于深入研究。

(二) 气雾剂的特点

气雾剂具有以下优点:①气雾剂喷出物为雾粒或雾滴,可直达吸收或作用部位,具有速效和

定位作用；②药物严封于密闭容器，避免与外界接触，不易被微生物污染，提高了药物的稳定性；③通过阀门控制剂量，喷出的雾粒微小且分布均匀，使用方便，用药剂量较准确；④喷雾给药可减少局部涂药的疼痛与感染，同时避免了胃肠道给药的副作用。

气雾剂也有以下不足之处：①借助抛射剂的蒸气压，可因封装不严密、抛射剂的渗漏而失效；②因具有一定的内压，遇热或受撞击易发生爆炸；③气雾剂的包装需耐压容器和阀门系统，制备需冷却和灌装的特殊机械设备，生产成本较高，操作烦琐；④气雾剂的抛射剂有高度挥发性，且具制冷效应，多次使用于受伤皮肤上，可引起不适；⑤供吸入用气雾剂，因肺部吸收干扰因素较多，往往吸收不完全。

（三）气雾剂的分类

1. 按分散系统　分为溶液型、乳剂型、混悬型。①溶液型气雾剂：系指药物（固体或液体）溶解在抛射剂中，形成均匀溶液，喷出后抛射剂挥发，药物以固体或液体微粒状态到达作用部位。②乳剂型气雾剂：药物水溶液和抛射剂制成 O/W 型或 W/O 型乳剂。O/W 型乳剂以泡沫状态喷出，故又称为泡沫气雾剂。W/O 型乳剂，喷出时形成液流。③混悬型气雾剂：固体药物以微粒状态分散在抛射剂中形成混悬液，喷出后抛射剂挥发，药物以固体微粒状态达到作用部位。此类气雾剂又称为粉末气雾剂。

2. 按给药途径　可分为吸入气雾剂和非吸入气雾剂。

3. 按相的组成　可分为：①二相气雾剂，是由抛射剂的气相和药物与抛射剂混溶的液相组成。②三相气雾剂，有三种情况：其一，药物的水溶液与抛射剂互不混溶而分层，抛射剂密度大沉在容器底部，内容物包括气相（部分气化抛射剂）、溶液相和液化抛射剂相；其二，固体药物和附加剂等的微粉混悬在抛射剂中，内容物包括气相、液化抛射剂相和固相；其三，药物的水溶液与液化抛射剂（相当于油相）制成乳浊液，抛射剂被乳化为内相，内容物包括气相、乳浊液的内相和外相，分为水包油型的乳剂型气雾剂（抛射剂为内相）、油包水型的乳剂型气雾剂（抛射剂为外相）。

4. 按给药定量与否分类　可分为定量气雾剂和非定量气雾剂。

（四）吸入气雾剂经肺吸收的机理

1. 吸收途径　气雾剂中的药物主要通过肺部吸收。药物经肺吸收的途径如图 18-1 所示。

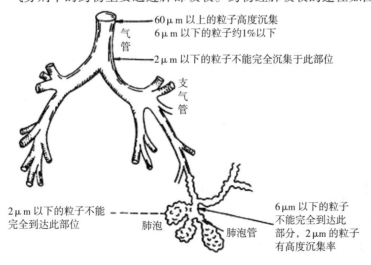

图 18-1　肺吸收途径示意图

人的呼吸系统由口、鼻、咽喉、气管、支气管、细支气管、肺泡管及肺泡组成。肺泡为主要吸收部位，人体的肺泡总数达 3 亿~4 亿个，总表面积约 $100m^2$。肺泡由单层上皮细胞构成，肺泡表面至毛细血管间的距离仅 $0.5~1\mu m$。巨大的吸收面积、丰富的毛细血管和极小的转运距离，正是肺吸收性好的重要因素。因此某些药物到达肺部吸收迅速，而且不受肝首过效应的影响，药物可直接进入血液循环。

2. 影响吸收的因素 主要包括药物性质、雾粒大小及呼吸情况等。

（1）**药物性质** 吸入的药物最好能溶解于呼吸道的分泌液中，否则成为异物，对呼吸道产生刺激。由于呼吸道上皮细胞为类脂膜，一般认为药物在肺部的吸收是被动吸收，分子量小于 1000 的药物、油/水分配系数大的药物容易被吸收。药物在肺部的吸收速度，与药物的脂溶性成正比，与药物的分子量成反比。

（2）**雾粒大小** 粒子大小是影响药物能否深入肺泡囊的主要因素。较粗的微粒大部分落在上呼吸道黏膜上，因而吸收慢；如果微粒太细，则进入肺泡囊后大部分由呼气排出，而在肺部的沉积率也很低。通常吸入气雾剂的微粒大小以在 $0.5~5\mu m$ 范围内最适宜。《中国药典》2020 年版四部吸入制剂项下规定吸入制剂中原料药物的粒度大小应控制在 $10\mu m$ 以下，其中大多数应为 $5\mu m$ 以下。粒径 $2~10\mu m$ 可以到达支气管和细支气管，$1~3\mu m$ 易沉积于细支气管和肺泡。

（3）**呼吸情况** 粒子的沉积量与呼吸量成正比，与呼吸频率成反比。

二、气雾剂的组成

气雾剂由药物与附加剂、抛射剂、耐压容器和阀门系统四部分组成。

（一）药物与附加剂

1. 药物 用于制备气雾剂的中药，一般应进行预处理。除另有规定外，饮片应按该品种项下规定的方法进行提取、纯化、浓缩，制成处方规定量的药液，如提取挥发油，提取药物的单一有效成分或有效部位等。

2. 附加剂 根据药物的性质确定气雾剂的类别如溶液、乳浊液、混悬液等不同类型，拟定制剂处方，选择适宜的溶剂和附加剂。各种附加剂对呼吸道、皮肤或黏膜应无刺激性。常用的附加剂有潜溶剂、乳化剂、助悬剂、润湿剂、抗氧剂、防腐剂、矫味剂等。

（二）抛射剂

抛射剂（propellants）主要是指一些低沸点液化气体，是气雾剂喷射药物的动力，同时也是药物的溶剂和稀释剂。抛射剂的沸点应低于室温，常温下蒸气压大于大气压。当阀门打开时，容器内压力骤然降低，抛射剂急剧气化，克服了液体分子间引力，将药物分散成微粒，通过阀门系统抛射出来。抛射剂的沸点和蒸气压对制剂的成型、雾滴的大小、干湿及泡沫状态等起着决定性的作用。对抛射剂的要求是：①在常温下的蒸气压大于大气压；②无毒、无致敏反应和刺激性；③惰性，不与药物等发生反应；④不易燃、不易爆炸；⑤无色、无臭、无味；⑥价廉易得。

1. 抛射剂分类 过去常用的抛射剂为氟氯烷烃类（CFCs，氟利昂类），因其可受紫外线影响而分解出高活性元素氯，与臭氧发生作用而破坏大气臭氧层，国际社会为保护臭氧层，于 1987 年制定了《关于消耗臭氧层物质的蒙特利尔议定书》。我国承诺 2010 年完全停止氟利昂等产品的生产和使用。

目前常用的抛射剂主要有以下几类：

（1）氢氟烷烃类（Hydrofluoroalkane，HFA） 作为氟利昂类的主要替代品，由于分子中不含氯，臭氧耗损潜能几乎为零，温室效应潜能也大大低于 CFC。目前用于气雾剂抛射剂的主要有四氟乙烷（HFA-134a）、七氟丙烷（HFA-227ea）及二氟乙烷（HFA-152a）。四氟乙烷主要缺点是温室效应潜能高（GWP 1300），且我国生产能力较低；七氟丙烷安全，但价格昂贵，且温室效应潜能高。两者的性状均与低沸点的氟利昂类似，在人体内残留少、毒性小。通常二者合用，是定量吸入用气雾剂（MDIs）氟氯化碳类抛射剂的主要替代品。欧盟和美国已先后于 1995 年和 1996 年批准 HFA 作为 CFC 的替代品用于吸入制剂中，且至今全球已经有 14 家公司获准上市了数十个 HFA-MDI；HFA-152a 温室效应潜能低（GWP 140），因不产生光化学反应而不属于挥发性有机物，在美国已用作局部用气雾剂的抛射剂，我国生产能力较强。缺点是可燃、价格较高。这三种主要的氢氟烷烃类抛射剂的物理化学性质见表 18-1。

表 18-1 三种氢氟烷烃类抛射剂的物理化学性质

	HFA-134a	HFA-152a	HFA-227ea
分子式	$CF_3—CFH_2$	$CH_3—CHF_2$	C_3HF_7
分子量	102.03	66.05	170.03
沸点（1 大气压，℃）	−26.50	−25.00	−16.5
临界温度（℃）	101.1	113.5	101.7
蒸气压（MPa）	0.44（21.1℃）	0.49（21.1℃）	0.3902（20℃）
液体密度（g/cm³）	1.21（21.1℃）	0.91（21.1℃）	1.4150（20℃）
臭氧耗损潜能（ODP）	<1.5×10⁻⁵	-	0
温室效应潜能（GWP）	1300.00	140.00	2900

（2）碳氢化合物 包括丙烷、正丁烷和异丁烷等。此类抛射剂价廉、化学性质稳定、密度低，但是由于易燃易爆不宜单独使用。异丁烷（A-31）在国外已广泛用作外用气雾剂的抛射剂，且已被美国药典收载，但由于缺乏足够的吸入毒理数据，在 MDI 中的应用进展缓慢。

（3）二甲醚（Dimethoxyethane，DME） 二甲醚是一种无色气体，沸点−24.9℃，室温下的蒸气压约为 0.5MPa，具有水溶性和优良的溶剂性能，并且易压缩、冷凝或气化。但因其具易燃性，故美国 FDA 并未批准用于 MDI。

2. 抛射剂的用量 气雾剂喷射能力的强弱决定于抛射剂的用量及自身蒸气压。一般说，抛射剂用量大，蒸气压高，喷射能力强，反之则弱。为了达到合适的蒸气压，往往采用混合抛射剂。根据 Raoult（拉乌尔）定律，在一定温度下，溶质的加入导致溶剂蒸气压下降，蒸气压下降与溶液中的溶质摩尔分数成正比；根据 Dalton（道尔顿）气体分压定律，系统的总蒸气压等于系统中不同组分分压之和。由此可计算混合抛射剂的蒸气压：

$$P_a = N_a \cdot P_a^0 = \frac{n_a}{n_a + n_b} \cdot P_a^0 \tag{18-1}$$

$$P_b = N_b \cdot P_b^0 = \frac{n_b}{n_a + n_b} \cdot P_b^0 \tag{18-2}$$

$$P = P_a + P_b \tag{18-3}$$

式中，P 表示混合抛射剂的蒸气压，P_a、P_b 分别表示抛射剂 A、B 的分压，P_a^0、P_b^0 分别为抛射剂 A 和 B 的饱和蒸气压，N_a、N_b 分别是抛射剂 A、B 的摩尔分数，n_a、n_b 分别是抛射剂 A、B 的摩尔数。

（三）耐压容器

气雾剂的容器应能耐压，对内容物稳定。目前主要以玻璃、塑料和金属等作为容器材料。理想的容器应具有耐腐蚀、性质稳定、不易破碎、美观价廉等特点。

1. 金属容器　容量大，耐压性强，质地较轻，携带与运输均方便，但化学稳定性较差，须在容器的内壁涂以环氧树脂或乙烯基树脂等有机物质，以增强其耐腐蚀性能，或镀锡、银，但价格较贵。

2. 玻璃容器　化学性质稳定，但耐压和耐撞击性差，一般用于压力和容积不大的气雾剂。目前多用外壁搪塑的玻璃瓶，搪塑液为聚氯乙烯树脂、苯二甲酸二丁酯、硬脂酸钙、硬脂酸、色素配成的黏稠浆液，以减轻因碰撞、震动造成的影响。

3. 塑料容器　特点是质轻，牢固，能耐受较高的压力，具有良好的抗撞击性和耐腐蚀性。但塑料容器有较高的渗透性和特殊气味，易引起药液变化。一般选用化学稳定性好，耐压和耐撞击的塑料，如热塑性聚丁烯对苯二甲酸酯树脂和乙缩醛共聚树脂等。

（四）阀门系统

阀门系统是气雾剂的重要组成部分，其精密程度直接影响产品的质量。其基本功能是调节药物和抛射剂从容器中定量流出。

1. 一般阀门系统　由封帽、橡胶封圈、阀门杆、弹簧、浸入管、推动钮等部件组成。其中阀门杆是重要部分，由塑料或不锈钢制成，上端有内孔和膨胀室，下端有一段细槽供药液进入定量室，内孔是阀门沟通容器内外孔道，关闭时被弹性橡胶封圈封住，使容器内外不通，当揿下推动钮时，内孔与药液相通，容器内容物通过内孔进入膨胀室而喷射出来。膨胀室位于内孔之上阀门杆内。容器内容物由内孔进入此室，骤然膨胀，抛射剂气化，将药物分散，连同药物一起呈雾状喷出。如图 18-2 所示。

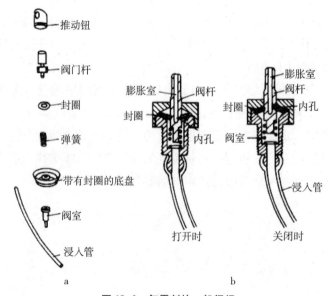

图 18-2　气雾剂的一般阀门
a. 阀门的配件　b. 阀门的构造

2. 定量阀门　除具有一般阀门各部件外，还有一个塑料或金属制的定量室（杯），它的容量决定每次用药剂量。一般定量阀门能给出 0.05~0.2mL 的药液，适用于剂量小，作用强或含有毒性药物的吸入气雾剂。定量小杯下端有两个小孔，用橡胶垫圈封住，灌装抛射剂时，因灌装系统的压力大，抛射剂可经过此小孔注入容器内，抛射剂灌装后小孔仍被橡胶垫圈封住，使内容物不能外漏。如图 18-3 所示。

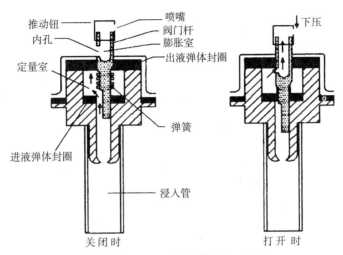

图 18-3　有浸入管的定量阀门示意图

国产常用的吸入气雾剂是将容器倒置而不用浸入管，如图 18-4 所示。药液通过阀杆上的引液槽进入阀门系统，喷射时按下揿钮，阀杆在揿钮的压力下顶入，弹簧受压，内孔进入出液橡胶封圈内，定量室内的药液由内孔进入膨胀室，部分气化后自喷嘴喷出。同时引液槽全部进入瓶内，封圈封闭了药液进入定量室的通道。揿钮压力除去后，在弹簧作用下，阀杆复原，药液再进入定量室，如此往复，每按推动钮一次就可喷出定量的药液。

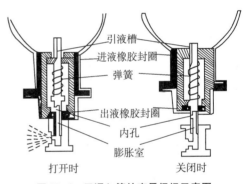

图 18-4　无浸入管的定量阀门示意图

三、中药气雾剂的设计要求

（一）溶液型气雾剂

溶液型气雾剂系指药物溶解于抛射剂中或在潜溶剂的作用下与抛射剂混溶而成的均相分散体系，为二相气雾剂（气相与液相）。喷射后抛射剂气化，药物成为极细的雾滴，形成气雾。目前主要用于吸入治疗，是气雾剂中应用最广的类型。

当药物为醇溶性成分（如冰片等）时，可直接溶解于乙醇或抛射剂中；当成分比较复杂，有效成分不明确时，应依据有效部位的特殊性质，选择合适的潜溶剂。常用的潜溶剂有甘油、丙二醇、乙醇等。丙二醇、乙醇和抛射剂之间须有恰当的比例，使之互相混溶成澄明溶液，三者比例可结合相图等实验来确定，如图 18-5 所示。

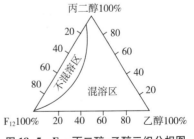

图 18-5　F_{12}-丙二醇-乙醇三组分相图

（二）混悬液型气雾剂

混悬型气雾剂（也称粉末气雾剂），是指药物固体细粉分散于抛射剂中形成的非均相分散体系，形成三相气雾剂（气相、液相、固相）。凡在抛射剂及潜溶剂中不溶解的药物可制成混悬液型气雾剂，但吸入用气雾剂一般不使用药材细粉。

设计时应注意以下几点：①控制水分在0.03%以下，否则贮存过程会使药物相互凝聚及黏壁，影响剂量的准确性。制备前需将药物充分干燥。②药物粒径应控制在5μm左右，不得超过10μm。药物粒径过大，不但容易沉降结块，而且还会堵塞阀门系统，影响给药剂量；相反药物粒径越小，比表面积越大，越有利于药物的吸收。③加入表面活性剂可增加体系的物理稳定性，在高度分散的细粉表面形成一层单分子膜，防止药物凝聚和重结晶化，且增加阀门系统的润滑和封闭性能。常用的有非离子型表面活性剂，应选用 HLB 值小于10（最好在1~5之间）的混合表面活性剂。④应调节抛射剂与混悬固体微粒的密度尽量相等，以减少药物粒子沉降。⑤在不影响生理活性的前提下，选用在抛射剂中溶解度最小的药物衍生物，避免贮存过程中微晶变粗。⑥采用蒸气压较高的抛射剂（$3kg/cm^2$ 以上），可使喷出的药物微粒尽可能地分散。

（三）乳剂型气雾剂

乳浊液型气雾剂是指药物、抛射剂在乳化剂作用下，经乳化制成的乳浊液型气雾剂，亦是三相气雾剂（气相、液相、液相）。药物呈泡沫状喷出。设计时应注意以下几点：①抛射剂的选择。当抛射剂的蒸气压高且用量多时，可得黏稠、有弹性的泡沫，射程亦远；当抛射剂的蒸气压低且用量少时，则得柔软、平坦的湿泡沫。所以应根据需要，采用适宜的混合抛射剂，使泡沫稳定持久或快速崩裂而成药物薄膜。抛射剂用量一般为8%~10%，若喷出孔直径小于0.5mm时，用量为30%~40%。②乳化剂的选用。应根据药物性质和治疗需要，选择合适的乳化剂。基本的要求是：产品在振摇时，油和抛射剂应完全乳化成很细的微粒，外观色白，较稠厚，至少1~2min内不分离，并能保证药液和抛射剂同时喷出。常用的乳化剂有脂肪酸皂（三乙醇胺硬脂酸酯）、聚山梨酯类、十二烷基乳化蜡等表面活性剂。③药物可溶解在水相（如水、甘油）或油相（如脂肪酸、植物油）中，形成O/W型或W/O型。

四、中药气雾剂的制备

（一）工艺流程（图18-6）

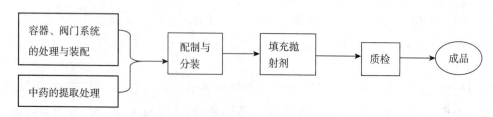

图18-6 气雾剂制备工艺流程示意图

气雾剂应在符合要求的洁净度环境配制，及时灌封于灭菌的洁净干燥容器中。整个操作过程应注意防止微生物的污染。

（二）中药原料的处理与附加剂的选用

首先中药饮片选用适当的溶剂和方法提取、纯化、浓缩，制成药液，并按照溶液型、混悬型、乳剂型气雾剂的不同要求，选择适宜的附加剂进行配制。

1. 溶液型气雾剂　将中药提取物与附加剂溶解于抛射剂中，必要时可加入适量潜溶剂，制成澄清、均匀的溶液。

2. 混悬型气雾剂　将药物粉碎至 $10\mu m$ 以下的微粒，加入附加剂在胶体磨中充分混匀研细，制成稳定的混悬液。注意严格控制水分含量在 0.03% 以下，如果所含水分超过这个临界值，在贮存过程中药物会相互凝集并出现黏壁现象，从而影响药物喷出时剂量的准确性。一般水分控制在 0.005% 以下。

3. 乳剂型气雾剂　按一般制备乳剂的方法制成合格、稳定的药物乳剂。乳剂型液滴在液体介质中应分散均匀。目前应用较多的为 O/W 型。

（三）容器与阀门的处理与装配

1. 气雾剂容器的处理　将洗净烘干并预热至 120~130℃ 的玻璃瓶浸入搪塑液中，使瓶颈以下黏附一层浆液，倒置，于 150~170℃ 烘干，备用。对塑料涂层的要求是：能均匀地紧密包裹玻璃瓶，万一爆瓶不致玻璃片飞溅，外表平整、美观。

2. 阀门零件的处理与装配　将阀门的各种零件分别处理：①橡胶制品可在 75% 乙醇中浸泡 24h，以除去色泽并消毒，干燥备用；②塑料、尼龙零件洗净后浸在 95% 乙醇中备用；③不锈钢弹簧在 1%~3% 碱液中煮沸 10~30min，用水洗涤数次，然后用蒸馏水洗二三次，直至无油腻为止，浸泡在 95% 乙醇中备用。最后将上述已处理好的零件，按照阀门的结构装配。

（四）药物的分装与抛射剂的充填

1. 压灌法　目前国内多用此法。操作步骤是先将配好的药液在室温下灌入容器内，再将阀门装上并轧紧，抽去内部空气，然后通过压装机压入定量的抛射剂。

压灌法的特点是：设备简单，不需低温操作，抛射剂损耗较少。缺点是抛射剂需经阀门进入容器，生产速度稍慢，且受阀门影响，抛射剂进入容器后，同体积的空气无法排出，使成品压力较高，且在使用过程中压力的变化幅度较大。国外气雾剂生产主要采用高速旋转压装抛射剂的工艺，该方法是融容器输入、分装药液、驱赶空气、加轧阀门、压装抛射剂、产品包装输出于一体，生产设备系用真空抽除容器内空气，可定量压入抛射剂，因而产品质量稳定，生产效率大为提高。图 18-7 所示为脚踏式抛射剂压灌法装置。图 18-8 所示是一种旋转式联动压装机，当容器进入压装机后，灌药液，装阀门，轧盖，压装抛射剂等依次自动操作，故效率较高。

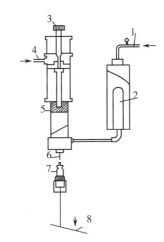

图 18-7　脚踏式抛射剂压灌法装置示意图
1. 抛射剂进口　2. 滤棒　3. 装置调节器
4. 压缩空气进口　5. 活塞　6. 灌装针
7. 容器　8. 脚踏板

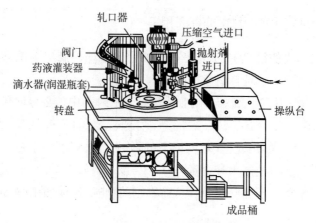

图 18-8　气雾剂联动装机示意图

2. 冷灌法　药液借助冷却装置冷却至-20℃，抛射剂冷却至沸点以下至少5℃。先将冷却的药液灌入容器中，随后加入已冷却的抛射剂（也可两者同时加入）。立即装上阀门并轧紧，操作必须迅速完成，以减少抛射剂的损失。

本法的主要优点在于简单，抛射剂直接灌入容器，速度快，对阀门无影响；因为抛射剂在敞开情况下进入容器，空气易于排出，成品压力较稳定。缺点是：高能耗（冷却），需制冷设备及低温操作；抛射剂蒸发可能造成装量不一；湿气冷凝构成污染，含水产品不宜采用此法充填抛射剂。实验室装置如图18-9所示。

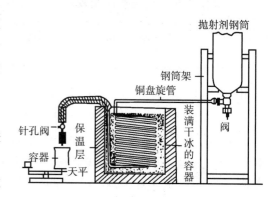

图 18-9　气雾剂冷灌法实验室装置示意图

五、气雾剂的质量检查

（一）容器和阀门检查

气雾剂容器和阀门各部件尺寸精度和溶胀性应符合要求，不与内容物发生理化变化，能耐压。

（二）破损与漏气检查

1. 破损检查　将气雾剂放入有盖的铁丝篓内，浸没于40℃±1℃的水浴中1h（或55℃、30min），取出冷至室温，拣去破裂及塑料保护不紧密的废品。

2. 漏气检查　将气雾剂称重，于室温直立72h以上，再称重，然后计算每瓶漏气的重量。

（三）喷射试验和装量检查

1. 非定量阀门气雾剂

（1）喷射速率　按《中国药典》2020年版四部通则气雾剂喷射速率项下方法检查，计算每瓶的平均喷射速率（g/s），应符合规定。

喷射速率：取供试品4瓶，除去帽盖，分别揿压阀门喷射数秒后，擦净，精密称定，将其浸入恒温水浴（25℃±1℃）中30min，取出，擦干。除另有规定外，揿压阀门持续准确喷射5s，擦净，分别精密称定，然后再放入恒温水浴（25℃±1℃）中，按上法重复操作3次，计算每瓶的平均喷射速率（g/s），均应符合各品种项下的规定。

（2）喷出总量　按《中国药典》2020年版四部通则气雾剂【喷出总量】项下方法检查，应符合规定。

喷出总量：取供试品4瓶，除去帽盖，精密称定，在通风橱内，分别揿压阀门连续喷射于已加入适量吸收液的容器中，直至喷尽为止，擦净，分别精密称定。每瓶喷出量均不得少于标示装量的85%。

2. 定量阀门气雾剂

（1）每瓶总揿次　定量气雾剂照《中国药典》2020年版四部通则吸入制剂每瓶总揿次项下方法检查，应符合规定。

每瓶总揿次：取气雾剂1罐（瓶），揿压阀门，释放内容物到废弃池中，每次揿压间隔不少于5s。每罐（瓶）总揿次应不少于标示总揿次（此检查可与递送剂量均一性测试结合）。

（2）递送剂量均一性　定量气雾剂照《中国药典》2020年版吸入制剂（通则0111）相关项下方法检查，递送剂量均一性应符合规定。

（3）每揿喷量　照《中国药典》2020年版四部通则定量气雾剂每揿喷量项下方法检查，应符合规定。

检查法：取供试品1罐，振摇5s，按产品说明书规定，弃去若干揿次，擦净，再精密称定。揿压阀门喷射1次，擦净，再精密称定。前后两次重量之差为1个喷量。按上法连续测定3个喷量；揿压阀门连续喷射，每次间隔5s，弃去，至n/2次；再按上法连续测定4个喷量；继续揿压阀门连续喷射，弃去，再按上法测定最后3个喷量。计算每罐10个喷量的平均值，再重复测定3罐。除另有规定外，应为标示喷量的80%~120%。

（4）每揿主药含量　按《中国药典》2020年版四部通则定量气雾剂每揿主药含量下方法检查，每揿主药含量应符合规定。

检查法：取供试品1罐，充分振摇，除去帽盖，按产品说明书规定弃去若干揿次，用溶剂洗净套口，充分干燥后，倒置于已加入一定量吸收液的适宜烧杯中，将套口浸入吸收液液面下（至少25mm），喷射10次或20次（注意每次喷射间隔5s并缓缓振摇），取出供试品，用吸收液洗净套口内外，合并吸收液，转移至适宜量瓶中并稀释至刻度后，按各品种含量测定项下的方法测定，所得结果除以取样喷射次数，即为平均每揿主药含量。每揿主药含量应为每揿主药含量标示量的80%~120%。

凡进行每揿主药含量检查的气雾剂，不再进行每揿喷量检查。

（四）粒度

吸入用混悬型气雾剂应作粒度检查。按《中国药典》2020年版四部通则气雾剂粒度项下方法检查，应符合各品种项下规定。

（五）无菌

除另有规定外，用于烧伤［除程度较轻的烧伤（Ⅰ度或浅Ⅱ度）外］、严重创伤或临床必需无菌的气雾剂，照无菌检查法（《中国药典》2020年版四部制剂通则1101）检查，应符合规定。

（六）微生物限度

除另有规定外，照《中国药典》2020年版制剂通则微生物计数法（通则1105）和控制菌检查法（通则 1106）及非无菌药品微生物限度标准（通则 1107）检查，应符合规定。

六、举例

例1 麝香祛痛气雾剂

【处方】 人工麝香 0.33g　樟脑 30g　冰片 20g　薄荷脑 10g　三七 0.33g　红花 1g　独活 1g　龙血竭 0.33g　地黄 20g

【制法】 以上九味，取人工麝香、三七、红花，分别用 50% 乙醇 10mL 分三次浸渍，每次 7天，合并浸渍液，滤过，滤液备用；地黄用 50% 乙醇 100mL 分三次浸渍，每次 7 天，合并浸渍液，滤过，滤液备用；龙血竭、独活分别用乙醇 10mL，分三次浸渍，每次 7 天，合并浸渍液，滤过，滤液备用；冰片、樟脑加乙醇 100mL，搅拌使溶解，再加入 50% 乙醇 700mL，混匀；加入上述各浸渍液，混匀；将薄荷脑用适量 50% 乙醇溶解，加入上述药液中，加 50% 乙醇至总量为 1000mL，混匀，静置，滤过，灌装，封口，充入抛射剂适量，即得。

【性状】 本品为非定量阀门气雾剂，在耐压容器中的药液为橙红色澄清液体；气芳香。

【功能与主治】 活血祛瘀，舒经活络，消肿止痛。用于各种跌打损伤，瘀血肿痛，风湿瘀阻，关节疼痛。

【用法与用量】 外用。喷涂患处，按摩 5~10min 至患处发热，一日 2~3 次；软组织扭伤严重或有出血者，将药液喷湿的棉垫敷于患处。

【规格】 每瓶内容物重 72g，含药液 56mL。

【贮藏】 遮光，30℃ 以下密封贮存。

【注解】

（1）本品为溶液型气雾剂，原料均采用 50% 乙醇浸渍、溶解，工艺简单、易行。

（2）本品采用压灌法充抛射剂。

（3）质量标准有待完善、提高，尤其是贵重药物。

例2 咽速康气雾剂

【处方】 人工牛黄 30g　珍珠（制）30g　雄黄（制）20g　蟾酥（制）20g　麝香 20g　冰片 20g　乙醇适量　抛射剂适量　制成 1000 瓶。

【制法】 人工牛黄、珍珠、雄黄干燥后粉碎成极细粉。蟾酥、麝香以无水乙醇回流提取 3 次，回流时间分别为 3、2、1.5h，滤过，合并滤液，将冰片溶于其中，加入人工牛黄、珍珠、雄黄极细粉，以无水乙醇定容至 300mL，再加入 15% 非离子表面活性剂无水乙醇溶液 100mL，混溶后在不断搅拌条件下，定量分装于气雾剂耐压容器内，压盖后在 800~1000kPa 压力下向瓶内压入经微孔滤膜滤过的抛射剂适量，即得。

【性状】 本品为黄色混悬型液体，放置分层；喷射时有特异香气，味辛。

【功能与主治】 解毒、消炎、止痛。用于时疫白喉、咽喉肿痛、单双乳蛾、喉风喉痛、烂喉丹痧。

【用法与用量】 喷雾吸入。每次喷 3 下，一日 3 次。或遵医嘱。

【规格】 每瓶内容物重 4.75g，含药液 2.5mL。

【贮藏】 密闭，置阴暗处。

【注解】

（1）本品为混悬型气雾剂，药物粒径应控制在 5μm 左右，不得超过 10μm。

（2）控制水分在 0.03% 以下，否则贮存过程会使药物相互凝聚及黏壁，影响剂量的准确性。

故采用无水乙醇提取、定容。药物干燥后粉碎。

（3）加入表面活性剂可增加体系的物理稳定性，在高度分散的细粉表面形成一层单分子膜，防止药物凝聚，且增加阀门系统的润滑和封闭性能。

例3　大蒜油气雾剂

【处方】大蒜油 10mL　聚山梨酯 80 30g　油酸山梨坦 35g　甘油 250mL　十二烷基磺酸钠 20g　蒸馏水加至 1000mL，加抛射剂适量，制成 175 瓶

【制法】将油-水两相液体混合制成乳剂，分装成 175 瓶，每瓶压入抛射剂适量，密封即得。

【注解】

（1）本品为三相气雾剂的乳剂型气雾剂。

（2）聚山梨酯 80、油酸山梨坦及十二烷基磺酸钠作为乳化剂，喷射后产生大量泡沫。

（3）药物有抗真菌作用，适用于真菌性阴道炎。

第二节　喷雾剂

一、概述

（一）喷雾剂的含义

喷雾剂（sprays）系指原料药物或与适宜辅料填充于特制的装置中，使用时借助手动泵的压力、高压气体、超声振动或其他方法将内容物呈雾状物释出，用于肺部吸入或直接喷至腔道黏膜及皮肤等的制剂。

（二）喷雾剂的分类

1. 按分散系统分类　可分为溶液型、乳剂型和混悬型喷雾剂。

2. 按给药定量与否分类　可分为定量喷雾剂和非定量喷雾剂。

3. 按雾化原理分类　可分为喷射喷雾剂、超临界 CO_2 辅助喷雾剂和超声波喷雾剂。喷射喷雾剂又分为以手动泵为动力和压缩气体为动力两种。

4. 按给药途径分类　可分为呼吸道吸入给药、皮肤给药、鼻腔给药等。

（三）喷雾剂的特点

与气雾剂相比，喷雾剂具有以下特点：

1. 不含抛射剂，可避免对大气污染，且减少了抛射剂对机体的副作用与刺激性。

2. 简化处方与生产设备，降低成本，提高生产安全性。

因此，喷雾剂可在一定范围作为气雾剂的替代形式，具有很好的应用前景。

传统的喷雾剂借助于手动泵压力喷射药物，有喷出雾滴粒径大、喷出剂量小等缺点，不适用于肺部吸入，适于皮肤、黏膜、舌下、鼻腔等局部给药。近年出现的超临界 CO_2 辅助喷雾剂与超声波喷雾可有效地克服传统喷雾剂的不足。超临界 CO_2 辅助喷雾剂几乎所有雾化粒子的粒径均小于 $3\mu m$，经空气稀释后可直接用于肺部给药。超声波喷雾剂采用高振动强度和低通风水平能有效地将药物送入肺深部，使用耦合液传导超声振动至溶液，溶液温度不升高，尤适用于热敏性药物。

另外，由于喷雾剂压缩气体在使用过程中随内容物的减少而减少，容器内压力随之下降，使

得喷射雾滴大小及喷射量难以维持恒定，因此，使用受到限制。

二、喷雾剂的装置

以压缩气体为动力的喷雾剂，装置由容器与阀门系统组成。一般选用金属容器，如不锈钢容器或马口铁制的容器，后者内壁涂以聚乙烯树脂作底层、环氧树脂作外层的复合防护膜，可大大提高其耐腐蚀性。同时应对容器逐个进行耐压试验，以确保使用安全。

其阀门系统与气雾剂相同，但阀杆的内孔一般有3个，且比较大，以便于物质的流动。图18-10所示为国产气压制剂的非定量阀门系统示意图。有的也装有定量阀门。阀门系统的处理与安装方法与气雾剂相同。

目前常用的喷雾剂是利用机械或电子装置制成的手动泵进行喷雾给药的。这些喷雾给药装置一般由手动泵和容器两部分组成。手动泵是借助手压触动器产生压力，将喷雾器内药液以雾滴、乳滴或凝胶等形式释放的装置。使用方便，适应范围广，仅需很小的触动力即可达到全喷量。该装置中各组成部件均应采用无毒、无刺激性、性质稳定、与药物不起反应的惰性材料制造。图18-11所示为带密封垫的手动泵装置，图18-12所示为用于凝胶的手动泵装置，图18-13所示是超声雾化吸入器的结构原理图，它利用高频振动的盘片产生的超声波使药液雾化供吸入。

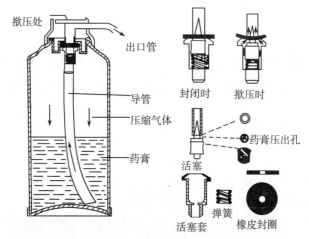

图 18-10　喷雾剂及阀门系统

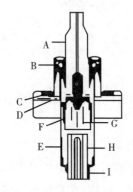

图 18-11　带密封垫的手动泵装置
A. 泵杆　B. 支持体　C. 固定杯
D. 密封圈　E. 泵体　F. 口径垫
G. 弹簧　H. 舌状垫　I. 浸入管

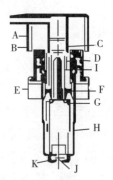

图 18-12　用于凝胶的手动泵装置
A. 帽　B. 触动器　C. 上部阀门　D. 下部阀门
E. 固定杯　F. 口颈密封圈　G. 活塞
H. 泵体　I. 弹簧　J. 密封球　K. 浸入管

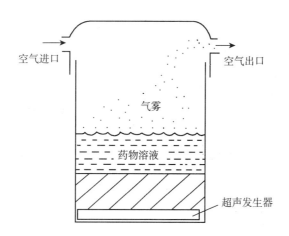

图 18-13　超声雾化吸入器的结构原理图

三、喷雾剂的制备

（一）中药饮片的处理

根据处方中药物性质，采用适当方法对中药饮片进行提取、纯化、浓缩。中药提取物经过纯化处理，可减少喷雾剂贮存中杂质的析出，从而增加制剂的稳定性，并避免沉淀物堵塞喷嘴影响药液的喷出。

对于难溶性药物，则需要应用超微粉碎等技术将药物制成 $5\mu m$ 或 $10\mu m$ 以下的微粉，供配制混悬液型喷雾剂用。

（二）压缩气体的选择

常用的压缩气体有 CO_2、N_2O、N_2，有关物理性质见表 18-2。

表 18-2　压缩气体的物理性质

化学名	分子式	分子量	沸点（℃）	蒸气压（表压 kPa，21.1℃）	可燃性
二氧化碳	CO_2	44.0	-78.3[a]	5767	无
一氧化二氮	N_2O	44.0	-88.3	4961	无
氮气	N_2	28.0	-195.6	3287[b]	无

注：a 升华；b 临界温度-147.2℃

制备喷雾剂时，要施加较压缩气体高的压力，一般在 61.8~686.5kPa 表压的内压，以保证内容物能全部用完，因此对容器的牢固性要求较高，必须能抵抗 1029.7kPa 表压的内压。

内服的喷雾剂大都采用氮或二氧化碳等压缩气体为喷射药液动力。其中氮的溶解度小，化学性质稳定，无异臭。二氧化碳的溶解度虽高，但能改变药液的 pH 值，使其应用受到限制。

压缩气体在使用前应经过净化处理，方法可参照注射剂中填充气体的净化工序。

（三）药液的配制与灌封

药液应在洁净度符合要求的环境配制并及时灌封于灭菌的洁净干燥容器中。烧伤、创伤用喷雾剂应采用无菌操作或灭菌。

1. 药液的配制　喷雾剂的内容物根据药物性质及临床需要，可配成溶液、乳浊液、混悬液等不同类型。配制时可添加适宜附加剂，如增溶剂、助溶剂、抗氧剂、防腐剂、助悬剂、乳化剂、防腐剂及 pH 值调节剂等，有些皮肤给药的喷雾剂可加入适宜的透皮促进剂（如氮酮）。所加附加剂均应符合药用规格，对呼吸道、皮肤、黏膜等无刺激性、无毒性。

2. 药液的灌封　药液配好后，经过质量检查，灌封于灭菌的洁净干燥容器中，装上阀门系统（雾化装置）和帽盖。工业生产中，喷雾剂的灌封可在全自动喷雾剂灌装生产线上进行。目前常用全自动喷雾剂灌装生产线〔由理瓶机、平顶链输送机（可无级调速）及灌装、放阀和封口三工位一体的自动灌装线组成〕，适用于 15~120mL 铝罐、塑料罐、玻璃瓶的灌装，各工位能实现有瓶工作，无瓶停机的全部功能。使用压缩气体的喷雾剂，安装阀门，轧紧封帽，压入压缩气体，即得。

四、喷雾剂的质量检查

1. 内容物检查，溶液型喷雾剂药液应澄清；乳状液型喷雾剂液滴在液体介质中应分散均匀；混悬型喷雾剂应将药物细粉和附加剂充分混匀，研细，制成稳定的混悬液。

2. 除另有规定外，喷雾剂应能喷出均匀的雾滴（粒）。每次揿压时能均匀地喷出一定的剂量。另外，应标明每瓶的装量和主药含量或药液、提取物的重量。

3. 吸入用混悬型喷雾剂应做粒度检查。方法同气雾剂。

4. 喷射试验按《中国药典》2020 年版四部喷雾剂通则喷射试验项下方法检查，计算每瓶每揿平均喷射量，应符合规定。

5. 装量照《中国药典》2020 年版（通则 0942）最低装量检查法检查，应符合规定。

6. 无菌和微生物限度检查方法同气雾剂。

五、举例

例　烧伤喷雾剂

【处方】黄连 5g　黄柏 5g　大黄 2g　紫草 5g　川芎 5g　白芷 5g　细辛 5g　红花 2g　地榆 5g　榆树皮 50g　酸枣树皮 10g　冰片适量

【制法】以上十二味，除冰片外，其余十一味适当粉碎、过筛，按浸渍法用 75% 乙醇浸渍 2 次，每次 48h 以上，共收集浸渍液 130mL，滤过，按每公斤药液加冰片 5g 加入冰片，搅拌均匀，密闭，静置 24h，灌装，即得。

【性状】本品为红棕色的澄清液体；味辛、苦。

【功能与主治】泻火解毒，消肿止痛，祛瘀生新。用于 I、II 度烧伤。

【用法与用量】外用，每 2~3h 喷药 1 次，一日 6~8 次。

【规格】①每瓶 40mL；②每瓶 500mL。

【贮藏】密封，置阴凉处。

【注解】

（1）本品临床用于 I、II 度烧伤，为避免用药时对患者烧伤部位造成机械刺激而加重疼痛，并使药物能均匀地分散于创面，故设计成溶液型喷雾剂。

（2）处方中饮片所含主要有效成分，在乙醇中均有良好的溶解性，故采用 75% 乙醇为提取溶剂。另外，醇提可避免大量高分子水溶性杂质的浸出，有助于提高制剂的稳定性。

（3）紫草中的紫草素类成分遇热极易破坏，采用冷浸法提取可避免其损失。另外，由于浸提过程在室温下进行，其浸出液加冰片直接配制的药液在正常贮存条件下将具有良好的稳定性，可避免如加热回流提取得到的浸出液在放置中因温度降低易出现沉淀问题。

（4）本品质量标准有待提高，可考虑采用 TLC 法对处方中各药进行定性鉴别，采用色谱法对大黄中的大黄素等成分进行含量测定。

第三节　粉雾剂

一、概述

粉雾剂（powder aerosols）系指借特制的给药装置将微粉化的药物喷出，由患者主动吸入或喷至腔道黏膜的制剂。

粉雾剂按用途可分为吸入粉雾剂、非吸入粉雾剂和外用粉雾剂。

吸入粉雾剂（powder aerosols for inhalation）系指固体微粉化原料药物单独或与合适载体混合后，以胶囊、泡囊或多剂量贮库形式，采用特制的干粉吸入装置，由患者吸入雾化药物至肺部的制剂。

非吸入粉雾剂（non-inhalation aerosol powder）系指药物或与载体以胶囊或泡囊形式，采用特制的干粉给药装置，将雾化药物喷至腔道黏膜的制剂。

外用粉雾剂（topical aerosol powder）系指药物或与适宜的附加剂灌装于特制的干粉给药器具中，使用时借助外力将药物喷至皮肤或黏膜的制剂。

与气雾剂相比，粉雾剂具有与喷雾剂相同的特点。

二、粉雾剂的生产工艺流程及规定

（一）粉雾剂的生产工艺流程（图 18-14）

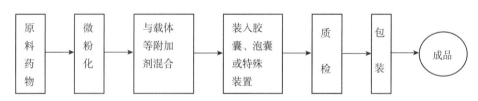

图 18-14　粉雾剂的生产工艺流程示意图

（二）粉雾剂生产与贮藏期间应符合以下有关规定

1. 配制粉雾剂时，为改善粉末的流动性，可加入适宜的载体和润滑剂。吸入粉雾剂中所有附加剂均应为生理可接受物质，且对呼吸道黏膜和纤毛无刺激性、无毒性。非吸入粉雾剂及外用粉雾剂中所有附加剂均应对皮肤或黏膜无刺激性。

2. 粉雾剂给药装置使用的各组成部件均应采用无毒、无刺激性、性质稳定、与药物不起作用的材料制备。

3. 吸入粉雾剂中药物粒度大小应控制在 $10\mu m$ 以下，其中大多数应在 $5\mu m$ 以下。

4. 除另有规定外，外用粉雾剂应符合散剂项下有关的各项规定。

5. 粉雾剂应置凉暗处贮存，防止吸潮。

6. 胶囊型、泡囊型吸入粉雾剂应标明：①每粒胶囊或泡囊中药物含量；②胶囊应置于吸入装置中吸入，而非吞服；③有效期；④贮藏条件。

7. 多剂量贮库型吸入粉雾剂应标明：①每瓶总吸次；②每吸主药含量。

三、粉雾剂的质量检查

粉雾剂的质量检查按《中国药典》2020 年版四部制剂通则吸入制剂项下方法检查含量均匀度、装量差异、排空率、每瓶总吸次、每吸主药含量、雾滴（粒）分布等均应符合规定。

【思考题】

1. 气雾剂进行处方设计时需要考虑哪些因素？

2. 抛射剂已由氢氟烷烃类替代了过去的氟利昂类，请以此为启发，试论述制药与环保之间的关系。

第十九章

其他剂型

【学习要求】

1. 掌握膜剂的处方组成及制备方法。

2. 熟悉膜剂成膜材料的性质与选用；海绵剂、锭剂的特点与质量要求；丹药的特点及分类。

3. 了解丹药的制备方法；烟剂、烟熏剂、香囊（袋）剂的特点及应用；糕剂、钉剂、线剂、条剂、灸剂、熨剂与棒剂的含义与用法。

第一节　膜　剂

一、概述

1. 含义　膜剂（film）系指原料药物与适宜的成膜材料经加工制成的膜状制剂，供口服或黏膜用。

膜剂是一种新型剂型，国内药膜研发始于 20 世纪 70 年代，最初主要研究避孕药膜，到 80 年代各种膜剂已普遍应用于临床。《中国药典》于 1995 年版首载化药膜剂。近年来，国内已有一些中药膜剂产品，如复方青黛散膜、丹皮酚口腔药膜、万年青苷膜等。

2. 特点　膜剂的特点为：①工艺简单，制备过程无粉尘飞扬；②含量准确，质量稳定，使用方便；③采用适宜的成膜材料可制成不同释药速度的膜剂，多层膜剂可避免药物间的配伍禁忌；④重量轻、体积小，便于携带、运输和贮存。

膜剂最主要的缺点是载药量小，只适用于小剂量的药物。

3. 分类　膜剂可按结构特点或给药途径进行分类。按结构特点分为单层膜剂、多层膜剂（又称复合膜剂）和夹心膜剂（缓释或控释膜剂）等；按给药途径分为内服膜剂、口腔用膜剂、眼用膜剂、皮肤及黏膜用膜剂等。此外，按外观也可分为透明膜剂和不透明膜剂。

二、辅料

膜剂一般由主药、成膜材料和附加剂组成。

1. 成膜材料　膜剂的成膜材料应无毒、无刺激性、性质稳定、与原料药物兼容性良好。成膜材料根据来源不同可以分为天然高分子材料和合成高分子材料。常用的成膜材料有聚乙烯醇（PVA）、丙烯酸树脂类、纤维素及其他天然高分子材料。

最常用的成膜材料是聚乙烯醇，其性质主要取决于聚合度（即分子量）和醇解度。聚合度越大，分子量越大，水溶性越差，但聚合度较大时柔韧性较好。醇解度为88%时水溶性最好。目前国内最常用的是PVA05-88和PVA17-88（05、17代表聚合度为500~600，1700~1800，88代表醇解度为88%），二者常以适当比例混合使用。

2. 附加剂 膜剂的附加剂主要有：①增塑剂，如甘油、山梨醇等；②表面活性剂，如聚山梨酯80、十二烷基硫酸钠等；③填充剂，如$CaCO_3$、淀粉等；④着色剂，如色素、TiO_2等。此外也可加入矫味剂，如蔗糖、甜菊糖苷等。

三、制备

膜剂的制备方法国内主要采用涂布法（亦称涂膜法）。

（一）工艺流程图（图19-1）

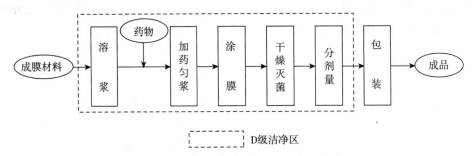

图19-1 膜剂制备的一般工艺流程示意图

（二）制法

1. 溶浆 将成膜材料加水或其他适宜溶剂浸泡，必要时水浴加热使其溶解。

2. 加药匀浆 将药物、附加剂等加入上述浆液中，搅匀，静置一定时间，除去气泡。

3. 涂膜 大生产用涂膜机（图19-2）涂膜，小量制备用洁净玻璃板涂膜。

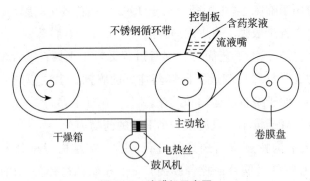

图19-2 涂膜机示意图

4. 干燥灭菌 涂层经热风（80~100℃）干燥、灭菌。

5. 分剂量 干燥后的药膜按单剂量面积分割，大生产时按剂量热压或冷压划痕成单剂量的分格。

6. 包装 膜剂所用的包装材料应无毒、能够防止污染、方便使用，并不能与原料药物或成膜材料发生理化作用。

此外膜剂尚可采用流延法、胶注法等制备。

（三）注意事项

1. 原辅料的选择应考虑到可能引起的毒性和局部刺激性。

2. 加药匀浆时，原料药物如为水溶性，应与成膜材料制成具有一定黏度的溶液；如为非水溶性原料药物，应粉碎成极细粉，并与成膜材料等混合均匀。

3. 涂膜前需在涂膜机的不锈钢平板循环带或玻璃板上涂少量液体石蜡作为脱膜剂。

4. 除另有规定外，膜剂应密封贮存，防止受潮、发霉和变质。

四、膜剂的质量要求与检查

1. 性状 膜剂外观应完整光洁，厚度一致，色泽均匀，无明显气泡。多剂量的膜剂，分格压痕应均匀清晰，并能按压痕撕开。

2. 重量差异 除另有规定外，取供试品 20 片，精密称定总重量，求得平均重量，再分别精密称定各片的重量。每片重量与平均重量相比较，按表 19-1 中的规定，超出重量差异限度的不得多于 2 片，并不得有 1 片超出限度的 1 倍。

表 19-1 膜剂的重量差异限度规定

平均重量	重量差异限度
0.02g 及 0.02g 以下	±15%
0.02g 以上至 0.20g	±10%
0.20g 以上	±7.5%

凡进行含量均匀度检查的膜剂，一般不再进行重量差异检查。

3. 微生物限度 除另有规定外，照《中国药典》2020 年版四部制剂通则非无菌产品微生物限度检查，应符合规定。

五、举例

例 复方青黛散膜

【处方】复方青黛散 5.0g　羧甲纤维素钠溶液（1∶10）92.0mL　丙二醇 3.0g

【制法】取复方青黛散与羧甲纤维素钠溶液研匀后加入丙二醇研匀，除去气泡后涂布于平板玻璃上制膜，干燥，脱膜，分剂量，包装，即得。

【功能与主治】消炎、生肌。用于口腔溃疡及烧伤、烫伤、创伤引起的溃疡等。

【用法与用量】局部贴用，用量酌情而定。

【注解】复方青黛散系由青黛、牛黄、薄荷脑、冰片、龙胆草、甘草、枯矾、黄柏、煅石膏组成。制备时，先取龙胆草、甘草、枯矾、黄柏、煅石膏分别粉碎为最细粉备用，另将薄荷脑与冰片研匀后加入青黛和牛黄研匀，然后依次加入上述药物最细粉研匀，过筛，即得。

第二节　海绵剂

一、概述

1. 含义 海绵剂（spongin）系指亲水胶体溶液，经发泡、固化、冷冻、干燥制成的海绵状固体灭菌制剂，多用于外科辅助止血、消炎及止痛。

2. 特点　海绵剂质软而疏松，坚韧而又具有极强的吸水性，一般为块状，亦有粉状、颗粒状或纸状者。主要通过促血栓形成及吸水后体积膨胀造成的机械压迫等作用而止血。

3. 分类　海绵剂通常以含药与否可以分为含药海绵（含止血或消炎药物）及吸收性海绵（不含药物）；以原料不同可以分为蛋白质胶原类海绵（如明胶海绵、纤维蛋白海绵）及多糖类海绵（如淀粉海绵、海藻酸海绵）。

二、制备

（一）明胶海绵的制备

1. 工艺流程图（图19-3）

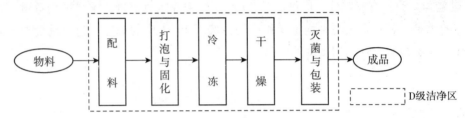

图 19-3　明胶海绵制备的一般工艺流程示意图

2. 制法

（1）配料　取明胶，加约10倍量水浸泡使膨胀软化，40~50℃水浴加热使其溶解，趁热滤过后冷至32~38℃保温备用；另将甲醛加水稀释10倍备用。

（2）打泡与固化　将甲醛溶液加入上述胶液中，用打泡机打泡至泡沫均匀细腻，迅速倒入麻布盒内固化。

（3）冷冻　-10℃需48h，-20℃需24h。

（4）干燥　取出冰冻海绵，先自然解冻，轻轻挤压除去水分后36℃鼓风干燥。

（5）灭菌与包装　以纸袋包装后120℃干热灭菌2h，再以无菌操作法装入塑料袋中密封。

3. 注意事项

（1）固化后冰冻要彻底。

（2）溶解明胶的温度不宜过高，否则加速明胶水解。

（3）明胶浓度10%左右较好，过低不易成型。

（4）甲醛用量不宜过大，否则成品消化时间延长，且硬而易碎。

（二）淀粉海绵的制备

1. 工艺流程图（图19-4）

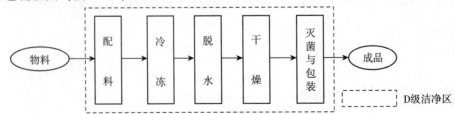

图 19-4　淀粉海绵制备的一般工艺流程示意图

2. 制法

（1）配料　取淀粉加蒸馏水搅拌制成 5%～15% 的混悬液，70～100℃ 水浴加热并不断搅拌至均匀透明的淀粉浆，并倾入大小适宜的方格盘中。

（2）冷冻　先冷至室温，再于 -2～-4℃ 冰冻 48h。-18℃ 效果最好，制成的海绵不易变形。

（3）脱水　取出冰冻海绵，先室温部分解冻，切除硬表皮后再全部解冻，用纱布包裹解冻后的海绵，轻轻压出水分，切块后采用梯度乙醇法脱水。

（4）干燥　50℃ 以下干燥。

（5）灭菌与包装　以纸袋包装后 120℃ 干热灭菌 2h。

3. 注意事项

（1）淀粉加热糊化前必须形成均匀的混悬液，糊化完全后立即停止搅拌。

（2）解冻时不能加热，以免海绵结构变形。

（3）高压蒸汽灭菌前海绵必须完全干燥，否则易变成糊糊状。

三、质量要求与检查

1. 质量要求　海绵剂应质软而疏松，有弹性，不溶于水，吸水迅速润湿变软而不破碎；无菌、无刺激性及过敏性；止血迅速，并能被机体组织完全吸收。

2. 检查

（1）吸水力　取海绵剂适量，精密称定，浸入 20℃ 蒸馏水中，使其吸收水分，其间用手指轻揉，注意不使破损。吸足水分后，用小镊子轻轻夹住一角提出水面，停留 1min，精密称定。吸收水分的量不得少于海绵剂重量的 35 倍（成品优良者可以达 50 倍）。

（2）炽灼残渣　取海绵剂适量，照《中国药典》2020 年版四部制剂通则炽灼残渣检查法检查，应符合规定。

（3）无菌　取海绵剂适量，照《中国药典》2020 年版四部制剂通则无菌检查法检查，应符合规定。

（4）消化试验　取重 45～50mg 的海绵剂 3 块，置蒸馏水中，吸足水分后用滤纸吸去多余水分，分别移至 100mL 的 37℃ 胃蛋白酶溶液中，恒温振荡至完全消化。平均消化时间应不超过 80min。

四、举例

例　复方大黄止血粉

【处方】大黄 20g　羊蹄 20g　白鲜皮 20g　苎麻 20g　明胶 100g　呋喃西林 1g　硫柳汞 0.1g　盐酸普鲁卡因 1g　甲醛（37%）5mL　蒸馏水适量

【制法】取甲醛加水稀释 10 倍备用。另取明胶碎块，加蒸馏水浸泡，软化后水浴上加热使其溶解，趁热滤过，滤液中加入呋喃西林、硫柳汞、盐酸普鲁卡因及大黄、羊蹄、白鲜皮和苎麻等中药的水渗漉液 400mL，冷至 32℃ 左右后加入上述甲醛溶液，打泡，待泡沫均匀细腻后倾入麻布盒内，36℃ 鼓风干燥后粉碎，过筛，100℃ 充分干燥，分装后 115℃ 干热灭菌 1h，即得。

【功能与主治】辅助止血剂。用于外科手术或外伤止血。

【用法与用量】外用，取适量粉末，填塞伤口或出血点。

【注解】药物溶液影响明胶海绵的起泡与成型，应注意胶液浓度、甲醛用量、溶剂等对明胶海绵的影响。打泡时体积增至 8～10 倍即可，体积增加过大时成品粉末过轻，影响止血效果。

第三节　丹　药

一、概述

1. 含义　丹药（medicinal sublimation）系指汞及某些矿物药，在高温条件下经烧炼制成的不同结晶形状的无机化合物。本节丹药专指无机汞化合物类。

丹药是中医传统外科常用制剂之一，用于治疗疮疖、痈疽、疔、瘘等症。在我国已有2000多年的历史。《周礼》中载"疡医疗疡，以五毒攻之"，五毒即当时粗制的丹药。晋代名医葛洪著有《抱朴子内篇》，专论丹药，记载了不少炼丹、炼汞的方法，对炼丹术及后代化学、冶金等贡献很大。

2. 特点　丹药具有用量少、药效确切、用法多样化的特点。但丹药为汞盐，毒性较大，使用不当易导致重金属中毒，且炼制过程产生大量有毒或刺激性气体，易污染环境，故现在品种越来越少，许多制法与经验已失传。

3. 分类　丹药按其制法不同分为升丹和降丹；按其色泽又可分为红丹和白丹。红丹主要成分为汞的氧化物，白丹为汞的氯化物。常用品种有红升丹，主要成分为氧化汞（HgO）；白降丹，主要成分为氯化汞（$HgCl_2$）；白升丹，又名轻粉，主要成分为氯化亚汞（Hg_2Cl_2）。

二、制备

丹药传统的制备方法有升法、降法和半升半降法，现也可采用研磨法或化学合成法制备。

丹药一般工艺流程：配料→坐胎→封口→烧炼→收丹→去火毒。药料经高温反应生成的物质凝附在上方覆盖物内侧面，经刮取而得到结晶状化合物的炼制方法即为升法。药料经高温反应生成的物质降至下方接收器中，冷却析出结晶状化合物的炼制方法即为降法。药料经高温反应生成的物质，一部分上升凝结在上方覆盖物内侧，另一部分散落在加热容器内的炼制方法即为半升半降法。

三、举例

例1　红升丹

【处方】水银 333.3g　火硝 333.3g　白矾 333.3g

【制法】以上三味，除水银外，其余各味分别粉碎成粗粉。采用冷胎法或热胎法坐胎，严密封口，烧炼，自然冷却后收丹，去火毒，即得。

【性状】本品为橙红色片状或粉状结晶，无臭；遇光颜色逐渐变深，以色红、片状者为佳。

【功能与主治】拔毒，排脓，去腐，生肌。用于溃疡疮口不敛，肉芽暗滞，腐肉不净。

【用法与用量】外用。用时研极细粉用或遵医嘱。

【注解】

（1）红升丹的制备方法为传统升法，升丹装置见图19-5。

（2）将混合物直接铺于锅底的坐胎法为冷胎法；将硝、矾置锅底微火加热呈蜂窝状，放冷，均匀洒布水银后覆盖瓷碗的坐胎法为热胎法。

（3）封口应及时并严密；碗底压重物，以免烧炼时浮动；碗底放大米数粒，以观察火候。

（4）烧炼时先文火再逐渐加大火力至武火，应烧炼至大米呈老黄色后再以文火继续烧炼至大米呈黑色。

（5）可采用蒸、煮或露置法去火毒。

（6）反应机制

$$2KAl(SO_4)_2 \cdot 12H_2O \xrightarrow[\triangle]{200\sim250℃} K_2SO_4 + Al_2O_3 + 3SO_3\uparrow + 12H_2O$$

$$SO_3 + H_2O \longrightarrow H_2SO_4$$

$$2KNO_3 + H_2SO_4 \longrightarrow 2HNO_3 + K_2SO_4$$

$$2HNO_3 \xrightarrow{\triangle} 2NO_2\uparrow + [O] + H_2O$$

$$Hg + [O] \longrightarrow HgO$$

$$Hg + 2H_2SO_4 \xrightarrow{\triangle} HgSO_4 + SO_2\uparrow + 2H_2O$$

$$HgSO_4 \xrightarrow{230℃} HgO + SO_3\uparrow$$

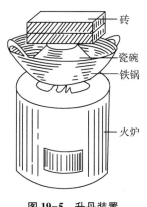

图 19-5　升丹装置

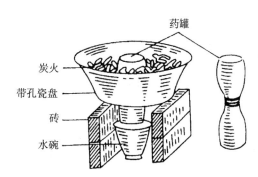

图 19-6　降丹装置

例 2　白降丹

【处方】水银 30g　火硝 45g　皂矾 45g　硼砂 15g　食盐 45g　雄黄 6g　朱砂 6g

【制法】以上七味，除水银外，其余各味分别粉碎成细粉。结胎后严密封口，烧炼，自然冷却后收丹，去火毒，即得。

【性状】本品为白色针状结晶。

【功能与主治】拔毒消肿。用于痈疽发背及疔毒等症。

【用法与用量】外用。用时研末，每次 0.09~0.15g，撒于疮面上。

【注解】

（1）白降丹的制备方法为传统降法，降丹装置见图 19-6。

（2）结胎分溜胎、烤胎两步。将药粉装入瓦罐后文火加热使熔融，转动瓦罐，让熔融物均匀黏附于罐下部 1/3~1/2 壁上，称为溜胎，溜胎时底部不能太厚。将罐置于小火上缓缓干燥至胎里外皆坚硬且颜色由黄绿变至红黄为度，称为烤胎，烤胎时应以罐底朝上胎不掉落为度。

（3）反应机制

$$Hg + 2NaCl + 4KNO_3 + 4FeSO_4 \xrightarrow{\triangle} HgCl_2 + 2K_2SO_4 + Na_2SO_4 + 2Fe_2O_3 + 4NO_2\uparrow + SO_2\uparrow$$

第四节　烟剂、烟熏剂与香囊（袋）剂

烟剂、烟熏剂、香囊（袋）剂均属传统气体剂型。

一、烟剂

1. 概述　烟剂（smoke form）系指将原料药物掺入烟丝中，卷制成香烟形，供点燃吸入用的制剂，也称药物香烟，主要用于呼吸道疾病的治疗。

我国明代《外科十三方考》载有止哮喘烟，《中国药典》2020 年版一部收载的洋金花可作卷烟分次燃吸（一次量不超过 1.5g）。烟剂分全中药药烟与含中药药烟。

全中药药烟的制法是：将中药切成烟丝状，均匀混入一定量的助燃物质如硝酸钾（钠）等，按卷烟方式制备，供点燃吸入用。如洋金花药烟。含中药药烟的制法：将中药选取适当的方法提取，提取物按一定比例均匀喷洒在基质烟丝中，或用烟丝吸附，低温干燥后按卷烟工艺制成卷烟，分剂量，包装即得。如华山参药烟。

2. 举例

例　华山参药烟

【处方】华山参提取物（以莨菪碱 $C_{17}H_{23}NO_3$ 计算）150mg　甜料适量　烟丝适量

【制法】取华山参粗粉，采用酸性乙醇渗漉法制备提取物，加入甜料，均匀喷入烟丝中，混匀，导入卷烟机，制成药烟。

【功能与主治】定喘。用于喘息型气管炎。

【用法与用量】哮喘发作时，抽吸 1 支，每日吸量不超过 10 支。

【注解】可根据需要掺入一定量助燃物质。

二、烟熏剂

1. 概述　烟熏剂（smoke fumigant）系指借助某些易燃物质经燃烧产生的烟雾达到杀虫、灭菌及预防与治疗疾病的目的，或利用穴位灸燃产生的温热来治疗疾病的制剂。如艾条、艾炷。

烟熏剂最早见于《伤寒杂病论》。烟熏剂主要由药物、燃料、助燃物质等组成，民间多用于家庭熏香，现被广泛用于大棚、温室等的蔬菜防虫。烟熏剂分为杀虫型、灭菌型和熏香型。

2. 举例

例　消毒燃香

【处方】香薷 50%　木粉 50%　甲基纤维素适量　助燃剂适量　色素适量

【制法】取香薷、木粉等量混匀后再加入甲基纤维素、助燃剂和色素混匀，压制成盘卷状，即得。

【功能与主治】辟秽。用于空气消毒，预防感冒等。

【用法与用量】每 15m³ 空间点燃 1 盘，隔日 1 次。

【注解】常用燃香木粉有杉木粉、柏木粉、松木粉等；黏合剂有甲基纤维素、羧甲基纤维素、桃胶等；助燃剂有氯酸盐、硝酸盐等。

三、香囊（袋）剂

1. 概述　香囊（袋）剂（aromatic bag formula）系指将含挥发成分的中药，装入布制囊（袋）中，敷于患处或接触机体，成分被机体吸入或渗入皮肤、黏膜或刺激穴位而起外用内治作用的制剂。

香囊（袋）剂最早见于东晋的《肘后备急方》。香囊（袋）剂根据使用部位可以分为药枕、保健床褥、护背、护腰、护肩、护膝香囊（袋）剂及荷包样香袋等。

2. 举例

例　良佩桂冰香袋

【处方】良姜 15g　佩兰 5g　桂枝 5g　冰片 2g

【制法】以上四味，除冰片外，良姜等三味共研细末备用。冰片单独粉碎后与上述药粉混匀，装入布袋，即得。

【功能与主治】辟秽。用于预防感冒。

【用法与用量】白天放于上衣口袋内，晚间放于枕头旁，待无明显药味时更换新香袋。

【注解】冰片与其他药粉的混合采用配研法。

第五节　锭剂、糕剂、钉剂、线剂、条剂、灸剂、熨剂、棒剂、离子导入剂与沐浴剂

一、锭剂

1. 概述

锭剂（lozenge）系指饮片细粉与适宜黏合剂（或利用饮片细粉本身的黏性）制成不同形状的固体制剂。锭剂最早见于东晋《肘后备急方》，谓之"挺"。锭剂有长方形、纺锤形、圆柱形、圆锥形、圆片形等多种形状（图 19-7）。锭剂的制备方法有模制法或捏搓法等，锭剂也可以包衣或打光。

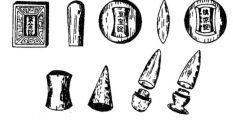

图 19-7　锭剂的形状

照《中国药典》2020 年版四部制剂通则要求，锭剂在生产与贮藏期间应符合下列有关规定。

（1）作为锭剂黏合剂使用的蜂蜜、糯米粉等应按规定方法进行加工处理。

（2）制备时，应按各品种制法项下规定的黏合剂或利用饮片细粉本身的黏性，以适宜方法成形，整修，阴干或低温干燥。

（3）需包衣或打光的锭剂，应按各品种制法项下规定的包衣材料进行包衣或打光。

（4）锭剂应平整光滑，色泽一致，无皱缩、飞边、裂隙、变形及空心。

（5）除另有规定外，锭剂应密闭，置阴凉干燥处贮存。

除另有规定外，锭剂还应进行重量差异、微生物限度检查，应符合规定。

2. 举例

例　紫金锭

【处方】山慈菇 200g　红大戟 150g　五倍子 100g　朱砂 40g　千金子霜 100g　人工麝香 30g　雄黄 20g

【制法】以上七味，朱砂、雄黄分别水飞成极细粉；山慈菇、五倍子、红大戟粉碎成细粉；将人工麝香研细，与上述粉末及千金子霜配研，过筛，混匀。另取糯米粉 320g，加水做成团块，蒸熟，与上述粉末混匀，压制成锭，低温干燥，即得。

【性状】本品为暗棕色至褐色的长方形或棍状的块体；气特异，味辛而苦。

【功能与主治】避瘟解毒，消肿止痛。用于中暑，脘腹胀痛，恶心呕吐，痢疾泄泻，小儿痰厥；外用治疗疮疖肿，痄腮，丹毒，喉风。

【用法与用量】 口服，一次 0.6~1.5g，一日 2 次。外用，醋磨调敷患处。

【规格】 每锭重：①0.3g；②3g。

【贮藏】 密闭，防潮。

【注解】

(1) 紫金锭为传统常用救急良药，方名首见于宋《外科精要》，但其组成无雄黄、朱砂。明《丹溪心法附余》增加了上述两药。《中国药典》从 1963 年版以来均收藏有紫金锭。方中麝香芳香开窍、行气止痛，山慈菇清热解毒，雄黄辟秽解毒，千金子霜、红大戟逐痰消肿，朱砂重镇安神，五倍子涩肠止泻。诸药合用，内服能开窍止痰、辟邪解毒，并可缓下降逆，外用有消肿散结之功效。

(2) 本品吸水量较低，故用稠厚糯米糊使其易成型，否则质稀不易黏合且成品干燥后易变形，但稠厚糯米糊与药物不易混匀，故需充分糅合。本品含淀粉量高，受热易皱缩或破裂，挥发性成分易逸散，应以低温干燥为宜。

(3) 本品孕妇忌服。

二、糕剂

糕剂（cake form）系指原料药物与米粉、蔗糖蒸制而成的块状制剂。糕剂始载于明代《外科正宗》，味甜可口，常用于小儿脾胃虚弱、面黄肌瘦等慢性消化不良性疾病。如由党参、茯苓、粳米粉、白糖等制成的八珍糕，具有养胃健脾、益气和中作用，主要用于治疗脾胃虚热、食少腹胀、面黄肌瘦、便溏泄泻。

三、钉剂

钉剂（nail form）系指原料药物与糯米粉混匀，加水加热制成软材，分剂量后搓制成细长而两端尖锐如钉（或锥形）的外用固体制剂。钉剂始载于宋代《魏氏家藏方》，主要插入病灶或瘘管起局部治疗作用。如由明矾、砒石煅制粉、雄黄、糯米粉等制成的枯痔钉，具有枯痔、消炎作用，主要用于治疗内、外痔疮。

四、线剂

线剂（thread form）系指将丝线或棉线置药液中先浸后煮，经干燥制成的一种外用制剂。线剂始载于清代《医宗金鉴》，常用于中医外科的引流及止血、抗炎等。如由芫花、巴豆仁、丝线等制成的芫花线剂，具有抗菌、消炎和腐蚀作用，可用于结扎痔蒂或放置于瘘管中起引流作用。

五、条剂

条剂（stripe form）系指将原料药物黏附于桑皮纸上后捻成细条的一种外用制剂，又称纸捻。条剂载于清代《医宗金鉴》，常用于中医外科的引流、拔毒、去腐生肌与敛口等，一般由医生自制。根据黏合剂不同，条剂可以分为软、硬条剂，近年也有用高分子化合物制备条剂的。如由红升丹、凡士林、桑皮纸等制成的红升丹软条剂，具有拔毒、去腐生肌作用，主要用于治疗疖、痈、痔疮诸症。

六、灸剂

灸剂（moxibustion form）系指将艾叶捣、碾成绒状，或另加其他药料卷制成卷烟状或捻成其他形状，供熏灼穴位或其他患部的外用制剂。灸剂最早见于《黄帝内经》，是我国发明的一种温热刺激的物理疗法剂型。灸剂多以艾绒为原料，也有桑枝灸、烟草灸、油捻灸、硫黄灸和火筷灸等。如《中国药典》2020 年版一部收载的药艾条主要由艾叶、桂枝、高良姜等制成，具有行气血、逐寒湿的功效，主要用于治疗风寒湿痹、肌肉酸麻、关节四肢疼痛、脘腹冷痛。

七、熨剂

熨剂（compression form）系指将煅制铁砂与药汁、米醋拌匀，晾干而制成的外用固体制剂。熨剂最早见于《黄帝内经》，为我国民间习用的一种理疗与药疗相结合方法。熨剂主要利用铁屑与醋酸发生化学反应产生的热刺激及一些治疗风寒湿痹药物的蒸气透入达到治疗疾病的目的。如主要由当归、川芎、铁屑、米醋等制成的坎离砂，具有祛风散寒、活血止痛的功效，主要用于治疗风湿痹痛、四肢麻木、关节疼痛和脘腹冷痛。

八、棒剂

棒剂（rod form）系指将药物制成小棒状的外用固体制剂，常用于眼科，也可用于皮肤、黏膜或牙周袋内，起腐蚀、收敛等作用。如主要由海螵蛸、黄连等制成的海螵蛸棒，具有抗菌收敛作用，主要用于治疗沙眼。

九、离子导入剂

离子导入剂（iontophoretic form）系指用离子导入技术将药物制剂与物理疗法相结合的临床用药形式。该剂型使极性或在电场下能显示极性的药物分子在电场作用下，通过皮肤进入体内而治疗疾病，临床上广泛用于局部麻醉、消炎、止痛及骨质增生、盆腔炎、冠心病等疾病的治疗。如地榆离子导入剂，将浸有地榆水浸液的湿纱布衬垫与直流感应电疗机阳极相连置于患部，阴极置于患部对侧，通电治疗，具有凉血消炎作用，用于治疗肠粘连。

十、沐浴剂

沐浴剂（bath form）系指将原料药物单独或加入适宜的表面活性剂后制成的供加入或浸入沐浴用水中的液体或固体中药制剂。沐浴剂始于药浴疗法，先秦时期的《山海经》已有记载，是藉沐浴时的温热之力及药物本身的功效使周身腠理疏通，毛窍开放，起到温经散寒、疏通经络、调和气血、消肿止痛、祛瘀生新等作用。古代闻名的香汤沐浴是把麝香和一些中药配伍，煎汤沐浴，以达到消除疲劳、增强体质的作用。

中药传统剂型还有饼剂、脯剂、曲剂、油剂、醋剂等，目前应用较少，在此不再详述。

【思考题】

1. 请你谈一谈对中药传统制剂发展的认识。
2. 面对已经或濒临失传的中药传统剂型和技术，以及一些传统医药项目被列入国家级非物质文化遗产的情况，请你谈一谈对中药传统制剂保护与传承的认识。

第二十章

药物制剂新技术

扫一扫，查阅本章数字资源，含PPT、音视频、图片等

【学习要求】

1. 掌握微粒制剂的含义；环糊精包合技术的含义、包合物的特点及常用的制备方法；固体分散体的含义、特点及常用的制备方法；微囊与微球的含义、特点及单凝聚法、复凝聚法制备微囊的原理、条件及影响因素；纳米乳、亚微乳、纳米粒、脂质体及聚合物胶束的含义、特点。

2. 熟悉微粒分散体系的含义；环糊精的性质；固体分散体的类型、药物分散状态及常用的载体材料；微囊的囊材及质量评价；纳米乳的制备及质量评价；脂质体的组成、分类、膜材、理化性质、常用的制备方法及质量评价；聚合物胶束的分类、载体材料、常用的制备方法及质量评价。

3. 了解包合物的验证；固体分散体的质量评价；微球的制备方法；亚微乳的制备方法；纳米粒的制备及质量评价。

第一节　概　述

《中医药健康服务发展规划（2015-2020年）》和《中医药发展战略规划纲要（2016-2030年）》的相继出台，将中医药产业的发展上升到国家战略层面，必将促进中药现代化的快速发展。在中药现代化中，中药制剂现代化为关键环节所在。因此，以中医药理论为指导，汲取传统中药制剂技术的精华，在传承的基础上引入新的药物制剂技术，借助现代化手段将中医药的潜力尽可能挖掘出来，是中药制剂现代化发展的必然要求，同时对于满足中医临床用药需要，推进健康中国建设，提高人民健康水平及有效促进中药制剂的国际竞争力均具有重要的现实意义。伴随着科学技术的发展，目前已有许多的药物制剂新技术、新辅料、新设备等在中药制剂中得到广泛的应用。本章将重点介绍环糊精包合技术、固体分散技术及微粒制剂技术（包括微囊与微球、纳米乳与亚微乳、纳米粒、脂质体、聚合物胶束的制备技术）。

环糊精包合技术在中药制剂中已得到较多应用，主要以 β-环糊精及其衍生物为包合材料，用于中药制剂中挥发油或难溶性成分等的包合，以增加药物的稳定性或溶解度等，如薄荷油 β-环糊精包合物、槲皮素 β-环糊精包合物、姜黄素甲基化-β-环糊精包合物等。

固体分散技术是将药物制成固体分散体所用的制剂技术，其概念最早由 Sekiguchi 等在 1961年提出，当时他们以尿素为载体，采用热融法制备了磺胺噻唑固体分散体，使难溶性药物的溶解度与溶出速率得到了明显改善。时至今日，固体分散体已发展了 3 代：第 1 代是以尿素等结晶性物质为载体材料；第 2 代是以聚乙二醇、聚维酮等水溶性聚合物为载体材料；第 3 代是以表面活

性剂为载体材料。根据所用载体材料性质的不同，固体分散体可使药物具有高效、速效、长效，或肠溶等特点，如复方丹参滴丸、苏冰滴丸等。

微粒制剂也称微粒给药系统（microparticle drug delivery system，MDDS），系指药物或与适宜载体（一般为生物可降解材料）经过一定的分散包埋技术，制得具有一定粒径（微米级或纳米级）的微粒组成的固态、液态、半固态或气态药物制剂。具有掩盖药物的不良气味、液态药物固态化、减少复方药物的配伍变化、提高难溶药物的溶解度，或提高药物的生物利用度，或改善药物的稳定性，或降低药物不良反应，或延缓药物释放、提高药物靶向性等作用。其给药途径包括外用、口服与注射等。外用和口服微粒制剂一般有利于药物对皮肤、黏膜等生物膜的渗透性，注射用微粒制剂一般具有缓释、控释或靶向作用。

根据药剂学分散系统分类原则，将直径在 $10^{-4} \sim 10^{-9}\mathrm{m}$ 范围的分散相构成的分散体系统称为微粒分散体系，其中分散相粒径在 $1 \sim 500\mu\mathrm{m}$ 范围内统称为粗（微米）分散体系，主要包括微囊、微球等，其中微囊在中药制剂中早有应用，可以提高药物的稳定性，减少复方配伍禁忌，延长药物作用时间（如大蒜油微囊、牡荆油微囊等）；分散相粒径小于 1000nm 属于纳米分散体系，主要包括脂质体、纳米乳、亚微乳、纳米粒、聚合物胶束等，其中脂质体是第一种成功进入临床和应用最多的一类纳米给药系统，在抗肿瘤药物的靶向制剂研究中尤其应用广泛，如注射用紫杉醇脂质体（商品名力朴素）、长春新碱脂质体等。

随着中药及其复方研究的深入，其药效物质基础将不断得到揭示和阐明。在此基础上，采用现代药物制剂新技术将疗效确切、成药性好的中药有效成分或其组合研发成为新型的靶向制剂、经皮给药制剂或缓控释制剂等，将是中药制剂现代化的一个主要发展方向，在推进中医药产业发展方面也必将发挥重要的作用。

第二节　环糊精包合技术

一、概述

（一）环糊精包合技术的含义

环糊精包合技术系指采用适宜的方法，将某些小分子物质（又称为客分子）包藏于环糊精分子（又称为主分子）的空穴结构内，形成环糊精包合物（cyclodextrin inclusion compounds）的技术。该技术在药物制剂制备中，常以 β-环糊精（β-CD）作为主分子，用于包合挥发性、难溶性成分或油状液体。

（二）环糊精包合物的特点

1. 增加药物的稳定性　易氧化、水解、挥发的药物制成包合物，可防止或减少其氧化、水解、挥发。因为药物分子的不稳定部分被包合在 β-CD 的空穴中，从而切断了药物分子与周围环境的接触，使药物分子得到保护，增加了稳定性。如从愈创木中提取得到的有效成分愈创木酚很不稳定，与 β-CD 形成包合物，可制成口服制剂，长期保存。

2. 增加药物的溶解度　难溶性药物与 β-CD 混合可制成水溶性的包合物。如橙皮苷在水中溶解度小，易产生沉淀，用 β-CD 制成包合物，可防止产生沉淀。薄荷油、桉叶油的 β-CD 包合物，可使其溶解度增加约 50 倍。

3. 液体药物粉末化　液体药物包合成固态粉末，便于加工成其他剂型，例如挥发油的粉末化。

4. 掩盖不良气味，减少刺激性及毒副作用　如大蒜油-β-CD 包合物，可掩盖大蒜的不良气味。

5. 提高药物的生物利用度　如双香豆素-β-CD 包合物，在 37℃、pH7.5 的介质中，等摩尔比的双香豆素-β-CD 包合物在开始溶解 5min 后，其介质中浓度是单纯双香豆素的 13 倍；30min 时是 3.7 倍。家兔口服双香豆素-β-CD 包合物，血药浓度的峰值为口服单纯双香豆素的 1.7 倍；0~48h 的 *AUC* 也是口服单纯双香豆素的 1.7 倍。

二、环糊精的性质

（一）环糊精的结构和理化性质

1. 环糊精（cyclodextrin，CD）　系淀粉用嗜碱性芽孢杆菌经培养得到的环糊精葡萄糖转位酶作用后形成的产物，是由 6~12 个 D-葡萄糖分子以 1,4-糖苷键连接的环状低聚糖化合物，为非还原性白色结晶状粉末，常见的有 α、β、γ 三型，分别由 6、7、8 个葡萄糖分子构成。在三种环糊精中，以 β-CD 最为常用，它由 7 个葡萄糖分子以 1,4-糖苷键连接而成，呈筒状结构，内壁空腔为 0.6~1nm。由于葡萄糖的羟基分布在筒的两端并在外部，糖苷键氧原子位于筒的中部并在筒内，所以 β-CD 的两端和外部为亲水性，而筒的内部为疏水性，可将一些大小和形状合适的药物分子包合于环状结构中，形成超微囊状化合物。β-CD 的环状构型和立体结构，如图 20-1（a）、20-1（b）所示。

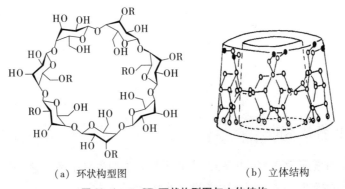

(a) 环状构型图　　　　　　　(b) 立体结构
图 20-1　β-CD 环状构型图与立体结构

环糊精对碱、热和机械作用都相当稳定，对酸较不稳定，常发生水解反应生成线性低聚糖，其开环速率随分子中空腔尺寸增大而增大，即 α-CD<β-CD<γ-CD。在溶解性方面，β-CD 在水中的溶解度最小，最易从水中析出结晶，其溶解性随水温的升高而增大。若水中含 20%乙醇，常温下溶解度可增至 5.5%。这些性质对 β-CD 包合物的制备提供了有利条件。

2. 环糊精衍生物　对 β-CD 进行结构修饰，改善某些方面的性质，可使之更适于药物的包合。β-CD 在圆筒两端有 7 个伯羟基与 14 个仲羟基，其分子间或分子内的氢键阻止水分子的水化，使 β-CD 水溶性降低。将甲基、乙基、羟丙基、羟乙基等基团通过与分子中的羟基进行烷基化反应引入到 β-CD 分子中，可以破坏 β-CD 分子内的氢键形成，使其理化性质特别是水溶性发生显著改变。

甲基 β-CD、羟丙基 β-CD、糖基 β-CD 等均易溶于水，为亲水性 β-CD 衍生物，能包合多种药物，使溶解度增加，毒性和刺激性下降，如 2,3-二羟丙基 β-CD 使一些难溶性药物的溶解度和稳定性增加，降低了局部刺激性和溶血性。

疏水性 β-CD 衍生物，目前主要为乙基化 β-CD，按取代程度不同而改变水中溶解度。用乙基化 β-CD 包合水溶性药物后可降低药物溶解度，可用作水溶性药物的缓释载体。

（二）环糊精的安全性

CD 分子可被 α-淀粉酶，如人唾液淀粉酶和胰淀粉酶降解，形成直链低聚糖，其降解速率为 α-CD<β-CD<γ-CD，亦可被大多数结肠细菌生物降解，但不被葡萄糖淀粉酶降解。

安全性试验证明，CD 毒性很低，日本和美国已批准用于医药和食品工业。用同位素标记的淀粉和 CD 进行动物代谢试验表明，初期 CD 被消化的数量比淀粉低，但 24h 后两者代谢总量相近，体内分布也相似，说明 CD 可作为碳水化合物被人体吸收，无积蓄作用。

三、包合物的制备

包合物的制备常采用饱和水溶液法和研磨法。

（一）饱和水溶液法

1. 工艺流程图（图 20-2）

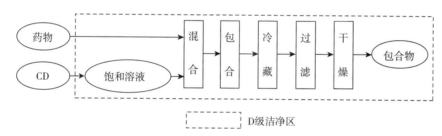

图 20-2 饱和水溶液法制备 CD 包合物工艺流程示意图

2. 制法

（1）配制 CD 饱和溶液 根据药物与 CD 的配比及 CD 的溶解度，取 CD 适量，加入一定量的水（使 CD 的浓度为 4%~8%），加热使溶解并放冷至一定的温度，恒温，备用。

（2）加入药物 一般在搅拌下加入药物，以便其迅速均匀分散到水中与 CD 分子接触。可溶性药物可直接加入环糊精饱和溶液中；水难溶性药物，可先溶于少量有机溶剂（如乙醇），再注入环糊精饱和水溶液中。

（3）包合 是使客分子进入主分子空穴内的过程。通常在药物加入后，通过搅拌混合一定时间来完成，也可采用超声处理来替代搅拌操作。

（4）冷藏与过滤 经包合处理的药物与 CD 混合液，先放冷至室温，然后置于 4~10℃冷藏 12~24h，滤取析出的结晶或沉淀物。

（5）干燥 滤过所得结晶或沉淀物，一般控制在 40~60℃干燥，研细，即得 CD 包合物。

3. 制备注意事项

（1）主分子与客分子的配比对药物包合率有较大的影响，应通过实验进行优化。

（2）包合温度和包合时间对包合率有一定的影响。一般认为提高包合温度可增加包合率，但包合温度过高同时会影响药物的稳定性，并会使挥发油的挥发速率加快。包合温度要恒定，一般在 30~60℃；包合时间一般在 1~3h。对于具体的药物，可通过实验确定其适宜的包合温度与时间。

（3）包合工艺的优化，常选用药物利用率（药物包合率）、包合物收得率、包合物含药率为评价指标，以确定最佳包合工艺。

$$包合物收得率 = \frac{包合物实际重量}{(CD+投药量)} \times 100\%$$

$$药物利用率 = \frac{包合物中实际含药量}{(投药量 \times 空白回收率)} \times 100\%$$

$$包合物含药率 = \frac{包合物中实际含药量}{包合物实际重量} \times 100\%$$

4. 举例

例　冰片-β-环糊精包合物

【处方】冰片 0.66g　β-环糊精 4g

【制法】取 β-环糊精 4g，加水 100mL 加热使溶解，于 55℃保温。另取冰片 0.66g，用乙醇 20mL 溶解。在搅拌下缓缓滴加冰片乙醇溶液于 β-环糊精水溶液中，滴加完后继续搅拌 30min，冰箱放置 24h，抽滤，蒸馏水洗涤，40℃干燥，即得。

【注解】冰片具有挥发性，制备其 β-环糊精包合物主要是防止其挥发散失。

（二）研磨法

1. 工艺流程图（图 20-3）

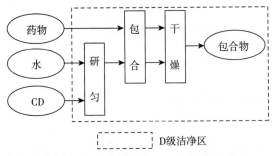

图 20-3　研磨法制备 CD 包合物工艺流程示意图

2. 制法

（1）配制 CD 匀浆　根据药物与 CD 的配比，取 CD 适量，加入 2~5 倍量的水研匀，备用。

（2）加入药物　方法同饱和水溶液法。

（3）包合　通常在药物加入后，通过研磨混合一定时间至成糊状，即可。

（4）滤过　一般采用抽滤或离心滤过法，尽可能除去糊状物中的水分，以便于干燥。

（5）干燥　滤过后所得沉淀物，分散于盘中，于 40~60℃真空干燥，研细，即得 CD 包合物。

3. 注意事项

（1）应用研磨法制 CD 包合物，主分子与客分子的配比同样对药物包合率有较大的影响，应通过实验优化。

（2）研磨设备对包合效率影响较大。采用研钵研磨一般需 1~3h；而采用胶体磨研磨，可大大缩短研磨时间，仅需 15~45min。

（三）其他方法

1. 超声波法　将 CD 配制成饱和水溶液，加入药物溶解后，在适当的强度（功率、频率）下超声处理一定时间使药物被 CD 包合，滤过，洗涤，干燥，即得。此法是利用超声波替代饱和水溶液法中的搅拌力来促进药物的包合。

2. 冷冻干燥法　将 CD 配制成饱和水溶液，加入药物溶解，搅拌一定时间使药物被 CD 包合，置于冷冻干燥机中冷冻干燥，即得。此法适于干燥过程中易分解、变质，且所制得的包合物溶于水，在水中不易析出结晶而难于获得包合物的药物进行包合。所得包合物外形疏松，溶解性能好，常用于制成粉针剂。

3. 喷雾干燥法　将 CD 配制成饱和水溶液，加入药物溶解，搅拌一定时间使药物被 CD 包合，然后用喷雾干燥设备进行干燥，即得。此法适用于遇热性质稳定、所制得的包合物溶于水的药物进行包合。

四、质量评价

1. 薄层色谱法　是最常用简便的包合验证方法，即将药物及其包合物分别用适当的同种溶剂处理制成供试液（要求选用的溶剂可溶解药物，但不溶解包合物），通过选择适当的溶剂系统，在同样的条件下进行薄层色谱展开，观察所得色谱图中药物对应的斑点位置，若药物与 β-CD 已形成包合物，则包合物色谱的相应位置不出现斑点。

2. 热分析法　包括差示热分析法（differential thermal analysis，DTA）和差示扫描量热法（differential scanning calorimetry，DSC），是鉴定药物和环糊精是否形成包合物的常用检测方法。

（1）**差示热分析法**　又称差热分析，是在程序控制温度下测定样品物理参数随温度变化的一种分析方法。通过比较环糊精、药物、包合物及物理（机械）混合物的 DAT 谱图的差异，可以判断包合是否成功。例如，采用 DTA 法对白术油-β-CD 包合物进行分析（升温范围50~350℃，升温速度12℃/min，样品量约5mg）时，结果显示 β-CD 在 82.9℃和215.1℃有两个特征峰，分别为 β-CD 的脱水峰和熔融分解峰；物理混合物仍显示了 β-CD 的特征峰，只是由于挥发油中低沸点挥发性成分的存在，使 β-CD 的脱水峰由 82.9℃降低至 76.7℃；在包合物中，β-CD 的两个特征峰消失，并出现了新的特征峰，表明白术油-β-CD 包合物是一种新物相，即包合成功。

（2）**差示扫描量热法**　又称差动分析，是在程序控制温度下测定输入到参比物和样品的能量随温度变化的一种分析方法，具有反应灵敏、重现性好、分辨率高且准确的特点。通过比较环糊精、药物、包合物及物理（机械）混合物的 DSC 曲线的差异，即可判断包合是否成功。例如，采用 DSC 法对救心油（含苏合香、冰片、樟脑、木香挥发油等成分）-β-CD 包合物进行分析时，以氧化铝（Al_2O_3）为参比，扫描速率 20.0cm/min，结果显示救心油-β-CD 包合物的 DSC 曲线既不同于 β-CD，也不同于救心油与 β-CD 的物理混合物，说明已形成新的物相。

3. X 射线衍射法　是一种鉴定晶体化合物的常用技术，各晶体物质在相同的角度处具有不同的晶面间距，从而显示衍射峰。用 X 射线衍射法作药物、CD、物理混合物和包合物粉末的 X 射线衍射谱，然后比较包合前后、包合物与机械混合物的衍射谱图，如某些峰值明显消失、减弱或位移，说明晶格改变，从而判断包合是否成功。例如，在对救心油-β-CD 包合物进行粉末 X 射线衍射法分析（试验条件：Cu 靶/石墨单色器，扫描速度 2cm/min，电压 40kV，电流 30mA）中，可以看到救心油与 β-CD 混合物的基本峰同 β-环糊精的基本峰类似，比如在扫描时角度为 12.46°及 20.64°处的 β-CD 基本特征峰同样也存在于混合物中，而救心油-β-CD 包合物则与之不同，上述的 β-环糊精特征峰消失，却在 23.78°扫描角度处出现新的衍射峰，说明救心油-β-CD 包合物为一种新物相。

4. 显微镜法　由于包合过程中晶体发生变化，故可通过分析包合物晶格变化及相态变化来判断包合是否成功。例如，采用显微镜成像法对干姜挥发油的 β-CD 包合物及空白包合物进行观察，结果显示含油包合物为不规则的粉末，空白包合物为规则的β-CD 板状结晶，表明干姜挥发油与 β-CD 已形成包合物。

5. 红外光谱法　红外光谱法主要用于含羰基药物的包合物检测。通过比较药物包合前后在红外区吸收的特征，根据吸收峰的变化情况，确认吸收峰的降低、位移或消失，证明药物与环糊精产生的包合作用，并可确定包合物的结构。

6. 核磁共振谱法　核磁共振谱法可从核磁共振谱上碳原子的化学位移大小，推断包合物的形成。根据药物的化学结构选择采用碳谱或氢谱，一般对含有芳香环的药物，可采用^{1}H-NMR 技术，而对于不含有芳香环的药物可采用^{13}C-NMR 技术。

7. 荧光光谱法　比较药物与包合物的荧光光谱，从曲线与吸收峰的位置和高度来判断是否形成包合物。

8. 圆二色谱法　对有光学活性的药物，可分别作药物与包合物的 Cotton 效应曲线，即圆二色谱，从曲线形状可判断包合与否。

第三节　固体分散技术

一、概述

（一）固体分散体的含义

固体分散体（solid dispersion，SD）是指药物与载体混合制成的高度分散的固体分散物。药物在载体材料中以分子、胶态、微晶或无定形状态分散，这种技术称为固体分散技术。固体分散体作为制剂的中间体，根据需要可以进一步制成胶囊剂、片剂、软膏剂、栓剂等，也可以直接制成滴丸。

（二）固体分散体的特点

1. 可利用不同性质的载体达到速效、缓释、控释的目的，如选用水溶性载体，使药物形成分子分散状态，则可改善药物溶解性能，提高溶出速率，从而提高药物的生物利用度；也可选用难溶性高分子载体制成缓释固体分散体；还可用肠溶性高分子载体控制药物在小肠释放。

2. 可增加药物的化学稳定性，因为载体材料对药物分子具有包蔽作用。

3. 可使液体药物固体化，有利于液体药物的广泛应用。

其缺点主要是载药量小、物理稳定性差（如储存过程中易出现老化、溶出速度变慢等现象）和工业化生产困难等。

（三）固体分散体的类型

1. 速释型固体分散体　指用亲水性载体制成固体分散体。它可改善难溶性药物的润湿性，从而加快溶出速度，提高其生物利用度。

2. 缓释、控释型固体分散体　指以水不溶性或脂溶性载体制成的固体分散体。其释药机制与缓释和控释制剂相同。

3. 肠溶性固体分散体　是指利用肠溶性物质作载体，制成肠道释药的固体分散体。

（四）固体分散体中药物的分散状态

1. 低共熔混合物（eutectic mixture）　药物与载体按适当比例混合，在较低温度下熔融，骤冷固化形成固体分散体。药物仅以微晶状态分散于载体中，为物理混合物。

2. 固体溶液（solid solutions）　药物溶解于熔融的载体中，呈分子状态分散，成为均相体系。

3. 玻璃溶液（glass solutions）或玻璃混悬液（glass suspensions）　药物溶于熔融的透明状的无定形载体中，骤然冷却，得到质脆透明状态的固体溶液。

4. 共沉淀物（coprecipitate）　又称共蒸发物（coevaporate），是固体药物与载体以适当比例形成的非结晶性无定形物（有时也称玻璃态固熔体，因其有如玻璃一样的质脆、透明及无确定的熔点的特点）。常用载体为蔗糖、枸橼酸、PVP 等多羟基化合物。

药物在载体中的分散状态，并不一定以上述的某一种情况单独出现，往往是多种类型的混合体。

二、固体分散体的常用载体及特性

1. 水溶性载体

（1）聚乙二醇类　聚乙二醇类（PEG）最常用的是 PEG4000 和 PEG6000，它们的熔点低（55~60℃），毒性小，能显著地增加药物的溶出速率，提高其生物利用度。

（2）聚维酮类　聚维酮类（PVP）对热的稳定性好（但150℃变色），易溶于水和多种有机溶剂，对有些药物有较强的抑晶作用，但成品对湿的稳定性差，易吸湿而析出药物结晶。

（3）表面活性剂类　作为载体的表面活性剂大多含聚氧乙烯基，其特点是溶于水或有机溶剂，载药量大，在蒸发过程中可阻滞药物产生结晶，是较理想的速效载体材料。常用的为泊洛沙姆188（Poloxamer 188），其为片状固体，毒性小，对黏膜的刺激性极小，可用于静脉注射。增加药物的溶出效果大于 PEG 载体。

（4）糖类与醇类　作为载体的糖类常用的有右旋糖酐、半乳糖和蔗糖等；醇类有甘露醇、山梨醇、木糖醇等。这些材料的特点是水溶性强，毒性小，分子中的多个羟基与药物以氢键结合而成固体分散体。

（5）有机酸类　可作为载体的有枸橼酸、酒石酸、琥珀酸、去氧胆酸等，均易溶于水而不溶于有机溶剂。但这些有机酸不适于对酸敏感的药物。

2. 水不溶性载体

（1）乙基纤维素　乙基纤维素（EC）无毒，无药理活性，能溶于有机溶剂，黏性较大，稳定性好，不易老化。

（2）含季铵基团的聚丙烯酸树脂类　此类产品在胃液中可溶胀，在肠液中不溶，不被吸收，对人体无害，可被用作缓释固体分散物的载体。

（3）脂质类　常用的有胆固醇、β-谷甾醇、棕榈酸甘油酯、巴西棕榈蜡及蓖麻油蜡等，均可作为缓释固体分散体的载体材料。

3. 肠溶性载体

（1）纤维素类　常用的有醋酸纤维素酞酸酯（CAP）、羟丙甲纤维素钛酸酯（HPMCP，其有两种规格：HP-50、HP-55）、羧甲乙纤维素（CMEC），均能溶于肠液中，可用于制备胃中不稳定或需在肠道释放和吸收的药物的固体分散体。

（2）聚丙烯酸树脂类　常用Ⅱ号或Ⅲ号聚丙烯酸树脂，前者在 pH6 以上的介质中溶解，后者在 pH 7 以上的介质中溶解。将二者联合使用，可制得较理想的缓释固体分散体。

三、固体分散体的制备方法

（一）熔融法

1. 工艺流程图（图 20-4）

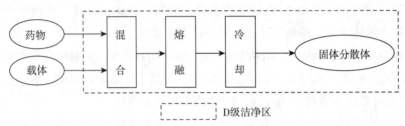

图 20-4　熔融法制备固体分散体的工艺流程示意图

2. 制法

（1）物料的选择与处理　该法需要加热至较高温度，主要适用于对热稳定的药物和载体。一般多选用熔点低、不溶于有机溶剂的载体材料，如 PEG 类、枸橼酸、糖类等。为便于药物与载体材料混合均匀，缩短熔融时间，可将药物与载体材料加以适当粉碎。

（2）混合与熔融　取药物与载体材料，混合均匀，然后在搅拌下加热至熔融。为缩短药物的受热时间，也可将载体材料先加热熔融后，再加入已粉碎的药物（过 60~80 目筛），搅拌使溶解或分散均匀。

（3）冷却　一般在剧烈搅拌下使熔融物迅速冷却成固体，或将熔融物倾倒在不锈钢板上形成薄层，用冷空气或冰水，使骤冷成固体，即得。也可将熔融物滴入冷凝液中使之迅速收缩、凝固成丸，这样制成的固体分散体俗称为滴丸（详见前述相关章节）。

3. 注意事项

（1）本法的关键是应由高温迅速冷却，以达到高的饱和状态，使多个胶态晶核迅速形成，得到高度分散的药物，而不是析出粗晶。另外，在冷却过程中容易吸潮，故在制备过程中应采取防潮措施。

（2）大规模生产和实验室制备的固体分散体因加热和冷却速度的不同，其物理化学特性及稳定性也可能不同，如以 PEG6000 为载体大规模生产时，PEG6000 分子链可能会出现分裂现象。

（二）溶剂法（共沉淀法或共蒸发法）

1. 工艺流程图（图 20-5）

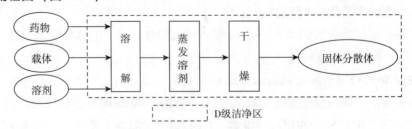

图 20-5　溶剂法制备固体分散体的工艺流程示意图

2. 制法

（1）物料的选择　该法的优点是避免了高温，适于对热不稳定或易挥发的药物。可选用能溶于水、有机溶剂及熔点高、对热不稳定的载体材料，如 PVP 类（熔化时易分解）、甘露糖、半乳糖、胆酸类等。常用的有机溶剂有氯仿、无水乙醇、95%乙醇、丙酮等。

（2）溶解　取药物与载体材料，置于适宜的容器中，加入适量有机溶剂，搅拌使溶解。

（3）蒸发溶剂与干燥　将含有药物与载体的溶液，用适宜的方法蒸去有机溶剂，使药物与载体材料同时析出，即可得到药物在载体材料中混合而成的共沉淀物，再经低温干燥，即得。

3. 注意事项

（1）此法有机溶剂的用量较大，成本高，且有时难以将有机溶剂完全除去，残留的有机溶剂不但对人体有害，还易引起药物的重结晶而降低药物的分散度。

（2）同一药物，采用不同的有机溶剂，可得到分散度不同的固体分散体，其溶出速度亦不相同。

（三）溶剂-熔融法

1. 工艺流程图（图 20-6）

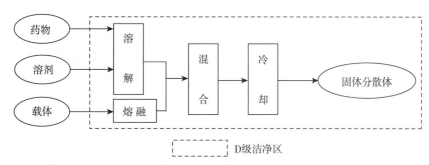

图 20-6　溶剂-熔融法制备固体分散体的工艺流程示意图

2. 制法　将药物先溶于少量有机溶剂中，然后加入已熔融的载体材料中搅拌混匀，再按熔融法冷却固化，即得。本法所用载体材料与熔融法相同，溶剂应选用毒性小、易与载体材料混合的溶剂，适用于液态药物（如鱼肝油等）或剂量小于 50mg 的固体药物。

3. 注意事项

（1）药物溶液在固体分散体中所占的量一般不得超过 10%（W/W），否则难以形成脆而易碎的固体。

（2）药物溶液与熔融载体材料混合时，必须搅拌均匀，以防止固相析出。

（四）其他方法

1. 溶剂-喷雾（冷冻）干燥法　将药物与载体材料共同溶于溶剂中，经喷雾（冷冻）干燥除去溶剂，即得。载体材料常用 PVP 类、PEG 类、β-环糊精、甘露醇、乳糖、水解明胶、纤维素类、聚丙烯酸树脂类等。溶剂-喷雾干燥法可连续生产，溶剂常用 $C_1 \sim C_4$ 的低级醇或其混合物。溶剂-冷冻干燥法适用于易分解、对热不稳定的药物（如双香豆素等）。此法污染少，产品含水量可低于 0.5%。

2. 研磨法　将药物与较大比例的载体材料混合后，强力持久地研磨一定时间，即得。载体材料常用微晶纤维素、乳糖、PVP 类、PEG 类等。研磨时间的长短因药物而异。

3. 双螺旋挤压法　将药物与载体材料置于双螺旋挤压机内，经混合、捏制即得。本法可用两种以上的载体材料，制备温度可低于药物熔点和载体材料的软化点，故药物不易破坏，制得的固体分散体也较稳定。

四、固体分散体的质量评价

固体分散体的质量评价，主要包括固体分散体中药物分散状态、固体分散体的稳定性，以及药物的溶解度与溶出速率等方面。

药物在固体分散体中呈分子状态、亚稳定及无定形状态、胶体状态、微晶或微粉状态。检测方法目前常用的有 X-射线衍射法、红外光谱测定法、差示热分析法及核磁共振谱法等，较粗的分散体系也有用显微镜测试的。溶出速率的测定有多种方法，一般可根据《中国药典》2020 年版收载的方法测定。固体分散体贮存时间过长，会出现硬度变大、药物溶出度降低等老化现象，所以需注意其稳定性。可以从改善贮存环境，采用联合载体，调整载体理化性质等方面来提高固体分散体的稳定性。

第四节 微囊与微球的制备技术

一、概述

（一）微囊与微球的含义

微囊（microcapsules）系指利用载体辅料（囊材）作为囊膜（membrane wall），将固体或液体药物（囊心物）包裹而成的微小胶囊。制备微囊的过程称为微型包囊工艺，即微囊化（micro-encapsulation）。微球（microspheres）系指药物分散或溶解在载体辅料中形成的骨架型微小球形或类球形实体。微囊与微球的粒径范围在 1~250μm 之间，均属于微米级。

（二）微囊与微球的特点

微囊与微球的特点：①掩盖药物的不良气味及口味，如鱼肝油、大蒜素等药物。②提高药物的稳定性，如对于易氧化的 β-胡萝卜素、易挥发的中药挥发油等通过微囊化可以改善其稳定性。③防止药物在胃内失活或减少对胃的刺激性，如酶、多肽等易在胃内失活，吲哚美辛等对胃有刺激性，可用微囊化克服这些缺点。④使液态药物固态化，便于贮存或再制成各种剂型，如将油类药物制成微囊，可提高物料的流动性与可压性。⑤减少复方药物的配伍变化，例如将难以配伍的阿司匹林与氯苯那敏分别包囊，再制成同一制剂。⑥使药物具有缓释或控释性能，如应用成膜材料、可生物降解材料、亲水性凝胶等作为囊材可达到药物控释或缓释的目的。⑦使药物具有靶向性，如将治疗指数低的药物或毒性大的药物制成微囊，使药物浓集于靶区，可提高药物的疗效，降低毒副作用。⑧可将活细胞或活性生物材料包裹，从而使其具有很好的生物相容性与稳定性，如破伤风类毒素微囊等。⑨栓塞性微球直接经动脉管导入，阻塞在肿瘤血管，断绝肿瘤组织养分和抑杀癌细胞，为双重抗肿瘤药剂。

二、微囊与微球制剂的辅料

（一）囊心物与微球内容物

微囊的囊心物（core material）与微球的内容物可以是固体，也可以是液体，囊心物与内容物除主药外可以包括附加剂，如稳定剂、稀释剂以及控制释放速率的阻滞剂和促进剂等。

（二）囊材与载体材料

用于包裹所需要的材料称为囊材（coating material），用于制备微球所需的材料称为载体材料。对囊材与载体材料的一般要求是：①性质稳定；②能控制适宜的药物释放速率；③无毒、无刺激性，注射用材料应具有生物相容性和可降解性；④能与药物配伍，不影响药物的药理作用；⑤成型性好，微囊囊材应能完全包封囊心物，微球载体材料应能比较完全地包裹药物与附加剂。

常用的囊材与载体材料可以分为下述三大类：

1. 天然高分子 天然高分子材料是最常用的囊材与载体材料，因其稳定、无毒、生物相容性好。

（1）明胶（gelatin） 是胶原蛋白温和水解的产物，其平均分子量在15000~25000之间。根据水解条件不同，明胶分酸法明胶（A 型）和碱法明胶（B 型）。A 型明胶与 B 型明胶的等电点分别为7~9、4.7~5.0，10g/L 溶液（25℃）的 pH 值分别为3.8~6.0、5.0~7.4。两者的成囊性或成球性无明显差别，溶液的黏度均在 0.2~0.75cPa·s，可生物降解，几乎无抗原性。通常可根据药物对酸碱性的要求选用 A 型或 B 型，用于制备微囊的用量为20~100g/L，用作微球的量可达200g/L 以上。

（2）阿拉伯胶（acacia） 为糖及半纤维素的复杂聚集体，其主要成分为阿拉伯酸的钙盐、镁盐、钾盐的混合物。阿拉伯胶不溶于乙醇，能溶解于甘油或丙二醇。水中溶解度为 1∶2.7，5%水溶液的 pH 值为4.5~5.0，溶液易霉变。一般常与明胶等量配合使用，作囊材时的用量为20~100g/L，亦可与白蛋白配合作复合材料。

（3）海藻酸盐 海藻酸盐（alginate）系多糖类化合物，为褐藻的细胞膜组成成分，一般以钙盐或镁盐存在。海藻酸钠可溶于不同温度的水中，不溶于乙醇、乙醚及其他有机溶剂及酸类（pH 3 以下）；其黏度因规格不同而有差异。也可与甲壳素或聚赖氨酸配合作复合材料。因海藻酸钙不溶于水，故海藻酸钠可用 $CaCl_2$ 固化成囊。

（4）壳聚糖 壳聚糖（chitosan）是壳多糖在碱性条件下，脱乙酰基后制得的一种天然聚阳离子型多糖，可溶于酸或酸性水溶液，无毒，无抗原性，在体内能被溶菌酶等酶解，具有优良的生物降解性和成膜性，在体内可溶胀成水凝胶。

2. 半合成高分子 作囊材的半合成高分子材料多为纤维素衍生物，其特点是毒性小、黏度大、成盐后溶解度增大，容易水解，需临用前配制。

（1）羧甲基纤维素盐 羧甲基纤维素盐属阴离子型的高分子电解质，如羧甲基纤维素钠（CMC-Na）常与明胶配合作复合囊材。CMC-Na 遇水溶胀，体积可增大 10 倍，在酸性溶液中不溶。水溶液黏度大，有抗盐能力和一定的热稳定性，不会发酵，也可以制成铝盐 CMC-Al 单独作囊材。

（2）醋酸纤维素酞酸酯 醋酸纤维素酞酸酯（CAP）不溶于乙醇，可溶于丙酮与丁酮及醚醇混合液；在强酸中不溶解，可溶于 pH 大于 6 的水溶液，分子中游离羧基的相对含量决定其水溶液的 pH 值及能溶解 CAP 的溶液的最低 pH 值。用作囊材时可单独使用，用量一般为30g/L，也可与明胶配合使用。

（3）乙基纤维素 乙基纤维素（EC）化学稳定性高，不溶于水、甘油和丙二醇，可溶于乙醇、甲醇、丙酮和二氯甲烷等，遇强酸水解，故不适用于强酸性药物。

（4）甲基纤维素 甲基纤维素（MC）在冷水中可溶，不溶于热水、无水乙醇、氯仿、丙酮与乙醚。用作微囊囊材的用量为 10~30g/L，亦可与明胶、CMC-Na、聚维酮（PVP）等配合作复合囊材。

（5）**羟丙甲纤维素** 羟丙甲纤维素（HPMC）能溶于冷水成为黏性溶液，不溶于热水、乙醇、乙醚及氯仿。配制 HPMC 水溶液时宜将其先分散于热水中。水溶液长期贮存稳定，有表面活性，表面张力为（42~56）×10^{-5}N/cm。

3. 合成高分子 合成高分子材料可分为可生物降解的和不可生物降解的两类。近年来，可生物降解高分子囊材日益受到人们的重视，其主要优点是无毒、成膜性好、化学稳定性高，可用于注射或植入，目前已应用于研究或生产的有聚碳酯、聚氨基酸、聚乳酸（PLA）、丙交酯乙交酯共聚物（PLGA）、聚乳酸-聚乙二醇嵌段共聚物（PLA-PEG）、ε-己内酯与丙交酯嵌段共聚物等，其中，研究最多、应用最广的是聚酯类，它们基本上都是羟基酸或其内酯的聚合物。常用的羟基酸是乳酸（lactic acid）和羟基乙酸（glycolic acid）。由乳酸缩合得到的聚酯为 PLA，羟基乙酸缩合得到的聚酯为 PGA，由乳酸与羟基乙酸缩合得到的聚酯为乳酸-羟基乙酸共聚物，也称为丙交酯乙交酯共聚物，用 PLGA 表示。这类聚合物都具有降解溶蚀的特性。聚合比例与分子量是影响降解速率的两个因素。PLA 的平均分子量为 1 万~40 万时，降解时间为 2~12 个月，其中平均分子量为 9 万的熔点为 60℃，在体内 6 个月降解。消旋 PLGA 中各单体比例不同，降解速率不同，丙交酯∶乙交酯＝75∶25 的共聚物在体内 1 个月可降解；比例为85∶15 的为囊材，在体内 3 个月可降解。FDA 批准的体内可降解材料有 PLA 和 PLGA，而且有产品上市。

三、微囊的制备

微囊的制备方法可分为物理化学法、物理机械法和化学法三大类。可根据药物和囊材的性质、微囊所需的粒径、释放及靶向要求，选择不同的制备方法。

（一）物理化学法

本法在液相中进行，通过改变条件使溶解状态的囊材从溶液中凝聚析出，并将囊心物包裹形成微囊。由于这一过程药物与囊材形成新相析出，故本法又称相分离法（phase separation）。目前，该法已成为药物微囊化的主要工艺之一，它所用设备简单，高分子材料来源广泛，可使多种类型的药物微囊化。

根据形成新相方法的不同，相分离法又分为单凝聚法（simple coacervation）、复凝聚法（complex coacervation）、溶剂-非溶剂法（solvent-nonsolvent）、改变温度法和液中干燥法。下面介绍其中常用的两种方法，即单凝聚法与复凝聚法。

1. 单凝聚法 系将药物分散于高分子囊材的水溶液中，以电解质或强亲水性非电解质为凝聚剂，使囊材凝聚包封于药物表面而形成微囊，再采用适宜的方法使凝聚囊固化，即得不可逆的微囊。

（1）**工艺流程图**（图20-7）

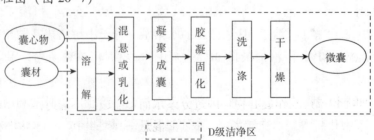

图 20-7 单凝聚法制备微囊的工艺流程示意图

（2）制法

①囊材与凝聚剂的选择：囊材常用明胶、CAP、MC、PVA等。凝聚剂有两类，一类是强亲水性非电解质，如乙醇、异丙醇、叔丁醇、丙酮等；另一类是强亲水性电解质，如Na_2SO_4、$(NH_4)_2SO_4$等，其中阴离子起主要作用，常见的阴离子胶凝作用次序为$SO_4^{2-}>C_6H_5O_7^{3-}$（枸橼酸根）$>C_4H_4O_6^{2-}$（酒石酸根）$>CH_3COO^->Cl^->NO_3^->Br^->I^-$；阳离子也有胶凝作用，其电荷数越高，胶凝作用越强。

②配制囊材溶液：根据成囊系统各组分产生凝聚的比例范围，配制适宜浓度的囊材溶液。成囊系统的比例范围，可用三元相图来确定。如图20-8所示，为明胶-水-硫酸钠系统的单凝聚三元相图。

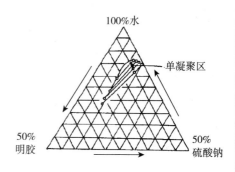

图20-8　明胶-水-硫酸钠三元相图

③药物混悬或乳化：单凝聚法在水中成囊，一般要求作为囊心物的药物难溶于水。若药物为固体，则将其微粉化，均匀分散于囊材溶液中制成混悬液；若为液体，则将其加入囊材溶液中通过乳化制成乳浊液。

④凝聚成囊：调节温度与pH，于药物的混悬液（或乳浊液）中加入适宜的凝聚剂，使囊材凝聚包封于药物表面而形成微囊。成囊的好坏与成囊的温度、pH及凝聚囊与水相间的界面张力等有关。如以CAP为囊材，用Na_2SO_4作凝聚剂，形成的凝聚囊与水相的界面张力较大，囊形不好，需适当升高温度并加入一定量的水以降低界面张力，才能改善囊形。再如用A型明胶制备微囊时，滴加少许醋酸控制溶液的pH值在3.2~3.8之间，可使明胶分子中带有较多的$-NH_3^+$离子，吸附较多的水分子，降低凝聚囊与水间的界面张力，得到体积更小的、流动性好的球形囊；若调节溶液的pH值至碱性，因接近等电点（pH 8.5），有大量黏稠块状物析出，则不能成囊。B型明胶不调pH值也能成囊。

⑤胶凝固化：为制得不变形的微囊，待凝聚囊形成后，需将其移至低温处（温度愈低愈易胶凝，常控制在15℃以下）使囊材发生胶凝，并加入交联剂进一步固化。如以CAP为囊材，可利用CAP在强酸性介质中不溶的特性，在凝聚囊形成后，立即倾入强酸性介质中进行固化。以明胶为囊材时，可加入甲醛作交联剂，通过胺醛缩合反应使明胶分子互相交联而固化。其交联反应式如下：

$$R—NH_2+HCHO+NH_2—R→R—NH—CH_2—NH—R+H_2O$$

交联程度与甲醛的浓度、反应时间、介质pH值等因素有关，最佳pH值为8~9。若交联不足则微囊易粘连；若交联过度，则明胶微囊脆性太大。若囊心物在碱性环境中不稳定，可改用戊二醛替代甲醛，在中性介质中完成明胶的交联固化。戊二醛对明胶的交联固化作用，可用席夫反应（Schiff's reaction）表示如下：

$$R—NH_2+OHC—(CH_2)_3—CHO+NH_2—R→R—N=CH—(CH_2)_3—CH=N—R+2H_2O$$

⑥洗涤与干燥：微囊经固化处理后，滤过并用水洗去微囊表面的交联剂及碱性溶液，然后在60℃左右干燥，即得。

（3）注意事项

①药物与囊材、水的亲和力大小可影响其微囊化。一般来说，药物同囊材的亲和力强时，易被微囊化。而药物与水的亲和力应适宜，若过分亲水则易被水包裹，只存在于水相中而不能混悬于凝聚相中成囊，如淀粉或硅胶作囊心物均因过分亲水而不能成囊；若药物过分疏水，因凝聚相中含大量的水，使药物既不能混悬于水相中，又不能混悬于凝聚相中，也不能成囊（仅可形成不含药物的空囊），此时可考虑加入适量的表面活性剂（如司盘20等）增大药物的亲水性来解决

其成囊问题。

②囊材的分子量不同，使用的凝聚剂不同，成囊 pH 值也不同。如以明胶作囊材时，用乙醇做凝聚剂，明胶分子量 3 万的在 pH 6~10、4 万~5 万的在 pH 6~8、6 万的在 pH 8~12 时，均可成囊；用叔丁醇作凝聚剂，明胶分子量 3 万~5 万的在 pH 2~12、6 万的在 pH 6~12 时，均可成囊；而用硫酸钠作凝聚剂，明胶分子量 3 万~6 万的在 pH 2~12 均可凝聚成囊。

③凝聚过程具有可逆性。一旦解除促进凝聚的条件，如加水稀释就可发生解凝，使微囊很快消失。这种性质在制备过程中可反复利用，直至凝聚微囊形状满意为止（可用显微镜观察）。最后再采取措施加以交联固化，使之成为不粘连、不可逆的球形微囊。

④囊材浓度与温度可影响胶凝过程。浓度增加可促进胶凝，浓度太低则不能胶凝，而温度升高不利于胶凝。浓度与温度的相互关系是：浓度愈高，可胶凝的温度上限愈高。通常以明胶为囊材时，应在 37℃以上凝聚制备微囊，凝聚成囊后在较低的温度下胶凝。

⑤加入增塑剂可使制得的明胶微囊具有良好的可塑性，不粘连，分散性好的特点。在单凝聚法制备明胶微囊时加入增塑剂，可减少微囊聚集，降低囊壁厚度，且加入增塑剂的量同释药 $t_{1/2}$ 之间呈负相关。常用的增塑剂有山梨醇、聚乙二醇、丙二醇及甘油。

2. 复凝聚法　是利用两种具有相反电荷的高分子材料为囊材，将囊心物分散（混悬或乳化）在囊材的水溶液中，在一定条件下，相反电荷的高分子互相交联后，溶解度降低，自溶液中凝聚析出而成囊。本法操作方便，适合于难溶性药物的微囊化。常用的复合材料主要有明胶与阿拉伯胶（或 CMC、CAP 等多糖）、海藻酸盐与聚赖氨酸、海藻酸盐与壳聚糖、海藻酸与白蛋白、白蛋白与阿拉伯胶等。下面以明胶-阿拉伯胶复合材料为例，说明复凝聚法制备微囊的工艺过程。

（1）工艺流程图（图 20-9）

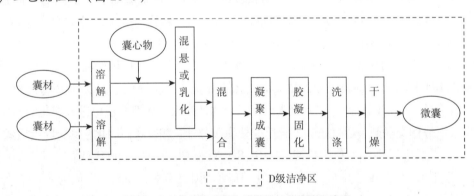

图 20-9　复凝聚法制备微囊的工艺流程示意图

（2）制法

①配制囊材溶液：囊材溶液仅在一定的浓度范围内可以成囊，常根据成囊系统的三元相图来确定囊材溶液的浓度。如图 20-10 所示，为明胶-阿拉伯胶-水的三元相图。

图中 K 为复凝聚区，即可形成微囊的低浓度明胶和阿拉伯胶混合溶液；P 为曲线以下两相分离区，两胶溶液不能混溶亦不能形成微囊；H 为曲线以上两胶溶液可混溶形成均相的溶液区。A 点代表 10% 明胶、10% 阿拉伯胶和 80% 水的混合液，必须加水稀释，沿 A→B 虚线进入凝聚区 K 才能发生凝聚。一般来说，在复凝聚法中，明胶与阿拉伯胶常分别配成 3%~5% 的水溶液。

②药物混悬或乳化：难溶性液体药物（如挥发油）或固体药物，常通过乳化或混悬先分散于上述的一种囊材溶液（如阿拉伯胶溶液）中。

③混合：将明胶溶液与含药的阿拉伯胶溶液，在搅拌下混合均匀，并使混合液温度保持在 50℃左右。

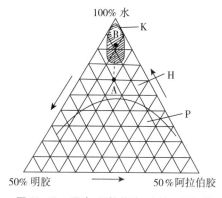

图 20-10　明胶-阿拉伯胶-水的三元相图

④凝聚成囊：常用稀醋酸将溶液 pH 值调至明胶的等电点（pH 4.5）以下使之带正电（pH 4.0~4.5 时明胶带的正电荷多），而阿拉伯胶带负电，由于电荷互相吸引交联形成正、负离子的络合物，溶解度降低而凝聚成囊。加适量温水稀释，有助于微囊充盈并避免黏结。

⑤胶凝固化：将微囊溶液在搅拌下先放冷至 30℃ 左右，然后在不断搅拌下急速降温至 10℃ 以下（5~6℃）使凝聚囊发生胶凝，再加入适量甲醛液搅拌一定时间进行交联固化，最后用氢氧化钠液调 pH 8~9，搅拌一定时间使交联固化完全。

⑥洗涤与干燥：同单凝聚法。

（3）注意事项

①复凝聚法制备微囊时也要求药物表面能被囊材凝聚相润湿，从而使药物能混悬或乳化于该凝聚相中，随凝聚相分散而成囊。因此，可根据药物的性质，适当加入润湿剂。

②应使凝聚相保持一定的流动性，如在成囊过程中，控制温度避免溶液黏度过高或加水稀释等，这是保证囊形良好的必要条件。

（4）举例

大蒜油微囊

【处方】大蒜油 1g　阿拉伯胶粉 0.5g　3%阿拉伯胶液 30mL　3%明胶液 40mL　甲醛适量　淀粉适量

【制法】取阿拉伯胶粉 0.5g 置于乳钵中，加大蒜油 1g，研匀，加蒸馏水 1mL，迅速研磨成初乳，并以 3%阿拉伯胶液 30mL 稀释成乳剂。将乳剂移至 250mL 烧杯中，边加热边搅拌，待温度升至 45℃ 时缓缓加入 3%明胶液 40mL（预热至 45℃），胶液保持 45℃ 左右，继续搅拌，并用 10%醋酸液调 pH 4.1~4.3，显微镜下可观察到乳滴外包有凝聚的膜层。加入温度比其稍低的蒸馏水 150mL，继续搅拌。温度降至 30℃ 以下时移至冰水浴继续搅拌，加入甲醛液 1mL，搅拌使固化定形，并用 5%的氢氧化钠液调 pH 7.0~7.5，使凝胶的网孔结构孔隙缩小，再搅拌 30min。加入 10%生淀粉混悬液 4mL，10℃ 左右再搅拌 1h。滤取微囊，洗涤，尽量除去水分，二号筛制粒，60℃ 干燥，即得。

【作用与用途】大蒜油对多种球菌、杆菌、霉菌、病毒、阿米巴原虫、阴道滴虫、蛲虫等均有抑制和灭杀作用。适用于肺部和消化道的霉菌感染、隐球菌性脑膜炎、急慢性菌痢和肠炎、百日咳及肺结核等。

【注解】大蒜油的主要成分为大蒜辣素、大蒜新素等多种烯丙基、丙基和甲基组成的硫醚化合物，为不饱和硫化烯烃化合物的混合物，分子结构上存在活泼双键，因而化学性质不稳定，且有刺激性，所以制成微囊。由于在碱性条件下不稳定，所以固化时调 pH 7.0~7.5，而不是通常的 pH 8~9。

（二）物理机械法

本法是将固态或液态药物在气相中进行微囊化的方法，需要一定设备条件。该法又分为喷雾干燥法（spray drying）、空气悬浮法（air suspension）、喷雾凝结法（spray congealing）、多孔离心法（multiorifice-centrifugal process）、锅包衣法、挤压法、静电结合法、粉末床法等，其中常用的方法是喷雾干燥法和空气悬浮法。

1. 喷雾干燥法　本法是先将囊心物分散在囊材的溶液中，再用喷雾法将此混合物喷入惰性热气流使液滴收缩成球形，进而干燥即得微囊。可用于固态或液态药物的微囊化，如囊心物不溶于囊材溶液，可得到微囊；如能溶解，则得微球。

（1）工艺流程图（图 20-11）

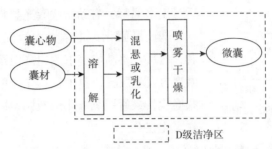

图 20-11　喷雾干燥法制备微囊的工艺流程示意图

（2）制法

①配制囊材溶液：可用水或有机溶剂溶解囊材，以水作溶剂更易达到环保要求，降低成本。

②药物混悬或乳化：若囊心物为固态药物，宜先微粉化再均匀混悬于囊材溶液中；若为液态药物，则将其分散于囊材溶液中使形成乳化分散液，并且确保不出现破乳、过早固化或干燥等情况。

③喷雾干燥：将药物的混悬液或乳化液，通过雾化装置使其形成小液滴喷入干燥器中，由于雾粒比表面积很大，热交换迅速，其溶剂瞬间挥发，即得圆球状的微囊。

（3）注意事项

①囊心物所占的比例不能太大以保证被囊膜包裹，如囊心物为液态，其在微囊中含量一般不超过 30%。

②混合液的黏度与均匀性、药物及囊材的浓度、喷雾的速率、喷雾方法及干燥速率等工艺参数，均可影响成品的质量。

③微囊在干燥或贮存过程中常因静电而引起粘连，可从以下几个方面予以解决：囊材中加入聚乙二醇作抗黏剂；处方中使用水或水溶液；采用连续喷雾工艺；当包裹小粒径的囊心物时，在囊材溶液中加入抗黏剂；在微囊贮存、压片及装空心胶囊时可再加入粉状抗黏剂以改善微囊的流动性，常用的粉状抗黏剂有二氧化硅、滑石粉与硬脂酸镁等。

④采用物理机械法制备微囊时，囊心物有一定损失且微囊有粘连，但囊心物损失在 5% 左右，粘连在 10% 左右，生产中认为是合理的。

2. 空气悬浮法　亦称流化床包衣法（fluidized bed coating）。囊心物通常为固体粉末，利用垂直强气流使囊心物悬浮在包衣室中，将囊材溶液通过喷嘴喷射于囊心物表面，热气流将溶剂挥干，囊心物表面便形成囊材薄膜而成微囊。

（三）化学法

化学法系指利用溶液中的单体或高分子物质通过聚合反应或缩合反应产生囊膜而制成微囊的方法。本法的特点是不加凝聚剂，先制成 W/O 型乳状液，再利用化学反应或射线辐照交联固化。

1. 界面缩聚法（interface polycondensation）　亦称界面聚合法，是在分散相（水相）与连续相（有机相）的界面上发生单体的聚合反应。例如，水相中含有 1,6-己二胺和碱，有机相为含对苯二甲酰氯的环己烷、氯仿溶液，将上述两相混合搅拌，在水滴界面上发生缩聚反应，生成聚酰胺。由于缩合反应的速率超过 1,6-己二胺向有机相扩散的速率，故反应生成的聚酰胺几乎完全沉积于乳滴界面成为囊材。淀粉衍生物（如羟乙基淀粉 HES 或羧甲基淀粉 CMS）用邻苯二甲酰氯发生界面交联反应亦可得微囊。

2. 辐射交联法（radiation crosslinking） 该法系将明胶在乳化状态下，经 γ 射线照射发生交联，再处理制得粉末状微囊。该工艺的特点是工艺简单，不在明胶中引入其他成分。

四、微球的制备

微球的制备原理与微囊基本相同。根据载体材料和药物的性质不同可采用不同的制备方法，几种常见的微球制备方法如下。

1. 明胶微球 通常以乳化交联法制备，即将药物溶解或分散在囊材的水溶液中，与含乳化剂的油混合，搅拌乳化，形成稳定的 W/O 型或 O/W 型乳状液，加入化学交联剂甲醛或戊二醛，可得粉末状微球。现已成功制备盐酸川芎嗪、莪术油等明胶微球。

亦可用两步法制备微球，即先采用本法（或其他方法）制备空白微球，再选择既能溶解药物又能浸入空白明胶微球的适当溶剂系统，用药物溶液浸泡空白微球后干燥即得。两步法适用于对水相和油相都有一定溶解度的药物。

2. 白蛋白微球 可用液中干燥法或喷雾干燥法制备。采用液中干燥法制备时，以加热交联代替化学交联，使用的加热交联温度不同（100~180℃），微球平均粒径不同，在中间温度（125~145℃）时粒径较小。

喷雾干燥法将药物与白蛋白的溶液经喷嘴喷入干燥室内，同时送入干燥室的热空气流使雾滴中的水分快速蒸发、干燥，即得微球。由于热变性后白蛋白的溶解度降低，所以微球的释放速度亦相应降低，如将喷雾干燥得到的微球再进行热变性处理，可得到缓释微球。

3. 淀粉微球 淀粉微球商品系由淀粉水解再经乳化聚合制得。淀粉微球制备中，可用甲苯、氯仿、液状石蜡为油相，以脂肪酸山梨坦 60 为乳化剂，将 20% 的碱性淀粉分散在油相中，形成 W/O 型乳状液，升温至 50~55℃，加入交联剂环氧丙烷适量，反应数小时后，去除油相，分别用乙醇、丙酮多次洗涤干燥，即得白色粉末状微球。

4. 聚酯类微球 常用液中干燥法制备，即以药物与聚酯材料组成挥发性有机相，加至含乳化剂的水相中搅拌乳化，形成稳定的 O/W 型乳状液，抽真空或加热挥发除去有机相，过滤，即得微球。

5. 磁性微球 磁性微球需同时包裹药物与磁流体，成型方法可依据囊材与药物性质不同加以选择，其制法的特殊之处在于磁流体的制备，一般通过共沉淀反应制得。

五、微囊、微球的质量评价

微囊、微球通常作为药物制剂的中间体，其质量评价通常包括下述内容。

1. 形态、粒径与粒径分布 微囊、微球的形态可通过光学显微镜或扫描或透射电子显微镜观察。其形态通常呈圆整球形或椭圆形，有的表面光滑，有的表面粗糙。

粒径及其分布的测定方法包括筛析法、电子显微镜法、光学显微镜法、超速离心法、沉降法、库尔特计数法、吸附法、空气透射法和激光衍射法等。这些方法测定的粒径范围各不相同，适用对象也不相同，可根据待测物的粒径大小选择方法。但同一样品采用不同测定方法时，结果往往有差异，应予注意。

粒径测定时，应测定不少于 500 个的粒径，由计算机软件或下式求得算术平均径 d_{av}。

$$d_{av} = \sum(nd)/\sum n = (n_1d_1+n_2d_2+\cdots+n_nd_n)/(n_1+n_2+\cdots+n_n)$$

式中，n_1、$n_2\cdots n_n$ 为具有粒径 d_1、$d_2\cdots d_n$ 的粒子数。

粒径分布数据，常用各粒径范围内的粒子数或百分率表示，或用粒径累积分布图和粒径分布图表示；也可用跨距（span）表示，跨距越小分布越窄，即粒子大小越均匀。

$$跨距=(D_{90}-D_{10})/D_{50}$$

式中 D_{10}、D_{50}、D_{90} 分别指粒径累积分布图中 10%、50%、90% 处所对应的粒径。

作图时，将所测得的粒径分布数据，以粒径为横坐标，以频率（每一粒径范围的粒子个数除以粒子总数所得的百分率）为纵坐标，即得粒径分布直方图；以粒径为横坐标，以累积频率为纵坐标绘得的 S 形曲线，即为粒径累积分布图；以各粒径范围的频率对各粒径范围的平均值绘图，即得粒径分布曲线。

粒径分布还常用多分散指数（polydispersity index，PDI）表示：

$$PDI=SD/d$$

式中，d 为平均粒径；SD 为粒径的标准偏差。PDI 一般在 0.1~0.5 之间，越小表示粒子大小越均匀，在 0.1 以下则是非常均匀。PDI 可用激光粒度分析仪测得。

2. 药物的含量　微囊、微球的药物含量测定，可采用消解法、溶解法与研磨提取法制备含药的供试液，然后根据药物的性质选用适宜的方法测定其药物含量。消解法适用于白蛋白微球与明胶微球；溶解法可用于聚乳酸微球与乙基纤维素微球；使用研磨提取法时溶剂的选择是关键，应通过实验证明提取完全，同时对载体材料的溶解较小，溶剂本身不干扰测定。

3. 载药量与包封率　对于粉末状微囊（球），先测定其含药量，再计算其载药量（drug-loading）；对于混悬于液态介质中的微囊（球），先将其分离，分别测定液体介质和微囊（球）的含药量，再计算其载药量和包封率（entrapment rate）。

$$载药量=[微囊（球）中含药量/微囊（球）的总重量]×100\%$$

$$包封率=[微囊（球）中含药量/微囊（球）和介质中的总药量]×100\%$$

《中国药典》2020 年版规定包封率一般不得低于 80%。

包封产率（drug yield）可用下式表示：

$$包封产率=[微囊（球）中含药量/投药总量]×100\%$$

包封产率即药物的收率，取决于所采用的制备工艺，如用喷雾干燥法制备微囊、微球的包封产率可达 95% 以上，而用相分离法制备的包封产率常为 20%~80%。包封产率通常用于评价工艺，但不作为质量评价指标。

4. 药物的释放速率　微囊（球）的药物释放速率测定，一般是将试样置于透析管内，用溶出度测定法中的桨法、转篮法或流通池法测定。在释放试验中，微囊（球）表面吸附的药物会快速释放，称为突释效应。开始 0.5h 内的释放量要求低于 40%。

5. 有害有机溶剂残留量　凡在制备中引入有害有机溶剂者，应按《中国药典》2020 年版四部残留溶剂测定法测定，不得超过所规定的限度。凡未规定限度者，可参考 ICH，否则应制定有害有机溶剂残留量的测定方法与限度。

第五节　纳米乳与亚微乳的制备技术

一、概述

（一）纳米乳

1. 纳米乳的含义　纳米乳（nanoemulsion）是粒径为 50~100nm 的液滴分散在另一种液体中

形成的热力学稳定的胶体溶液。

纳米乳与普通乳剂相比，在乳滴形状和大小方面，纳米乳一般为球形，大小比较均匀，粒径在 50~100nm 之间，而普通乳剂一般为球状，大小分布不均匀，粒径一般大于 100nm；在分散性质方面，纳米乳为具有各向同性、低黏度（与水接近）、透明或半透明的液体，而普通乳剂为不透明的液体，黏度远大于水；在组成方面，纳米乳乳化剂用量大，为 5%~30%，且一般需加助乳化剂，而普通乳剂乳化剂用量多低于 10%，一般无需加助乳化剂；在热力学稳定性方面，纳米乳稳定，可热压灭菌，离心后不分层，而普通乳剂不稳定，不能热压灭菌，离心后分层；在与油、水混溶性方面，纳米乳在一定范围内既能与油相混匀又能与水相混匀，而普通乳剂只能与外相溶剂混溶。

近年来，纳米乳技术得到了飞速发展，并出现了自乳化药物传递系统（self-emulsifying drug delivery system，SEDDS），即药物制剂口服后，遇体液，在 37℃ 和胃肠蠕动的条件下，可自发分散成 O/W 型纳米乳。另外，用聚乙二醇修饰的纳米乳，因增加了表面的亲水性，减少了被巨噬细胞的吞噬，从而明显延长在血液循环系统中滞留的时间，称为长循环纳米乳。

2. 纳米乳的特点 纳米乳作为极具潜力的新型药物载体，其主要的特点如下：

（1）可提高难溶性药物溶解度与生物利用度，并可经口服、注射或皮肤用药等多种途径给药。

（2）可根据需要达到缓释或靶向的目的，毒性小，安全性高。如油包水型纳米乳可延长水溶性药物的释放时间，起到缓释作用；纳米乳可改变某些药物的体内分布，具有一定的组织、器官靶向性，能降低药物在某些组织、器官的毒副作用和过敏反应，且黏度低，注射时不会引起疼痛，不会引起变态反应和脂肪栓塞。

（3）稳定性好，易于制备和保存。对于易水解的药物制成油包水型纳米乳，还可起到保护作用。

3. 纳米乳的结构类型 可分为油包水型（W/O 型）、水包油型（O/W 型）和油水双连续结构（bicontinuous structure，BS）三种，结构模式如图 20-12 所示。极小的水滴分散于油相中，称为 W/O 型纳米乳（b）；极小的油滴分散于水相中，称为 O/W 型纳米乳（a）；水相和油相都是连续的，且相互交错，称为双连续结构（c），是 W/O 型与 O/W 型之间的过渡状态，又称为中相纳米乳，实际应用比较少。

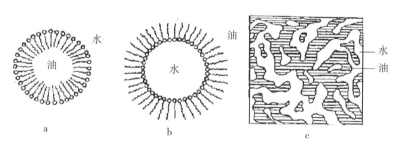

图 20-12 纳米乳基本结构类型示意图
a. O/W 型纳米乳 b. W/O 型纳米乳 c. 中相纳米乳

纳米乳的结构类型是由处方中各组分的结构、性质与比例决定的。无论何种类型，纳米乳各相间的界面张力均较低，并且纳米乳始终是一动态结构，表面活性物质分子构成的界面始终在自发地波动。

（二）亚微乳

1. 亚微乳的含义 亚微乳（submicroemulsion）系指将药物溶于脂肪油/植物油中经磷脂等乳

化分散于水相中形成 100~600nm 粒径的 O/W 型微粒载药分散体系，通常由油相、水相、乳化剂和稳定剂组成。其外观不透明，呈浑浊或乳状，稳定性不如纳米乳，可热压灭菌，但加热时间太长或数次加热，会分层。早期的亚微乳中不加入药物，仅作为脂肪乳剂用于高能量的胃肠外营养。近年来，亚微乳作为一种载药体系，已有一些产品上市。

2. 亚微乳的特点 亚微乳作为载药体系，其主要的特点包括：①提高药物稳定性；②增加难溶性药物溶解度；③使药物具有靶向性；④降低药物毒副作用和刺激性；⑤提高药物体内及经皮吸收率等。

二、常用的辅料

纳米乳和亚微乳作为药用载体对处方要求严格，不仅要求能在大范围内形成纳米乳和亚微乳，还要求药物载体无毒、无刺激、无不良药理作用，但需具有生物相容性，并对主药具有较大的增溶性，同时不影响主药的药效和稳定性。

（一）油相

要求成分较纯，化学性质稳定，对药物有一定的溶解能力，形成的乳剂毒副作用小，并能与乳化剂分子之间保持渗透和联系，以确保所制备的纳米乳能完全包封药物。以往多采用植物来源的长链甘油三酯，如麻油、棉籽油、豆油等，但油相分子链过长不易形成微乳，现多采用中链（C_8~C_{10}）甘油三酯（Captex 355，Miglyol 812 等）和长链甘油三酯合用作为油相。

（二）乳化剂

天然乳化剂常用的有阿拉伯胶、西黄蓍胶、明胶、白蛋白、酪蛋白、磷脂及胆固醇等。合成的乳化剂常用的有脂肪酸山梨坦、聚山梨酯、聚氧乙烯脂肪酸酯类、聚氧乙烯脂肪醇醚类、聚氧乙烯聚氧丙烯共聚物类等。静注最常用的乳化剂是卵磷脂和 Poloxamer 188。

（三）助乳化剂

助乳化剂的主要作用为插入到乳化剂界面膜中，形成复合凝聚膜，提高膜的牢固性和柔顺性，促进曲率半径很小的膜的形成；增大乳化剂的溶解度，降低界面张力，甚至出现负值；调节表面活性剂的 *HLB* 值。常用的有低级醇（正丁醇、乙醇、丙二醇、甘油）、有机胺、单双烷基酸甘油酯等。

（四）稳定剂

乳剂的界面膜常因加入脂溶性药物而改变，需要加入半亲油、半亲水、表面活性不高、能定位在界面膜内的稳定剂，以增大膜的强度，增大药物的溶解度，使亚微乳的 ζ 电位绝对值升高，增加亚微乳的稳定性。常用的稳定剂有油酸、油酸钠、胆酸、脱氧胆酸及其钠盐等。

三、纳米乳与亚微乳的制备

（一）纳米乳的制备

1. 纳米乳处方筛选 即确定纳米乳的处方组成及其配比的过程，是制备纳米乳的关键环节。通常纳米乳形成所需的外加功小，主要依靠体系中各组分的匹配，寻找这种匹配关系的主要办法

有 *PIT*（相转换温度）、*HLB* 值（亲水-亲油平衡值法）和盐度扫描等方法。在制剂学中，研究纳米乳的常用方法是 *HLB* 值法。*HLB* 值是纳米乳处方设计的一个初步指标。一般而言，体系 *HLB* 值在 4~7 间易形成 W/O 型纳米乳，在 8~18 间易形成 O/W 型纳米乳。

纳米乳多由油、水、乳化剂和助乳化剂四个组分组成。处方筛选主要是选择适当的油相、乳化剂及助乳化剂的种类，并确定各组分的最佳比例，一般可通过实验对比并结合相图绘制来进行。

绘制相图时，一般可将乳化剂及其用量固定，水、油、助乳化剂三个组分占正三角形的三个顶点，滴定法恒温制作相图（图 20-13），即将一定组成的油、乳化剂、助乳化剂混合溶液用水滴定，每次加水后达到平衡时，用肉眼观察是否是透明的或是浑浊的，或是半固态凝胶。图 20-13 中，有两个纳米乳区，一个为 O/W 型纳米乳区，范围较小；另一个为 W/O 型纳米乳区，范围较大，形成纳米乳较为容易。

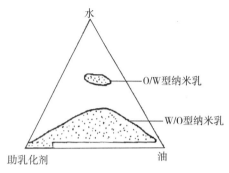

图 20-13　形成纳米乳三元相图

对于四组分和四组分以上的体系，也可采用变量合并法，如固定两组分的配比，使实际变量不超过三个，从而仍可用三元相图来表示，这样所得的相图称为伪三元相图或拟三元相图。当研究如何制备含乳化剂量较少，且稳定的 O/W 型纳米乳时，常以乳化剂/助乳化剂、水、油为三组分绘制经典的三元相图，但必须先确定乳化剂/助乳化剂比例（K_m）的最佳值。

2. 制备方法　常规制备纳米乳有两种方法：一种是把有机溶剂、水、乳化剂混合均匀，然后向该乳液中滴加醇，在某一时刻体系会突然间变为透明而形成纳米乳；另一种是把有机溶剂、醇、乳化剂混合为乳化体系，向该乳化液中加入水，体系也会在瞬间变为透明，而形成纳米乳。但只要纳米乳处方选择适当，微乳的制备与各成分的加入顺序无关。

3. 注意事项　纳米乳制备中，最重要的是确定处方的组成及其比例。处方组成及比例不恰当，就不能形成纳米乳或可形成纳米乳的区域小，达不到增加难溶性药物的溶解度、提高药物稳定性及生物利用度的目的。

（二）亚微乳的制备

1. 工艺流程图（图 20-14）

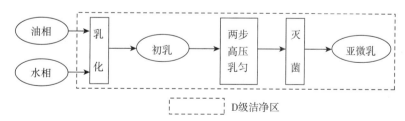

图 20-14　亚微乳制备的工艺流程示意图

2. 制法　一般采用两步高压乳匀法制备亚微乳，即将药物与其他油溶性成分溶于油相中，将水溶性成分溶于水中，然后将油相和水相分别加热到一定温度，置于组织捣碎机或高剪切分散乳化机中混合，在一定温度下制成初乳。初乳迅速冷却，用两步高压乳匀机进一步乳化，滤去粗乳滴与碎片，调节 pH 值，高压灭菌，即得。

3. 注意事项

（1）静脉用亚微乳的制备，关键是如何选择高效低毒的附加剂，并在确保亚微乳稳定的情况下，尽量减少附加剂用量。

（2）静脉用亚微乳的粒径，一般要求小于微血管内径，以避免造成毛细管阻塞。

（3）如药物或其他成分易于氧化，则制备的各步都应在氮气下进行；如药物对热不稳定，则采用无菌操作。

四、纳米乳和亚微乳的质量评价

1. 乳滴粒径及其分布　粒径及分布直接影响纳米乳制剂的质量，是纳米乳最重要的特征之一。测定乳滴粒径的方法有电镜法、激光衍射测定法、光子相关光谱法等。测定乳滴粒径及分布可用带有计算机软件的粒度分析测定仪等。

2. 药物的含量　纳米乳和亚微乳中药物含量的测定一般采用溶剂提取法。选择能最大限度溶解药物，最少溶解其他材料，本身不干扰测定的溶剂。

3. 稳定性　纳米乳通常是热力学稳定系统。亚微乳在热力学上仍是不稳定的，在制备过程及贮存中乳滴有增大的倾向。目前还没有评价纳米乳稳定性完善的方法，实验中可以参照我国新药评审乳剂（普通乳剂）指导原则（乳剂稳定性重点考察项目为形状、分层速率、色谱检查降解产物及其含量等）对制备的纳米乳进行稳定性考察。

第六节　纳米粒的制备技术

一、概述

（一）纳米粒的含义

纳米粒（nanoparticles）系指药物或与载体辅料经纳米化技术分散形成的粒径<500nm 的固体粒子。仅由药物分子组成的纳米粒称为纳晶或纳米药物。本节主要介绍由药物与载体辅料形成的纳米粒，它又可分为骨架实体型的纳米球（nanospheres）和膜壳药库型的纳米囊（nanocapsule）。纳米粒既可作为理想的静脉注射的药物载体，亦可供口服或其他途径给药。

20 世纪 90 年代，出现了一种新型纳米粒给药系统——固体脂质纳米粒（solid lipid nanoparticles，SLN），以高熔点脂质材料为载体制成，粒径在 50~1000nm 之间。SLN 既具有纳米粒物理稳定性高、药物泄漏少、缓释性好的特点，同时毒性低、易于大规模生产，而且对亲脂药物载药量比较高，不用有机溶剂，因此是极有发展前途的新型给药系统载体。

近年来，纳米结构脂质载体（nanostructured lipid carriers，NLC）与立方液晶（cubosomes）作为新型纳米载药系统正成为研究的热点。NLC 在固体脂质纳米粒（SLN）的基础上加入部分液体脂质，使 SLN 所具有的规整固体晶格被打乱，而增加的缝隙可以容纳更多的药物，有效避免了传统 SLN 载药量低等缺陷。立方液晶是由两亲性脂质分子（如植烷三醇、单油酸甘油酯等）分散在水或者其他极性溶剂中，自发缔合形成的含双连续水通道和脂质通道的闭合脂质双分子层"蜂窝状"结构的纳米粒，具有良好的热力学稳定性、高生物黏附性及多样性药物包载能力等特点。

（二）纳米粒的特点

纳米粒作为药物的载体，其主要特点包括：①可缓释药物，从而延长药物的作用时间，如一般滴眼液半衰期仅 1~3min，而纳米粒滴眼剂由于能黏附于结膜和角膜，则可大大延长药物的作用时间；②可达到靶向给药的目的，纳米粒经静脉注射，一般被巨噬细胞摄取，主要分布于肝（60%~90%）、脾（2%~10%）和肺（3%~10%），少量进入骨髓；③可提高药物生物利用度，减少给药剂量，从而减轻或避免毒副作用；④保护药物，提高药物的稳定性，可避免多肽等药物在消化道的失活。

二、纳米粒的制备

纳米粒可采用单体或高分子材料制备。由单体制备，主要通过乳化聚合法制备。采用天然或合成高分子材料为载体材料制备时，所用材料与微囊、微球的制备材料基本相同，可通过天然高分子固化法、液中干燥法和自动乳化法等进行制备。制备得到的纳米粒混悬液，经过洗涤和分离（离心、冻干等），即得固态纳米粒。

1. 乳化聚合法 本法系将单体分散于水相乳化剂中的胶束内或乳滴中，遇 OH^- 或其他引发剂分子发生聚合，胶束及乳滴作为提供单体的仓库，乳化剂对相分离的纳米粒也起防止聚集的稳定作用。聚合反应终止后，经分离呈固态，即得。

制备过程中，应注意介质 pH 值对载药的影响，如对聚氰基丙烯酸烷酯类纳米球，聚合时介质 pH 值的影响很大，因为以 OH^- 为催化剂，pH 值太低时聚合难以进行，太高时反应太快形成凝块，而在 pH 2~5 范围可得到较好的纳米球。另外，制备过程中的搅拌速度、温度等对纳米粒的粒径有影响，也可进一步影响到载药量。

2. 天然高分子凝聚法 本法系由高分子材料通过化学交联、加热变性或盐析脱水等方法使其凝聚制得纳米粒。如制备白蛋白纳米粒，白蛋白与药物作为内水相，可以经加热变性固化，也可通过甲醛或戊二醛作为交联剂固化。制备明胶纳米粒时，将乳状液中的明胶乳滴冷却至胶凝点以下，再用甲醛交联固化。制备壳聚糖纳米粒时，由于壳聚糖分子中含—NH_2，在酸性条件下带正电荷，可用负电荷丰富的离子交联剂（如三聚磷酸钠）使其凝聚成带负电荷的纳米粒。

3. 液中干燥法 本法又称溶剂蒸发/挥发法，系由含高分子材料和药物的油相，分散于有乳化剂的水相中，制成 O/W 型乳状液，油相中的有机溶剂被蒸发除去，原来的油滴逐渐变成纳米粒。

4. 自动乳化法 本法系在特定条件下，乳状液中的乳滴由于界面能降低和界面骚动，而形成更小的纳米级乳滴，接着再交联固化、分离，即得纳米粒。

三、固体脂质纳米粒的制备

固体脂质纳米粒的载体材料采用的是生物相容的高熔点脂质。常用的高熔点脂质材料有饱和脂肪酸（硬脂酸、癸酸、月桂酸、肉豆蔻酸、棕榈酸等）的甘油酯（三酯、双酯、单酯及其混合酯）、硬脂酸、癸酸、甾体（如胆固醇）等。乳化剂可用多种磷脂以及合成乳化剂等，以混合乳化剂的效果为佳。固体脂质纳米粒的制备，主要有如下方法：

1. 熔融-匀化法（melt-homogenization） 本法系将熔融的高熔点脂质、磷脂和表面活性剂在 70℃以上高压匀化，冷却后即得粒径小（约 300nm）、分布窄的纳米粒。

2. 冷却-匀化法（cold-homogenization） 本法系将药物与高熔点脂质混合熔融并冷却后，

与液氮或干冰混合研磨，然后和表面活性剂溶液在低于脂质熔点 5℃～10℃ 的温度进行多次高压匀化，即得。此法所得纳米粒粒径较大，适用于对热不稳定的药物。

3. 纳米乳法（nanoemulsion）　本法系先在熔融的高熔点脂质中加入磷脂、助乳化剂与水制成微乳，再倒入冰水中冷却，即得纳米粒。本法的关键是选用合适的助乳化剂。助乳化剂应为药用短链醇或非离子型表面活性剂，其分子长度通常约为乳化剂分子长度的一半。

四、纳米粒的质量评价

一般根据纳米粒的粒径较小及其贮存和应用的特点，采用以下几项内容对其进行质量评价。

1. 形态、粒径及其分布　一般采用电镜观察其形态，应为球形或类球形，无粘连。粒径及其分布可采用激光散射粒度分析仪测定，或电镜照片经计算机软件分析，再绘制直方图或粒径分布图。粒径分布范围应狭窄，并符合其使用要求。

2. 再分散性　冻干品的外观应为细腻疏松块状物，色泽均匀；加一定量液体介质振摇，应立即分散成几乎澄清的均匀胶体溶液。再分散性可用分散有不同量纳米粒的介质的浊度变化表示，如浊度与一定量介质中分散的纳米粒的量基本上呈直线关系，表示能再分散，直线回归的相关系数愈接近 1，表示再分散性愈好。

3. 包封率与渗漏率　冻干品应分散在液体介质后再测定。测定时，可采用透析、凝胶柱、低温超速离心等方法分离液体介质中的纳米粒，然后分别测定系统中的总药量和游离的药量，从而计算出包封率。纳米粒贮存一定时间后再测定包封率，计算贮存后的渗漏率。

4. 突释效应　纳米粒在开始 0.5h 内的释药量应低于 40%。

5. 有害有机溶剂残留量　在制备纳米粒过程中，如果采用了有害有机溶剂，则须按《中国药典》2020 年版四部通则 0861 残留溶剂测定法检查，应符合规定。

第七节　脂质体的制备技术

一、概述

（一）脂质体的含义

脂质体（liposomes）系将药物包封于类脂质双分子层内而形成的微小囊泡，也称为类脂小球或液晶微囊。其粒径大小可从几十纳米到几十微米，双分子层的厚度约 4nm。由于其结构类似生物膜，脂质体又被称为"人工生物膜"，可包封水溶性和脂溶性药物，并可根据临床需要制成供静脉注射、肌肉注射、皮下注射及口服给药、眼内给药、肺部给药、外用（包括皮肤给药）以及鼻腔给药等不同给药途径的脂质体。

（二）脂质体的特点

1. 靶向性和淋巴定向性　脂质体能选择性地分布于某些组织和器官，增加药物对淋巴系统的定向性，提高药物在靶部位的浓度。因此，以脂质体为载体的药物，可提高疗效、减少剂量、降低毒性。

2. 缓释性　将药物包封于脂质体中，可减少肾排泄和代谢而延长药物在血液中的滞留时间，使某些药物在体内缓慢释放，从而延长药物作用时间。

3. 降低药物毒性 药物被脂质体包封后，主要由网状内皮系统的吞噬细胞所摄取，在肝、脾和骨髓等网状内皮细胞较丰富的器官中浓集，而使药物在心、肾中累积量比游离药物低得多，从而降低药物的毒性。

4. 细胞亲和性和组织相容性 脂质体结构与生物膜相似，对正常细胞和组织无损害和抑制作用，有细胞亲和性与组织相容性，可增加被包封药物透过细胞膜的能力，增强疗效。

5. 提高药物的稳定性 某些不稳定的药物被脂质体包封后受到脂质体双层膜的保护，可提高稳定性。

（三）脂质体的组成、结构

脂质体是以类脂质（如磷脂和胆固醇）构成的双分子层为膜材包合而成的微粒。磷脂与胆固醇都是两亲性物质，磷脂类含有一个磷酸基团和一个含氮的碱基（季铵盐），均为亲水基团，还有两个较长的烃链为亲油基团。胆固醇的亲油性强于亲水性。用它们作脂质体的膜材时，须先将它们溶于有机溶剂中，然后蒸发除去有机溶剂，在器壁上形成均匀的类脂质薄膜，此薄膜系由磷脂与胆固醇混合分子相互间隔定向排列的双分子层组成。其中磷脂分子的亲水基团呈弯曲的弧形，形如手杖，与胆固醇分子的亲水基团结合，在亲水基团的上边两侧上端各连接有一个亲油基团，形如"U形"结构（图 20-15），两组 U 形结构疏水链相对，形成双分子层结构的薄膜。薄膜形成后，加入磷酸盐缓冲液振荡或搅拌使磷脂膜水化，即可形成单室或多室的脂质体。在不断搅拌中，使水膜中容纳大量的水溶性药物，而脂溶性药物则容纳在双分子层的亲油基部分。在电镜下脂质体常见的是球形或类球形。

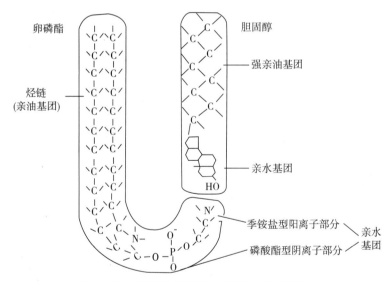

图 20-15 卵磷脂与胆固醇在脂质体中的排列形式

（四）脂质体的分类

1. 按脂质体的结构和粒径分类

（1）单室脂质体　系由一层类脂质双分子层构成。单室脂质体又分为大单室脂质体（large unilamellar vesicles，LUVs）和小单室脂质体（single unilamellar vesicles，SUVs），前者粒径在 0.1~1μm 之间，后者粒径为 20~80nm（亦称纳米脂质体，nanoliposomes）。单室脂质体中水溶性药物的溶液只被一层类脂质双分子层所包封，脂溶性药物则分散于双分子层中。如图 20-16 所示。

（2）多室脂质体　系由多层类脂质双分子层构成，其粒径在 $1 \sim 5 \mu m$ 之间。多室脂质体（multilamellar vesicles，MLVs）中双分子层被含药物（水溶性药物）的水膜隔开，形成不均匀的聚合体，脂溶性药物则分散于多层双分子层中。如图 20-16 所示。

（3）大多孔脂质体　单层状，球径为 $0.13 \mu m \pm 0.06 \mu m$，比单室脂质体可多包蔽约 10 倍的药物。

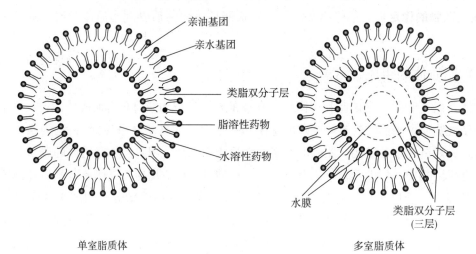

图 20-16　单室和多室脂质体结构示意图

2. 按脂质体性能分类　可分为一般脂质体和特殊性能脂质体。

（1）一般脂质体　包括上述单室脂质体、多室脂质体。

（2）特殊性能脂质体　包括：①热敏脂质体，为具有稍高于体温的相变温度的脂质体，其药物的释放对热具有敏感性；②pH 敏感脂质体，指对 pH（特别是低 pH）敏感的脂质体；③多糖被覆脂质体，为结合了天然或人工合成的糖脂的脂质体；④免疫脂质体，为类脂膜表面被抗体修饰的具有免疫活性的脂质体。另外还有超声波敏感脂质体、光敏脂质体和磁性脂质体等。

3. 按脂质体荷电性分类　可分为中性脂质体、负电荷脂质体、正电荷脂质体。

（五）脂质体的理化性质

1. 相变温度　脂质体的物理性质与介质温度有密切关系。当温度升高时，脂质体双分子层中酰基侧键可从有序排列变为无序排列，从而引起一系列变化，如由胶晶态变为液晶态，膜的厚度减小、流动性增加等。转变时的温度称为相变温度（phase transition temperature），相变温度的高低取决于磷脂的种类。当达到相变温度时，由于膜的流动性增加，被包裹在脂质体内的药物释放速率变大，因而会直接影响脂质体的稳定性。

2. 电性　改变脂质体脂质材料种类，可使脂质体表面电荷改变。如含磷脂酸（PA）和磷脂酰丝氨酸（PS）等的酸性脂质的脂质体荷负电，含碱基（胺基）脂质如十八胺等的脂质体荷正电，不含离子的脂质体显电中性。脂质体表面的电性对其包封率、稳定性、靶器官分布及对靶细胞的作用均有影响。

3. 粒径和粒度分布　脂质体粒径大小和分布均匀程度与其包封率和稳定性有关，直接影响脂质体在机体组织的行为和处置。

二、脂质体的膜材

脂质体的膜材主要由磷脂与胆固醇构成，它们是形成双分子层的基础物质。由它们所形成的

"人工生物膜"，易被机体消化分解。

1. 磷脂类 磷脂类包括天然的卵磷脂、脑磷脂、大豆磷脂以及合成磷脂。其中合成磷脂分为饱和磷脂与不饱和磷脂，常用的饱和磷脂包括二硬脂酰磷脂酰胆碱（DSPC）、二棕榈酰磷脂酰乙醇胺（DPPE）等，不饱和磷脂包括二油酰磷脂酰胆碱（DOPC）等。饱和度影响脂膜排列的紧密度，因而影响脂质体的稳定性。就水溶性药物而言，饱和磷脂相对于不饱和磷脂排列更加紧密，所制备的脂质体更加稳定，药物泄漏少。

2. 胆固醇类 胆固醇具有调节膜流动性的作用，故可称为脂质体"流动性缓冲剂"（fluidity buffer）。当低于相变温度时，胆固醇可使膜减少有序排列，而增加膜的流动性；高于相变温度时，可增加膜的有序排列而减少膜的流动性。胆固醇的参与，可提高脂质体膜的稳定性和药物的包封率。

三、脂质体的制备

（一）制备方法

脂质体的制备方法很多，根据药物装载机理的不同，可分为主动载药与被动载药。主动载药是先制成空白脂质体，然后通过脂质体内外水相的不同离子或化合物梯度进行载药，两亲性物质常采用这种方法。被动载药是首先把药物溶于水相（水溶性药物）或有机相（脂溶性药物）中，然后按所选择的脂质体制备方法制备含药脂质体。本节介绍的pH梯度法属于主动载药，其他制备方法都属于被动载药。

1. 薄膜分散法 系将磷脂、胆固醇等类脂质及脂溶性药物溶于氯仿（或其他有机溶剂）中，然后将氯仿溶液在烧瓶中旋转蒸发，使其在瓶的内壁上形成薄膜；将水溶性药物溶于磷酸盐缓冲液中，加入烧瓶中不断搅拌水化，即得。药物在水溶液中的浓度越高，则包封率越高。所制脂质体通常为粒度分布不均，几微米至十几微米的多层脂质体。

2. 注入法 将磷脂与胆固醇等类脂物质及脂溶性药物共溶于有机溶剂（多采用乙醚）中，然后将此药液经注射器缓缓注入于搅拌下的50~60℃的磷酸盐缓冲液（可含有水溶性药物）中，不断搅拌直至有机溶剂除尽为止，即制得大多孔脂质体。其粒径较大，不宜静脉注射。也可进一步处理，将脂质体混悬液通过高压乳匀机两次，则成品大多为单室脂质体，粒径绝大多数在 $2\mu m$ 以下。

3. 逆相蒸发法 系将磷脂等膜材溶于有机溶剂中，加入待包封的药物水溶液进行短时超声，直至形成稳定的W/O型乳状液，然后减压蒸发除去有机溶剂，达到胶态后滴加缓冲液，旋转帮助器壁上的凝胶脱落，在减压下继续蒸发，制得水性混悬液，通过分离，除去未包入的游离药物，即得大单室脂质体。本法适合于包裹水溶性药物及大分子生物活性物质。

4. 超声波分散法 将水溶性药物溶于磷酸盐缓冲液，加至磷脂、胆固醇及脂溶性药物的有机溶液中，搅拌蒸发除去有机溶剂，残留液经超声波处理，然后分离出脂质体，再混悬于磷酸盐缓冲液中，即得。该法所得脂质体大多为单室脂质体，可制成脂质体混悬型注射剂。

5. 冷冻干燥法 将磷脂（亦可加入胆固醇）超声波处理高度分散于缓冲盐溶液中，加入冻结保护剂（如甘露醇、葡萄糖、海藻酸等）冷冻干燥后，再将干燥物分散到含药物的缓冲盐溶液或其他水性介质中，即得。该法适合于包封对热敏感的药物。

6. pH 梯度法 根据弱酸、弱碱药物在不同pH介质中的解离不同，通过控制脂质体膜内外pH梯度，可使药物以离子形式包封于脂质体的内水相中。该法包封率特别高，可适应于工业化生产。

（二）制备注意事项

1. 磷脂水化条件 应控制合适的磷脂水化条件，如水化温度、缓冲液的种类、浓度及 pH 等，使其充分水化，否则产品粒度不均匀，甚至有可能产生磷脂沉淀，严重影响产品质量。

2. 处方组成 药脂比、类脂质膜材料的投料比、类脂质的品种对于药物的包封率与载药量都有重要影响，如增加胆固醇含量，可提高水溶性药物的载药量。

3. 药物溶解度 极性药物在水中溶解度愈大，在脂质体水层中的浓度就越高；非极性药物的脂溶性越大，体积包封率越高，水溶性与脂溶性都小的药物体积包封率低。

4. 粒径大小与粒度分布 脂质体粒径大小与载药量有关，当类脂质的量不变，类脂质双分子层的空间体积越大，则载药量越多；水层空间越大能包封极性药物越多，多室脂质体的体积包封率远比单室的大。另外，脂质体的粒径可影响其在体内的行为，为了达到所需的粒度与分布，可选择适当的制备工艺或通过一些后处理操作（如高压均质、超声处理）来达到要求。

5. 工艺参数 工艺参数的控制会显著影响脂质体的质量，如冷冻干燥法制备过程中冻干温度、速率及时间等因素对形成脂质体的包封率和稳定性都有影响。

6. 制备的容器 管状容器制备的多室脂质体比圆底容器制备的包封率高，梨形与圆底相同。

（三）举例

例 注射用紫杉醇脂质体

【处方】紫杉醇 卵磷脂 胆固醇 苏氨酸 葡萄糖

【制法】将处方量的紫杉醇原料、卵磷脂、胆固醇用适量无水乙醇溶解，在搅拌下匀速注入 $50\sim60℃$ 的 pH 值 7.4 磷酸盐缓冲液中，减压除去乙醇，超声处理，微孔滤膜挤出滤过，加入适量溶有处方量的苏氨酸和葡萄糖的水溶液，混匀，冷冻干燥，通入氮气，即得注射用紫杉醇脂质体冻干粉。

【性状】本品为类白色或淡黄色块状物，微有卵磷脂腥味。

【适应证】可用于卵巢癌的一线化疗及以后卵巢转移性癌的治疗、一线化疗，也可与顺铂联合应用；可用于曾用过含阿霉素标准化疗的乳腺癌患者的后续治疗或复发患者的治疗；可与顺铂联合用于不能手术或放疗的非小细胞肺癌患者的一线化疗。

【用法与用量】常用剂量为 $135\sim175mg/m^2$，使用前先向瓶内加入 10mL 5% 葡萄糖溶液，置专用振荡器（振荡频率 20Hz，振幅：X 轴方向 7mm、Y 轴方向 7mm、Z 轴方向 4mm）上振摇 5min，待完全溶解后，注入 $250\sim500mL$ 5% 葡萄糖溶液中，采用符合国家标准的一次性输液器静脉滴注 3h。为预防紫杉醇可能发生的过敏反应，在使用本品前 30min，请进行以下预处理：静脉注射地塞米松 $5\sim10mg$；肌肉注射苯海拉明 50mg；静脉注射西咪替丁 300mg。

【规格】30mg。

【贮藏】遮光，密闭，在 $2\sim8℃$ 保存。

【注解】

（1）制备方法为乙醇注入-冷冻干燥法。制备时应严格控制搅拌速度、药脂比例、注入速度，以获得理想的粒径分布和包封率。超声处理与微孔滤膜挤出滤过，有助得到粒径均匀的紫杉醇脂质体。采用冷冻干燥法制成冻干制剂可增加脂质体在贮藏期的稳定性，其中苏氨酸和葡萄糖为冻干保护剂，可保护脂质体的结构在冻干过程中不被破坏，并有助于脂质体的复溶。磷脂易氧化，通入氮气，可置换瓶中空气，避免磷脂氧化。

（2）本品用 10mL 5% 葡萄糖溶液复溶后，粒径小于 $2\mu m$，包封率大于 85%；其酸碱度、有关物质、水分等检查项应符合标准规定；采用高效液相色谱法进行鉴别、含量和包封率测定［详见国家药品标准 WS-718（X-529）-2002-2015Z］。

（3）本品只能用 5% 葡萄糖注射液溶解和稀释，不可用生理盐水或其他溶液溶解、稀释，以免发生脂质体聚集。本品溶于 5% 葡萄糖注射液后，在室温（25℃）和室内灯光下 24h 内稳定。

四、脂质体的质量评价

1. 粒径与形态　可用高倍光学显微镜观察脂质体的粒径大小与形态，小于 $2\mu m$ 时须用扫描电镜或透射电镜。也可用库尔特法（Coulter）、激光散射法、离心沉降法等测定脂质体的粒径大小及其分布。

2. 包封率　测定脂质体中的总药量后，采用适当的方法（如葡聚糖凝胶滤过法、超速离心法、透析法、超滤膜滤过法等）分离脂质体，分别测定脂质体中包封的药量和介质中未包封的药量，按下述公式计算包封率（作为产品开发时，包封率不得低于 80%）。

$$包封率=\left(1-\frac{介质中未包封的药量}{脂质体中包封的药量+介质中未包封的药量}\right)\times100\%$$

$$包封率=\frac{脂质体中包封的药量}{脂质体中包封的药量+介质中未包封的药量}\times100\%$$

3. 渗漏率　表示脂质体产品在贮存期包封率的变化情况，是反映脂质体稳定性的主要指标。可根据给药途径的不同，将脂质体分散贮存在一定的介质中，保持一定的温度，于不同时间进行分离处理，测定介质中的药量，与贮藏前包封的药物量比较，按下式计算渗漏率。

$$渗漏率=\frac{贮存后渗漏到介质中的药量}{贮存前包封的药量}\times100\%$$

4. 主药含量　可采用适当的方法通过提取、分离处理后测定脂质体中主药的含量。

5. 释放度　体外释放度是脂质体制剂的一项重要质量指标。通过测其体外释药速率可初步了解其通透性的大小，以便适当调整释药速率，达到预期要求。

6. 药物体内分布的测定　将脂质体静注给药，测定动物不同时间的血药浓度，并定时将动物处死，取脏器组织，匀浆分离取样，以同剂量药物作对照，比较各组织的滞留量，并进行药动学统计处理，评价脂质体在动物体内的分布情况。

7. 磷脂的氧化程度　磷脂易被氧化，这是脂质体的突出问题。在含有不饱和脂肪酸的脂质混合物中，磷脂的氧化分 3 个阶段：单个双键的偶合、氧化产物的形成、乙醛的形成及键断裂。因为各阶段产物不同，氧化程度很难用一种试验方法评价。《中国药典》2020 年版采用氧化指数为指标。

氧化指数的测定：氧化指数是检测双键偶合的指标。因为氧化偶合后的磷脂在波长 230nm 左右具有紫外吸收峰而有别于未氧化的磷脂。测定磷脂脂质体时，《中国药典》2020 年版规定其氧化指数应控制在 0.2 以下。方法是：将磷脂溶于无水乙醇配成一定浓度的澄明溶液，分别测定在波长 233nm 及 215nm 的吸光度，由下式计算氧化指数：

$$氧化指数=A_{233nm}/A_{215nm}$$

8. 有害有机溶剂残留量　生产过程中使用有害有机溶剂时，应按《中国药典》2020 年版四部通则 0861 残留溶剂测定法检查，应符合规定。

第八节　聚合物胶束的制备技术

一、概述

（一）聚合物胶束的定义

聚合物胶束（polymeric micelles）亦称高分子胶束，系指由两亲性嵌段高分子载体辅料（聚合物）在水中自组装包埋难溶性药物形成的粒径<500nm 的胶束溶液。在水溶液中分散时，聚合物的疏水端受水分子的排挤，自动缔合聚集形成胶束的疏水核芯，而聚合物的亲水端则形成胶束的亲水外层，保持聚合物胶束的稳定，见图 20-17。

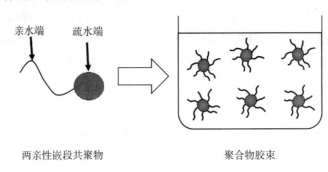

亲水端　　　疏水端

两亲性嵌段共聚物　　　　　　　　　　聚合物胶束

图 20-17　聚合物胶束的自组装示意图

聚合物分子缔合形成聚合物胶束的最低浓度称为临界聚集浓度（critical aggregation concentration，CAC）。由于聚合物溶解度小，故聚合物胶束的 CAC 比表面活性剂胶束的 CMC 低得多，而且其疏水核芯更稳定。

（二）聚合物胶束的特点

1. 增加药物溶解度　水溶性差的中药活性成分被包载在聚合物胶束的疏水核中，可提高药物的水溶性，延长药物在血液中的循环时间。如红豆杉的有效成分紫杉醇水溶性较差，利用 pH 敏感聚合物胶束包载，可显著增加其溶解度，提高生物利用度。

2. 提高药物稳定性　某些在水中不稳定的药物制成聚合物胶束，可降低其降解速度。如喜树碱类药物采用聚合物胶束包载，可提高其活性内酯环的稳定性，与游离的药物相比，其在血浆中的水解速度减慢 10 倍以上。

3. 提高治疗效果　体内代谢快、生物利用度低的药物制成聚合物胶束，可延长药物在体循环时间，提高药物的靶向给药效率，提高治疗效果。如姜黄素制成聚合物胶束，通过表面接枝靶向脑上皮细胞表面晚期糖基化终产物受体（RAGE）的短肽，可高效越过血脑屏障，有效缓解脑组织早期阿尔茨海默病（AD）症状，改善记忆损伤。

二、聚合物胶束的载体材料

理想聚合物胶束的载体材料应具有以下条件：粒径在 10~100mm 范围内；在体内能降解成惰性的无毒单体被排出体外，单体的分子量小于 20000~30000，低于肾的滤除限度；有较大的载药量。

聚合物胶束的载体材料常为两亲性共聚物，其组成中亲水部分的材料主要是聚乙二醇（PEG），疏水部分的材料主要包括聚氨基酸、聚乳酸、乳酸-乙醇酸共聚物、聚己内酯、短链磷脂等。目前，用于包载药物的聚合物胶束载体材料有普流罗尼（Pluronics）、聚己内酯 b-PEG、聚己内酯 b-甲氧基 PEG、聚（N-异丙基丙烯酰胺）-b-PEG、聚天冬氨酸-b-PEG、聚（γ-苯甲基-L-谷氨酯）-b-PEG、聚（D,L-丙交酯）-b-甲氧基 PEG、聚（β-苯甲基-L-天冬氨酯）-b-聚（α-羟基-氧乙烯）、聚（β-苯甲基-L-天冬氨酯）-b-PEG 等。

三、聚合物胶束的分类

1. 嵌段聚合物胶束　两亲性嵌段聚合物（即同时具有亲水链和疏水链）在水性环境中自组装形成聚合物胶束。这种聚合物胶束具有相对较窄的粒径分布及独特的核壳结构，在水性环境中疏水基团凝聚成内核并被亲水性链段构成的栅栏所包围。亲水性嵌段 PEG 形成胶束的外壳，可以避免胶束在网状内皮系统（RES）中被非特异性吞噬，克服用聚乳酸（PLA）、聚乳酸聚乙醇酸共聚物（PLGA）、聚己内酯（PLC）等材料制备的具有疏水性表面的纳米载体极易被肝、脾等组织的 RES 系统识别和吞噬的缺陷，可将药物运输到肝、脾以外其他器官。为进一步提高药物对特定组织或器官的靶向效率，可采取在亲水链段 PEG 的末端修饰一个导向性分子，如抗体或者配体（叶酸、转铁蛋白等）的方法，使药物实现主动靶向。

2. 接枝聚合物胶束　由疏水骨架链和亲水支链构成的两亲性接枝聚合物，分散在水中会自组装形成具有核壳结构的纳米粒子（胶束）。该粒子内核由疏水骨架链组成，而外壳则是由亲水的支链组成。

3. 聚电解质胶束　将嵌段聚电解质（含有聚电解质链的嵌段共聚物）与带相反电荷的另一聚电解质聚合物混合时，会形成以聚电解质复合物为核，以溶解的不带电荷的嵌段为壳的水溶性胶束。例如，在中性条件下将聚乙二醇-聚天冬氨酸共聚物（PEG-PAsp）和聚乙二醇-聚赖氨酸共聚物（PEG-PLys）这两种嵌段共聚物的水溶液混合，荷正电的 PLys 嵌段与荷负电的 PAsp 嵌段通过静电作用聚集成聚离子复合物胶束的内核，外壳由亲水的 PEG 组成。

4. 非共价键胶束　系基于大分子间氢键作用，使多组分高分子在某种选择性溶剂中自组装形成的胶束。对于存在氢键或离子键等特殊相互作用的聚合物 A 和 B，如 B 溶液的溶剂是 A 溶液的沉淀剂，则当 A 溶液滴入 B 溶液中时，A 的分子链将皱缩、聚集，但由于 B 分子链的稳定作用，A 并不沉淀析出而形成以 A 为内核、以 B 为外壳的稳定分散的非共价键胶束，见图 20-18。

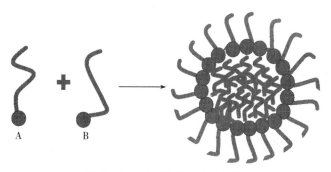

图 20-18　非共价键胶束示意图

四、聚合物胶束的制备方法

聚合物胶束可通过物理方法、化学结合法和静电作用三种方法在胶束形成过程中包载药物。疏水性药物包载于聚合物胶束的疏水核芯，并具有较高的载药量；亲水性药物或两亲性药物则可包载于亲水栅状层区域（图 20-19）。目前，载药聚合物胶束的制备方法主要有透析法、乳化-溶剂挥发法和自组装溶剂挥发法等。

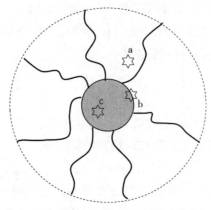

a.亲水性药物　b.两亲性药物　c.疏水性药物

图 20-19　聚合物胶束的载药示意图

（一）透析法

1. 工艺流程图（图 20-20）

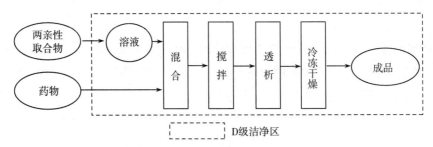

D级洁净区

图 20-20　透析法制备聚合物胶束工艺流程图

2. 制法

（1）配制两亲性聚合物溶液　将两亲性聚合物溶解在 N,N 二甲基甲酰胺（DMF）、二甲基亚砜（DMSO）或 N,N-二甲基乙酰胺（DMAC）中，形成溶液。

（2）加入药物　将难溶性被载药物加入上述溶液中混合。

（3）透析　混合物搅拌过夜，再将混合液置透析袋中，用水透析。

（4）冷冻干燥　将透析液冷冻干燥即得。

3. 注意事项

（1）两亲性共聚物疏水端愈长，形成的聚合物胶束粒径愈大，对难溶性药物的增溶效果也越明显。

（2）要合理选择透析袋的规格。

（二）乳化-溶剂挥发法

1. 工艺流程图（图 20-21）

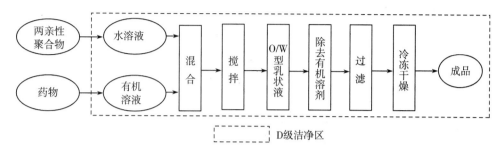

图 20-21 乳化-溶剂挥发法制备聚合物胶束工艺流程图

2. 制法

（1）配制两亲性聚合物水溶液 将聚合物以合适方法制成澄清的胶束水溶液。

（2）药物溶解 将难溶性药物溶于氯仿等有机溶剂。

（3）混合 在剧烈搅拌下，将有机溶液倒入胶束溶液中，形成 O/W 型乳状液。

（4）除去有机溶剂 继续搅拌使有机溶剂挥发，滤去游离的药物及其他小分子后，冷冻干燥。

3. 注意事项

（1）该法可采用薄膜蒸发法除去有机溶剂，形成薄膜后水化。

（2）此法所得的胶束载药量比透析法要高。

（三）自组装溶剂挥发法

1. 工艺流程图（图 20-22）

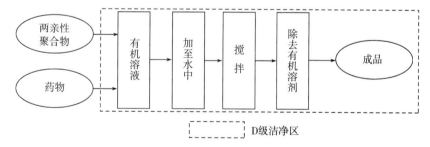

图 20-22 自组装溶剂挥发法制备聚合物胶束工艺流程图

2. 制法

（1）溶解 将两亲性聚合物与药物溶于有机溶剂中，形成混合溶液。

（2）形成胶束 混合溶液逐渐滴加到搅拌的水中形成胶束。

（3）除去有机溶剂 加热将有机溶剂蒸发除去。

3. 注意事项

（1）两亲性聚合物与药物的混合溶液加入水中，加入速度要适中，若过快则降低胶束的载药效率。

（2）加热的温度应随聚合物材料的不同而各异，应使亲水链之间交换活动能力强，易形成一个囊泡，有利于药物迅速向疏水内核移动和分散。

（四）其他方法

1. 直接溶解法   水溶性较好的材料（如 pluronic 类）可直接溶解于水（可以加热），浓度达到 CAC 后即可形成透明的胶束溶液。

2. 化学结合法   利用药物与聚合物疏水链上的活性基团发生化学反应，将药物共价结合在聚合物上。如利用阿霉素的氨基与 PEG 聚天冬氨酸的羧基，在偶合剂 [如 1-乙基 3-（3-二甲氨基丙基）碳二亚胺，EDC] 作用下发生缩合反应，制得药物与聚合物共价结合的载药胶束。但本法需要有能够反应的活性基团，应用上受到限制。

3. 静电法   药物与带相反电荷的聚合物胶束疏水区通过静电作用紧密结合而包封于胶束内。该法的优点是制备简单，所得胶束稳定，可用于输送 DNA 载体的制备。

五、聚合物胶束的质量评价

1. 聚合物胶束的形态、粒径及其分布   聚合物胶束的形态表征采用透射电镜法（TEM）、扫描电镜法（SEM）或原子力显微镜法（AFM）。粒径及其分布多采用动态激光散射法（DLS）测定。

2. 聚合物胶束 CAC 的测定   聚合物胶束 CAC 的测定多采用荧光探针法。芘是最为常用的荧光探针分子，在 335nm 处激发后，芘在溶液中的荧光发射光谱中出现 5 个电子振动峰。其中第一个和第三个振动峰的强度之比 I_1/I_3 强烈地依赖于所处环境的极性。在低于 CAC 时，没有胶束形成，存在于水相中；而当聚合物浓度高于 CAC 时，胶束开始形成，芘可以增溶进入胶束。这两种环境的极性相差很大，因此 I_1/I_3 的值会发生很大的变化，可以通过 I_1/I_3 比值与浓度做曲线，通过切线法由缓慢增大的直线段和突跃直线段的交点所对应的浓度值即可读出 CAC 值。

3. 载药量和包封率的测定   载药量和包封率的测定和具体评价标准参照《中国药典》对脂质体的表征与评价。

4. 有机溶剂残留量   聚合物胶束的制备多用到有机溶剂，须对有机溶剂残留量进行控制，残留量应符合《中国药典》限度要求。

【思考题】

1. 对于中药制剂，哪些情况下可能会应用环糊精包合技术、固体分散技术及微囊（微球）制备技术？并说明应用的依据。

2. 纳米乳与亚微乳、普通乳的区别有哪些？在设计纳米乳处方时，应如何做才能使制备的纳米乳稳定且乳化剂用量低？

3. 纳米粒、脂质体作为药物的载体，有哪些共同的特点？基于这些特点，你认为它们在临床哪些类疾病的治疗中将发挥重要的作用？如将它们用于中药新制剂的开发，有哪些方面的问题需要加以注意或解决？

第二十一章

新型给药系统

扫一扫，查阅本章数字资源，含PPT、音视频、图片等

【学习要求】

1. 掌握缓释、控释与迟释制剂和靶向制剂的定义和特点。

2. 熟悉缓释、控释与迟释制剂和靶向制剂的释药机理、分类和制备方法。

3. 了解缓释、控释与迟释制剂和靶向制剂的研究进展以及在中药中的研究现状。

第一节 缓释、控释与迟释制剂

一、概述

缓释、控释与迟释制剂属于给药系统的范畴。给药系统（drug delivery system，DDS），又称为药物传递系统或传输系统。不同于普通的药物剂型，给药系统是以药物体内过程的研究结果为设计依据，应用新型载体材料，通过适宜的制剂手段制备的一种给药体系。它使药物在必要的时间内按一定速度释放，维持较长时间的有效血药浓度，或使药物到达特定的靶部位释放，以减小毒副作用、提高疗效。给药系统在中药药剂学中的研究发展促进了中药制剂的"精准给药"，对提高中药制剂的临床治疗水平有着重要的意义。目前药剂研究中涉及的给药系统包括缓释给药系统、控释给药系统、靶向给药系统、脉冲智能给药系统、透皮吸收给药系统等，对于具体的品种，给药系统亦可称为制剂，为叙述的统一性，以下一并写为制剂。

缓释、控释和迟释制剂均可称为调释制剂（modified-release preparation），即通过技术手段调节药物的释放速率、释放部位或释放时间的一大类制剂。中药传统制剂发展过程中亦有通过控制释药速度从而优化治疗效果的理念，如在丸剂制备中通过选择不同黏合剂制备水丸、蜜丸、糊丸、蜡丸，分别取其"速化""缓化""迟化""难化"的释药效果，以适应不同疾病和不同药物性质的需要，可谓最早的调释系统。蜡丸所用黏合剂蜂蜡亦是现代骨架型缓释、控释制剂的辅料之一，因此蜡丸可视为缓释、控释制剂的雏形。

现代缓控释制剂的研制起始于20世纪50年代末，经过几十年的发展，以化学药为原料药的缓控释制剂在辅料、成型工艺以及生物药剂学特性等方面取得了突破性进展。目前，已上市的缓控释制剂达数百种，如氨茶碱缓释片、硝苯地平控释片等广泛应用于临床。相比而言，以中药为原料的缓释、控释制剂进展较为迟缓，其理论及技术体系尚处于研究与完善阶段。但近年来，中药缓控释制剂的研究报道逐年增加，研究的广度和深度显著加强，已成为当前中药制剂研究的前沿和热点。目前中药缓释、控释制剂研究的品种，其原料类型多为中药有效成分、有效部位；组方类型多为单

方，也涉及一些中药复方。如正清风痛宁缓释片、粉防己碱缓释片、金雀异黄素壳聚糖微球、人工麝香缓释片、复方丹参骨架缓释片、左金胃漂浮缓释片、雷公藤缓释片、甘草胃漂浮型控释片、葛根黄酮缓释胶囊、丹参多组分渗透泵片等。从理论上讲，中药缓释、控释给药系统的研制与化药缓释、控释制剂没有本质上的区别。然而，由于中药化学成分复杂、种类多、共存成分间理化性质差异大，与结构清楚、成分单一、作用靶点明确的化学药品有很大的区别，这给中药缓控释制剂前处理工艺、辅料选择、剂型设计以及质量评价指标的选择和体系的建立带来了巨大的困难。因此，目前中药缓控释制剂产业化生产的品种极少。此研究瓶颈的突破有赖于对中药原料进行系统的理化性质及生物学性质研究，同时需要建立符合中药特色的缓控释制剂的体内外评价方法。

本章主要介绍缓释、控释和迟释制剂的基本理念、释药原理和制备方法。

（一）缓释、控释制剂的含义

缓释制剂（sustained release preparation）系指在规定释放介质中，按要求缓慢地非恒速释放药物，其与相应的普通制剂（immediate release）比较，给药频率减少一半或有所减少，且能显著增加患者用药依从性的制剂。缓释制剂中药物释放主要为一级速度过程。

控释制剂（controlled release preparation）系指在规定释放介质中，按要求恒速释放药物，其与相应的普通制剂比较，给药频率减少一半或有所减少，血药浓度比缓释制剂更加平稳，且能显著增加患者用药依从性的制剂。控释制剂中药物释放主要为零级或接近零级速度过程。

（二）缓释、控释制剂的特点

1. 减少服药次数，发挥药物最佳治疗效果　普通制剂常需每日给药数次。尤其是对半衰期短的药物，为维持有效的血药浓度，需要频繁给药。若制成缓释、控释制剂，则能在较长时间内维持有效的血药浓度，因此可以每日1次或数日1次给药。对病人而言，使用方便，大大提高了患者服药的顺应性。特别适用于需要长期服药的慢性疾病患者，如心血管疾病、哮喘、精神失常等疾病患者。此外，制成缓释、控释制剂可以用最小的剂量达到最大的药效，减少总剂量。

2. 保持平稳的血药浓度，避免峰谷现象，有利于降低药物的毒副作用　普通制剂为了维持有效的血药浓度，每日必须多次给药。第一次给药后，体内血药浓度逐渐上升，达到有效血药浓度后，由于药物在体内不断地被代谢、排泄，血药浓度逐渐降低，待第二次给药，血药浓度再次出现先升后降。这种给药方法血药浓度起伏很大，有峰谷现象，如图21-1所示。药物浓度高时（峰），可能产生副作用甚至中毒，低时（谷）可能在治疗浓度以下，不能呈现疗效。

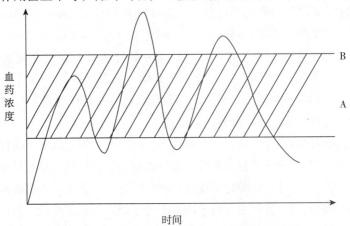

图21-1　普通制剂的血药浓度-时间图

A. 最适宜的治疗尝试区域（阴影部分）　B. 最低可能中毒血药浓度

缓释、控释制剂则可以使血药浓度保持在比较平稳持久的有效范围内，克服这种峰谷现象，如图 21-2 所示，提高了药物的安全性和有效性。特别是对治疗指数窄，消除半衰期短的药物，制成缓控释制剂可以避免频繁给药所引起的中毒危险。

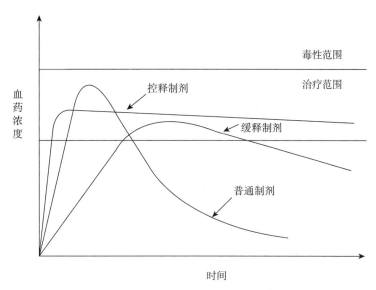

图 21-2　缓释制剂、控释制剂与普通制剂的血药浓度-时间图

缓释、控释制剂缺点：①在临床应用中对剂量调节的灵活性降低，如果遇到某种特殊情况，往往不能立刻停止治疗。②制备缓释、控释制剂所涉及的设备和工艺费用较普通制剂昂贵。

（三）缓释、控释制剂的分类

目前缓释、控释制剂有多种分类标准，可以按给药途径、制剂形式、制备工艺等分类。

1. 按给药途径分类　①口服缓释、控释制剂；②透皮缓释、控释制剂；③注射用缓释、控释制剂；④眼用缓释、控释制剂；⑤直肠缓释、控释制剂；⑥子宫内和皮下植入缓释、控释制剂。

2. 按剂型分类　片剂（包衣片、骨架片、多层片）、丸剂、胶囊剂（肠溶胶囊、药树脂胶囊、涂膜胶囊）、注射剂、栓剂、膜剂、植入剂等。

3. 按制备工艺分类

（1）骨架型缓释、控释制剂　①亲水凝胶骨架片：系以亲水性胶体物质为材料，加入其他赋形剂制成的片剂；②溶蚀性骨架片：系以脂肪、蜡类物质为骨架材料制成的片剂；③不溶性骨架片：系用不溶性无毒塑料制成的片剂。

（2）薄膜包衣缓释片或小丸　制剂的表面包一层适宜的衣层，使其在一定条件下溶解或部分溶解而释出药物，达到缓释目的。

（3）缓释乳剂　水溶性药物可将其制成 W/O 型乳剂。由于油相对药物分子的扩散具有一定的屏障作用，所以制成 W/O 型乳剂可达到缓释目的。

（4）缓释微囊　药物经微囊化，再制成散剂、胶囊剂、片剂、注射剂等。

（5）注射用缓释制剂　系指油溶液型和混悬液型注射剂，其原理基于降低药物的溶出速度或扩散速度而达到缓释目的。

（6）缓释膜剂　系指将药物包裹在多聚物薄膜隔室内，或溶解分散在多聚物膜片中而制成的缓释膜状制剂。供内服、外用、植入及眼用等。

二、缓释、控释制剂的设计

（一）缓释、控释制剂的组成

1. 缓释制剂的组成 一般含有速释与缓释两部分药物，也可以只含有缓释部分。速释部分是指释放速度快，能迅速建立起治疗所需要的最佳血药水平的药物部分；缓释部分是指释放速度较慢或恒速，能较长时间维持最佳血药水平的药物部分。有些缓释制剂的速释部分和缓释部分同时释药，有些缓释制剂中的速释部分与缓释部分为贯序释药。

缓释制剂在体内的血药浓度是速释与缓释两部分药物之和，因此速释与缓释两部分组成比例以及缓释部分的释药速度直接关系到制剂质量、用药疗效及安全。在缓释制剂设计中，应根据药物动力学原理综合考虑。

2. 控释制剂的组成 控释制剂的组成根据释药机理不同可能包含以下四个部分：

（1）药物贮库 是贮存药物的部位，药物溶解或混悬分散于聚合物中。

（2）控释部分 其作用是使药物以预定的速度恒速释放，如包衣控释片上的微孔膜。

（3）能源部分 供给药物能量，以使药物分子从贮库中释放出来。如渗透泵片中渗透压活性物质，在体液中吸水膨胀后产生渗透压，使药物分子释出。

（4）传递孔道 药物分子通过孔道释出，同时兼有控释作用，如不溶性骨架片。

（二）缓释、控释制剂设计的影响因素

1. 理化因素

（1）pK_a、解离度和溶解度 由于大多数药物是弱酸或弱碱，它们在溶液中以解离型和非解离型两种形式存在。而非解离型的药物容易通过脂质生物膜，因此了解药物的 pK_a 和吸收环境之间的关系很重要。口服制剂是在消化道 pH 改变的环境中释放药物，胃中环境呈酸性，小肠则趋向于中性，结肠呈微碱性，所以有必要了解 pH 对释放过程的影响。对于溶出型或扩散型缓释、控释制剂，大部分药物以固体形式到达小肠，而只有溶解状态的药物才有可能被吸收，因此药物在吸收部位的溶解性很重要。对于消化道环境中难溶的药物，应采取一定的技术提高药物的溶解度，使制剂既达到缓释目的，又不降低其生物利用度。

（2）油水分配系数 药物的油水分配系数对其能否有效地透过脂质膜而被机体吸收起决定性的作用。分配系数过高的药物，其脂溶性太大，药物与脂质膜产生强结合力而影响进入血液循环；分配系数过小的药物，透过膜较困难，难以被机体吸收从而造成其生物利用度较差。因此具有适宜分配系数的药物不仅能透过脂质膜，而且易于进入血液循环中。

（3）稳定性 经口服给药的药物要同时经受酸和碱的水解及酶降解作用。固体状态药物的降解速度较慢，因此，存在稳定性问题的药物最好选用固体制剂。对于在胃中不稳定的药物，将制剂的释药推迟至到达小肠后进行。对于在小肠中不稳定的药物，制成缓释制剂后，其生物利用度可能降低。

2. 生物药剂学性质

（1）生物半衰期 通常口服缓控释制剂的目的是要在较长时间内使血药浓度维持在有效治疗范围内，因此，药物必须以与其消除速度基本相同的速度进入血液循环。对半衰期短的药物制成缓控释制剂后可以减少用药频率，但要维持缓释作用，单次药量必须很大。一般半衰期小于 1h 的药物，如呋塞米等不适宜制成缓控释制剂。半衰期长的药物（$t_{1/2} > 24h$），如华法林，因其本身

具有较持久的药效作用，因此无须制成缓控释制剂。

（2）吸收 制备缓控释制剂的目的是通过控制药物的释放而使药物的吸收得到控制，因此，释药速度必须比吸收速度慢，对于吸收速度常数低的药物，不太适宜制成缓控释制剂。另外，如果药物是通过主动转运吸收或者仅在小肠的某一特定部位被吸收，制成缓控释制剂则通常不利于药物的吸收。

对于吸收差的药物，除了延长其在胃肠道的滞留时间外，还可以应用吸收促进剂改变生物膜的性能，从而促进吸收。但是生物膜的性能改变是否引起毒性问题尚待进一步研究。

（3）代谢 吸收前有代谢作用的药物制成缓控释剂型，通常会造成生物利用度降低。大多数肠壁酶系统对药物的代谢作用具有饱和性，当药物缓慢地释放到这些部位，不易发生酶代谢的饱和，因此会使较多量的药物被代谢。

（三）缓释、控释制剂的药物选择及设计要求

1. 药物的选择 缓释、控释制剂一般适用于半衰期短的药物（$t_{1/2}$为 2~8h），半衰期小于 1h 或大于 12h 的药物，一般不宜制成缓释、控释制剂。剂量很大、药效很剧烈，以及溶解吸收很差的药物，在胃肠道中不稳定的药物，剂量需要精密调节的药物，也不宜制成缓释或控释制剂。抗生素类药物，由于其抗菌效果依赖于峰浓度，故一般不宜制成缓释、控释制剂。

2. 设计要求

（1）生物利用度（bioavailability） 缓释、控释制剂的相对生物利用度一般应在普通制剂 80%~120% 的范围内。若药物吸收部位主要在胃与小肠，宜设计每 12h 给药一次；若药物在结肠也有一定的吸收，则可考虑每 24h 给药一次。为了保证缓释、控释制剂的生物利用度，除了根据药物在胃肠道中的吸收速度控制适宜的制剂释放速度外，还要在处方设计时选用适宜辅料以获得较高的生物利用度。

（2）峰浓度与谷浓度之比 缓释、控释制剂稳态时峰浓度与谷浓度之比应小于普通制剂，也可用波动百分数表示。因此，一般半衰期短、治疗指数窄的药物，可设计成每 12h 给药一次，而半衰期长的或治疗窗宽的药物则可设计成 24h 给药一次。

3. 缓释、控释制剂的剂量计算 经验上一般根据普通制剂的用法和剂量来计算缓释、控释制剂的剂量。例如某药普通制剂，每日 2 次，每次 20mg，若改为缓释、控释制剂，可以每日 1 次，每次 40mg。此外，也可采用药物动力学方法进行精确的剂量计算，但涉及因素很多，计算结果仅供参考。

三、缓释、控释制剂的释药原理

缓释、控释制剂主要有骨架型和贮库型两种。药物均匀分散在各种载体材料中，则形成骨架型缓释、控释制剂；药物被包裹在高分子聚合物膜内，则形成贮库型缓释、控释制剂。两种类型的缓释、控释制剂所涉及的释药原理主要有溶出、扩散、溶蚀、渗透压或离子交换作用。

（一）溶出原理

由于药物释放受溶出速度的限制，溶出速度慢的药物本身就呈现缓释的性质。因此可以用降低药物溶出速度的方法制备缓释、控释制剂。根据 Noyes-Whitney 溶出速度公式（21-1），降低药物的溶出速度可以通过减小药物溶解度，增大药物粒径来实现。

$$\frac{\mathrm{d}C}{\mathrm{d}t} = k_\mathrm{D}A(C_\mathrm{s} - C_\mathrm{t})\tag{21-1}$$

式中，$\mathrm{d}C/\mathrm{d}t$ 为溶出速率；k_D 为溶出速率常数；A 为表面积；C_s 为药物的饱和溶解度；C_t 为药物的浓度。

具体方法有下列几种：①适当增大难溶性药物的粒径，使其溶出减慢；②将药物制成难溶性盐，混悬于植物油中制成油溶液型注射剂，药物需先从油相分配至水相（体液）而达缓释作用；③将药物与高分子化合物生成难溶性盐或酯等。

（二）扩散原理

以扩散为主的缓释、控释制剂，药物首先溶解成溶液后再从制剂中扩散出来进入体液，其释放速度受扩散速率的控制。因此可以采用降低扩散速度的方法制备缓释、控释制剂。所采用的方法有包衣、制成不溶性骨架片剂、制成微囊、制成植入剂、制成乳剂、增加黏度以降低扩散速度等。

药物释放以扩散为主的结构有以下几种：

1. 水不溶性包衣膜　如乙基纤维素包衣的微囊或小丸就属这类制剂，其释放速度符合 Fick 第一定律：

$$\frac{\mathrm{d}M}{\mathrm{d}t} = \frac{ADK\Delta C}{L}\tag{21-2}$$

式中，$\dfrac{\mathrm{d}M}{\mathrm{d}t}$ 为释放速度；A 为面积；D 为扩散系数；K 为药物在膜与囊心之间的分配系数；L 为包衣层厚度；ΔC 为膜内外药物的浓度差。若 A、L、D、K 与 ΔC 保持恒定，则释放速度为常数，系零级释放过程。若其中一个或多个参数改变则为非零级释放过程。

2. 含水性孔道的包衣膜　乙基纤维素与甲基纤维素混合组成的膜材具有这种性质，其中甲基纤维素起致孔作用。其释放速率可用式（21-3）表示：

$$\frac{\mathrm{d}M}{\mathrm{d}t} = \frac{AD\Delta C}{L}\tag{21-3}$$

式中各项参数的意义同前。与上式比较，少了 K，这类药物制剂的释放接近零级过程。

膜控型缓释、控释制剂可获得零级释药，其释药速度可通过不同性质的聚合物膜加以控制。其缺点是贮库型制剂中所含药量比常规制剂大得多，因此，任何制备过程的差错或损伤都可使药物贮库破裂而导致毒副作用。

3. 骨架型的药物扩散　骨架型缓、控释制剂中药物的释放符合 Higuchi 方程。

$$Q = \left[DS(P/\lambda)(2A - SP)t\right]^{1/2}\tag{21-4}$$

式中，Q 为单位面积在 t 时间的释放量；D 为扩散系数；P 为骨架中的孔隙率；S 为药物在释放介质中的溶解度；λ 为骨架中的弯曲因素；A 为单位体积骨架中的药物含量。若方程右边除 t 外都保持恒定，则上式可简化为：

$$Q = k_\mathrm{H}t^{1/2}\tag{21-5}$$

k_H 为常数，即药物的释放量与 $t^{1/2}$ 成正比。

骨架型结构中药物的释放特点是非零级释放。药物首先接触介质进而溶解，然后从骨架中扩散出来，骨架中药物的溶解速度必须大于药物的扩散速度。这一类制剂的优点是制备容易，可用于释放大分子量的药物。

（三）溶蚀（erosion）与扩散、溶出结合作用

溶出控制或扩散控制是缓释、控释给药系统的主要释药机制，但也存在其他的释药过程。某些骨架型制剂，如生物溶蚀型骨架系统、亲水凝胶骨架系统，不仅药物可以从骨架中扩散出来，而且骨架本身也处于溶蚀的过程。当聚合物溶解时，药物扩散的路径长度改变，形成移动界面扩散系统。此类系统的优点在于材料的生物溶蚀性能，最后不会形成空骨架；缺点则是由于影响因素多，其释药动力学较难控制。

膨胀（swelling）控制骨架制剂也是一种扩散和溶蚀相结合的系统。这类制剂中药物溶于膨胀型聚合物，水首先进入骨架，药物溶解并从膨胀的骨架中扩散出来，其释药速度取决于聚合物膨胀速率、药物溶解度和骨架中药物的溶解量。由于药物释放前，聚合物必须先膨胀，因此这种系统通常可减小突释效应。

（四）渗透压原理

利用渗透压原理制成的控释制剂，能均匀恒速地释放药物，较骨架型缓释制剂更为优越。这类控释制剂利用渗透压作为驱动力，故称为"渗透泵"（osmotic pump）制剂。现以口服渗透泵片剂为例说明其原理和构造：片芯为水溶性药物和水溶性聚合物或其他辅料制成，外面用水不溶性的聚合物，例如醋酸纤维素、乙基纤维素或乙烯-醋酸乙烯共聚物等包衣，制成半透膜，水可渗进此膜，但药物不能通过。一端壳顶用适当方法（如激光）开一细孔，当片剂与水接触后，水即通过半透膜进入片芯，使药物溶解成为饱和溶液，渗透压为 4053～5066kPa（体液渗透压为760kPa），由于膜内外渗透压的差别，药物饱和溶液由细孔持续流出，直到片芯内的药物溶解完全为止。只要膜内药物维持饱和溶液状态，即以零级速率释放药物。胃肠液中的离子不会渗透进入半透膜，故渗透泵型片剂的释药速率与 pH 无关，在胃中和肠中的释药速率相等。渗透压释药原理可用式（21-6）说明：

$$\frac{\mathrm{d}M}{\mathrm{d}t} = \frac{kA\Delta\pi C_\mathrm{s}}{L} \tag{21-6}$$

式中，$\frac{\mathrm{d}M}{\mathrm{d}t}$ 为溶出或释放速率，k 为膜穿透常数，$\Delta\pi$ 为渗透压差，A 为膜的面积，L 为膜的厚度，C_s 为药物的溶解度。公式右边的 $\Delta\pi$、k、A、L 均为常数。

此类系统的优点是可传递体积较大，理论上药物的释放与其性质无关；缺点是造价贵，另外在溶液状态不稳定的药物不适用。

（五）离子交换作用

由水不溶性交联聚合物组成的树脂，其聚合物链的重复单元上含有成盐基团，带电荷的药物可结合于树脂上。当载药树脂和含有适当电荷离子的溶液接触时，药物分子即被交换，并扩散到溶液中，其交换及扩散过程可用下式表示：

$$树脂^+-药物^-+X^-\rightarrow树脂^+-X^-+药物^-$$
$$树脂^--药物^++Y^+\rightarrow树脂^--Y^++药物^+$$

X^- 和 Y^+ 为消化道中的离子，交换后，游离的药物从树脂中扩散出来。扩散路径的长度和扩散面积对药物释放速率至关重要。药物从树脂中的扩散速度主要受扩散面积、扩散路径长度的影响。另外，树脂刚性部分的结构如交联度等也会影响药物的释放。

四、缓释、控释制剂的制备方法

（一）骨架片（matrix tablets）

骨架片是药物与一种或多种骨架材料及其他辅料制成的片状固体制剂，是目前临床上使用较多的口服缓控释制剂之一。按所采用的骨架材料不同，可以分为亲水性凝胶骨架片、溶蚀性骨架片、不溶性骨架片和混合材料骨架片等。骨架呈多孔型或无孔型，多孔型骨架片药物通过微孔扩散而释放。影响释放的主要因素是药物的溶解度、骨架的孔隙率、孔径等。难溶性药物不宜制成这类骨架片。无孔型骨架片的释药过程为外层表面的溶蚀-分散-溶出。

1. 亲水凝胶骨架片（hydrophilic colloid matrix tablets）　亲水凝胶骨架片为用遇水膨胀而形成凝胶屏障控制药物溶出的物质制成的片剂。这类骨架片的主要材料为羟丙甲纤维素（HPMC），此外还有天然胶类（如海藻酸钠、琼脂等）、非纤维素多糖类（如壳多糖、半乳糖等）、乙烯聚合物和丙烯酸树脂（如聚乙烯醇、聚羧乙烯等）。药物和骨架材料混匀后直接压片或湿法制粒压片。

2. 溶蚀性骨架片（bioerodible matrix tablets）　溶蚀性骨架片为用不溶解但可溶蚀的蜡质、脂肪酸及其酯类等物质作材料制成。药物随材料的逐渐溶蚀而释放出来。该类片剂的制备，可将药物、辅料或者是它们的溶液加入熔融的蜡质中，经处理后制成颗粒再压片。

3. 不溶性骨架片（insoluble polymer matrix tablets）　不溶性骨架片为用不溶于水或水溶性很小的高分子聚合物或无毒塑料与药物混合制成的骨架片。常用的材料有乙基纤维素、聚乙烯、聚丙烯、聚甲基丙烯酸甲酯等。

该类制剂的制备，可将材料的粉末与药物混匀直接压片，有的也可用乙醇溶解（如乙基纤维素），然后按湿法制粒压片。

（二）膜控型制剂（membrane-controlled preparation）

膜控型制剂是指采用一种或多种包衣材料对颗粒、片剂、小丸等进行包衣处理，以控制药物的释放速率、释放时间或释放部位的制剂。控释膜通常为一种半透膜或微孔膜。膜控型制剂大致有以下几类：微孔膜包衣片、膜控释小片、肠溶膜控释片和膜控释小丸。包衣材料包括肠溶材料和水不溶性高分子材料，如醋酸纤维素、乙基纤维素和甲基丙烯酸共聚物等。除主要包衣材料外，还需加增塑剂、致孔剂、抗黏剂等物质，其制备工艺可采用薄膜包衣常用方法，例如包衣锅滚转包衣法，流化床包衣法等。

在包衣方式上，可以将一部分药物小丸不包衣，另一部分小丸分成2~3组，每组包厚度不等的衣层，组与组之间释药快慢因衣层的厚度不同而不同。取各组小丸以一定比例混合，装胶囊。服药后，混合小丸的释药曲线是各组释药曲线的总和，形成了持久恒定的药-时曲线。如图21-3（各以一丸说明）所示。

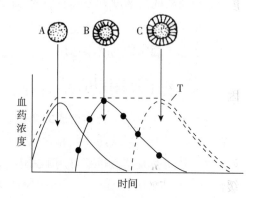

图21-3　不同包衣小丸血药浓度-时间曲线示意图
A. 不包衣小丸　B. 包较薄衣层的小丸
C. 包较厚衣层的小丸
T. A、B、C相加的血药浓度-时间曲线示意图

（三）渗透泵片（osmotic pump tablets）

渗透泵片是由药物、半透膜材料、渗透压活性物

质、推动剂等组成。半透膜材料最常用的是醋酸纤维素、乙基纤维素等；渗透压活性物质常用的有乳糖、果糖、甘露醇、葡萄糖等，起调节药室内渗透压的作用，其用量多少关系到零级释药时间的长短；推动剂有分子量为 3 万~500 万的聚羟甲基丙烯酸烷基酯，分子量为 1 万~36 万的聚维酮（PVP）等，能吸水膨胀，产生推动力，将药物层的药物推出释药小孔。除上述物质外，尚可加助悬剂、黏合剂、润滑剂等。

　　渗透泵片有单室和双室渗透泵片，如图 21-4 所示。单室渗透泵片为药物与渗透促进剂、辅料压制成一固体片芯，外面包半渗透膜，然后在膜上打孔，口服后胃肠道的水分通过半渗透膜进入片芯，将药物和高渗透压的渗透促进剂溶解，膜内的溶液成高渗液，从而通过小孔持续泵出。双室泵型片中间以一柔性聚合物膜隔成两个室，一室内含药物，遇水后成溶液或混悬液，膨胀室为盐或膨胀剂，片外再包半透膜，在含药室片面上打一释药小孔，水渗透进入膨胀室后物料溶解膨胀产生压力，推动隔膜将上层药液挤出小孔。

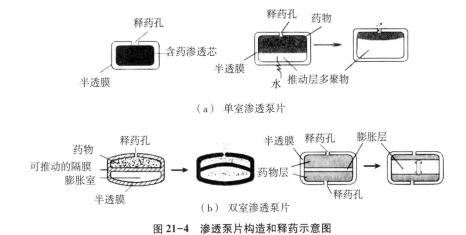

图 21-4　渗透泵片构造和释药示意图

半渗透膜的厚度、孔径、孔率、片芯的处方以及释药小孔的直径，是制备渗透泵型片剂的关键。

（四）微囊（microcapsule）

　　使用微囊技术，添加缓控释辅料可制备缓控释微囊。微囊膜为半渗透膜，在胃肠道中，水分可渗入囊内溶解其中的药物，形成饱和溶液，再扩散到囊外的消化液中而被机体吸收。囊膜的厚度、微孔的孔径、微孔的弯曲度等决定药物的释放速度。

（五）乳剂（emulsion）

　　将药物制成 W/O 乳剂，注射后（在肌内）水相中的药物向油相扩散，再由油相分配到体液，因此有缓释作用。

（六）植入剂（implant）

　　植入剂是指将药物与载体制成小块状或条状供植入体内的无菌固体制剂。该类制剂在人体内缓慢释放，药效可达数月甚至两年。植入剂按释药机制可分为膜通透控释型、骨架扩散控释型、骨架溶蚀控释型、渗透压驱动释放型等。制备方法主要有直接灌装法、压模成型法、熔融成型法和熔融浇铸法。常用材料由最初单一的硅橡胶发展到目前包括 ε-聚己内酯、聚酸酐、聚乳酸、聚氨基酸等生物降解性材料在内的数十种。药物应用范围也由当初的避孕治疗扩展到抗肿瘤及心血管疾病、眼部疾病、抗结核治疗，胰岛素给药，疫苗，以及骨科植入治疗慢性骨髓炎、骨缺损、骨结核、骨肿瘤等领域。

（七）药树脂（binding to ion exchange resins）

药树脂系指将离子型药物与离子交换树脂交换制成树脂复合物的缓释制剂。例如阳离子交换树脂与有机胺类药物的盐交换，或者阴离子交换树脂与有机羧酸盐或磺酸盐交换形成药树脂。干燥的药树脂制成胶囊、片剂等，口服后在胃肠液中药物再被交换而缓慢释放于消化液中。药树脂外面还可以包衣，最后制成混悬型缓释制剂。用药树脂制备缓释制剂适用于剂量较小的解离型药物，目前已有维生素 B_1、B_2、B_6、B_{12}、C 及烟酸、叶酸等制成的药树脂。

（八）胃滞留制剂（gastric retentive systems）

胃内滞留型制剂根据流体动力学平衡原理，将药物与低密度亲水性高分子材料混合压制成片或其他制剂（胶囊、微丸等），口服后能较长时间漂浮于胃液之上，不受胃排空的影响。同时，药物以预期的速率从体系中缓慢释放，延长药物的胃内滞留时间，改善药物的吸收，提高生物利用度。常用的亲水胶体有羟丙基甲基纤维素、羟丙基纤维素、羟乙基纤维素、羟甲基纤维素钠、甲基纤维素、乙基纤维素等。为了提高其胃内滞留时间，还需添加疏水性、相对密度小的脂类、脂肪醇类和蜡类。

胃内漂浮片有单层片和双层片，如图 21-5 所示。

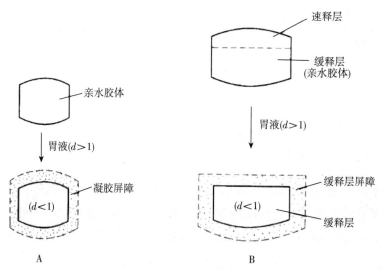

图 21-5　胃内漂浮片示意图
A 单层胃内漂浮片　B 双层胃内漂浮片

胃内漂浮单层片与胃液接触时，表面形成一层凝胶屏障，并保持密度小于 1，因此浮于胃液面上，直至药物全部释放。胃内漂浮双层片，由一层速释层和一层缓释层组成。当速释层药物释放完后，缓释层吸收胃液，表面形成一层凝胶屏障，并浮于胃液面上，直至将全部药物释出。

该类片剂的制备工艺与一般压制片基本相同，但应尽量采用粉末直接压片或干颗粒压片法，若用湿法制粒压片，不利于片剂水化滞留。另外，压片机压力的大小、片剂的硬度都对其滞留时间有影响。

五、迟释制剂

迟释制剂是指给药后不立即释放药物的制剂，包括肠溶制剂、结肠定位制剂与脉冲制剂。肠溶和结肠定位制剂依据药物在胃肠道的释药部位不同而设计，以改善药物在胃肠道的吸收或治疗胃肠道局部疾病；脉冲制剂依据时辰药理学研究，可根据生物节律变化调整释药。

（一）肠溶制剂（enteric-coated preparation）

肠溶制剂系指在规定的酸性介质中不释放或几乎不释放药物，而在要求的时间内，于 pH 6.8 的磷酸盐缓冲液中释放大部分或全部药物的制剂。为了防止药物在胃内失活，或对胃产生刺激，将控制释药时间的技术和肠包衣技术结合制成肠溶制剂。该类制剂口服后，在胃内保持完整，进入小肠后能按设定要求释放药物，达到速释和缓释的目的。

（二）结肠定位制剂（colon-specific preparation）

结肠定位制剂系指在胃肠道上部基本不释放、在结肠内大部分或全部释放的制剂，即在一定时间内在规定的酸性介质与 pH 6.8 的磷酸盐缓冲液中不释放或几乎不释放，而在要求的时间内，于 pH 7.5~8.0 的磷酸盐缓冲液中大部分或全部释放的制剂。

结肠定位制剂的优点有：①提高结肠局部药物浓度，有利于治疗结肠局部病变。②结肠给药可避免首过效应。③有利于多肽、蛋白类大分子药物的吸收。④固体制剂在结肠中的转运时间很长，可达 20~30h，对缓释、控释制剂，特别是日服一次制剂的开发具有指导意义。

（三）脉冲制剂（pulsatile preparation）

脉冲制剂是指给药后不立即释放药物，而在某种条件下（如在体液中经过一定时间或一定 pH 值或某些酶作用下）一次或多次突然释放药物的制剂。

六、缓释、控释和迟释制剂的评价

（一）体外释放度试验

释放度系指在固定释放介质中，药物从缓释、控释制剂，迟释制剂及透皮贴剂等制剂中释放的速度和程度。是筛选缓释、控释制剂处方和控制其质量的重要指标。

1. 释放度试验方法　缓释、控释制剂的体外释放度测定是模拟缓、控释制剂在胃肠道内的运转状态及胃肠道环境制定的，试验采用溶出度仪进行。释放介质的选择依赖于药物的理化性质（如溶解性、稳定性、油水分配系数等）、生物药剂学性质以及吸收部位的生理环境（如胃、小肠、结肠等）。一般选用水性介质，包括稀盐酸（0.001~0.1mol/L）或 pH 3~8 的醋酸盐或磷酸盐缓冲液等，释放介质用前应脱气；对难溶性药物可加少量表面活性剂（如十二烷基硫酸钠等）；释放介质的体积应符合漏槽条件，一般要求不少于形成药物饱和溶液量的 3 倍。

测定方法详见《中国药典》2020 年版四部通则 0931，有第一法（转篮法）、第二法（桨法）、第三法（小杯法）、第四法（桨碟法）、第五法（转筒法）。

2. 取样点的设计　除迟释制剂外，体外释放速率试验应能反映出受试制剂释放速率的变化特征，且能满足统计学处理的需要，释药全过程的时间应不低于给药的时间间隔，且累积释放率要求达到 90% 以上。制剂质量研究中，应将释药全过程的数据作累积释放率-时间的释药速率曲线图，制订出合理的释放度取样时间点。除另有规定外，从释药速率曲线图中至少选出 3 个取样时间点，第一点为开始 0.5~2h 的取样时间点（累积释放率约 30%），用于考察药物是否有突释；第二点为中间的取样时间点（累积释放率约 50%），用于确定释药特性；最后的取样时间（累积释放率大于 75%），用于考察释药量是否基本完全。此 3 点可用于表示体外缓释制剂药物释放度。控释制剂除以上 3 点外，还应增加两个取样时间点。

缓释制剂的释药数据可用一级方程和 Higuchi 方程等拟合，即

$$\ln (1-M_t/M_\infty) = -kt \quad （一级方程）$$

$$M_t/M_\infty = kt^{1/2} \quad （Higuchi 方程）$$

控释制剂的释药数据可用零级方程拟合，即

$$M_t/M_\infty = kt \quad （零级方程）$$

上式中，M_t 为 t 时间的累积释放量；M_∞ 为 ∞ 时累积释放量；M_t/M_∞ 为 t 时累积释放百分率。拟合时以相关系数（r）最大而均方误差（MSE）最小的为最佳拟合结果。

（二）体内生物利用度和生物等效性试验

生物利用度是指制剂中的药物被吸收进入血液的速率与程度。生物等效性是指一种药物的不同制剂在相同的试验条件下，给以相同的剂量，反映其吸收速率和程度的主要动力学参数无统计学差异。生物利用度是保证药品内在质量的重要指标，而生物等效性则是保证含同一药物的不同制剂质量一致性的主要依据。《中国药典》2020 年版四部指导原则中规定，缓释、控释制剂的生物利用度与生物等效性试验应在单次给药与多次给药两种条件下进行。单次给药试验的目的在于比较受试者于空腹状态下服用受试制剂与参比制剂的吸收速度和程度的生物等效性。多次给药是比较受试制剂与参比制剂多次连续用药达稳态时，药物的吸收程度、稳态血药浓度及其波动情况。

生物利用度和生物等效性的概念虽不相同，但试验方法基本一致。对试验样品分析方法的要求、对受试者的要求和选择标准、参比制剂、试验设计、数据处理和生物利用度和生物等效性评价，《中国药典》2020 年版四部制剂通则中有明确规定，在此不做详细介绍。

（三）体内-体外相关性评价

体内、体外相关性反映了整个体外释放曲线与整个血药浓度-时间曲线之间的关系。只有当体内、体外具有相关性，才能通过体外释放曲线预测体内情况。

体内外相关性可归纳为三种：①体外释放与体内吸收两条曲线上对应的各个时间点分别相关，这种相关简称点对点相关；②应用统计矩分析原理建立体外释放的平均时间与体内平均滞留时间之间的相关，由于能产生相似的平均滞留时间，可有很多不同的体内曲线，因此体内平均滞留时间不能代表体内完整的血药浓度-时间曲线；③将一个释放时间点（$t_{50\%}$、$t_{100\%}$ 等）与一个药代动力学参数（如 AUC、$C_{\max}$ 或 $t_{\max}$）之间单点相关，它只说明部分相关。

《中国药典》2020 年版的指导原则中，缓释、控释制剂体内、体外相关性系指体内吸收相的吸收曲线与体外释放曲线之间对应的各个时间点回归，得到直线回归方程的相关系数符合要求，即可认为具有相关性。

七、举例

例 雷公藤缓释（双层）片

【处方】速释层　　雷公藤浸膏（醋酸乙酯提取物）　　15g

　　　　　　　　　淀粉　　　　　　　　　　　　　　适量

　　　　　　　　　碳酸钙　　　　　　　　　　　　　10g

	3%HPC	适量
	硬脂酸镁	适量
缓释层	雷公藤浸膏（醋酸乙酯提取物）	35g
	聚丙稀酸树酯Ⅱ	10.5g
	PEG6000	17.5g
	糊精	52.5g
	硬脂酸镁	适量

【制法】称取雷公藤浸膏约 15g，加适量乙醇溶解，另加入淀粉适量，碳酸钙粉末 10g，混匀，干燥，粉碎，过筛，以 3%HPC 湿法制粒，干燥，整粒，即得速释颗粒。另称取雷公藤浸膏约 35g，加适量乙醇溶解，依次加入处方量的 PEG6000、糊精及 10%聚丙烯酸树脂Ⅱ乙醇液，混匀，干燥。将干燥物粉碎，过筛，以水润湿制粒，干燥，整粒，即得缓释颗粒。在速释颗粒及缓释颗粒中各加入适量硬脂酸镁，分别装于双层压片机的两个加料斗中，调节压力压制，即得双层片。

【性状】本品为双层片，一层为棕色，另一层为棕黄色；气微，味微苦。

【功能与主治】祛风除湿，活血通络，消肿止痛。用于寒热错杂型、瘀血阻络型痹证，症见关节肿痛，屈伸不利，晨僵，关节变形，活动受限；类风湿关节炎见上述证候者。

【用法与用量】本品应在医生追随观察下使用。口服，每次 1~2 片，一日 2 次。早餐及晚餐后即刻服用。

【规格】每片含雷公藤甲素 50μg。

【贮藏】密封保存。

【注解】

（1）雷公藤是卫矛科雷公藤属的木质藤本植物，性苦辛，剧毒，具有活血化瘀、清热解毒、消肿散结、杀虫止血等功效。雷公藤片剂在应用中通常出现胃肠道不良反应，使其应用受到一定限制。雷公藤双层片是在雷公藤片剂基础上改进的缓释剂型，具有不良反应小、使用方便、安全等特点。

（2）本品为双层片，分别为速释层和缓释层。缓释与速释层药物比例为 7∶3。速释层为胃溶部分，可快速崩解、分散、释放药物，使药物在胃中速释起效；缓释层为肠溶部分，通过骨架材料的溶蚀逐渐释放药物，达到长效作用。由此使体内血药浓度在较长时间内维持平稳。

（3）将中药浸膏制备成缓释制剂时，常存在分散、干燥、过筛、制粒及压片等成型工艺方面的困难。将药物与辅料的混合物通过溶剂溶解分散至辅料中，利于均化；PEG 和糊精可增加药物的润湿性，使药物随辅料的溶蚀而快速分散，有利于体内吸收。

（4）药代动力学及溶出度研究表明，该双层片药时曲线较平坦，血药浓度波幅小，半衰期延长，相对生物利用度有所增加；药物在 2、5、10h 溶出度分别为 20%~40%、40~60% 及 75% 以上。

第二节　靶向制剂

一、概述

靶向给药系统的概念由 Paul Ehrlich 在 1906 年提出，但直到 20 世纪 70 年代末随着分子生物学、细胞生物学和材料科学等方面的飞速发展，人们才开始比较全面地研究靶向制剂，包括靶向制剂的制备、性质、体内分布、靶向评价以及药效与毒理。靶向给药系统也是对药物释放的一种控制，但不同于定速的缓释、控释给药和定时的脉冲给药，它是对给药部位的控制，是药物输送的最高境界。中医在临床用药中历来有"引经药"的概念，认为"药无引使则不通病所"，"引经药"在方剂中起向导作用，可引导整个方剂的药力到达某一病变部位或某脏腑、经络。可见中医的引经理论蕴涵了现代靶向制剂思想。

（一）靶向制剂的含义

靶向制剂（targeting preparation），是指采用载体将药物通过循环系统浓集于或接近靶器官、靶组织、靶细胞和细胞内特定结构的一类新制剂。

（二）靶向制剂的特点

与普通制剂相比，靶向制剂可到达特定的组织和器官，进入难以到达的靶目标，使靶部位的药物浓度较高，并维持较长的时间，从而避免广泛分布所引起的疗效下降，减少药物用量，避免全身分布所引起的对其他组织器官及全身的毒副作用。

理想的靶向制剂应具备以下三个要素：①靶向性：药物应选择性地浓集于靶部位；②控制释药：要求有一定浓度的药物滞留在靶部位相当时间，以便发挥疗效；③可生物降解：载体材料最好能够生物降解，整个系统对正常组织的毒性应较低。

（三）靶向制剂的分类

按药物分布的程度，靶向制剂可分为三类：一级靶向制剂，系指药物进入靶部位的毛细血管床释药；二级靶向制剂，系指药物进入靶部位的特殊细胞（如肿瘤细胞）释药，而不作用于正常细胞；三级靶向制剂，系指药物进入细胞内的一定部位。按靶向给药的原理，靶向制剂可分为被动靶向制剂、主动靶向制剂和物理化学靶向制剂三类。

二、被动靶向制剂（passive targeting drug delivery preparations）

被动靶向制剂是载药微粒被单核-巨噬细胞系统的巨噬细胞摄取，通过正常生理过程运送至肝、脾等器官而实现靶向的制剂，又称为自然靶向制剂。它与主动靶向制剂最大的差别在于载体构建上不含有具有特定分子特异性作用的配体、抗体等。乳剂、脂质体、纳米粒、微囊与微球等都可作为被动靶向制剂的载体。被动靶向的微粒经静脉注射后，在体内的分布首先取决于微粒的粒径大小。大于 $7\mu m$ 的微粒通常被肺的最小毛细管床以机械滤过方式截留，被单核白细胞摄取进入肺组织或肺气泡；小于 $7\mu m$ 时，一般被肝、脾中的巨噬细胞摄取；$200\sim400nm$ 的纳米粒集中于肝后迅速被肝清除，小于 $10nm$ 的纳米粒则缓慢聚集于骨髓。除粒径外，微粒表面性质对分布也起着重要作用。如表面修饰 PEG 等亲水性"隐形"分子后微粒在系统循环中就具有长循环作用，有利于肝、脾以外的组织或器官靶向。

（一）乳剂（emulsion）

靶向给药乳剂是指用乳剂为载体，传递药物定位于靶部位的微粒分散系统。包括一级乳剂（O/W 或 W/O）、二级乳剂（复合型乳剂，简称复乳，W/O/W 或 O/W/O）。通常以水为外相的乳剂可通过静脉、皮下、肌肉、腹腔及口服给药，而以油为外相的乳剂则仅能从除静脉以外的途径给药。乳剂中药物的释放机制主要有透过细胞膜扩散、通过载体增加亲水性药物的疏水性而更易透过油膜或通过复乳中形成的混合胶束转运等。

乳剂的靶向特点在于它对淋巴的亲和性，不同类型乳剂的靶向性与其乳滴大小、表面电荷、处方组成及给药途径等因素有关。

1. O/W 型乳剂　静脉给药后主要的靶器官是网状内皮细胞丰富的脏器：肝、脾和肺。这种特性受粒子的平均粒径与表面电荷影响。静注 O/W 乳剂，还有蓄积于炎症部位的特点，这可能是由于在炎症部位，乳剂粒子可以选择性地大量集中于网状内皮系统或巨噬细胞内。

2. W/O 型乳剂　肌肉或皮下、腹腔注射后主要聚集于邻近的淋巴器官。载有抗癌药物，对抑制癌细胞经淋巴管转移或局部治疗淋巴系统肿瘤意义重大。

3. 复乳　肌肉、皮下或腹腔注射给药，在体内靶向分布与上述 W/O 型乳剂相似。

（1）复乳的特点　复乳系具有二种乳剂类型（W/O 及 O/W）的复合多相液体药剂，它的分散相不再是单一的相，而是以 O/W 或 W/O 的简单乳剂（亦称一级乳）为分散相，再进一步分散在油或水的连续相中而形成的乳剂（亦称二级乳），以 O/W/O 或 W/O/W 型表示。其乳滴直径通常在 $10\mu m$ 以下。目前研究较多的是 W/O/W 型二级乳剂，各相依次叫内水相、油相和外水相。当内外水相相同时称二组分二级乳，不同时称三组分二级乳。以 W/O/W 二级乳剂为例，其特点为：①改变了分散相和连续相，中层油膜相当于半透膜，对内相药物释放起限速作用，因此可作为药物的"缓慢释放体系"，且在体内具有对淋巴系统的定向性，可选择性地分布在肝、肺、肾、脾等脏器组织中，因而可作为癌症化疗的良好载体；②可用作药物超剂量或误服而中毒的解毒体系；③可避免在胃肠道失活，增加稳定性，提高药效等。

（2）复乳的制法　其制法通常有两种：①一步乳化法：如一种复方中含有脂溶性与水溶性两种抗癌药物，则分别配成油溶液和水溶液，加入适当的亲水性和亲油性乳化剂，一次乳化成复合型乳剂。该方法工艺简便，但两种乳化剂配比不易计算正确，因此，成品的稳定性不易掌握，同时分散相与连续相中药物的分配亦不易控制。②二步乳化法：以配制 $W_1/O/W_2$ 型复合乳剂为例，先将水溶性药物配成水溶液，分成 W_1 与 W_2 两份，脂溶性药物配成油溶液。首先将 W_1 与油溶液用 30% 油酸山梨坦配成 W_1/O 型乳剂，然后将 W_1/O 与 W_2（加 0.5%~2% 聚山梨酯 20 或聚山梨酯 80）进行二步乳化，成为 $W_1/O/W_2$ 型复合乳剂。二步乳化法得到的成品不仅稳定性好，同时 W_1 与 W_2 中药物的含量可根据释药要求予以控制。

复乳类型不同选用的乳化剂不同。W/O/W 二级乳剂其分散相为 W/O 一级乳，连续相为 W，一级乳选用亲油性乳化剂，二级乳应选用亲水性乳化剂；而 O/W/O 二级乳剂，其分散相为 O/W 一级乳，连续相为油，一级乳选用亲水性乳化剂，二级乳应选用亲油性乳化剂。W/O/W 型复合乳剂形成如图 21-6 所示。复乳比一般乳更复杂、更不稳定。如 W/O/W 型复乳，其主要的不稳定因素是油膜破裂及内水相外溢。

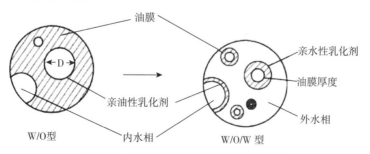

图 21-6　W/O/W 型复合乳剂形成示意图

（二）脂质体（liposomes）

脂质体可以包封脂溶性药物或水溶性药物，进入体内可被巨噬细胞作为外界异物而吞噬摄取，在肝、脾和骨髓等单核-巨噬细胞较丰富的器官中浓集。

脂质体属于胶体系统，其组成与细胞膜相似，能显著增强细胞摄取，延缓和克服耐药性，脂质体在体内细胞水平上的作用机制有以下几种：

1. 吸附（absorption） 在适当条件下，脂质体通过静电疏水的作用非特异性吸附到细胞表面。吸附是脂质体和细胞作用的开始，为普通物理吸附，受粒子大小、密度和表面电荷等因素影响。如脂粒与细胞表面电荷相反，吸附作用大。

2. 脂交换（lipid exchange） 脂质体的脂类与细胞膜上的脂类发生交换。其交换过程：脂质体先被细胞吸附，然后在细胞表面蛋白的介导下，特异性交换脂类的极性基团或非特异性地交换酰基链。交换仅发生在脂质体双分子层中外部单分子层和细胞质膜外部的单分子层之间，而脂质体内药物并未进入细胞。脂质体可与血浆中各种组织细胞相互作用进行脂交换。

3. 内吞（endocytosis） 是脂质体的主要作用机制。脂质体被单核-巨噬细胞系统细胞，特别是巨噬细胞作为外来异物吞噬，称内吞作用。通过内吞，脂质体能特异性地将药物浓集于起作用的细胞内，也可使不能通过浆膜的药物到达溶酶体内。

4. 融合（fusion） 指脂质体的膜材与细胞膜的构成物相似而融合进入细胞内，然后经溶酶体消化释放药物。

脂质体可完全生物降解，一般无毒，可制备成各种大小和具有不同表面性质的脂质体，因而可适用于多种给药途径，包括静脉、肌肉和皮下注射，口服或经眼部、肺部、鼻腔和皮肤给药等。但以静脉注射为主，经皮给药和黏膜给药也较多。

（三）微球（microsphere）

微球系药物溶解或分散在高分子材料中形成的微小球状实体，亦称基质型骨架微粒。粒径多在 1~250μm 之间，一般供注射或口服用。药物制成微球后主要特点是发挥缓释长效和靶向作用。靶向微球的材料多为生物可降解材料，如蛋白类（明胶、白蛋白等）、糖类（琼脂糖、淀粉、壳聚糖等）及合成聚酯类（如聚酰胺、聚乳酸、聚丙烯等）。

小于 7μm 的微球一般被肝、脾中的巨噬细胞摄取，大于 7~10μm 的微球通常被肺的最小毛细血管床以机械滤过方式截留，被巨噬细胞摄取进入肺组织或肺泡。微球的释药特性与微囊相同，包括扩散、材料的溶解及材料的降解。

（四）纳米粒（nanoparticles）

纳米粒系固体胶体颗粒，大小在 10~1000nm 之间，作为靶向药物传递的载体，其靶向能力主要取决于纳米粒的大小、表面性质等。有文献报道，纳米粒静脉注射后，一般被单核-巨噬细胞系统摄取，主要分布于肝（60%~90%）、脾（2%~10%）、肺（3%~10%），少量进入骨髓。有些纳米粒具有在某些肿瘤中聚集的倾向，有利于抗肿瘤药物的应用。

由于材料及制备工艺的不同，可形成纳米微球（nanospheres）和纳米微囊（nanocapsules）。药物可以吸附在其表面，也可以包封在内部或溶解于其中。纳米粒主要有：普通载药纳米粒、控释载药纳米粒、靶向定位载药纳米粒和载药磁性纳米粒。

目前制备纳米粒靶向药物载体的高分子材料以合成的可生物降解的聚合物和天然高分子为

主。前者如聚 α-氰基丙烯酸烷基酯、聚乙烯醇、聚乳酸和聚乳酸-乙醇酸共聚物等；后者如白蛋白、明胶及多糖等。纳米粒的制备方法较多，主要有界面聚合法和聚合材料分散法等。

三、主动靶向制剂（active targeting drug delivery preparations）

主动靶向制剂包括经过修饰的微粒载体及前体药物两大类制剂。前者是用修饰的微粒载体作为"导弹"，将药物定向地运送到靶区浓集发挥药效。如载药微粒表面连接有特定的配体可与靶细胞的受体结合，或连接单克隆抗体成为免疫微粒等原因，从而改变了微粒在体内的自然分布而到达特定的靶部位。后者是将药物修饰成前体药物，即能在活性部位被激活的药理惰性物，在特定靶区被激活发挥作用。

（一）修饰的微粒载体

1. 修饰的脂质体

（1）免疫脂质体　在脂质体表面接上某种单克隆抗体，借助抗体特异性识别靶细胞表面抗原并与其结合，从而实现脂质体的专一靶向性。如 Nortrey 等在阿昔洛韦脂质体上连接抗细胞表面病毒糖蛋白抗体，得到阿昔洛韦免疫脂质体，可以识别并靶向于眼部疱疹病毒结膜炎的病变部位，病毒感染后 2h 给药能特异性地与被感染细胞结合，并抑制病毒生长，但游离药物或未免疫的脂质体无此效果。

（2）糖基修饰的脂质体　不同的糖基结合在脂质体表面，到体内可产生不同的分布。带有半乳糖残基时可被肝实质细胞摄取，带有甘露糖残基的可被 Kupffer 细胞摄取，氨基甘露糖的衍生物能在肺内集中分布。

2. 修饰的微球（囊）　用聚合物将抗原或抗体吸附或交联形成的微球，称为免疫微球，除可用于抗癌药物的靶向治疗外，还可用于标记和分离细胞作诊断和治疗。亦可使免疫微球带上磁性提高靶向性和专一性，或用免疫球蛋白处理红细胞得免疫红细胞，是在体内免疫反应很小的、靶向于肝脾的免疫载体。

3. 修饰的纳米粒　免疫纳米球：单克隆抗体与药物纳米球结合通过静脉注射，可实现主动靶向。如将人肝癌单克隆抗体 HAb18 与载有米托蒽醌的白蛋白纳米粒化学偶联，制成人肝癌特异的免疫纳米粒，能良好地与靶细胞 SMMC-772 人肝癌株特异性结合，对靶细胞具有剂量依赖性、选择性杀伤作用。

与药物直接同单克隆抗体结合相比，与药物纳米球结合的单克隆抗体较少失活且载药量较大。

（二）前体药物制剂

前体药物制剂系将具有药理活性的母体药物，导入另一种载体基团（或与另一种作用相似的母体药物相结合）形成的一种新的药理惰性化合物（多以复盐、络盐、酯类等形式存在）即为前体药物（prodrugs），简称前药，其在人体中经过生物转化（酶或其他生物机能的作用）释放出母体药物而发挥疗效。

前体药物设计有利于解决药物在药剂学和药理学方面存在的一些问题：前者如药物的溶解度小，稳定性、吸收性不够理想及患者的适应性差（药物有刺激性、不适臭味）；后者如控制药物的药动学性质、优化生物利用度及药物靶向作用。

靶向作用的前体药物包括肿瘤、脑部位和结肠部位的前体药物等。①肿瘤靶向前体药物：如将某些抗癌药物制成磷酸酯类前体药物后，能在癌细胞定位。其原理是：癌细胞比正常细胞含浓度较高的磷酸酯酶，可促使抗癌药物在癌细胞部位特异性蓄积。②结肠靶向前体药物：主要是利用结肠特殊菌落产生的酶的作用，在结肠释放出活性药物从而达到结肠靶向作用。③脑部靶向前体药物：制备强脂溶性前体药物使药物可跨过血脑屏障，治疗脑部疾病。如口服多巴胺的前体药物 L-多巴进入脑部纹状体经再生起治疗作用，但进入外围组织的强脂溶性前体药物再生后却引起许多不良反应。可应用抑制剂（芳香氨基脱羧酶，如卡比多巴）使外围组织中的 L-多巴再生受到抑制，不良反应降低，而卡比多巴不能进入脑部，故不会抑制 L-多巴胺在脑部的再生。

前体药物除可以制备靶向制剂外还有以下特点：产生协同作用，扩大临床应用范围；降低副作用与毒性；改善药物吸收，提高血药浓度；延长作用时间；增加药物的溶解度；增加药物的稳定性。

前体药物的制备方法有酸碱反应法、复分解反应法、钡盐沉淀法、直接络合法及离子交换法等。

四、物理化学靶向制剂（physical and chemical targeting preparations）

物理化学靶向制剂系指应用某些物理化学方法如磁性、温度、电场、pH 值等使药物在特定部位发挥药效的靶向给药系统。

（一）磁性靶向制剂（magnetic targeting preparation）

磁性靶向制剂系指将药物与铁磁性物质共包于或分散于载体中，应用于机体后，利用体外磁场效应引导药物在体内定向移动和定位聚集的靶向给药制剂，主要用作抗癌药物载体。

1. 磁性制剂的特点

（1）药物随着载体被吸引到靶区周围，使其达到所需浓度而其他部位分布量相应减少，从而可以降低用药剂量。

（2）药物绝大部分在局部起作用，相对减少了药物对人体正常组织的副作用，特别是降低了对肝、脾、肾等系统的损害。

（3）加速产生药效，提高疗效。

（4）可以运载放射性物质进行局部照射。

（5）由于铁磁性物质可以阻挡 X 射线，因此，可利用这种制剂进行局部造影。

（6）用于阻塞肿瘤血管，使肿瘤坏死。

2. 磁性制剂的组成材料　磁性药物制剂主要由磁性材料、骨架材料及药物三部分组成。

（1）**磁性材料**　通常应用的磁性物质有纯铁粉、羰基铁、磁铁矿、正铁酸盐和铁钴合金等，尤以 Fe_3O_4 磁流体应用居多。磁性氧化铁的粒度越小越好，直径应在 $100\mu m$ 以下，通常在 $10\sim20\mu m$，注射用在 $1\sim3\mu m$ 以下。在体外磁场的作用下，不在血管中停留，而在靶区毛细血管中均匀分布，产生疗效。磁性材料的超微粒子可以定期排出体外。

（2）**骨架材料**　通常为氨基酸聚合物类、聚多糖类及其他骨架材料。天然的氨基酸聚合物主要有白蛋白、明胶、球蛋白、酶类；合成的氨基酸聚合物主要是多肽，如聚赖氨酸、聚谷氨酸等。其中以白蛋白最常用。聚多糖骨架材料主要有淀粉、葡聚糖、聚甲壳糖、阿拉伯胶等。其他骨架材料有乙基纤维素、聚乙基亚胺及聚乙烯醇等。上述材料对人体无毒，大部分在人体组织内能被逐渐地溶解或消化，同时把包裹的药物按一定的速度逐渐释放。

（3）**药物** 磁性制剂的药物应有一定的水溶性，不与磁性材料和骨架材料起化学反应，临床上经常使用。现已制备磁性药物微球的药物有盐酸阿霉素、丝裂霉素C、放射菌素D、氟尿嘧啶、肝素等，最近研究最多的是盐酸阿霉素磁性微球。

3. 磁性制剂的制法 磁性制剂包括：磁性微球、磁性微囊、磁性乳剂、磁性片剂、磁性胶囊等。其制法与各自对应的未加磁性材料的制剂相同。

（1）*磁性微球的制法* 微球的制备有加热固化法和加交联剂固化法。磁性微球可用一步法或两步法制备，一步法是在成球前加入磁性物质，聚合物将磁性物质包裹成球；两步法是先制备微球，再将微球磁化。

（2）*磁性微囊的制法* 一般采用凝聚法制备，根据磁粉分布的情况，将磁粉吸附到囊膜表面的称为囊膜吸附法，而将磁粉包于囊膜内的方法称为内包囊法。

（3）*磁性片剂的制法* 是将药物、磁性物质和添加剂混合压制成片芯，再包控释衣，即得。如图21-7a所示。

（4）*磁性胶囊的制法* 如图21-7所示。是将磁性物质装入胶囊内（b、c）或把磁粉掺入胶囊壳中（d），或用铁磁性物质制备胶囊（e）。

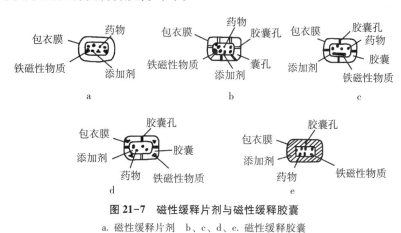

图21-7 磁性缓释片剂与磁性缓释胶囊
a. 磁性缓释片剂 b、c、d、e. 磁性缓释胶囊

（二）热敏靶向制剂（temperature-sensitive targeting preparation）

利用相变温度不同可制成热敏脂质体。如将不同比例类脂质的二棕榈酸磷脂（DPPC）和二硬脂酸磷脂（DSPC）混合，可制得不同相变温度的脂质体。在相变温度时，脂质膜由凝胶态转到液晶态，其磷脂的脂酰链紊乱度及活动度增加，膜的流动性也增大，脂质体膜的通透性增加，此时包封的药物释放速率亦增大，而偏离相变温度时则释放减慢。

（三）pH敏感靶向制剂（pH-sensitive targeting preparation）

在抗肿瘤药物的设计中，可根据肿瘤间质液的pH值比周围正常组织低的特点，设计pH敏感脂质体。pH敏感脂质体是用含有pH敏感基团的类脂（如DPPC、十七烷酸磷脂）为类脂质膜制备，其原理是pH值低时可导致脂肪酸羧基的质子化形成六方晶相的非相层结构使膜融合而加速释药。

（四）栓塞靶向制剂（embolism targeting preparation）

动脉栓塞是通过插入动脉的导管将栓塞物输送到靶组织或靶器官的医疗技术。栓塞的目的是阻断对靶区的供血和营养，使靶区的肿瘤细胞缺血坏死，栓塞制剂内含有的抗肿瘤药物产生治疗作用，故此类制剂同时具有栓塞和靶向性化疗的双重作用。

五、靶向制剂的评价

靶向性是靶向给药系统的重要评价指标，可由以下三个参数衡量。

（一）相对摄取率 r_e

$$r_e = (AUC_i)_m / (AUC_i)_s$$

式中，AUC_i 是由浓度-时间曲线计算得第 i 个器官或组织的药时曲线下面积；脚标 m 和 s 分别表示微粒及溶液。r_e 大于 1 表示微粒在该器官或组织有靶向性，r_e 越大，靶向效果越好；r_e 小于或等于 1 表示无靶向性。

（二）靶向效率 t_e

$$t_e = (AUC)_靶 / (AUC)_{非靶}$$

式中，t_e 表示微粒或溶液对靶器官的选择性。t_e 大于 1，表示药物对靶器官比某非靶器官有选择性，t_e 越大，选择性愈强；微粒的 t_e 值与溶液的 t_e 值之比为微粒靶向性增强的倍数。

（三）峰浓度比 C_e

$$C_e = (C_p)_m / (C_p)_s$$

式中，C_p 为峰浓度，每个组织或器官中的 C_e 值表明微粒改变药物分布的效果，C_e 愈大，表明改变药物分布的效果愈明显。

六、举例

例　榄香烯肿瘤靶向脂质体冻干粉

【处方】　　榄香烯（ELE）　　　　　　8.74g
　　　　　　胆固醇　　　　　　　　　　6.91g
　　　　　　卵磷脂　　　　　　　　　　16.61g
　　　　　　乳糖　　　　　　　　　　　71.52g
　　　　　　维生素 E　　　　　　　　　0.94g

【制法】精密称取榄香烯（ELE）8.74g、胆固醇 6.91g、卵磷脂 16.61g，加乙醇溶液 50mL 溶解，以注射器缓缓注入磷酸盐缓冲液（pH6.8，油水体积比为 1：14）中，震荡 40min，再通过脂质体挤出器，400nm 滤膜 1 次，200nm 滤膜 2 次，氮气压力约 2Mpa，得脂质体混悬液。

取所得脂质体混悬液加乳糖 71.52g、维生素 E 0.94g，-45℃ 下预冻 6h，开始抽真空，并升温至 -40℃，保持 8h；再升温至 -30℃，保持 6h；升温至 -20℃，保持 6h；升温至 -10℃，保持 4h；升温至 0℃，保持 4h；升温至 15℃，保持 3h。将冻干粉无菌分装，即得 ELE 脂质体冻干粉。

【注解】

（1）榄香烯（elemene，ELE）是从浙八味温郁金 *Curcuma zvenyujin* Y. H. Chen et C. Ling 中提取获得的倍半萜烯类化合物，主要成分为 β-榄香烯，具有良好的抗肿瘤活性。榄香烯乳注射液由我国学者自主研发，作为国家二类抗肿瘤新药于 1994 年上市，临床上对恶性胸腔积液、腹腔积液、脑瘤、呼吸道和消化道肿瘤、妇科肿瘤、乳腺癌、皮肤癌、骨转移癌、淋巴癌、白血病等治疗疗效确切。现有剂型有乳注射液、口服乳等。榄香烯乳注射液经静脉给药后静脉炎的发生率较高，有时会有疼痛、发热等症状出现，影响了该药在临床上的推广与应用。将榄香烯制成脂质体注射液可降低榄香烯对注射部位的刺激，并起到缓释和靶向作用，进一步扩大榄香烯的应用范围。

（2）由于脂质体性质不稳定，易发生包埋药物的泄漏、聚集及磷脂氧化、水解等问题，经真空冷冻干燥后，脂质体的物理、化学、生物性质均保持不变，稳定性提高，可很好地解决这些问题。本品采用乳糖作为冻干保护剂，并加入维生素 E 作为抗氧化剂以提高载 ELE 脂质体的稳定性。

【思考题】

1. 根据复方丹参片的处方组成、功能主治、用药特点及临床需求，思考将其设计为缓释制剂的必要性、可行性，并探讨如何建立能够充分反映复方多组分和整体性特色的体内外评价方法。

2. 辅料对中药缓控释制剂的开发具有至关重要的作用，试述中药缓控释制剂常用的辅料种类及其特点。

3. 中药因其毒副作用小，调理功能强，用于慢性肠道疾病的治疗具有独特的优势。若将口服结肠定位给药系统应用于该类中药制剂的开发，在制剂设计中应考虑哪些因素？

第二十二章

中药制剂的稳定性

扫一扫，查阅本章数字资源，含PPT、音视频、图片等

【学习要求】

1. 掌握中药制剂稳定性的考察方法及有效期的求解。
2. 熟悉影响中药制剂稳定性的主要因素及常用的稳定化措施。
3. 了解研究药剂稳定性的意义；包装材料与药剂稳定性的关系。

<h1 style="text-align:center">第一节　概　述</h1>

一、中药制剂稳定性的含义及研究意义

中药制剂的稳定性是指中药制剂从生产到使用的过程中化学、物理及生物学特性发生变化的速度与程度。通过稳定性试验，考察中药制剂在不同环境条件（如温度、湿度、光照、包装材料等）下制剂特性随时间变化的规律，为制剂生产、包装、贮存、运输条件提供科学依据，同时通过试验科学制定制剂的有效期。

有效、安全和稳定是对药物制剂的基本要求，而稳定性是保证有效和安全的基础，因此，稳定性研究作为评价药品质量的重要内容，对保证用药的安全性、有效性，避免药品变质，减少损失，合理组方，设计工艺及推动中药制剂的整体提高有重要意义，在药品的研究、开发和注册管理中占有重要地位。稳定性研究根据不同目的具有阶段性特点，始于临床前研究，贯穿于制剂研究、开发、上市后的全过程。

二、中药制剂稳定性变化分类

根据制剂稳定性变化的实质，中药制剂稳定性变化一般包括化学、物理学和生物学三个方面。化学稳定性变化是指药物由于水解、氧化等化学降解反应，使药物含量（或效价）降低、色泽产生变化。物理学稳定性变化指制剂的物理性质发生变化的状况，如混悬剂中药物颗粒结晶生长、结块、沉淀；乳剂的分层、破裂；胶体制剂的老化等现象。生物学稳定性变化是指制剂由于受微生物污染，导致制剂发生腐败、变质现象。制剂稳定性的各种变化可单独发生，也可同时发生，一种变化可能成为另一种变化的诱因。

三、中药制剂稳定性研究的现状

中药制剂稳定性的研究最早从液体制剂开始，逐渐发展到其他剂型。用化学动力学的原理来

评价中药制剂的稳定性，我国最早报道的是 1981 年采用化学动力学的原理来评价威灵仙注射液中原白头翁素的稳定性。1985 年卫生部颁布施行《新药审批办法》，就已将稳定性试验作为新药申报资料项目之一。在《中国药典》中，包含"原料药物与制剂稳定性试验指导原则（9001）"和"生物制品稳定性试验指导原则（9402）"等制剂稳定性相关内容。近年来，中药制剂稳定性研究的报道逐渐增多，几乎涵盖所有中药剂型。稳定性评价围绕化学、物理学和生物学三个方面系统开展，采用的试验方法有影响因素试验、长期试验和加速试验，加速试验中除采用了常规试验法和经典恒温加速试验法外，尚有台阶变温法、初均速法、单测点法和其他简化的方法。中药制剂所具有的多成分特点，使选择能够表征制剂效应和全面反映制剂稳定性的评价指标成为研究的难点和热点，这也成为中药制剂稳定性有别于化学制剂稳定性研究的主要特征。

虽然中药制剂稳定性研究有了长足的进步，但研究的深度和广度还有待于进一步深入，需要充分尊重中药制剂的特点，吸收先进的方法与技术手段，通过系统的理论探讨和实验研究，不断推进中药制剂稳定性的研究水平。

第二节　影响中药制剂稳定性的因素及稳定化措施

影响中药制剂稳定性的因素包括处方因素和外界因素。处方因素包括成分化学结构、溶液 pH 值、广义的酸碱催化、溶剂、离子强度、药物间相互影响、赋形剂与附加剂等；外界因素包括温度、空气（氧）、湿度、水分、金属离子、光线、制备工艺、包装材料等。这些因素对于中药制剂处方的设计、剂型的选择、生产工艺和贮存条件的确定及包装设计等都是十分重要的。现将主要的影响因素讨论如下。

一、影响中药制剂稳定性的因素

（一）温度的影响

1. 经验规则　一般说来，温度升高，反应速度加快。根据 Van't Hoff 经验规则，温度每升高 10℃，反应速度增加 2~4 倍。

2. Arrhenius 指数定律　Arrhenius 指数定律定量地描述了温度与反应速度之间的定量关系，反应速度常数的对数与热力学温度的倒数呈线性关系（斜率为负值），即随着温度升高，反应速度常数增大。Arrhenius 指数定律是药物稳定性预测的主要理论依据。

中药制剂制备过程中，提取、浓缩、干燥、灭菌等操作对热敏性有效成分的稳定性影响较大，因此，采取降低受热温度、减少受热时间、低温贮藏等措施对于提高中药制剂的稳定性有着重要的意义。

（二）湿度和水分的影响

水是化学反应的媒介，微量的水分可加速许多药物成分的水解、氧化等降解反应。中药制剂的吸湿性取决于其临界相对湿度（CRH）的大小，CRH 越小，制剂越易吸湿。为防止制剂吸湿，可通过控制生产环境相对湿度，控制原料和制剂水分含量，采取包衣和防湿包装、在干燥环境下贮藏药品等方法保证制剂稳定性。

（三）溶剂的影响

溶剂对稳定性的影响比较复杂。含有酯类（包括内酯）、酰胺类（包括内酰胺）、苷类结构有效成分的制剂，当以水为提取溶剂或配制溶液时，有效成分易水解。如饮片所含苷类常与能使之水解的酶共存于细胞中，因此，应先用适宜的方法杀酶或采用非水溶剂以减小水解程度。

（四）pH 值的影响

中药制剂中酯类、酰胺类、苷类等有效成分常受 H^+ 或 OH^- 催化水解，这种催化作用称为专属酸碱催化或特殊酸碱催化，其水解速度主要由 pH 值决定，pH 值对反应速度常数 K 的影响可用下式表示：

$$K = K_0 + K_{H^+}[H^+] + K_{OH^-}[OH^-] \tag{22-1}$$

式中 K_0 表示参与反应的水分子的催化速度常数，K_{H^+} 和 K_{OH^-} 分别表示 H^+ 和 OH^- 的离子催化速度常数。当 pH 很低时，主要是酸催化，则（22-1）式可表示为：

$$\lg K = \lg K_{OH^-} - pH \tag{22-2}$$

以 $\lg K$ 对 pH 作图得一直线，斜率为 -1。当 pH 较高时，主要是碱催化，则（22-1）式可表示为：

$$\lg K = \lg K_{OH^-} + \lg K_w + pH \tag{22-3}$$

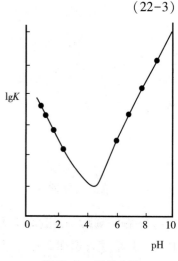

K_w 为水的离子积。以 $\lg K$ 对 pH 作图得一直线，斜率为 +1。这样，根据上述动力学方程可以得到反应速度常数的对数与 pH 的关系图形，称为 pH-速度图，pH-速度图有各种形状，常见的 V 形特征如图 22-1 所示。

图中曲线最低点所对应的横坐标，即为最稳定的 pH 值，以 pH_m 表示。pH 值对中药制剂稳定性影响较大。如半夏露糖浆，用柠檬酸调 pH 值分别至 4.60、4.80、5.00、5.40，在相同的温度下放置 2 个月，结果 pH 5.20 以上时，糖浆出现浑浊现象，提示半夏露糖浆的 pH 值应控制在 4.5~5.0 之间为宜。

调节 pH 除考虑对稳定性的影响外，还应关注溶解度和人体的顺应性。

图 22-1 pH 速度图

（五）空气（氧）的影响

空气中的氧是引起中药制剂氧化变质的重要因素。氧引入制剂中主要有两条途径：一是由水带入，氧在水中有一定的溶解度，在平衡状态下，0℃其溶解度为 10.19mL/L，25℃为 5.75mL/L，50℃为 3.85mL/L，100℃几乎为 0；二是制剂的容器内留存空气中的氧。对于易氧化的品种，除去氧气是防止氧化的根本措施。

（六）光线的影响

光是一种辐射能，其能量的大小与波长成反比，光线波长愈短，能量愈大，故紫外线更易激发化学反应。药物由于受到光线的辐射作用，分子活化而产生分解的反应称为光化降解。中药制剂成分的降解反应（氧化、分解、聚合等）均可因光线照射提供反应分子所需的活化能而引发光化反应，光化反应一般伴随着氧化、水解、聚合等反应。另外，很多药物如挥发油的自氧化反应可由光照而引发。在光照下，牛黄中胆红素的颜色变化、莪术油静脉注射液浓度的降低、一些染料的褪色等均为光化降解反应所致。因此，含光敏性成分的中药制剂，制备过程中要避光操作。胶囊剂、片剂包衣中加入遮光剂等可减少药物的光化降解。此外，采用棕色玻璃瓶包装或在容器内衬垫黑纸以及避光贮藏也是重要措施。

（七）制剂工艺的影响

中药制剂的制备过程包括提取、分离、浓缩、干燥和成型等阶段，多数需经水、醇和热的处理，各阶段都可能发生一些物理、化学变化，导致制剂中有效成分的降解和损失。

在提取分离阶段，当采用水煎煮提取时，在湿热的作用下，常可导致某些有效成分的降解和损失，许多中药有效成分的降解在提取时已经开始，并延续至浓缩干燥过程。某些中药成分，特别是中药中的挥发性成分在经过提取、浓缩、干燥等一系列过程后常常损失殆尽。此外干燥过程还可能发生药物分子的脱水、晶型转变等变化。

药物的不同剂型，具有不同的稳定性。同种药物即使制成相同的剂型，在成型工艺中，中药提取物或药材原粉若接触湿热，同样可以引起上述物理、化学变化。例如，采用泛制法制备元香止痛丸，泛制后，经60℃烘干，原存于中药材中的挥发油含量下降，其构成组分比例也发生变化，包蜡衣打光虽能改善药丸的外观，但此工序中的加热过程也可引起挥发油含量进一步下降。

（八）包装材料的影响

包装材料与中药制剂稳定性的关系也十分密切，特别是直接接触药品的包装材料。包装设计既要考虑外界环境因素，也要考虑包装材料与制剂成分的相互作用对制剂稳定性的影响。

此外，离子强度、赋形剂与附加剂也可能影响中药制剂的稳定性，应当引起注意。

二、稳定化的措施

（一）延缓水解的方法

1. 调节适宜 pH 值　药物的氧化作用受 H^+ 或 OH^- 的催化，一般药物在适宜 pH 值时较稳定。对于易氧化分解的药物可采用酸（碱）或适当的缓冲剂调节，使药液保持在稳定的 pH 值范围。

2. 降低温度　降低温度可以使水解反应减慢。对于热敏感的药物，在热处理如灭菌、提取、浓缩、干燥等工艺过程中应尽量降低受热温度和减少受热时间。如干燥温度为85℃时，血府逐瘀汤提取物中芍药苷保存率平均为55%，60℃时为87%，减压干燥时为92%。

3. 改变溶剂　在水中不稳定的药物，可采用乙醇、丙二醇、甘油等溶剂，或在水溶液中加入适量的非水溶剂，可有效延缓药物的水解。

4. 制成干燥固体　对于极易水解的药物，无法制成稳定的可以长期贮存的水性液体制剂时，可将其制成固体制剂以增加稳定性，但应注意固体化工艺过程中有效成分的稳定性，尽可能采用低温或快速干燥的方法。

（二）防止氧化的方法

1. 降低温度　在提取、浓缩、干燥、灭菌等工艺过程中尽量降低受热温度和减少受热时间。含热敏性成分的制剂，应根据情况选用不经高温过程的前处理和灭菌工艺，成品应低温贮存。

2. 避免光线照射　对光敏感的药物制剂，制备过程中要避光操作，可制成 β-环糊精包合物或胶囊，采用棕色玻璃瓶包装或在包装容器内衬垫黑纸，避光贮存。

3. 驱逐氧气 驱逐氧气是防止药物氧化的根本措施，可采用驱氧、添加抗氧剂和金属离子络合剂等方法。驱氧的措施主要包括：①煮沸驱氧：氧气在水中溶解度随温度升高而减少，将蒸馏水剧烈煮沸5min，立即使用，或贮存于密闭容器中，防止氧气再溶解；②通入惰性气体如二氧化碳或氮气以驱除药液中和容器空间的氧；③采用真空包装以排除容器空间内留存的氧。

另外，制剂中残存的微量金属离子对自动氧化反应有显著的催化作用，为消除这种催化作用，可加入金属离子络合剂依地酸盐或枸橼酸、酒石酸等络合剂，依地酸二钠常用量为0.005%~0.05%。

（三）稳定化的其他方法

除上述方法外，还可采用将药物制备成稳定的衍生物、制成微囊或包合物，或改进工艺条件等方法提高制剂的稳定性。

第三节 中药制剂稳定性考察方法

中药制剂稳定性考察方法包括影响因素试验、加速试验和长期试验。中药制剂中易发生变化的药物成分是稳定性考察的重点对象。由于中药制剂的成分较复杂，所发生的稳定性变化也复杂多样，有些中药制剂的有效成分尚不明确，因此，制定科学的稳定性评价指标体系，建立灵敏、专一的含量分析方法，是中药制剂稳定性研究的首要任务。

一、化学动力学简介

（一）反应级数和反应速度常数

根据质量作用定律，反应速度（reaction rate）与反应物浓度之间有如下关系：

$$-\frac{dC}{dt} = KC^n \tag{22-4}$$

式中，$-dC/dt$ 称为反应瞬时速度，对反应物来说，其浓度始终是减少的，因此前面以负号表示；K 为反应速度常数；C 为反应物浓度；t 为反应时间；n 为反应级数。

反应速度常数 K 表示在反应中，反应物浓度等于 1mol 浓度时的反应速度。K 值与反应物的浓度无关，而与温度、溶剂、反应物的性质等有关。不同的化学反应具有不同的反应速度常数；同一反应也因温度不同而有不同的反应速度常数；反应速度常数反映在给定温度、溶剂等条件下化学反应的难易。K 值愈大，其反应速度就愈快。反应级数 n 可以用来阐明药物浓度对反应速度的影响。当 n 等于 0、1、2 时，该化学反应的级数分别为零级、一级、二级。药物分解反应以一级反应多见，也有零级、伪一级、二级或其他级数的反应。反应速度方程式（22-4）的零级、一级、二级反应的积分式分别为：

$$C = -Kt + C_0 \quad （零级反应） \tag{22-5}$$

$$\lg C = -\frac{Kt}{2.303} + \lg C_0 \quad （一级反应） \tag{22-6}$$

$$\frac{1}{C} = Kt + \frac{1}{C_0} \quad （二级反应） \tag{22-7}$$

式中，C_0 为 $t=0$ 时反应物初始浓度；C 为 t 时反应物的浓度。将药物在室温下降解 10% 所需的时间作为有效期（$t_{0.9}$），降解 50% 所需时间为半衰期（$t_{1/2}$），其计算公式分别为：

零级反应：
$$t_{0.9} = \frac{0.1C_0}{K} \tag{22-8}$$

$$t_{1/2} = \frac{C_0}{2K} \tag{22-9}$$

一级反应：
$$t_{0.9} = \frac{0.1054}{K} \tag{22-10}$$

$$t_{1/2} = \frac{0.693}{K} \tag{22-11}$$

从（22-10）式、（22-11）式可知，一级反应的有效期和半衰期与药物的初始浓度无关，而与速度常数 K 值成反比，即 K 值愈大，$t_{0.9}$ 和 $t_{1/2}$ 愈小，制剂的稳定性愈差。

（二）反应级数的确定

预测中药制剂稳定性，必须首先确定其降解反应的级数，然后求出反应速度常数 K，进而确定反应速度方程，计算出 $t_{0.9}$ 和 $t_{1/2}$。一般中药制剂稳定性试验中多采用图解法测定反应级数，它是利用各级反应所特有的线性关系来确定反应级数的。若以 $\lg C$ 对 t 作图得一直线，则为一级反应；以 $1/C$ 对 t 作图得一直线，则为二级反应；以 C 对 t 作图得一直线，则为零级反应。此法简便，但只限于反应物的初浓度相同或只有一种反应物的情况，不适合于复杂反应。

二、中药制剂稳定性考察项目

中药制剂稳定性考察项目因剂型不同而异，常见剂型的考察项目见表22-1。

表 22-1　制剂稳定性重点考察项目参考表

剂型	稳定性重点考察项目
片剂	性状、含量、崩解时限或溶出度或释放度
胶囊剂	性状、含量、崩解时限或溶出度或释放度、水分，软胶囊要检查内容物有无沉淀
注射剂	性状、含量、pH 值、可见异物、不溶性微粒，应考察无菌
栓剂	性状、含量、融变时限
软膏剂	性状、均匀性、含量、粒度
乳膏剂	性状、均匀性、含量、粒度、分层现象
糊剂	性状、均匀性、含量、粒度
凝胶剂	性状、均匀性、含量、粒度，乳胶剂应检查分层现象
眼用制剂	如为溶液，应考察性状、可见异物、含量、pH 值；如为混悬型还应考察粒度、再分散性；洗眼剂还应考察无菌；眼用丸剂应考察粒度与无菌
丸剂	性状、含量、溶散时限
糖浆剂	性状、含量、澄清度、相对密度、pH 值
口服溶液剂	性状、含量、澄清度
口服乳剂	性状、含量、分层现象
口服混悬剂	性状、含量、沉降体积比、再分散性
散剂	性状、含量、粒度、外观均匀度

续表

剂型	稳定性重点考察项目
气雾剂（非定量）	不同放置位置（正、倒、水平）揿射速率、揿出总量、泄漏率
气雾剂（定量）	不同放置位置（正、倒、水平）递送剂量均一性、泄漏率
喷雾剂	不同放置位置（正、倒、水平）每喷主药含量、递送剂量均一性（混悬型和乳液型定量鼻用喷雾剂）
吸入气雾剂	不同放置位置（正、倒、水平）微细粒子剂量、递送剂量均一性、泄漏率
吸入喷雾剂	不同放置方位（正、倒、水平）微细粒子剂量、递送剂量均一性、pH 值，应考察无菌
吸入粉雾剂	微细粒子剂量、递送剂量均一性、水分
吸入液体制剂	微细粒子剂量、递送速率及递送总量、pH 值、含量，应考察无菌
颗粒剂	性状、含量、粒度、溶化性或溶出度或释放度
贴剂（透皮贴剂）	性状、含量、释放度、黏附力
冲洗剂、洗剂、灌肠剂	性状、含量、分层现象（乳状型）、分散性（混悬型），冲洗剂应考察无菌
搽剂、涂剂、涂膜剂	性状、含量、分层现象（乳状型）、分散性（混悬型），涂膜剂还应考察成膜性
耳用制剂	性状、含量，耳用散剂、喷雾剂与半固体制剂分别按相关剂型要求检查
鼻用制剂	性状、含量、pH 值，鼻用散剂、喷雾剂与半固体制剂分别按相关剂型要求检查

三、中药制剂稳定性考察方法

（一）影响因素试验

影响因素试验是在剧烈条件下进行的稳定性研究，目的是探讨影响中药制剂稳定性的因素及所含成分的变化情况，为制剂处方设计、工艺筛选、包装材料和储存条件的确定提供依据，并为制剂的加速试验和长期实验研究条件提供参考。主要包括高温、高湿、强光照射试验或根据制剂特性确定的其他特殊条件下的稳定性研究。

1. 高温试验　主要用于评价药物对温度的敏感性。将供试品开口置适宜的恒温设备中，设置温度一般高于加速试验温度10℃以上，考察时间通常可设定为 0 天、5 天、10 天、30 天取样，按照稳定性重点考察项目要求检测，如主要指标低于规定限度，则降低温度进行试验。

2. 高湿试验　用于评价药物对湿度的敏感性。将供试品置恒湿密闭容器中，在 25℃分别于相对湿度 90%±5%条件下放置 10 天，于第 5 天、第 10 天取样，按照稳定性重点考察项目要求检测，同时准确称量实验前后供试品的重量，以考察供试品的吸湿潮解性能。若吸湿增重 5%以上，则在相对湿度 75%±5%条件下，同法进行试验。

3. 强光照射试验　考察药物对光线的敏感性，为制剂包装和贮运条件提供依据。将供试品开口置于装有日光灯的光照箱或其他适宜的光照装置中，在照度为 4500lx±500lx 的条件下放置，于适宜时间取样，按照稳定性重点考察项目要求检测，特别要注意供试品的外观变化。

另外，还可根据药物性质设计必要的其他试验，如探讨 pH 值、氧、冷冻等条件下的稳定性。

（二）长期试验

是在接近制剂的实际贮存条件下进行的稳定性试验，其目的是为制订制剂的有效期提供依据。取供试制剂 3 批，市售包装，在温度 25℃±2℃，相对湿度 60%±5%的条件下放置 12 个月，或在温度 30℃±2℃，相对湿度 65%±5%的条件下放置 12 个月（可根据我国南北方气候差异选择），每 3 个月取样一次，分别于 0 个月、3 个月、6 个月、9 个月、12 个月取样，按稳定性重点考察项目检测。12 个月以后，仍需继续考察，分别于 18 个月、24 个月、36 个月取样进行检测。将结果与 0 个月比较以确定制剂的有效期。对温度特别敏感的药物，长期试验可在温度 5℃±3℃的条件下放置 12 个月，按上述时间要求进行检测，12 个月以后，仍需按规定继续考察，制订在低温贮存条件下的有效期。对拟冷冻贮藏的制剂，长期试验可在温度 -20℃±5℃ 条件下至少放置12 个月，货架期应根据长期试验放置条件下实际时间的数据而定。对于包装在半透明容器中的制剂，应在温度 25℃±2℃、相对湿度 40%±5%，或 30℃±2℃、相对湿度 35%±5% 的条件下进行试验。

（三）加速试验

长期试验研究条件与实际贮藏条件一致，结果能反应实际情况，但费时较长，不能及时掌握制剂质量变化的速度和规律，不利于产品开发，也不易及时发现影响中药制剂质量稳定性的条件和因素。为了在较短时间预测产品在常温条件下的质量稳定情况，可考虑采用加速试验法。加速试验是在加速条件下进行，目的是通过加速药物制剂的化学或物理变化，探讨药物制剂的稳定性，为处方设计、工艺改进、质量研究、包装改进、运输、贮存提供必要的资料。但应注意，加速试验测定的有效期为预测值，应与长期试验的结果对照，才能确定药品的实际有效期。

1. 常规试验法　供试品在温度 40℃±2℃、相对湿度 75%±5% 的条件下放置 6 个月。在至少包括初始和末次等的 3 个时间（如 0、3、6 月）取样，按照稳定性重点考察项目检测。如在 25℃±2℃、相对湿度 60%±5% 条件下进行长期试验，当加速试验 6 个月中任何时间点的质量发生显著变化，则应进行中间条件试验。中间条件为 30℃±2℃、相对湿度 65%±5%，建议考察时间为 12 个月，应包括所有的稳定性重点考察项目，检测至少包括初始和末次等的 4 个时间点（如 0、6、9、12 月）。溶液剂、混悬剂、乳剂、注射剂等含有水性介质的制剂可不要求相对湿度。

对温度特别敏感的药物制剂，预计只能在冰箱（5℃±3℃）内保存使用，此类制剂可在温度 25℃±2℃、相对湿度 60%±5% 的条件下进行，时间为 6 个月。对拟冷冻贮藏的制剂，应对一批样品在 5℃±3℃ 或 25℃±2℃ 条件下放置适当的时间进行试验，以了解短期偏离标签贮藏条件（如运输或搬运时）对制剂的影响。乳剂、混悬剂、软膏剂、乳膏剂、糊剂、凝胶剂、眼膏剂、栓剂、气雾剂、泡腾片剂及泡腾颗粒宜直接采用温度 30℃±2℃、相对湿度 65%±5% 的条件进行试验，其他要求与上述相同。对于包装在半透明容器中的制剂，如低密度聚乙烯制备的输液袋、塑料安瓿、眼用制剂容器等，则应在温度 40℃±2℃、相对湿度 25%±5% 的条件下进行试验。

2. 经典恒温法　本法理论依据是 Arrhenius 指数规律，其对数式为：

$$\lg K = -\frac{E}{2.303R} \times \frac{1}{T} + \lg A \tag{22-12}$$

以反应速度常数的对数 $\lg K$ 对绝对温度 T 的倒数 $\frac{1}{T}$ 作图成一直线，如图 22-2 所示，其直线斜率 $b = -\frac{E}{2.303R}$，由此可计算出活化能 E。若将直线外推至室温，就可求出室温时的速度常数（$K_{25℃}$），由 $K_{25℃}$ 可求出分解 10% 所需的时间 $t_{0.9}$，或室温贮存一定时间以后未降解的药物的浓度。

具体实验内容包括：①通过预试验确定指标成分和含量或效价测定方法；②选定4~5个试验加速温度和间隔取样时间测定不同条件下，不同取样中指标成分的含量，经 $\lg C$-t 图解确定为一级反应后，进行线性回归，求算各温度条件下反应速度常数；③经 $\lg K$ 对 $1/T$ 作图，将直线外推到室温，求出 $K_{25℃}$；④计算25℃时药物分解10%的时间。

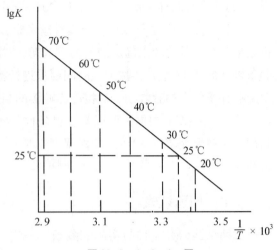

图 22-2　Arrhenius 图

例　银黄注射液稳定性预测

银黄注射液系金银花、黄芩提取物的灭菌水溶液，其主要成分为绿原酸与黄芩苷，二者皆具邻二酚羟基，久置易氧化降解，采用经典恒温法预测黄芩苷的室温有效期。

（1）含量测定方法　采用薄层扫描法测定样品中黄芩苷的含量。

（2）稳定性试验设计　试验选定4个加速度温度（100℃、90℃、80℃、70℃），每个温度取样5次（包括 $t=0$ 时的初浓度）。黄芩苷的加速试验测定数据及整理结果，见表22-2、表22-3。

表 22-2　银黄注射液中黄芩苷加速试验结果

实验温度（℃）	取样时间 t（h）	原含量的百分数 C（%）	$\lg C$	回归结果
100	0	100.00	2.0000	
	3	82.50	1.9165	
	6	71.90	1.8567	$K=6.384\times10^{-2}\text{h}^{-1}$
	9	60.00	1.7782	
	12	45.00	1.6533	
90	0	100.00	2.0000	
	6	84.09	1.9247	
	12	68.00	1.8325	$K=2.989\times10^{-2}\text{h}^{-1}$
	18	58.10	1.7642	
	24	49.09	1.6910	
80	0	100.00	2.0000	
	12	92.30	1.9652	
	24	80.01	1.9031	$K=6.708\times10^{-3}\text{h}^{-1}$
	36	76.40	1.8831	
	48	73.50	1.8663	
70	0	100.00	2.0000	
	24	95.86	1.9816	
	48	92.06	1.9641	$K=2.989\times10^{-3}\text{h}^{-1}$
	72	89.06	1.9497	
	96	78.91	1.8971	

表 22-3　各实验温度下的反应速度常数 K 值

$T(K)$	$\dfrac{1}{T}$（K^{-1}）	K（h^{-1}）	$\lg K$
100+273	2.681×10^{-3}	6.384×10^{-2}	−1.1949
90+273	2.755×10^{-3}	2.989×10^{-2}	−1.5244
80+273	2.833×10^{-3}	6.708×10^{-3}	−2.1734
70+273	2.915×10^{-3}	2.989×10^{-3}	−2.6419

根据 Arrhenius 定律以 lgK 对 $1/T$ 作线性回归，得直线方程

$$\lg K = -6403 \times \frac{1}{T} + 16.02 \qquad (r = 0.9942)$$

将室温 25℃（$T = 298K$）代入回归方程或由 Arrhenius 图直线外推至 298K，得室温反应速度常数 $K_{25℃} = 3.4075 \times 10^{-6} \text{h}^{-1}$，代入式（22-10）得

$$t_{0.9} = \frac{0.1054}{K_{25℃}} = 3.5 \text{ 年}$$

即银黄注射液以黄芩苷为含量测定指标，加速试验研究确定其室温有效期为 3.5 年。

以上是按统计学方法，预测中药制剂的有效期。在实际工作中回归方程可以用于预测，但回归预测不能用于任意外推。在实际问题中仅知道预测值是不够的，还需知道预测值的变动范围，用统计分析的方法做出一个区间估计，在核定有效期时更有参考价值。为了判定测定结果的精确度，应该在一定的置信水平上，算出预测结果的置信区间。在一元线性回归中，一般用剩余标准差 S 来描述回归直线的精度，并由此算出有效期 $t_{0.9}$ 的置信区间。

3. 简化法　鉴于经典恒温法实验及数据处理工作量大、费时等缺点，出现了一些简化的方法，其理论仍基于化学动力学原理和 Arrhenius 指数定律。如降低加速试验温度数的方法（温度系数法、温度指数法），或减少取样次数的方法（初均速法、单测点法），或简化数据处理的方法（$t_{0.9}$ 法，活化能估算法）等。尽管简化法的准确性可能有不同程度的降低，但其预测结果仍有一定的参考价值。

（1）$t_{0.9}$ 法　经典恒温试验所得数据，也可以用 $t_{0.9}$ 法处理。由于不同温度下的 K 值与 $t_{0.9}$ 成反比关系，根据 Arrhenius 指数定律，若测得各温度下药物分解 10% 所需时间，用 $\lg t_{0.9}$ 代替 $\lg K$ 对 $1/T$ 作图或进行线性回归亦应得一直线，直线外推至室温，即可以求出室温下的 $t_{0.9}$。用图解法则不用求出 K 值，可在各加速试验温度的 $\lg C$ 对 t 所作直线上，在 $\lg 90 = 1.9542$ 处作 t 轴的平行线，该平行线与各温度下 $\lg C$-t 直线交点所对应的 t 值就分别为各温度下的 $t_{0.9}$ 值。本方法实验工作量并未减少，只是数据处理相对简化。若药物分解在 10% 以内时，用 $\lg C$-t 直线规律或 C-t 直线规律处理差别不大，这种情况下，不知反应级数也可用 $t_{0.9}$ 法。

例　雷公藤甲素注射液有效期预测

雷公藤甲素注射液在 60℃、75℃、85℃、95℃ 四个温度下进行稳定性加速试验，求出各温度下雷公藤甲素降解的 K 值与 $t_{0.9}$，见表 22-4。

表 22-4　热力学温度与雷公藤甲素 $t_{0.9}$ 之间的关系

T	$1/T$	K（h^{-1}）	$t_{0.9}$（h）	$\lg t_{0.9}$
338	2.958×10^{-3}	1.723×10^{-3}	61.17	1.79
348	2.873×10^{-3}	4.077×10^{-3}	25.85	1.41
358	2.793×10^{-3}	8.714×10^{-3}	12.10	1.08
368	2.717×10^{-3}	1.879×10^{-2}	5.61	0.75

以 $\lg t_{0.9}$ 对 $1/T$ 作线性回归，得回归方程：

$$\lg t_{0.9} = \frac{4297.25}{T} - 10.93 \qquad (r = 0.9999)$$

将 $T = 273.2 + 25$ 代入上述直线方程，得：

$$t_{0.9} = 3050.4\text{h} \approx 127 \text{ 天}$$

将数据采用经典恒温法处理，计算 $t_{0.9}$ 为 3016.53h（约 126 天），与上述结果相近。

（2）温度指数法　选用两个较高的温度 T_1 和 T_2 进行加速试验，分别求出各试验温度下药物贮存期，进一步计算室温 T_0 时的有效期 t_0：

$$t_0 = t_1 \left(\frac{t_1}{t_2} \right)^\alpha \tag{22-13}$$

式中，t_1 和 t_2 分别为温度 T_1 和 T_2 时的贮存期，α 为温度指数，由下式求出：

$$\alpha = \frac{T_2(T_1 - T_0)}{T_0(T_2 - T_1)} \tag{22-14}$$

为使 α 等于整数，可按表 22-5 选择加速温度 T_1 和 T_2。

表 22-5　温度指数法的选用温度表（$T_0 = 25℃$）

T_2（℃）	T_1（℃）	温度指数 α
100	82.1	4
90	71.2	3
80	59.5	2
70	45.9	1
60	41.5	1

例　毛果芸香碱滴眼剂有效期测定

将毛果芸香碱滴眼剂分别在 100℃ 和 82.1℃ 进行加速试验，测得不同时间的药物浓度，以 $\lg C$ 对 t 作线性回归，算出 $t_2 = 2.29h$，$t_1 = 7.16h$，求室温 25℃ 和 4℃ 时的有效期。

查表 22-5 可知，α 为 4，代入式（22-13），得：

$$t_{0.9}^{25℃} = t_1(t_1/t_2)^\alpha = 7.16 \times (7.16/2.29)^4 = 684(h) \approx 28(天)$$

求 4℃ 时的有效期，将 T_0、T_1、T_2 代入公式：

$$\alpha = \frac{T_2(T_1 - T_2)}{T_0(T_2 - T_1)} = \frac{373 \times (355 - 277)}{277 \times (373 - 355)} = 5.85$$

$$t_{0.9}^{4℃} = t_1(t_1/t_2)^\alpha = 7.16 \times (7.16/2.29)^{5.85} = 5768(h) \approx 240(天)$$

（3）初均速法　该法是以反应初速度 V_0 代替反应速度常数 K，按 Arrhenius 定律外推得室温有效期，其表达式为：

$$\lg V_{0i} = -\frac{E}{2.303RT_i} + \lg A' \tag{22-15}$$

式中，V_{0i} 为温度 T_i 时的分解初均速度：

$$V_{0i} = \frac{C_0 - C_i}{t_i} \tag{22-16}$$

C_0 为药物初始浓度；C_i 为药物在温度 T_i 时，经历时间 t_i 后的剩余浓度；$i = 1, 2, \cdots, n$。

实验选取数个加速温度 T_i，在各温度下加热样品至一定时间 t 后测定药物浓度 C_i，将浓度和时间数据代入式（22-16），求出各温度下药物分解的初均速度 V_{0i}。然后以 $\lg V_{0i}$ 对 $1/T_i$ 作线性回归，得直线方程，由直线方程可计算出反应活化能和室温下的有效期。用本法进行稳定性实验时，温度应至少取 7 个，每个温度取样一次，避免造成较大误差。

例　中药复方注射液中丹参素稳定性的预测

按表 22-6 的温度及加速试验时间安排实验，按时取出，冰水浴冷却，分别测定样品中丹参素的含量，以初始含量为 100%，计算其分解的初均速度，结果见表 22-6。

表 22-6　注射液中丹参素的加速试验结果

温度（℃）	1/T	t	C_i	V_{0i}	$\lg V_{0i}$
95	$2.7163×10^{-3}$	4	96.51	$8.73×10^{-3}$	-2.0592
91	$2.7461×10^{-3}$	7	93.82	$8.83×10^{-3}$	-2.0540
87	$2.7766×10^{-3}$	9	97.46	$2.82×10^{-3}$	-2.5494
83	$2.8078×10^{-3}$	12	93.66	$5.28×10^{-3}$	-2.2711
75	$2.8723×10^{-3}$	35	93.66	$1.81×10^{-3}$	-2.7420
71	$2.9057×10^{-3}$	66	93.50	$0.985×10^{-3}$	-3.0066
67	$2.9399×10^{-3}$	96	93.03	$0.726×10^{-3}$	-3.1390

以 $\lg V_{0i}$ 对 $1/T_i$ 做线性回归，得回归方程：

$$\lg V_{0i} = \frac{-4948.233}{T_i} + 11.4256 \quad (r=0.9497)$$

$$E = -(-4948.233×2.303×8.319) = 94801.50 \ (J/mol) = 94.80 \ (kJ/mol)$$

由回归方程计算 25℃时的 $t_{0.9}$。将 $T=298$ 代入上述方程，得：

$$\lg \frac{100\%-90\%}{t_{0.9}} = -4948.233×\frac{1}{298} + 11.4256$$

$$t_{0.9} = 629.5 \ (天) ≈ 1.73 \ (年)$$

（4）温度系数法（Q_{10} 法）　根据 Van't Hoff 规则，在温度变化不大时温度系数 r 可看作是常数，r 值可经实验测定，计算公式为：

$$\frac{K_2}{K_1} = r^{0.1(T_2-T_1)} \tag{22-17}$$

式中，K_1 和 K_2 分别为温度 T_1 和 T_2 时的速度常数，r 为温度系数。本法中，将温度系数 r 称为 Q_{10}，所以又称为 Q_{10} 法。

无论反应级数如何，不同温度下药物分解同一百分数所需时间 τ 与其速度常数 K 成反比，即：

$$\frac{\tau_1}{\tau_2} = \frac{K_2}{K_1} \tag{22-18}$$

则该式亦可写成：

$$\frac{\tau_1}{\tau_2} = Q_{10}^{0.1(T_2-T_1)} \tag{22-19}$$

τ_1 和 τ_2 分别为药物在温度 T_1 和 T_2 时分解同一百分数所需时间。若分解同为 10%，则 τ_1 和 τ_2 就分别是该药在温度 T_1 和 T_2 时的贮存期 $\tau_{0.9}$。通过两个温度（如 60℃ 和 70℃）下进行加速实验，求出 K_1 和 K_2，或 τ_1 和 τ_2 后，便可求出 Q_{10}。若已知 Q_{10}，则由某一加速温度下的贮存期，即可求出室温下的有效期，无须知道反应级数。

例　Q_{10} 计算某药物有效期

经测定，某药 50℃ 和 70℃ 分解 10% 所需时间分别为 1161h 和 128h，计算室温（25℃）下的有效期。

将上述数据带入式（22-19），得：

$$\frac{1161}{128} = Q_{10}^{0.1×(70-50)}$$

$$Q_{10}=3.012$$

应用式 22-19 计算室温（25℃）下的有效期：

$$\frac{t_{0.9}}{128}=3.012^{0.1\times(70-25)}$$

$$t_{0.9}=18283\mathrm{h}\approx2.1\ 年$$

四、中药制剂稳定性试验应注意的问题

1. 科学选择稳定性考核指标　中药制剂稳定性考察应选择能反映一定活性的，尤其是制剂中不稳定的成分作为考核指标。如蛇胆川贝液中的胆酸和贝母碱，复方丹参片中的丹参酮，咽喉清水蜜丸中的冰片等。如复方制剂中测定两种或两种以上成分的，应选择其中较不稳定的成分作为制定有效期的依据，如银黄微型灌肠剂按绿原酸和黄芩苷计，有效期分别为 1.99 年和 3.82 年，确定其有效期为 2 年。

2. 选择专属、灵敏的测定方法　若质量标准中规定的含量测定方法，由于降解产物的干扰不能准确测定有效成分的含量变化时，应考虑选择其他灵敏度高、专属性强的含量分析方法。如蛇胆中的主要有效成分牛磺胆酸为结合性胆汁酸，采用糠醛比色法测定蛇胆灭菌前后总胆酸的变化，不能反映其中结合型胆汁酸的降解程度，故应采取薄层扫描法。

3. 注意适用范围　基于 Arrhenius 指数定律的加速试验法只适用于活化能在 41.84 ~ 125.52kJ/mol 的热分解反应，由于光化反应的活化能只有 8.37 ~ 12.55kJ/mol，温度对反应速度的影响不大，不宜用热加速反应。某些多羟基药物，活化能高至 209 ~ 292.6kJ/mol，温度升高反应速度急剧增加，用热加速试验预测室温的稳定性没有实际意义。

稳定性加速试验要求加速过程中反应级数和反应机理均不改变，而 Arrhenius 指数定律是假设活化能不随温度而变化而提出的，实验中只考虑温度对反应速度的影响，因此其他条件应保持恒定。同时，加速试验预测只能用于所研究的制剂，不能任意推广到同一药物的其他制剂。

经典恒温法应用于均相系统效果较好，对非均相系统（如混悬液、乳浊液等）通常不适用。另外，在加速试验过程中，如反应级数或反应机制发生改变，也不能采用经典恒温法。

4. 有效期的确定　加速试验预测的有效期与长期试验的结果对照，才能确定产品的实际有效期。

应该引起注意的是，中药复方制剂的质量难以用一两个成分的含量来客观反映制剂的内在质量，稳定性评价中所测定的成分在许多情况下并不一定是在临床治疗起主要作用的有效成分，仅仅是在原料、工艺等质量控制中起着质量指标的作用，不能全面反映出制剂质量稳定性的真实情况，在制定有效期时仅可作为参考。同时，也有用加速试验考察制剂的药效学指标的变化来判断中药制剂稳定性的。

第四节　包装材料对制剂稳定性的影响

一、玻璃

玻璃的化学性质比较稳定，不易与药物或空气中的氧气、二氧化碳等发生反应。但玻璃有两个主要缺点：①会释放出碱性物质；②可能会有不溶性玻璃片脱落于药液中。若减少玻璃中碳酸钠含量，提高二氧化硅、三氧化二硼等氧化物含量，即制成硼硅酸盐玻璃，则可减少上述现象的

产生。

玻璃容器中充满水和稀盐酸后，蒸煮适当时间，可改善玻璃的表面性质，减少溶出的碱性物质及脱片现象。但蒸煮条件过分剧烈，如酸性太强，温度过高，时间过久，又会破坏玻璃表面原有的致密结构。若用水蒸气加热时，用二氧化硫处理，则玻璃表面的抵抗性能可明显提高，碱性水溶物可显著减少。

脱片现象主要由玻璃的类型决定。非硼硅酸盐玻璃经热压灭菌后，立即产生脱片，而硼硅酸盐玻璃却要在比通常热压灭菌更高的温度下才会出现脱片现象。脱片现象也与盛装的药液有关，磷酸钠、枸橼酸钠、酒石酸钠及其他钠盐溶液易使玻璃容器脱片。

棕色玻璃能阻挡波长小于470nm的光线透过，适宜于盛装对光线敏感的制剂，但应关注其中的氧化铁易于脱落进入制剂的情况。玻璃易碎、质重、冻干炸裂等问题也需给予考虑。

二、塑料

塑料是一大类高分子聚合物，系聚氯乙烯、聚苯乙烯、聚乙烯、聚丙烯等的总称，其中往往含有增塑剂、防老剂等附加剂。选用前应进行有关试验，评价塑料及其附加剂对制剂的影响。塑料包装由于材质轻、可塑性强、有一定韧性、不易破碎、便于运输等特点，广泛用于输液、注射液、胶囊剂、丸剂等剂型。但塑料容器由于具有一定的透过性、存在泄露与吸附现象，有时还可能与制剂发生理化反应而影响制剂的稳定性，在选用时应进行充分考察。

三、橡胶

橡胶广泛用于制瓶塞、垫圈、滴头等，在生产输液剂时橡胶塞用量大。橡胶塞的质量直接影响输液的质量。橡胶硫化时，如硫黄的用量太多或硫化不完全，残存的部分未结合的硫黄可进入药液中。橡胶中的填充料如碳酸钙、氧化锌等，若橡胶制备的工艺不当，也可能进入药液中。橡胶中的防老剂、过氧化物（DCP）也有类似现象。这些都是药液中出现"小白点"的原因。

如将玻璃瓶中灌装注射用水，用橡胶塞塞紧，经热压灭菌115℃ 30min后，橡胶中的成分可被水浸出而溶解于水中。橡胶的浸出物可干扰溶液中主药成分的化学分析，也可能增加药液的毒副作用。

橡胶会吸附药液中的主药和抑菌剂，若橡胶以环氧树脂涂层，可明显减少上述现象，但仍不能彻底消除吸附现象，可预先将洗净的橡胶塞浸于比使用浓度更高的抑菌剂溶液中使其吸附至饱和，即能克服上述缺点。

四、金属

锡管、铝管或搪锡的铅管可作为软膏剂、眼膏剂的包装材料。但为确保制剂的稳定性，首先要求镀层（或搪层、涂层）金属与产品不产生化学反应，同时要求完全、牢固地覆盖下层金属，不得有微孔和裂隙，不应产生脆裂等现象。

锡的化学性质较稳定，但可被氯化物或酸性物质所腐蚀。在锡的表面涂乙烯或纤维素漆薄层，可增加锡的抗腐蚀性能，但汞化物对锡有强烈的腐蚀作用。锡管如包装pH值6.5~8.0的制剂时要求其表面涂环氧树脂以增加其抗腐蚀性。

铝箔在药品包装中的使用越来越广泛，形式繁多。铝箔具有良好的防湿、遮光、隔气等保护功能，但铝价格较贵，成本较高，目前普遍使用的铝塑复合膜则可取长补短，属较理想的包装材料。

各种包装材料的基本性质见表22-7。

表 22-7　常见包装材料的性质比较

材料	平均密度	水蒸气穿透性	气体穿透性（O_2）	与产品潜在的反应性
聚乙烯（低密度）	0.92	高	低	低
聚乙烯（高密度）	0.96	低	低	低
聚丙烯	0.90	中等	低	低
聚氯乙烯（软的）	1.20	高	低	中等
聚氯乙烯（硬的）	1.40	高	低	低
聚碳酸酯	1.2	高	低	低
聚酰胺（尼龙）	1.1	高	低	高
聚苯乙烯	1.05	高	高	中等
聚四氟乙烯	2.25	低	低	无
钠钙玻璃	2.48	不	不	高
硼硅酸盐玻璃	2.23	不	不	低
丁基橡胶	1.30	低	中等	中等
天然橡胶	1.50	中等	中等	高
氯丁橡胶	1.40	中等	中等	高
聚异戊二烯橡胶	1.30	中等	中等	中等
硅酮橡胶	1.40	很高	很高	低

鉴于包装材料与制剂稳定性关系密切，在包装产品试制过程中，应进行"装样试验"，对拟选用的各种不同的包装材料进行试验研究，根据试验结果确定。

第五节　制剂稳定性结果评价及贮存与保管要求

一、制剂稳定性结果评价

制剂稳定性的评价是对加速试验、长期试验的结果进行的系统分析和判断，相关检测结果不应有明显变化。

1. 生产条件的确定　主要是制剂车间温度和湿度对制剂尤其是对固体制剂的影响，一般温度控制在20~30℃，生产过程中控制车间相对湿度低于临界相对湿度，湿度可通过带包装或去包装湿度加速试验，确定制剂临界相对湿度。

2. 贮存条件的确定　新药研究应综合加速试验和长期试验的结果，结合药品在流通过程中可能遇到的情况进行综合分析。选定的贮存条件应按照规范术语表述，已有国家标准药品的贮存条件，应根据所进行的稳定性研究结果，并参考已上市同品种的国家标准确定。

3. 包装材料、容器的确定　一般先根据影响因素试验结果，初步确定包装材料或容器，结合稳定性研究结果，进一步验证采用的包装材料和容器的合理性。

4. 有效期的确定　药品的有效期应根据加速试验和长期试验的结果分析确定，一般情况下，以长期试验的结果为依据，取长期试验中与0月数据相比无明显改变的最长时间点为有效期。

二、制剂贮存与保管的要求

制剂除在生产、包装环节有较多的稳定性影响因素外，贮存、运输条件不当也会对其稳定性产生影响。《中国药典》2020 年版规定了药品贮存与保管的基本要求，主要方式有：

遮光：系指用遮光的容器包装，例如棕色容器或黑色包装材料包裹的无色透明、半透明容器。

密闭：系指将容器密闭，以防止尘土及异物进入。

密封：系指将容器密封，以防止风化、吸潮、挥发或异物进入。

熔封或严封：系指将容器熔封或用适宜的材料严封，以防止空气与水分的侵入并防止污染。

阴凉处：系指不超过 20℃。

凉暗处：系指避光并不超过 20℃。

冷处：系指 2~10℃。

常温：系指 10~30℃。

应严格按照稳定性研究结果，制定切实可行的制剂贮存和保管条件，并在质量标准及说明书中注明。

【思考题】

1. 中药复方制剂稳定性研究与化学药物制剂研究有何差异？

2. 中药制剂稳定性研究中应如何科学地选择评价指标？

3. 简述中药制剂稳定性研究在中药新药研究中的地位和作用。

4. 野菊花栓是收载于 2020 年版《中国药典》的制剂，在制备时可选择聚乙二醇和混合脂肪酸甘油酯，请分析两种基质对药物释放的影响及不同基质栓剂贮存的注意事项及原因。

扫一扫，查阅本章数字资源，含PPT、音视频、图片等

【学习要求】

1. 掌握生物药剂学的概念和研究的基本内容；药物的体内过程；药物动力学的概念和研究的基本内容；生物利用度和生物等效性的含义及测定方法；溶出度测定的意义、方法；药物制剂体内外相关性的含义与建立。

2. 熟悉影响制剂疗效的因素；药物动力学参数的意义和求算；药物动力学和生物药剂学的研究方法。

3. 了解中药制剂生物利用度和药物动力学的研究进展。

第一节　概　述

药剂学的主要任务是将已证实有生物活性的物质，制成适于临床应用的剂型，并能批量生产有效、安全、稳定的制剂，使生物活性物质在机体内的特定部位发挥预防、治疗和诊断疾病的作用。

20世纪60年代以前，药剂学仅是一门制剂成型学，研究重点局限于制剂工艺、经验以及外观、含量指标和提高生产效率等内容。随着医药科学技术的发展和长期的医疗实践，医药工作者普遍认识到，药物制成剂型不仅是赋予其一定的外形，而且与其疗效密切相关。化学结构决定疗效的观点有很大的片面性，各种剂型因素和生物因素对于药效的发挥也起着重要作用。只有深入研究影响药物制剂疗效的各种因素、药物在体内的各种变化过程，才能为制剂处方、工艺设计、剂型改进及安全合理用药等提供较为全面和客观的依据。因此，生物药剂学与药物动力学两门新的药剂学分支学科迅速发展起来。

一、生物药剂学的含义与研究内容

生物药剂学（Biopharmaceutics）是研究药物及其制剂在体内吸收、分布、代谢与排泄的机理及过程，阐明药物因素、剂型因素、机体生物因素与药物疗效之间相互关系的学科。

生物药剂学所研究的剂型因素广义地包括与剂型有关的各种因素，例如：①药物的理化性质，如盐类、酯类、粒径、晶型、溶出速度等；②制剂的处方组成，如所用辅料的性质、用量、配伍、药物的相互作用等；③制备工艺过程，如制备方法、工艺条件等；④剂型和给药方法等。

生物因素主要是指：①种属差异，如各种不同的实验动物与人的差异；②种族差异，如肤色、人种的不同；③性别差异；④年龄差异；⑤生理和病理条件的差异；⑥遗传背景的差异等。

二、药物动力学的含义与研究内容

药物动力学（Pharmacokinetics）亦称为"药动学""药物代谢动力学""药代动力学"，是应用动力学的原理，定量地描述药物通过各种途径进入体内的吸收、分布、代谢和排泄等过程的动态变化规律，即研究药物在体内存在的位置、数量与时间之间的关系，并提出解释这些数据所需要的数学关系式的科学。

药物动力学主要研究药物在体内的经时变化过程，并提出这种变化过程的数学模型。其主要研究内容如下：

（1）建立药物动力学模型。选用恰当的数学方法，解析处理实验数据，找出药物量（或浓度）的时间函数，测算动力学参数。

（2）研究制剂的生物利用度。用于定量解释和比较制剂的内在质量。

（3）应用药物动力学参数设计给药方案。确定给药剂量、给药间隔及个体化给药方案等，达到最有效的治疗作用，为临床药学工作提供科学依据。

（4）研究药物体外的动力学特征，如溶出度、释放度与体内动力学特征的关系。寻找比较便捷的体外测定方法以合理地反映药物制剂的体内特征。

（5）指导与评估药物制剂的设计与生产。为药物剂型选择、制剂处方和工艺的设计等提供理论依据。

（6）探讨药物化学结构与药物动力学特征之间的关系。指导药物化学结构改造，定向寻找高效低毒的新药。

多数药物的血药浓度与药理作用之间是平行关系，即药物的药理作用强弱通常可以用血药浓度来说明。但也有一些复杂的情况。研究血药浓度变化规律对于了解药物药理作用的强弱与持续时间至关重要，多数情况下是通过测定血药浓度的变化来进行药物动力学的研究。

三、生物药剂学与药物动力学的关系

生物药剂学是药物动力学与药剂学结合的产物。生物药剂学要阐明药物的剂型因素、生物因素与药效之间的关系，就必须借助于药物动力学的手段来了解药物在体内的动态变化规律。其目的在于为正确评价药物制剂的质量，设计合理的剂型、制剂处方与工艺及临床合理应用等提供科学依据。

药物动力学在药剂学中的应用首先是在生物利用度和制剂工艺研究方面。制剂的生物利用度研究所采用的血药浓度和尿药浓度的单次或多次给药测定法，都需根据药物动力学的原理对实验进行设计，并对数据进行处理。

近年来，应用固体分散技术、β-环糊精包合技术提高药物的生物利用度，以及缓释、控释技术等也是根据药物动力学原理和药剂学的理论与研究方法发展起来的新的制药技术。

药物动力学和生物药剂学作为药剂学的分支学科，从产生以来就互为依存，共同发展。生物药剂学为药物动力学开辟了广泛的实际应用领域，而药物动力学则为生物药剂学的深入研究和发展提供了可靠的理论根据和有力的研究手段。

四、中药制剂的生物药剂学与药物动力学研究进展

20世纪70年代以来，中药的生物药剂学和药物动力学研究工作也取得了很大的进展。中药和中药制剂的有效成分复杂，其体内过程的研究难度较大，目前所采用的研究方法可以归为两大

类：一类为化学测定法，适用于活性成分明确的中药和中药制剂，且能用定量分析方法测定其体液药物浓度；另一类为生物测定法，适用于有效成分复杂，或活性成分不明确，或活性成分虽明确但缺乏灵敏、特异的体液药物浓度测定方法的中药和中药制剂。化学测定法主要是指血药浓度法，但也可以通过测定其他体液（如唾液、尿液）或器官组织中的药物浓度变化，了解药物的体内过程。生物测定法主要包括药物累积法、药理效应法、毒理效应法和微生物测定法。

目前中药药物动力学测定血液或体液中药物浓度的方法主要有色谱法、放射性同位素追踪法、分光光度法和原子吸收光谱法等。近年来，中药药物动力学研究在方法学上有较大进展，例如微透析法采用在取样组织或器官（如血液、大脑及脑脊液、皮下组织、肝脏、心脏等）中预先埋置导向插管，待动物恢复知觉后在无痛状态下插入探针，采集组织外液，分析测定其中药物浓度。这些方法可以用于中药有效成分单体，也可以用于中药或中药制剂的活性成分的体内过程研究。但有效成分单体的药物动力学参数，未必能反映含有这种成分的中药或其制剂的动力学特征。这也是该法用于中药复方制剂生物药剂学或药物动力学研究的不足之处。

相对于血药浓度法而言，生物效应法研究的是体内药物效应的动力学过程，能体现中药复方制剂配伍的整体效应。但由于生物体间差异较大，故生物效应法测定误差比化学法大，且测定的参数均具表观性。

近年来中药生物药剂学与药物动力学研究领域也出现了一些新学说与新方法，如中药证治药动学、中药药动学药效学（PK-PD）模型、中药时辰药动学、中药血清药理学、中药胃肠药动学和中药图谱药动学等。中药生物药剂学和药物动力学研究目前取得的进展主要有以下几方面：

（1）阐明了一些单体中药成分的体内过程　目前进行过药物动力学研究的中药单体有效成分很多，如麝香酮小鼠灌胃后，吸收迅速，分布广，透过血脑屏障速度快，达峰时间短，蓄积时间长。解释了麝香的通关利窍、开窍醒脑、治疗中风及神志昏迷等功效和作用原理。冰片也有类似的药物动力学特征。鱼腥草素静脉注射给药，在肺和气管中分布最多，且呼吸道为其主要排泄途径，故临床上用于治疗呼吸系统感染疗效显著。另外，有人对 23 味中药做了归经与体内分布的比较，结果发现，鱼腥草、丹参、冰片、杜鹃花等 14 味药物的归经所属脏腑与它们的有效成分分布最多的脏腑基本一致；鸦胆子、莪术等 6 味中药的归经所属脏腑与有效成分分布大致相同。以上两种情况占药物总数的 87%，无关者占 13%，故认为归经与有效成分在所属脏腑的高度分布可能有关。又如茵陈被发现有药酶诱导作用，可使安替比林在人和家兔体内的半衰期缩短，清除率增加，说明了茵陈的解毒保肝功效。通过药物体内过程的研究，揭示了许多中药的作用机制及其科学内涵。

（2）确定中药制剂的用药方案，保证临床用药有效与安全　通过药动学参数测定，可了解药物的吸收、分布及消除情况，从而确定较为合理的临床给药方案。如小活络丸在体内分布快、消除慢，在体内容易蓄积，加上本身毒性大的特点，提示临床长期使用时应防止蓄积中毒。而牛黄清心丸 1 日 2 次，1 次 3g 的服用方法将不会造成砷中毒。

（3）优选制剂工艺和药物剂型，为剂型改进提供依据　可以通过中药制剂不同剂型的研究为制剂工艺和剂型的选择提供科学依据。如对双黄连制剂的研究表明，栓剂的生物利用度明显高于微型灌肠剂；而且用不同的基质制备的双黄连栓剂，以半合成脂肪酸酯为基质者生物利用度最高。

（4）阐释中医药理论和组方原理　通过体内过程的研究可以解释中药引经和药对应用的理论依据。研究表明，华佗再造丸中的冰片能促进当归、川芎中所含阿魏酸、川芎嗪等有效成分通过血脑屏障，证实了冰片在组方中具有芳香走窜、引药上行的功效。川芎配伍丹参后可引起川芎中的川芎嗪吸收减慢和生物利用度降低，可能有助于解释临床上较少用川芎单独配伍丹参的原因。

（5）评价内在质量，促进中药质量控制科学化　中药药效动力学的研究可以用作评价中药制剂的内在质量。如以镇痛效应为指标，对市售小活络丸的生物利用度研究结果表明，同一药厂生产的不同批号的该制剂，生物利用度有一定差异，而吸收速度、达峰时间和其他动力学参数没有明显变化，说明这种方法可以用来研究制剂在体内被利用的速度和程度，为控制中药复方制剂的内在质量提供客观依据。

中药及其复方制剂的生物药剂学和药物动力学研究对阐明和揭示中药作用机制及科学内涵、设计新药和改进剂型、控制质量、设计与优化给药方案等方面发挥了重要的作用，已引起医药学界广泛的关注。但由于中药及其复方制剂成分复杂，尚存在多种困难，需要进一步探索、完善和提高。随着科学技术的进步，多学科之间的互相渗透，中药生物药剂学与药物动力学的研究无疑将对加速中医药现代化的进程起到不可估量的促进作用。

第二节　药物的体内过程

一、生物膜的组成与结构

药物从用药部位到达作用部位而产生药效，需要通过具有复杂结构与生理功能的生物膜，这些生物膜包括细胞膜及各种细胞器的亚细胞膜。细胞膜主要由水和类脂、蛋白质和少量的糖类所组成，其中水约占80%，其他物质约占20%。

通过电子显微镜等观察，目前一般认为具有类脂双分子层的基本骨架，镶嵌和衬垫有可活动的蛋白质或蛋白微管、微丝，如图23-1所示。液晶态的类脂双分子层，即两层以疏水尾端相对排列的磷脂分子，与水分子既呈规则晶形排列，又能与膜呈平行流动。生物膜上的表面蛋白主要是支撑细胞膜，维持细胞膜的形态及分裂活动；内嵌蛋白则多为载体、受体或酶。内嵌蛋白中常常形成一些含水的微小孔道，称为膜孔。直径0.4~1nm。

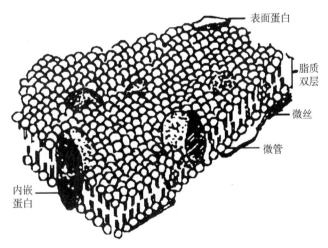

图23-1　生物膜的流动镶嵌模式

二、药物的转运方式

药物通过生物膜的转运有以下五种方式。

（一）被动转运

存在于膜两侧的物质顺浓度梯度转运，即从高浓度一侧向低浓度一侧的转运方式称为被动转运（passive transport）。由于药物的性质不同，被动转运分为以下两条途径。

1. 脂溶扩散 由于生物膜为类脂双分子层，非解离型的脂溶性药物可溶于液晶态的类脂质膜，扩散通过生物膜。对于有机弱酸或弱碱药物，这一过程可受到 pH 的限制。

2. 膜孔转运 直径小于膜孔的水溶性分子可以经膜孔扩散通过生物膜。

被动转运的特点是：①顺浓度梯度转运；②不需消耗生物体的能量；③不受共存类似物的影响，无饱和现象和抑制现象；④转运速度与膜两侧的浓度差成正比，符合一级速度过程。

（二）主动转运

物质借助于载体或酶促系统，从生物膜的低浓度一侧向高浓度一侧的转运称为主动转运（active transport）。生物体内一些必需的物质如 K^+、Na^+、葡萄糖、氨基酸、水溶性维生素等，由此方式转运。

主动转运的特点是：①逆浓度梯度转运；②需消耗生物体的能量；③转运速度与载体的量有关，故往往出现饱和现象（图 23-2）；④具有结构特异性，结构类似的物质常发生竞争抑制现象；⑤具有部位特异性，如胆酸和维生素 B_2 的主动转运只在小肠上段进行，而维生素 B_{12} 则在回肠末端被吸收；⑥受代谢抑制剂的影响，抑制细胞代谢的物质，如二硝基苯酚、氟化物等可抑制主动转运。

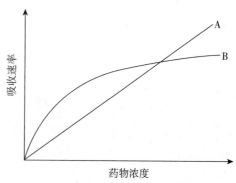

图 23-2 不同转运过程吸收与浓度关系示意图
A. 被动转运（扩散） B. 主动转运

（三）易化扩散

易化扩散（facilitated diffusion）是指一些物质在生物膜载体的帮助下，由膜的高浓度侧向低浓度侧顺浓度梯度扩散或转运的过程。生物膜中的特殊载体暂时与药物结合而提高其脂溶性。易化扩散与主动转运都属于载体转运（carrier transport），同样存在饱和现象、竞争抑制现象和部位特异性。不同之处在于易化扩散不需生物体提供能量。

（四）胞饮作用

胞饮作用（pinocytosis）是细胞从细胞外将物质摄入细胞内的现象。该现象与细胞将细菌等异物摄入其内的吞噬作用类似。某些高分子物质，如蛋白质、多肽、脂溶性维生素和重金属等可按胞饮方式吸收。胞饮作用有部位特异性，如蛋白与脂肪颗粒在小肠下段吸收较为明显。

（五）离子对转运

一些高解离度的药物，如季铵盐能与胃肠道中的内源性物质，有机阴离子黏蛋白形成电中性的离子对复合物，这种复合物具有一定的脂溶性，可以被动方式转运。

内源性物质，少数结构与内源性物质相似的外源性物质，以及体内必需物质常常以主动转运、易化扩散或胞饮作用等特殊的方式通过生物膜。大多数药物属外源性物质，它们的吸收、分布、排泄多以被动转运方式进行。因此，对于多数药物而言，转运速度与药物的浓度差成正比，即符合一级速度过程。

三、药物的体内过程

药物的体内过程包括吸收、分布、代谢和排泄等过程（图 23-3）。药物吸收以后随即在体内发生的过程总称为处置（disposition）；而代谢和排泄过程又称为消除（elimination）。如果机体的生物因素或药物的剂型因素影响药物在体内的任何一个过程，都会不同程度地影响血药浓度的变化，从而影响药物疗效。

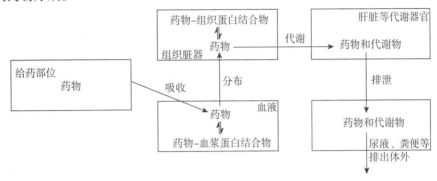

图 23-3 药物体内过程示意图

（一）药物的吸收

药物的吸收（absorption）系指药物自用药部位进入体循环的过程。除血管内给药和局部给药以外，药物应用以后通常都要经过吸收才能进入体内。

1. 胃肠道给药吸收 口服的药物可以在胃、小肠、大肠三个部位产生吸收。胃的表面积小，酸性药物可在胃中吸收，液体制剂在胃中吸收也较好，胃中药物的吸收为被动转运。小肠分为十二指肠、空肠和回肠，小肠表面有环状皱襞、绒毛和微绒毛，吸收总面积极大，约为 $200m^2$。小肠，尤其是十二指肠，是口服药物被动吸收的主要部位。大肠包括盲肠、结肠和直肠，但由于无绒毛结构，表面积小，故不是口服药物吸收的主要部位，大部分运行至结肠的药物可能是缓释、控释和迟释制剂，或药剂的残余部分。在正常生理条件下，大多数药物从口至回肠、盲肠交接处的运行时间是 6~9h。这对于设计缓释、控释和迟释制剂有意义。药物在大肠的吸收也以被动转运为主，还有胞饮等转运方式。

2. 非胃肠道给药的吸收

（1）口腔吸收 口腔黏膜吸收面积不大，但颊黏膜（buccal mucosa）和舌下黏膜（sublingual mucosa）上皮均未角质化，且血流量大，很有利于药物的吸收。吸收的药物随血液流经口腔黏膜的静脉，经颈内静脉，到达心脏，可绕过肝脏的首过效应。药物在口腔的吸收一般为被动转运，但发现也存在载体转运。

（2）注射部位的吸收 多数注射剂均能产生全身作用。静脉注射药物直接进入血管，无吸收过程，其他的注射部位一般有丰富的血液与淋巴循环，故吸收较快。腹腔注射药物的吸收需经门静脉进入肝脏而产生首过效应。其他部位注射的药物吸收后可直接进入体循环。一般水溶性注射液中药物的吸收为一级动力学过程，而混悬液中难溶性药物的吸收为零级过程。

其他尚有肺部、眼部、直肠、鼻腔黏膜、阴道黏膜及经皮给药的吸收。

（二）药物的分布

药物的分布（distribution）是指药物吸收后，由循环系统送至体内各脏器组织的过程。分布过程通常很快完成，药物在血浆与组织器官间达到动态平衡。药物的分布不仅与疗效密切相关，而且还关系到药物在组织的蓄积与副作用等安全性问题。

1. 影响药物分布的因素

（1）**药物与血浆蛋白结合**　血中的药物可分为血浆蛋白结合型与游离型两种。与血浆蛋白结合的药物不易透过血管壁，游离药物则能自由向体内各部位转运。药物与血浆蛋白的结合常是可逆的，血液中结合型和游离型药物处于动态平衡状态。当游离型药物被分布或消除，血中浓度降低时，结合型药物可释放出游离型药物。当血药浓度增高，血浆蛋白结合出现饱和，或同时使用另一种与血浆蛋白结合力更强的药物后，血浆中游离型药物浓度增加，可导致药物体内分布急剧变动、作用显著增强，甚至出现毒副作用。

（2）**血液循环与血管通透性**　药物的分布是通过血液循环进行的。药物的分布主要受组织器官血流量的影响，其次为毛细血管的透过性。脑、肺、心脏和肝脏等器官血液循环快，肌肉和皮肤组织次之，脂肪组织和结缔组织等血液循环最慢。从血中向组织转运的药物，首先要从血管中渗出。大多数药物通过被动扩散透过毛细血管壁，小分子水溶性药物分子可从毛细血管的膜孔中透出，脂溶性药物可扩散通过血管的内皮细胞（即脂溶扩散）。毛细血管的透过性因脏器不同而存在差异。脑和脊髓的血管内壁结构致密，细胞间隙极少，极性药物很难透过。

（3）**组织结合与蓄积**　药物在体内的选择性分布，除了取决于生物膜的转运特性外，组织对药物的亲和力不同也是重要原因之一。体内与药物结合的物质除血浆蛋白外，其他组织细胞内存在的蛋白、脂肪、DNA、酶以及黏多糖等高分子物质，亦能与药物发生非特异性结合。组织结合一般亦是可逆的，药物在组织与血液间保持动态平衡。与组织成分高度结合的药物，在组织中的浓度高于血浆中游离药物浓度。故组织结合程度的大小，对药物在体内的分布有很大影响。

当药物与组织有特殊亲和性时，分布过程中，药物进入组织的速度大于从组织中解脱进入血液的速度，连续给药时，组织中的药物浓度逐渐上升的现象称为蓄积。药物若蓄积在靶器官，则可达到满意的疗效；如蓄积在脂肪等组织，则起贮存作用，可延长作用时间；若蓄积的药物毒性较大，则可对机体造成伤害。

2. 血脑屏障、血胎屏障转运　脑和脊髓毛细血管的内皮细胞被一层神经胶质细胞包被，细胞间联接致密，间隙极少。神经胶质细胞富有脑磷脂，形成了较厚的脂质屏障，对于被动扩散的外来物质具有高度的选择性。这种脑组织对外来物质有选择地摄取的能力称为血脑屏障（blood-brain barrier）。通常水溶性和极性药物很难透入脑组织，而脂溶性药物却能迅速地向脑内转运。如麝香酮，小鼠口服后5min即可透入血脑屏障；冰片可改变血脑屏障的通透性，能促进阿魏酸、川芎嗪等成分通过血脑屏障。在病理状态下，如脑膜炎症时，血脑通透性也可增加。

在母体循环与胎儿体循环之间存在着胎盘屏障，又称为血胎屏障（blood-placentar barrier）。胎盘屏障的性质与其他生物膜相似，胎盘的屏障作用过程类似于血脑屏障。但随着妊娠的进行，胎儿生长达高峰期时，药物的通透性可增加。另外，孕妇患严重感染、中毒或其他疾病时，可使胎盘的屏障作用降低。血脑屏障和血胎屏障也存在着载体转运机制，用于转运葡萄糖、氨基酸、K^+、Na^+等机体所必需的物质。

（三）药物的代谢

药物的代谢（metabolism）是指药物在体内所经历的化学结构的转变。药物代谢又称为生物转化（biotransformation）。药物代谢产物的极性通常比原型药物大，更适于肾脏排泄和胆汁排泄。多数药物代谢后活性减弱或失去活性，但也有一些药物的代谢产物比原来的生理活性大，甚至产生毒性。例如，苦杏仁苷在苦杏仁酶或胃酸作用下水解产生氢氰酸，后者具有呼吸抑制作用。另外，还有一些没有生理活性的药物经代谢产生有活性的代谢产物。前体药物（prodrug，又称前药）的应用，就是根据这种作用设计的。

药物代谢主要在肝脏内进行，肝脏含有大部分代谢活性酶，加上其高血流量，使之成为最重要的代谢器官。除肝脏以外，药物的代谢也发生在血浆、胃肠道、肠黏膜、肺、皮肤、肾、脑和其他组织内。药物代谢过程可分为两个阶段：第一阶段通常是药物被氧化、羟基化、开环、还原或水解，结果使药物结构中增加了羟基、氨基或羧基等极性基团。第二阶段往往是结合反应，即上述极性基团与葡萄糖醛酸、硫酸、甘氨酸等结合成葡萄糖醛酸苷、硫酸酯或乙酰化物等，增加了药物的极性，使之容易排泄。某些药物经第一阶段代谢后，其水溶性已足以使之排泄，则不发生第二阶段反应。但也有一些药物不经代谢以原型排泄。

体内药物代谢多由酶反应进行，体内药量增加到某种程度时，会出现代谢饱和现象，以致血药浓度异常增高，有时会产生毒副作用。

药物的代谢可因给药途径不同而产生差异。此外，酶抑、酶促作用，合并用药，以及生理因素，如性别、年龄、个体、疾病、饮食等差别，均会影响代谢过程。

（四）药物的排泄

药物的排泄（excretion）是指体内药物以原型或代谢物的形式排出体外的过程。药物排泄最主要的途径是经肾排泄，其次是胆汁排泄，也可由乳汁、唾液、呼吸、汗液等排泄。

1. 肾排泄　药物的肾排泄是肾小球滤过、肾小管重吸收和肾小管分泌等综合作用的结果（图23-4）。

（1）肾小球的滤过作用　血液以较高的压力由入球小动脉进入肾小球，肾小球毛细血管壁有很多直径6~10nm的微孔，滤过率极高。流经肾小球的血浆，约有1/5透过肾小球的毛细血管壁形成滤液，其中除血浆蛋白（分子量在66000以上）不能滤过外，其他溶质和药物等随滤液进入肾小管。与血浆蛋白结合的药物不被滤过，故药物与

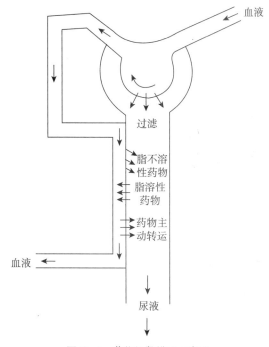

图23-4　药物经肾排泄示意图

血浆蛋白结合率，以及合用药物发生竞争结合，都会影响药物的肾排泄。

（2）肾小管重吸收　肾小球滤过血浆的速度为120~130mL/min，其中绝大部分的水分（约99%）被重吸收。溶解于血浆中的机体必需的成分和药物等，也反复进行滤过和重吸收。肾小管重吸收存在主动和被动转运两种机制。肾小管上皮细胞膜具有类脂膜的特性，多数情况下，药物在远曲小管按被动方式吸收进入血液，直至血浆中的浓度与远曲小管的尿中浓度相同。这种被动重吸收受尿液的pH值、尿量、药物的脂溶性与pK_a值等因素的影响。多数药物经代谢后，水溶性增加，重吸收减少，有利于肾排泄。身体的必需物质如葡萄糖等被主动转运重吸收。

（3）肾小管分泌　肾小管分泌是指将药物由血管一侧通过上皮细胞向肾小管内转运的过程。

肾小管分泌主要发生在近曲小管。近曲小管中有机阴离子和有机阳离子是通过两种不同的机制分泌的，两种机制互不干扰。有机弱酸如对氨基马尿酸、水杨酸、磺胺类、香豆素、青霉素类，以及有机碱、组胺、维生素 B_1、普鲁卡因等都在肾小管有分泌。这一过程是主动转运，可逆浓度梯度进行。由于载体缺乏高度特异性，许多阴离子之间或阳离子之间根据与载体亲和力的大小发生竞争抑制作用。如丙磺舒可阻断青霉素的肾小管分泌，从而延长其在体内的作用时间。药物的血浆蛋白结合率不影响肾小管分泌速度。

2. 胆汁排泄 许多药物或其代谢物能从胆汁排泄，其转运机制主要是主动分泌。胆汁排泄是肾外排泄中最主要的途径。胆汁排泄的主动分泌具有主动转运的特点。除主动分泌外，小分子或脂溶性药物也可以通过肝细胞膜上的微孔或类脂质部分向胆汁扩散。这种被动转运在药物胆汁排泄中所占比例很小。能从胆汁排泄的药物需具备几个条件：能主动分泌，具有一定的极性，分子量在 300~5000 之间。胆汁排泄对于药物的代谢产物，特别是极性较强的代谢产物是主要的消除途径。通常药物由于代谢的结合反应，分子量增加，胆汁排泄率也增加。但分子量过大时，胆汁排泄困难。

胆汁中排泄的药物或其代谢物在小肠中被重新吸收返回门静脉的现象称为肠肝循环（enterohepatic cycle）。药物的代谢物常以结合型排入胆汁，在肠道中水解为原型药物，脂溶性增加，易被重新吸收而进入肝门静脉。肠肝循环的药物，作用时间长，如果使用抑制肠道菌丛的抗生素则肠肝循环减少。

另外，药物从乳汁排泄可能会使婴儿的健康、安全受到影响，应予关注。一般唾液排泄对药物消除没有临床意义，但可以研究和利用唾液/血浆药物浓度比相对稳定的规律，用药物的唾液浓度指标研究药物的动力学特征。

第三节 影响药物制剂疗效的因素

药物制剂的疗效不仅与药物的化学结构和剂量有关，同时药物的剂型因素和机体的生物因素对药物疗效的发挥也起着重要作用。

一、药物的物理化学因素

药物本身的理化性质不同，会对药物的体内过程，尤其是吸收过程产生不同的影响，进而影响到药物的疗效。

（一）药物的解离度与脂溶性

药物透过生物膜的转运速度通常与药物的脂溶性有关。脂溶性大的药物易透过生物膜，且未解离的分子型药物比离子型药物易于透过生物膜。弱电解质药物跨膜转运速度不仅取决于它们在膜两侧的浓度差，还取决于药物的解离常数 pK_a 和环境的 pH 值。

弱电解质的这种关系可根据 Henderson-Hasselbalch 方程式求出，即：

酸性药物：
$$pK_a - pH = \lg\left(\frac{C_u}{C_i}\right) \tag{23-1}$$

碱性药物：
$$pK_a - pH = \lg\left(\frac{C_i}{C_u}\right) \tag{23-2}$$

式中，C_u、C_i 分别表示未解离型和解离型药物的浓度。可以看出对于酸性药物 $pK_a > pH$ 时，未解离型药物所占比例高，对于碱性药物则正好相反。当 $pK_a = \text{pH}$ 时，未解离型和解离型各占一半。当 pH 值变动一个单位，未解离型和解离型的比例也随即变动 10 倍。故酸性药物在 pH 较低的环境中、碱性药物在 pH 较高的环境中吸收良好。

例如乙酰基水杨酸的 $pK_a = 3.5$，在胃中（pH = 1.5），lg（C_u / C_i）= 2，即 99% 为未解离型，故在胃中吸收良好。而弱碱性药物奎宁的 $pK_a = 8.4$，在胃中几乎全部解离故不被吸收，在 pH 值 5~7 的小肠中未解离型比例增大，吸收增加。

由于小肠的表面积大，即使是弱酸性药物如水杨酸 $pK_a = 3.5$，仍有良好的吸收。对于两性离子型药物通常在等离子点的 pH 时吸收最好。

非解离型药物的脂溶性对吸收至关重要。有些药物口服，即使以大量的非解离型存在，吸收仍然不佳，原因是药物分子的脂溶性差。药物的脂溶性可用油/水分配系数表示。实际工作中常常使用的是氯仿/水或正丁醇/水的分配系数。药物的 pK_a 值如果相同，则它们的吸收速度与分配系数成正比。但是药物的脂溶性也并非越大越好。一般认为，药物以未解离型通过生物膜时若与类脂强烈结合，则不易与水性体液混合而再转运。

（二）药物的溶出速度与溶解度

多数情况下药物须以单个分子（或离子）状态与生物膜接触，方能被吸收进入体循环。药物的吸收通常是从溶液开始的。因此，对固体制剂或呈混悬形式的固体药物来说，吸收前存在崩解、分散、溶解过程。对于一些难溶或溶出速度很慢的药物或制剂，其吸收过程往往受到药物溶出速度的限制，即溶出是吸收的限速过程。在这种情况下，溶出速度能直接影响药物起效时间、药效强度和持续时间。一般认为药物的溶解度小于 1mg/mL 时，吸收易受到溶出速度限制。

溶出速度的理论依据是 Noyes-Whitney 扩散溶解理论。该理论可用如下方程表示。

$$\frac{dC}{dt} = \frac{DS}{h}(C_S - C) \qquad (23-3)$$

式中，dC/dt 为溶出速度；S 为固体药物的表面积；D 为药物的扩散系数；h 为扩散层的厚度；C_S 为固体药物表面的浓度（接近药物的溶解度）；C 为 t 时溶出介质中药物的浓度。

对于一个药物而言，D 和 h 为固定值，设 $D/h = K$，则式（23-3）可改写成：

$$\frac{dC}{dt} = KS(C_S - C) \qquad (23-4)$$

（$C_S - C$）为药物的溶解度与溶液中药物浓度之间的浓度差。在溶出为限速过程的吸收中，由于溶解了的药物立即被吸收，故 $C_S \gg C$，药物浓度 C 可认为接近于零，式（23-4）又可改写为：

$$\frac{dC}{dt} = KSC_S \qquad (23-5)$$

从上式可以看出，增加药物的表面积和溶解度可增加药物溶出速度。

制成盐能增加药物的溶解度，故也可增加药物的吸收。弱酸性药物制成碱金属盐，弱碱性药物制成弱酸盐后，溶解度增加，溶出加快。

（三）药物粒径

药物的溶出速度随药物溶出面积增加而增加。粉粒的比表面积 S_w 随粒子直径的减小而增加。可用下式表示：

$$S_w = \frac{6}{\rho d_v} \qquad (23-6)$$

式中，ρ 为粉粒的密度；d_v 为粉粒的平均直径。

故难溶性药物粒径的大小是影响溶出和吸收的重要因素。

采用微粉化或固体分散技术减小难溶性药物的粒径，可加速药物的吸收，有效地提高其生物利用度。

但是对于没有溶出限制吸收过程的药物，盲目地进行微粉化处理，可能会有某些弊端，如可加速不稳定药物的分解，增加药物的刺激性等。

（四）药物晶型

化学结构相同的药物，可因结晶条件不同而得到晶格排列不同的晶型，这种现象称为同质多晶（polymorphism）现象。同质多晶型中有稳定型、亚稳定型和不稳定型。不同的晶型在物理性质上有所差别，常有不同的红外光谱、密度、熔点、溶解度及溶出速度。一般稳定型的结晶熔点高、溶解度小、溶出缓慢；不稳定型却与此相反，但易转化成稳定型；亚稳定型介于二者之间，熔点较低，具有较高的溶解度和溶出速度，也可以转变为稳定型，但速度较慢。晶型不同能造成药物吸收速度差异，进而影响药物的生物利用度。

能引起晶型转变的外界条件有：①加热；②熔融；③粉碎与研磨；④结晶条件，如溶剂不同、饱和程度不同都可能产生不同的晶型；⑤混悬液中混悬粒子溶解和结晶的动态变化，可引起晶型的转变。

制剂设计时，一般选用亚稳定型结晶。为防止晶型转化，可采用适当的措施，如混悬液中加入高分子材料增加分散介质的黏度，可以阻滞或延缓晶型的转变，表面活性剂吸附于晶核表面也可以干扰新晶核的形成，延缓晶型转变。

另外，药物还可以非晶型存在，称为无定形（amorphous），是分子排列无规则的粉末。无定形药物溶解时不需要克服晶格能，因而比结晶型容易溶解，呈现较强的疗效。

二、药物的剂型因素

药物的剂型因素广义地讲，包括与剂型有关的各种因素，关于药物的物理化学性质对制剂疗效的影响如上所述，这里主要讨论药物制剂的剂型、制剂处方、制备工艺技术与药物疗效的关系。

（一）药物剂型与给药途径

药物的剂型对药物的吸收及其生物利用度有很大的影响。制剂中药物的吸收分为两个阶段：即药物从制剂中释放溶出，进而通过生物膜吸收。前一过程中因剂型不同，药物制剂具有不同的释药性能，可影响到体内药物的吸收和药效；后一过程中因剂型不同，给药部位不同，同样也可影响到体内药物的吸收和药效，导致药物的起效时间、作用强度、作用部位、持续时间及副作用等不同。不同剂型制剂中药物的释放与吸收过程如图23-5所示。

1. 注射液体剂型 静脉注射剂没有吸收过程，显效最快。而肌肉和皮下注射需经组织吸收而进入体循环，所以显效稍慢。注射部位周围一般有丰富的血液和淋巴循环，且影响因素少，故通常注射给药较口服给药吸收快。注射药物的吸收为被动转运方式，亲脂性药物可直接通过毛细血管内皮细胞吸收，而非脂溶性药物主要通过毛细血管壁上的微孔进入毛细血管。药物从制剂中释放的速度是注射给药吸收的限速因素，各种注射剂中药物释放速度一般按以下次序排列：水溶液＞水混悬液＞油溶液＞O/W乳剂＞W/O乳剂＞油混悬液。

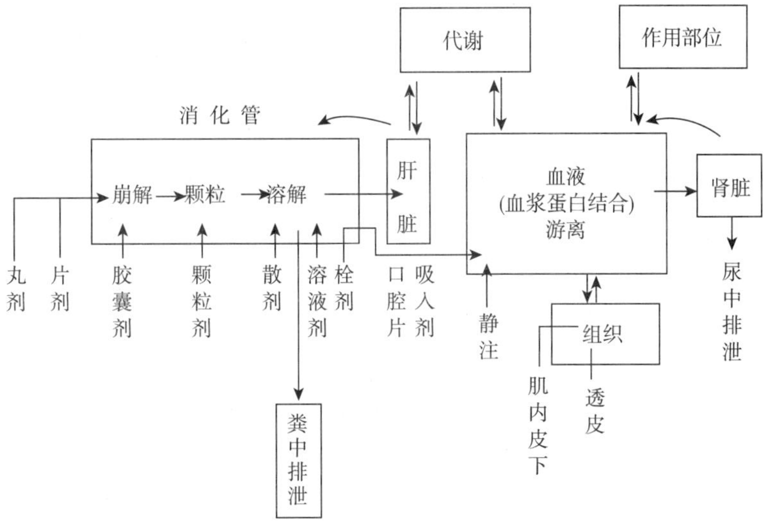

图 23-5　不同剂型制剂中药物的释放与吸收过程示意图

（1）溶液型注射液　大部分注射液是药物的水溶液，可以各种途径注射，能与体液混合，很快被吸收。一些难溶性药物采用乙醇、丙醇等非水溶剂或混合溶剂制成的注射液，注射入肌肉后，溶剂被体液稀释析出药物沉淀，有可能使药物吸收不规则或不完全。

以油为溶剂的注射液，由于溶剂与组织液不相溶，可在注射部位形成贮库。影响油注射液中药物吸收的主要因素是药物从油相向水性组织液的分配过程，它与药物的溶解度、油水分配系数有关。这种注射剂可起到长效作用。

（2）混悬型注射剂　混悬型注射剂注射后，药物微粒沉积在注射部位，药物溶出是吸收的限速过程，也受结晶状态等因素的影响。故混悬型注射剂可用作长效制剂。

静脉注射混悬剂后，药物的微粒易被单核巨噬细胞吞噬，主要分布在肝、脾等器官，例如喜树碱混悬剂静脉注射用于治疗肝癌，可提高疗效，降低毒性。

油混悬液一般用于肌肉注射，药物的吸收可长达数周至数月。

（3）乳剂型注射剂　乳剂型注射液（O/W）静脉注射后，系统的巨噬细胞吞噬乳滴，药物富集于单核巨噬细胞系统丰富的脏器，如肝、脾、肺、肾等。乳剂型注射剂肌肉注射后，药物多通过淋巴系统转运，适用于治疗肿瘤的淋巴转移。

乳剂型注射剂中药物在吸收过程中需从内相向外相转运，延缓了药物的释放，起到长效作用。

注射液中加入某些高分子物质可增加黏度，延缓药物的吸收，使注射剂具长效作用。

2. 口服液体剂型

（1）溶液剂　口服水溶液剂中的药物一般吸收快而完全。当溶液剂采用混合溶剂、加入助溶剂或增溶剂时，口服后由于胃肠液的稀释或胃酸的影响，可能会有药物沉淀析出。若沉淀粒子较细，仍可较快溶解；而沉淀粒子较大时，则可能延迟药物的吸收。

与水能相混溶的非水溶液中的药物的吸收比固体制剂快。适量的乙醇可增加血流量，可促进药物在胃内的吸收。制剂中甘油浓度过高时则会降低胃排空速度而影响吸收。

油溶液口服后，药物需从油相转移到胃肠液，再经黏膜吸收。故药物从油相向水相的分配过程常成为吸收的限速过程。

（2）混悬剂　一般口服混悬剂的生物利用度仅次于水溶液剂，而比固体制剂的吸收好。混悬液中的药物粒子溶解后才能吸收。影响混悬液中药物生物利用度的因素有药物粒子的大小、晶型、附加剂、分散介质的种类和黏度，以及组分间的相互作用等。

混悬液中的药物一般是难溶于水的固体粒子，溶解度太低时，其吸收速度将受到溶出速度的限制。为了增加药物的溶出速度，可采用微粉化原料（粒径<10μm）。

（3）乳剂　口服乳剂有较高的生物利用度。可能的原因为：①分散度好，分散相表面积大，有利于药物的释放和吸收；②乳剂中的乳化剂有表面活性作用，可促进药物的吸收；③油脂经消化生成亚油酸和油酸，可以抑制胃肠道的蠕动，延长药物在肠道的停留时间；④油脂食用后可促进胆汁的分泌，有助于药物的溶解与吸收；⑤乳剂中的油脂性药物可通过淋巴系统吸收转运。

3. 口服固体剂型　固体剂型口服后，须在胃肠液中经崩解、溶出，才能经胃肠黏膜吸收进入体循环。这一过程通常可决定药物在体内吸收的速度和程度。

（1）散剂　散剂比表面积大，口服后不经崩解过程，较其他固体制剂生物利用度高。散剂的溶出速度、粒子大小、成分间相互作用以及贮存中的变化等可影响药物吸收的速度和程度。

（2）胶囊剂　胶囊中的药物颗粒或粉末未经冲压或溶化，口服后囊壳崩解后，药物可迅速分散于胃肠液中，故药物的释放和溶出快，吸收较好。影响胶囊剂吸收的剂型因素有药物颗粒或粉末粒子的大小、晶型、附加剂等。湿润剂有助于药物的释放，而疏水性稀释剂则能阻碍水性体液对药物的润湿，延缓药物的释放和吸收。

（3）片剂　片剂是生物利用度问题较多剂型之一，主要原因是经过压片减少了药物的表面积。由片剂表面直接溶解于体液的量很少，药物从片剂中释放须经过崩解、分散成为微细颗粒，溶解后方能被机体吸收，故某些药物，特别是难溶性药物的片剂，虽崩解时限符合药典规定，但其生物利用度有可能很差。

（4）丸剂　丸剂的种类较多，中药丸剂的溶散和释药过程比较复杂。影响中药丸剂疗效的剂型因素主要有赋形剂的种类、药料的组成和制备工艺等。

中药丸剂成型不经压制，主要靠赋形剂的润湿和黏合作用经塑制或泛制成型。丸剂吸收前也需经过溶散或崩解、释放等阶段。溶散、崩解和释放常常是丸剂中药物吸收的限速过程。

水丸和水蜜丸使用的赋形剂常为水性液体黏合剂，影响这类丸剂释药的主要因素为黏合剂的黏度、药物粉末的粗细、泛制时丸剂滚转的时间等。黏合剂黏性太强，药粉过细，泛制时间太长，均可导致丸剂表面过于致密，不利于丸剂溶散、崩解而影响药物的吸收。药物粉末过粗，则不利于有效成分的释放。

蜜丸由于含有较多的蜂蜜，药物的释放较为缓慢。

糊丸和蜡丸则可认为是传统的缓释剂型。糊丸的释药过程类似于现代缓释剂型的亲水性骨架制剂，释药速度同时受制于药物的扩散和骨架的溶蚀速度。而蜡丸则类似于生物溶蚀型骨架制剂，靠消化液的逐渐溶蚀而释放药物。

滴丸属于固体分散体，药物的释放与药物的分散状态及基质的性质有关。当基质为水溶性材料时，滴丸可作为速效制剂；若为难溶性或肠溶性材料时，则可作为缓释或肠溶制剂。

另外，直肠给药、经皮给药、经肺给药剂型和眼用剂型等影响药物疗效的因素已在各有关章节做过详细介绍，不再赘述。

不同给药途径的药物吸收显效，由快到慢的顺序通常为：静脉>吸入>肌内>皮下>舌下或直肠>口服>皮肤。但对于某些药物而言，舌下或直肠给药吸收速度仅次于静脉注射和吸入给药；也有直肠给药比口服吸收差者。常用的口服剂型吸收的顺序通常为：溶液剂>混悬剂、乳剂>散剂>胶囊剂>片剂>丸剂。也有个别例外的情况。

同一种药物制成不同的剂型，其血药浓度与时间的关系如图23-6所示。

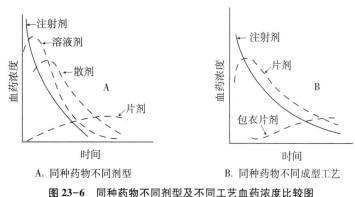

图 23-6　同种药物不同剂型及不同工艺血药浓度比较图

(二) 药用辅料

药用辅料在制剂中应用广泛。过去曾认为辅料多为惰性物质，只是有助于制剂的成型和质量的稳定。许多研究证实，辅料不仅可以改变药物及其制剂的理化性质，而且可直接影响药物的释放和吸收进入机体的速度和数量。因此，在制剂处方设计时除了应考虑辅料对制剂的物理外观的影响外，更重要的是如何选择适当的辅料使药物制剂更好地发挥临床疗效。

药物制剂中，辅料与主药，或辅料与辅料，甚至辅料与机体之间都可能产生相互作用而影响药物的体内过程。然而这种影响用一般的物理或化学的测定方法不易检验出来。如澳大利亚报道的苯妥英钠胶囊的中毒事件，就是因为将填充剂由原来的硫酸钙改为乳糖，药物吸收增加而引起的。辅料对药物制剂可能会产生不同的作用，如络合物的形成、吸附作用的产生、药物表面性质的改变、溶出速度的变化、黏度的改变等，有的能加速或延缓药物的释放和吸收。许多溶液剂或混悬型液体药剂常加入一些高分子物质增加分散介质的黏度，延缓药物的吸收，而具有长效作用。表面活性剂能溶解生物膜的类脂物质改变其通透性或降低药物与生物膜间的表面张力，可增加药物吸收。但在临界胶团浓度以上，药物进入胶团则有可能使其吸收受阻。应该注意的是，长期反复使用大剂量的表面活性剂，可能导致黏膜细胞结构的损害。

对于疏水性强的药物，难以用减小粒径的方法改善溶出速度。因为粒径减小后，粉体吸附较多的空气，难以润湿，不利于药物的溶出。可用亲水性辅料如淀粉、乳糖与其混合，或在其表面包上一层亲水性物质（如阿拉伯胶、羟丙基纤维素等）使接触角减小，提高亲水性，加速溶出。疏水性辅料的应用可影响制剂的崩解和药物的溶出。

许多新的制剂工艺技术和药物剂型，如固体分散技术、β-环糊精包合技术及缓释、控释制剂等，也和药用辅料的应用密切相关。

(三) 制剂工艺技术

制剂工艺技术对药物制剂的疗效也有影响。

难溶性药物利用超微粉碎技术微粉化，可以有效地减少粉粒的粒径，加快药物的溶出。近年来，对植物类中药材进行细胞级超微粉碎，可使主要存在于植物细胞内的有效成分充分暴露，提高有效成分的溶出速度和溶出量。但应注意该技术仅适于难以溶出或溶解度较低的有效成分。

将中药的难溶性有效成分制成固体分散体，再制成适宜的剂型，常可以增加其溶出速度，有效地提高生物利用度。如葛根黄豆苷元，临床上用于治疗高血压、心绞痛、偏头痛、脑动脉硬化及突发性耳聋等疾病。但动物实验表明，口服葛根黄豆苷元一般需要 1 周左右才能显效。制成葛根黄豆苷元-PVP 固体分散体后，人体药物动力学研究结果表明，其生物利用度是市售葛根黄豆苷元胶囊的 5 倍。葛根黄豆苷元固体分散体对大鼠实验性心律失常的预防作用、对小鼠常压耐缺氧的存活时间及减慢麻醉家兔的心率等作用，均强于等剂量的葛根黄豆苷元。许多中药有效成分如 8-甲氧基补骨脂素、青蒿素、葛根素、黄芩苷、棉酚等制为固体分散体后，体外溶出速率均有大幅度提高。

采用包合技术将难溶性药物制成 β-环糊精包合物也是提高难溶性药物生物利用度的有效方法。

适当的制剂工艺技术不仅可以有效地提高药物的疗效，而且也可降低药物的毒副作用，如汉防己甲素，可用于预防和治疗各期矽肺，但长期使用，对组织细胞毒性较大，可引起皮肤色素沉着、肝肿大和肝功能异常等副作用，将汉防己甲素制成脂质体后则可减轻其原有的细胞毒性。

三、机体的生物因素

（一）药物的肝脏首过效应

给药途径不同，所产生的药效往往不一样。肝脏的首过效应（或称首关效应、第一关卡效应）是影响药物体内过程，引起疗效降低的一个重要原因。

在胃肠道吸收的药物经肝门静脉进入肝脏，继而进入体循环的过程中可能有部分药物在肝内遭受到生物转化。这种在药物进入体循环前因肝脏摄取而代谢或经胆汁排泄使进入体循环原型药物量减少的现象称为肝脏的首过效应（first pass effect）。首过效应愈大，药物被代谢愈多，其血药浓度也愈低，药效受到的影响愈明显。腹腔注射给药也同样受到肝脏首过效应的影响。

另外，在药物吸收过程中，药物在胃肠道内或经过肠壁时，也可因发生各种代谢反应，出现原型药物吸收量减少的首过效应。

为避免首过效应，常采用静脉、皮下、肌内、舌下、直肠下部给药或经皮给药。这些给药途径，药物吸收不经过肝脏，直接进入体循环，可减少首过效应的损失。如硝酸甘油舌下给药或经皮给药制剂就是典型的例子。

（二）用药部位的生理状态

临床上口服用药的方式最为多见。口服给药经历的吸收过程最复杂，除首过效应外，给药部位的生理状态如胃肠道 pH 值、胃排空速率、胃排空时间及小肠运动等对药物疗效的发挥均有影响。

1. 胃肠道 pH 值 消化道各部分的 pH 值不同，胃液 pH 值 1~4，十二指肠 pH 值 4~5，空肠 pH 值 6~7，回肠 pH 值 6.5~7.5，大肠 pH 值 6.4~8.0。不同生理状态下胃肠道 pH 值有所不同，纯胃液 pH 值<1，空腹时 pH 值 1.2~1.8，食后 pH 值 3~5。因此，胃中弱酸性药物容易吸收，小肠中弱碱性药物容易吸收，大肠只对极少数经胃和小肠吸收不完全的药物才呈现有限的吸收。

胃肠道 pH 只能影响弱电解质药物的被动转运吸收。影响胃液分泌或中和胃酸的药物，可引起 pH 值变化而影响药物吸收。

2. 胃排空速率与时间 胃内容物从胃，经幽门向十二指肠排出的过程称胃的排空。胃排空的快慢用胃排空速率反映。胃内容物排空所需的时间称为胃排空时间。

胃的排空为一级速度过程。胃排空速率还受到胃内容物的黏度、温度、渗透压及健康状况、药物的影响。

多数药物在小肠内有最大吸收速度。药物制剂的显效时间、药效强度及维持药效时间均与胃排空速率和时间关系密切。对于需立即发挥作用的药物或在胃中不稳定的药物、肠溶制剂等，如果延迟胃的排空会使作用的时间与强度受到影响。因此，改变胃排空速率的药物可对其他药物的吸收产生影响。

对于某些在小肠有特定吸收部位的药物，如维生素 B_2，餐后服用较空腹服用吸收量多，因空腹服药，胃排出快，大量的维生素 B_2 同时到达十二指肠，出现载体饱和现象，生物利用度就较差。

3. 小肠运动　肠的蠕动可决定肠内容物的停留时间，因此，药物吸收的完全与否同肠的蠕动有关。肠的蠕动性愈大，药物滞留时间愈短，制剂中药物溶出及吸收的时间就短。肠的蠕动性对缓释制剂及肠溶制剂尤为重要。

其他途径的药物吸收，如直肠吸收、经皮吸收和肺部的吸收等均受给药部位生理病理因素的影响。这些在有关章节已有介绍，不再赘述。

此外，性别、年龄、种族差异及病理状态等均能引起药物疗效的差异。性别对药物的感受性，一般雌性动物比雄性动物敏感性大，人也如此。药物对新生儿、乳儿、老年及肝、肾功能障碍患者等的药效和副作用比对正常成人明显。实验动物与人，或人与人之间由于种属或种族差异，药物敏感程度均不相同。这些差异一般都是因为个体间生理、病理状况的不同，而引起药物吸收、分布、代谢、排泄等体内过程的变化，从而导致药物效应的变化。

四、药物相互作用

药物相互作用（drug interaction）是指在药物治疗过程中，所应用的药物与药物，或药物与药物代谢产物、内源性物质、食物，以及诊断剂之间相互影响，导致其体内过程的变化，从而引起疗效的变化。药物相互作用产生的结果包括疗效的作用性质、强度、持续时间、副作用与毒性的改变等。目前药物治疗提供的新药越来越多，联合用药产生不良反应的报道与日俱增。药物相互作用已引起人们的普遍关注。

药物在体内过程中常见的相互作用如表 23-1 所示。

表 23-1　药物在体内过程中常见的相互作用

体内过程	相互作用类型	相应的疗效变化
吸收过程	促进或抑制胃排空	促进或延缓吸收使疗效增强或减弱
	形成难溶性或难吸收的化合物	吸收受阻使疗效减弱
	吸附作用	吸收受阻使疗效减弱
分布过程	血浆蛋白结合的竞争性置换作用	靶器官及受体中有效浓度增加使疗效增强
代谢过程	酶抑作用	抑制药物代谢，疗效增强
	酶促作用	促进药物代谢，疗效减弱
排泄过程	抑制排泄	延长药物作用时间，疗效增强
	促进排泄	降低体内药物浓度，疗效减弱
	通过改变 pH 改变溶解状况	疗效减弱或增强，或毒副作用增加

例如，含有大量生物碱类成分的中药（如乌头、黄连、黄柏等）与强碱性药物如碳酸氢钠合用时，会影响生物碱类成分的解离度，从而影响吸收而降低疗效。大多含颠茄类生物碱的中药（如颠茄、洋金花、曼陀罗等）可抑制胃排空和肠蠕动，使强心苷类药物（如洋地黄和地高辛）的吸收增加。含鞣质较多的中药（如五倍子和虎杖）与麻黄碱、黄连素、士的宁等合用时，可生

成难溶性鞣酸盐沉淀，影响二者吸收而降低疗效。因乙醇能增加肝药酶活性，含乙醇的中成药与其他中药及其制剂合用时，可能会产生代谢性相互作用，影响疗效甚至产生毒性。

总之，药物的相互作用机制错综复杂，所有已知的具有临床意义的相互作用机制尚有许多不明确，有待进一步研究。对已知临床上具有不良反应的应予避免，有利于治疗的则加以利用。目前国内外许多有关药物相互作用的专著与临床报道，为医药工作者提供了参考资料，有利于临床合理用药。

第四节　药物动力学

一、药物动力学常见的基本概念

如前所述，药物动力学研究是应用动力学原理，阐释药物在体内的动态变化规律，并提出描述这种变化规律的数学模型。在研究过程中常常涉及速度类型、隔室模型等基本概念。

（一）药物转运的速度过程

药物进入体内以后，体内药量或药物浓度将随着时间的推移不断发生变化，研究这种变化规律就涉及速度过程。在药物动力学研究中，通常将药物体内转运的速度过程分为如下三种类型。

1. 一级速度过程（first order processes） 如果药物在体内某部位转运的速度与该部位的药量或血药浓度的一次方成正比，就称为一级速度过程，即一级动力学过程，或称线性动力学过程。通常药物在常用剂量时，其体内的各个过程多为一级速度过程，或近似为一级速度过程。

一级速度过程具有的特点：①半衰期与剂量无关；②单剂量给药的血药浓度–时间曲线下面积与剂量成正比；③一次给药情况下，尿药排泄量与剂量成正比。

2. 零级速度过程（zero order processes） 如果药物的转运速度在任何时间都是恒定的，与浓度无关，这种速度过程就称为零级速度过程，或称零级动力学过程。通常恒速静脉滴注的给药速度，以及控释制剂中药物的释放速度为零级速度过程。

以零级动力学过程消除的药物，其生物半衰期随剂量的增加而增加。

3. 受酶活力限制的速度过程（capacity limited processes） 当药物浓度较高而出现酶活力饱和时的速度过程，称为受酶活力限制的速度过程，也称非线性速度过程，或 Michaelis-Menten 型速度过程。

通常符合这种速度过程的药物在高浓度时表现为零级速度过程，而在低浓度时是一级速度过程，其原因有两方面：一是药物的代谢酶被饱和；二是与主动转运有关的药物跨膜转运时载体被饱和。

（二）隔室模型

药物进入体内后，各部位的药物浓度始终在不断变化，这种变化虽然复杂，但仍服从一定的规律。药物动力学研究用隔室模型来模拟机体系统，根据药物的体内过程和分布速度的差异，将机体划分为若干"隔室"或称"房室"。在同一隔室内，各部分的药物均处于动态平衡，但并不意味着浓度相等。最简单的是一房室模型或称单室模型，较复杂的动力学模型，如双室模型和多室模型。

1. 单室模型（one compartment model） 药物进入体内以后，能迅速分布到机体各部位，在血浆、组织与体液之间处于一个动态平衡的"均一"状态，这时，可把整个机体作为一个隔室，这种模型称为单室模型。

2. 双室模型（two compartment model）　药物进入体内以后，能很快进入机体的某些部位，但对另一些部位，则需要一段时间才能完成分布。这样按药物的转运速度将机体划分为药物分布均匀程度不同的两个独立系统，即双室模型。在双室模型中，一般将血液，以及血流丰富能够瞬时分布的组织器官，如心、肝、脾、肺、肾等划分为一个"隔室"，称为中央室。将血液供应较少、药物分布缓慢的组织器官，如骨骼、脂肪、肌肉等划分为另一个"隔室"，称为周边室或外室。

若外室中又有一部分组织、器官或细胞内药物的分布特别慢，还可以从外室划分出第三隔室，甚至第四个隔室。分布稍快的称为浅外室，分布慢的称为深外室，由此形成多室模型（multi-compartment model）。

隔室的划分具有抽象性。它不是以生理解剖部位进行的划分，而是从药物分布的速度与完成分布所需要的时间来划分的，因而不具解剖学的实体意义。

隔室的划分还具有相对性。当实验条件比较精密、数据比较准确和充足时，就有条件按药物在体内分布速度将机体划分为多个隔室。若实验条件比较简陋，实验数据较少或误差较大时，不能区分药物的不同分布速度，只能将机体划分为单一的或较少的隔室。这种情况下若盲目追求多分隔室，必将给数据分析带来困难，处理结果可信度降低。因此，常见到同一种药物，对同种机体，由于实验条件和数据处理能力不同，文献报道为不同的房室模型。应理解和允许这种分室的相对性。

从理论上讲，药物动力学可以处理任意多室模型，但隔室越多，实验和数据处理就越复杂。因此，从实用的角度考虑，药物的体内隔室数不宜多于3个。

另外，隔室的划分还具有客观性，不可随臆测而划分。某种药物在体内动态过程的描述，应以科学实验数据为依据。

（三）药物动力学模型参数

模型参数是指足以代表与决定模型的一些特征常数。主要有以下几类。

1. 速度常数　速度常数是描述药物转运（消除）快慢的动力学参数。速度常数越大，转运（消除）速度越快。速度常数以时间的倒数为单位，如1/h 或 h^{-1}。

常见的速度常数有：

K_a：吸收速度常数

K：总消除速度常数

K_e：尿药排泄速度常数

K_0：零级滴注（或输注）的速度

K_m：代谢速度常数

总消除速度常数为体内代谢和排泄速度常数的总和：

$$K = K_e + K_m + K_{bi} + K_{lu} + \cdots$$

式中，K_e、K_m 的意义如上所述，K_{bi} 为胆汁排泄速度常数，K_{lu} 为经肺消除速度常数。速度常数的加和性是一个重要的特征。

2. 表观分布容积　表观分布容积（apparent volume of distribution）是体内药量与血药浓度间相互关系的一个比例常数。即：

$$V = \frac{X}{C} \text{ 或 } V = \frac{X}{CW} \qquad\qquad (23\text{-}7)$$

式中，V 是表观分布容积；X 为体内药量；C 是血药浓度；W 是体重。表观分布容积的单位通常以 L 或 L/kg 表示。

表观分布容积可以设想为，体内药量按血药浓度均匀分布时所需要的体液的容积。表观分布容积不具直接的生理意义，在多数情况下不涉及真实的容积。其数值的大小能反映该药的分布特性。一般水溶性或极性大的药物不易进入细胞内或脂肪组织中，血药浓度较高，表观分布容积较小；而亲脂性药物通常在血液中的浓度较低，表观分布容积则较大，往往超过体液总体积。因此，表观分布容积通常能反映药物在体内分布情况的粗略概念，是药物的一个特征参数，对于一种药物，该参数是一个确定的值。

3. 清除率　清除率（clearance，Cl）是指机体或消除器官在单位时间内能清除掉相当于多少体积的血液中的药物。

清除率的单位表示为：体积/时间。清除率表示从血液或血浆中清除药物的速度或效率，并不表示被清除的药物量。单位时间所清除的药物量等于清除率与血药浓度的乘积。

多数药物通过肝代谢或肾排泄从体内消除，因而药物的总清除率等于肝清除率 Cl_h 与肾清除率 Cl_r 之和。

$$Cl = Cl_\mathrm{h} + Cl_\mathrm{r} \qquad\qquad (23\text{-}8)$$

（四）血药浓度-时间曲线下面积

血药浓度-时间曲线下面积（area under curve，AUC）是指以时间为横坐标，药物浓度或体内药量为纵坐标绘制的曲线下的面积。血药浓度-时间曲线下面积反映一段时间内药物在体内吸收的总量，是评价制剂生物利用度和生物等效性的重要参数。

（五）生物半衰期

生物半衰期（biological half-life）是指体内药量或药物浓度消除一半所需的时间，又称消除半衰期。生物半衰期是衡量药物从体内消除速度快慢的指标。药物生物半衰期除与药物结构性质有关以外，还与机体消除器官的功能有关。通常，同一种药物对于正常成人的生物半衰期相对稳定，生物半衰期的改变，可反映出消除功能的变化。

二、单室模型单剂量给药

单室模型具有两个特点，其一是药物分布快，无论以何种途径给药，药物一经进入体循环，能迅速分布于机体的各组织、器官，在全身达到动态平衡；其二是药物按一级速度过程消除，药物的消除速度与该时体内的药量或药物浓度成正比。

（一）静脉注射给药的血药数据

1. 模型的建立　关于单室模型药物静脉注射，可建立如下模型：

$$X_0 \longrightarrow \boxed{X} \xrightarrow{\ K\ }$$

式中，X_0 为静脉注射的剂量，X 为 t 时体内药量，K 为消除速度常数。

2. 血药浓度与时间的关系　单室模型药物静脉注射，由于分布迅速，药物的体内过程主要是消除，并且按一级速度过程进行。用微分方程表示为：

$$\frac{dX}{dt} = -KX \tag{23-9}$$

式中，dX/dt 表示体内药物的消除速率，X 为体内药量，K 为消除速度常数，负号表示体内药量 X 随时间推移而减少。

在初始条件为 $t=0$、$X=X_0$ 的情况下，上述微分方程的解为：

$$X = X_0 e^{-Kt} \tag{23-10}$$

实际工作中，体内药量 X 往往不能直接测定，故以血药浓度表示，根据表观分布容积的定义，上式两端除以 V，得

$$C = C_0 e^{-Kt} \tag{23-11}$$

式（23-11）表示单室模型静注给药后体内药物浓度随时间变化符合指数函数变化规律，如图 23-7 所示。

将式（23-11）两边取对数，得

$$\lg C = -\frac{K}{2.303}t + \lg C_0 \tag{23-12}$$

式（23-11）和式（23-12），为单室模型药物静脉注射给药后血药浓度经时过程的基本公式。

3. 基本参数的求算　不同的药物在体内消除速度不同，表观分布容积也不相同。由式（23-11）可知，药物浓度在体内的变化规律完全取决于消除速度常数 K 和药物初浓度 C_0。因此，求算参数时，首先应求出 K 和 C_0。

静脉注射给药以后，测得不同时间 t_i 的血药浓度 C_i（$i=1$，2，3，4，…，n），根据式

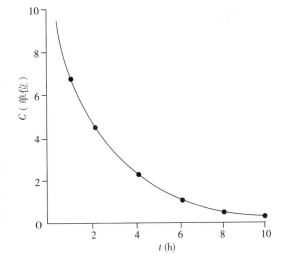

图 23-7　单室模型静脉注射给药血药浓度-时间曲线

（23-12），以 $\lg C$ 对 t 作图，可得一条直线。根据直线斜率（$-K/2.303$）和截距（$\lg C_0$）求出 K 和 C_0。

由于作图法误差较大，在实际工作中多采用线性回归法。

4. 其他参数的求算

（1）半衰期（$t_{1/2}$）　当 $t=t_{1/2}$ 时，$C=C_0/2$，代入式（23-11），可求得

$$t_{1/2} = \frac{0.693}{K} \tag{23-13}$$

从上式可以看出，按一级速度过程消除的药物的半衰期与消除速度常数成反比，而与初始浓度无关。药物在体内驻留时间的长短主要取决于其半衰期的长短。不难算出，在用药经 3.32 个半衰期时，体内药物浓度衰减为初始浓度的 10%；经 6.64 个半衰期时，体内药物浓度仅存 1%。

（2）表观分布容积　表观分布容积计算公式（式 23-7）同样适应于静脉给药后的初始状态，即：

$$V = \frac{X_0}{C_0} \tag{23-14}$$

（3）血药浓度-时间曲线下面积（AUC）　由式（23-11）积分，得

$$AUC = \int_0^\infty C dt = \int_0^\infty C_0 e^{-Kt} dt = C_0 \int_0^\infty e^{-Kt} dt$$

$$AUC = \frac{C_0}{K} \tag{23-15}$$

将式（23-14）代入上式，得

$$AUC = \frac{X_0}{KV} \tag{23-16}$$

（4）清除率（Cl） 前已述及清除率的概念，清除率实际上等于药物的消除速度与血药浓度的比值，即

$$Cl = \frac{dX/dt}{C} \tag{23-17}$$

将式（23-9）代入上式，得

$$Cl = \frac{KX}{C} \tag{23-18}$$

将式（23-7）代入上式，得

$$Cl = KV \tag{23-19}$$

由上式可知，药物体内总清除率是消除速度常数与表观分布容积的乘积。根据式（23-16），$KV = X_0/AUC$，代入式（23-19），得

$$Cl = \frac{X_0}{AUC} \tag{23-20}$$

因此，利用式（23-19）或式（23-20），均可求出药物清除率 Cl。

例1 某患者体重为 50kg，静脉注射某药 300mg，测得不同时间血药浓度数据如表 23-2 所示：

表 23-2 不同时间血药浓度数值表

t（h）	0.5	1.0	2.0	4.0	6.0	8.0	10.0
C（μg/mL）	10.1	8.3	6.0	3.7	2.1	0.9	0.55

试求该药的 K、$t_{1/2}$、V、Cl 和 AUC 等。

解 将表 23-2 中数据以 $\lg C$ 对 t 作图，得一直线，说明该药体内过程符合单室模型。以 $\lg C$ 对 t 作线性回归，得

$$\lg C = -0.126t + 1.019 \qquad r = 0.9921$$

① $K = -2.303 \times (-0.126) = 0.290(h^{-1})$

② $C_0 = \lg^{-1} 1.019 = 10.447(\mu g/mL)$

③ $t_{1/2} = \dfrac{0.693}{K} = \dfrac{0.693}{0.290} = 2.390(h)$

④ $V = \dfrac{X_0}{C_0} = \dfrac{300 \times 1000}{10.447} = 28716(mL) = 28.716(L)$

或 $V = \dfrac{28.716}{50} = 0.574(L/kg)$

⑤ $Cl = KV = 0.290 \times 28.716 = 8.328(L/h)$

⑥ $AUC = \dfrac{C_0}{K} = \dfrac{10.447}{0.290} = 36.024(\mu g/mL) \cdot h$

（二）静脉注射给药的尿药数据

利用血药浓度数据求算药物动力学参数是一种较为理想的方法，但在某些情况下，可能会受到一些限制。如：①药物本身缺乏精密度较高的含量测定方法；②某些剧毒药物或药理效应强的药物，因用量太小或表观分布容积太大，造成血药浓度过低，难以准确测定；③血中某些物质对血药浓度的测定干扰太大；④缺乏采血的医护条件，不便对用药对象多次采血等。此时，可以考虑采用尿药数据测算药动学参数。

采用尿药数据求算药动学参数须符合两个条件，一是有较多的药物从尿中排泄，二是药物经肾排泄符合一级速度过程，即尿中原型药物出现的速度与体内药量成正比。

1. 尿药排泄速度法　根据上述条件，若静脉注射某一单室模型药物，则药物经肾排泄的速度过程，可表示为：

$$\frac{\mathrm{d}X_u}{\mathrm{d}t} = K_e X \tag{23-21}$$

式中，$\mathrm{d}X_u/\mathrm{d}t$ 为原型药物的尿排泄速度，X_u 为 t 时间尿中原型药物累积量；K_e 为肾排泄速度常数；X 为 t 时间体内药量。

将式（23-10）代入上式得

$$\frac{\mathrm{d}X_u}{\mathrm{d}t} = K_e X_0 e^{-Kt} \tag{23-22}$$

上式两端取对数，得

$$\lg \frac{\mathrm{d}X_u}{\mathrm{d}t} = -\frac{K}{2.303}t + \lg K_e X_0 \tag{23-23}$$

由上式可知，以 $\lg(\mathrm{d}X_u/\mathrm{d}t)$ 对 t 作图，可以得到一条直线，如图 23-8 所示。该直线的斜率与血药浓度法（$\lg C$ 对 t 作图）所得斜率相同。通过直线斜率即可求出药物的消除速度常数。

若将直线外推与纵轴相交，即得该直线截距的对数坐标为 I_0，则

$$I_0 = K_e X_0 \tag{23-24}$$

$$K_e = \frac{I_0}{X_0} \tag{23-25}$$

因此，通过该直线截距即可求出尿排泄速度常数 K_e。

这里应该注意以下几个问题：

第一，从 $\lg(\mathrm{d}X_u/\mathrm{d}t)$ 对 t 作图所得直线的斜率中求出的

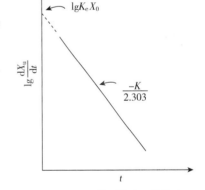

图 23-8　单室模型静注尿药排泄
速度-时间半对数图

是总消除速度常数 K，而不是尿药排泄速度常数 K_e，K_e 可通过直线截距求得。

第二，在实际工作中很难测得某一时刻的瞬时尿药排泄速度 $\mathrm{d}X_u/\mathrm{d}t$，因此，只能在某段间隔时间内集尿，以该段时间内排出的尿药量 ΔX_u 除以该段时间 Δt，得到一个平均尿药速度 $\Delta X_u/\Delta t$，该平均尿药速度可近似地看作该集尿期中点时间 t_c 的瞬时尿药速度。因此可按实验数据以 $\lg(\Delta X_u/\Delta t)$ 对 t_c 作图，代替理论上的 $\lg(\mathrm{d}X_u/\mathrm{d}t)$ 对 t 图。

第三，上述近似方法是否有效，取决于各集尿间隔时间 Δt 与药物半衰期 $t_{1/2}$ 的相对大小，当 Δt 二倍于 $t_{1/2}$ 时，将产生 8% 的误差，故集尿间隔时间应不超过一个生物半衰期，以 Δt 显著短于 $t_{1/2}$ 为好。

第四，由于 $\lg(\mathrm{d}X_u/\mathrm{d}t)$ 对 t 所作直线对实验误差较为敏感。以目测作图法会引起较大的误

差，故最好采用线性最小二乘法回归分析，以提高所求参数的可信程度。

尿药排泄速度的波动对上述方法影响很大，有时因数据散乱而难以测算动力学参数，则可采用对尿药排泄速度波动不敏感的亏量法。

2. 亏量法 亏量法又称总和减量法。总和减量是指用尿药排泄总量减去各时间的累积排泄量，实际是待排泄尿药量，或称作亏量。

对式（23-22）作不定积分，并代入初始条件 $t=0$，$X_u=0$，得

$$X_u = \frac{K_e X_0}{K}(1 - e^{-Kt}) \tag{23-26}$$

上式中，令 $t \to \infty$，得

$$X_u^\infty = \frac{K_e X_0}{K} \tag{23-27}$$

将式（23-27）减式（23-26），得

$$X_u^\infty - X_u = X_u^\infty \cdot e^{-Kt} \tag{23-28}$$

上式两边取对数，得

$$\lg(X_u^\infty - X_u) = -\frac{K}{2.303}t + \lg X_u^\infty \tag{23-29}$$

上式中 $X_u^\infty - X_u$ 即为尿药亏量，也表示各时间待排泄的尿药量，以 $\lg(X_u^\infty - X_u)$ 对 t 作图可得一直线，该直线的斜率为 $-K/2.303$，可求得 K 值；直线的截距为 $\lg(K_e X_0/K)$，若已知 X_0、K，即可求出 K_e 值。

亏量法测定 X_u^∞ 需达药物排泄总量 99% 以上，一般要求集尿 7 个半衰期，且集尿期间，不得丢失任何一份尿样。对于 $t_{1/2}$ 长的药物，采用该法比较困难，这是亏量法应用的局限性。相比之下，速度法集尿时间只需 3~4 个 $t_{1/2}$，而且在速度图上确定一个点只需要连续收集两份尿样，不一定要收集所有尿液。相对于亏量法，速度法误差较大。

例 2 某药静脉注射 100mg 后，得尿药数据如表 23-3 所示，试用尿药速度法和尿药亏量法计算动力学参数。

表 23-3 某药物静脉注射 100mg 后尿药数据

t (h)	0	1	2	3	6	12	24	36	48	60	72
X_u (mg)	0	4.02	7.77	11.26	20.41	33.88	48.63	55.05	57.84	59.06	59.58

解 根据表 2-32 数据制得下表：

t (h)	X_u (mg)	Δt	ΔX_u	$\Delta X_u/\Delta t$	$\lg\Delta X_u/\Delta t$	t_c	$X_u^\infty - X_u$	$\lg(X_u^\infty - X_u)$
1	4.02	1	4.02	4.02	0.604	0.5	55.56	1.745
2	7.77	1	3.75	3.75	0.574	1.5	51.81	1.714
3	11.26	1	3.49	3.49	0.543	2.5	48.32	1.684
6	20.41	3	9.15	3.05	0.484	4.5	39.17	1.593
12	33.88	6	13.47	2.25	0.352	9.0	25.70	1.410
23	48.63	12	14.75	1.23	0.090	18.0	10.95	1.039
36	55.05	12	6.42	0.54	-0.268	30.0	4.53	0.656
48	57.05	12	2.79	0.23	-0.638	42.0	2.53	0.403
60	59.06	12	1.22	0.10	-1	54.0	0.52	-0.284
72	59.58	12	0.52	0.043	-1.36	66.0	0	

①尿药速度法：以 $\lg\left(\Delta X_\mathrm{u}/\Delta t\right)$ 对 t_c 作线性回归，得回归方程：

$$\lg\Delta X_\mathrm{u}/\Delta t=-0.03t+0.621$$

$$K=-2.303\times(-0.03)=0.0691\;(\mathrm{h}^{-1})$$

$$t_{1/2}=0.693/K=0.693/0.0691\approx10\;(\mathrm{h})$$

直线截距为 0.621，即：$\lg\left(K_\mathrm{e}X_0\right)=0.621$，$K_\mathrm{e}X_0=4.178$，则

$$K_\mathrm{e}=4.178/X_0=0.04178\;(\mathrm{h}^{-1})\approx0.042\;(\mathrm{h}^{-1})$$

②尿药亏量法：以 $\lg\left(X_\mathrm{u}^{\infty}-X_\mathrm{u}\right)$ 对 t 作线性回归，得回归方程

$$\lg\Delta X_\mathrm{u}/\Delta t=-0.03t+1.794$$

$$K=-2.303\times(-0.03)=0.0691\;(\mathrm{h}^{-1})$$

$$t_{1/2}=0.693/K=0.693/0.0691\approx10\;(\mathrm{h})$$

直线截距为 1.794，即 $\lg\left(K_\mathrm{e}X_0/K\right)=1.794$，$K_\mathrm{e}X_0/K=62.23$，则

$$K_\mathrm{e}=\frac{62.23K}{X_0}=\frac{62.23\times0.0691}{100}=0.043(\mathrm{h}^{-1})$$

由此可见，由尿药速度法和亏量法求出的结果基本相同。

（三）静脉滴注的血药数据

1. 模型的建立　静脉滴注又称静脉输注，是药物以恒定的速度（零级速度 K_0）输入体内，并以一级速度过程消除。可建立动力学模型如下：

$$K_0\longrightarrow\boxed{X}\xrightarrow{\;K\;}$$

式中，K_0 为滴注速度，X 为 t 时体内药量，K 为消除速度常数。

可以看出，恒速静脉滴注期间体内药量的变化速度可用微分方程表示为：

$$\frac{\mathrm{d}X}{\mathrm{d}t}=K_0-KX \tag{23-30}$$

式中，K_0 以单位时间输入的药量表示。

2. 血药浓度与时间关系　在初始条件为 $t=0$，$X_0=0$ 的情况下，可求出上述微分方程的解为：

$$X=\frac{K_0}{K}(1-e^{-Kt}) \tag{23-31}$$

式（23-31）为单室模型静脉滴注给药，体内药量 X 与时间 t 的函数关系式。

式（23-31）两端除以 V，得

$$C=\frac{K_0}{KV}(1-e^{-Kt}) \tag{23-32}$$

式（23-32）为单室模型静脉滴注给药，体内血药浓度 C 与时间 t 的函数关系式。血药浓度-时间曲线如图 23-9 所示。

3. 稳态血药浓度　由图 23-9 可见，在静脉滴注开始的一段时间内，血药浓度上升，继而逐渐减慢，然后趋近于一个恒定水平，此时的血药浓度称为稳态血药浓度（steady-state plasma-drug concentration）或称坪浓度（plateau concentration），用 C_SS 表示。在这种状态下，体内药物的消除速度等于药物的输入速度。

根据式（23-32），当 $t\to\infty$ 时，$e^{-kt}\to0$，$1-e^{-kt}\to1$，则 $C\to C_\mathrm{SS}$，即：

$$C_\mathrm{SS}=\frac{K_0}{KV} \tag{23-33}$$

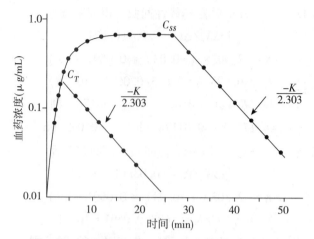

图 23-9　静脉滴注和滴注停止后血药浓度-时间曲线

上式为单室模型静脉滴注给药稳态血药浓度公式。可以看出，稳态血药浓度与药物的静脉滴注速度成正比。临床上可以通过控制滴注速度来获得理想的稳态血药浓度。

从式（23-32）可以看出，K 值愈大，$1-e^{-Kt}$ 趋近于 1 愈快。换言之，药物的 $t_{1/2}$ 愈短，到达坪浓度亦愈快。另外，不论药物的半衰期长短如何，达到坪浓度的某一分数所需要的半衰期的个数都是一样的。可以算出，达到 C_{SS} 的 90% 需要 3.32 个 $t_{1/2}$，达到 C_{SS} 的 99% 需要 6.64 个 $t_{1/2}$。任何药物达到 C_{SS} 某一百分数所需要的 $t_{1/2}$ 个数见表 23-4。

表 23-4　静脉滴注半衰期个数与达坪浓度分数的关系

半衰期个数（n）	1	2	3	4	5	6	7	8
坪浓度%（C_{SS}）	50	75	87.5	93.75	96.88	98.44	99.22	99.61

例 3　某患者体重 60kg，以每小时 50mg 的速度静脉滴注某药。已知其半衰期为 11h，表观分布容积为 0.52L/kg，问稳态血药浓度和滴注 6h 的血药浓度各是多少？

解　已知，$K_0 = 50\text{mg/h}$，$V = 0.52 \times 60 = 31.2$（L），$t_{1/2} = 11\text{h}$，则

①稳态血药浓度为：

$$C_{SS} = \frac{K_0}{(0.693/t_{1/2})V} = \frac{50 \times 11}{0.693 \times 31.2} = 25.44\,(\text{mg/L}) = 25.44\,(\mu\text{g/mL})$$

②静滴 6h 的血药浓度为：

$$C = C_{SS}(1 - e^{-Kt}) = 25.44\left[1 - e^{(-0.693/11) \times 6}\right] = 8\,(\mu\text{g/mL})$$

例 4　肝素对某患静脉血栓患者的半衰期为 0.83h，理想的稳态血药浓度为 0.3μg/mL，$V = 4.5\text{L}$，问静脉滴注给药速度应为多少？

解　已知 $t_{1/2} = 0.83\text{h}$，$C_{SS} = 0.3\mu\text{g/mL}$，由式（23-33），得：

$$K_0 = C_{SS}KV = 0.3 \times \frac{0.693 \times 4500}{0.83} = 1127\,(\mu\text{g/h}) = 1.13\,(\text{mg/h})$$

4. 药物动力学参数的计算　静脉滴注停止后，体内药量的变化只存在消除过程。若滴注持续时间为 T，滴注停止后的时间为 t'。则停滴后体内血药浓度随时间变化用指数函数式表示为 $C = C_T e^{-Kt}$。C_T 为停止滴注时的血药浓度，C_T 值因停止滴注的时间不同而不同。

（1）稳态后停滴　当达到稳态血药浓度时停止滴注，$C_T = C_{SS}$，血药浓度可用下式表示：

$$C = \frac{K_0}{KV}e^{-Kt'} \tag{23-34}$$

或
$$\lg C = - \frac{K}{2.303}t' + \lg \frac{K_0}{KV} \qquad (23-35)$$

根据式（23-35）计算药动学参数 K 及 V，可在停滴后的不同的时间测定血药浓度，以 $\lg C$ 对 t' 作图，得到一条直线，如图 23-9 所示，其斜率为 $-K/2.303$，可求得 K 值。从截距 $\lg$（K_0/KV），可求出 V 值。

（2）稳态前停滴　在未达稳态血药浓度时停止滴注，停止滴注后的血药浓度可表示为：
$$C = \frac{K_0}{KV}(1 - e^{-KT})e^{-Kt'} \qquad (23-36)$$

或
$$\lg C = - \frac{K}{2.303}t' + \lg \frac{K_0}{KV}(1 - e^{-KT}) \qquad (23-37)$$

根据式（23-37），停滴后测定血药浓度。以 $\lg C$ 对 t' 作图，得一直线，由直线斜率可求出 K 值，由截距可求出表观分布容积 V。

5. 负荷剂量　从静脉滴注开始至稳态血药浓度，需要近 7 个半衰期的时间。为此，可先静注 1 个负荷剂量（loading dose），使血药浓度达到或接近稳态水平，继而以静脉滴注来维持该水平。

先给予负荷剂量 X_0^*，又称为首剂量。
$$X_0^* = C_{ss}V \qquad (23-38)$$

继而进行恒速静脉滴注，此时体内药物的经时变化过程应以式（23-10）与式（23-31）之和表示：
$$X = X_0^* e^{-Kt} + \frac{K_0}{K}(1 - e^{-Kt}) = \frac{K_0}{K} \qquad (23-39)$$

或
$$C = \frac{X_0^*}{V}e^{-Kt} + \frac{K_0}{KV}(1 - e^{-Kt}) = \frac{K_0}{KV} \qquad (23-40)$$

由此可见，在上述静脉滴注开始的同时静脉注射 1 个负荷剂量，能使体内血药浓度始终恒定在稳态血药浓度。

例 5　对例 3 中药物，若患者需给药后在体内立即达到有效血药浓度（25μg/mL），并维持该水平 6h，试设计给药方案。

解　根据题意 $C_{ss} = 25μg/mL$，则静注负荷剂量为：
$$X_0^* = C_{ss}V = 25 \times 31.2 = 780mg$$

滴注速度为：
$$K_0 = C_{ss}KV = 25 \times \frac{0.693}{11} \times 31.2 = 49.14(mg/h)$$

例 6　地西泮治疗癫痫大发作所需血药浓度为 $0.5 \sim 2.5μg/mL$，已知 $V = 60L$，$t_{1/2} = 55h$。若对某患者，先静脉注射 10mg，半小时后以每小时 10mg 速度滴注，试问经 3h，是否达到治疗所需浓度？

解　静注 30min 后的血药浓度为：
$$C_1 = C_0 e^{-Kt} = \frac{10}{60}e^{-\frac{0.693}{55} \times 0.5} = 0.1656(mg/L) = 0.1656(μg/mL)$$

在此基础上静滴 3h，血药浓度为：
$$C_2 = \frac{K_0}{KV} = (1 - e^{-Kt}) + C_1 e^{-Kt}$$

$$= \frac{10}{\frac{0.693}{55} \times 60}(1 - e^{-\frac{0.693}{55} \times 3}) + 0.1656 e^{-\frac{0.693}{55} \times 3}$$

$$= 0.490 + 0.159 = 0.649(\text{mL/L}) = 0.649(\mu\text{g/mL})$$

此时血药浓度介于 $0.5 \sim 2.5 \mu\text{g/mL}$ 之间，已在治疗范围内。

（四）血管外给药的血药数据

1. 模型的建立　血管外给药途径包括口服、肌肉注射或皮下注射等。血管外给药后，先有吸收过程，随后逐渐进入血液循环，可建立如下模型：

$$X_0 \xrightarrow{F} \boxed{X_a} \xrightarrow{K_a} \boxed{X} \xrightarrow{K}$$

式中，X_0 为给药剂量；F 为吸收分数；X_a 为 t 时间吸收部位的药量；K_a 为一级吸收速度常数；X 为体内药量；K 为一级消除速度常数。

2. 血药浓度与时间的关系　多数药物的吸收及体内的消除按一级速度过程进行，可用微分方程分别表示为：

$$\frac{\mathrm{d}X_a}{\mathrm{d}t} = -K_a X_a \tag{23-41}$$

$$\frac{\mathrm{d}X}{\mathrm{d}t} = K_a X_a - KX \tag{23-42}$$

在初始条件为 $t=0$，$X_a = X_0$，$X=0$ 的情况下，可求出上述方程组的解为：

$$X = \frac{K_a X_0}{K_a - K}(e^{-Kt} - e^{-K_a t}) \tag{23-43}$$

由于血管外给药，吸收不一定很充分，故给药剂量 X_0 应乘以吸收量占剂量的分数值 F，称为吸收分数或生物利用度。则上式变为：

$$X = \frac{K_a F X_0}{K_a - K}(e^{-Kt} - e^{-K_a t}) \tag{23-44}$$

两边除以表观分布容积，得

$$C = \frac{K_a F X_0}{(K_a - K)V}(e^{-Kt} - e^{-K_a t}) \tag{23-45}$$

上式为单室模型血管外给药，体内药物浓度 C 与时间的关系式。其血药浓度-时间曲线如图 23-10 所示。

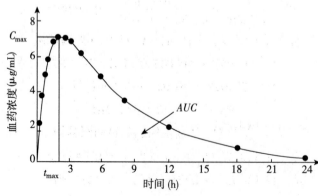

图 23-10　单室模型血管外给药的血药浓度-时间曲线

例7　某患者口服某药 250mg，已知 $F = 0.8$，$K_a = 1h^{-1}$，$K = 0.1h^{-1}$，$V = 10L$。试求：①服药后 3h 的血药浓度；②设该药在体内最低有效血药浓度为 $10\mu g/mL$，求第二次服药的最佳时间。

解　①将已知条件 F、K_a、K、V 及 t 代入式（23-45），得

$$C = \frac{1 \times 0.8 \times 250}{10 \times (1 - 0.1)}(e^{-0.1 \times 3} - e^{-1 \times 3})$$

$$= \frac{200}{9} \times (0.7408 - 0.0498) = 15.36 (\mu g/mL)$$

②第二次服药最佳时间应在血药浓度降至 $10\mu g/mL$ 时，解如下方程：

$$10 = \frac{1 \times 0.8 \times 250}{10 \times (1 - 0.1)}(e^{-0.1t} - e^{-t})$$

上式是一个超越方程，只能寻求近似解。由于 $e^{-0.1t} \gg e^{-t}$，当 t 取适当大的值时，上式中 e^{-t} 可以忽略不计，则上式可以简化为：

$$10 = \frac{200}{9}e^{-0.1t}$$

$$e^{-0.1t} = \frac{10 \times 9}{200}$$

取自然对数，得　　　　　　　　　　　　$-0.1t = \ln 0.45$

$$t = \frac{\ln 0.45}{-1} = 7.985 (h) \approx 8 (h)$$

因此，第二次服药最佳时间应在首剂服药近 8h 再服用。

3. 达峰时间和血药浓度峰值　单室模型血管外途径给药，血药浓度-时间曲线有两个重要参数，即达峰时间 t_{max} 和血药浓度峰值（峰浓度）C_{max}。

式（23-45）对时间微分，得

$$\frac{dC}{dt} = \frac{K_a F X_0}{V(K_a - K)}(K_a e^{-K_a t} - K e^{-Kt}) \tag{23-46}$$

由于在 t_{max} 时，血药浓度达到峰值 C_{max}，$dC/dt = 0$，所以

$$K_a e^{-K_a t_{max}} - K e^{-K t_{max}} = 0 \tag{23-47}$$

简化，得

$$\frac{K_a}{K} = \frac{e^{-K t_{max}}}{e^{-K_a t_{max}}} \tag{23-48}$$

上式两边取对数，并解出达峰时间 t_{max} 的公式。

$$t_{max} = \frac{2.303}{K_a - K}\lg\frac{K_a}{K} \tag{23-49}$$

将达峰时间 t_{max} 代入式（23-45），可求出峰浓度，但较烦琐，简化如下，将式（23-48）改写为：

$$e^{-K_a t_{max}} = \frac{K}{K_a}e^{-K t_{max}} \tag{23-50}$$

将 t_{max} 代入式（23-45），再将上式代入，得

$$C_{max} = \frac{K_a F X_0}{V(K_a - K)}\left(\frac{K_a - K}{K_a}\right)e^{-K t_{max}} \tag{23-51}$$

简化，得

$$C_{max} = \frac{F X_0}{V}e^{-K t_{max}} \tag{23-52}$$

由式（23-49）及式（23-51）可知，药物的 $t_{\max}$ 由 K、K_a 决定，与剂量 X_0 大小无关；而 $C_{\max}$ 则与 X_0 成正比。

4. 曲线下面积 可由式（23-45）时间从零至无穷大间作定积分，得

$$AUC = \int_0^\infty C \mathrm{d}t = \int_0^\infty \frac{K_a F X_0}{V(K_a - K)}(e^{-Kt} - e^{-K_a t}) \mathrm{d}t$$

运算，得

$$AUC = \frac{FX_0}{KV} \qquad (23-53)$$

AUC 也可由梯形面积法计算，其计算公式为：

$$AUC_{0 \to \infty} = AUC_{0-t_n} + \frac{C_n}{K}$$

$$AUC_{0-t_n} = \sum_{i=1}^n \frac{(C_{i-1} + C_i)}{2}(t_i - t_{i-1})$$

例8 已知某药的 $K_a = 1.093 \mathrm{h}^{-1}$，$K = 0.171 \mathrm{h}^{-1}$，$V = 6.26 \mathrm{L}$，$F = 0.6$，如口服剂量为 160mg，试计算 $t_{\max}$、$C_{\max}$ 及 AUC。

解 $\quad t_{\max} = \dfrac{2.303}{K_a - K} \lg \dfrac{K_a}{K} = \dfrac{2.303}{1.093 - 0.171} \lg \dfrac{1.093}{0.171} = 2.01(\mathrm{h})$

$$C_{\max} = \frac{FX_0}{V} e^{-Kt_{\max}} = \frac{0.6 \times 160}{6.26} e^{-0.171 \times 2.01} = 10.87(\mathrm{mg/L}) = 10.87(\mu\mathrm{g/mL})$$

$$AUC = \frac{FX_0}{KV} = \frac{0.6 \times 160}{0.171 \times 6.26} = 89.68(\mathrm{mg/L}) \cdot \mathrm{h} = 89.68(\mu\mathrm{g/mL}) \cdot \mathrm{h}$$

5. 残数法求 K 和 K_a 残数法是药物动力学研究中将曲线分解成若干指数成分的一种常用方法。凡是血药浓度曲线由多项指数式表示时，均可用残数法逐个求出各指数项的参数。

设 $\qquad\qquad\qquad\qquad A = \dfrac{K_a F X_0}{V(K_a - K)} \qquad\qquad (23-54)$

代入式（23-45），得

$$C = Ae^{-Kt} - Ae^{-K_a t} \qquad (23-55)$$

假设 $K_a > K$，若 t 充分大时，$e^{-K_a t}$ 首先趋于零，则上式简化为：

$$C = Ae^{-Kt} \qquad (23-56)$$

上式两边取对数，得

$$\lg C = -\frac{K}{2.303}t + \lg A \qquad (23-57)$$

以 $\lg C$ 对 t 作图得二项指数曲线，如图 23-11 所示，其尾端为一条直线，直线的斜率为 $-K/2.303$，可求出消除速度常数 K 值。直线的截距为 $\lg A$。

随后可应用残数法求出吸收速度常数 K_a。

将式（23-55）移项，得

$$Ae^{-Kt} - C = Ae^{-K_a t}$$

设 $Ae^{-Kt} - C = C_r$，则上式可写为

$$C_r = Ae^{-K_a t} \qquad (23-58)$$

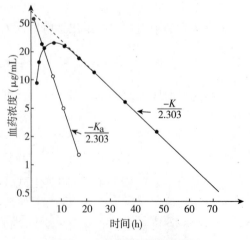

图 23-11 单室模型药物口服后血药浓度-时间半对数图

两端取对数，得

$$\lg C_r = -\frac{K_a}{2.303}t + \lg A \tag{23-59}$$

式中，C_r 为残数浓度，以 $\lg C_r$ 对 t 作图，得到第二条直线，称为"残数线"。该直线的斜率为 $-K_a/2.303$，截距为 $\lg A$。

实际上残数值 C_r 为图 23-11 中曲线后段直线的向吸收项外推的外推线上的浓度值 Ae^{-Kt}，与实测浓度 C 的差值。

例9 口服某药物溶液剂 500mg 后，测出各时间的血药浓度数据如表 23-5 所示，试求动力学参数 K、$t_{1/2}$、K_a、t_{max}。（设 $F=1$）

表 23-5 口服某药物 500mg 血药浓度数据

时间（h）	0.25	0.5	1	2	3	4	6	8	112
血药浓度（μg/mL）	8.22	19.18	29.62	35.54	34.10	25.22	15.04	8.91	3.28

解 ①将实验数据以 $\lg C$ 对 t 作图可以看出，用药 3h 后的数据基本在一直线上。

②根据式（23-12）将 3h 后的数据以 $\lg C$ 对 t 回归，得直线方程：

$$\lg C = -0.1124t + 1.8571 \qquad r = 0.9997$$

$$K = -2.303 \times (-0.1124) = 0.2589(\text{h}^{-1})$$

$$A_1 = \lg^{-1}1.8571 = 71.9615$$

$$A_1 e^{-Kt} = 71.9615 e^{-0.2589t}$$

③由上式算出外推浓度，然后由外推浓度减去实验所测得浓度即为残数浓度 C_r，如表 23-6 所示。

表 23-6 口服某药物 500mg 残数浓度数据

t（h）	C（μg/mL）	$A_1 e^{-Kt}$	C_r	$\lg C_r$
0.25	8.22	67.4513	59.2313	1.7726
0.50	19.18	63.2238	44.0438	1.6439
1.00	29.62	55.5471	25.9271	1.4138
2.00	35.44	42.8768	7.4368	0.8714

以 $\lg C_r$ 对 t 回归，得回归方程：

$$\lg C_r = -0.5140t + 1.9073$$

$$K_a = -2.303 \times (-0.5140) = 1.1837(\text{h}^{-1})$$

$$A_2 = \lg^{-1}1.9073 = 80.7792$$

由 K 值和 K_a 值求出其余参数如下：

$$t_{1/2} = \frac{0.693}{K} = \frac{0.693}{0.2589} = 2.68(\text{h})$$

$$t_{max} = \frac{2.303}{K_a - K}\lg\frac{K_a}{K} = \frac{2.303}{1.1837 - 0.2589}\lg\frac{1.1837}{0.2589} = 1.644(\text{h})$$

例9中，两次回归所得 A 值相差较大，说明该制剂用于机体后存在滞后时间（lag time）。因药物从制剂中溶出或其他原因给药后往往经过一段时间才能吸收，从给药开始至血中出现药物的时间称为滞后时间。可推导出滞后时间的计算公式为：

$$t_{lag} = \frac{2.303}{K_a - K} \lg \frac{A_2}{A_1} \qquad (23-60)$$

式中，t_{lag} 为滞后时间，A_1 为第一次回归从直线截距中求出的混杂参数，A_2 为第二次回归从直线截距中求出的混杂参数。

式（23-54）中的 A 值，实际上是 $t = 0$ 时式（23-56）中的 C 值，或式（23-58）中的 C_r 值。但由于吸收滞后，可将滞后时间 t_{lag} 代入上述任一方程求出 C 值或 C_r 值即为 A 值。

例 10 计算例 9 中口服给药的滞后时间 t_{lag}、V、AUC、Cl 和 C_{max}。

解 ①将已知数据代入式（23-60），得

$$t_{lag} = \frac{2.303}{K_a - K} \lg \frac{A_2}{A_1} = \frac{2.303}{1.1837 - 0.2589} \lg \frac{80.7792}{71.9615} = 0.125(h)$$

②利用例 9 数据可求出 A 值：

$$A = A_1 e^{-Kt_{lag}} = 71.9615 e^{-0.2589 \times 0.125} = 69.6699(\mu g/mL)$$

或

$$A = A_2 e^{-K_a t_{lag}} = 80.7792 e^{-1.1837 \times 0.125} = 69.6699(\mu g/mL)$$

③根据式（23-54），可求出 V 值为：

$$V = \frac{K_a F X_0}{A(K_a - K)} = \frac{1.1837 \times 1 \times 500 \times 1000}{69.6699 \times (1.1837 - 0.2589)} = 9186(mL) \approx 9.2(L)$$

$$AUC = \frac{FX_0}{KV} = \frac{1 \times 500 \times 1000}{0.2589 \times 9186} = 210(\mu g/mL)$$

$$Cl = KV = 0.2589 \times 9.2 = 2.38(L/h)$$

$$C_{max} = \frac{FX_0}{V} e^{-Kt_{max}} = \frac{1 \times 500}{9.2} e^{-0.2589 \times 1.644} = 35.50(\mu g/mL)$$

三、多室模型

若药物进入体循环后，在较短时间完成体内分布动态平衡，这类药物可近似地看作符合单室模型。而对于由血浆向体内各部位分布速度差异比较显著的药物，需用多室模型来描述其体内过程。从理论上讲，可以建立任何多室模型，隔室数越多，越符合药物的体内的实际分布情况。但从实用角度看，隔室数越多，数学处理越复杂，每增加一个隔室就会增加两个参数，解析就越复杂。多于三个隔室的模型就失去了药理学意义。一种药物的药动学符合哪种隔室模型，除了要考虑数据处理应尽量简单外，主要还要看模型与"药-时"曲线的拟合程度。多室模型药物的消除一般发生在中央室。这里主要介绍二室模型。

（一）静脉注射给药

1. 模型的建立 二室模型药物静脉注射给药后，药物首先进入中央室，然后，在中央室与周边室之间进行可逆性的转运，药物仅从中央室按一级过程消除，可建立动力学模型如下：

$$X_o \longrightarrow \boxed{X_C} \underset{K_{21}}{\overset{K_{12}}{\rightleftarrows}} \boxed{X_P}$$
$$\downarrow K_{10}$$

式中，X_C 为中央室的药量；X_P 为周边室的药量；K_{12} 为药物从中央室向周边室转运的一级速度常数；K_{21} 为药物从周边室向中央室转运的一级速度常数；K_{10} 为药物从中央室消除的一级速度常数。

2. 血药浓度与时间的关系 按上述动力学模型确立各房室药量的变化速度的微分方程，可

推导出二室模型静脉注射给药后血药浓度与时间的关系：

$$C = \frac{X_0(\alpha - K_{21})}{V_C(\alpha - \beta)}e^{-\alpha t} + \frac{X_0(K_{21} - \beta)}{V_C(\alpha - \beta)}e^{-\beta t} \qquad (23-61)$$

式中，C 为中央室的血药浓度；α 为分布相混合速度常数或快速配置速度常数；β 为消除相混合一级速度常数或称慢速配置速度常数。V_C 为中央室的表观分布容积。

α 和 β 与模型参数之间符合以下关系：

$$\alpha + \beta = K_{12} + K_{21} + K_{10} \qquad (23-62)$$

$$\alpha \cdot \beta = K_{21} \cdot K_{10} \qquad (23-63)$$

α 和 β 又称为混杂参数，分别表示二房室药物分布相和消除相的特征。

3. 基本参数的求算　式（23-61）中，令

$$A = \frac{X_0(\alpha - K_{21})}{V_C(\alpha - \beta)}, \ B = \frac{X_0(K_{21} - \beta)}{V_C(\alpha - \beta)} \qquad (23-64)$$

则式 23-61 可表示为：

$$C = Ae^{-\alpha t} + Be^{-\beta t} \qquad (23-65)$$

（1）β 和 B　一般来说，分布相血药浓度的下降较消除相快得多，当 $\alpha \gg \beta$，t 充分大时，$Ae^{-\alpha t}$ 趋向于零，则式（23-65）可简化为：

$$C' = Be^{-\beta t} \qquad (23-66)$$

上式两边取对数，得

$$\lg C' = -\frac{\beta}{2.303}t + \lg B \qquad (23-67)$$

以 $\lg C' - t$（即消除相末端浓度的对数对时间）作图为一直线，直线的斜率为 $-\beta/2.303$。从斜率可求出 β 值。直线的截距为 $\lg B$，取反对数即可求出 B。

（2）α 和 A 值　将分布相各对应时间 t 代入式（23-67），可以求出各对应时间点的外推浓度 C'，以对应时间点的实测浓度 C 减去外推浓度值 C'，即以式（23-65）减去式（23-66）得残数浓度 C_r

$$C_r = C - C' = Ae^{-\alpha t} \qquad (23-68)$$

上式两边取对数，得

$$\lg C_r = -\frac{\alpha}{2.303}t + \lg A \qquad (23-69)$$

以 $\lg C_r - t$ 作图，得到残数直线，根据残数直线斜率 $-\alpha/2.303$ 和截距 $\lg A$。可求出 α 和 A。

4. 其他参数的求算

（1）半衰期　分布相半衰期 $t_{1/2(\alpha)}$，可按式（23-70）求出

$$t_{1/2(\alpha)} = \frac{0.693}{\alpha} \qquad (23-70)$$

消除相半衰期 $t_{1/2(\beta)}$，则可按式 23-71 求出

$$t_{1/2(\beta)} = \frac{0.693}{\beta} \qquad (23-71)$$

（2）表观分布容积

$$V_C = \frac{X_0}{C_0} \qquad (23-72)$$

式中，V_C 为中央室表观分布容积，C_0 为中央室初始血药浓度。

（3）参数 K_{21}、K_{10} 和 K_{12}　当时间 $t=0$ 时，根据式（23-65），得

$$C_0 = A + B \tag{23-73}$$

又因为在零时间，体内所有药物都在中央室，所以零时间的血药浓度 C_0 为

$$C_0 = \frac{X_0}{V_C}$$

则

$$V_C = \frac{X_0}{A + B} \tag{23-74}$$

式（23-74）也可以写成 $\dfrac{X_0}{V_C} = A + B$，代入式（23-64）的 B 表达式中，得

$$B = \frac{(A + B)(K_{21} - \beta)}{\alpha - \beta}$$

由上式可导出：

$$K_{21} = \frac{A\beta + B\alpha}{\alpha - \beta} \tag{23-75}$$

将求出的 K_{21} 值代入式（23-63），可以求出 K_{10}，即：

$$K_{10} = \frac{\alpha\beta}{K_{21}} \tag{23-76}$$

将 K_{21}、K_{10} 值代入式（23-62），进一步求出 K_{12}，即：

$$K_{12} = \alpha + \beta - K_{21} - K_{10} \tag{23-77}$$

（4）血药浓度-时间曲线下面积　由式（23-65）积分，得

$$AUC = \int_0^\infty C\mathrm{d}t = \int_0^\infty (Ae^{-\alpha t} + Be^{-\beta t})\mathrm{d}t$$

$$AUC = \frac{A}{\alpha} + \frac{B}{\beta} \tag{23-78}$$

如果把 A、B 表达式（23-64）代入式（23-78），还可以推导出 AUC 的另一种计算方法：

$$AUC = \frac{X_0(\alpha - K_{21})}{\alpha V_C(\alpha - \beta)} + \frac{X_0(K_{21} - \beta)}{\beta V_C(\alpha - \beta)} = \frac{K_{21}X_0}{\alpha\beta V_C} \tag{23-79}$$

由 $\alpha \cdot \beta = K_{21} \cdot K_{10}$，得

$$AUC = \frac{X_0}{K_{10}V_C} \tag{23-80}$$

（5）清除率　体内总消除速度常数为 β，单位时间消除的药量为 βX，于是总清除率为：

$$Cl = \frac{\beta X}{C} = \frac{\beta X}{\dfrac{X}{V_\beta}} = \beta V_\beta \tag{23-81}$$

式中 V_β 是总表观分布容积，总表观分布容积等于中央室表观分布容积 V_C 与周边室表观分布容积 V_p 之和。

式（23-81）表明，单位时间从整个机体清除的药量为 βV_β，对于二房室模型，假设药物仅从中央室消除，所以应有：

$$Cl = \beta V_\beta = K_{10}V_C \tag{23-82}$$

根据式（23-80），$K_{10}V_C = \dfrac{X_0}{AUC}$，代入式（23-82），得

$$Cl = \frac{X_0}{AUC} \tag{23-83}$$

（二）血管外给药

1. 模型的建立 双室模型血管外给药可建立如下模型：

$$X_0 \xrightarrow{F} \boxed{X_a} \xrightarrow{K_a} \boxed{X_C} \underset{K_{21}}{\overset{K_{12}}{\rightleftarrows}} \boxed{X_p}$$

$$\downarrow K_{10}$$

X_a 为吸收部位可吸收的药量；K_a 为一级吸收速度常数；其余常数意义如前所述。

2. 血药浓度与时间的关系 按上述动力学模型确立各房室药量的变化速度的微分方程，可推导出双室模型血管外给药后，血药浓度与时间的关系为：

$$C = \frac{K_aFX_0(K_{21}-K_a)}{(\alpha-K_a)(\beta-K_a)}\cdot e^{-K_at} + \frac{K_aFX_0(K_{21}-\alpha)}{(K_a-\alpha)(\beta-\alpha)}\cdot e^{-\alpha t} + \frac{K_aFX_0(K_{21}-\beta)}{(K_a-\beta)(\alpha-\beta)}\cdot e^{-\beta t} \tag{23-84}$$

对式（23-84）用残数法进行分析，即可求出有关参数。

四、多剂量给药

多数药物需要多剂量（multiple dosing）给药才能达到和维持有效血药浓度。研究多剂量给药的动力学过程对合理用药及剂型设计都具有重要意义。

（一）多剂量给药的血药数据

前述表明，一级动力等过程中单剂量给药的血药浓度与时间的关系均可用单项或多项指数函数表示，符合如下通式：

$$C = \sum_{i=1}^{m} A_i e^{K_i t} \tag{23-85}$$

式中，A_i 为各指数项的系数；K_i 为各速度常数，m 在静脉注射时等于隔室数；具吸收过程的给药方式时等于隔室数+1。

可以证明，若以恒定的时间间隔 τ，每次剂量与给药方式均相同时，n 次给药后，血药浓度经时过程的通式则为：

$$C_n = \sum_{i=1}^{m} A_i \frac{1-e^{-nK_i\tau}}{1-e^{-K_i\tau}} e^{-K_i t} \tag{23-86}$$

式中，t 为第 n 次给药后的时间（$0 \le t \le \tau$）；A_i、K_i、m 含义同式（23-85），其中

$$r = \frac{1-e^{-nK_i\tau}}{1-e^{-K_i\tau}} \tag{23-87}$$

r 为多剂量函数。

由此可见，只要在单剂量给药的血药浓度-时间关系的多项指数函数式中，每一项含 t 的指数项都乘上各自相应的多剂量函数就可转换为相应的多剂量给药血药浓度公式。

因此，单室模型单剂量静脉注射，血药浓度随时间变化的指数函数表达式（式23-11）乘以多剂量函数式（式23-87）即得多剂量静脉注射第 n 次给药后血药浓度的经时过程公式：

$$C_n = C_0 \frac{1 - e^{-nK\tau}}{1 - e^{-K\tau}} e^{-Kt} \tag{23-88}$$

上式中，当 $t=0$ 时的血药浓度值，就是第 n 次给药后体内最大血药浓度，即

$$(C_n)_{max} = C_0 \frac{1 - e^{-nK\tau}}{1 - e^{-K\tau}} \tag{23-89}$$

当 $t=\tau$ 时，体内血药浓度降为第 n 次给药的最小值，即

$$(C_n)_{min} = \frac{1 - e^{-nK\tau}}{1 - e^{-K\tau}} e^{-K\tau} \tag{23-90}$$

同理，单室模型多剂量口服给药后，有

$$C_n = \frac{K_a F X_0}{V(K_a - K)} \left(\frac{1 - e^{-nK\tau}}{1 - e^{-K\tau}} e^{-kt} - \frac{1 - e^{-nK_a\tau}}{1 - e^{-K_a\tau}} e^{-K_a t} \right) \tag{23-91}$$

双室模型多剂量静脉注射第 n 次给药后血药浓度的经时过程公式为：

$$C = A \left(\frac{1 - e^{-n\alpha\tau}}{1 - e^{-\alpha\tau}} \right) e^{-\alpha t} + B \left(\frac{1 - e^{-n\beta\tau}}{1 - e^{-\beta\tau}} \right) e^{-\beta t} \tag{23-92}$$

（二）稳态血药浓度及其在给药方案设计中的应用

1. 单室模型静脉注射　在等间隔、等剂量多次静脉注射过程中，只要 τ 小于药物的一次剂量从体内完全消除的时间，血药浓度将随给药次数的增加而升高。当给药次数增加到一定程度时，血药浓度不再升高，随每次给药作周期性波动，这时的血药浓度称稳态血药浓度。如图23-12所示。

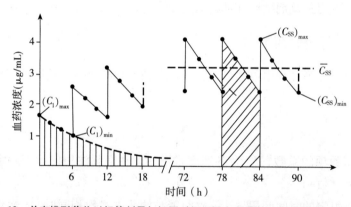

图 23-12　单室模型药物以相等剂量与相同时间间隔多剂量静注后血药浓度-时间曲线

根据式（23-88），当给药次数充分大，即 $n \to \infty$ 时，$e^{-nK\tau} \to 0$，稳态血药浓度经时过程公式为：

$$C_{SS} = C_0 \frac{1}{1 - e^{-K\tau}} e^{-Kt} \tag{23-93}$$

式中

$$r_{SS} = \frac{1}{1 - e^{-K\tau}} \tag{23-94}$$

r_{SS} 为到达稳态后的多剂量函数。

同理由式（23-89）和式（23-90），得

$$(C_{SS})_{max} = C_0 \frac{1}{1 - e^{-K\tau}} \tag{23-95}$$

$$(C_{SS})_{min} = C_0 \frac{e^{-K\tau}}{1 - e^{-K\tau}} \qquad (23-96)$$

式中，$(C_{SS})_{max}$ 为稳态血药浓度的最大值；$(C_{SS})_{min}$ 为稳态血药浓度的最小值。

由上述公式可见，稳态时血药浓度变化与给药次数 n 无关，在半衰期一定时，$(C_{SS})_{min}$ 和 $(C_{SS})_{max}$ 的大小取决于 C_0 和 τ。

2. 单室模型口服给药 对于口服药物，将式（23-45）乘以多剂量函数式（式23-94），则有

$$C_{SS} = \frac{K_a F X_0}{V(K_a - K)} \left(\frac{e^{-Kt}}{1 - e^{-K\tau}} - \frac{e^{-K_a t}}{1 - e^{-K_a\tau}} \right) \qquad (23-97)$$

稳态时最大血药浓度 $(C_{SS})_{max}$ 可由单次口服给药血药浓度峰值公式（式23-52）乘以多剂量函数式（式23-94）。所不同的是，多次口服给药稳态时的达峰时间 t'_{max} 与单次给药的 t_{max} 不等。

$$(C_{SS})_{max} = \frac{F X_0}{V} \left(\frac{e^{-Kt'_{max}}}{1 - e^{-K\tau}} \right) \qquad (23-98)$$

当 $t = \tau$ 时，达稳态时血药浓度为最小值（谷浓度），即为当 $t = \tau$ 时的血药浓度乘以达稳态后的多剂量函数得出。但当 $t = \tau$ 时，τ 值较大时吸收过程完成，故 $e^{-K_a t}$ 已趋近于零，则公式为：

$$(C_{SS})_{min} = \frac{K_a F X_0}{V(K_a - K)} \left(\frac{e^{-K\tau}}{1 - e^{-K\tau}} \right) \qquad (23-99)$$

将式（23-72）对时间微分，再令其等于零，可求得稳态时达峰时间 t'_{max}。

$$\frac{dC_{SS}}{dt} = \frac{K_a F X_0}{V(K_a - K)} \left(\frac{-K e^{-Kt'_{max}}}{1 - e^{-K\tau}} - \frac{-K_a e^{-K_a t'_{max}}}{1 - e^{-K_a\tau}} \right) = 0 \qquad (23-100)$$

$$T'_{max} = \frac{2.303}{K_a - K} \lg \frac{K_a(1 - e^{-K\tau})}{K(1 - e^{-K_a\tau})} \qquad (23-101)$$

3. 双室模型静脉注射 同理，将式（23-65）乘以多剂量函数式（式23-94），可得双室模型静脉注射给药稳态血药浓度经时过程公式：

$$C = A \frac{e^{-\alpha t}}{1 - e^{-\alpha\tau}} + B \frac{e^{-\beta t}}{1 - e^{-\beta\tau}} \qquad (23-102)$$

例11 某药最大安全治疗浓度（MTC）为 $50\mu g/mL$，最小有效浓度（MEC）为 $25\mu g/mL$，$t_{1/2} = 9h$，$V = 12.5L$。问应以怎样的给药间隔及多大剂量作多次静注，才能使患者的稳态血药浓度始终在治疗浓度范围内？

解 由公式（23-95）和式（23-96）可知

$$(C_{SS})_{min} = (C_{SS})_{max} e^{-K\tau}$$

$$\frac{(C_{SS})_{min}}{(C_{SS})_{max}} = e^{-K\tau}$$

$$\tau = \frac{1}{K} \ln \frac{(C_{SS})_{max}}{(C_{SS})_{min}} = \frac{1}{0.693/9} \ln \frac{50}{25} = 9(h)$$

将 $C_{max} = 50\mu g/mL$，$\tau = 9h$ 式代入式（23-70），得

$$50 = C_0 \frac{1}{1 - e^{-(0.693/9) \times 9}}$$

$$C_0 = 50(1 - e^{-0.693}) = 25(\mu g/mL)$$

$$X_0 = C_0 V = 25 \times 1000 \times 12.5 = 312500(\mu g) = 312.5(mg)$$

因此，按 $X_0 = 312.5mg$，$\tau = 9h$ 多次静注给药，可维持稳态血药浓度在安全有效治疗范围之内。

（三）平均稳态血药浓度

稳态血药浓度不是单一常数，在每个给药间隔内随时间而变化，是时间的函数。故有必要从稳态血药浓度的周期性波动中找出一个有代表性的特征参数来反映多剂量给药后的血药水平。为此，提出平均稳态血药浓度的概念。

所谓平均稳态血药浓度 $\overline{C}_{SS}$，是指血药浓度达到稳态后，在一个剂量间隔时间内，血药浓度-时间曲线下面积除以给药间隔所得商值，如图 23-11 所示。用公式表示为

$$\overline{C}_{SS} = \frac{\int_0^\tau C_{SS} dt}{\tau} \tag{23-103}$$

对于单室静脉注射给药。其 $AUC_{0\to\tau}$ 为：

$$\int_0^\tau C_{SS} dt = \int_0^\tau C_0 \frac{1}{1 - e^{-K\tau}} e^{-Kt} dt = \frac{C_0}{K} = \frac{X_0}{KV} \tag{23-104}$$

因此，平均稳态血药浓度为：

$$\overline{C}_{SS} = \frac{X_0}{KV\tau} \tag{23-105}$$

由上式可见，由于 V 和 K 均为常数，欲获得理想的平均稳态血药浓度可调节给药剂量 X_0 和给药间隔 τ。

另外，比较式（23-104）和式（23-16）可知单剂量给药后，血药浓度曲线下总面积等于多剂量给药达稳态后在 1 个剂量间隔时间内的血药浓度曲线下面积，如图 23-12 所示。根据平均稳态血药浓度的概念，血管外给药的平均稳态血药浓度计算公式为

$$\overline{C}_{SS} = \frac{FX_0}{KV\tau} \tag{23-106}$$

（四）负荷剂量

可以证明，在多剂量给药中，达到稳态血药浓度的90%或99%分别需要 3.32 或 6.64 个半衰期。若药物的半衰期较长，达到稳态需要相当长的时间。为使血药浓度一开始就达到稳态水平，合理的方法是先给一个较大的负荷剂量，然后每隔 τ 时间给予维持剂量，使血药浓度保持恒定。

对于单室模型药物静注给药，欲使首剂量后经历 τ 时间的血药浓度 $(C_1)_{min}$ 达到稳态血药浓度，设 $(C_{SS})_{min}$ 为最低有效血药浓度，首剂量为 X_0^*，则

$$(C_1)_{min} = \frac{X_0^*}{V} e^{-K\tau} \tag{23-107}$$

由于 $(C_1)_{min}$ 应等于 $(C_{SS})_{min}$，故

$$\frac{X_0^*}{V} e^{-k\tau} = \frac{X_0}{V} \left(\frac{1}{1 - e^{-K\tau}} \right) e^{-K\tau}$$

则
$$X_0^* = \frac{X_0}{1 - e^{-K\tau}}$$
(23-108)

对于单室模型血管外（一级吸收）给药，则有

$$X_0^* = \frac{X_0}{(1 - e^{-K\tau})(1 - e^{-K_a\tau})}$$
(23-109)

上式如 τ 值较大，在吸收基本结束时再给予第 2 个剂量，此时 $e^{-K_a\tau}$ 已趋于零，且 $K_a > K$ 时，则上式变为：

$$X_0^* = \frac{X_0}{1 - e^{-K\tau}}$$
(23-110)

对于半衰期为 6~23h 的药物，多剂量给药的最佳方案为"首剂加倍"，即给药间隔等于药物半衰期时首剂量为维持剂量的 2 倍。证明如下：

设 $\tau = t_{1/2}$，则

$$K\tau = \frac{0.693}{t_{1/2}} \times t_{1/2} = 0.693$$

$$X_0^* = \frac{X_0}{1 - e^{-0.693}} = 2X_0$$

例 12 欲使例 11 中患者第一次给药即可达到安全有效治疗血药浓度范围，首剂量应为多少？

解 已知 $X_0 = 312.5\text{mg}$，$\tau = 9\text{h}$，$K = \frac{0.693}{9} = 0.077\text{h}^{-1}$，则

$$X_0^* = \frac{X_0}{1 - e^{-K\tau}} = \frac{312.5}{1 - e^{-0.077 \times 9}} = 625(\text{mg})$$

例 13 一癫痫患者先给以 300mg 苯巴比妥，未控制症状，3h 末又服 150mg，经过几小时后开始明显好转。已知 $t_{1/2} = 60\text{h}$。问此患者若每日服药 1 次，所需维持剂量应是多少？

解 因该药 $t_{1/2}$ 很长，可认为患者已服用了 300+150=450（mg）的首剂量，以此推算维持剂量。已知 $\tau = 23\text{h}$，根据式（23-110），则

$$X_0 = X_0^*(1 - e^{-K\tau}) = 450(1 - e^{-\frac{0.693}{60} \times 24}) = 109(\text{mg})$$

五、药物动力学与药效动力学的关系

药物动力学和药效动力学（pharmacodynamics）是按照时间同步进行的关系密切的动力学过程，前者着重阐明药物的体内过程，即药物在体内的 ADME 过程，对了解药物的作用特点、设计新药及合理用药具有重要意义；后者主要描述药物对机体的作用，即药物效应随着时间和浓度而变化的动力学过程。药动学和药效学关系密切，人们将二者结合起来，提出了药动学和药效学结合模型（PK-PD 模型）。

PK-PD 模型将药动学和药效学所描述的时间、药物浓度、药物效应有机结合在一起进行研究，能直接预测给药后药效在起效过程中强度及持续时间的动态变化，不仅为药物的疗效提供了一种综合评价，还可对该药物作用于效应部位的机制进行解析。根据药物的作用方式和机制不同，PK-PD 模型可分为以下四种：

1. 直接连接与间接连接模型 根据血药浓度与效应位点处药物浓度的关系划分。直接连接模型中血药浓度与效应位点处的药物浓度可迅速达到平衡，被测的血药浓度可作为效应室的输入函数；而间接连接模型是指效应部位的药物浓度变化滞后于血药浓度变化，需要借助于假想的效

应室将二者联系起来。

2. 直接反应与间接反应模型 根据反应系统和效应部位浓度的相关性进行划分。直接反应模型中药物产生的效应取决于效应位点上药物浓度，上述直接连接和间接连接模型均属于直接反应模型。间接反应模型是指药物的效应与作用部位的浓度无直接相关性。

3. 软连接与硬连接模型 根据建立血药浓度与效应联系的临床或实验评价信息的特征划分。以假想的效应室为基础，拟合药动学与药效学数据并且使这两部分数据吻合的过程称为软连接模型；而硬连接模型则是利用药动学数据和体外药效数据将药动学与药效学联系的过程。

4. 时间依赖和非时间依赖模型 主要依据药效学参数是否随时间的变化而变化划分。如果在作用部位药物浓度相同的情况下，药效会随时间的变化而变化，即为时间依赖模型；如果药效只取决于作用部位的药物浓度，与药物作用时间无关，则为非时间依赖模型。

第五节　生物利用度与生物等效性

一、生物利用度与生物等效性的含义

生物药剂学研究表明，制剂的处方与工艺等因素能显著地影响药物的疗效。生物利用度和生物等效性是衡量制剂疗效差异的重要指标和主要依据。

（一）生物利用度（bioavailability）

生物利用度是指活性物质从药物制剂中释放并被吸收后，在作用部位可利用的速度和程度，通常用血药浓度-时间曲线来评估。

1. 生物利用速率（rate of bioavailability，RBA） 是指药物进入体循环的快慢。生物利用度研究，常用血药浓度、达峰时间比较制剂吸收的快慢。

2. 生物利用程度（extent of bioavailability，EBA） 是指药物进入血液循环的多少。可通过血药浓度-时间曲线下的面积表示。试验制剂与参比制剂的血药浓度-时间曲线下面积的比率称为相对生物利用度。当参比制剂是静脉注射剂时，则得到的比率称为绝对生物利用度。

相对生物利用度
$$F = \frac{AUC_T}{AUC_R} \times 100\% \tag{23-111}$$

绝对生物利用度
$$F = \frac{AUC_T}{AUC_{iv}} \times 100\% \tag{23-112}$$

上述两式中，脚注 T 与 R 分别代表试验制剂与参比制剂，iv 代表静脉注射剂。

3. 生物利用度的指标

在描述血药浓度-时间曲线时，有三项参数对评价制剂生物利用度具有重要意义。

（1）峰浓度（C_{max}）　峰浓度是指血管外给药后，体内所能达到的最高血药浓度，又称峰值。峰浓度是与治疗效果和毒性水平有关的参数。

（2）达峰时间（t_{max}）　达峰时间是指血药浓度达到峰值的时间。达峰时间是反映药物起效速度的参数。

（3）血药浓度-时间曲线下面积（AUC）　血药浓度-时间曲线下面积与药物吸收总量成正比，是代表药物吸收程度的参数。

4. 生物利用度与临床疗效的关系 药物的疗效不仅与药物吸收的程度有关，而且也与药物的吸收速度有关。如果一种药物的吸收速度太慢，在体内不能产生足够高的治疗浓度，即使药物全部被吸收，也达不到治疗效果。图23-13中，三种制剂 A、B、C 具有相同的 AUC，但制剂 A 吸收快，达峰时间短，峰浓度大，已超过最小中毒浓度，因此在临床上可能会出现中毒反应。制剂 B 达峰比制剂 A 稍慢，血药浓度有较长时间落在最小中毒浓度与最小有效浓度之间，可得到较好的疗效。制剂 C 的血药浓度一直在最小有效浓度以下，在临床上可能无效。因此，制剂的生物利用度应该用三个指标 $C_{\max}$、$t_{\max}$、AUC 全面评价。这三个指标是制剂生物等效性评价的重要参数。

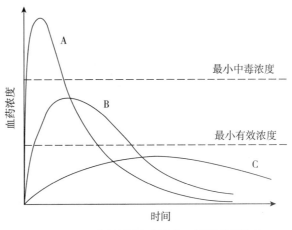

图 23-13　三种制剂的血药浓度-时间曲线的比较

（二）生物等效性（bioequivalence，BE）

生物等效性是指含有相同活性物质的两种药品药剂学等效或药剂学可替代，并且它们在相同摩尔剂量下给药后，生物利用度（速度和程度）落在预定的可接受限度内，即两种制剂具有相似的安全性和有效性。

二、生物利用度与生物等效性的试验方法

生物等效性试验中，一般通过比较受试药品和参比制剂的相对生物利用度，根据选定的药动学参数和预设的接受限，对两者的生物等效性做出判定。血药浓度-时间曲线下面积 AUC 反映药物吸收程度，最大血药浓度 $C_{\max}$，以及达到最大血药浓度的时间 $t_{\max}$，是受吸收速度影响的参数。

《中国药典》2020 年版四部制剂通则中的药物制剂人体生物利用度和生物等效性试验指导原则，详细规定了普通制剂生物等效性试验的设计、实施和评价，以及缓释、控释和迟释制剂的生物等效性试验的要求。

（一）普通剂型生物等效性试验的设计、实施和评价

这部分内容规定了对全身作用普通剂型生物等效性试验的设计、实施和评价的要求。对于普通制剂来说，生物等效性是仿制药物申请的基础。建立生物等效性的目的是证明仿制药品和一个参比药品生物等效，以桥接与参比药品相关的临床前试验和临床试验。仿制药品应当与参比药品的活性物质组成和含量相同，药剂学形式相同，并且与参比药品的生物等效性被适当的生物利用度试验所证明。一个活性物质不同的盐、异构体混合物或络合物，被认为是相同的生物活性物质。除非它们在安全性或有效性方面性质差异显著。此外，各种普通口服药物剂型也被认为药剂学形式相同。

该指导原则的应用范围，仅限于化学药物。对于比较生物药物和参比药品的推荐方法详见关于生物药品的指导原则。虽然生物等效性的概念可能被用于中药，但该指导原则给出的基本原则不适用于活性组分没有被明确定义的中药。在不能用药物浓度证明生物等效性的情况下，少数例外可能需药效动力学或临床终点试验，这种情况可参照治疗领域的专门指南。

此外还规定了普通剂型生物等效性试验的试验设计、参比药品和受试药品、受试者、试验的

实施、考察指标、试验药品的规格、生物样品分析方法和生物等效性评价等方面的要求。

对药物动力学主要参数（如 AUC、C_{max}）进行统计分析，可做出生物等效性评价。生物等效性评价进行统计分析时，先将数据作对数转换，采用方差分析法考察药动学参数，将方差分析模型获得的对数坐标上制剂间差异的置信区间进行转换，从而获得原坐标上期望的置信区间。普通剂型单剂量给药测定的生物等效性试验中，对于参数 $AUC_{(0-t)}$［有时为 $AUC_{(0-72h)}$］和 C_{max}，参比和受试药物几何均值比的 90% 置信区间应落在接受范围 80.00%~125.00% 之内；对于治疗指数窄的药物，AUC 的可接受区间缩窄为 90.00%~111.11%，在 C_{max} 对安全性、药效或药物浓度检测特别重要的情况下，C_{max} 的接受限也应为 90.00%~111.11%；对于高变异性药品，若认为 C_{max} 差异较大不影响临床且临床有充分理由的，C_{max} 接受范围则可放宽在 69.84%~143.19% 内。

（二）调释制剂的生物等效性试验

为了表征调释制剂的体内行为，可以通过生物利用度试验考察吸收的速度和程度、药物浓度的波动度、药物制剂引起的药动学变异、剂量比例关系、影响调释制剂的因素以及释放特征的意外风险（例如剂量突释）。

这部分内容规定了调释制剂的生物利用度试验、影响调释特性的因素、调释制剂（包括缓释制剂和迟释制剂）的生物等效性试验以及食物对药物吸收的影响试验。

推荐进行调释制剂的生物等效性试验，比较口服药物同一剂型的两种制剂（受试与参比）。如果两种药品在释放控制辅料或机制上不同，但体外溶出曲线相似，使用区分性检验并具有相同的释放行为，则可认为这些产品属于相同类别的剂型。若生物等效性成立，即可认为基本相似。如果两种药品在释放控制辅料或机制上不同，且体外溶出曲线也不同，则应考虑进行临床实验，除非在罕见的情况下能够证明生物等效。

对于缓释制剂，根据 AUC_τ、C_{max}、C_{min}，以及与普通制剂相似的统计分析步骤，评价生物等效性。

对于迟释制剂，采用与普通制剂相同主要参数和统计分析方法评估生物等效性。由于食物可能影响肠溶包衣制剂中的活性物质吸收，所以必须进行餐后生物等效性试验。

三、体外溶出度与生物利用度

溶出度（dissolubility）系指活性药物从片剂、胶囊剂或颗粒剂等普通制剂在规定条件下溶出的速率和程度。

固体制剂口服后在胃肠道中需经崩解、溶解，药物才能被机体吸收，对于难溶性药物，其溶出是吸收的限速过程，溶解速度的快慢将直接影响到药物的生物利用度。凡检查溶出度的制剂，不再进行崩解时限的检查。

以体液中药物浓度数据估算到的一些特征参数来表达药物的生物利用度是最直接和最准确的，但是在实际工作中，为了避免频繁、经常地进行复杂的体内试验，可从相对较为简单的体外实验如溶出度试验数据中寻找出一些特征参数，在确定这些特征参数与体内实验的特征参数间的相关性后，在一般生产或药品检验中就可以采用溶出度试验所得的特征参数来说明产品的质量，以保证制剂的生物利用度和临床疗效。

（一）溶出度测定的原理

溶出度的测定原理，可用经修改的 Noyes-Whitney 方程（见本章第三节，式 23-4）表示：

$$\frac{dC}{dt} = KS(C_s - C)$$

从上式可以看出制剂中药物的溶出速度 dC/dt 与溶出速度常数 K、固体药物的表面积 S、固体制剂表面的饱和溶液浓度和溶出介质中实际药物浓度 C 的差值成正比。K 值可随温度的变化而变化，S 值随着固体制剂的崩解而增大，并且由于难溶性药物在体内的溶出很慢，溶出的药物很快被吸收，故 $C_s \gg C$。

体外溶出度测定的环境应体现或部分体现体内的溶出与吸收的条件，如模拟胃肠的蠕动；在恒温动态条件下测定；保持较大的浓度差等以保证药物的连续溶出。

（二）需测定溶出度的药物

一些难溶性药物，其溶出速度是吸收的限速过程，溶解速度的快慢将直接影响到药物的生物利用度。通常测定溶出度的药物有：

（1）在消化液中难溶的药物。

（2）与其他成分容易发生相互作用的药物。

（3）久贮后溶解度降低的药物。

（4）剂量小、药效强、副作用大的药物。

（三）溶出度测定的目的

固体制剂溶出度测定的目的是：①研究制剂的制备工艺过程（包括中药前处理过程）和制备工艺技术对药物溶出度的影响；②研究不同晶型、不同颗粒大小的药物与溶出速度的关系；③研究制剂中的辅料和制剂配方对药物溶出度的影响；④寻找制剂在临床上使用无效或疗效不理想的原因；⑤比较药物在不同剂型中的溶出度，作为选择或改变药物剂型的依据；⑥比较药物或中药有效成分的各种酯类、盐类的溶出度；⑦探索制剂体外溶出度与体内生物利用度的关系。

（四）溶出度测定的方法

溶出度的测定方法有篮法、桨法、小杯法及桨碟法等。溶出度实验装置较多，选择使用总的要求为：①能体现药物在体内条件下的溶出与吸收过程；②分辨率高，能灵敏地区别溶出速度的差别；③重现性好；④结构简单，部件易标准化；⑤耐腐蚀性强。

2020 年版《中国药典》四部通则 0931 规定的"溶出度与释放度测定法"有第一法（篮法）、第二法（桨法）、第三法（小杯法）、第四法（桨碟法）、第五法（转筒法）、第六法（流池法）和第七法（往复筒法）。

容器的大小和形状对测定结果影响较大，一般采用圆底烧杯，在搅拌时不会形成死角，容积为 1000mL，第三法采用 250mL。

测定时转篮或搅拌桨的转速应保持恒定，篮轴的转速应在各品种项下规定转速的±4%范围之内。运转时应保持平衡，不得有明显的晃动与振动。

（五）溶出度参数的提取

固体制剂溶出度试验中，每隔一定时间取样 1 次，测定一系列的溶出百分数-时间数据，然后对试验数据进行处理，求出若干特征参数，用这些参数来表征制剂的体外溶出特征，或用它们与药物体内过程参数的相关性来评估制剂的生物有效性。

用固体药物或固体制剂体外累积溶出百分率与时间数据绘图，所得实验曲线如图23-14所示。

从图中曲线可以直接提取参数：①y_∞，即累积溶出最大量，是曲线的最高点。②t_m，溶出某百分比的时间，如$t_{0.8}$，即药物溶出80%的时间；$t_{0.5}$，即药物溶出50%需要时间。③累积溶出百分率-时间曲线下的面积。④出现累积溶出最大量y_∞的时间t_{max}。

溶出特征参数亦可以通过下列几种模型求得。

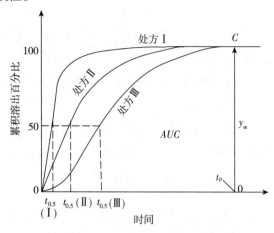

图23-14　由实验曲线直接提取参数示意图

1. 单指数模型　单指数模型认为累积溶出百分率与时间关系符合单指数方程：

$$y = y_\infty (1 - e^{-Kt}) \tag{23-113}$$

式中，y为t时间累积溶出百分率；y_∞为药物最大溶出量，通常为100%或接近100%，t为时间。将式23-113整理后取对数得：

$$\lg(y_\infty - y) = \lg y_\infty - Kt/2.303 \tag{23-114}$$

故$\lg(y_\infty - y)$对t作图若得一直线，即可认为药物的溶出符合单指数模型。用一元线性回归可求出该拟合直线的斜率，从斜率可求得K，K值大小反映溶出速度快慢。比较两制剂的K值，K值大者溶出快。

2. 对数正态分布模型　药物溶出速度以单指数模型拟合时，在半对数坐标纸上各点若不成直线，可以试用对数正态分布模型：

$$Y = \varphi[(\lg t - \mu)/\sigma] \tag{23-115}$$

式中，Y为对数正态概率分布函数；μ、σ为模型参数，μ为对数均数，σ为对数标准差，若制剂的累积溶出百分率符合对数正态分布模型，则μ、σ可以反映溶出过程的特征。通常σ、μ值大，溶出速度缓慢。

参数提取方法为：在对数正态概率纸上以正态分布函数坐标（即纵坐标）为累积溶出百分率，对数坐标（即横坐标）表示时间，作图。如果各点能连成直线，即表示该制剂的溶出规律符合对数正态分布模型。在图中查出直线在纵坐标上0.5和0.16（或0.84）的对应横坐标值，用$t_{1/2}$、$t_{0.16}$或$t_{0.84}$表示，计算其他各项参数公式如下：

$$\mu = \lg t_{0.5} \tag{23-116}$$
$$\sigma = \lg t_{0.5} - \lg t_{0.16} \tag{23-117}$$
$$m = \lg^{-1}(\mu + 1.151 + \sigma^2) \tag{23-118}$$
$$S = m[\lg^{-1}(2.303\sigma^2) - 1]^{1/2} \tag{23-119}$$

上述公式中，m、S也是模型参数，m为对数正态分布的均数估计值；S为对数正态分布的标准差。m值大表示制剂中药物溶出缓慢。

3. 威布尔（Weibull）分布模型　实验数据用单指数模型和对数正态分布模型拟合均不能得到直线时，可以尝试采用威布尔概率分布模型拟合。威布尔分布函数为：

$$F(t) = 1 - e^{\frac{-(t-\tau)m}{t_0}}, \qquad t \geqslant \tau \tag{23-120}$$

式中，$F(t)$在溶出试验中表示累积溶出百分率；t为时间；t_0为尺度参数；τ为位置参数，溶出试验中常取正值或等于零，正值表示时间延滞；m为形状参数，表示曲线形状特征。

由式（23-120）可推出：

$$\ln\ln\frac{1}{1-F(t)}=m\ln(t-\tau)-\ln t_0 \tag{23-121}$$

如用 $\ln\ln\{1/[1-F(t)]\}$ 对 $\ln(t-\tau)$ 作图为一直线，则可用威布尔概率纸作图估计。

在溶出没有时间延滞或时间延滞很小时，$\tau=0$，可用回归法求出直线方程，进而计算出溶出50%所需要的时间 $t_{0.5}$ 和溶出63.2%所需要的时间 T_d。T_d 是当式（23-121）左端等于零时溶出百分率 $F(t)$ 恰好为63.2%的一个特定数值。

（六）体内-体外相关性

生物利用度是评价药物制剂质量的一项重要指标，然而由于生物利用度试验的特殊性，无法将其作为常规产品质量控制手段。溶出度则可以在一定程度上反映药物制剂在体内的吸收和临床疗效，但前提是体外溶出度与体内吸收之间应有良好的相关性。

体内-体外相关性是指由制剂产生的生物学性质或由生物学性质衍生的参数（如 t_{max}、C_{max} 或 AUC），与同一制剂的物理化学性质（如体外溶出行为）之间，建立的合理定量关系。只有确定了制剂体内外具有相关性后，才能通过体外溶出度试验预测制剂的体内过程。这种体内-体外相关性也可以用于筛选制剂处方和制备工艺，保证制剂产品体内外性能的一致性。

下面介绍两种常用的体内外相关性建立方法与数据处理方法。

1. 单点相关关系的建立 某一溶出时间点如 $t_{0.5}$、$t_{0.9}$ 或 T_d 与某一药动学参数如 C_{max}、t_{max} 或 AUC 的相关关系。单点相关只能说明部分相关。

例如，某片剂溶出试验数据6次平均值和健康受试者口服该片生物利用度参数（8人平均值）见表23-7。

表23-7 某片剂的生物利用度参数

试验制剂	A	B	C	D
$t_{0.5}$（min）	3.2	15.4	45.0	88.0
C_{max}（min）	14.3	13.6	11.3	10.5
t_{max}（min）	83.3	75.5	112.2	134.1
AUC（$\mu g \cdot mL^{-1} \cdot min$）	2767	2807	2500	2541

分别将三组数据 $t_{0.5}$-C_{max}、$t_{0.5}$-t_{max}、$t_{0.5}$-AUC 回归处理，求得两两相关系数，分别为0.954、0.957、0.801。结果表明，试片A、B、C、D溶出试验参数 $t_{0.5}$ 依次延长，口服后血药浓度峰值依次减小，达峰时间依次推迟，两两相关性好。$t_{0.5}$-AUC 相关性差，因此溶出试验所得 $t_{0.5}$ 不能预测该片剂的生物利用度。

2. 体内吸收曲线与体外溶出曲线相关关系的建立 这种相关是最高水平的相关关系。

（1）体内吸收百分率的求算 利用 Wagner-Nelson 法计算某时间体内吸收的药物分数的公式为：

$$F_a=\frac{(X_A)_t}{(X_A)_\infty}=\frac{C_t+K\cdot AUC_{0\to t}}{K\cdot AUC_{0\to\infty}} \tag{23-122}$$

式中，F_a 为药物吸收百分率；$(X_A)_t$ 为 t 时吸收的累积药量；$(X_A)_\infty$ 为被吸收的全部药量；C_t 为 t 时的血药浓度；K 为消除速度常数；$AUC_{0\to t}$ 和 $AUC_{0\to\infty}$ 分别为0时到 t 时和0时药到吸收结束时的血药浓度-时间曲线下面积。

（2）体外累积溶出百分率与吸收百分率相关关系的建立　当药物的溶出为体内药物吸收的限速因素时，可利用线性最小二乘法回归原理，将同批试样体外累积溶出曲线和体内吸收曲线上对应的各个时间点的溶出百分率和吸收百分率回归，得直线回归方程，求得相关方程和相关系数，判断体外溶出与体内吸收的相关性。

例如，已知某片剂在不同时间的累积溶出百分率（F_d）和口服吸收百分率（F_a），见表23-8。

表 23-8　某片剂的溶出与吸收百分率

t（h）	1	2	3	4	5	6	7	8
F_d（%）	33.29	48.47	69.66	75.99	87.74	92.41	96.27	98.53
F_a（%）	29.85	44.88	63.51	73.47	79.52	86.51	90.70	97.89

将 F_d-F_a 回归处理，得直线方程

$$F_a = 0.9845F_d - 3.3339 \qquad r = 0.9948$$

表明该片剂的体外溶出度与口服吸收有很好的相关性，可以用于预测该片剂的生物利用度。

【思考题】

1. 评述生物药剂学在临床药剂学工作中的应用价值和依据。
2. 论述生物药剂学和中药药物动力学在中药新药研发和剂型改革中的重要性。

【学习要求】

1. 掌握药物制剂配伍变化的含义；药剂学配伍变化的内容；溶液中配伍变化的实验方法；发生配伍变化后的处理方法。

2. 熟悉药理学和注射液配伍变化的分类及其发生原因。

第一节　药物配伍变化概述

一、药物配伍的概念

在药剂的生产或临床用药过程中，有目的、有规则地将两种或两种以上的药物、辅料等配合在一起使用的过程，称为药物配伍（compatibility）。药物配伍应用后在理化性质或生理效应方面产生的变化，称为药物配伍变化。其中，不利于生产、应用和临床治疗的药物配伍变化，称为配伍禁忌（incompatibility），应当避免产生。

二、药物配伍用药的目的

合理的药物配伍能达到以下目的：①使药物之间产生协同作用，增强疗效；②提高疗效的同时，减少毒副作用；③利用相反的药性或药物间的拮抗作用，克服药物的偏性或副作用等。

药物配伍后有时只发生一种配伍变化，有时同时发生几种配伍变化。若药物之间配伍不合理，除在体外发生物理、化学性质改变外，还可能在体内发生相互作用，导致药物中毒或失效；有的虽在体外无可见的配伍变化，但进入体内却发生相互作用。因此，药物能否配伍应用，归根结底要看对机体产生的影响。

三、药物配伍变化的类型

药物的配伍变化类型比较复杂，不同角度有不同的分类方法。通常有下面几种分类方法：

1. 按配伍变化性质　分为疗效学配伍变化和物理化学配伍变化。有些药物的配伍往往同时发生上述两种变化。

2. 按配伍变化发生的部位　分为体外配伍变化和体内药物相互作用。体外配伍变化主要是物理配伍变化和化学配伍变化，体内药物相互作用又可分为药物动力学相互作用和药效学相互作用。

3. 按药物的特点及临床用药情况 分为中药学配伍变化、药剂学配伍变化、药理学配伍变化。

中药学配伍变化是指根据病情需要和药物性能，有选择地将两种以上的药物配合在一起运用，药物配伍会出现一定的相互作用关系。如中药的"七情"配伍。

药剂学配伍变化属于体外配伍变化，即药物进入机体前发生的变化，这种变化由物理、化学性质的变化引起，是在药剂的生产、贮藏以及用药配伍过程中发生的配伍变化。根据配伍变化的性质不同，分为物理配伍变化和化学配伍变化。药剂学的配伍变化，有的在较短时间内便可发生，有的则需较长时间。

药理学配伍变化是指药物受合用或先后应用的其他药物、附加剂、内源物质、食物等的影响，而使其药理作用性质、强度、副作用、毒性等发生改变的疗效学方面的配伍变化。出现疗效降低或消失，产生毒性反应，甚至危及生命的称为药理学配伍禁忌。

第二节 药剂学的配伍变化

一、物理配伍变化

物理配伍变化，是指制剂在配伍制备、贮存过程中，发生了物理性质的改变，从而影响制剂的外观或内在质量的变化。例如醇性制剂中的树脂在水性制剂中由于溶解度降低而析出；含低共熔成分的制剂久贮结聚而丧失干燥均匀的状态；剂量较小的生物碱盐与吸附性较强的固体粉末（如活性炭、白陶土等）配伍时，前者被后者吸附而减少在机体中的释放等。

（一）溶解度的改变

1. 温度改变 温度对药物的溶解度有直接的影响。例如，芒硝主要成分为含水硫酸钠（$Na_2SO_4 \cdot 10H_2O$），在 32.4℃以下时，随着温度的升高，溶解度将增大，当超过 32.4℃时，温度升高溶解度反而降低；石膏主要成分为含水硫酸钙（$CaSO_4 \cdot 2H_2O$），在 42℃时的溶解度最大；再如，采用一定浓度的乙醇溶液做溶剂，经热浸法制备的药酒，若未经冷藏处理即灌装，当贮藏温度低于生产温度时易析出沉淀。

2. 药渣吸附 群药合煎时，一种药物的成分会被其他药渣吸附，影响其在药液中的溶解量和提取率。例如甘草与黄芩或麻黄共煎时，煎液中甘草酸的含量较其单煎约下降 60%。

3. 盐析作用 在溶液中加入无机盐类可使某些成分溶解度降低而析出。例如甘草配伍芒硝（$Na_2SO_4 \cdot 10H_2O$），由于芒硝的盐析作用，使部分甘草酸析出与药渣一起被滤除。在高分子化合物溶液中加入大量的氯化钠、硫酸铵等电解质，可破坏胶体溶液的稳定性，析出沉淀。

4. 增溶作用 糊化淀粉对酚性药物会产生增溶作用。例如芦丁在 1%的糊化淀粉溶液中的溶解度为在纯水中的 3.8 倍。此外，党参、茯苓、白术与甘草配伍时，甘草皂苷可使这些药物的浸出物增加。

5. 改变溶剂 不同溶剂的液体制剂配合在一起，常会析出沉淀。例如薄荷脑、尼泊金等的醇溶液，与水性制剂配伍时，可因溶剂的改变而产生沉淀。含盐类的水溶液加入乙醇时也可能产生沉淀。

6. 贮藏过程 药液中有效成分或杂质为高分子物质时，在放置过程中，由于受空气、光线等影响，可使胶体"陈化"而析出沉淀。如药酒、酊剂、流浸膏等制剂贮存一段时间后会析出沉淀。

（二）吸湿、潮解、液化与结块

1. 吸湿与潮解　某些吸湿性很强的药物，如中药的干浸膏、颗粒及某些酶、无机盐类等易发生吸湿、潮解。使用吸湿性强的辅料，也易使遇水不稳定的药物分解或降低效价。

2. 液化　可形成低共熔混合物的药物配伍时，会发生液化而影响制剂的配制。如果临床治疗及剂型制备需要，也可利用处方中低共熔混合物的液化现象，如樟脑、冰片与薄荷脑混合时产生的液化。

3. 结块　粉体制剂（如散剂、颗粒剂）可由于药物配伍后吸湿性增加而结块，同时也可能因此而导致药物的分解失效。

（三）粒径或分散状态的改变

中药制剂组分或制剂本身的粒径或分散状态改变可直接影响制剂的质量。例如乳剂、混悬剂中分散相的粒径可因与其他药物配伍而变大，分散相聚结、凝聚或分层，导致使用不便或分剂量不准，甚至影响药物在体内的吸收。胶体溶液可因加入电解质或其他脱水剂使胶体分散状态破坏而产生沉淀。某些保护胶体中加入浓度较高的亲水物质如糖、乙醇或强电解质可使保护胶失去作用。

二、化学配伍变化

化学配伍变化是指药物成分之间发生了化学反应而导致药物成分的改变，以致影响药物制剂的外观、质量和疗效，甚至产生不良反应的配伍变化。

（一）产生浑浊或沉淀

中药液体制剂在配制和贮藏过程中若配伍不当，可能产生浑浊或沉淀。例如：

1. 生物碱与苷类　糖基上含有羧基的苷类或其他酸性较强的苷类可与生物碱反应产生沉淀。如甘草与含生物碱的黄连、黄柏、吴茱萸等共煎可产生沉淀或浑浊。葛根黄酮、黄芩苷等羟基黄酮衍生物及大黄酸、大黄素等羟基蒽醌衍生物在溶液中也能与小檗碱生成沉淀。

2. 有机酸与生物碱　金银花中含有绿原酸和异绿原酸，茵陈中含有绿原酸及咖啡酸，两药与小檗碱、延胡索乙素等多种生物碱配伍使用，均可生成难溶性的生物碱有机酸盐。

3. 无机离子的影响　石膏中的钙离子可与甘草酸、绿原酸、黄芩苷等生成难溶性的钙盐。若以硬水作为提取溶剂，其钙、镁离子能与一些药物中的大分子酸性成分作用生成沉淀。

4. 鞣质和生物碱　大多数生物碱能与鞣质反应生成难溶性的沉淀。如大黄与黄连配伍，其汤液苦味消失，并形成黄褐色的胶状沉淀，该沉淀在人工胃液和人工肠液中均难溶。

5. 鞣质和其他成分结合　鞣质能和皂苷结合生成沉淀。如含柴胡皂苷的中药与拳参等含鞣质的中药提取液配伍时可生成沉淀。在制备感冒退热颗粒剂时，应防止板蓝根、大青叶中的吲哚苷被拳参中的鞣质沉淀而被滤除；鞣质还可与蛋白质、白及胶生成沉淀，使酶类制剂降低疗效或失效；含鞣质的中药制剂（如五倍子、大黄、地榆等）与抗生素（如红霉素、灰黄霉素、氨苄青霉素等）配伍，可生成不易被吸收的鞣酸盐沉淀物，降低各自的生物利用度；与含金属离子的药物（如钙剂、铁剂）、生物碱配伍易产生沉淀。

（二）产生有毒物质

含朱砂（主要含 HgS）的中药制剂如朱砂安神丸、七厘散等，不宜与还原性药物如碘化钾、硫酸亚铁等配伍，否则会产生有很强刺激性的溴化亚汞或碘化亚汞，导致胃肠道出血或发生严重的药源性肠炎。

（三）变色与产气

1. 变色　制剂配伍发生氧化、还原、聚合、分解等反应时，可引起颜色的改变。如易氧化变色的药物遇 pH 值较高的药物溶液时可发生变色现象，与某些固体制剂配伍也可能发生变色现象。如碳酸氢钠或氧化镁粉末能使大黄粉末变为粉红色，这种变色现象在光照、高温、高湿环境中反应更快。分子结构中含有酚羟基的药物与铁盐相遇，使颜色变深。反应式如下：

再如，由于中药制剂原料主要来自天然动植物，因此其制剂中或多或少会含有一定量的葡萄糖。葡萄糖在酸性溶液中会发生如下反应而引起颜色和 pH 值的变化，反应式如下：

$$CH_2OH(CHOH)_4CHO \longrightarrow HO-CH_2C \underset{CH-CH}{\overset{O}{\diagup}} CHO \longrightarrow (CH_3COCH_2)_2COOH + HCOOH$$

一般而言，仅影响外观不影响疗效的变化，可通过加入微量抗氧剂、调整 pH 值延缓氧化，或采用单独制备、服用等方法予以避免。若产生有毒物质的变色反应，则属配伍禁忌。

2. 产气　药物配伍时，有时会发生产气现象。产气一般由化学反应引起，如碳酸盐、碳酸氢盐与酸类药物配伍发生中和反应而产生二氧化碳气体。

（四）发生爆炸

发生爆炸，大多是由强氧化剂与强还原剂配伍而引起的。如火硝与雄黄、高锰酸钾与甘油、氯酸钾与硫、强氧化剂与蔗糖或葡萄糖等药物混合研磨时，均可能发生爆炸；碘与白降汞（$HgNH_2Cl$）混合研磨能产生碘化汞，如有乙醇存在可引起爆炸。

三、药物制剂中辅料与药物的配伍变化

制剂中药物与辅料的配伍变化现象和机理都是极为复杂的，一般将药物与辅料之间的配伍变化分为物理配伍变化、化学配伍变化或两者兼有的三类。

（一）辅料与药物间的物理配伍变化

1. 固体制剂吸潮或软化　制剂中含有吸湿性药物、辅料或采用的辅料使药物的临界相对湿

度下降，使制剂容易吸潮。有的药物与辅料混合可产生低共熔现象，如薄荷脑与樟脑可使可可豆脂，水杨酸可使聚乙二醇（PEG）等栓剂的基质软化。

2. 固体制剂药物溶出度下降　药物与辅料的配伍，可因辅料的物理吸附作用导致药物不能及时或完全释放出来，从而降低固体制剂药物的溶出度。如乳糖可使戊巴比妥、异烟肼、安体舒通等固体制剂的溶出度降低；甲基纤维素（MC）、阿拉伯胶可使水杨酸的溶出度降低。

3. 固体制剂药物溶解度改变　由于药物与辅料的相互作用或改变微环境的 pH 值，使药物的溶解度下降，从而影响药物的吸收和疗效的发挥。Abu 等研究了四种稀释剂、三种润滑剂与伊非曲班钠（Ifetroben Sodium，IS）的配伍变化，发现该药与所有辅料的配伍均表现出良好的化学稳定性，但在加速试验中却发现其溶解度下降，最显著的是含有 $CaHPO_4$ 的处方。测定微环境的 pH 值，发现介于 6.2~6.6 之间，而 IS 的钠盐在 pH 6.2~6.6 之间转换为不溶性的游离酸，导致溶解度下降。这是由于磷酸氢钙在高温及水分存在的条件下释放的磷酸为这种转换提供了氢离子。

$$CaHPO_4 \cdot 2H_2O \longrightarrow Ca_5(OH)(PO_4)_3 + H_3PO_4 + H_2O$$

Ifetroben Sodium（IS）在磷酸氢钙环境中转换为游离酸的过程

再如硫酸钙（$CaSO_4$）与四环素配伍会因形成溶解度低的四环素钙而影响吸收，从而影响疗效。

（二）辅料与药物间的化学配伍变化

1. 导致药物的水解氧化　硬脂酸镁的碱性可加速阿司匹林的水解，硬脂酸镁对维生素 C 的氧化也具有加速作用。Abu 等研究了四种稀释剂、三种润滑剂与盐酸苯骈吖庚因（Benzazepine·HCl，BH）的配伍变化，结果四种稀释剂中，乳糖、甘露醇与 BH 没有相互作用；而磷酸氢钙、微晶纤维素可使 BH 水解增加；三种润滑剂中，硬脂酸镁、富马酸钠均可使 BH 水解。进一步研究发现：BH 与硬脂酸混合后 pH 值 3.8~5.5，硬脂酸镁及富马酸钠、磷酸氢钙与硬脂酸混合后 pH 值 6.2~6.5，这对 BH 在 pH 值 4 时最稳定，pH 值改变时稳定性降低提供了解释。

（a）　　　　　　（b）

Benzazepine·HCl（BH）的化学结构

2. 与药物直接发生化学反应 含有伯胺或仲胺的药物（如 IS）及与 BH 结构类似的一些药物都有可能与乳糖产生作用，如：

乳糖与含伯胺或仲胺药物的化学反应过程

聚乙二醇（PEG）两端的羟基既能醚化又能酯化，因此辅料 PEG 与含碘、铋、汞、银等的药物及阿司匹林、茶碱、青霉素、苯巴比妥等均可发生配伍变化。

3. 药物影响辅料的性质 酸碱性强的药物，如对氨基水杨酸钠、水杨酸钠能使淀粉胶化而影响制剂中淀粉的崩解作用和药物释放。另外，酸性强的药物能与一价皂发生反应，使之转化为脂肪酸而失去其表面活性。酸碱性强的药物还能加速蔗糖中转化糖的形成而增加制剂的吸湿性。用 PEG 做栓剂的基质时，含酚类、鞣酸、水杨酸的药物均可与 PEG 结合而影响药物释放。

4. 辅料之间的相互作用 Tween、PEG、PVP、MC、CMC-Na 都能与酚类、尼泊金等防腐剂作用形成配合物而降低防腐剂的抑菌效果；阳离子表面活性剂与阴离子表面活性剂配伍将使二者的表面活性降低，甚至可使乳剂被破坏，使阳离子表面活性剂的抑菌效果降低或消失。

四、注射剂的配伍变化

（一）中药注射剂临床使用严禁混合配伍用药

《关于进一步加强中药注射剂生产和临床使用管理的通知》中明确规定：临床上严禁将中药注射剂混合配伍运用。若确需联合使用其他药品时，应谨慎考虑与中药注射剂的间隔时间以及药物相互作用等问题。国家药品不良反应监测中心通报的某注射剂严重不良反应事件报告显示，该产品的不良反应以全身性损害、呼吸系统损害为主。其死亡病例报告分析显示，80% 的患者有合并用药，多数合并使用了 1~4 种注射剂，存在将多种药物混合配伍，或存在配伍禁忌的药品先后使用同一输液器滴注，没有其他液体间隔的现象。

（二）注射剂配伍变化的分类

由于临床上严禁将中药注射剂混合配伍运用，因此这里所讲的注射剂配伍变化是指非中药注射剂配合使用的配伍变化和注射剂的制剂处方配伍变化。注射剂的配伍变化同样分为药理配伍变化和药剂配伍变化两个方面。药剂的配伍变化，分为可见的和不可见的两种变化。可见的配伍变化，指注射剂由于生产中药物与辅料等的配伍，或将一种注射剂与其他注射剂混合，或加入输液剂中后出现了浑浊、沉淀、结晶、变色或产气等可见的变化现象，如 15% 的硫喷妥钠水性注射剂与非水溶剂制成的西地兰注射剂混合时可析出沉淀，枸橼酸小檗碱注射剂与等渗氯化钠混合时析出结晶等。不可见的配伍变化，则指肉眼观察不到的配伍变化，如某些药物的水解、抗生素的分解和效价下降等。

（三）注射剂产生配伍变化的因素

1. 溶剂组成的改变 若用水性溶剂或输液剂稀释某些含非水溶剂的注射剂时，会由于溶剂组成的改变使注射剂物相改变而析出药物，破坏注射剂的均一性。注射剂和输液剂多以水为溶剂，其中输液剂的容量较大，对 pH 值、离子强度和种类、浓度、澄明度等要求都很严格。在注射剂使用中，尤其要注意不同溶剂注射剂的相互配伍使用。例如：

（1）常用的注射剂为水溶液，比较稳定，这些注射剂常与其他药物的注射剂配伍使用，应注意配伍变化的产生。

（2）药物容易引起溶血、血细胞凝聚等现象，输液剂作为大量进入血液的注射剂，不宜与含药注射剂配合使用。

（3）甘露醇注射剂一般为过饱和溶液，当加入氯化钠、氯化钾溶液时，由于盐析作用，易使注射剂析出甘露醇的结晶。

（4）药物往往会破坏乳剂的稳定性，产生乳剂破裂、絮凝或分层等现象。这类制剂（尤其是静脉注射用乳剂）与其他注射剂配伍时应慎重。

2. pH 值的改变 pH 是影响注射剂稳定性的重要因素。pH 值的改变，会使有些药物产生沉淀或加速分解。例如生物碱、有机酸、酚类等，在一定 pH 的溶液中比较稳定，当 pH 改变时，其溶解度也发生变化。例如硫酸长春新碱注射剂与碳酸氢钠、磺胺嘧啶钠等碱性注射剂混合时，会由于 pH 升高而使生物碱游离而析出沉淀；黄芩注射剂（pH 值 7.5~8.0）、何首乌注射剂（pH 值 7.0~8.0），若与葡萄糖注射剂（pH 值 3.2~5.5）或葡萄糖盐水（pH 值 3.5~5.5）等酸性注射剂混合时，可因黄芩苷、蒽醌苷溶解度降低而析出沉淀。

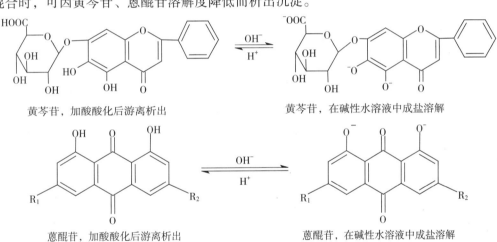

黄芩苷，加酸酸化后游离析出　　　　　　　　黄芩苷，在碱性水溶液中成盐溶解

蒽醌苷，加酸酸化后游离析出　　　　　　　　蒽醌苷，在碱性水溶液中成盐溶解

3. 超出缓冲容量 许多注射剂的 pH 值由所含成分或加入的缓冲剂所决定。若混合后药液的 pH 值超出了其缓冲容量，即可能出现沉淀。有些输液剂虽然含有一定缓冲容量的抗酸成分，但仍可使某些在酸性溶液中沉淀的药剂产生沉淀，如 5%硫喷妥钠注射剂与氯化钠注射剂配伍不发生变化，但加入含乳酸盐的葡萄糖注射剂则会析出沉淀。

4. 原辅料的纯度和盐析作用 注射剂之间发生的配伍变化也可能由于原辅料的纯度不符合要求引起。例如，氯化钠原料若含有微量的钙盐，则钙离子能与甘草酸、绿原酸、黄芩苷作用生成难溶于水的钙盐。

$$2C_{39}H_{59}O_{10}(COOH)_3 + 3Ca^{2+} \rightleftharpoons Ca_3[C_{39}H_{59}O_{10}(COO)_3]_2\downarrow + 6H^+$$

甘草酸　　　　　　　　　　　　甘草酸钙

$$2C_{15}H_{17}O_7COOH + Ca^{2+} \rightleftharpoons Ca(C_{15}H_{17}O_7COO)_2\downarrow + 2H^+$$

绿原酸　　　　　　　　　　　　绿原酸钙

$$2C_{20}H_{17}O_9COOH + Ca^{2+} \rightleftharpoons Ca(C_{20}H_{17}O_9COO)_2\downarrow + 2H^+$$

黄芩苷　　　　　　　　　　　　黄芩苷钙

某些呈胶体分散体的注射剂（如两性霉素 B）在含大量电解质的输液剂中，胶体分散体的水化膜由于受到电解质反离子的作用而使 ζ 电位降低，水化膜变薄，使胶体粒子容易凝聚而产生沉淀。

$$n C_{47}H_{73}NO_{17} \xrightleftharpoons{\text{电解质反离子使水化膜} \zeta \text{电位降低，凝聚}} (C_{47}H_{73}NO_{17})_n$$

电解质反离子使胶体离子凝聚而产生沉淀

5. 成分之间的沉淀反应　某些药物可直接与输液剂或另一注射剂中的某种成分反应生成沉淀。例如黄酮类化合物的注射剂遇 Ca^{2+} 能产生沉淀，含黄芩苷的注射剂遇小檗碱也会发生沉淀反应。

6. 混合浓度、顺序对稳定性的影响　两种以上药物配伍后出现沉淀，与其浓度和放置的时间有关，如红霉素乳糖酸盐与等渗氯化钠或复方氯化钠注射剂各为1%浓度混合时，能保持澄明，但当后者浓度为5%时，则出现不同程度的浑浊。

改变混合顺序可避免有些药物混合后产生沉淀，如氨茶碱1g与烟酸300mg配合，先将氨茶碱用输液剂稀释至1000mL时，再慢慢加入烟酸可得澄明溶液，如先将两种溶液混合则会析出沉淀，因此在配伍时应采取先稀释后混合，逐步提高浓度的方法。

混合后还应注意放置时间的影响。许多药物在溶液中的反应有时很慢，个别注射液混合几小时后才出现沉淀，所以可以在短时间内使用。注射液与输液配伍应先做实验，若在数小时内无沉淀发生或分解量不超过规定范围，并不影响疗效，可在规定时间内输完。如输入量较大时，应分次输入，或临用前新配。

7. 附加剂的影响　注射剂中加入缓冲剂、助溶剂、抗氧剂、稳定剂等附加剂，与药物之间可能出现配伍变化。如用聚山梨酯80作增溶剂时，若药液中含有鞣质，鞣质可与聚山梨酯80的聚氧乙烯基产生络合反应，若该络合物的溶解度较小或量较大时，药液会出现浑浊或沉淀。

第三节　药理学的配伍变化

药理学的配伍变化是指药物配伍使用后，使药理作用的性质和强度发生变化，产生协同作用、拮抗作用、不良反应。

一、协同作用

协同作用可使药物效果增加。协同作用可分为相加作用和增强作用。相加作用的效果等于两药作用的效果之和。增强作用的效果大于两药作用效果之和。例如：①红花、当归与川芎，三者均为理气、活血、祛瘀药，临床上常相须配伍应用。药理学研究表明，红花可降低心肌耗氧量、扩张冠脉及增加冠脉血流量；当归、川芎都可抑制血小板聚集、降低5-羟色胺释放和减少前列腺素的合成。它们配伍应用后可增强抗凝作用，提高对血栓性疾病的治疗效果。②川芎活血祛瘀止痛，赤芍清热凉血，在血府逐瘀方中二者系相使配伍为臣药，助君药活血祛瘀止痛。研究结果显示：川芎、赤芍配伍后的水提液，有两个化合物的含量增加。量效关系原理提示，含量增加可使药物效果增强。③复方黄连的抗细菌实验结果显示，复方比单方的抗菌作用增强了8倍。

二、拮抗作用

拮抗作用使药效减弱或消失，多数情况下不宜配伍使用。但在临床上有时也有意识地将有拮抗作用的药物伍用，以纠正主药的副作用和突出主药的主要作用。例如：①含钙类的制酸中药与阿司匹林、水杨酸、胃蛋白酶合剂等酸性药物联合应用时，能够发生中和作用，使两者作用都受影响。②牛黄解毒片中的大黄具有解毒泻火的作用，是起治疗作用的主要组分，已证实其有较强的抑菌作用。当与异烟肼同服时，因异烟肼含有酰肼结构，可形成螯合物，使异烟肼抗结核的药效减弱。③具有中枢兴奋作用的麻黄碱可对抗催眠药巴比妥类药物的作用，但巴比妥类药物可减轻麻黄碱的中枢兴奋作用，故治疗哮喘时，二者经常合用。

三、产生不良反应

某些药物配伍后，能产生毒性或副作用等不良反应。这种情况不宜配伍使用或应慎用。例如：①抗癌药石蒜含石蒜碱，与大剂量维生素 C 配合使用时，可增强石蒜碱的毒性；②甘草主要成分为甘草酸，水解后生成甘草次酸，具有糖皮质激素样作用，与某些西药联用可使疗效降低或产生不良反应；③中药川乌、草乌、附子及含有生物碱的中成药与链霉素、庆大霉素及卡那霉素等氨基糖苷类药物合用时，可能会增加对听神经的毒性，引起耳鸣、耳聋等副作用。

四、制剂在体内发生的相互作用

药物制剂在体内发生的相互作用，主要是在吸收、分布、代谢及排泄过程所发生的协同作用、拮抗作用或毒副作用。

（一）吸收过程的相互作用

药剂配伍在吸收部位发生物理化学反应，影响药物制剂的崩解时间、溶出速度、吸收速度和程度等。例如，四季青片含有大量鞣质，如果同时服用地高辛，可因四季青在胃肠道中与洋地黄强心苷结合形成不溶性沉淀物，不易吸收而导致地高辛的疗效降低。

（二）分布过程的相互作用

药剂配伍对分布的影响最常见的是置换作用。当两种药物在蛋白质某一结合位置上进行竞争时，亲和力强的药物将亲和力弱的药物置换出来，被置换的药物其游离型浓度显著增加。例如，保泰松与法华令同用，使法华令的游离药物浓度增加，容易出现出血等副作用。

（三）代谢过程的相互作用

药物在体内受药酶的作用发生的配伍变化，分为酶促作用或酶抑作用。当药物重复应用或与其他药物合并应用时，药物代谢被促进的现象，即为酶促作用，反之为酶抑作用。例如乙醇有酶促作用，安乃近与风湿止痛药酒同用可使自身代谢加快，半衰期缩短，药效下降。某些药物因能抑制同用药物代谢酶的活性，使其代谢作用减缓，造成同用药物的药理作用增强或毒性增加。如双香豆素抑制甲磺丁脲在肝脏内羟基化反应酶的作用，使甲磺丁脲的羟化反应不能顺利进行，从而导致在体内停留的时间延长。

（四）排泄过程的相互作用

一些弱酸或弱碱类药物可在肾小管分泌时产生相互竞争而发生变化。例如，硼砂与苯巴比妥、阿司匹林或氨苄青霉素等合用时，可使这些药物的离子化程度增高，肾小管对其重吸收减少，排泄增加，血药浓度降低而影响药物疗效。另外，药物在作用部位或作用环节也可产生相互竞争，从而使其中某些药物的疗效增强或减弱。例如，麻黄碱与氨茶碱均是平喘药，但两药合用后效果反而不如单独应用，而且毒性会增加。

第四节　制剂配伍变化的研究方法

不同制剂的配伍变化研究方法往往不同。除了必须研究制剂中药物间、药物与辅料间和辅料间的配伍变化外，一般情况下液体制剂的配伍变化，采用经典的加速实验法即可得到较为满意的结果，注射剂还要研究金属螯合剂、抗氧剂等增强制剂稳定性的附加剂与药物之间的相互作用。口服液体制剂还要研究乙醇、甘油、糖浆、防腐剂等与药物的相互作用。但固体制剂采用经典的加速实验法却得不到满意的结果。这里介绍预测制剂配伍变化的一般实验方法和固体制剂中药物与辅料配伍变化的常用研究方法。

一、预测制剂配伍变化的一般实验方法

预测和判断制剂药物之间是否会产生配伍变化，应从两方面进行：①根据药物的理化性质、药理性质及其配方、临床用药的对象、剂量、用药意图等，结合易产生配伍变化的因素进行较为全面的分析；②通过实验观察做出合理的判断。

（一）可见的配伍变化实验方法

一般是将两种药液混合均匀，然后在一定时间内肉眼观察有无浑浊、沉淀、结晶、变色、产生气体等现象。注意：①混合比例、观察时间、浓度与 pH 值等条件不同，会出现不同结果；②对于产生沉淀或浑浊的配伍变化，应进一步分析其原因。

（二）测定注射剂变化点的 pH 值

许多制剂的配伍变化是由于 pH 的改变引起的，因此可将注射剂变化点的 pH 值作为预测配伍变化的依据之一。其方法是：取注射剂 10mL，测其 pH 值，再分别滴加 0.1mol/L HCl（主药是有机酸盐时）或 0.1mol/L NaOH（主药是有机碱盐时），当出现显著变化（如浑浊、变色等）时，记录所用酸碱量并测定该点的 pH 值，计算 pH 值移动范围（ΔpH）。

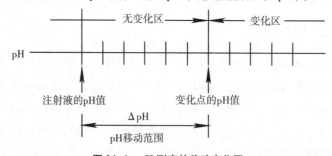

图 24-1　pH 测定的移动变化图

若酸、碱的用量达 10mL 还未出现变化，则认为酸碱不会引起该注射剂的变化；若 pH 值移动范围（ΔpH）大，则该注射剂不易产生变化，pH 值移动范围（ΔpH）小，则注射剂容易产生 pH 配伍变化；当加入大量的酸或碱而该溶液的 pH 值移动范围（ΔpH）仍很小，则说明该注射剂有较大的缓冲容量。一般具有较大缓冲容量的注射剂与其他注射剂配伍时，配伍溶液的 pH 值偏近于较大缓冲容量的注射剂；如果两种注射剂混合后的 pH 值都不在两者的变化区内，一般预测

不会发生配伍变化；如配伍后的 pH 值在某一种注射剂的变化区内时，则有可能发生配伍变化。

（三）稳定性试验

稳定性较差的药物若添加到输液剂中时，由于临床输液的时间较长，药物加入输液剂后受 pH、光线或含有催化作用的离子等影响，往往可使一些药物的效价降低。若在规定的时间内药物效价或含量的降低不超过 10%，一般认为是稳定的。

二、固体制剂中药物与辅料配伍变化的一些研究方法

热分析法，如差示热分析法（DTA 法）、差示扫描量热法（DSC 法）、差示热分析结合热台显微镜及扫描电镜研究方法（DSC-HSM-SEM）等是固体制剂中最常用的药物-辅料配伍变化研究方法。

（一）DTA 与 DSC 法

DTA 法是通过比较药物、辅料及药物辅料混合物在程序升温时 DTA 曲线上的吸热峰或放热峰是否不同（如峰消失、峰形变化、峰位移等）来判断药物与辅料之间是否存在相互作用的分析方法。如，在头孢环己烯胺粉针剂的设计中，拟选 N－甲基葡胺、三羟甲基氨基甲烷、磷酸钠及无水碳酸钠四种辅料来增加头孢环己烯胺的溶解度。但通过 DTA 试验研究发现：头孢环己烯胺与无水碳酸钠配伍时仍然保持本身的特征峰，而与其他三种辅料配伍时，其特征峰消失，说明头孢环己烯胺与其他三种辅料都产生了配伍变化，因此只能选择无水碳酸钠与头孢环己烯胺配伍以避免配伍变化产生。

DSC 的研究原理与 DTA 相似，系在程序控温下，测量输入到药物、辅料及药物-辅料的功率差随温度的改变关系值，以判断药物-辅料的相互作用。但 DSC 比 DTA 灵敏度高、分辨率高、重现性好，较为常用。

（二）DSC-HSM-SEM 法

热分析技术，特别是 DSC，在早期的处方研究中是快速评价药物、辅料相互作用并在大范围内筛选备选辅料的有力工具，但为了防止某些情况下的错误解释及结论，还需要结合热台显微镜（HSM）和扫描电镜（SEM）分析等手段才能共同做出正确的结论。例如，Wura 对凝血质拮抗剂（PICO）与固体制剂中常用辅料及制备过程（粉碎、混合、制软材）对 PICO 的影响做了 DSC 分析，结果显示 PICO 与棕榈酸、硬脂酸、硬脂醇、PEG20000、山梨醇的配伍混合物均出现与纯 PICO 或相应辅料明显不同的吸热特征。然而，采用热台显微镜（HSM）和扫描电镜（SEM）法分析的结果却纠正并证实了 DSC 的错误分析结果。

第五节　配伍变化的处理原则与方法

一、处理原则

为减少或避免药物制剂之间发生配伍变化，常采用如下原则进行处理。

（一）审查处方，了解用药意图

审查处方，如果发现疑问，先与医师或处方者联系，了解其用药意图，明确必需的给药途

径。再根据具体对象与条件，结合药物的物理、化学和药理等性质，确定剂型，判定或分析可能产生的不利因素和作用，对剂量和用法等加以审查，或确定解决方法，使药剂能更好地发挥疗效。

（二）制备工艺和贮藏条件的控制

控制温度、光线、氧气、痕量金属是延缓水解和氧化反应的基本条件。对于挥发油、酚类、醛类、醚类等易氧化的药物或酯类、酰胺类、皂苷类等易水解的药物，宜制成固体制剂以增加其稳定性，并应注意控制水分含量，控制制备温度，避免湿法制粒等。如必须制备成注射剂，可设法制成粉针剂，并注意附加剂和包装材料对制剂的影响。

制备与使用药物制剂，均应注意药物之间，或药物与附加剂之间可能产生的物理、化学或药剂学、药理学的配伍变化。

二、处理方法

（一）改变贮存条件

有些药物在使用过程中，会由于贮存条件如温度、空气、光线等而加速沉淀、变色或分解（物理和化学变化），所以应在密闭及避光的条件下（如棕色瓶中）贮存，每次发出的药量不宜太多。

（二）改变调配次序

改变调配次序往往能克服一些不应产生的配伍禁忌。

（三）改变溶剂或添加助溶剂

改变溶剂（指改变溶剂容量或改变成混合溶剂），可防止或延缓溶液剂析出沉淀或分层。根据情况，有时也可添加助溶剂。

（四）调整溶液 pH 值

pH 值的改变可影响很多药物溶液的稳定性，因此应将溶液调节在适宜的 pH 值范围内。

（五）改变有效成分或改变剂型

在征得医师同意后，可改换有效成分，但应力求与原成分的作用相类似，用法也尽量与原方一致。另外，有些处方制备注射剂易产生沉淀，因此可改成汤剂、合剂等剂型。

总之，在药剂的生产、贮存和使用过程中，可能发生药物及其制剂的配伍变化或配伍禁忌。为避免因药物及其制剂因配伍不当而造成的质量问题和临床使用不合理，应制定合理的处方、制备工艺和给药方案，如果药物及其制剂发生配伍变化或存在配伍禁忌，应认真分析原因，从制剂处方、剂型、工艺、使用和贮存条件等环节入手，寻找解决办法。

第六节　中药制剂的不良反应

随着中药制剂应用的日益普遍，引发不良反应的原因日趋复杂，有关不良反应的报道也相应增加。为保证中药制剂的安全性、有效性和使用的合理性，本节重点对近年中药制剂不良反应发生的原因及处理措施进行介绍。

一、药品不良反应的含义

我国《药品不良反应报告和监测管理办法》（2011 年 7 月 1 日起施行）对药品不良反应（adverse drug reaction，ADR）的定义为：合格药品在正常用法用量下出现的与用药目的无关的有害反应。《药品临床试验管理规范》中将药品不良反应定义为：在按规定剂量正常应用药品的过程中产生有害而非所期望的且与药品有因果关系的反应。在一种新药或药品的新用途的临床试验中，其治疗剂量尚未确定时，所有有害而非所期望且与药品应用有因果关系的反应，也应视为药品不良反应。需要注意的是，目前很多所谓"中药制剂的不良反应"是由于使用不合格药品或不合理使用引起的，不属于真正意义上的不良反应。

二、中药制剂不良反应的分类

根据中药药性、不良反应发生时间、不良反应出现程度、病理机制及证候特点，中药制剂的不良反应包括副作用、毒性作用、过敏反应、后遗效应、特异体质反应、致癌作用、致畸作用、致突变作用、依赖性、成瘾性等。中药制剂常见的不良反应有毒性作用和变态反应。

毒性作用的临床表现按照人体各系统分类有：①神经系统临床表现为主的不良反应（含以精神症状为主的不良反应）；②循环系统临床表现为主的不良反应（含过敏性休克）；③呼吸系统临床表现为主的不良反应；④消化系统临床表现为主的不良反应（含口腔、喉部症状为主的不良反应）；⑤泌尿系统临床表现为主的不良反应；⑥血液系统临床表现为主的不良反应；⑦生殖系统临床表现为主的不良反应；⑧其他系统临床表现为主的不良反应。

变态反应在中药不良反应中发生率最高，不仅常见，而且类型多样，多以皮肤损害为主。表现有荨麻疹、剥脱性皮炎、丘状皮疹以及猩红热样药疹、湿疹皮炎样药疹、烫伤水疱样药疹，还有结节性红斑、紫癜、皮肤变应性血管炎、色素沉着、色素减退、斑秃、脱发等。有些药物可引起过敏性腹泻，严重的可引起过敏性休克。

应用苦寒泻火药物后，患者短期内可能会食欲减退，腹中不适，称作后遗作用。使用某些中药还可产生耐受性、成瘾性。

三、中药制剂不良反应产生的原因

药品研发、生产、运输、贮藏、使用、监管等各个环节中都存在着影响药品安全性，导致中药制剂发生不良反应的因素，主要有以下几方面。

（一）药材未经炮制或炮制不当

中药炮制是否得当，不仅关系到其药效，对一些毒性剧烈的中药而言更是确保安全的重要措施。如果不炮制或炮制不当，使用后会出现不良反应。

（二）未按要求煎煮

一般认为中药长时间煎煮可以减毒，从而降低其毒副作用。但也有相反的情况，如山豆根煎煮时间越长，则副作用相应愈强；朱砂不宜入汤药煎煮，因煎煮使毒性增大，一般入丸散用为宜。

（三）含有毒性饮片的复方基础研究欠缺

目前对单味毒性中药研究和使用监管比较到位，但对含毒性中药的复方制剂的安全性研究不足，如使用剂量、周期等的研究不足，不能指导临床应用，容易造成隐患。

（四）特殊剂型的工艺质量问题

这里的特殊剂型主要指一些改变中药传统给药途径的剂型，重点是中药注射剂。中药注射剂由于历史条件限制，受到研制过程、处方组成、原辅料来源、制剂工艺、质量标准等多方面复杂因素的影响，其安全性近年来受到质疑，相关负面报道增多。以下对其不良反应发生原因进行简要分析。

1. 处方研究存在缺陷 我国列入国家标准的中药注射剂有 109 种，近二分之一为复方，单味中药注射剂所涉及的原料中，非药典法定品种就占了 37%左右。药味数越多，制备工艺难度就越大。而大量非药典法定品种原料的使用，使质量标准、化学成分、毒性大小等因少有参考资料可查和法定标准可依，直接威胁到中药注射剂质量的稳定性和使用的安全性。制剂处方中辅料与药物的配合研究也有待加强，中药注射剂多使用助溶剂，最常用的是聚山梨酯 80，但缺少静脉注射用国家标准，质量难以保证，带来了安全隐患。

2. 药物成分复杂 中药材质量的不可控因素较多，药材的基原、药用部位、产地、采收、加工、贮存、农药残留量等，均可导致质量不可控，引发不良反应。一些中药注射剂由于基础研究不够深入，有效成分不够清楚，纯化精制不够彻底，含有多种致敏成分；有些注射剂中有效成分本身也是高致敏成分，从而引起过敏反应；一些复杂成分以胶态形式存在于药液中，在贮存或使用时不稳定而析出，产生大量不溶性微粒，导致输液不良反应发生的概率增大。

3. 生产工艺不稳定 某些中药注射剂的不良反应往往和某一批号有关，这提示生产工艺不稳定、质量控制不严格是导致不良反应的一个重要因素。1993 年国家制定了中药注射剂研发的技术要求，但 1993 年前上市的中药注射剂多未达到此要求，存在着有效成分不明确，质量标准只对个别指标成分或有效成分定性定量的问题，难以保证临床应用的安全性。因此国家食品药品监督管理局从 2000 年起开始重视中药注射剂指纹图谱研究，要求建立中药注射剂指纹图谱检测标准。

4. 安全性检测存在缺陷 如现行中药注射剂质量标准的安全性药理试验中尚缺乏特异性强、适合检测中药注射液常见的类过敏反应致敏原的方法，这也是中药注射剂过敏反应频发的原因之一。

5. 其他 中药注射剂对流通环节中运输和储存的条件要求也较高，任何环节出现问题，都可能造成不良事件。此外，临床不合理使用及用药监测不到位，也是重要的原因。

（五）个体差异问题

患者的年龄、性别、生理病理状况、种族及遗传因素、饮食与生活习惯、嗜好、对药物的敏感度等都是影响不良反应发生的重要因素。

（六）中药制剂的不合理配伍

为提高疗效，临床有时将多种中成药配合使用，可能使其中某种药物或成分重复使用。如果是毒性药材或者药性峻烈的药味，很容易发生毒性作用，应特别注意。此外，不同中成药成分间的配伍禁忌和中西药的配伍禁忌一样存在，如含甘草、鹿茸的中成药与含大量强心苷的中成药，与降血糖的中成药均不适宜合用。而含有化学药物的中成药，联合使用其他中成药时尤应注意。如含麻黄的中成药与含单胺氧化酶抑制剂的中成药如舒络片（含帕吉林）、消喘片（含呋喃唑酮）等不宜同服。因为帕吉林和呋喃唑酮能抑制人体单胺氧化酶活性，使去甲肾上腺素、多巴胺等单胺类神经介质不易被破坏而贮于神经末梢中，当服用含麻黄的中成药时，麻黄碱会促使其大量释放，从而导致高血压危象和脑出血。药酒因含大量乙醇，与含单胺氧化酶抑制剂的中成药不宜同用，因单胺氧化酶抑制剂可抑制酒中酪胺代谢，而引起高血压危象。含大量对肝脏有一定毒性的药物（如五倍子、诃子、黄药子等）的中成药与紫金锭、苏合香丸、四季青糖浆、地榆片等并用，可能引发药源性肝病。

（七）中西药剂不合理配伍

随着医学事业的迅速发展，中西药合用的概率越来越高。两者合用或先后序贯使用，可能由于药物的相互作用，导致不良反应。具体参见本章第二节药剂学的配伍变化、第三节药理学的配伍变化等相关内容。

（八）安全性研究与风险管理问题

为了保证药物的安全性，避免不良反应的发生，世界各国都非常重视药物安全性研究与评价。药物安全性研究与评价包括临床前动物实验、上市前人体临床试验和上市后真实世界临床研究（real world study）三个阶段。目前我国中药新药上市前临床试验仍存在较大的局限性，主要表现为临床试验病例数较少、试验过程短，使得观察期相应较短、受试者的选择面窄、用药条件控制相对严格等，这些都使得许多药品发生的不良反应难以被察觉，而且即使发现了，对其了解程度也不够深入。

四、中药制剂不良反应的预防与处理原则

（一）保证药品、饮片的质量可靠性与稳定性

药品的质量问题是引起中药不良反应的重要原因，涉及诸多方面因素。首先应推广规模化、科学化种植中药材。规范采收时间、产地加工，严格中药炮制，确保中药品种正确、质量合格。其次应加强药品生产的监管，提高中药制剂质量，防止不合格药品出厂与流通。严格执行一系列药政药事法规，对违反规定的进行相应处罚。加强国家基本药物筛选与推广使用，加强处方药品管理。

（二）避免不合理的制剂合用

近些年来，中药制剂合用、中西药合用以及中西药配伍组方现象有逐渐增多的趋势，中西药配伍的配伍规律及其由此产生的配伍作用非常复杂，目前人们对其认识还非常有限，对于由此引起的不良反应也应予以高度重视。特别是对中药、西药的功效主治、成分以及体内代谢过程不清楚，对病情辨证不清时，要十分慎重，避免因药物之间相互作用而可能引起的不良反应。这方面的研究也应加强。

（三）普及常识，增强公众自我保护意识

要加强公众对中药不良反应的认识，了解中药的双重性，大力普及药物常识，增强自我保护

意识。加强宣传教育，提高用药者的依从性。要按照规定用药，防止超量用药、擅自用药与滥用药品，不轻信单验方，以免造成不良后果。同时掌握正确的煎服方法。

（四）健全中药不良反应监测系统，加强药物再评价

加强药品不良反应监测，是确保安全用药的一项基础性工作，而中药有不同于西药的特殊性，其药品不良反应的发生更复杂，可变因素多，监测难度大，仍是十分薄弱的环节。需要开展多学科的学术交流，调动医药企业参与药品上市后再评价及药品不良反应监测工作的积极性，从源头上保障人民群众用药的安全有效。还要用最新中医药技术成果，从临床、中医理论、现代医学、中药药理学、药剂学、药物流行病学、药物经济学、药物质量等方面，对已批准上市的中成药是否符合安全、有效、质量可控、经济等原则做出科学评价。

中药不良反应的临床处理一般应遵循以下原则：①立即停止用药，并尽快清除药物；②加速已吸收药物的排泄；③支持和对症治疗。

【思考题】

1. 简述药物配伍用药的目的。
2. 简述配伍变化的处理原则与方法。
3. 简述中药制剂不良反应的预防与处理原则。
4. 谈谈你生活中遇到的不良反应案例 1~2 例。

第二十五章

中药新药研制

扫一扫，查阅本章数字资源，含PPT、音视频、图片等

【学习要求】

1. 掌握中药新药的含义；中药新药药学研究的主要内容。

2. 熟悉中药新药的分类；中药新药研究的一般程序。

3. 了解中药新药有效性与安全性评价的基本知识。

第一节　概　述

中医药起源于我国劳动人民生产生活实践，"神农尝百草"客观反映了这一艰苦实践过程。随着社会进步，生产力发展，中药也由野生逐步发展到人工栽培和驯养，甚至人工制品。中华人民共和国成立后，中医药事业飞速发展，中药新药研究取得了一系列瞩目成就，如青蒿素制剂、清开灵注射液、复方丹参滴丸等。国家鼓励研究和创制新药，支持古代经典名方中药复方制剂研究及基于医疗机构制剂的中药新药研发，先后施行了一系列法律法规与技术指导原则，保证中药新药研究的科学性与规范性，确保药品的安全性与有效性。

一、中药新药的概念

新药是指未曾在中国境内外上市销售的药品。根据物质基础的原创性与新颖性，中药新药分为中药创新药、中药改良型新药及古代经典名方中药复方制剂。

广义的中药新药是指未曾在中国境内外上市销售的中药，包括中药原料药与制剂（成方药品）。狭义的中药新药特指符合中医药理论，未曾在中国境内外上市销售的中药制剂。

二、中药注册分类

《药品注册管理办法》（2020年7月1日起施行）规定，中药注册分类主要包括以下几类。

1. 中药创新药　指处方未在国家药品标准、药品注册标准及国家中医药主管部门发布的《古代经典名方目录》中收载，具有临床价值，且未在境外上市的中药新处方制剂。一般包含以下情形：

（1）中药复方制剂，系指由多味饮片、提取物等在中医药理论指导下组方而成的制剂。

（2）从单一植物、动物、矿物等物质中提取得到的提取物及其制剂。若从植物、动物、矿物等物质中提取得到的天然的单一成分制成的制剂，其单一成分的含量应当占总提取物的90%以

上；若提取的一类或数类成分组成的有效部位为原料制成的中药制剂，其有效部位含量应占提取物的 50% 以上。

（3）新药材及其制剂，即未被国家药品标准、药品注册标准及省、自治区、直辖市药材标准收载的药材及其制剂，以及具有上述标准药材的原动物、植物新的药用部位及其制剂。

2. 中药改良型新药 指改变已上市中药的给药途径、剂型，且具有临床应用优势和特点，或增加功能主治等的制剂。一般包含以下情形：

（1）改变已上市中药给药途径的制剂，即不同给药途径或不同吸收部位之间相互改变的制剂。

（2）改变已上市中药剂型的制剂，即在给药途径不变的情况下改变剂型的制剂。

（3）中药增加功能主治。

（4）已上市中药生产工艺或辅料等改变引起药用物质基础或药物吸收、利用明显改变的。

3. 古代经典名方中药复方制剂 古代经典名方是指符合《中华人民共和国中医药法》规定的，至今仍广泛应用、疗效确切、具有明显特色与优势的古代中医典籍所记载的方剂。古代经典名方中药复方制剂是指来源于古代经典名方的中药复方制剂。包含以下情形：

（1）按《古代经典名方目录》管理的中药复方制剂。

（2）其他来源于古代经典名方的中药复方制剂。包括未按《古代经典名方目录》管理的古代经典名方中药复方制剂和基于古代经典名方加减化裁的中药复方制剂。

4. 同名同方药 指通用名称、处方、剂型、功能主治、用法及日用饮片量与已上市中药相同，且在安全性、有效性、质量可控性方面不低于该已上市中药的制剂。

上述中药注册分类中，前三类按照中药新药进行管理。本章讨论的中药新药系指前三类。

三、中药新药研制的指导思想

1. 坚持中医药理论为指导 传统中药成方制剂是在中医药理论指导下，经过反复临床实践形成的。中药新药的研究开发必须在中医药理论指导下进行，尊重传统经验和临床实践，坚持（病）证-方（剂）-剂（型）相统一原则，传承性味、归经、升降浮沉、君臣佐使等方药理论，深度挖掘中药剂型、制药、施药理论的科学内涵，以保持中医药的特色和优势，保证疗效。例如，四逆汤有显著而持久的强心作用，其毒性是单味附子的 1/4，而单味附子的强心作用既不明显又不持久；干姜、甘草均无强心作用。可见四逆汤的功能是附子、干姜、甘草 3 味药的综合协同作用，印证了"附子无干姜不热，得甘草则性缓"等中药复方配伍理论的科学内涵。因此对于中药复方制剂而言，单一成分的药理作用往往不能解释其整体功效，简单按化学药研究模式筛选单体化合物，研究开发中药新药，难以收到重大成效。

由于符合中医理论的中医证候模型尚不完备，中药新药的药效学评价，目前多套用化学药物的疾病模型与评价方法，难以正确表达中药制剂的实际功效。如镇痛实验常用"小鼠热板法"或"小鼠醋酸扭体法"等评价方法，对中药的活血止痛、理气止痛、散寒止痛、祛风止痛、消肿止痛不一定皆适合。因此，以中医药理论为指导，根据中药新药的功能主治，尽可能地选用符合中医药理论的动物模型与评价方法进行研究非常重要。

2. 科学合理地吸收、利用现代科学技术 在人类长期与疾病斗争中不断发展起来的中医药是新药研发的巨大宝库，是中国"多、快、好、省"地研发中药新药的优势资源。同时，我们也要看到现代药学在制剂技术、药效评价、质量控制等方面的理念与技术对提高中药的制剂水平、科学内涵及其内在质量等方面具有非常重要的借鉴价值。

从一切为了中药新药的安全、有效、稳定、可控出发，以中医药理论为指导，科学合理地吸收、利用现代科学技术，将中医药理论与现代科学技术有机结合起来开发中药新药是实现中药制剂现代化的必由之路，中药现代化发展战略实践已经有了许多成功的例子，如康莱特静脉注射乳剂（薏苡仁油静脉注射乳剂）、复方丹参滴丸等。

科学合理地吸收、利用现代科学技术的宗旨是为了提高中药新药的制剂、疗效和质控水平，创制更高质量的中药新药，其前提是坚持中医药理论的指导，绝不是完全按照化学药物的理论、方法、技术盲目研发源自中医复方的单体药物，否则，开发成的中药新药将失去中医药的特色与优势。青蒿素的开发成功是中药新药研制中"传承"与"创新"有机结合的典范。

3. 创制"三小、三效、五方便"的中药新药　中药新药研发要以实现"高效、速效、长效"，"剂量小、毒性小、副作用小"，"生产方便、储藏方便、运输方便、携带方便、服用方便"为目的；中药制剂的剂型改革或"二次开发"，必须在"三效""三小""五方便"方面有所优化。如冰硼散剂改成冰硼贴片，克服了原制剂局部刺激引起疼痛、药物与病灶接触时间短药效得不到充分发挥等缺点，具有缓释、定位性能，与原制剂比较，新药具有长效、速效、高效和方便使用、携带、储存等优势。

四、中药新药研制的基本要求

中药新药研制的总体思想是既要充分尊重中医药理论，又要充分利用现代科学技术，根据中药的特点及新药研发的一般规律，充分认识中药的复杂性、新药研发的渐进性及不同阶段的主要研究目的，开展针对性研究，体现质量源于设计理念，落实药品全生命周期管理，实现中药新药的安全、有效、稳定、可控，同时满足患者顺应性的需求。

1. 安全性　安全性（safety）是药物的最基本要求，中药制剂的研制应能提高药物的安全性，降低毒副作用。中药制剂的毒副反应主要源于其所含化学成分，也与制剂载体的处方设计有关。如抗癌药物紫杉醇注射剂以聚氧乙基代蓖麻油（Cremophor EL）为增溶剂，则该制剂具有较强刺激性；但采用脂质体载体技术，就可避免使用强刺激性的增溶剂。

一般来讲，吸收迅速的药物，在体内的药理作用强，产生的毒副作用也大。对于治疗指数低、治疗窗狭窄的中药，宜设计成缓控释制剂，以平稳血药浓度，减小峰谷波动，降低毒副作用。对皮肤、黏膜等机体局部刺激性较强的中药，可采用包合或微囊技术等方式以降低药物的刺激性。

2. 有效性　有效性（effectiveness）是药物的基本属性，是中药新药研发的最根本目的。中药制剂的疗效发挥除了其药效物质基础外，往往与其给药途径、剂型及剂量等密切相关。如复方丹参片、滴丸与贴剂等系列制剂起效快慢与作用强度有一定区别；如果是对心绞痛进行急救，宜选用滴丸舌下给药，取其迅速吸收；对于预防性质的长期给药，则使用片剂或透皮贴剂为宜。

中药制剂研制的指导思想是提高原方药的疗效，至少不能减弱治疗效果。增强中药制剂的治疗作用可从药物本身的性质或治疗目的出发，通过制剂克服其弱点，充分发挥其作用。如研制难溶药物的口服制剂，可采用增（助）溶技术、固体分散技术、环糊精包合技术、微粉化技术、微乳技术等改善药物溶解度和/或溶出速度以促进吸收，提高生物利用度。

3. 稳定性　稳定性（stability）是保障药物的有效性和安全性的基础，中药制剂的研制应保证其具有足够的稳定性，以实现一定的货架期。为确保中药制剂的稳定，在处方设计时就要考虑稳定性，并针对药物不稳定性的原因，采用相应策略，选择合适的处方、工艺、包装和贮藏条件，以保障中药制剂的稳定性。

4. 可控性　可控性（controllability）是决定药物有效性与安全性的重要保障，主要体现在制剂质量的可预知性与重现性，是中药新药审批过程中最基本的要求之一。可预知性指生物学效应，即根据中药制剂质量的检测指标就可预知其生物学效应；重现性是指中药制剂质量的批间稳定性，即不同批次的制剂均应达到质量标准的要求，不应有大的变异。按确定处方与工艺制备的中药制剂，应完全符合其质量标准的要求。

质量可控原则要求制剂设计时应选择较成熟的剂型、辅料与制备工艺，以确保制剂质量。制剂质量一般用制剂的理化指标来控制，目前一些中药制剂的药效物质基础不够明确，常采用指标成分为指标，因此不能完全反映中药制剂的生物效应，中药制剂的质量标准中常增加制备工艺以实现过程控制，给中药制剂的市场监控带来难度，这也反映了中药制剂质量可控性的研究有待进一步加强。应体现全生命周期管理，加强药材、饮片、中间体、制剂等全过程的质量控制研究，建立和完善符合中药特点的全过程质量控制体系，并随着对产品认知的提高和科学技术的不断进步，持续改进药品生产工艺、质量控制方法和手段，促进药品质量不断提升。

5. 顺应性　顺应性（compliance）是指患者或医护人员对所用制剂的接受程度。难以为患者所接受的给药途径、剂型或方式，不利于疾病的治疗。如长期应用有强烈疼痛感的注射剂难以被患者接受；体积庞大的口服固体制剂，难以被老人、儿童、吞咽困难的患者接受。中药制剂顺应性的范畴还包括外观、大小、形状、色泽、臭味、口感等多个方面。

6. 生产技术适应性　生产技术适应性是指工艺与生产设备间的适应性。中药新药的研究开发必须考虑到选用工艺所需生产设备的成熟度，通常应选用已有生产型设备的工艺路线，如果工艺所涉及的某工序没有大生产设备，且目前条件下无法购买获得，则不宜采用该工序，或改用其他设备。

生产技术适应性的另一含义是指实验室工艺参数与生产工艺参数的适应性。由于实验室小试与大生产制备规模的差别太大，实验室研究确定的中药新药制备工艺条件和参数通常不能直接用于大生产。为使实验室小试的制备工艺适应大生产设备的要求，一般要通过中试研究，调整小试的工艺路线和技术参数，并以多批中试数据为依据，在生产规模下进一步调整确定工艺条件和参数。

7. 经济性　中药新药的研发还需要评估疾病治疗的经济性，应充分考虑原辅料价格和生产成本，尽可能降低制剂的成本价格。因此，在中药原料药的提取分离过程、辅料的选择、制剂成型工艺优化过程中，可加入经济学评价指标。如，中药经提取精制得到有效部位后，虽然药效有所提高，但生产成本大大增加，那么就需要慎重考虑该工艺的必要性。

第二节　中药新药研制的选题

一、选题原则

1. 五性原则　中药新药立项选题既涉及理论问题，也存在方法学问题。新药立项前，应进行药品注册信息、专利、中药行政保护和保密品种的检索，密切关注新药研究公告和开发动态，以免侵权和重复；对中药新药选题来说，必须坚持需求性、创新性、科学性、先进性、可行性的选题原则。

（1）**需求性**　中药新药立项首先要回答的问题应当是"为什么"，需求性是选题工作的首要原则。新药立项不能离开临床需要，否则，难以权衡其价值，也得不到社会的支持。市场是决定中药新药生命力的最终裁判，因此，首先应进行市场调研，市场调研主要包括流行病学调研和同类产品的调研。

①流行病学调研：中药新药的研究开发在一个相当长的时期内，应将研究重点放在中医药具有防治优势，市场容量大的常见病、多发病上，如心脑血管病、病毒性疾病、自身免疫性疾病、恶性肿瘤、糖尿病、功能紊乱性疾病、老年性痴呆症等。其次是对某些小病种有特殊疗效的药物，如带状疱疹、石淋（泌尿系统结石）、眩晕（风痰上扰型）、泄泻（肝气犯脾型）等。

②同类产品的调研：应全面地对同类产品进行对比研究。在对拟开发的中药新药与已上市的药物进行比较时，应明确以下问题：疗效是否更好；毒副作用是否更低；剂型和剂量是否更便于使用；包装是否更便于携带；价格是否更便宜等。一个新药较市售制剂必须有 2 条以上优势，才具有研究开发价值。

（2）创新性　创新性原则是指新药选题要新颖、有所发明、有所创造。中药新药研究应立足于创新，即使以古方研制新药，也要有新的发展、新的提高，主要体现在组方、工艺、质量控制等方面，应在中医药理论的指导下，采用药理、化学和制剂等现代科学技术，借鉴前人的理论观点、思维方法和研究成果的基础上进行研究，但又是前人没有开展，或没有解决的问题。拟开发中药新药应在"三效、三小、五方便"要求的一个或几个方面做出突破。对中药新药的剂型、处方设计、制备工艺、质量控制等方面的新颖性加以考虑，否则就不能开发出有特色的新药，就没有竞争力。

（3）科学性　科学性的核心是实事求是，违背事实和客观规律就没有科学研究的意义。中药新药研制的科学性主要体现在选题是否有科学依据，组方是否符合中医药理论，制剂工艺是否合理等。对中药新药研究的科学性来说，新药处方来源及其疗效资料的可靠性，是否符合中医药理论，是否与现代科学研究成果相符合，有无可进行量化的研究指标，药源是否充足等问题应进行科学分析。在充分研究分析的基础上，慎重选题，避免伪科学以及以讹传讹、人云亦云等现象对新药选题的影响。

（4）先进性　坚持中药新药选题的先进性原则，首先要明确拟立新药项目已取得的进展。其次要把继承和创新结合起来，科学研究是在前人取得研究成果的基础上进行的，不继承前人的理论观点、思维方法和研究成果，就谈不上创造，也就无先进可言。而科学研究又总是在前人尚未问津、没有解决的问题上进行探索，不突破前人的观点、学说和方法，只是重复，就会无所作为。

（5）可行性　可行性原则是指在中药新药立项选题时要考虑现实可能性。可行性原则体现了科学研究的"条件原则"。一个新药项目的选择，必须充分考虑研究者的主、客观条件，如果不具备必要条件，无论社会如何需要，如何先进，如何科学，都没有实现的可能。

坚持选题的可行性原则，要从研究方案、项目的组织、研究人员、研究必需的仪器和设备、拟报批投产工厂的设备条件、研究经费、主客观条件的相互结合与联系等方面进行综合评估。对中药新药的研究开发来说，技术性论证应主要考虑以下几个方面：

①原辅料方面：原辅料是否均有标准，若属无标准的中药，先要建立标准，这样工作量大，投入也很大；有无使用毒性中药，这关系到新药的质量标准、毒理研究和临床研究的难易程度；有无受国家保护的中药，这关系到执行国家政策法规和新药能否大批量生产；原料来源是否充裕，这关系到新药能否持续生产。

②药学研究方面：工艺研究设计是否坚持可行性、实用性与先进性相结合的原则，这关乎拟投产企业的机械设备等条件；质量控制方法、指标是否可行；新药所选用的剂型是否适宜，直接

关系到疗效，影响市场营销和效益。

③药理毒理方面：药效学研究有无规范、公认的动物模型，若新建立动物模型难度很大，耗时长；抗艾滋病、乙肝、禽流感等药物的药效学评价对研究场地的生物安全防护有特殊要求，这样的项目应慎重考虑。

④临床研究方面：临床用药方法、剂量、疗程、周期必须明确，临床研究方案是否可行，有无现成的方案，这牵涉到研究开发时间的长短和经费的投入等问题。

⑤组织管理方面：研究单位是否有新药研究实力；项目负责人在该领域的地位，组织管理能力，是否有新药研究开发的经验。课题组成员的年龄、结构、水平、专业、素质搭配要合理，要有较扎实的中医药知识和一定的现代科学知识与技能。

2. 中医药优势领域原则　中医、西医并重是我国医药事业的独特优势，中西医药各具有优势学科与领域，如中医药在治疗病毒性疾病、妇科疾病、不孕不育症、儿科疾病、糖尿病并发症、消化内科病、内分泌系统疾病、免疫系统疾病、老年病、亚健康等领域具有显著优势。选择中医药优势领域开发中药新药易于成功，且容易取得较大经济效益和社会效益。

当然，中医、西医的优势领域是相对的，也是不断变化的，关键是要看原中药（方剂）与现有药物相比，其药效作用与特色是否明显，以判断开发价值。

3. 高效益原则　效益主要包括科学效益、社会效益和经济效益。所谓科学效益就是新药项目对学术发展的推动作用。科学效益是社会效益和经济效益的基础与保证。研制的中药新药只有推向市场，转化为直接的生产力，才会带来可见的、现实的经济效益，即"实在经济效益"。中药新药的研究，应以社会效益和经济效益作为衡量和验证选题正确的尺度与标准。片面地强调经济效益，而忽视社会效益是不对的。

二、选题途径

中药新药的立项选题，应对当前中药新药研究开发的动态，以及存在的问题等进行认真调研分析，才能广开思路，找准目标。

1. 原始创新

（1）从古典医籍中选题　我国古典医籍中有不少方剂（经典方），组方严谨，疗效可靠，根据其方证定出适应的证候或病种，作为中药新药的立项来源。例如，治疗冠心病的苏冰滴丸就是由宋代《太平惠民和剂局方》中苏合香丸改制而成的。由原方 15 味药减至 2 味药，剂量也由每次服 3g 减为每次服 0.15g，而且比原方起效更快，疗效更好。

（2）从名医经验中选题　中医各科都有相当多的国家级、省级名医，他们在长期的临床实践中对某些病证的治疗很有专长，有的方药成为医院协定处方。选择疗效确凿的协定处方研究开发新药，风险小，成功率较高。

（3）从医疗机构制剂中选题　大多地市级以上中医医院与部分综合性医院，拥有一定数量的医疗机构制剂（医院制剂），相当一部分医院制剂（中药）应用历史长、疗效好，是中药新药研发的重要来源。

（4）从单验秘方中选题　中医药具有悠久的历史和广泛的群众性，民间蕴藏着不少单方、验方和秘方，对其处方来源、药味组成和疗效进行详细的考证与审核，在确认其适应证、疗效、毒副作用以及所用药材的基原、炮制加工方法等问题的前提下，也是极好的选题途径。

（5）从科研成果中选题　①从临床科研中选题：临床医师针对某病证承担的临床研究课题，将其研究中使用的方药筛选固定，按中药新药的注册要求进行研究。这类项目由于具备较好的临床和实验研究基础，因而也有一定的成功率。②从国家重大新药创制、国家中医药行业专项等科研课题的成果中可以提示中药新药研究的动态，获得一些新药研究的信息，从中得到启迪。

2. 中成药二次开发　由于原创时期条件所限，相当一部分中成药品种存在剂量大、制剂工艺粗糙、药效物质基础与作用机理不清楚、质控水平低下、药效物质"控制窗"过宽、质量（企业间、批间）一致性差等问题，仍存在"黑""大""粗"现象，但是，其中不乏临床疗效确切、市场占有率较大的经典产品。

中成药二次开发是指针对已上市中成药围绕药品质量与临床用药存在的问题进行深入研究并取得成果或产品的过程。近年来，随着中药新药审批的变化，越来越多的企业将目光投向已上市中成药品种的二次开发。

（1）修方改型　一些传统经典方剂因立方年代久远，病因、病证、病机有变，往往需要在原方基础上加减，组成新方，选择适宜的给药途径与剂型，按照中药复方制剂的要求研究开发。如以安宫牛黄丸为基础，结合现代研究结果，以胆酸盐代牛黄、水牛角代犀角，与珍珠、黄芩、金银花、栀子、板蓝根组成方剂，成功开发了清开灵注射液、清开灵胶囊、清开灵颗粒等系列制剂；选择安宫牛黄丸方中麝香、郁金、冰片、栀子，成功研制了醒脑静注射剂。清开灵与醒脑静的研制成功，不仅保留了中医药特色与疗效，在剂型与工艺上较传统丸剂均有较大改进与突破，而且开发了濒危中药的代用品，产生了明显的社会效益与经济效益。又如，《太平惠民和剂局方》中收载的苏合香丸，原方15味药，通过研究，以苏合香、冰片、乳香、檀香、木香组成冠心苏合丸，虽减去2/3药味，但治疗冠心病心绞痛疗效更佳；在此基础上，以苏合香、冰片研制成苏冰滴丸，其疗效仍然确切。

（2）剂型改进　如丸散膏丹汤等传统中药剂型的改革，由于丸、散等传统制剂大多以中药原粉入药，剂量大，已经不能满足现今患者用药的要求，通过提取原方有效成分（部位）等药效物质基础进行工艺革新，以减少剂量，再选择片剂、胶囊等适宜剂型，进行剂型改进，仍是中成药二次开发的重点领域，如复方丹参滴丸、六味地黄浓缩丸等一系列制剂的成功开发。

（3）增加适应证　根据临床应用的经验，从现有中成药中，选择原适应证外、疗效较好的适应证，按有关要求，进行有效性评价等研究，以拓展临床应用范围。如以六神丸为基本方改成的速效救心丸（滴丸），在原方适应证（主治肺胃热盛引起的咽喉肿痛、无名肿毒等）基础上，扩大了用途，是冠心病患者的常用药，也是急症必备中成药之一。

根据市场调查和疾病谱的预测，从《中国药典》、部颁药品标准和局颁药品标准中选择相应的成方制剂进行二次开发，其特点是"短""平""快"，有前期研究与应用基础，成功率高，是一条投入少、见效快、创新驱动中药产业跨越发展的有效途径。

第三节　中药新药的研究内容

一、中药新药研究的程序

中药新药研究是一项涉及药学、药理毒理、临床等多学科研究的系统工程。根据中药新药研究的有关内容，结合现行版《药品注册管理办法》有关规定，其研究的一般程序如下。

第一，进行中药新药研究的立题与设计。包括选题、预试、研究方案设计等。

第二，进行中药新药的药学研究。包括处方研究、工艺研究、质量标准研究、稳定性研究等。

第三，进行中药新药临床前药理毒理学研究。药理学研究包括主要药效学研究、一般药理学研究及药代动力学研究；毒理学研究包括单次给药毒性研究、重复给药毒性研究、特殊毒性研究及其他安全性研究。

第四，申请药物临床试验。完成上述一~三研究后，按《药品注册管理办法》有关要求，向国家药品监督管理局（National Medical Products Administration，NMPA）提交相关研究资料，申请药物临床试验。

第五，进行中药新药临床试验。获得国家药品监督管理局颁发的临床研究批件后，在国家临床试验研究基地（GCP 基地）进行中药新药临床试验。

第六，申请药品上市许可。完成中药新药临床试验研究后，按《药品注册管理办法》有关要求，向国家药品监督管理局提交相关研究资料，申请药品上市许可。获得批准，发给药品注册证书。

2017 年 7 月 1 日起施行的《中华人民共和国中医药法》规定，医疗机构仅应用传统工艺配制的中药制剂品种，向所在地的药品监督管理部门备案后即可，不需要取得制剂批准文号。

二、中药新药的药学研究

中药新药研制必须在中医药理论指导下，根据中药特点、新药研发规律及不同研究阶段的主要目的，正确认识"理、法、方、药、剂、工、质、效"之间的密切关系，坚持"以方制药"原则，即针对具体复方，选择适宜的给药途径与剂型、制剂处方与工艺，以研制有效安全、质量稳定可控、充分发挥其功效的中药新药。

中药新药药学研究是指在中医药理论指导下，根据主治适应病症、用药目的及中药原料药与辅料的理化性质，确定适宜的给药途径和剂型，选择适宜的辅料和制备工艺，优化制剂处方和工艺参数，制订制剂质量标准，确定中药制剂包装，最终形成适于生产和临床应用的制剂产品过程。主要包括处方药味及其质量、剂型及制备工艺、质量研究及质量标准、稳定性研究等内容。

（一）处方药味及其质量

处方药味及其质量包含两个方面内容：一是指中医处方设计，是根据主治病证确定治则治法，选择合适的中药通过配伍（组方遣药）形成中药复方；二是指处方药味的质量。

1. 中医处方设计

（1）设计原则　确定中药新药项目以后，必须根据传统中医药理论和临床经验确定处方（方剂）。一般可以按照"辨证立法，以法统方，据方选药"的原则，根据"证""病"，找出对应的成方，以其为基本方，再结合临床上该证或该病的主要症状和病因、病理，进行分型、分期，对成方做综合分析，并对方中每味药做系统的分析考察，理顺配伍关系。

选方时既要遵守原方，又不应拘泥于原方，但应提供符合中医药理论的"方解"，要有实验说明组方的合理性。例如，白虎加人参汤对四氧嘧啶糖尿病小鼠有降血糖作用，其中知母、人参单味药就有降血糖作用，而石膏、甘草、粳米无此作用。知母：人参＝5：1 时，降血糖作用较强，知母：人参＝5：9 时，降血糖作用几乎消失。若在知母：人参＝5：1 的混合液中加入石膏时，在一定范围内降血糖作用随石膏用量的增加而增强。若在此 3 种药的混合液中依次再加入甘草、粳米，则降血糖呈相加作用。再如，补中益气汤中去掉升麻、柴胡，则动物小肠蠕动明显减弱，而此两味药对肠蠕动无直接作用。这说明补中益气汤只有全方才能调整小肠蠕动，恢复肠肌紧张状态。

（2）处方内容

①药味：处方药味应精选，尽可能地选用小复方，处方药味少，有利于制剂工艺的研究、剂型的选择和质量标准的制定。

若对大复方做适当精简，必须通过实验研究确定。例如，用于中期妊娠引产的"天皂合剂"，最初是由天花粉、皂角等7味中药组成，经过大量的实验研究筛选确定，单味天花粉中的一定分子量的蛋白质为其引产的有效部位，并将此有效部位制成注射用天花粉针剂，不但较好地发挥了引产的效用，而且能明显降低原方的毒副反应。

如果不进行实验研究，任意删减某一味药，有时就会导致全方作用的改变。例如，峻下热结的"大承气汤"由大黄、芒硝、厚朴、枳实组成，以^{125}I标记的白蛋白为指标，研究发现"大承气汤"对小鼠腹部血管通透性有双向调节作用；仅除去一味芒硝的"小承气汤"，即失去此双向调节作用；而组成大承气汤的各单味药均无升高血管通透性的效应。说明唯有4味药俱全的大承气汤，才能发挥对血管通透性的双向调节作用。

②用量：处方中中药剂量与用药有效安全密切相关。安全是前提，达到治疗剂量才能呈现预期的疗效。

对毒性中药的用量，更应当慎重。还应注意的是，剂量变化有时可能出现功能转变。例如，"小承气汤"和"厚朴三物汤"皆由大黄、厚朴、枳实组成，前者重用大黄，主要用于攻下，后者重用厚朴，主要用于利气，治支饮胸满，兼有腑实便秘者。因此，不能认为剂量愈大，疗效愈好。如前所述，知母与人参以5:1相配时，降血糖作用较强，而以5:9相配时，则降血糖作用几乎消失。

因此，处方各药味的剂量与比例关系也是处方内容研究的重要方面，研发时应引起足够的重视。

2. 处方药味质量 中药新药的处方药味（包括中药饮片、提取物等）应固定。明确药材的基原、药用部位、质量要求、饮片的炮制方法及质量标准等。关注药材的产地、采收期（包括采收年限和采收时间）等。

为保证中药新药质量稳定，应关注所用药材的质量及其资源可持续利用，对野生药材应按照相关要求开展资源评估研究。对于确需使用珍稀濒危野生药材的，应符合相关法规要求，并重点考虑种植养殖的可行性。

（二）剂型及制备工艺

中药新药的剂型设计包含两方面含义，一是创立新剂型，即根据临床需要设计出临床从未应用过的制剂形式，创立新剂型难度大，需要时间长；二是剂型选择，即基于对现有剂型与病证及方药关系的理性认识，根据确定方药的性质及所对应病证的治疗需求选择适宜的剂型，以实现治疗效应的最优化。本章主要讨论剂型选择。

1. 剂型选择 药物剂型的不同，可能导致药物作用效果的差异，从而关系到药物的临床疗效及不良反应。剂型选择应在"证-方-剂"相适应原则的基础上，根据药味组成并借鉴前期用药经验，以满足临床医疗需要为宗旨，在对药物理化性质、生物学特性、剂型特点等方面综合分析的基础上进行。应提供具有说服力的文献依据、试验资料，充分阐述剂型选择的科学性、合理性、必要性。剂型的选择应主要考虑以下方面。

（1）给药途径 口服给药、皮肤给药、黏膜给药、静脉给药等给药途径各有特点，中药新药开发时，除考虑给药途径特点外，还应考虑病证与方药两方面因素，以选择适宜的剂型，实现制剂的高效、速效作用，达到快速治愈疾病的目的。中医学典籍蕴藏了丰富给药途径的设计思想，值得挖掘与传承。

（2）临床需要　应考虑剂型对临床病证的适用性。

临床病证多样，症状缓急之分，病位也有表里的区别，给药途径与剂型不同，作用部位、作用持续时间和起效速度不同，应从临床治疗的角度选择适宜的给药途径和剂型。一般情况下，按起效速度快慢，不同给药途径排序为：静脉注射＞吸入给药＞肌内注射＞皮下注射＞舌下或直肠给药＞口服；口服给药途径按剂型分，起效速度为：口服溶液剂＞口服混悬剂＞口服散剂＞胶囊＞片剂。

因此，急症用药一般选择注射剂、气雾剂、舌下片等，或溶出、吸收速度相对较快、起效较为迅速的口服溶液剂、口崩片、滴丸剂等剂型；慢性病或需要长期用药者一般选用丸剂、缓释片剂、缓释胶囊等具有缓释特征的剂型；对于周期性节律性变化的疾病，如哮喘、心绞痛等常在夜间或凌晨发作的疾病可选择口服定时释药系统；对于皮肤疾患等局部病变部位的疾病，一般可用软膏、膏药、涂膜剂、糊剂及凝胶剂等。

（3）用药对象　剂型的选择需要考虑用药对象的顺应性和生理情况等。

不同年龄和不同病理状态的患者对剂型的顺应性不同，如老人、儿童和昏迷患者常常吞服困难，因此片剂、胶囊剂、丸剂等分剂量较大的固体剂型不太合适，可考虑选用注射剂或透皮制剂；对于吞咽困难患者来说，若选择口服给药途径，液体剂型较固体剂型适宜，散剂、颗粒剂较片剂、胶囊剂合适。为解决老年、婴幼儿服药困难，战地伤员紧急服药而又缺水，以及癌症患者化疗后吞水即呕的痛苦等问题，近年来，药剂工作者设计了口腔崩解片，口腔崩解片见唾液即崩解或溶解，不需用水而可直接吞服；同时，也可置水中崩解后送服，因而尤其适用于吞咽困难的患者及取水不便者。

（4）原料药性质　中药原料药来源多样、成分复杂，各成分溶解性、稳定性不同，在体内的吸收、分布、代谢、排泄过程各不相同，应根据药物的性质选择适宜的剂型。

中药及其复方的疗效是其所含的多种成分综合效应的结果，中药原料药的性质是中药制剂设计的出发点，需依据药物的性质选择剂型、制剂处方和制备工艺。

中药原料药的性质主要包括理化性质、制剂学性质、生物药剂学性质等内容，在选择剂型前应进行充分的处方前研究。

中药原料药的理化性质是指与制剂的成型性、稳定性与有效性有关的性质，包括组成与结构、溶解度、油水分配系数、解离常数、酸碱性、外观、性状、粒子大小、晶型、密度、吸湿性、色香味、物理稳定性、化学稳定性、生物学稳定性等。由于中药原料药通常为多类化合物的混合物，溶解度、分配系数等性质的研究较单一成分的化学药物要困难得多，其结果多具"表观性"的特征。应根据这些性质选择适宜的剂型，如八味丸（药材粉末入药）治疗糖尿病有效，而水浸膏无效，这可能与其山茱萸所含的齐墩果酸、熊果酸在水中不能溶出有关。通常，含难溶性或水中不稳定成分的药物不宜选择液体剂型。

中药原料药的制剂学性质主要是指与剂型成型性及制剂质量有关的性质。不同剂型所要研究的制剂学性质各异。液体剂型应重点研究中药原料药的溶解性、油水分配系数及其影响因素，物理、化学、生物学稳定性及其影响因素，矫味、矫臭特性等相关性质。固体剂型应研究中药原料药的分散特性、溶出特性，与粒子大小及堆密度、流动性、吸湿性、可压性、可混合性等与制剂工艺相关的性质，中药浸膏通常吸湿性强、流动性差，因此需要选择吸湿性差、流动性好的辅料以改善。

中药原料药的生物药剂学性质一般是其在机体内的吸收、分布、代谢、排泄等特征，其与剂型的选择密切相关，如在肝脏或胃肠道中易代谢的药物不宜设计为口服制剂，如天花粉毒蛋白在胃肠道中易降解失效，故宜选择注射剂型；抗肿瘤药物，若对肿瘤细胞无选择性，宜选用纳米粒、脂质体等具靶向性的给药系统，以提高疗效，减少毒副作用。

（5）剂量　选择剂型时应考虑处方量（中医处方）、半成品量、临床用药剂量，以及不同剂型的载药量。中药制剂通常剂量较大，因为丸剂等传统中药制剂一般不经过分离纯化等前处理过程；要经过分离纯化等前处理过程的中药制剂，其剂量主要根据原方药经前处理工艺后浸膏量来确定，若浸膏量偏高，则日服用量较大，可考虑选用颗粒剂或合剂、糖浆剂等剂型，而不宜设计为片剂、胶囊剂等剂型，更难以制成载药量小的膜剂、微粒制剂等。

（6）药物的安全性　在选择剂型时需充分考虑药物安全性。应在比较剂型因素产生疗效增益的同时，参考以往用药经验和研究结果，关注可能产生的安全隐患（包括毒性和副作用）。

2. 制备工艺　制备工艺研究是中药新药研究的重要阶段，关系到制剂的有效性、安全性、稳定性、适用性和经济技术的合理性，是中药新药研究成败和水平高低的关键。中药制剂制备工艺研究包括中药制剂中间体（中药原料药）制备工艺研究、成型研究、包装选择研究、中试研究、商业规模生产研究及工艺验证。

（1）中药制剂中间体（中药原料药）制备工艺研究　除一些中药新药以有效成分、有效部位投料，一些中药新药（复方制剂）以中药提取物、植物油脂投料，少数情况直接使用中药原粉投料外，大多数中药新药都需要经过提取等制剂前处理工艺，以达到减少剂量、提高疗效的目的。

中药原料药可认为是中药制剂中间体，其制备工艺（制剂前处理工艺）主要包括中药（饮片）的前处理、提取精制、浓缩干燥研究等。

①中药（饮片）的前处理工艺研究：中药（饮片）的质量检查与前处理，是保证制剂质量的基础，中药饮片必须按法定标准进行质量检查，合格者方可使用。还应根据中药质地、特性和提取方法的需要，对中药饮片进行适宜粉碎等处理。凡需特殊加工处理的中药，应说明其目的与方法依据。

对于少数直接使用中药原粉投料的制剂，根据制剂处方要求，通过研究确定粉碎程度，以得粒径大小适宜的中药粉体。

②提取工艺的研究：提取工艺路线的设计，中药制剂以复方居多，在提取时是采用单味药提取，还是整方提取，或分类提取？是提取混合物，还是纯化到"纯品"？要根据方药的性质、功能主治、化学成分和药效资料，结合临床要求统筹考虑，不能千篇一律。方剂组成不同，提取方法亦不尽相同。

一般来说，口服制剂或外用制剂，如果药料中所含的有效成分是一类或几类化合物，而这些成分又有不同程度的药效，从生产实际考虑，制备时不一定提取纯度很高，可混合提取到适当纯度并无毒副作用，便可供制剂制备。因为混合提取符合中医用药的特点，且比较经济。

但也有观点认为，单味药提取较复方混提优越。理由是：单味药提取可以根据其所含有效成分的性质，选用适宜的溶剂和方法，提取相对较完全；可以测定有效成分的含量，使投料量准确，成品含量一致；可以进一步纯化，以缩小制剂体积；可防止方药混合提取时某些溶出的成分相互作用，产生沉淀，若被滤过丢失，则影响疗效。

无论采用何种工艺，应以其中主要药效成分的含量为指标，同时还应以方剂的主要药效作用为指标，进行优选。在工艺设计前应根据方剂的功能、主治，通过文献资料的查阅，分析每味中药的有效成分与药理作用；结合临床要求与新药类别要求、所含有效成分或有效部位及其理化性质；再根据预试验结果，选择适宜的提取方法，设计合理的工艺路线。

在提取工艺路线初步确定后，应充分考虑可能影响提取效果的因素，进行科学、合理的验设计，采用准确、简便、具代表性、可量化的综合性评价指标与方法，优选合理的提取工艺条件。在有成熟的相同技术条件可借鉴时，可通过提供相关文献资料，作为制订合理的工艺技术条件依据。但是，通常是将有关工艺的诸多因素，采用正交试验设计、均匀试验设计、星点设计效应面优化法等，筛选最佳工艺条件。目前，超临界流体萃取、闪式提取、微波萃取、超声提取等中药现代提取技术为中药原料药的制备提供了更多选择。

③精制工艺的研究：精制工艺分为分离与纯化工艺两个方面：一是根据粗提取物的性质，选择相应的分离方法与条件，以得到药效物质；二是采用各种净化、纯化的方法，将无效和有害组分除去，以得到有效成分或有效部位，为不同类别新药和剂型提供合格的原料或半成品。

应根据中药新药类别、剂型、给药途径、处方量及与质量有关的提取成分的理化性质等选择精制方法，设计针对性的试验，考察其各步骤的合理性及所测成分的保留率，提供纯化物含量指标及制订依据。对于新建立的方法，还应进行方法学考察，提供相应的研究资料。高速离心、膜分离、大孔树脂吸附纯化、分子蒸馏等分离纯化技术为中药制剂的现代化研究奠定了方法学基础。

④浓缩与干燥工艺的研究：浓缩、干燥工艺应主要依据物料的理化性质、制剂的要求，浓缩、干燥效果的影响因素，选择相应工艺路线，使所得物的相对密度或含水量达到要求，以便于制剂成型。对含有热不稳定成分、易熔化物料的浓缩与干燥，尤其需要注意方法的选择，以保障浓缩物或干燥物的质量。

应根据具体品种的情况，结合工艺、设备等特点，选择相应的评价指标。对有效成分为挥发性、热敏性成分的物料在浓缩、干燥时还应考察挥发性、热敏性成分的保留情况。

（2）成型研究　成型研究包括制剂处方设计与成型工艺研究。中药复方制剂成型研究应根据制剂成型所用原料的性质和用量，结合用药经验、适应证等，选择适宜的剂型、辅料、生产工艺及设备。

1）中药制剂处方设计：给药途径、剂型与中药制剂前处理工艺确定，中药原料药的理化性质、制剂学、生物药剂学性质等明确后，需根据剂型要求设计制剂处方，处方设计包括对辅料种类和用量的选择，可根据剂型特点、原料药的性质和辅料的性能予以选择辅料种类。

①药用辅料：药用辅料不仅是原料药制剂成型的物质基础，而且与制剂工艺过程的难易、制剂成品的质量、稳定性、给药途径、作用方式、释药速度、临床疗效与安全性，以及新剂型的开发密切相关。

药用辅料的种类和作用多种多样，在现代制剂中，理想的药用辅料应该没有生物活性。然而，中药制剂用辅料有两个特点：第一，"药辅合一"。典型的例子是浓缩丸和半浸膏片，一般不另加辅料，而是利用提取的浸膏作黏合剂，原中药生粉作填充剂和崩解剂，控制适宜的制剂条件即可。第二，将辅料作为处方的一味药使用。在选用辅料时，注重"辅料与药效相结合"。例如，"二母宁嗽丸"中的蜂蜜，既是成型赋形剂，又是与方药有协同疗效的物质。制备片剂时所用的滑石粉，现代制剂中仅视为润滑剂，而在中医使用时却是一味药，并且寒证不可用。蔗糖在现代制剂中仅作为成型赋形剂或矫味剂，而中医认为其能"润肺，生津，治肺燥咳嗽，口干燥渴，中虚脘痛"，且指出"有痰湿者不宜用"（《本草从新》）。

其实，完全没有生理活性的药用辅料是不存在的，即便像乳糖这种被视为无生物活性的理想辅料，现在也发现其对睾丸酮有加速吸收的作用，而对异烟肼有阻碍吸收的作用。

②辅料的选择：药用辅料除具有赋予制剂成型的作用外，还可能改变药物的理化性质，调控药物在体内的释放过程，影响甚至改变药物的临床疗效、安全性和稳定性等。新辅料的应用，为改进和提高制剂质量，研究和开发新剂型、新制剂提供了基础。在制剂成型工艺的研究中，应重视辅料的选择和新辅料的应用。

所用辅料应达到药用要求。辅料选择一般应遵循以下原则：满足制剂成型、稳定、作用特点的要求，不与药物发生不良相互作用，避免影响药品的检测。如中药颗粒剂由于其使用时用水溶解后才服用，一般可选择亲水性较强的辅料作为赋形剂。考虑到中药的特点，应在不影响制剂成型性前提下，尽可能少用辅料，以减少服用量，提高患者的顺应性。

选择辅料不仅要考虑其对生产工艺和制剂外观等方面的影响，而且要考虑有可能改变制剂的生物利用度问题，同时不能忽视其中医范畴的生物活性问题。

③原辅料的配比优化：应在提取工艺技术条件稳定及半成品质量合格的前提下进行。由于方剂组成不同，剂型和给药途径不同，提取方法不同，制剂中间体（总提取物）量和性质也不尽相同，原则上，应首先研究与制剂成型性、稳定性有关的原辅料的物理化学性质及其影响因素，然后根据在不同剂型中各辅料作用的特点，建立相应的评价指标与方法，有针对性地筛选辅料种类与用量。例如，为解决牛黄解毒片的压片黏冲问题，在其干燥颗粒中分别拌入：3%滑石粉，3%淀粉，1%硬脂酸镁，1%微晶纤维素，3%三硅酸镁，各混匀后压制片剂，发现仅三硅酸镁不粘冲，且该片剂崩解仅需 20min。

对固体制剂或液体制剂工艺设计中应注意克服一些共性问题。例如，含生药原粉制成的制剂卫生学达标问题；以提取物制成的固体制剂的引湿问题；固体制剂的崩解或溶散时限问题；液体制剂的澄清度、防腐、防霉问题等。

制剂处方量应以 1000 个制剂单位（片、粒、克、毫升等）计，写出辅料名称及用量，明确制剂分剂量与使用量确定的依据。并应提供包括选择辅料的目的、方法、结果（数据）与结论等在内的研究资料。

2）制剂成型工艺研究：制剂成型工艺是按照确定的剂型与制剂处方，将中药原料药与辅料，采用客观、合理的评价指标进行筛选，确定适宜的制剂工艺和设备，制成一定的剂型并形成最终产品的过程。一般应根据原辅料物料特性，通过试验选用研究确定先进科学、合理的成型工艺路线。制剂成型工艺，应处理好与制剂处方设计间的关系，筛选各工序合理的物料加工方法与方式，选用适宜的内包装材料。通过制剂成型研究进一步改进和完善制剂处方设计，最终确定制剂处方、工艺和设备。提供详细的成型工艺流程，各工序技术条件的试验依据等资料。

制剂成型工艺包括制备方法及具体的制备工艺参数（如温度、搅拌速度、混合时间等）的选择。工艺设计时，可根据剂型特点、处方性质选择制备方法，如颗粒剂一般选用挤压制粒，而胶囊剂或片剂用颗粒，常选用流化制粒。

一般情况下，需设计一系列处方或处方与工艺的组合方案，采用优化技术，通过实验筛选辅料种类与用量、工艺及工艺条件。常用的优化技术有正交设计、均匀设计、星点设计、混料设计等。这些方法均是按一定的数学规律进行设计，根据实验结果，采用多因素数学分析手段，建立适宜的数学模型或应用现有数学模型对实验结果进行分析和比较，综合考虑各方面因素的影响后确定最优方案。

（3）包装选择研究　中药复方制剂的包装选择研究主要指制剂成品、中间体/中间产物（如适用）、直接接触药品的包装材料（容器）的选择研究，也包括次级包装材料（容器）的选择研究。

应根据产品的影响因素及稳定性研究结果，选择直接接触药品的包装材料（容器）。直接接触药品的包装材料（容器）的选择，应符合直接接触药品的包装材料（容器）、药品包装标签管理等相关要求。

在某些特殊情况或文献资料不充分的情况下，应加强药品与直接接触药品的包装材料（容器）的相容性考察。

（4）中试研究　中试研究是对实验室工艺合理性的验证与完善，是保证工艺达到生产稳定性、可操作性的必经环节。完成中药复方制剂生产工艺系列研究后，应采用与生产基本相符的条件进行工艺放大研究，为实现商业规模的生产工艺验证提供基础。中试研究应考虑与商业规模生产的桥接。

根据实验室提供的工艺路线和技术参数，选择符合 GMP 条件的车间，进行制剂处方量 10 倍以上规模的放大试验，进一步对实验室工艺的合理性进行验证和完善。考察工艺的稳定性和成熟程度，探索和积累工艺参数，修订、完善制备工艺，使适合工业化生产的实际需求。

应提供至少 3 批中试数据，包括投料量、辅料用量、半成品量、质量指标、成品量及成品率等。提供制剂通则要求的一般质量检查、微生物限度检查和含量测定结果。临床前药理学、安全性评价、临床研究、质量标准，以及稳定性研究均需中试样品。

中试研究可发现工艺可行性、劳动保护、环保、生产成本等方面存在的问题，以减少药品研发的风险。

（5）商业规模生产研究　商业规模生产重点考察在规模化条件下，产品质量的均一性、稳定性，特别是与临床试验用样品质量的一致性，并进行对比与评估。通过研究，明确适于商业规模生产的所有工艺步骤及其工艺参数控制范围，明确饮片、中间体/中间产物、质量风险点，保障工艺稳健、环保、经济。

商业规模生产应关注与设备的匹配性、生产各环节的流畅与便捷。产品质量的均一稳定及生产效率是衡量规模化生产的重要指标。

商业规模生产的稳定，一般需经过多批次试验。试验中注意工艺参数、质量属性关联性，关注质量的波动性。

（6）工艺验证　应在开展临床试验前完成关键环节、关键工艺参数的验证，在申请上市许可前完成完整的工艺验证。工艺验证的生产环境要符合药品生产质量管理规范的要求，生产设备要与拟定的生产规模相匹配。

进行工艺验证时，应进行工艺验证方案的设计，按验证方案进行验证。验证结束后应形成工艺验证报告。应针对中试工艺或商业生产规模，选择适宜的指标，设计工艺验证方案，考察在拟定的生产规模以及工艺条件和参数下，人员、设备、材料、生产环境、管控措施等各方面对产品质量带来的影响。若拟定了设计空间或工艺参数范围，工艺验证中应对拟定设计空间或工艺参数范围的极值进行考察，验证工艺的可行性和产品质量的一致性。

（三）质量研究及质量标准

质量（quality）是产品、过程、或服务满足规定或潜在要求（或需要）的特征和特性总和。质量标准（quality standard）是控制或评价产品质量的技术标准。药品质量由设计赋予、生产过程保障、成品检验结果显示、使用结果体现。

药品质量标准是国家对药品质量及检验方法所做的技术规定，是药品生产、经营、使用、检验和监督管理部门共同遵循的法定依据，也是中药新药研究的重要组成部分。药品质量的控制应贯穿药品质量形成的全过程，目前主要有"检验控制质量""生产控制质量"与"设计控制质量"等几种模式。药品质量标准不仅要体现"有效安全、技术先进、经济合理"的原则，而且对于指导生产，提高质量，保证用药有效安全等方面均具有非常重要意义。

中药新药质量标准必须在处方（原辅料及其用量）固定和原料（饮片、提取物、油脂等）质量稳定，制备工艺相对固定的前提下，用"中试"产品研究制订，否则不能切实反映和控制最终产品质量。

中药制剂质量标准包括临床研究用药品的质量标准和生产用药品质量标准。临床研究用药品的质量标准，一般是在主要药效学与安全性评价完成之后，申报临床试验之前，就必须完成。临床试验用药品必须符合所制订质量标准的要求，保证批间产品质量一致性，以保障临床研究的质量。生产用药品质量标准，是在临床用药品质量标准基础上，临床研究过程中同步进行，在申报制剂生产前完成。

质量标准是药品生产和管理的技术水平及先进程度的标志之一。药品的质量是生产出来的，而不是检查出来的，只有制剂原辅料质量可控，处方固定，生产工艺条件可控，才能保证成品质量。

1. 中药新药质量标准的内容　中药新药质量标准一般包括药品名称、汉语拼音、处方、制法、性状、鉴别、检查、浸出物、指纹/特征图谱、含量测定、生物活性测定、功能与主治、用法与用量、注意、规格、贮藏等。

2. 中药新药质量标准的研究方法　质量标准的研究主要是定性、定量方法的研究和标准制订。定性研究通常是根据"性状"和"鉴别"项等以判断药品的真伪性。定量研究是通过"含量测定"和"检查"以评价药品的优劣度。根据产品情况，探索建立指纹或特征图谱、生物活性检测等项目，开展安全性相关指标（如重金属及有害元素、农药残留、真菌毒素、二氧化硫等）的研究，视结果列入标准，以更好地控制产品质量。

3. 中药制剂质量标准控制的主要环节　质量控制主要包括原辅料、半成品、成品质量标准和包装质量标准。只有严格抓好各个工序环节，才能保证制备出优质产品。

（四）稳定性研究

稳定性（stability）是指物质不受外界因素的影响或作用而改变其固有的性能，中药制剂的稳定性系指中药制剂的化学、物理、生物学特性发生变化的程度，稳定性是保证中药制剂有效性与安全性的基础。稳定性研究是中药新药研究中不可缺少的重要环节，是评价新药质量的重要指标之一，也是核定新药有效期的主要依据。

1. 稳定性研究的意义　通过稳定性试验，考察中药新药在不同环境条件（如温度、湿度、光线等）下药品特性随时间变化的规律，以认识和预测药品的稳定趋势，为药品生产、包装、贮存、运输条件和有效期的确定提供科学依据。稳定性研究是评价药品质量的主要内容之一，在药品的研究、开发和注册管理中占有重要地位。

2. 稳定性研究的内容　根据研究目的和条件的不同，稳定性研究可分为影响因素试验、加速试验和长期试验等。

（1）影响因素试验　在剧烈条件下探讨药物的稳定性、了解影响其稳定性的因素及所含成分的变化情况。影响因素试验一般包括高温、高湿、强光照射试验，主要为制剂处方设计、工艺筛选、包装材料和容器的选择、贮存条件的确定等提供依据。

（2）加速试验　加速试验目的是在较短时间内，了解原料或制剂的化学、物理和生物学方面的变化，为制剂设计、质量评价和包装、运输、贮存条件等提供实验依据，并初步预测样品的稳定性。

（3）长期试验　在接近药品的实际贮存条件下进行的稳定性试验，为制订药品的有效期提供依据。

（4）上市后的稳定性考察　中药新药获准上市后，以实际生产药品留样考察稳定性，对包装、贮存条件进行确认或改进，并进一步确定有效期。

稳定性研究具有阶段性特点，不同阶段具有不同的目的。一般始于药品的临床前研究，贯穿药品研究与开发的全过程，在药品上市后还要继续进行稳定性研究。

三、中药新药的有效性与安全性评价

中药新药的有效性与安全性评价主要分临床前与临床研究两个阶段。中药新药临床前药理毒理学研究是初步评价中药新药有效、安全与否的重要组成部分，可为药物临床试验奠定基础，可排除不安全药物进入临床试验，为临床试验用药安全提供参考，为临床试验剂量确定提供依据。

国家药品监督管理局（NMPA）规定，对来源于国家公布目录中的古代经典名方且无上市品种的中药复方制剂申请上市，符合有关要求的，实施简化审批，可仅提供药学及非临床安全性研究资料，免报药效学研究及临床试验资料。对于处方在医疗机构具有5年以上（含5年）使用历史的医疗机构制剂，可免有效性与安全性评价研究。但若处方中含法定标准中标识有"剧毒""大毒"及现代毒理学证明有明确毒性的药味，或处方组成含有十八反、十九畏配伍禁忌的，则需进行安全性评价研究。

该部分内容不属于中药药剂学范畴，本章仅做简要介绍。具体研究要求请参考现行版《药品注册管理办法》及相关技术指导原则。

1. 临床前药理学研究　药理学研究是通过动物或体外、离体试验来获得非临床有效性信息，包括药效学作用及其特点、药物作用机制等。中药创新药，应提供主要药效学试验资料，为进入临床试验提供试验证据。药物进入临床试验的有效性证据包括中医药理论、临床人用经验和药效学研究。中药复方制剂，根据处方来源和组成、临床人用经验及制备工艺情况等可适当减免药效学试验。依据现代药理研究组方的中药复方制剂，需采用试验研究的方式来说明组方的合理性，并通过药效学试验来提供非临床有效性信息。中药改良型新药，应根据其改良目的、变更的具体内容来确定药效学资料的要求。若改良目的在于或包含提高有效性，应提供相应的对比性药效学研究资料，以说明改良的优势。中药增加功能主治，应提供支持新功能主治的药效学试验资料，可根据人用经验对药物有效性的支持程度，适当减免药效学试验。安全药理学试验属于非临床安全性评价的一部分，其要求见毒理学研究相关要求。

临床前药理学研究应遵循中医药理论，运用现代科学方法，制定具有中医药特点的研究方案，包括主要药效学、次要药效学、安全药理学、药效学药物相互作用及药代动力学研究。

2. 临床前毒理学研究　毒理学研究化学物质对生物体的毒性反应、严重程度、发生频率和毒性作用机制。新药临床前毒理学研究包括单次给药毒性试验、重复给药毒性试验、遗传毒性试验、致癌性试验、生殖毒性试验、制剂安全性试验（刺激性、溶血性、过敏性试验等）、其他毒性试验等，开展新药临床前毒理学研究的实验室应符合NMPA发布的《药物非临床研究质量管理规范》（GLP）要求。全身性用药和局部用药，其试验内容和要求有所不同。用于育龄人群并可能对生殖系统产生影响的中药新药（如治疗性功能障碍药、促精子生成药及致突变试验阳性或

有细胞毒作用的新药），需进行生殖毒性试验。中药新药结构与已知致癌物质有关，代谢产物与已知致癌物质相似，在长期毒性试验中发现有细胞毒作用或对某些脏器、组织细胞生长有异常显著促进作用的新药，致突变试验结果为阳性的中药新药，须进行致癌试验。根据中药新药品种的具体情况及剂型等，还可能需要进行过敏性试验、溶血性试验、刺激性试验和依赖性试验等。

3. 药物临床试验　药物临床试验是指以药品上市注册为目的，为确定药物安全性与有效性在人体开展的药物研究。药物临床试验分为Ⅰ、Ⅱ、Ⅲ、Ⅳ期临床试验以及生物等效性试验。根据药物特点和研究目的，研究内容包括临床药理学研究、探索性临床试验、确证性临床试验和上市后研究。药物临床试验必须经过 NMPA 批准，获得临床研究批件，在具备相应条件并按规定备案的药物临床试验机构开展，且必须执行《药物临床试验质量管理规范》（GCP）。

中药新药注册申请应进行Ⅰ、Ⅱ、Ⅲ期临床试验。申请人在完成药学、药理毒理学和药物临床试验等研究后，提出药品上市许可申请，经 NMPA 批准药品上市后，进行Ⅳ期临床试验。中药新药生物等效性试验的技术要求，参照化学药品的有关规定执行。

【思考题】

1. 如何加强中医药理论对中药新药研究的指导？
2. 在中药新药研制过程中，如何处理传承与创新的关系？
3. 结合我国"新药"定义及研究技术要求的变迁，如何理解目前的中药注册分类？
4. 试述中药制剂设计对保障中药新药"安全有效性"的作用。
5. 试述中药新药研制的特点。
6. 试述中药新药研制在中医药事业中的地位与作用。

教材目录（第一批）

注：凡标☆号者为"核心示范教材"。

（一）中医学类专业

序号	书　名	主编		主编所在单位	
28	人体解剖学	邵水金		上海中医药大学	
29	组织学与胚胎学	周忠光	汪　涛	黑龙江中医药大学	天津中医药大学
30	生物化学	唐炳华		北京中医药大学	
31	生理学	赵铁建	朱大诚	广西中医药大学	江西中医药大学
32	病理学	刘春英	高维娟	辽宁中医药大学	河北中医学院
33	免疫学基础与病原生物学	袁嘉丽	刘永琦	云南中医药大学	甘肃中医药大学
34	预防医学	史周华		山东中医药大学	
35	药理学	张硕峰	方晓艳	北京中医药大学	河南中医药大学
36	诊断学	詹华奎		成都中医药大学	
37	医学影像学	侯　键	许茂盛	成都中医药大学	浙江中医药大学
38	内科学	潘　涛	戴爱国	南京中医药大学	湖南中医药大学
39	外科学	谢建兴		广州中医药大学	
40	中西医文献检索	林丹红	孙　玲	福建中医药大学	湖北中医药大学
41	中医疫病学	张伯礼	吕文亮	天津中医药大学	湖北中医药大学
42	中医文化学	张其成	臧守虎	北京中医药大学	山东中医药大学

（二）针灸推拿学专业

序号	书　名	主　编		主编所在单位	
43	局部解剖学	姜国华	李义凯	黑龙江中医药大学	南方医科大学
44	经络腧穴学☆	沈雪勇	刘存志	上海中医药大学	北京中医药大学
45	刺法灸法学☆	王富春	岳增辉	长春中医药大学	湖南中医药大学
46	针灸治疗学☆	高树中	冀来喜	山东中医药大学	山西中医药大学
47	各家针灸学说	高希言	王　威	河南中医药大学	辽宁中医药大学
48	针灸医籍选读	常小荣	张建斌	湖南中医药大学	南京中医药大学
49	实验针灸学	郭　义		天津中医药大学	
50	推拿手法学☆	周运峰		河南中医药大学	
51	推拿功法学☆	吕立江		浙江中医药大学	
52	推拿治疗学☆	井夫杰	杨永刚	山东中医药大学	长春中医药大学
53	小儿推拿学	刘明军	邰先桃	长春中医药大学	云南中医药大学

（三）中西医临床医学专业

序号	书　名	主　编		主编所在单位	
54	中外医学史	王振国	徐建云	山东中医药大学	南京中医药大学
55	中西医结合内科学	陈志强	杨文明	河北中医学院	安徽中医药大学
56	中西医结合外科学	何清湖		湖南中医药大学	
57	中西医结合妇产科学	杜惠兰		河北中医学院	
58	中西医结合儿科学	王雪峰	郑　健	辽宁中医药大学	福建中医药大学
59	中西医结合骨伤科学	詹红生	刘　军	上海中医药大学	广州中医药大学
60	中西医结合眼科学	段俊国	毕宏生	成都中医药大学	山东中医药大学
61	中西医结合耳鼻咽喉科学	张勤修	陈文勇	成都中医药大学	广州中医药大学
62	中西医结合口腔科学	谭　劲		湖南中医药大学	

（四）中药学类专业

序号	书名	主编		主编所在单位	
63	中医学基础	陈晶	程海波	黑龙江中医药大学	南京中医药大学
64	高等数学	李秀昌	邵建华	长春中医药大学	上海中医药大学
65	中医药统计学	何雁		江西中医药大学	
66	物理学	章新友	侯俊玲	江西中医药大学	北京中医药大学
67	无机化学	杨怀霞	吴培云	河南中医药大学	安徽中医药大学
68	有机化学	林辉		广州中医药大学	
69	分析化学（上）（化学分析）	张凌		江西中医药大学	
70	分析化学（下）（仪器分析）	王淑美		广东药科大学	
71	物理化学	刘雄	王颖莉	甘肃中医药大学	山西中医药大学
72	临床中药学☆	周祯祥	唐德才	湖北中医药大学	南京中医药大学
73	方剂学	贾波	许二平	成都中医药大学	河南中医药大学
74	中药药剂学☆	杨明		江西中医药大学	
75	中药鉴定学☆	康廷国	闫永红	辽宁中医药大学	北京中医药大学
76	中药药理学☆	彭成		成都中医药大学	
77	中药拉丁语	李峰	马琳	山东中医药大学	天津中医药大学
78	药用植物学☆	刘春生	谷巍	北京中医药大学	南京中医药大学
79	中药炮制学☆	钟凌云		江西中医药大学	
80	中药分析学☆	梁生旺	张彤	广东药科大学	上海中医药大学
81	中药化学☆	匡海学	冯卫生	黑龙江中医药大学	河南中医药大学
82	中药制药工程原理与设备	周长征		山东中医药大学	
83	药事管理学☆	刘红宁		江西中医药大学	
84	本草典籍选读	彭代银	陈仁寿	安徽中医药大学	南京中医药大学
85	中药制药分离工程	朱卫丰		江西中医药大学	
86	中药制药设备与车间设计	李正		天津中医药大学	
87	药用植物栽培学	张永清		山东中医药大学	
88	中药资源学	马云桐		成都中医药大学	
89	中药产品与开发	孟宪生		辽宁中医药大学	
90	中药加工与炮制学	王秋红		广东药科大学	
91	人体形态学	武煜明	游言文	云南中医药大学	河南中医药大学
92	生理学基础	于远望		陕西中医药大学	
93	病理学基础	王谦		北京中医药大学	

（五）护理学专业

序号	书名	主编		主编所在单位	
94	中医护理学基础	徐桂华	胡慧	南京中医药大学	湖北中医药大学
95	护理学导论	穆欣	马小琴	黑龙江中医药大学	浙江中医药大学
96	护理学基础	杨巧菊		河南中医药大学	
97	护理专业英语	刘红霞	刘娅	北京中医药大学	湖北中医药大学
98	护理美学	余雨枫		成都中医药大学	
99	健康评估	阚丽君	张玉芳	黑龙江中医药大学	山东中医药大学

序号	书名	主编		主编所在单位	
100	护理心理学	郝玉芳		北京中医药大学	
101	护理伦理学	崔瑞兰		山东中医药大学	
102	内科护理学	陈 燕	孙志岭	湖南中医药大学	南京中医药大学
103	外科护理学	陆静波	蔡恩丽	上海中医药大学	云南中医药大学
104	妇产科护理学	冯 进	王丽芹	湖南中医药大学	黑龙江中医药大学
105	儿科护理学	肖洪玲	陈偶英	安徽中医药大学	湖南中医药大学
106	五官科护理学	喻京生		湖南中医药大学	
107	老年护理学	王 燕	高 静	天津中医药大学	成都中医药大学
108	急救护理学	吕 静	卢根娣	长春中医药大学	上海中医药大学
109	康复护理学	陈锦秀	汤继芹	福建中医药大学	山东中医药大学
110	社区护理学	沈翠珍	王诗源	浙江中医药大学	山东中医药大学
111	中医临床护理学	裘秀月	刘建军	浙江中医药大学	江西中医药大学
112	护理管理学	全小明	柏亚妹	广州中医药大学	南京中医药大学
113	医学营养学	聂 宏	李艳玲	黑龙江中医药大学	天津中医药大学

（六）公共课

序号	书名	主编		主编所在单位	
114	中医学概论	储全根	胡志希	安徽中医药大学	湖南中医药大学
115	传统体育	吴志坤	邵玉萍	上海中医药大学	湖北中医药大学
116	科研思路与方法	刘 涛	商洪才	南京中医药大学	北京中医药大学

（七）中医骨伤科学专业

序号	书名	主编		主编所在单位	
117	中医骨伤科学基础	李 楠	李 刚	福建中医药大学	山东中医药大学
118	骨伤解剖学	侯德才	姜国华	辽宁中医药大学	黑龙江中医药大学
119	骨伤影像学	栾金红	郭会利	黑龙江中医药大学	河南中医药大学洛阳平乐正骨学院
120	中医正骨学	冷向阳	马 勇	长春中医药大学	南京中医药大学
121	中医筋伤学	周红海	于 栋	广西中医药大学	北京中医药大学
122	中医骨病学	徐展望	郑福增	山东中医药大学	河南中医药大学
123	创伤急救学	毕荣修	李无阴	山东中医药大学	河南中医药大学洛阳平乐正骨学院
124	骨伤手术学	童培建	曾意荣	浙江中医药大学	广州中医药大学

（八）中医养生学专业

序号	书名	主编		主编所在单位	
125	中医养生文献学	蒋力生	王 平	江西中医药大学	湖北中医药大学
126	中医治未病学概论	陈涤平		南京中医药大学